高级卫生专业技术资格考试用书

U0823649

口腔内科学习题集

（含解析）（第2版）

（副主任医师/主任医师）

主　编　刘　洋　郑爱玲

编　者　（按姓氏笔画排序）

刘　洋　郑爱玲　孟繁强

中国协和医科大学出版社

北　京

图书在版编目（CIP）数据

口腔内科学习题集：含解析 / 刘洋，郑爱玲主编. —2 版. —北京：中国协和医科大学出版社，2022.8

（高级卫生专业技术资格考试用书）

ISBN 978-7-5679-1765-1

Ⅰ.①口…　Ⅱ.①刘…　②郑…　Ⅲ.①口腔内科学-资格考试-习题集　Ⅳ.①R781-44

中国版本图书馆 CIP 数据核字（2021）第 118919 号

高级卫生专业技术资格考试用书

口腔内科学习题集（含解析）（第 2 版）

主　　编： 刘　洋　郑爱玲

责任编辑： 魏亚萌

封面设计： 许晓晨

责任校对： 张　麓

责任印制： 张　岱

出版发行：中国协和医科大学出版社

（北京市东城区东单三条 9 号　邮编 100730　电话 010-65260431）

网　　址： www.pumcp.com

经　　销： 新华书店总店北京发行所

印　　刷： 三河市龙大印装有限公司

开　　本： 787mm×1092mm　1/16

印　　张： 41.75

字　　数： 900 千字

版　　次： 2022 年 8 月第 2 版

印　　次： 2022 年 8 月第 1 次印刷

定　　价： 146.00 元

ISBN 978-7-5679-1765-1

前言

为进一步深化卫生专业技术职称改革工作，不断完善卫生专业技术职务聘任制，根据中共中央组织部、人事部、卫生部《关于深化卫生事业单位人事制度改革的实施意见》（人发〔2000〕31号）文件精神和国家有关职称改革的规定，人事部下发《关于加强卫生专业技术职务评聘工作的通知》（人发〔2000〕114号），高级专业技术资格采取考试和评审结合的办法取得。为了更好地帮助广大考生复习备考，编者根据多年的临床实践，结合考试的实际情况，编写了这本《口腔内科学习题集（含解析）（第2版）》。

本书涵盖高级卫生专业技术资格考试的所有相关内容及考试题型。全书共七章，内容包括口腔检查、龋病、牙体硬组织非龋性疾病、牙髓病及根尖周病、牙周病学、口腔黏膜病、儿童口腔医学。题型包括A1型题、A2型题、A3/A4型题、B型题、X型题、案例分析题。

本书第1版上市后，受到广大读者的一致好评，也帮助众多考生顺利通过高级专业技术资格考试。为了更好地服务读者，提升图书品质，出版了第2版图书，在第1版的基础上，附有详尽的解析，以帮助考生理解及记忆。同时对上一版中存在的不足与疏漏进行了修订与补充。

本书实用性强，可用于考前复习和自测，以便考生顺利通过考试。

尽管力臻完善，书中难免存在疏漏和不足之处，敬请广大读者批评指正，以便进一步修正。

编　者

2022年6月

目 录

唾液腺的分布及
其组织学特点

第一章　口腔检查

一 A1 型题

1. 牙髓冷测试最常用的温度是
   A. <10℃
   B. 15~20℃
   C. 25~30℃
   D. 35~40℃
   E. 45~50℃
2. 牙髓活力测试的结果表示为
   A. 正常、敏感、迟钝、无反应
   B. 0 度、1 度、2 度、3 度、4 度
   C. (-)、(+)、(++)、(+++)
   D. 0°、Ⅰ°、Ⅱ°、Ⅲ°
   E. 10、20、30、60、80
3. 关于张口度，叙述正确的是
   A. 正常人张口度的大小相当于自身示指、中指、环指和小指 4 指末节的总宽度
   B. 中度张口受限可置入 2 横指，约 3.5cm
   C. 轻度张口受限可置入 3 横指，约 4.0cm
   D. 重度张口受限可置入不足 1 横指，<1.0cm
   E. 中度张口受限可置入 3 横指，约 4.0cm
4. 按照世界卫生组织规定的牙位记录方法，53 代表的是
   A. 上颌左侧乳尖牙
   B. 下颌左侧乳尖牙
   C. 上颌左侧尖牙
   D. 下颌右侧尖牙
   E. 上颌右侧乳尖牙

二 A2 型题

1. 患者，女性，45 岁。因“右侧后牙自发性痛 1 天，夜间加重”来诊。口腔检查：右上 5 深龋。下列可确定患牙的检查方法是
   A. 叩诊
   B. 探诊
   C. 牙髓活力电测试
   D. 牙髓活力冷、热测试
   E. X 线检查

2. 患者，女性，30 岁。因“左上牙遇冷水痛 4 天”来诊。患者平时无其他不适。口腔检查：右上 4 𬌗面龋深达牙本质中层，叩诊（-）。还应对患牙进行的检查是

A. 局部麻醉法
B. 牙髓活力冷、热测试
C. 试验性备洞
D. X 线检查
E. 触诊

三 A3/A4 型题

（1~3 题共用题干）

患者，男性，50 岁。因“左上后牙不适数日，咀嚼时疼痛剧烈”来诊。口腔检查：左上 7 冷、热测试敏感，未见深龋洞或深牙周袋，牙面上探不到过敏点。

1. 还需对患牙做的进一步检查是

A. 咬诊
B. 探诊
C. 选择性麻醉
D. 试验性备洞
E. 触诊

2. 下列关于牙隐裂的诊断方法，叙述错误的是

A. 松动度检查
B. 透射法
C. 定点咀嚼痛
D. X 线检查
E. 染色法（品红法）

3. 为正确判断其牙髓是否有活力，可采取的措施是

A. 牙髓活力电测试
B. 牙髓活力冷、热测试
C. X 线检查
D. 叩诊
E. 探诊

四 B 型题

（1~2 题共用备选答案）

A. 叩诊
B. 牙髓活力电测试
C. 牙髓活力冷、热测试
D. 染色法（品红法）
E. 松动度检查

1. 关于牙隐裂的诊断方法，可采取的措施是
2. 为正确判断牙髓是否有活力，可采取的措施是

五 X 型题

1. 关于问诊，叙述正确的是

A. 态度亲切，条理清晰
B. 尽量使用专业术语

C. 语言通俗易懂
D. 使用暗示性语言帮助患者回忆
E. 内容包括主诉、现病史、既往史、系统回顾和家族史

2. 常用的口腔一般检查包括
A. 探诊
B. 问诊
C. 嗅诊
D. 冷、热测试
E. 牙髓活力电测试

3. 患者，女性，30 岁。因“左上牙遇冷水痛 4 天”来诊。患者平时无其他不适。口腔检查：左上 4 殆面龋深达牙本质中层，叩诊（-）。对患牙做冷测试时，可采用的方法有
A. 冰块
B. 冷水
C. 无水乙醇
D. 氯乙烷
E. 气枪

六 案例分析题

（1~3 题共用题干）

患者，女性，30 岁。因“前牙覆殆”来诊。口腔检查：前牙深覆殆，下前牙中度磨耗，其他未见明显异常。

1. 针对该患者进行颞下颌关节检查，包括
A. 关节活动度检查
B. 咀嚼肌检查
C. 下颌运动检查
D. 耳屏前扪诊
E. 内耳道扪诊
F. 淋巴结检查

2. 采用 Palmer 牙位标记法记录该患者的牙位。关于 Palmer 牙位标记法，叙述错误的是
A. 乳牙用数字“1~5”表示
B. 恒牙用数字“1~8”表示
C. 乳牙还可用罗马字母“Ⅰ~Ⅴ”或英文字母“A~E”表示
D. 水平线和垂直线交叉分为上、下、左、右 4 个象限
E. 缺点是任何一个牙的记录都需要一个“+”符号，打字和排版不方便
F. 优点是有象形文字的功用，一目了然

3. 病历记录时的书写内容包括
A. 一般资料
B. 主诉、现病史、既往史
C. 口腔检查、诊断
D. 治疗计划
E. 治疗预后估计
F. 知情同意书

（4~6 题共用题干）

患者，女性，30 岁。因“左上牙遇冷水痛 4 天”来诊。患者平时无其他不适。口腔检

查：左上4 殆面龋深达牙本质中层，叩诊（-）。

4. 还应对患牙进行的检查是

A. 触诊
B. 局部麻醉法
C. 试验性备洞
D. X线检查
E. 牙髓活力电测试
F. 牙髓活力冷、热测试

5. 对患牙做冷测试时，可采用的方法有

A. 冰块
B. 无水乙醇
C. 牙胶尖
D. 氯乙烷
E. 气枪
F. 冷水

6. 以下对牙髓状况的判断，正确的是

A. 无反应，提示慢性牙髓炎
B. 出现短暂的轻度或中度的不适或疼痛，表示慢性牙髓炎
C. 产生疼痛但疼痛刺激源去除后即刻消失，表示可复性牙髓炎
D. 慢性牙髓炎则表现为迟缓而不严重的疼痛
E. 急性牙髓炎表现为快速而剧烈的疼痛
F. 疼痛反应在去除一段时间后仍持续一定时间，可诊断为急性牙髓炎

参考答案与解析

一、A1 型题

1. A【解析】正常牙髓对冷热刺激有一定的耐受阈，对20~50℃的水一般无明显反应，10~20℃的冷水和50~60℃的热水很少引起疼痛，故以10℃为冷刺激，高于60℃为热刺激，因此常用温度范围为<10℃。

2. A【解析】牙髓活力测试的结果判读：①测试电流强度与对照牙相同，表示牙髓活力正常。②测试电流强度低于对照牙，表示牙髓敏感，牙髓耐受性减弱。③测试电流强度高于对照牙，牙髓反应迟钝，表示牙髓有变性改变。④若测试电流强度达最高读数仍无反应，表示牙髓无感觉，牙髓已经坏死。临床记录分别为："电测试反应正常""电测试反应敏感""电测试反应迟钝""电测试无反应"。一般认为，牙髓活力电测试在判断牙髓是死髓还是活髓时，较为可靠。

3. D【解析】检查张口度相当于自身示指、中指、环指三指末节合拢时的宽度，正常张口度为3.7~4.5cm，若小于该宽度，诊断为张口受限。临床上张口受限分为4度（以切牙的切缘间距为标准）。①轻度张口受限：切牙距在3cm以内、2cm以上者。②中度张口受

限：切牙距在2cm以内、1cm以上者。③重度张口受限：切牙距在1cm以内者。④完全性张口受限（即牙关紧闭）：完全不能张口。

4. E【解析】乳牙的象限区编号为5到8，从右上象限区开始按顺时针依次为5、6、7、8四个象限区。乳牙的各个牙由乳中切牙依次向后为1至5，由中线向后为序。

55	54	53	52	51	61	62	63	64	65
85	84	83	82	81	71	72	73	74	75

牙位记录时只需记录代表相应牙位的阿拉伯数字即可。如上颌右侧乳尖牙记录为“53”，前面的5代表上颌右侧乳牙，3代表尖牙。

二、A2型题

1. D【解析】确定此患者患牙的检查方法是牙髓温度测验，这是根据患牙对冷或热刺激的反应来判断牙髓活力状态的一种诊断方法。

2. B【解析】还应对此患者进行牙髓温度测验，然后根据患牙对冷或热刺激的反应来判断其牙髓活力状态。

三、A3/A4型题

1. A【解析】需对患牙做的进一步检查是咬诊，以检查患牙有无早接触和咬合创伤。

2. A【解析】松动度检查用于判断牙齿的松动度，不是牙隐裂的诊断方法。

3. A【解析】为正确判断其牙髓是否有活力，应进行牙髓电活力测验，通过观察牙齿对不同强度电流刺激的耐受程度对牙髓状态进行判断。牙髓活力电测试在判断牙髓是死髓还是活髓时，较为可靠。

四、B型题

1. D【解析】染色法用以检查牙隐裂。吹干牙面，用碘酊涂于可疑隐裂处，片刻后再用75%乙醇棉球擦洗脱碘，如有隐裂，可因染料渗入而显色。

2. B【解析】参见A3/A4型题第3题解析。

五、X型题

1. ACE【解析】问诊的方式、方法和内容要围绕口腔疾病诊疗这一核心需要进行。不询问与患者疾病有关或无关的个人隐私。问诊时，医师态度要真诚和蔼，条理清楚。用通俗易懂、简明扼要的语言进行询问。以严谨仔细的工作态度取得患者和家属的信任。问诊内容包括主诉、现病史、既往史、家族史和患者需求等。

2. ABCD【解析】常用的口腔一般检查包括问诊、视诊、探诊、叩诊、扪诊、咬诊、嗅诊，以及冷、热测试等。牙髓活力电测试是口腔特殊检查方法。

3. ABCD【解析】冷测法是根据患者对牙齿遇冷刺激的反应来判断牙髓状态的方法。常用的刺激物有：棒冰、冷水、干冰、四氟乙烷等。放置位置：被测牙齿唇（颊）或舌（腭）侧釉质完整的中 1/3 处。顺序：从后向前，先下后上。

六、案例分析题

1. ABCD【解析】该患者进行颞下颌关节检查，包括如下几个方面。①外形与关节动度检查：包括耳屏前扪诊和外耳道指诊法。主要检查面部左右是否对称，关节区、下颌角、下颌支和下颌体的大小和长度是否正常，两侧是否一致和协调，注意面部有无压痛和髁状突活动度的异常。②咀嚼肌检查：髁突后区和髁突外侧是否有压痛。③下颌运动检查：开口度和开口型是否正常，两侧关节动度是否一致。④殆关系检查。

2. A【解析】①乳牙用数字“1~5”表示是 FDI 记录法（选项 A 错误）。②恒牙式象限内区的各个恒牙用阿拉伯数字 1 到 8 表示（选项 B 正确）。③乳牙式象限内区的各个乳牙用罗马数字 I 到 V 或英文 A 到 E 表示（选项 C 正确）。④Palmer 符号法以符号“ + ”将全口牙按象限分为四组，1、2、3、4 象限区分别代表右上、左上、左下、右下（选项 D 正确）。⑤Palmer 符号法的优点是数字和字母数目少，一目了然，尤其是同名牙的相似性表现很好。缺点是打字和排版不方便（选项 E、F 正确）。

3. ABCDF【解析】病历记录时的书写内容包括一般项目、主诉、现病史、既往史和家族史、口腔检查记录、诊断、治疗计划、知情同意书、治疗记录等。

4. F【解析】该患牙还需要判断牙髓活力状态，因此需要进行牙髓活力冷、热测试。

5. ABDF【解析】参见 X 型题第 3 题解析。

6. CDE【解析】被测牙与正常对照牙相比，产生一过性疼痛但刺激源去除后疼痛即刻消失，患者无自发疼痛史，表明可复性牙髓炎的存在（充血状态）。可复性牙髓炎冷刺激可引起疼痛，但刺激去除后疼痛不持续。急性牙髓炎有典型的自发痛症状，表现为快速而剧烈的疼痛。患者激发痛表现迟缓而不严重符合慢性牙髓炎。

口腔有机高
分子材料

第二章 龋 病

一 A1 型题

1. 最早开始使用植毛牙刷的国家是
   A. 中国
   B. 荷兰
   C. 希腊
   D. 埃及
   E. 法国
2. 最早发明显微镜并应用于口腔医学研究的是
   A. 埃及人
   B. 中国人
   C. 希腊人
   D. 荷兰人
   E. 法国人
3. 对于不易发现的邻面龋，临床上为明确诊断，除了常规检查方法外，常采用
   A. X 线检查
   B. 温度刺激试验
   C. 探诊
   D. 荧光显示法
   E. 染色法
4. 复面洞制备时阶梯的髓壁与
   A. 轴壁平行
   B. 龈壁垂直
   C. 龈壁平行
   D. 近中壁平行
   E. 远中壁平行
5. 恒牙龋齿最好发牙面为
   A. 𬌗面
   B. 舌腭面
   C. 近中面
   D. 远中面
   E. 唇颊面
6. 复合树脂充填洞形制备特点是
   A. 底平壁直，洞形必须达到一定的深度
   B. 点线角应圆滑，洞缘角应制备短斜面
   C. 应制备典型的箱状洞，并设计良好的固位形
   D. 无须去净无基釉，但要有良好的抗力形
   E. 洞缘角应呈直角，不宜在洞缘角制备短斜面，需去净无基釉

7. 酸蚀无法起到的作用有
A. 增大牙齿粘接面积
B. 机械清洁作用
C. 保护牙髓活力
D. 暴露清洁新鲜的釉质
E. A + B + D

8. 复合树脂最大的优点是
A. 耐磨
B. 可塑性强
C. 溶解度低
D. 美观
E. 体积变化小

9. 下列说法正确的是
A. 男患龋率略高于女
B. 环境因素对龋病的发生和发展无影响
C. 龋病流行模式依靠地理环境的改变而改变
D. 遗传因素对龋病的发生和发展产生重要的影响
E. 龋病流行率主要随社会经济模式变化而变化

10. 目前认为人类主要致龋菌是
A. 乳酸杆菌
B. 唾液链球菌
C. 血链球菌
D. 变异链球菌
E. 轻链球菌

11. 下列食物中特别容易致龋的是
A. 蔬菜
B. 牛奶
C. 花生
D. 饼干
E. 鸡蛋

12. 关于获得性膜下列哪项是错误的
A. 作为扩散屏障，对釉质面起修复和保护作用
B. 其数量与龋病发生呈负相关
C. 可影响细菌在牙面黏附
D. 作为细菌代谢的底物和营养来源
E. 为釉质提供有选择性的通透性

13. 目前公认的龋病病因理论是
A. 化学细菌学说
B. 蛋白溶解学说
C. 四联因素理论
D. 蛋白溶解螯合学说
E. 广义龋病生态学假说

14. 关于“食物是引起龋病的因素”中以下观点哪项是错误的
A. 食物在牙面滞留会引起龋

B. 食物磷含量与龋发生有关
C. 吃糖量比吃糖次数对于龋的发生更重要
D. 食物物理性状与龋病发生密切相关
E. 蔗糖必须通过细菌作用才能致龋

15. 唾液中所含的缓冲物质为
A. 碳酸盐和重碳酸盐
B. 碳酸盐和蛋白缓冲系统
C. 重碳酸盐和磷酸盐
D. 重碳酸盐、磷酸盐和蛋白缓冲系统
E. 碳酸盐和磷酸盐

16. 菌斑中的无机成分有
A. 钙
B. 磷酸盐
C. 氟
D. 以上都有
E. 以上都无

17. 变异链球菌糖代谢途径为
A. 转化为细胞外多糖
B. 合成细胞内多糖储存
C. 经糖酵解产生乳酸
D. A + B
E. A + B + C

18. 复合树脂充填时，下列哪项不是常用的窝洞消毒剂
A. 25% 麝香草酚乙醇溶液
B. 75% 酒精
C. 丁香油
D. 木榴油
E. 樟脑酚

19. 复合树脂充填体为加宽釉质酸蚀刻带的宽度，洞缘釉质壁应制成
A. 30°角短斜面
B. 45°角短斜面
C. 60°角短斜面
D. 135°角内倾斜面
E. 120°角内倾斜面

20. 用复合树脂充填深龋时
A. 不必用基底
B. 用磷酸锌水门汀作基底
C. 用玻璃离子水门汀做基底
D. 用羧酸锌水门汀作基底
E. 用氧化锌丁香油水门汀作基底

21. 用复合树脂充填窝洞时，应选用下列哪一种消毒剂
A. 75% 酒精
B. 樟脑酚合剂
C. 50% 麝香草酚酒精溶液
D. 氯酚樟脑薄荷
E. 甲醛甲酚

22. 充填材料应具备的性能是
A. 热膨胀系数接近牙齿
B. 与洞壁密合，化学性能稳定

C. 具有较高的抗压强度和硬度　　D. 为不良导体
E. 以上都是

23. 玻璃离子体的突出优点是
A. 易溶于唾液　　B. 物理机械强度高
C. 抗压强度大　　D. 刺激性比氧化锌丁香油糊剂大
E. 不用酸蚀但对牙体有一定粘结性

24. 复合树脂不宜用酚类消毒是因为
A. 酚类容易使树脂变色　　B. 酚类对牙髓有刺激性
C. 抗压强度不够　　D. 容易影响树脂聚合
E. 容易溶解

25. 可作为深龋洞的第一层垫底材料的是
A. 磷酸锌水门汀　　B. 氧化锌丁香油水门汀
C. 聚羧酸锌水门汀　　D. 氢氧化钙制剂
E. 玻璃离子水门汀

26. 下面关于复合树脂用于牙体修复充填的洞形要求错误的是
A. 不能保留无基釉　　B. 点线角圆钝，倒凹呈圆弧形
C. 洞缘避开咬合接触处　　D. 洞缘釉质壁制成短斜面
E. 舌面承受较大咬合力时，舌缘不做斜面

27. 下列关于影响釉质酸蚀的叙述，错误的是
A. 氟斑牙应减少酸蚀时间　　B. 酸蚀时间不宜过长
C. 乳牙应延长酸蚀时间　　D. 酸蚀剂浓度不宜过高
E. 酸蚀面与釉柱平行，酸蚀效果好

28. 下列关于复合树脂充填后脱落的原因，叙述错误的是
A. 酸蚀后的牙面接触唾液　　B. 牙齿表面未注意清洁
C. 制备了固位形　　D. 未制备洞斜面
E. 充填体过薄

29. 龋病是一种复合因素所引起的疾病，主要是
A. 细菌、酸、牙齿状况　　B. 细菌、食物、牙齿状况
C. 细菌、食物、机体状况　　D. 糖、细菌、牙齿
E. 细菌、食物、机体和牙齿状况，以及致病因素滞留时间

30. 垫底的部位为
A. 仅在髓壁　　B. 仅在轴壁
C. 仅在侧壁　　D. 仅在髓壁和轴壁
E. 任何壁均可垫

31. 复合树脂与牙釉质表面粘结的方式为
A. 固位洞形
B. 化学性粘结
C. 机械性与化学性粘结
D. 机械性锁合粘结
E. 螯合

32. 关于邻殆嵌体鸠尾固位形说法错误的是
A. 防止修复体移位
B. 增加修复体固位力
C. 对预备体抗力形有影响
D. 鸠尾峡宽度为殆面宽度的 1/4
E. 峡部位于殆面牙尖三角嵴之间

33. 龋病是牙体硬组织发生的哪种疾病
A. 急性进行性破坏
B. 急性间歇性破坏
C. 慢性进行性破坏
D. 慢性间歇性破坏
E. 以上各种破坏都存在

34. 恒牙中患龋最多的牙位是
A. 下颌第一磨牙
B. 上颌第一磨牙
C. 下颌第二磨牙
D. 上颌前牙
E. 下颌前牙

35. 乳牙列中患龋最多的牙位是
A. 下颌第一乳磨牙
B. 上颌第一乳磨牙
C. 下颌第二乳磨牙
D. 上颌乳前牙
E. 下颌乳前牙

36. 龋病可由牙齿硬组织感染何种病原体造成
A. 病毒
B. 真菌
C. 细菌
D. 支原体
E. 衣原体

37. 复合树脂充填时首选的基底材料是
A. 氧化锌丁香油水门汀
B. 玻璃离子水门汀
C. 磷酸锌水门汀
D. 牙胶
E. 护洞漆

38. 龋病的牙位分布特征是
A. 颈部多于殆面
B. 下颌多于上颌
C. 前牙多于后牙
D. 邻面多于殆面
E. 以上都不对

39. 龋病的定义是
A. 牙齿在多种因素的影响下，其组织发生的一种慢性进行性破坏性疾病

B. 在多种生物因素的共同作用下，牙齿硬组织发生急性严重性破坏的一种病变
C. 在细菌影响下，牙齿硬组织发生慢性进行性破坏的一种疾病
D. 在多种内在因素的影响下，牙齿硬组织发生慢性进行性破坏的一种疾病
E. 在以细菌为主的多种因素的影响下，牙齿硬组织发生慢性进行性破坏的一种疾病

40. 继发龋好发于牙齿的
A. 滞留区　B. 边缘嵴
C. 自洁区　D. 舌面
E. 牙尖

41. 患龋率是在调查或检查时点，一定人群中的患龋情况。“时点”一般不超过
A. 1 周　B. 1 个月
C. 3 个月　D. 6 个月
E. 1 年

42. 观察龋病发病率时，“观察期间”一般为
A. 日　B. 周
C. 年　D. 季
E. 月

43. 下列选项中能更准确地反映龋病流行严重程度的是
A. DMF 指数　B. DMFT 指数
C. DMFS 指数　D. dmf 指数
E. dmft 指数

44. 不应使用银汞合金充填的是
A. 承受𬌗力的Ⅰ类洞　B. 桩冠修复的桩核
C. 须全冠修复的内层充填体　D. 承受𬌗力的Ⅳ类洞
E. 牙冠有劈裂可能的牙体缺损

45. 恒牙中患龋率最低的牙位是
A. 下颌第一磨牙　B. 上颌第一磨牙
C. 下颌第二磨牙　D. 上颌前牙
E. 下颌前牙

46. 按龋坏程度可将龋病分为
A. 急性龋、慢性龋、静止性龋　B. 牙釉质龋、牙本质龋和牙骨质龋
C. 窝沟龋、平滑面龋　D. 浅龋、中龋、深龋
E. 干性龋、湿性龋

47. 深龋的治疗，下列哪项治疗措施不恰当
A. 保留极近牙髓的少量软化牙本质　B. 必要时可不必底平壁直

C. 制备圆缓的外形　D. 制备抗力形和固位形
E. 洞底垫氢氧化钙 1~2mm 以促进第 3 期牙本质形成

48. G. V. Black 窝洞分类中，后牙邻面龋损的单面洞称为
A. Ⅰ类洞　B. Ⅱ类洞
C. Ⅲ类洞　D. Ⅳ类洞
E. Ⅴ类洞

49. 根据 G. V. Black 分类，右上 1 舌侧窝龋制备的洞形是
A. Ⅰ类洞　B. Ⅱ类洞
C. Ⅲ类洞　D. Ⅳ类洞
E. Ⅴ类洞

50. 下列各项中，不是深龋临床表现的是
A. 自发痛　B. 冷热刺激痛
C. 食酸甜食物痛　D. 食物嵌塞痛
E. 牙髓温度测验正常

51. 龋病的治疗方法有
A. 药物治疗　B. 药物治疗 + 磨除法
C. 充填术　D. 充填术 + 药物治疗 + 磨除法
E. 药物治疗 + 充填术 + 拔除术

52. 龋病的药物治疗适用于
A. 乳牙龋　B. 猖獗龋
C. 牙本质浅龋　D. 未成洞的浅龋
E. 静止龋

53. 目前效果肯定，易于推广应用的防龋方法是
A. 酶防龋　B. 中药牙膏刷牙
C. 防龋涂料防龋　D. 氟化物防龋
E. 糖代用品防龋

54. 下列哪一种情况适合于制备邻𬌗洞而不做邻阶
A. 邻面中度龋　B. 邻面颈部龋
C. 邻面龋局限在接触点𬌗侧　D. 邻面龋局限在接触点龈侧
E. 邻面深龋，无邻牙

55. 复合树脂充填不能使用的基底材料是
A. 丁香油水门汀　B. 磷酸锌水门汀
C. 聚羧酸锌水门汀　D. 氢氧化钙制剂
E. 玻璃离子水门汀

56. 桩冠修复的患牙应选用下列哪项根充材料

A. 氢氧化钙糊剂
B. 牙胶尖+氢氧化钙糊剂
C. 银尖+糊剂
D. 塑化液
E. 氧化锌糊剂

57. 浅龋的临床表现是

A. 釉质表面呈不透明白垩色，并出现深浅不等的带状或窝状凹陷
B. 牙釉质或牙骨质呈白垩色或黄褐色，探诊有粗糙感
C. 恒牙在同一时期发育的对称牙上，釉质颜色改变呈白垩色或黄褐色
D. 牙的窝沟有色素沉着，不弥散、无墨浸状
E. 全口牙釉质颜色改变

58. 慢性龋的临床特点有

A. 着色深
B. 质地软
C. 病变范围广
D. 病程短
E. 易穿通牙髓

59. 下述哪一项可导致深龋洞做银汞充填，在磨光时患者出现闪电式牙痛

A. 磨光时加压过大
B. 局部电流刺激
C. 磨光时间过迟
D. 银汞合金含汞过多
E. 磨光时间过早

60. 按 G. V. Black 窝洞分类法，Ⅲ类洞为

A. 开始于窝沟的洞
B. 后牙邻面洞
C. 前牙邻面洞不包括切角
D. 前牙邻面洞包括切角
E. 牙齿唇、颊或舌面颈 1/3 的洞

61. 牙颈部洞应用

A. 侧壁固位
B. 梯形固位
C. 鸠尾固位
D. 支架固位
E. 倒凹固位

62. 后牙邻𬌗面洞应用

A. 侧壁固位
B. 潜凹固位
C. 鸠尾固位
D. 支架固位
E. 钉固位

63. 急性龋的临床表现为

A. 多见于中老年人
B. 病变进展较平稳
C. 龋洞内腐质湿软
D. 龋坏牙本质着色深
E. 进展与全身状况无关

64. 猛性龋好发生的人群是
A. 头颈部放疗患者
B. 釉质发育不全的患者
C. 某些传染病患者
D. 氟牙症患者
E. 有严重牙周病的患者

65. 下列哪种进食碳水化合物的方法能促进龋病的发生
A. 每次进食时间越短越能促进龋病的发生
B. 每次进食时间越长越能促进龋病的发生
C. 每次进食量越多越能促进龋病的发生
D. 每次进食量越少越能促进龋病的发生
E. 进食次数越多越能促进龋病的发生

66. 下列哪些微量元素能够抗龋
A. 硒、镁
B. 锰、铜
C. 氟、钡
D. 金、铁
E. 氟、钠

67. 关于牙釉质龋，以下哪项是错误的
A. 平滑面龋早期表现为灰白色不透明区
B. 窝沟龋的损害性质与平滑面龋相同
C. 早期病损主要发生在表面
D. 微晶的溶解可以从晶体的中央开始
E. 扫描电镜下见到病损区釉柱间隙和晶体间微隙增宽

68. 与釉质窝沟龋洞口小底大有关的是
A. 釉板和釉梭
B. 釉丛
C. 釉柱排列方向
D. 生长线
E. 釉质表面积大

69. 牙本质龋中的坏死灶和裂隙见于
A. 透明层
B. 暗层
C. 脱矿层
D. 坏死崩解层
E. 细菌侵入层

70. 致使牙齿釉质开始溶解的牙面临界 pH 为
A. 5.6~7.2
B. 5.4~5.5
C. 6.0~7.2
D. 4.3~5.4
E. 5.0~5.5

71. 临床常用的酸蚀剂是
A. 30%~50% 磷酸
B. 10%~15% 磷酸

C. 10%~30% 柠檬酸
D. 30%~50% 醋酸
E. 10%~15% 醋酸

72. 蚀刻法复合树脂的粘结机制为
A. 机械粘结
B. 化学键
C. 范德华力
D. 螯合
E. 结合共聚

73. 邻面龋坏范围在接触点殆侧，制洞时应该
A. 制成邻殆面洞，但不需做邻阶
B. 去净龋坏组织，恢复边缘嵴即可
C. 做成典型Ⅱ类洞
D. 制成邻殆面洞，但不需做鸠尾
E. 不需做盒状洞形

74. 银汞合金修复时，牙颈部洞一般应有
A. 粘接固位
B. 倒凹固位
C. 鸠尾固位
D. 钉固位
E. 机械固位

75. 关于牙本质龋，以下哪项是错误的
A. 与釉质龋相比，其发展较快
B. 最先侵入的细菌可能是产酸菌
C. 细菌侵入时可沿牙本质小管侧支扩张
D. 常形成底向内、顶向外并稍圆突的三角形病损
E. 牙髓牙本质复合体的防御性反应可形成修复性牙本质

76. 牙本质龋最前缘的改变是
A. 脱矿
B. 细菌侵入
C. 透明牙本质形成
D. 再矿化
E. 造牙本质细胞突起脂肪变性

77. 具有促进细菌附着至牙面及细菌间选择性黏附功能的是
A. 胞内糖原
B. 杂多糖
C. 果聚糖
D. 肽聚糖
E. 非水溶性葡聚糖

78. 临床上不易查出的继发龋可用下列哪种方法帮助诊断
A. 探诊
B. X 线
C. 染色法
D. 麻醉法
E. 温度测验

79. 殆面盒形洞，一般应深入牙本质内
A. 0.2~0.5mm
B. 0.5~1.0mm

C. 1.0~1.5mm

D. 1.5~2.0mm

E. 0.2~0.8mm

80. 梯形固位可用于

A. 邻𬌗面洞

B. 邻唇（颊）面洞

C. 邻舌（腭）面洞

D. 后牙颊𬌗面洞

E. 以上各种均包括

81. 菌斑中的 IgG 主要来源于

A. 细菌

B. 食物

C. 唾液

D. 血液

E. 龈沟液

82. 影响龋病发病率的宿主因素主要是指

A. 牙齿、唾液

B. 机体对龋病的免疫力

C. 机体对龋病的易感性

D. 牙齿的自洁功能

E. 包括以上各种因素

83. 最早在牙面定居的细菌是

A. 放线菌

B. 血链球菌

C. 轻链球菌

D. 乳杆菌

E. 变异链球菌

84. 变异链球菌的毒力因素之一是

A. 葡聚糖

B. 杂多糖

C. 果聚糖

D. 肽聚糖

E. 胞内多糖

85. 成形片加小楔子的主要作用是

A. 代替缺壁

B. 有助于充填物成形

C. 防止形成悬突

D. 便于充填材料压紧

E. 有助于充填邻面

86. 后牙Ⅱ类洞鸠尾峡部的部位在

A. 洞底轴髓线角靠近中线处

B. 洞底髓角线角处

C. 洞底髓角线角靠近边缘处

D. 根据破坏情况酌情处理

E. 颊舌牙尖的任何部位

87. 可导致细菌凝聚，使细菌从口腔中清除的是

A. 唾液黏蛋白 1

B. 唾液黏蛋白 2

C. sIgA

D. 溶菌酶

E. 清蛋白

88. 釉质表面的有机沉积物来源于胚胎的是
A. 食物碎片
B. 牙菌斑
C. 获得性膜
D. Nasmyth 膜
E. 牙结石

89. 牙面清洁后形成获得性膜完成初期聚集的时间为
A. 8 小时
B. 4 小时
C. 6 小时
D. 10 小时
E. 24 小时

90. 目前效果肯定，易于推广应用的防龋方法是
A. 中药牙膏刷牙
B. 酶防龋
C. 防龋涂料防龋
D. 氟化物防龋
E. 糖代用品防龋

91. 备洞和充填过程中，保护牙髓的措施为
A. 高速钻机须有降温措施
B. 慢速手机去腐应保持窝洞干燥
C. 切削牙体组织应采取间断磨除法
D. 深洞充填时应垫底
E. 包括以上各项

92. 后牙Ⅱ类洞制备时，鸠尾峡宽度正确的是
A. 颊舌牙尖间距的 1/4
B. 颊舌牙尖间距的 1/4~1/3
C. 颊舌牙尖间距的 1/3~1/2
D. 颊舌牙尖间距的 1/2~2/3
E. 颊舌牙尖间距的 2/3~3/4

93. 菌斑中氟化物浓度为
A. 0. 01~0. 05mg/L
B. 0~1mg/L
C. 1~5mg/L
D. 5~10mg/L
E. 14~20mg/L

94. 影响变异链球菌与牙面黏附的最主要蛋白是
A. α-淀粉酶
B. 腮腺液凝集素
C. 富脯蛋白
D. 黏蛋白
E. 免疫球蛋白

95. 根据 G. V. Black 的窝洞分类方法，下列哪项是正确的
A. Ⅰ类洞是单面洞
B. Ⅱ类洞是复杂洞
C. Ⅰ类洞是后牙窝沟点隙龋坏所制备的洞形
D. Ⅲ类洞是前牙邻面未损伤切角的龋坏所制备的洞形
E. Ⅴ类洞是后牙唇颊侧舌腭面近龈 1/3 处被破坏所制备的洞形

96. 在制备右上4殆面洞时，洞底应

A. 与龈缘平行
B. 与长轴垂直
C. 与殆面平行
D. 与牙的颊面垂直
E. 与牙尖斜面平行

97. 深龋备洞时，下列哪项措施是错误的

A. 尽量保留牙体健康组织
B. 去尽腐质
C. 保护牙髓
D. 洞缘线圆钝
E. 洞底平，侧壁平直，两者相互垂直

98. 窝沟龋的龋损不包括

A. 磨牙面
B. 前磨牙面
C. 磨牙颊面沟
D. 上颌前牙舌面
E. 上颌前牙切角

99. 下列哪项不是抗力形所要求的

A. 窝洞应底平，壁直，点线角清楚而圆钝
B. 窝洞的深度应达到釉牙本质界下0.5mm
C. 洞形外形线圆缓
D. 使用根管桩或牙本质钉
E. 鸠尾峡与轴髓线角勿在同一平面上

100. 继发龋不易查出时，可协助诊断的检查是

A. 探针
B. X线检查
C. 冷、热测试
D. 叩诊
E. 咬诊

101. Ⅱ类洞制备时，殆面鸠尾的深度为

A. 釉牙本质界处
B. 釉牙本质界下0.2mm以内
C. 釉牙本质界下0.2~0.5mm
D. 釉牙本质界下0.5~1.0mm
E. 釉牙本质界下1.0~1.5mm

102. 处理深龋时，可以分次去腐质的为

A. 青年人恒牙急性龋
B. 青年人恒牙慢性龋
C. 成年人的急性龋
D. 成年人的慢性龋
E. 老年人的静止龋

103. 龋病导致牙体缺损的治疗为

A. 自行修复
B. 脱敏治疗
C. 充填治疗
D. 药物治疗
E. 再矿化法

104. 人类唾液中变异链球菌可检测出的浓度平均为

A. 10^3CFU/ml　　B. 10^7CFU/ml

C. 10^5CFU/ml　　D. 10^6CFU/ml

E. 10^4CFU/ml

105. 关于“湿性龋”，叙述正确的是

A. 多见于儿童或青年人，进展快，病变组织颜色浅、质软

B. 多见于儿童或青年人，进展慢，病变组织颜色深、质硬

C. 多见于老年人，进展快，病变组织颜色浅、质软

D. 多见于老年人，进展慢，病变组织颜色深、质硬

E. 多见于体质较弱者，进展快，病变颜色深、质硬

106. 关于早期龋损的改变，叙述错误的是

A. 硬组织发生脱矿　　B. 硬组织结构发生改变

C. 出现龋洞　　D. 呈白垩色

E. 牙齿透明度下降

107. 下列与继发龋的发生无关的是

A. 洞型制备不规范　　B. 腐质未去净

C. 操作不当　　D. 未用窝洞消毒剂

E. 材料调制不当

108. 下列窝洞预备的原则中，哪项不正确

A. 去净腐质　　B. 保护牙髓

C. 制备抗力形　　D. 制备固位形

E. 窝洞点、线角为钝角

109. 釉质龋损害进展的前沿是

A. 暗带　　B. 透明带

C. 损害体部　　D. 釉质表面层

E. 细菌侵入和破坏区

110. 釉质龋脱矿的最早表现是

A. 表层下出现透明带　　B. 牙表面龋洞形成

C. 棕色龋斑出现　　D. 芮氏线、釉质横纹明显

E. 病损发生潜行性破坏

111. 牙骨质龋常发生于

A. 釉牙本质界　　B. 牙颈部

C. 根尖部　　D. 根分叉处

E. 牙龈严重退缩，根面自洁作用较差处

112. 中龋主诉症状不可能为
A. 过冷食物敏感
B. 酸甜食物敏感
C. 过热食物敏感
D. 没有任何症状
E. 偶有自发性痛

113. 静止龋产生的原因为
A. 致龋局部因素消失
B. 再矿化的能力增加
C. 口内致龋病菌减少
D. 机体的抵抗力增加
E. 牙面的抗酸力增加

114. 龋病发生的因素不包括
A. 牙的数目
B. 牙在牙弓中的位置
C. 口腔卫生
D. 含氟牙膏的使用
E. 牙的解剖外形

115. 按发病情况和进展速度分类的是
A. 猛性龋
B. 根面龋
C. 线形釉质龋
D. 隐匿性龋
E. 殆面（窝沟）龋和平滑面龋

116. 窝沟发生龋损的特点为
A. 龋损垂直于釉牙本质界发展
B. 从窝沟基底部开始
C. 龋损沿着任意方向发展
D. 在窝沟侧壁产生损害，最后扩散至基底
E. 窝沟龋早期在釉质表面即有明显破坏

117. 龋病的诊断方法为
A. 探诊龋损，叩诊牙面，冷、热测试，X 线检查
B. 视诊牙面，触诊牙面，冷、热测试，X 线检查
C. 视诊牙面，触诊牙面，叩诊牙面，冷、热测试
D. 视诊牙面，探诊龋损，叩诊牙面，X 线检查
E. 视诊牙面，探诊龋损，冷、热测试，X 线检查

118. 浅龋的鉴别诊断有
A. 釉质钙化不全、釉质发育不全和氟牙症
B. 釉质钙化不全、釉质发育不全
C. 釉质发育不全和慢性牙髓炎
D. 釉质钙化不全和氟牙症
E. 氟牙症和可复性牙髓炎

119. 中龋的临床表现为
A. 遭受外界的物理化学刺激无明显反应

B. 龋洞形成，食物嵌入痛、夜间痛
C. 龋洞形成，冷热刺激痛、自发痛
D. 龋洞形成，冷热刺激、放射痛
E. 龋洞形成，酸甜冷热刺激痛，刺激去除后症状立即消失

120. 龋病发展过程是
A. 先有色素沉着，牙本质崩解成龋洞
B. 先破坏牙釉质，然后是牙骨质，最后崩解成龋洞
C. 先破坏牙本质，再破坏牙釉质，最后崩解成龋洞
D. 先破坏牙釉质，然后是牙本质，最后崩解成龋洞
E. 先破坏牙本质，然后是牙骨质，最后崩解成龋洞

121. 深龋的症状有
A. 咀嚼痛
B. 自发剧痛
C. 冷热刺激痛
D. 持续性钝痛
E. 夜间痛

122. 邻面龋常开始于
A. 接触点
B. 接触点𬌗侧
C. 牙龈游离龈下
D. 接触点龈侧
E. 边缘嵴

123. 浅龋与轻度釉质发育不全的鉴别要点，除了
A. 好发牙位不同
B. 好发部位不同
C. 患区质地不同
D. 患区光滑度不同
E. 患牙牙体形态不同

124. 深龋的治疗措施不恰当的是
A. 保留极近牙髓的少量软化牙本质
B. 必要时可不必底平壁直
C. 制备抗力形和固位形
D. 洞底垫氢氧化钙 5~6mm 以促进第 3 期牙本质形成
E. 龋损能完全去净而牙髓基本正常的患牙，可一次完成治疗

125. 关于深龋的临床表现，叙述错误的是
A. 龋损已至牙本质深层
B. 大多数有冷、热激发痛
C. 对甜酸食物较为敏感
D. 偶尔也会出现自发痛
E. 龋洞嵌入食物有疼痛

126. 不属于窝洞预备处理原则的是
A. 去净龋损组织
B. 保护牙髓组织

C. 尽量保留健康牙体组织　　D. 注意患者全身状况

E. 应注意固位形和抗力形的预备

127. 银汞合金充填术洞面角的角度应为

A. 85°　　B. 90°

C. 45°　　D. 60°

E. 95°

128. 龋病过程中无下述何种现象发生

A. 硬组织崩解　　B. 硬组织再生

C. 色素沉着　　D. 软化牙本质存在

E. 上述四项都存在

129. 无龋者为

A. 出生 4 个月婴儿　　B. 出生 8 个月婴儿

C. 6 岁儿童　　D. 16 岁少年

E. 30 岁男性

130. 青少年龋病患病率的高峰年龄是

A. 2~5 岁　　B. 5~8 岁

C. 6~12 岁　　D. 15~26 岁

E. 15 岁以后

131. 龋病主要破坏

A. 牙龈　　B. 牙周膜

C. 牙髓　　D. 牙槽骨

E. 牙体硬组织

132. 关于影响复合树脂固化的因素，叙述错误的是

A. 光源的功率不能少于 300mW/cm^2

B. 复合树脂表面受光强度与光源引导头距复合树脂的距离成正比

C. 光源引导头与材料表面的距离超过 3mm，强度会显著减少

D. 光照材料表面可产生 65% 的转换率，在材料内 2mm 处转换率为 45%，在材料内 3~4mm 处转换率只有 15%

E. 临床上充填和固化的材料每层厚度不超过 2mm

133. 关于 C 因素，叙述错误的是

A. C 因素即洞形因素，指充填窝洞的树脂产生粘结的面与未粘结的面之比

B. 不同的 C 因素充填体所形成的聚合应力不同

C. C 因素越高，聚合收缩应力就越小

D. 同样体积的 Ⅰ 类窝洞，深而窄窝洞充填树脂的聚合收缩应力较大，浅而宽窝洞的树

脂收缩应力较小

E. 临床采用分层充填和固化的操作方法可有效减少聚合收缩应力

134. 能使牙面清洁、光滑、发亮的牙膏成分是

A. 摩擦剂
B. 洁净剂
C. 保湿剂
D. 胶黏剂
E. 防腐剂

135. 口腔正常菌群对宿主有益之处不包括

A. 作为生物屏障，抑制外源微生物
B. 营养功能
C. 刺激宿主免疫反应，提高免疫力
D. 致敏宿主，提高免疫力
E. 维持口腔或全身（如消化道）微生物的生态平衡

136. 变形链球菌致龋的重要特征是能使蔗糖形成

A. 不溶性的胞外多糖
B. 可溶性的胞内多糖
C. 可溶性的胞外多糖
D. 不溶性的胞内多糖
E. 葡萄糖和果糖

137. 牙菌斑的物质代谢中，最重要的代谢是

A. 糖代谢
B. 蛋白质代谢
C. 无机物代谢
D. 脂类代谢
E. 氨基酸代谢

138. 在龋病发病过程中，下列哪种胞外多糖意义最大

A. 果聚糖
B. 变聚糖
C. 杂多糖
D. 葡聚糖
E. 右旋糖

139. 具有发泡作用的牙膏成分是

A. 摩擦剂
B. 洁净剂
C. 保湿剂
D. 胶黏剂
E. 防腐剂

140. 3~6岁儿童预防龋齿的措施是

A. 清水漱口
B. 用不含氟牙膏刷牙
C. 用豌豆大小含氟牙膏刷牙
D. 用高浓度含氟牙膏刷牙
E. 与6岁以上儿童一样用含氟牙膏刷牙

141. 妊娠期易发生龋病主要是由于

A. 妊娠性呕吐使唾液 pH 上升
B. 妊娠期摄取饮食的次数减少
C. 妊娠期易放松口腔卫生的维护
D. 妊娠期容易感染变形链球菌
E. 妊娠期不能使用氟化物

142. 制备倒凹是为了

A. 便于充填
B. 便于垫底
C. 获得良好的抗力形
D. 获得良好的固位形
E. 便于放置盖髓剂

143. 深龋患者激发痛较重，洞底软龋能够彻底去净，治疗方法应选择

A. 双层垫底，一次完成充填治疗
B. 局麻后开髓失活，行牙髓治疗
C. 先做安抚疗法，待 1~2 次复诊时症状消除后，再以双层垫底充填
D. 间接盖髓、双层垫底一次完成充填治疗
E. 施行活髓切除术

144. 消毒窝洞理想的药物应该是

A. 刺激性大、消毒力强、足以杀死细菌
B. 刺激性小、渗透性小、向深层组织侵袭
C. 消毒力弱、刺激性小、不损伤深层牙髓活力
D. 消毒力强、刺激性小、渗透性小、不使牙体组织变色
E. 消毒力适中、刺激性小、渗透性强、不使牙体组织变色

145. 窝洞外形线需制备成圆缓曲线，其目的是为了

A. 防止充填体脱落
B. 防止充填体折断
C. 防止继发龋的出现
D. 达到良好的美观效果
E. 防止牙体折裂

146. 下列备洞原则中哪项不正确

A. 尽可能去除龋坏组织
B. 底平壁直、点线角清
C. 做预防性扩展
D. 洞壁无倒凹
E. 边缘外形线应备成圆缓曲线

147. 用银汞合金充填中龋或深龋，需要垫底，是因为银汞合金具有

A. 膨胀性
B. 流动性
C. 传导性
D. 溶解性
E. 变色性

148. Ⅴ类洞充填备洞时，要求

A. 严格的抗力形
B. 适当的固位形
C. 必须做鸠尾
D. 与牙面外形一致
E. 底平壁直

149. Ⅲ类洞制备时

A. 必须做鸠尾
B. 无须做鸠尾

C. 在舌侧（腭侧）做相应的鸠尾
D. 在颊侧设计相应鸠尾
E. 以上都不对

150. 局部用药治疗龋病的适应证是
A. 小而浅的乳牙龋
B. 大而浅的乳牙龋
C. 大而深的乳牙龋
D. 乳磨牙邻面龋
E. 乳前牙邻面浅龋，1 年内将被恒牙替换

151. 临床判断龋质是否去净，主要依据
A. 硬度
B. 色泽
C. 有无敏感点
D. A + B
E. B + C

152. 为达到良好的抗力形，下列不正确的是
A. 洞底要平，洞底轴壁与髓壁相交形成的轴髓线角不应锋锐
B. 洞形要有一定的深度
C. 邻䶢洞应制成阶梯
D. 邻䶢洞邻面部分龈壁应做成斜向龈方的斜面
E. 去除薄壁弱尖

153. 充填术后，下列哪一条原因一般不会出现冷热痛
A. 未垫底
B. 充填物未恢复与邻牙接触点
C. 充填物脱落
D. 充填物与洞壁不密合或折裂
E. 垫底不良

154. 充填术中，垫底的目的是
A. 隔绝刺激，保护牙髓
B. 加强抗力
C. 加强消毒
D. 加强固位
E. 节省材料

155. 充填窝洞时为防止充填物产生悬突应当
A. 层层压紧银汞合金
B. 充填邻面后充填䶢面
C. 放置成形片和小楔子
D. 挤出银汞合金中的余汞
E. 制备阶梯

156. 下列根据病变的进展速度分类的龋病是
A. 继发龋
B. 中龋
C. 急性龋
D. 猖獗龋
E. 邻面龋

157. 早期龋的变化，哪项除外
A. 牙釉质呈白垩色
B. 牙釉质表面出现龋洞

C. 硬组织发生脱矿
D. 无自觉症状
E. 牙髓活力正常

158. 深龋患牙对牙髓温度测试的反应为
A. 激发痛
B. 无反应
C. 正常
D. 一过性敏感
E. 敏感

159. 深龋的主诉症状多为
A. 咀嚼硬物不适
B. 温度测试敏感
C. 食物入洞敏感
D. 偶有自发性痛
E. 没有任何症状

160. X 线片上可发现由牙表面至牙本质浅层的透射影可诊断为
A. 浅龋
B. 中龋
C. 深龋
D. 静止龋
E. 猛性龋

161. 浅龋与釉质钙化不全相比较，在探诊方面明显的区别是
A. 病损部位的光滑度
B. 病损部位的颜色
C. 病损的好发部位
D. 病损的对称性出现
E. 病损的遗传特性

162. 龋、失、补牙数（DMFT）中，M =2，说明
A. 2 颗已龋坏尚未充填的牙
B. 2 颗因龋已做填充的牙
C. 2 颗因龋丧失的牙
D. 因龋丧失的牙和已做填充的牙共 2 颗
E. 因龋丧失的牙和已龋坏尚未充填的牙共 2 颗

二 A2 型题

1. 患者，女性，26 岁。因右下后牙有洞，要求治疗。检查：右下 6MO 深龋洞，探敏感，叩痛（-），冷测试为一过性敏感，该牙诊断为深龋。处理为
A. 银汞合金充填
B. 玻璃离子水门汀充填
C. 牙髓治疗
D. 聚羧酸锌水门汀充填
E. 聚羧酸锌粘固剂垫底，银汞合金充填

2. 患者，女性，20 岁。上前牙两牙之间有点状发黑。无自发痛和冷、热刺激痛。口腔检查：左右上 1 近中邻面点状黑斑，表面粗糙，叩诊（-），探诊（-）。最可能的诊断是
A. 浅龋
B. 中龋

C. 深龋　　D. 静止龋

E. 继发龋

3. 患儿，男，5岁。上前牙唇面有弧形带状发黑3个月。无自发痛症状。口腔检查：唇侧新生线处有浅龋，损害呈新月形。叩诊（–），探诊（–）。最可能的诊断是

A. 急性龋　　B. 慢性龋

C. 继发龋　　D. 根面龋

E. 线形牙釉质龋

4. 患者，男性，30岁。因后牙深龋洞一次垫底银汞充填，术后一直冷热痛11天，复诊时叩痛（+），去除原充填物后未见穿髓孔，氧化锌丁香油糊剂安抚，仍有冷热刺激痛不缓解，其原因可能是

A. 充填材料选择不当　　B. 未调𬌗

C. 洞形制备不当　　D. 诊断失误

E. 腐质未去净

5. 患者，女性，56岁。上前牙因中龋一次树脂充填后2个月，一直冷热痛，自发痛，偶有夜间痛。检查：左右上1近中面复合树脂充填物，无继发龋，叩（+），冷测疼痛轻。该牙诊断为

A. 牙髓充血　　B. 根尖周炎

C. 急性牙髓炎　　D. 慢性牙髓炎

E. 深龋

6. 患者，女性，22岁。因上前牙有洞要求治疗。检查：左右上1近中面龋，冷测为一过性敏感，热测同对照牙，去腐后达牙本质深层，该患者患牙的最佳处理为

A. 光敏树脂充填

B. $Ca(OH)_2$制剂护髓，光敏树脂充填

C. $Ca(OH)_2$制剂护髓，磷酸水门汀充填

D. $Ca(OH)_2$制剂护髓，玻璃离子水门汀垫底，光敏树脂充填

E. $Ca(OH)_2$制剂护髓，玻璃离子水门汀充填

7. 患者，男性，28岁。上前牙因中龋一次复合树脂充填后，一直有冷热痛，4个月后疼痛加重，不敢咬合。检查：左上1近中面充填体完好无继发龋，叩诊（++），冷热测迟钝，热测疼痛。造成该患牙的原因可能为

A. 充填材料的微渗漏　　B. 制备过程中产热过多

C. 消毒药物的刺激　　D. 充填体有早接触

E. 充填材料的化学性刺激

8. 患者，男性，60岁。左右上345颊侧颈部楔状缺损，中等深度，探诊较敏感。患者因有事，要求一次完成治疗。最好选用下列哪种材料治疗

A. 银汞合金
B. 氧化锌丁香油糊剂
C. 玻璃离子水门汀
D. 复合树脂
E. 磷酸锌水门汀

9. 患者，男性，34 岁。36 殆面洞银汞合金充填后 4 天出现激发痛与自发性隐痛，可能是因为
A. 咬合创伤
B. 有小穿髓点未被发现
C. 基底过薄
D. 洞较深未加基底
E. 腐质未去净

10. 患者，男性，34 岁。因左下后牙龋坏就诊，一次银汞充填完成治疗，治疗后咬物疼痛。检查：左下 6 远中邻殆面充填体完好，边缘密合，表面有亮点，叩（-），牙龈（-），温度测无异常。该牙应如何处理
A. 去除原充填体，氧化锌丁香油糊剂安抚
B. 去除原充填体，重新充填
C. 磨除高点，调殆观察
D. 脱敏治疗
E. 开髓治疗

11. 患者，男性，66 岁。因左下 6 远中邻殆面深龋，充填治疗一段时间后脱落。可能有以下几方面原因，除了
A. 窝洞制备时深度不够
B. 固位洞形不良
C. 继发龋发生
D. 充填物未垫底
E. 充填材料比例不当

12. 患者，女性，35 岁。因龋坏一次充填后，冷热痛，去除刺激可恢复，但无自发痛。以下哪项不是造成患牙冷热痛的原因
A. 充填未垫底
B. 诊断失误
C. 操作时不当
D. 充填体悬突
E. 充填材料选择不当

13. 患者，女性，40 岁。因左下后牙有洞，要求治疗。检查：左下 6 近中邻殆面深龋洞，探敏，叩（-），冷测一过性敏感，该牙诊断为深龋。需做的处理为
A. 银汞合金充填
B. 聚羧酸锌水门汀充填
C. 牙髓治疗
D. 玻璃离子水门汀充填
E. 聚羧酸锌水门汀垫底、银汞合金充填

14. 患者，男性，64 岁。因上前牙有洞要求治疗。检查：左右上 1 近中面龋，墨浸状边缘嵴未破坏，冷测同对照牙，诊断为中龋。治疗时去腐达牙本质浅层。该牙一次治疗完成可选择
A. 玻璃离子水门汀充填

B. 光敏树脂充填

C. 玻璃离子水门汀垫底，光敏树脂充填

D. 磷酸锌水门汀垫底，光敏树脂充填

E. 氧化锌丁香油糊剂垫底，光敏树脂充填

15. 患者，男性，38 岁。因上前牙有洞要求治疗，无自发痛。检查：左右上 1 近中面龋，探敏，冷测一过性疼痛，去除刺激可缓解，热测同对照牙。诊断为深龋，该牙当日的最佳处理为

A. 氧化锌丁香油糊剂安抚

B. 玻璃离子水门汀充填

C. 光敏树脂充填

D. $Ca(OH)_2$制剂护髓，光敏树脂充填

E. 牙髓治疗

16. 患者，男性，45 岁。因修复缺失牙时，发现邻牙有洞，要求治疗。检查：左上 6 缺失，左上 7 近中颈部龋，探稍敏，叩（-），冷测同对照牙，左上 7 颈部龋制备的洞形为

A. 邻面的单面洞

B. 邻殆面洞

C. 邻颊面洞

D. 邻舌面洞

E. 以上都可以

17. 患者，女性，39 岁。因上前牙充填体脱落就诊。洞深达牙本质深层，一次完成充填治疗。充填后 3 天出现自发痛，不敢咬合。检查：左上 1 远中面充填体，叩（++），松动 I 度，牙龈轻度红肿，冷热测无反应，该患牙 3 天前处理中的问题最可能是

A. 诊断失误

B. 充填材料选择不当

C. 充填时未垫底

D. 洞形制备不当

E. 腐质未去尽

18. 患者，女性，23 岁。因后牙深龋洞一次垫底银汞充填，术后一直冷热痛 2 周，复诊时叩（+），去除原充填物，未见穿髓孔，氧化锌丁香油糊剂安抚，仍有冷热刺激痛不缓解，其原因可能为

A. 充填材料选择不当

B. 未调殆

C. 洞形制备不当

D. 诊断失误

E. 腐质未去净

19. 患者，女性，25 岁。因左上前牙变色前来就诊。诉说咀嚼食物时无明显疼痛。口内检查见左上侧切牙无明显龋损及缺损，冷热测无反应，无牙周病变，为明确诊断，医生还需做的检查是

A. 咬合检查

B. 麻醉检查

C. 问诊

D. X 线检查

E. 牙髓电活力测试

20. 患者，男性，38 岁。因后牙有洞要求治疗。检查：左下 6 殆面龋，探稍敏，叩（-），冷

测同对照牙，诊断为深龋，去腐后达牙本质中层，该牙的最佳处理为

A. 玻璃离子水门汀充填

B. 磷酸锌水门汀垫底，银汞合金充填

C. 聚羧酸锌水门汀垫底，银汞合金充填

D. 玻璃离子水门汀垫底，银汞合金充填

E. 氧化锌丁香油糊剂垫底，银汞合金充填

21. 患者，男性，27 岁。35 深龋露髓，3 天来自发性痛，阵发性加重，跳痛，温度测试时最可能的反应是

A. 冷热引起迟缓痛

B. 冷测引起剧痛

C. 热引起剧痛，冷缓解

D. 冷测反应迟钝

E. 热刺激无反应

22. 患者，男性，30 岁。因后牙有洞要求治疗。检查：左下 6 𬌗面点隙龋，可卡探针，叩(-)，冷测同对照牙，去腐质后达牙本质浅层，该牙处理应为

A. 银汞合金充填

B. 磷酸锌水门汀充填

C. 羧酸锌水门汀垫底，银汞合金充填

D. $Ca(OH)_2$制剂护髓，银汞合金充填

E. 玻璃离子水门汀垫底，银汞合金充填

23. 患者，女性，33 岁。左上后牙因龋充填后 3 周自发钝痛，与温度无关，咬合痛。检查：左上 6 近中邻𬌗面充填物完好，无高点。可能原因为

A. 药物烧伤

B. 电流作用

C. 食物嵌塞

D. 充填体悬突

E. 充填材料刺激

24. 患者，男性，58 岁。左下后牙因龋洞一次完成治疗，几天后复诊自述不敢咬合。检查：左下 6 近中邻𬌗面银汞合金充填好，无高点及悬突，探银汞充填物边缘完好，叩（-），左上 6 全冠修复。该牙处理为

A. 观察

B. 调𬌗

C. 脱敏治疗

D. 去旧充填体，重新银汞充填

E. 去旧充填体，氧化锌丁香油糊剂安抚，症状消失后复合树脂充填

25. 患者，男性，65 岁。左下后牙因龋充填后 3 个月，咬合不适，无冷热痛。检查：左下 5 远中邻𬌗面左下 6 远中邻𬌗面银汞合金充填体相连接，不能分开，且有悬突，牙龈乳头红肿，探出血，叩（±），冷热测同对照牙。该患牙的最佳处理为

A. 调𬌗

B. 去除旧充填体，分别重新充填

C. 去除旧充填体，同时充填

D. 用钻将两充填体分开

E. 去除其中之一充填体，重新充填

26. 患者，男性，44 岁。因龋坏牙充填后 5 年出现冷热痛，偶有自发钝痛。检查：左上 6 近

中邻殆面充填体，颊侧龈壁可探入，发黑，叩诊（±），冷热测疼痛。其原因为

A. 继发龋　　B. 充填时没垫底

C. 充填物早接触　　D. 备洞时操作不当

E. 充填体的化学性刺激

27. 患者，女性，38 岁。左下 6 远中邻殆面因深龋治疗时不慎意外穿髓，穿髓孔一钻外大小。该患牙应如何处理

A. $Ca(OH)_2$制剂直接盖髓，羧酸水门汀垫底，银汞合金充填

B. $Ca(OH)_2$制剂直接盖髓，氧化锌丁香油糊剂安抚

C. $Ca(OH)_2$制剂直接盖髓，玻璃离子水门汀充填

D. 活髓切断术

E. 牙髓治疗

28. 患者，男性，40 岁。因龋坏充填治疗后 1 年，牙齿折裂，要求治疗。检查：右下 6 远中邻殆面银汞充填体，近远中牙冠纵向劈裂达根部，下面哪项不是造成牙冠劈裂的原因

A. 充填材料选择不当　　B. 剩余牙体组织过少

C. 咬合创伤　　D. 充填体过大

E. 洞壁有悬釉

29. 患者，女性，26 岁。因龋坏牙就诊。检查：左下 7 颊殆面点隙龋，探质软，卡探针，冷热测同对照牙，口内多个牙因龋坏充填治疗，该患牙最好的处理为

A. 银汞充填龋坏涉及的部位　　B. 玻璃离子充填龋坏涉及的部位

C. 预防性扩展，银汞合金充填　　D. 预防性扩展，玻璃离子充填

E. 预防性扩展，复合树脂充填

30. 患者，男性，50 岁。左下第一磨牙近中邻面龋制备窝洞，腐质去净后检查未见露髓孔。再修整洞形后，发现近中颊髓角处有一小红点，轻探剧痛，应判断为

A. 腐质未去净　　B. 意外穿髓孔

C. 龋坏穿髓孔　　D. 有色素沉积

E. 以上都不是

31. 患者，男性，23 岁。因左上第二磨牙龋洞，一次性充填后出现冷热痛，无延缓痛，无自发痛。以下哪项不是造成患牙冷热痛的原因

A. 充填未垫底　　B. 牙髓状态判断不正确

C. 操作不当　　D. 充填材料选择不当

E. 充填体悬突

32. 患者，女性，27 岁。右上第二磨牙殆面龋洞，深达牙本质深层，叩（-），刺激仅入洞引起痛，痛立即消失，温度测试正常，该牙诊断可能为

A. 深龋　　B. 中龋

C. 可复性牙髓炎
D. 慢性牙髓炎
E. 牙本质过敏

33. 患者，女性，42 岁。左下后牙进食嵌塞痛 15 天。偶有喝冷水疼痛，无自发痛。检查发现左下第一磨牙𬌗面深龋洞，冷测反应正常。冷刺激入洞出现一过性敏感，叩痛（-）。去净腐质后洞底无穿髓孔，该患牙应做的治疗是

A. 直接盖髓
B. 根管治疗
C. 双层垫底后充填
D. 安抚治疗以消除症状
E. 活髓切断

34. 患者，左下第一磨牙近中邻𬌗面深龋洞，探敏感，叩（-），食物嵌塞痛，如该牙诊断为深龋则正确处理方案应为

A. 氢氧化钙、玻璃离子水门汀充填
B. 根管治疗
C. 复合树脂充填
D. 磷酸锌水门汀充填
E. 双层垫底后银汞合金充填

35. 患者，女性，55 岁。下前牙龋充填后 4 天，出现肿痛。检查：左下尖牙近中邻面树脂充填物完好、叩（+）、松Ⅰ度，颊龈沟变浅、充血、热牙胶测试无反应，该牙上次治疗存在的问题，最可能是

A. 意外穿髓
B. 充填材料选择不当
C. 牙髓情况判断错误
D. 充填时未垫底
E. 备洞时刺激牙髓

36. 患者，女性，36 岁。于口腔科洗牙。口腔检查：右下第一磨牙𬌗面龋洞，探诊不敏感，波及牙本质浅层，左下第一磨牙颊沟卡探针，下颌双侧前磨牙，牙颈部浅沟样缺损，探诊敏感，质硬。下前牙舌侧牙石Ⅲ度。治疗方案中不恰当的是

A. 下前牙龈上洁治术
B. 右下第一磨牙嵌体修复
C. 右下第一磨牙银汞充填
D. 左下第一磨牙窝沟封闭
E. 双侧下颌前磨牙复合体充填

37. 患者，左下第一磨牙近中邻𬌗面深龋洞，探敏感，叩（-），冷测试一过性敏感，如该牙诊断为深龋则正确处理方案应为

A. 氢氧化钙、玻璃离子水门汀充填
B. 根管治疗
C. 复合树脂充填
D. 磷酸锌水门汀充填
E. 双层垫底后银汞合金充填

38. 患者，女性，31 岁。右下后牙进食嵌塞痛 2 周，偶有喝冷水疼痛，无自发痛。检查发现面深龋洞，冷测反应正常，冷刺激入洞出现一过性敏感，叩痛（-），去净腐质后洞底无穿髓孔，该患牙应做的治疗是

A. 双层垫底后充填
B. 安抚治疗以消除症状

C. 活髓切断
D. 直接盖髓
E. 根管治疗

39. 患儿，男，13 岁。因后牙发黑前来就诊。医生检查见右下 7 的𬌗面有小龋洞，牙髓活力测验结果同正常牙，患牙无其他异常，牙周正常，黏膜无异常表现。X 线片显示牙齿患处局限在釉质表层，对于此种情况，应该采用的方式是

A. 窝沟封闭
B. 预防性树脂充填
C. 非创伤性修复充填
D. 根管治疗
E. 牙周刮治

三 A3/A4 型题

（1~3 题共用题干）

患者，女性，32 岁。患牙进食时疼痛明显，无自发痛。温度刺激试验（++），探诊（++），刺激去除后症状即刻消失。龋洞底未探及穿髓孔。叩诊（–）。

1. 该患者最可能的临床诊断是

A. 深龋
B. 急性牙髓炎
C. 牙髓坏死
D. 慢性根尖周炎
E. 慢性闭锁性牙髓炎

2. 根据诊断，下列治疗原则中错误的是

A. 去除龋坏组织，消除感染源，以停止龋病发展
B. 为停止龋病发展，去除龋坏组织时务必将所有软化牙本质去尽
C. 正确判断牙髓状况，确保能采用正确的治疗方法
D. 术中保护牙髓，减少对牙髓的刺激
E. 洞底可盖以能促进修复性牙本质形成的制剂，以达到增强牙髓防御性反应的能力

3. 根据诊断，首选的治疗方法是

A. 单层垫底，一次完成永久充填
B. 直接盖髓术
C. 双层垫底，一次完成永久充填
D. 开髓失活，干髓术治疗
E. 活髓切断术

（4~5 题共用题干）

患者，男性，24 岁。左侧后牙食物嵌塞，嵌塞后引起剧烈疼痛，持续数秒，要求治疗。检查：26 𬌗面龋，探敏，叩（–），冷测敏感，不持续，热测同对照牙。

4. 该牙诊断应为

A. 中龋
B. 深龋

C. 牙髓充血
D. 慢性牙髓炎
E. 牙本质敏感症

5. 治疗方法应为
A. 磨除法
B. 再矿化
C. 药物治疗
D. 垫底，银汞充填
E. 银汞直接充填

（6~7 题共用题干）

患者，男性，39 岁。因龋一次治疗后 1 年，现咬合痛，就诊。检查：右上 6 近中邻𬌗面充填体，近中舌尖劈裂，劈裂块松动，达龈下 3mm，叩（±），牙龈（-）。

6. 该牙劈裂原因可能为
A. 洞深度不足
B. 垫底物太少
C. 材料调制
D. 充填时操作问题
E. 洞形制备时近中舌壁过薄

7. 该牙处理应为
A. 牙髓治疗后全冠修复
B. 拔除劈裂部分，重新充填
C. 牙髓治疗
D. 拔除劈裂部分
E. 拔除患牙

（8~9 题共用题干）

患者一周前，以食物嵌塞痛为主诉就诊，当时诊断为深龋，并行垫底，银汞合金充填，术后患者出现冷热刺激敏感，无自发痛及咬合痛。

8. 造成患者术后出现冷热刺激敏感症状的原因有以下可能，除了
A. 术前误诊
B. 垫底不完善
C. 备洞过程的机械刺激
D. 对颌牙有异种金属修复体
E. 患者有遗漏的龋洞

9. 如确定术前诊断正常，垫底及充填完好，最适宜的处理方法是
A. 暂避免刺激，观察 1~2 周
B. 脱敏治疗
C. 超短波理疗
D. 去除充填体，更换金属材料
E. 牙髓治疗

（10~13 题共用题干）

患者，男性，28 岁。因右下后牙进食冷热食物痛 2 周，无自发痛、夜间痛史。检查：右下 7 颊面龋洞，探稍敏感，叩（-），松（-），牙龈（-），冷热测同对照牙。右下 6 颊面龋洞，

探敏感，叩 (–)，松 (–)，牙龈 (–)，冷热测引起疼痛，去除后立即消失。其余牙未见异常。

10. 做温度测验时，选择对照牙最好为
    A. 右上67
    B. 左下67
    C. 左上67
    D. 右下58
    E. 右下45
11. 右下7颊面的诊断最可能为
    A. 中龋
    B. 浅龋
    C. 慢性闭锁性牙髓炎
    D. 深龋
    E. 牙髓充血
12. 右下6颊面最可能的诊断为
    A. 中龋
    B. 不可复性牙髓炎
    C. 急性牙髓炎
    D. 深龋
    E. 慢性闭锁性牙髓炎
13. 该患者的最佳处理方法为
    A. 右下7颊面银汞充填，右下6颊面氧化锌丁香油糊剂安抚
    B. 右下7颊面银汞充填
    C. 右下67颊面氧化锌丁香油糊剂安抚
    D. 右下7颊面银汞充填，右下6颊面牙髓治疗
    E. 以上无一为最佳方案

（14～15题共用题干）

患者，女性，17岁。因深龋一次垫底银汞充填后1周出现自发痛，冷热痛持续，不能咬物。

14. 其原因最可能为
    A. 备洞时刺激牙髓
    B. 充填时未垫底
    C. 电流作用
    D. 诊断错误
    E. 充填材料刺激
15. 该患牙处理应为
    A. 去旧充填物，重新垫底，银汞充填
    B. 去旧充填物，氧化锌丁香油糊剂安抚
    C. 去旧充填物，改其他材料充填
    D. 牙髓治疗
    E. 观察

（16～17题共用题干）

患者，男性，42岁。一侧后牙食物嵌塞，嵌塞后引起剧烈疼痛，持续数秒，要求治疗。

检查：6 殆面龋，探敏，叩（-），冷测敏感，不持续，热测同对照牙。

16. 该牙诊断应为

A. 中龋

B. 深龋

C. 牙髓充血

D. 慢性牙髓炎

E. 牙本质敏感症

17. 治疗应为

A. 磨除法

B. 再矿化

C. 药物治疗

D. 银汞直接充填

E. 垫底，银汞充填

（18~21 题共用题干）

患者，男性，33 岁。1 个月来右侧上后牙食物嵌塞，嵌塞后引起疼痛不能继续饮食，要求治疗。检查：16 远中殆面龋深，去腐质后未探及穿髓孔，叩（-），冷测同对照牙，探远中龈乳头出血。

18. 该患牙应诊断为

A. 中龋

B. 深龋

C. 慢性牙髓炎

D. 急性牙髓炎

E. 可复性牙髓炎

19. 其治疗应选用

A. 磨除法

B. 再矿化法

C. 药物治疗

D. 垫底后充填

E. 安抚后充填

20. 充填材料应选用

A. 复合体

B. 复合树脂

C. 银汞合金

D. 磷酸锌粘固粉

E. 玻璃离子粘固粉

21. 该患牙制备的窝洞为

A. Ⅰ类洞

B. Ⅱ类洞

C. Ⅲ类洞

D. Ⅳ类洞

E. Ⅴ类洞

（22~24 题共用题干）

患者，女性，50 岁。左上后牙进食冷热饮食时疼痛明显 10 天。近 3 个月来，左上后牙刷牙、进食、饮冷热水时酸痛，近 1 周冷热饮食时疼痛明显增加。无自发痛和夜间痛。口腔检查：左上第一磨牙远中邻面牙体少许变色。

22. 第一次就诊确定诊断前，还应进行哪些检查
    A. 进行牙髓活力温度试验和牙髓活力电测验
    B. X 线检查
    C. 探诊确定是否有深龋洞
    D. 去除无基釉质后再进行探诊
    E. 以上均是

23. 去除左上第一磨牙远中面无基釉质后可见深龋洞，探诊龋洞洞底和温度刺激试验疼痛明显，刺激消除后疼痛即刻消失。X 线检查示龋洞透射影像未达髓腔。初步诊断左上第一磨牙主要考虑患哪种牙体疾病
    A. 深龋　　B. 慢性牙髓炎
    C. 急性牙髓炎　　D. 慢性牙周炎
    E. 急性根尖周炎

24. 若患者在窝洞制备过程中疼痛明显，无法完全去除龋坏组织。对该患者患牙最好采取哪项治疗措施
    A. 再矿化疗法　　B. 窝沟封闭疗法
    C. 间接盖髓术　　D. 直接垫底永久充填
    E. 直接盖髓术

（25~28 题共用题干）

患儿，女，9 岁。右下后牙有洞，进食不适，无自发痛史。口腔检查：𬌗面龋Ⅱ度，叩(-)，探（+），龈（-），不松。

25. 临床拟诊断
    A. 浅龋　　B. 中龋
    C. 深龋　　D. 慢性闭锁性牙髓炎
    E. 提供材料不足以确诊

26. 宜采用
    A. 间接盖髓术　　B. 单纯的充填术
    C. 直接盖髓术　　D. 活髓切断术
    E. 干髓术

27. 治疗后可能出现
    A. 冷热敏感　　B. 继发龋
    C. 疼痛、肿胀　　D. 咬合痛
    E. 以上各项均可出现

28. 治疗成功的关键为
A. 去净软龋，制备良好洞形
B. 无痛操作
C. 无菌操作
D. 选择正确治疗方法
E. A + D

（29~30 题共用题干）

患儿，男，7 岁。双侧上后牙进食嵌塞痛 2 个月。偶有自发痛史，每天能坚持睡前刷牙。检查：双侧上颌第二乳磨牙𬌗面深龋洞，双上颌第一乳磨牙充填完好，下颌乳磨牙深窝沟，上颌乳切牙大面积浅龋，口腔卫生状况一般。

29. 对上前牙广泛浅龋的治疗应采用
A. 充填治疗
B. 药物治疗
C. 嵌体修复
D. 预成树脂冠修复
E. 拔除患牙

30. 对双侧上颌第二乳磨牙的治疗应采用
A. 直接盖髓术
B. 间接盖髓术
C. 活髓切断术
D. 牙髓再生术
E. 根管治疗术

（31~32 题共用题干）

患者，男性，27 岁。左上后牙食物嵌塞痛 2 周。检查：|6M 边缘嵴处色暗，邻面探及龋洞，有酸痛感，叩痛（±），龈乳头探出血，牙周探诊深度 2~3mm，|5 颊面颈部见褐色斑，探粗糙感，|56 温度测验正常。X 线片示 |6 龋损达牙本质浅层，|5 未见异常。

31. |6 的诊断是
A. 浅龋
B. 中龋
C. 深龋
D. 根面龋
E. 急性龋

32. |5 的诊断是
A. 牙着色
B. 浅龋
C. 中龋
D. 牙本质过敏症
E. 氟牙症

（33~35 题共用题干）

患者，男性，24 岁。因“右上后牙龋损”来诊。口腔检查：右上 6 近中邻面探及深龋洞，𬌗面色黑，冷水入龋洞呈一过性不适，叩诊（-）。

33. 垫底的作用不包括
A. 增加充填材料的粘结力
B. 垫平洞底
C. 隔绝外界和充填材料的电流及机械刺激
D. 形成窝洞，承受充填压力和咀嚼力
E. 隔绝外界和充填材料的温度、化学刺激

34. 对该疾病有效的处理方法是
A. 冲洗上药
B. 消炎、镇痛
C. 间接盖髓术
D. 龋洞充填
E. 开髓拔髓

35. 为了增加银汞合金充填的固位，需在𬌗面制作鸠尾，鸠尾峡宽度为
A. <1.0 mm
B. >0.8 mm
C. >0.5 mm
D. ≥1.5 mm
E. <1.5 mm
F. >2.0 mm

（36~38题共用题干）

患者，男性，61岁。因“右下后牙牙洞和食物嵌塞”来诊。口腔检查：右下6𬌗面深龋，冷、热刺激未见明显不适，叩诊（-）。

36. 患牙去除龋损后，患者要求银汞充填窝洞，自动调拌时间是
A. ≤40秒
B. 60秒
C. >60秒
D. 5分钟
E. 3分钟
F. ≤15秒

37. 银汞合金充填完毕后，充填体的雕刻成形时间是
A. 24小时内
B. 40秒内
C. 20分钟内
D. 5分钟内
E. 12小时内
F. 7天内

38. 银汞合金充填完毕后，固化时间是
A. 24小时内
B. 24小时后
C. 12小时内
D. 7天后
E. 60分钟后
F. 30分钟内

（39~41题共用题干）

患者，女性，29岁。因“右下后牙进甜食敏感数周”来诊。口腔检查：右下6𬌗面牙体龋损呈黑色，中等深度，冷水刺激入洞时轻度敏感，无自发痛，探诊无明显不适，牙龈无

红肿，叩诊无明显不适。

39. 该患牙的诊断是

A. 浅龋

B. 中龋

C. 深龋

D. 可复性牙髓炎

E. 不可复性牙髓炎

40. 对该患牙窝洞预备完成后，充填树脂前，使用楔子、成型片辅助充填。关于楔子和成型片，叙述错误的是

A. 利用成型片恢复邻面接触，形成正常轮廓

B. 使用成型片减少材料用量的同时减少修整时间

C. 可使用透明聚酯薄膜成形片

D. 利用楔子补偿成形片的厚度

E. 使用楔子避免在龈缘形成悬突

41. 窝洞预备完成后，发现窝洞较深，拟行垫底。不能用于该患牙垫底的是

A. 氧化锌丁香油水门汀

B. 氢氧化钙制剂

C. 聚羧酸锌水门汀

D. 玻璃离子体

E. Dycal 氢氧化钙复合物

（42~44 题共用题干）

患者，男性，40 岁。因“右上后牙进食敏感数周”来诊。口腔检查：右上 6 牙颈部楔缺，较浅，位于釉质部位，且未至根面，冷、热刺激敏感，刺激去除后敏感症状立即消失，无自发痛等，探诊（-），叩诊（-），牙龈无红肿。

42. 患者要求美观，价格适中，该患牙宜采用的修复方案是选用

A. 玻璃离子体

B. 复合体

C. Z350 复合树脂

D. P60 复合树脂

E. 聚羧酸锌水门汀

43. 对该患牙充填材料的选择，应考虑的因素除外

A. 美观性

B. 龋活跃性

C. 隔湿

D. 患者年龄

E. 对颌牙充填物所选材料

44. 对该洞进行预备时，最好使用的预备方法是

A. 改良型预备

B. 斜面型预备

C. 传统型预备

D. 盒状洞形

E. 凹槽形

四 B 型题

（1～4 题共用备选答案）

A. 银汞合金
B. 复合树脂
C. 磷酸锌水门汀
D. 玻璃离子水门汀
E. 氧化锌丁香油糊剂

1. 深龋备洞后较近髓时选用
2. 前牙切角缺损充填常选用
3. 颈部楔状缺损达龈下常选用
4. 后牙Ⅱ类洞充填最常选用

（5～8 题共用备选答案）

A. 《内经》
B. 《金匮要略》
C. 《养生论》
D. 《新修本草》
E. 《口齿类要》

5. 我国第一部口腔医学专著是
6. 最早有关氟牙症的记录的著作是
7. 有关用雄黄治疗小儿龋齿的医学论著是
8. 最早关于银膏补牙的记载的医书是

（9～10 题共用备选答案）

A. 银汞合金
B. 复合树脂
C. 氢氧化钙
D. 牙胶
E. 磷酸锌粘固粉

9. 常见的垫底材料是
10. 常用的直接、间接盖髓剂是

（11～13 题共用备选答案）

A. 下颌第二乳磨牙
B. 上颌第一磨牙
C. 下颌第一磨牙
D. 下颌中切牙
E. 下颌乳中切牙

11. 乳牙列中患龋率最高的牙位是
12. 恒牙中患龋率最高的牙位是
13. 乳牙列中患龋率最低的牙位是

（14～15 题共用备选答案）

A. 变形链球菌
B. 韦永菌
C. 酵母菌
D. 放线菌
E. 葡萄球菌

14. 既能产酸又能耐酸的细菌是
15. 龋病发病期间，牙菌斑中数量减少的细菌是

（16～18 题共用备选答案）

A. Ⅰ类洞
B. Ⅱ类洞
C. Ⅲ类洞
D. Ⅳ类洞
E. Ⅴ类洞

16. 6 颊侧点隙及殆面窝沟龋坏制备 BO 复合洞为
17. 2 舌侧窝沟龋坏制备的洞型是
18. 后牙邻面龋坏制备的单面洞是

（19～22 题共用备选答案）

A. 轴髓线角
B. 侧壁
C. 颊轴龈点角
D. 髓壁
E. 洞缘

19. 与洞侧壁垂直，位于洞底覆盖牙髓的洞壁称为
20. 殆面洞底和邻面轴壁相交构成
21. 颊、轴、龈 3 个洞壁所成的称为
22. 与牙面垂直的窝洞壁称为

（23～26 题共用备选答案）

A. 洞角
B. 洞缘
C. 龈壁
D. 切壁
E. 髓壁

23. Ⅱ类洞殆面与髓室顶平行的壁称为
24. 洞壁相交而形成
25. 洞壁与牙面相交形成
26. 接近牙龈的壁称为

（27～28 题共用备选答案）

A. Ⅰ类洞
B. Ⅱ类洞

C. Ⅲ类洞　　D. Ⅳ类洞
E. Ⅴ类洞

27. 上颌第一前磨牙的龋损仅位于近中面，由此制备的单面洞在 G. V. Black 窝洞分类中属于
28. 由上颌侧切牙舌面窝龋损制备的窝洞在 G. V. Black 窝洞分类中属于

（29～35 题共用备选答案）

A. 龋损深度　　B. 龋损速度
C. 龋损特点　　D. 龋损部位
E. 致病因素

29. 窝沟龋命名的依据是
30. 急性龋命名的依据是
31. 中龋命名的依据是
32. 继发龋命名的依据是
33. 根面龋命名的依据是
34. 静止龋命名的依据是
35. 猛性龋命名的依据是

（36～40 题共用备选答案）

A. 0. 2mm　　B. 0. 2～0. 5mm
C. 1. 0～1. 5mm　　D. 1～5mm
E. 1. 5～2. 0mm

36. 银汞合金的最小厚度是
37. 为保证抗力形，殆面洞深应为
38. 为保证抗力形，邻面洞深应为
39. 倒凹固位的倒凹深度一般为
40. 一般窝洞洞深要求在釉质牙本质界下

（41～44 题共用备选答案）

A. 充填物过高，形成早接触　　B. 未恢复接触点或形成颈部悬突
C. 备洞过程中产热过多　　D. 继发龋伴牙髓炎
E. 充填物压得不紧

41. 龋齿充填后远期出现激发痛和自发痛，多半是由于
42. 龋齿充填后近期出现激发痛和自发痛，多数是由于
43. 龋齿充填治疗后有咬痛，无自发疼无激发痛，叩痛（-），多数是由于

44. 龋齿充填后出现持续性自发性钝痛，可以定位，无激发痛，咀嚼可加重疼痛

五 X型题

1. 窝洞预备必须遵循的基本原则有
   A. 去净龋坏组织
   B. 保护牙髓组织
   C. 尽量保留健康牙体组织
   D. 部分保留龋坏组织
   E. 注意患者全身状况
2. 细菌致龋的证据有
   A. 无菌动物产生龋
   B. 喂抗生素可降低动物发病率和病损程度
   C. 未萌出牙不患龋
   D. 从龋病部位分离的细菌能使牙齿脱矿
   E. 从龋病牙釉质、牙本质内可找到细菌
3. 影响龋病发生的因素有
   A. 细菌
   B. 易感牙面
   C. 食物
   D. 气候
   E. 时间
4. 唾液的功能包括
   A. 润滑作用
   B. 软化食物
   C. 语言功能
   D. 消化作用
   E. 抗菌作用
5. 常见的致龋微生物包括
   A. 链球菌属
   B. 乳杆菌属
   C. 消化链球菌属
   D. 放线菌属
   E. 葡萄球菌属
6. 影响龋病发生和发展的因素包括
   A. 年龄
   B. 性别
   C. 气候
   D. 家族与遗传
   E. 地理因素
7. 唾液的哪种作用可抑制龋的发生
   A. 黏滞度高
   B. 溶菌酶含量高
   C. 流量和流速高
   D. 缓冲能力高
   E. 再矿化能力高
8. 唾液内可抑制微生物生长，预防口腔内感染的蛋白质是
   A. 免疫球蛋白
   B. 乳肝褐素
   C. 溶菌酶
   D. 透明质酸酶

E. 过氧化物酶

9. 盒状洞形的要求中正确的是

A. 洞底平

B. 洞侧壁直

C. 洞侧壁与洞底相垂直

D. 洞各侧壁与牙长轴平行

E. 点线角圆钝

10. 龋病特点是

A. 易早期发现

B. 不经治疗病变不会停止

C. 治疗不彻底病变持续发展

D. 病损无自身修复功能

E. 可引起牙髓反应

11. 可用于早期釉质龋药物治疗的有

A. 75% 氟化钠甘油糊剂

B. 氢氧化钙

C. 10% 硝酸银

D. 氨硝酸银

E. 含氟涂料

12. 龋病病因学说中，内源性理论包括

A. 体液学说

B. 化学（酸）学说

C. 寄生腐败学说

D. 蛋白溶解学说

E. 活体学说

13. 脱矿过程包括

A. 唾液蛋白质形成获得性膜

B. 细菌吸附形成牙菌斑

C. 钙、磷酸盐沉积

D. 菌斑中的致龋菌产生有机酸

E. 氢离子与釉质反应

14. 复合树脂充填时，对洞型的要求是

A. 洞缘线及点线角圆钝

B. 前牙可保留无基釉

C. 任何条件下均可不做固位形

D. 洞缘线圆缓

E. 洞缘角制备小斜面

15. 复合树脂充填材料的粘结修复体脱落的原因有

A. 牙齿表面未彻底清洁

B. 酸蚀后的牙面接触唾液

C. 复合树脂充填物较厚

D. 牙齿表面未干燥

E. 未制备固位形

16. 牙体粘结修复技术的优点有

A. 扩大了牙体修复的适应证

B. 保存较多的牙体组织

C. 减少微渗漏和继发龋的发生

D. 坚固耐磨

E. 缺损后易修补

17. 不促进再矿化的是

A. 盐水含漱
B. 增加糖摄入频率
C. 仔细刷牙
D. 使用含氟牙膏
E. 饮用水加氟

18. 隐匿性龋好发部位为
A. 磨牙沟裂下方
B. 前牙舌面
C. 邻面
D. 磨牙𬌗面
E. 前磨牙颊侧

19. 龋病治疗的并发症，可有
A. 意外穿髓
B. 充填后出血
C. 充填物折断，脱落
D. 牙齿折裂
E. 继发龋

20. 充填后引起食物嵌塞的原因有
A. 未恢复接触点
B. 邻牙有龋坏
C. 外展隙小
D. 充填体悬突
E. 充填时用了成形片

21. 理想的窝洞充填材料应具备的性能有
A. 对人体无毒，长期在口腔中无害
B. 对牙髓无刺激性
C. 化学性能稳定
D. 机械强度越大越好
E. 具有半透明性的白色材料

22. 银汞合金充填时，备洞要求有
A. 需做成盒形洞
B. 有一定固位形状
C. 洞缘线圆钝
D. 点线角锐利
E. 去除无基釉

23. 银汞合金在调制及使用过程中，可释放汞蒸气污染环境的是
A. 调制前汞散落
B. 调制过程未在密闭容器中进行
C. 排入下水道的散落的银汞合金碎屑
D. 硬固后的银汞合金碎屑
E. 放入 15cm 高饱和食盐水中的银汞合金碎屑

24. 预防汞污染的措施包括以下哪几项
A. 用银汞合金调制机调配合金
B. 单独隔离的银汞合金调制室
C. 调制银汞合金可用手直接搓揉
D. 诊室内必须安装通风的设备
E. 工作人员定期进行身体检查

25. 窝洞封闭剂的作用有
A. 封闭牙本质小管
B. 隔绝温度刺激
C. 隔绝化学刺激
D. 防止细菌侵入

E. 隔绝机械刺激

26. 再矿化液的组成主要含有不同比例的

A. 钙
B. 磷
C. 氟
D. 锡
E. 银

27. 深龋备洞时，正确的是

A. 洞底斜，侧壁平直，两者成角度
B. 去净腐质
C. 保护牙髓
D. 洞缘线圆钝
E. 尽量保留健康牙体组织

28. 为达到良好的抗力形，正确的做法是

A. 洞底要平，洞底轴壁与髓壁相交形成的轴髓线角不应过于锋锐
B. 洞形要有一定的深度
C. 邻面洞应制成阶梯
D. 邻面洞邻面部分龈壁应做成斜向龈方的斜面
E. 去除薄壁弱尖

29. 龋病发生的临床特征有

A. 龋坏部位的硬组织发生脱矿
B. 牙透明度下降，使釉质呈淡蓝色
C. 有色素沉着，呈黄褐色或棕褐色
D. 形成龋洞
E. 无自身修复能力

30. 关于龋病流行病学，下列说法正确的是

A. 从古代至现代患龋人数逐渐增多
B. 新的防龋疫苗的应用使龋病发病率呈下降趋势
C. 居民每日摄入的氟量增加，加之其他口腔预防保健措施的普及，使龋病发病率下降
D. 发展中国家自20世纪80年代开始呈上升趋势
E. 中国居民患龋率高，就诊率低

31. 常用的龋病流行病学评价方法有

A. 患龋率
B. 龋病发病率
C. 龋均
D. 龋失补指数
E. 平均数

32. 洞外形的设计必须遵循的原则是

A. 以病变为基础
B. 洞缘必须扩展到健康的牙体组织
C. 外形线尽量避开牙尖和嵴等承受咬合力的部位
D. 外形线呈圆缓曲线，以减少应力集中，利于材料的充填

E. 邻面的颊舌洞缘应位于接触区以外，分别进入楔状隙，龈缘与邻牙之间至少应有 0.3mm 的间隙，不必扩展到龈下

33. 窝洞预备时保护牙髓的措施包括
A. 清楚了解牙体组织结构、髓腔解剖形态及增龄变化
B. 使用慢速器械去龋
C. 间断操作，使用锐利器械，并用水冷却
D. 离牙髓近的位置采用间接盖髓术
E. 勿向髓腔方向加压，特别是制备深窝洞时

34. 充填修复时，不宜使用橡皮障的是
A. 未完全萌出的年轻恒牙
B. 未完全萌出的第 3 磨牙
C. 严重的错位牙
D. 相邻多个牙同时需要治疗
E. 鼻呼吸困难的患者

35. 临床评价复合树脂修复后，Ryge 评价标准指标包括
A. 解剖外形、边缘完整性和边缘着色
B. 继发龋
C. 颜色匹配
D. 表面坚固
E. 牙髓活力

36. 中龋的临床表现包括
A. 患者可无自觉症状
B. 龋损局限在牙本质浅层
C. 有时酸甜食物敏感
D. 可有冷热食物反应性疼痛
E. 活力测验正常

37. 与猛性龋有关的因素有
A. 接受头颈部放射治疗后
B. Sjögren 综合征患者
C. 唾液中变异链球菌计数高
D. 口腔卫生良好
E. 唾液缓冲能力差

38. 第一恒磨牙龋蚀的特征有
A. 下颌患龋率高于上颌
B. 邻面比㕵面易患龋
C. 龋蚀进行速度快
D. 萌出时就可患龋
E. 乳牙患龋率高恒牙容易患龋

39. 深龋的检查应特别注意，除外
A. 叩诊的反应
B. 龋坏的部位
C. 龋洞的深度
D. 探有无穿髓孔
E. 洞内温度测验

40. 根管机械预备的目的包括
A. 清除主根管内感染
B. 清除根管壁的感染

C. 扩大根尖孔以利引流
D. 减少弯曲根管的弯曲度
E. 预备根管形态以利充填

41. 四环素牙外脱色效果不佳的原因，除外
A. 牙齿着色的方式
B. 牙齿着色的部位
C. 牙齿着色的面积
D. 牙齿着色的程度
E. 四环素族药物的种类

42. 临床上去除龋坏组织的主要标准，除外
A. 预计剩余牙体组织的多少
B. 患者的敏感程度
C. 洞壁牙体组织的颜色深浅
D. 洞壁牙体组织的硬度
E. 洞底的位置

43. 关于继发性牙本质说法正确的是
A. 发育完成以前形成的牙本质
B. 牙发育完成后形成的牙本质
C. 牙本质小管的走行方向较原发性者有较大的变异
D. 牙本质小管方向稍呈水平
E. 继发性牙本质呈不均匀分布

44. 继发龋的发生与下列选项有关的是
A. 牙体组织折裂
B. 充填不密合
C. 充填物折裂
D. 龋坏组织未去尽
E. 未进行窝洞垫底

六 案例分析题

（1~7 题共用题干）

患者，女性，40 岁。因“左上后牙持续胀痛 5 天，加重 2 天，不能咬物”来诊。近 2 个月该部位严重食物嵌塞，要求诊治。口腔检查：左上 5（MO：近中邻面洞）、左上 4（DO：远中邻面洞）龋达牙本质中层，有嵌塞食物，龈乳头红肿，探痛（+），出血（+），叩痛（+），不松动，冷测试同对照牙。

1. 患者主诉疾病的诊断是
A. 中龋
B. 深龋
C. 浅龋
D. 牙龈乳头炎
E. 急性牙周脓肿
F. 慢性牙髓炎

2. 需要进行鉴别诊断的疾病是
A. 中龋
B. 深龋
C. 浅龋
D. 牙龈乳头炎

E. 可复性牙髓炎　　F. 慢性牙髓炎

3. 对主诉疾病有效的处理方法是

A. 消炎、镇痛　　B. 开髓、拔髓

C. 盖髓、充填　　D. 龋洞充填、上药

E. 洁治、冲洗上药　　F. 拔除

4. 与主诉疾病治疗效果关系最密切的是

A. 腐质去净的程度　　B. 开髓窝洞的制备

C. 充填材料的选择　　D. 接触关系的恢复

E. 消炎药物的选择　　F. 患者的病史

5. 如果患者主诉为“不能进冷食 2 个月”。口腔检查：左上 4、5 冷测试为一过性敏感。应与主诉疾病鉴别的疾病为

A. 中龋　　B. 深龋

C. 浅龋　　D. 牙龈乳头炎

E. 慢性牙髓炎　　F. 可复性牙髓炎

6. 对该疾病有效的处理方法是

A. 冲洗上药　　B. 消炎、镇痛

C. 间接盖髓　　D. 龋洞充填

E. 开髓拔髓　　F. 拔除

7. 患牙去除龋损组织后，达牙本质深层，充填之前垫底的厚度一般是

A. <0.3mm　　B. <0.5mm

C. >0.5mm　　D. >1.0mm

E. 1.0~1.5mm　　F. 2.0mm

（8~11 题共用题干）

患者，男性，20 岁。因“左下后牙遇冷、热刺激疼痛加重 3 天”来诊。患者右下后牙食物嵌塞 4 个月，进食冷、热、酸、甜食物时偶有不适，对冷、热刺激疼痛敏感加重，刺激消除疼痛即刻消退，不伴有自发性疼痛。既往患侧未经过任何治疗。口腔检查：左下 6 远中邻面龋损，龋洞内有大量食物嵌塞，腐质较多，探诊敏感，无穿髓孔，无叩痛，牙齿不松动，远中牙龈乳头轻度充血，无明显触痛，患牙冷测试极敏感，疼痛呈一过性，牙髓活力电测试较对侧同名牙敏感。

8. 该患者的临床诊断是

A. 中龋　　B. 深龋

C. 慢性牙髓炎　　D. 牙龈乳头炎

E. 急性牙周脓肿　　F. 侵袭性牙周炎

9. 上述的诊断依据是

A. 左下 6 远中邻面龋损，龋洞内有大量食物嵌塞，腐质较多，探诊敏感，无穿髓孔

B. 主诉进食偶有不适，近日加重，刺激消除疼痛即消退，无自发痛

C. 牙髓活力电测试的反应阈值较正常牙降低

D. 左下 6 无叩痛，牙齿不松动，远中牙龈乳头轻度充血，无明显触痛

E. 既往患侧未经过任何治疗

F. 患牙遇冷、热敏感加重

10. 需要进行鉴别诊断的疾病是

A. 可复性牙髓炎

B. 不可复性牙髓炎

C. 牙龈乳头炎

D. 牙本质过敏症

E. 根尖周炎症

F. 侵袭性牙周炎

G. 急性上颌窦炎

11. 该病的治疗原则是

A. 停止龋病发展，促进牙髓的防御性反应

B. 保护牙髓

C. 正确判断牙髓状况

D. 根据患牙牙髓是否充血和软龋能否去净，采取不同的治疗方法

E. 无自发痛、激发痛不严重、刺激去除后无延缓痛，能去净龋损牙本质者，需双层垫底后充填

F. 尽量保留牙体组织

G. 近髓深龋难以与可复性牙髓炎鉴别时，可先行安抚、观察，再酌情处理

（12~15 题共用题干）

患者，男性，54 岁。因“右下后牙对甜刺激出现酸痛 2 周”来诊。口腔检查：右下 6 𬌗面透黑，探诊（-），叩诊（-），牙龈正常。

12. 银汞合金充填术的适应证包括

A. 后牙邻面龋损

B. 后牙邻面牙颈部龋损

C. 前磨牙牙颈部龋损

D. 前牙唇面累计切角龋损

E. 上前牙腭面洞

F. 磨牙颊（腭）面单面洞

13. 右下 6 去尽龋损组织后，达牙本质深层，窝洞底部不平。右下 6 垫底的材料不能选择

A. 复合树脂

B. 氧化锌丁香油水门汀

C. 磷酸锌水门汀

D. 聚羧酸锌水门汀

E. 玻璃离子水门汀

F. 无机三氧化聚合物（MTA）

14. 垫底后，患者要求银汞合金充填窝洞。银汞合金从调制到充填完毕，时间应控制在

A. 15 秒内
B. 7 分钟内
C. 15 分钟内
D. 24 小时内
E. 48 小时内
F. 7 天内

15. 7 天后，患者诉患牙咬裂。导致患牙咬裂的原因有
A. 窝洞制备时存在无基础釉
B. 磨除过多牙体组织，削弱了牙体组织的抗力
C. 窝洞的点、线角太钝
D. 充填体过高、过陡
E. 充填材料过度膨胀
F. 薄壁弱尖未降低咬合

（16~18 题共用题干）

患者，男性，30 岁。因“左下后牙牙面出现黑色”来诊。口腔检查：左下 7 近中邻面龋，探诊粗糙，龋损至釉牙骨质界以下，有“勾拉感”，但无明显不适，冷、热刺激不敏感，牙龈无红肿，叩诊无不适。

16. 根据患者情况，最佳的治疗方案为
A. 玻璃离子水门汀充填
B. 聚羧酸锌水门汀充填
C. 磷酸锌水门汀充填
D. 纳米复合树脂充填
E. 复合体充填
F. 窝沟封闭剂充填

17. 考虑到该龋洞已至釉牙骨质界，拟采用玻璃离子封闭龈壁的三明治技术。关于患牙的治疗，叙述正确的是
A. 由于釉牙骨质界处缺乏釉质，复合树脂粘接效果较差
B. 玻璃离子体能直接与牙本质和复合树脂粘结，可以更好地贴合无釉质结构的龈壁，有效地封闭颈部边缘
C. 释放氟离子，具有抗菌性，预防继发龋的产生
D. 具有与牙本质接近的弹性模量，可以缓冲复合树脂聚合产生的收缩应力
E. 封闭式三明治技术比开放式三明治技术的微渗漏小
F. 提倡使用封闭式三明治技术

18. 与传统银汞合金充填相比，复合树脂充填龋洞的特点有
A. 窝洞较浅
B. 窝洞外形较窄
C. 窝洞线角圆滑
D. 不需预防性扩展
E. 要求预备到一定的深度
F. 底平壁直

（19~21 题共用题干）

患者，男性，63 岁。因“右上后牙对冷、热刺激敏感”来诊。口腔检查：右上 5 近中

远中面及颊面龋，累及牙根部，牙龈萎缩，牙根暴露，拟行玻璃离子水门汀充填。

19. 关于对该龋洞进行窝洞预备的要求，叙述正确的是
    A. 洞有一定的深度
    B. 洞缘不可保留无机釉
    C. 在不承受力时，可不做出固位形
    D. 洞底可成圆弧形
    E. 窝洞要求底平壁直
    F. 盒状洞形

20. 关于该病例采用玻璃离水门汀充填和采用复合树脂充填的利与弊，叙述正确的是
    A. 玻璃离子体具有良好的粘结性、生物相容性
    B. 玻璃离子体释放氟离子，具有防龋作用
    C. 玻璃离子体硬度高
    D. 该龋洞位于根面，复合树脂粘接效果差
    E. 玻璃离子体美观性好
    F. 玻璃离子体机械强度好

21. 采用玻璃离子体充填该龋洞，是因为
    A. 老年人口腔出现增龄性变化
    B. 口腔唾液分泌减少易患龋
    C. 牙龈萎缩
    D. 牙根暴露
    E. 根面龋
    F. 价格因素

参考答案与解析

一、A1 型题

1. A【解析】我国是世界上最早发明并使用牙刷的国家。据考证，辽代应历九年（959年）就有了植毛牙刷。

2. D【解析】最早的显微镜是 16 世纪在荷兰制造出来的。

3. A【解析】龋损在 X 线片上显示透射影像。对于视诊和探诊不能确定的龋损，如邻面龋、潜行性龋、洞底继发龋，应拍摄 X 线片。确定邻面龋时，最好拍摄咬合翼片，因根尖片中牙冠的邻面影像常有重叠而影响观察。平行投照的传统 X 线法是目前对于早期邻面龋较好的诊断方法，数字化 X 线方法效果尚不理想。

4. C【解析】邻面龋往往要制备成复面洞，复面洞制备时，髓壁侧壁垂直，阶梯的髓壁应与龈壁平行。

5. A【解析】恒牙龋齿最好发牙面为第一、二恒磨牙咬合面、上颌舌面和下颌颊面沟，上颌中切牙邻面。

6. B【解析】复合树脂粘接修复术窝洞预备的要求：窝洞点、线角应圆钝，倒凹呈圆弧形，洞形预备较银汞合金修复保守，不直接承受咬合力的部位可适当保留无基釉。复合树脂

耐磨性差，Ⅰ、Ⅱ类洞应尽量避免洞缘置于咬合处。洞缘釉质壁应制成斜面，增加酸蚀面，有正常过渡，减少树脂聚合收缩所致的釉质裂纹。

7. C【解析】酸蚀的作用包括：①酸溶解釉质表面的羟磷灰石，暴露出釉质新鲜层，增大釉质表面可湿性和表面自由能，有利于粘接剂的渗入。②酸蚀还可以活化釉质表层，经酸处理后，釉质表面的极性增强，易与粘接树脂结合。③酸蚀增加釉质表面的粘结面积和粗糙度。所以，酸蚀没有保护牙髓活力的作用。

8. D【解析】充填材料有银汞合金、复合树脂和玻璃离子水门汀三类。主要考虑美观，应选用与牙颜色一致的牙色充填材料，如复合树脂、玻璃离子水门汀等。

9. E【解析】龋病的流行病史可以追溯到百万年前，龋病发病率随着人类进化及经济活动的发展，特别是食物摄入量的增加而增加。龋病最主要的因素是细菌因素。

10. D【解析】链球菌在牙菌斑中链球菌的数目最多，变异链球菌的致龋能力最强。

11. D【解析】碳水化合物是细菌致龋的原料，含较多碳水化合物的食物特别容易致龋，食物中饼干含有的碳水化合物最多，最易致龋病。蔬菜含有较多维生素，而维生素是生物的生长和代谢所必需的微量有机物，有利于牙齿的发育不会致龋。牛奶和鸡蛋中含有较多的蛋白质，而蛋白质对牙的影响，主要体现在牙萌出前的生长发育期，在此期间足够的蛋白质可促进牙齿的形态和结构的正常发育，使萌出后的牙齿抗龋力增加。花生含有较多脂肪，脂肪成分月桂酸、亚油酸与油酸能抑制牙面生物膜的形成，亚油酸和棕榈油酸能抑制变异链球菌产酸，因此花生能减少龋病的发生。

12. B【解析】牙菌斑的形成是复杂的动态过程，最初阶段是获得性膜的形成。牙菌斑中的细菌与龋病发病密切相关。所以，选项 B 是错误的。

13. C【解析】在龋病病因研究上，Miller 化学细菌学说具有很重要的贡献。在此学说的基础上，到 20 世纪 60 年代发展成为了迄今为人们广泛接受的四联因素理论。这 4 种因素包括宿主、微生物、食物和时间。

14. C【解析】同样的食物进食频率不同致龋力不同，少吃多餐或爱吃零食的人比定时有规律进食者易患龋病。食物物理性状与致龋也有关系。糖类与龋病的发生关系密切，糖致龋能力由强至弱排序为：蔗糖 > 葡萄糖 > 麦芽糖 > 乳糖 > 果糖 > 山梨醇 > 木糖醇。

15. D【解析】唾液中存在的各种缓冲体系使唾液的 pH 处于中性，其中主要有 3 个缓冲系统：重碳酸盐、磷酸盐和蛋白缓冲系统，这三个缓冲体系对 pH 变化有不同的缓冲能力。在咀嚼和进食时唾液的缓冲能力主要依靠重碳酸盐缓冲体系，在非刺激状态，唾液中重碳酸盐的浓度很低。磷酸盐缓冲系统的作用原理与重碳酸缓冲体系相似，但与唾液分泌率的关系不明显。蛋白缓冲系统能力较弱。

16. D【解析】菌斑由约 80% 水和 20% 固体物质构成。固体物质包括糖类、蛋白质、脂肪及无机成分，如钙、磷和氟等。

17. E【解析】变异链球菌能发酵蔗糖、葡萄糖、果糖、麦芽糖、乳糖、山梨醇和甘露醇等多种碳水化合物；蔗糖、葡萄糖和果糖转运入细胞内后大部分经糖的发酵途径代谢产酸，同时产生能量；细胞内合成代谢在外源性糖丰富时，摄入胞内的糖可转变为细胞内多糖（ICP），储存在细胞内。

18. D【解析】消毒窝洞理想的药物应该是消毒力强、刺激性小、渗透性小、不使牙体组织变色，复合树脂充填时窝洞消毒剂常用的有 25% 麝香草酚乙醇溶液（消毒力强，在牙本质中渗透性较大，对牙髓刺激轻微）、樟脑酚（消毒力弱，但渗透性较强）、丁香油酚（具有消毒、安抚镇痛作用，但消毒力较弱）及 75% 酒精（杀菌力最强，但因可能引起疼痛，临床上很少用于窝洞消毒）等。

19. B【解析】复合树脂充填体为加宽釉质酸蚀刻带的宽度，洞缘釉质壁应制成 45° 角短斜面。

20. C【解析】玻璃离子水门汀对牙髓刺激性小，且能释放氟，但其机械性能、耐磨性及美观效果不如复合树脂。而复合树脂则相反，其机械性能及美观效果较好，但对牙髓刺激性大。所以，这两种材料联合使用，即用玻璃离子水门汀作为基底材料粘接于牙本质，再用复合树脂修复牙体缺损，可起到互补作用。这样，既能改善复合树脂与洞壁的密合性，阻断树脂对牙髓的刺激，又可以避免玻璃离子水门汀单独修复的缺点，因此，玻璃离子水门汀与复合树脂的联合修复技术被认为是理想的牙本质修复体系。

21. A【解析】参见 A1 型题第 18 题解析。

22. E【解析】充填材料应具备的性能：①物理和机械性能：有足够的机械强度（包括抗压强度、抗张强度、抗弯强度和抗冲击强度），且耐磨；弹性模量大，受力后变形小；热膨胀系数与牙体组织相近；绝缘性好，不传导温度和电刺激；色泽与牙接近，抛旋光性好；对 X 线阻射。②化学性能：化学性能稳定，在口腔内不溶解，不腐蚀，不变色；固化收缩小；对牙体组织有化学粘接性；充填后在适当的时间固化，固化前可塑性好，操作方便。③生物学性能：生物兼容性好；对机体无毒、安全；无致癌、致畸、致突变性；对牙龈、牙髓和黏膜无刺激性。④其他：价格便宜，必要时易于去除。

23. E【解析】由于玻璃离子水门汀具有良好的粘结性、生物安全性、抗龋性和耐溶解性等特点，目前已广泛用于粘结、充填、衬层及垫底等方面。

24. D【解析】复合树脂常用玻璃离子水门汀垫底，忌用洞漆和酚类材料（如氧化锌丁香油酚水门汀），以免影响树脂聚合。

25. B【解析】深龋洞窝洞的第一层消毒垫底材料常选用氢氧化钙或氧化锌丁香油水门汀。

26. A【解析】参见 A1 型题第 6 题解析。

27. A【解析】氟牙症牙釉质表面含氟化物多，酸蚀时间应适当延长，适宜时间为 2 分钟左右。所以，选项 A 错误，其余选项内容是正确的。

28. C【解析】复合树脂粘接修复术的影响因素：①牙面未彻底清洁。②牙面处理不当，如酸蚀不充分；牙面处理后冲洗和干燥不彻底，使牙面再污染等。③洞壁的护髓材料未去净。④洞底牙本质未做护髓处理，牙本质过度酸蚀，使牙髓在修复后出现病变。⑤粘接剂涂布不均匀或太厚。⑥复合树脂充填不足，产生微渗漏，引起继发龋。⑦树脂未固化前移动了修复体。⑧树脂固化不完全。⑨修复体过高致咬合力应力集中，承受咬合力过大或瞬间的过大咬合力可导致修复体折断或脱落。制备固位形，可防止修复材料松动、脱落和修复体及牙折裂。

29. E【解析】龋病是在以细菌为主的多种因素影响下，牙体硬组织发生慢性进行性破坏的一种疾病。致龋的多种因素主要包括细菌和牙菌斑、食物，牙所处的环境及唾液情况等。

30. D【解析】垫底的部位只限于䫲面髓壁和邻面轴壁，要求底平壁净，留出足够深度（1.5~2.0mm），使充填体有足够的抗力和固位。

31. D【解析】复合树脂与牙釉质表面的粘结方式是通过釉质粘结剂渗入酸蚀后釉质中的微孔隙中，而形成的机械性锁合粘结，而非其他类型的粘结。

32. D【解析】鸠尾峡的宽度为后牙所在颊舌尖间距的1/4~1/3，所以选项D错误。

33. C【解析】龋病是在以细菌为主的多种因素影响下，牙体硬组织发生慢性进行性破坏的一种疾病。

34. A【解析】恒牙患龋的好发部位：下颌第一磨牙 > 下颌第二磨牙 > 上颌第一磨牙 > 上颌第二磨牙 > 前磨牙 > 第三磨牙 > 上颌前牙 > 下颌前牙。

35. C【解析】乳牙患龋的好发部位：下颌第二乳磨牙 > 上颌第二乳磨牙 > 第一乳磨牙 > 乳上颌前牙 > 乳下颌前牙。

36. C【解析】参见A1型题第33题解析。

37. B【解析】随着玻璃离子水门汀材料性能的改进，新型玻璃离子水门汀材料，如光固化型玻璃离子水门汀和高强度玻璃离子复合体，越来越多的应用于Ⅴ类洞、根面龋、部分Ⅰ类洞和Ⅱ类洞的充填修复治疗，其疗效也明显提高。

38. B【解析】由于不同牙齿解剖形态和生长部位的特点，龋病在各牙的发生率出存在着差别。大量流行病学调查资料表明，龋病的牙位分布是左右侧基本对称，下颌多于上颌，后牙多于前牙，下颌前牙患龋率最低。

39. E【解析】参见A1型题第33题解析。

40. A【解析】继发龋是指治疗后在原龋洞治疗周围又出现龋病。这种情况常见于修复材料与牙体组织不密合、充填物或周围牙体组织破裂、病变组织未去净等。在周围形成菌斑滞留区，因而产生继发龋。继发龋较为隐蔽，单纯临床检查不易被查出。

41. B【解析】患龋率表示龋病存在或流行的频率。是在调查或检查时点，一定人群中的患龋情况。要尽可能缩短观察时间，一般不超过1个月。

42. C【解析】龋病发病率表示在某一特定观察期间内，可能发生龋病的特定人群新发病的频率。龋病的“观察期间”一般为“年”。

43. C【解析】DMFS指数可以更为准确的反应龋病流行的严重程度，“S”代表受龋病累及的牙面数。

44. D【解析】银汞合金充填修复术：①适应证：仅适用于对非手术开髓洞型的修复或作为成核材料时的修复。②禁忌证：不适用于前牙和前磨牙的美观区域。

45. E【解析】参见A1型题第34题解析。

46. D【解析】按龋坏深度程度分类，可将龋病分为浅龋、中龋、深龋。

47. E【解析】深的窝洞，洞底距髓腔很近，为了保护牙髓需要做双层处理，第一层垫氧化锌丁香油水门汀或氢氧化钙，第二层垫磷酸锌水门汀。通常第一层垫底材料厚底≤0.5mm。

48. B【解析】1908年G. V. Black根据龋损发生的部位将龋洞分为五类，用罗马数字表示。此分类法为目前国际上普遍采用的窝洞分类法。Ⅱ类洞为发生于后牙邻面的龋损所制备的窝洞，包括磨牙和前磨牙邻面龋损所制备的窝洞。包括磨牙和前磨牙的邻面洞、邻殆面洞、邻颊面洞、邻舌面洞和邻殆邻洞。以磨牙邻面洞为典型代表。

49. A【解析】Ⅰ类洞为发生在所有牙面上的点隙、裂、沟龋损所备成的窝洞。包括磨牙和前磨牙的殆面洞、上颌前牙腭面洞、上颌磨牙和下颌磨牙颊面殆2/3的颊面洞及颊殆面洞、上颌磨牙腭面殆2/3的腭面洞和腭殆面洞。以磨牙殆面洞最具典型性。

50. A【解析】深龋龋病进展到牙本质深层。患者有明显的冷热酸甜的敏感症状。食物嵌塞引起短暂疼痛症状，遇冷、热和化学刺激时，产生的疼痛较中龋时强烈，但无自发痛。

51. D【解析】治疗龋齿的方法有：①龋坏组织磨除法：适用于龋坏面积广泛，如整个咬合面龋坏以及牙釉质或牙本质层剥落，不能制成补牙洞形的牙齿。重点磨除过锐的牙尖、牙边缘和表层龋坏组织，达到阻止龋坏继续发展的目的。②龋坏组织再矿化法：适用于初期龋。具体方法是使用人工配制的矿化液含漱，可使白垩色缩小，或停止发展。再矿化疗法方法简单，效果好，没有痛苦而且安全。③龋坏组织充填法：它是治疗龋坏组织最常用的方法，适用于牙齿龋坏后能制作固位洞形的牙齿。利用补牙洞型将充填材料固定在牙齿上，恢复牙齿的缺损和功能，以保持牙齿外形，维护牙列的完整性。④药物疗法：适用于龋环比较浅，还没有形成龋洞的初期龋，使用的是氨硝酸银棉球反复涂擦龋坏病变组织。因为氨硝酸银可使牙齿染色，药物方法仅适用于后牙治疗，不适于前牙治疗。

52. E【解析】龋病的药物治疗是指用化学药物处理使病变终止或消除的方法。适应证：①乳牙浅龋：乳前牙邻面及乳磨牙殆面广泛性浅龋，1年内被恒牙替换。②恒牙釉质早期龋：尚未成龋洞，特别是易于清洁的平滑面龋。③静止龋：如殆面点隙龋损，由于咀嚼磨耗，将点隙磨平后使龋损环境消失。

53. D【解析】氟化物，如75%氟化钠甘油糊剂、8%氟化亚锡溶液、酸性磷酸氟化钠（APF）溶液、含氟涂料、含氟凝胶等，是目前效果肯定，易于推广应用的防龋方法。

54. C【解析】双面洞的殆面洞底与邻面洞的轴壁应形成阶梯，阶梯不仅分散殆力，也是保护牙髓必要措施，邻面龋局限在接触点殆侧，无须制备邻阶分散殆力。

55. A【解析】复合树脂充填时不能采用氧化锌丁香油水门汀垫底，可选用聚羧酸锌水门汀或玻璃离子水门汀垫底。

56. B【解析】选项中，B 和 C 是不可吸收的根管充填材料，用于桩冠的只有选项 B 可以。

57. B【解析】浅龋视诊可见光滑面的浅龋呈白垩色、褐色或黄褐色斑点改变；早期窝沟龋可见窝沟边缘呈黑色或棕褐色。探针检查时可有粗糙感，发生在窝沟时，可感到窝沟侧壁粗糙或回拉探针时有阻滞感。

58. A【解析】慢性龋发展速度缓慢，持续数年而不累及牙髓。龋坏组织染色深，呈棕褐色或棕黑色，病变组织较干硬，用挖匙不易剔除，也称干性龋。

59. B【解析】应用银汞合金充填的牙齿，在与对颌牙接触时出现短暂的疼痛，脱离接触或反复咬合多次后疼痛消失。这种情况多见于与对颌牙相应的牙齿有不同的金属修复体，上下牙接触时，两种具有不同电位的金属连在一起，形成电位差，产生电流而引起疼痛。

60. C【解析】G. V. Black 窝洞分类法，Ⅲ类洞：为切牙和尖牙邻面未累及切角的龋损所备成的窝洞。包括切牙和尖牙的邻面洞、邻舌面洞和邻唇面洞。以切牙的邻腭面洞为典型代表。

61. E【解析】牙颈部洞虽不直接承受咀嚼压力，但在咬合运动中，侧方殆运动使牙充填体出现与洞壁分离的趋势，为了与颈部所受的弯曲力抗衡，应在殆轴线角和龈轴线角作倒凹或固位沟以防止充填体与洞壁分离。

62. C【解析】鸠尾固位是用于复面洞的一种固位形。如后牙邻殆面洞在殆面作鸠尾，前牙邻舌洞在舌面作鸠尾。此种固位形由鸠尾峡和膨大的尾部组成，借助峡部的扣锁作用，防止充填体从水平方向脱落。

63. C【解析】急性龋病变组织颜色较浅，呈浅棕色，质地较软而且湿润，容易用挖器大片挖出。

64. A【解析】猛性龋多见于全身系统性疾病累及了口腔局部环境，如头颈部肿瘤放射治疗后，破坏了唾液腺，引起唾液的质和量的改变。患有 Sjögren 综合征患者易患猛性龋。

65. E【解析】参见 A1 型题第 14 题解析。

66. C【解析】氟、钡能够抗龋，如氟元素抗龋机制主要是在牙齿表面形成氟磷灰石，具有更强的抗龋能力。

67. C【解析】龋病的早期，釉质表面层的损坏很少，而釉质表面层下方有明显的脱矿现象。龋病的进展是一个连续的过程，釉质龋最初的病理改变是表层下出现透明带，但临床和 X 线检查均不能发现，透明带会逐步扩大，部分区域有再矿化现象，其中心部出现暗带，脱钙的现象继续发展，在暗带中心出现病损体部，病损体部相对透明，在临床上表现为龋白斑，外源性的物质如食物、烟等，可使病损体部着色。所以选项C错误。平滑面龋常发生于牙邻接面，两牙接触点下方，早期表现为灰白色不透明区，表面无缺损，时间稍长，由于色素沉着，此白色病损区，可变为黄色或棕色，并可向颊、舌方向扩展。所以选项A正确。窝沟龋的损害性质与平滑面龋相同，但由于窝沟的特殊解剖形态和周围釉柱的排列方向与平滑面釉质不同，故其形成的三角形的龋损区其基底部向着釉牙本质界，顶部围绕着窝沟壁龋损结果形成口小底大的潜行性龋。所以选项B正确。在扫描电镜下见病损区釉柱间隙（柱鞘）和晶体间微隙均增宽。微晶有溶解，溶解自晶体边缘或自中央开始，中央溶解往往是沿晶体长轴进行，最终使晶体破坏，晶体间孔隙增大。所以选项D、E均正确。

68. C【解析】发生龋坏时，损害首先在窝沟侧壁产生损害，最后扩散到基底。龋损沿着釉柱方向发展，达到牙本质后沿釉牙本质界扩散。

69. E【解析】牙本质龋的病理改变由病损深部向表面分为四层结构：透明层、脱矿层、细菌侵入层和坏死崩解层。在细菌侵入层，由于细胞繁殖团块的增加而使管壁肿胀、扩张变形，管周牙本质破坏，相邻小管相互融合，呈串珠样外观，病变进一步进展，被破坏的小管进一步融合，形成椭圆形液化坏死灶，坏死灶与小管方向平行，充满坏死的基质残屑和细菌，部分坏死区与牙本质小管垂直形成横向裂隙。

70. B【解析】临界pH是指某种特定的矿物质，如牙釉质，溶于某种溶液刚好达到饱合时的溶液pH。牙釉质的临界pH在很宽的范围内变化，它的值取决于溶液中钙和磷酸盐的浓度。牙面临界pH为5.4~5.5时，牙齿釉质开始溶解。

71. A【解析】临床常用30%~50%磷酸处理洞缘釉质壁、釉质短斜面及垫底表面。

72. A【解析】酸蚀后釉质表层会形成5~50μm深的微孔层，表面粗糙呈蜂窝状。低粘度的粘结树脂通过虹吸作用深入到酸蚀后形成的蜂窝状微孔中并发生聚合，形成树脂突。大量微树脂突与脱矿釉质形成互相交错存在的混合层，从而达到机械锁合性粘结，获得微机械固位。

73. A【解析】参见A1型题第54题解析。

74. B【解析】参见A1型题第61题解析。

75. D【解析】牙本质龋的龋损可穿透釉质，沿釉牙本质界向侧方扩展，对釉质进行潜行性破坏，随着龋损的进一步发展，龋损可沿牙本质小管方向侵入牙本质，形成基底在釉牙本质界处，尖端指向牙髓的锥形损害。

76. D【解析】牙本质龋病变最前缘为透明层或硬化层，由于其表面脱矿层游离出的无机盐离子再矿化，沉积于牙本质小管管腔中。

77. E【解析】口腔细菌的胞外多糖包括葡聚糖、果聚糖和杂多糖。葡聚糖又包括非水溶性和水溶性两种。非水溶性葡聚糖又称变聚糖，主要通过α-1，3糖苷键相连，具有很强的黏性，在细菌黏附过程中起着重要作用，是变异链球菌主要毒力因素之一；水溶性葡聚糖又称右旋糖酐，主要通过α-1，6糖苷键相连，主要作为细菌胞外能源贮库和底物，致龋作用相对较低；果聚糖主要作为胞外碳水化合物的贮存库，使菌细胞在缺乏营养物质时仍能代谢生存。

78. B【解析】继发龋 X 线片可见修复体与洞壁、洞底之间存在透射影。

79. A【解析】殆面盒形洞的洞深，应在釉牙本质界下 0.2～0.5mm，即殆面深 1.5～2.0mm，邻面洞 1.0～1.5mm（洞外形成圆缓曲线，去除无基釉，外形超过颊舌间距的一半的薄壁弱尖应减低）。

80. E【解析】梯形固位是指邻殆面的邻面制备成龈方大于殆方的梯形，防止充填体垂直方向的脱位。多用于双面洞，还可用于邻颊（唇）面洞、邻舌（腭）面洞和磨牙的颊殆面洞和舌殆面洞的轴面部分。

81. E【解析】从菌斑中已鉴定出一些唾液蛋白质如淀粉酶、溶菌酶、IgM、IgA、IgG 和清蛋白等。IgG、IgA 和 IgM 主要来源于龈沟液。

82. A【解析】牙的形态、结构、排列等因素在龋病发病过程中有重要影响，龋病的发生也与唾液的分泌量、流速、流量、成分等密切相关。

83. B【解析】最早在牙面定居的细菌是血链球菌。目前已证实，当非变异链球菌群中的细菌，包括血链球菌、口腔链球菌、戈登链球菌和轻唾链球菌暴露在酸性环境一段时间后，它们的产酸性会增加。

84. E【解析】在外源性可发酵糖类缺乏时，微生物通过降解其胞内多糖产酸。

85. C【解析】邻面龈间隙需放小楔子，使成形片紧贴龈壁洞缘的牙颈部，防止充填时材料压入龈沟，形成悬突，损伤牙周组织。

86. A【解析】鸠尾峡的位置应在轴髓线角的内侧、殆面洞底的殆方。

87. B【解析】唾液黏蛋白 2 能够结合至细菌表面的附着素，导致细菌凝聚，使细菌从口腔中清除。

88. D【解析】当成釉细胞完成分泌釉质的使命以后，在釉质表面分泌一层膜状物质，叫 Nasmyth 膜或原发性釉小皮，厚 0.5～1.5μm。在电镜下观察，这个膜是典型的基底板样结构，包围整个牙冠表面，以后因咀嚼而很快被磨掉。在牙齿萌出以后，缩余釉上皮（造釉器晚期结构）形成结合上皮。其继续在牙齿表面分泌一层膜状物质，叫继发性釉小皮，当结合上皮附着于牙骨质时，此膜即附着于牙骨质，故叫牙小皮。

89. A【解析】获得性膜的形成部位不仅限于牙，也可在玻璃表面、修复材料表面等。其形成速度因人而异，大致情况是：一般在牙面清洁后，20 分钟内牙面即可由无结构物质形成拱形团块，厚度为 5～20μm，这便是获得性膜；大约 4 小时后开始有细菌吸附；1 小时后拱形沉积物数量增加，互相融合；24 小时后散在沉积物完全融合，覆盖牙面。其厚度个体差异较大，一般为 30～60μm。获得性膜的形成为细菌在牙面上定居创造了条件。

90. D【解析】参见 A1 型题第 53 题解析。

91. E【解析】备洞时，用车针切割牙体组织对牙髓牙本质复合体可产生机械、压力和温度等刺激。切割牙本质越深，刺激就越强。窝洞预备过程中应尽量减少对其刺激，以避免造成不可逆的牙髓损伤。因此，备洞时要做到：①应清楚了解牙体组织结构、髓腔解剖形态及增龄变化，以防止意外穿髓。②选用锐利的车针，选择适宜的转速。③间断磨除，并用冷水冷却。④动作要轻巧，不向髓腔方向加压，尤其是在深龋时，最好用手持器械去腐或用较大的球钻以先四周后中央的方式逐步去腐。

92. B【解析】后牙Ⅱ类洞制备时，鸠尾峡宽度为颊舌牙尖间距离的 1/4 ~ 1/3，前牙为邻面洞舌方宽度 1/3 ~ 1/2。

93. E【解析】菌斑中无机成分的含量取决于菌斑的部位和年龄。菌斑中含有钙、磷酸盐和高浓度的氟。菌斑中氟化物浓度为 14 ~ 20ppm（lppm = 1mg/L），大大高于唾液中浓度（0. 01 ~ 0. 05ppm）和饮水中浓度（0 ~ 1ppm）。

94. B【解析】变异链球菌对牙面的黏附，是形成牙菌斑的前提和致龋的重要条件，是其定植、致龋的基础。最主要蛋白是腮腺液凝集素。

95. D【解析】参见 A1 型题第 60 题解析。

96. C【解析】制备右上 4 殆面洞时，洞底（髓壁）应与殆面外形一致，以防止穿髓。

97. E【解析】深龋的窝洞预备特点：①深龋洞破坏较大，入口容易，深度已达牙本质深层，接近牙髓。注意除去洞缘的龋坏组织和无基釉，以便充分暴露洞内壁，前牙唇面允许保留无基釉。②抗力形除洞底呈圆弧形以顺应髓室顶的弧形和龋损的圆弧以外，其余侧壁均应制成平直，形成盒状，固位形设计按制备洞形的原则进行。切忌将洞底磨平，以免意外穿髓，不平的洞底用材料垫平。③深龋的破坏较大，应对承受殆力的牙尖、牙嵴进行修整，适当降低咬合高度，减少殆力。

98. E【解析】窝沟龋限指磨牙、前磨牙咬合面、磨牙颊面沟和上颌前牙舌面的龋损。这些不规则的表面，由于先天性特征，缺少自洁作用，对龋病更具敏感性。

99. D【解析】抗力形是使充填体和余留牙体组织能够承受咬合力而不会破裂的特定形状。因此，抗力形的设计，应使应力得以均匀地分布于充填体和牙齿，尽量减少应力的集中。①洞深：洞底必须建立在牙本质上，才能保证一定的深度，同时牙本质具有的弹性可更好地传递应力。洞底不应建立在釉质上，因深度不够，当受力后可能脆裂。后牙洞深以达到釉质牙本质界下 0. 2 ~ 0. 5mm 为宜。②盒状洞形：盒状洞形是窝洞最基本的抗力形，要求窝洞底平，侧壁平面与洞底垂直，点、线角圆钝。③阶梯结构：双面洞的洞底应形成阶梯以均匀分担咬合力，使力由殆面髓壁和邻面龈壁分担。④窝洞外形：窝洞外形线呈圆缓曲线，避开承受咬合力的尖、嵴；圆缓的外形有分散应力的作用，尖锐的转角可使传向牙体组织的应力集中而致折裂。⑤去除无基釉和避免形成无基釉。⑥薄壁弱尖的处理：薄壁弱尖是牙齿的脆弱部分，应酌情降低高度，减少殆力负担。选项 D 不是抗力形所要求的。

100. B【解析】对患龋病的牙齿进行 X 线检查，可了解龋洞的大小、深度，及其与髓腔的关系，特别是邻面龋、继发龋或隐匿龋，用通常的视诊、探诊等方法不易被发现，此时可行 X 线检查。

101. C【解析】参见 A1 型题第 79 题解析。

102. A【解析】年轻恒牙髓腔大，髓角高，龋蚀多为急性龋、龋蚀组织染色淡、分界不清，且缺乏继发性牙本质的保护，牙本质小管粗大，其牙髓易受细菌、化学及物理等外来刺激的影响，对机械刺激尤为敏感。故不能一次去净腐质，应分次去除。年轻恒牙深龋如果估计去净腐质会露髓的情况下，可以保留少量软化牙本质，氢氧化钙护髓，促使修复性牙本质形成。10~12 周后再复诊进行二次去腐治疗。对于成年人的慢性龋，应一次去除干净腐质。

103. C【解析】预防性树脂充填是仅去除窝沟处的病变牙釉质或牙本质，根据龋损的大小，采用酸蚀技术和树脂材料充填早期窝沟龋，并在𬌗面上涂一层封闭剂，这是一种窝沟封闭与窝沟龋充填相结合的预防性措施。适应证包括窝沟内的微小龋坏，未累及牙本质；窝沟可疑龋。

104. C【解析】变异链球菌是口腔中常见的致病菌，人类唾液中变异链球菌可检测出的平均浓度高达 10^5CFU/ml。

105. A【解析】急性龋多见于青少年恒牙或儿童乳牙。发展速度快，洞内软化牙本质较多，病变组织着色浅，病变范围较广，质地较湿软，容易以手用器械去除，挖出的龋腐多呈片块状，又称湿性龋。

106. C【解析】龋病的临床特征主要表现为牙体硬组织在色、形和质三个方面均发生变化。初期龋坏部位的牙体硬组织发生脱矿、微晶结构改变，牙齿透明度下降，釉质呈白垩色。继之病变部位有色素沉着，局部呈黄褐色或棕褐色。随着牙体中无机物脱钙、有机成分破坏分解的不断进行，釉质、牙骨质和牙本质的疏松软化，组织坏死脱落，出现缺损或缺如，最终龋洞形成。龋洞一旦形成，则缺乏自身的修复能力。

107. D【解析】参见 A1 型题第 40 题解析。

108. E【解析】窝洞点、线角应圆钝，倒凹呈圆弧形。所以选项 E 错误。

109. B【解析】透明层位于釉质龋病损的最前沿，和正常釉质相连，是龋损最早发生的组织学改变。

110. A【解析】参见 A1 型题第 67 题解析。

111. E【解析】临床上牙骨质龋呈浅碟形，易发生在牙龈严重退缩，而根面的自洁性又较差的部位。

112. E【解析】中龋患者对冷、热、酸、甜等刺激敏感有时会引起反应性酸痛，特别是冷刺激，刺激去除后，症状会立即消失。患者无其他不适，不会出现自发性痛。

113. A【解析】静止龋的龋病发展过程中，由于局部环境条件的改变，使原来隐蔽的龋坏暴露于口腔。细菌和食物残渣易被进食、漱口或刷牙所去除。菌斑不能形成，失去了代谢产酸的条件，龋病发生停止。

114. A【解析】龋病发生的因素主要有四点：宿主、细菌、食物和时间。这四个因素都是相互关联的，比如细菌感染是导致牙齿发生龋病的一个必要条件，而口腔环境差也是导致细菌滋生的重要因素，患者本身的状况又决定了口腔环境，这三种问题长时间存在就会引发龋病。相对而言，食物的黏性、进食的间距和口腔卫生比起食糖对牙齿的危害要大得多。

115. A【解析】按发病情况和进展速度分类的是猛性龋，猛性龋是急性龋的一种类型，表现为在短时间内全口多个牙发生较严重龋坏。

116. D【解析】窝沟龋病损并非从底部开始，而是呈环状围绕着窝沟壁进展，并沿釉柱长轴方向向深部延伸，当病变进展超过窝沟底部时，侧壁病损相互融合。由于窝沟附近的釉柱排列方向为向窝沟底部集中，形成的龋损及形态与釉柱排列方向一致，即口小底大的三角形潜行性龋损，由于釉质在窝沟底较薄，窝沟龋病变很容易进展到牙本质。因此，窝沟发生龋坏时，损害首先在窝沟侧壁产生损害，最后扩散到基底。

117. E【解析】龋病的诊断方法：①视诊：观察牙面的颜色有无改变，有无变黑或有无黑褐等；观察有无失去光泽的白垩色斑点；有无龋洞形成；当怀疑有邻面龋时，从𬌗面观察邻近的边缘嵴有无变暗的黑晕出现。②探诊：利用尖探针探测龋损部位，有无粗糙、勾拉或插入的感觉。③温度的冷、热试验：龋损到达牙本质后，对冷、热刺激反应敏感，甚至出现酸痛或难以忍受的疼痛。④X 线检查：可了解龋洞的大小、深度，及其与髓腔的关系，特别是邻面龋、继发龋或隐匿龋，用通常的视诊、探诊等方法不易被发现，此时可行 X 线检查。⑤透照：用光导纤维装置进行龋损牙的检查效果更好，能直接看出龋损的部位、范围大小及龋洞的深度，特别是对前牙邻面龋洞。⑥激光荧光法：激光龋齿诊断仪利用正常和龋坏牙体组织激发的荧光有着明显的区别诊断恒牙和乳牙的早期龋，特别是窝沟隐匿龋。

118. A【解析】浅龋诊断应与釉质钙化不全、釉质发育不全、氟斑牙等相鉴别。①釉质钙化不全：釉质钙化不全与浅龋的共性是两者都有白垩色的斑块。但是釉质钙化不全的白垩色斑块，其表面光滑有光泽。相反，浅龋的白垩色斑块其表面粗糙无光泽。另外，早期龋常发生在牙的易感部位，而釉质钙化不全可发生在牙面的任何部位。②釉质发育不全：釉质发育不全是指牙在发育过程中，造釉器的某一部分受到损害所致，造成釉质表面不同程度的缺陷，甚至牙冠的缺损，是牙发育的缺陷。釉质发育不全时也可出现牙齿变黄或变褐的情况，但探诊时硬而光滑，而浅龋探诊时硬度减小、不光滑。釉质发育不全常发生在同一时期萌出的牙上，具有对称性。③氟斑牙：又称氟牙症或斑釉症，是一种地方性疾病，多发生在饮水中氟含量较高的地区，这一流行特点是与浅龋鉴别的重要因素，氟斑牙以前牙发病最多，常出现在同一时期发育的对称牙上，釉质是呈白垩色或黄褐色的斑点或条纹。严重者可出现整口牙呈黄褐色且有釉质的缺损，探诊光滑、坚硬。此外，邻面龋要和牙石、牙颈自然形态凹陷进行鉴别。牙石探诊时粗糙而坚硬，邻面龋探诊时不仅有凹陷感，而且质地较软。

119. E【解析】中龋患者一般无临床症状。少数患者在进食冷热、酸甜时会产生一过性疼痛或不适感，这种疼痛或不适感是由于刺激物进入龋洞所致。撤除刺激后，症状立即消失，无持续性疼痛。典型症状是对甜酸刺激反应比对冷热刺激反应更敏感。视诊有可见龋洞，病变达牙本质浅层。

120. D【解析】参见 A1 型题第 106 题解析。

121. C【解析】深龋患者患牙有明显的冷热酸甜刺激敏感症状或食物嵌塞后的一过性疼痛，但无自发痛。

122. A【解析】发生于近远中接触点处的损害称邻面龋。

123. E【解析】参见 A1 型题第 118 题解析。

124. D【解析】氢氧化钙制剂为强碱性，可以抑菌消炎，洞底垫氢氧化钙 1~2mm 可促进第 3 期牙本质形成。

125. D【解析】深龋的临床表现：①患牙明显的冷热酸甜刺激敏感或食物嵌塞后一过性疼痛，无自发痛（选项 B、C、E 正确，选项 D 错误）。②可见深大龋洞，探诊洞底位于牙本质深层，但去净腐质后不露髓（选项 A 正确）。拍摄 X 线片可对判断龋损的范围和与髓腔的距离起到参考作用。

126. D【解析】窝洞预备的处理原则：①去净龋坏组织：临床上一般根据牙本质的硬度和着色两个标准来判断龋坏组织是否去净。②保护牙髓组织。③尽量保留健康牙体组织。④采用生物力学和机械力学的基本原理制备窝洞，即抗力形和固位形结构。

127. B【解析】银汞合金充填术窝洞预备的要求，洞面角应成直角，不能在釉质的侧壁做短斜面。

128. B【解析】参见 A1 型题第 106 题解析。

129. A【解析】龋病是牙体硬组织发生慢性进行性破坏的一种疾病，出生 4 个月婴儿无龋病。

130. B【解析】我国乳牙患龋 1 岁左右起即直线上升，5~8 岁时达到高峰。此后，由于乳恒牙替换，新生恒牙陆续萌出，乳牙患龋率下降。乳牙龋齿的特点是发病早，患龋率高，龋蚀进展快，龋齿多发，范围广泛，自觉症状不明显，修复性牙本质形成活跃。乳牙龋病对儿童的局部和全身都有不良的影响。

131. E【解析】参见 A1 型题第 129 题解析。

132. B【解析】影响腹合树脂固化的因素包括：①光源因素：涉及光的波长、光源能量等，最佳的光源波长为 450~490nm，光源功率不能少于 300mW/cm^2。②临床操作因素：照射在复合树脂表面的光强度与光源引导头与复合树脂间距离成反比；光源引导头应尽可能接近材料表面，超过 3mm，强度显著减少，光照时间至少需 20 秒。③修复因素：光照材料色系较暗者吸收光较多，材料表面可产生 65% 的转换率，在材料 2mm 处转换率为 45%，在材料内 3~4mm 处转换率只有 15%。因此临床上每层充填和固化的材料厚度不超过 2mm。所以选项 B 叙述错误。

133. C【解析】C 因素即洞形因素，是指充填窝洞的树脂产生的粘结面积与未粘结的面积之比。不同的 C 因素充填体所形成的聚合应力不同。其中 C 因素越高，聚合收缩应力越大。同样体积的Ⅰ类洞，深而窄的窝洞的未粘结面积比例小，聚合收缩应力较大；浅而宽的窝洞树脂收缩应力较小。临床上采用分层充填和固化的操作方法，减少收缩应力。所以，选项 C 叙述错误。

134. A【解析】牙膏的基本成分和作用：①摩擦剂：可帮助清洁与磨光牙面，使牙面清洁、光滑、发亮，去除色素沉着、菌斑。摩擦剂占牙膏含量的 20%~60%。②洁净剂：又称发泡剂或表面活化剂，占 1%~2%。它可以降低表面张力，穿通与松解表面沉积物与色素，乳化软垢。③润湿剂：占 20%~40%。作用是保持湿润，防止接触空气而硬化并使剂型保持稳定。④胶黏剂：约占 1%~2%，作用是防止在贮存期间固体与液体成分分离，保持均质性。⑤防腐剂：作用是防止细菌生长，延长贮存期限，并使其他成分相容。⑥甜味剂：提供易为人们接受的调味剂，常用人造无致龋性甜味剂。此外，还有芳香剂和色素等，这些成分共占 2%~3%，水分作为溶媒，占 20%~40%。

135. D【解析】口腔是人体四大菌库（口腔、皮肤、结肠和阴道）之一，是一个复杂完整的生态系统。在正常情况下，这些细菌共生、竞争和拮抗，保持菌群之间的相对平衡，以及与宿主之间的动态平衡，对人一般无害，不致病，这种平衡对保持口腔健康是有益的，称之为口腔正常菌群。口腔正常菌群的种类与数量随年龄、饮食、卫生习惯、口腔局部和全身情况等变动。正常菌群的生理作用包括拮抗作用（作为生物屏障，抑制外源微生物）、营养作用和免疫作用（刺激宿主免疫反应，提高免疫力）。

136. A【解析】参见 A1 型题第 77 题解析。

137. A【解析】牙菌斑中的物质代谢包括糖代谢、蛋白质代谢和无机物代谢。这些代谢活动可能对牙的各种成分造成影响。其中最重要的是糖代谢。

138. D【解析】在菌斑的水溶性抽提物中，葡萄糖是主要的糖类成分。葡聚糖和果聚糖均用作菌斑代谢的糖类贮库，同时，葡聚糖还具有促进细菌附着至牙面及细菌间选择性黏附的功能。在龋病发病过程中，葡聚糖意义最大。

139. B【解析】参见 A1 型题第 134 题解析。

140. C【解析】龋病在儿童中甚为流行，牙萌出后很快即可能患龋。含氟牙膏刷牙，可以有效预防儿童龋齿，用豌豆大小牙膏刷牙即可。

141. C【解析】口腔卫生状况不良是妊娠期妇女易发生龋及牙龈炎的最主要原因。

142. D【解析】制备倒凹是为了充填体获得良好的固位，与抗力无关。

143. C【解析】安抚治疗用于无自发痛，但有明显的激发痛，备洞过程中极其敏感的深龋或不能肯定牙髓状况者。是将具有安抚、镇痛、消炎作用的药物封入窝洞，使牙髓充血恢复正常，消除临床症状的方法。安抚治疗方法：窝洞干燥后，放置大小合适的丁香油酚棉球或抗生素小棉球，用氧化锌丁香油酚水门汀封洞，观察 1 ~2 周。复诊时，如患牙无疼痛及其他不良反应，电活力测试正常，则取出棉球，根据具体情况做双层垫底、永久充填，或做间接盖髓术。如有症状，则进一步做牙髓治疗。

144. D【解析】窝洞的消毒理想的药物应是消毒力强、刺激性小、渗透性小、不使牙体组织变色的药物。消毒方法：隔湿手术区，用棉球擦干或气枪吹干窝洞，再用小棉球蘸少许消毒药物，涂布于窝洞约 1 分钟，再用气枪轻轻吹干。

145. E【解析】窝洞的洞缘构成了洞外形。外形的建立，应最大限度地保存牙体组织和减少继发龋的发生。其原则为尽量避开牙尖和嵴，沿点、隙、裂沟做适当预防性扩展，外形曲线圆缓，以减少应力集中，防止牙体折裂，邻面洞的外形线应达自洁区。

146. C【解析】窝洞预备的生物学原则应尽量保留健康牙体组织。保存健康牙体组织不仅对充填材料的固位很重要，而且可使剩余的牙体组织有足够强度，以承担咀嚼功能。此外，现代修复材料的进展使洞形预备也更趋于保守。保留健康牙体组织应注意：①洞形做最小程度扩展，特别在颊舌径和牙髓方向。②窝洞的龈壁只扩展到健康牙体组织，尽量位于牙龈边缘的殆方或切方。③尽量不做预防性扩展，平滑面龋的扩展只限于龋损范围，而有发育缺陷的殆面点隙裂沟可采用釉质成形术、窝沟封闭或预防性树脂充填等处理，以保存更多的牙体组织。

147. C【解析】充填材料有银汞合金、复合树脂和玻璃离子水门汀三类。因固化后的银汞合金具有金属的特性，为热和电的良导体。因此，中龋、深龋充填前应垫底。

148. D【解析】制备Ⅴ类洞，近远中壁沿釉柱方向稍向外倾斜，龈轴线角、切轴线角处可稍做倒凹，与牙面外形一致。环状龋可用复合树脂修复。

149. C【解析】Ⅲ类洞根据病变部位、范围和邻牙情况可预备成单面洞或邻舌洞。邻舌洞制备：邻面龋缺损范围大，舌侧壁较薄者，一般应备成邻舌洞。邻面洞的预备一般先预备邻面洞形。洞深 1.0~1.5mm。舌面窝洞需在舌面制备鸠尾，以防止充填修复体向邻方移位。鸠尾位于舌隆突的切方，一般不超过中线，尖牙的鸠尾尽量不累及舌轴嵴。切牙唇舌径小，特别是牙冠的切 1/3 部位，应避开。鸠尾峡宽度为邻面洞舌方宽度的 1/3~1/2。

150. E【解析】参见 A1 型题第 52 题解析。

151. D【解析】要终止龋病过程，原则上必须去净龋坏组织。临床上一般根据牙本质的硬度和着色两个标准来判断龋坏组织是否去净。

152. D【解析】抗力形是使充填体和余留牙体组织能够承受咬合力而不会破裂的特定形状。因此，抗力形的设计，应使应力得以均匀地分布于充填体和牙齿，尽量减少应力的集中。①洞深：窝洞必须达到一定深度，充填体才能获得一定的厚度，从而具有强度。②盒状洞形：盒状洞形是窝洞最基本的抗力形，要求窝洞底平，侧壁平面与洞底垂直，点、线角圆钝。③阶梯结构：双面洞的洞底应形成阶梯以均匀分担咬合力，使力由殆面髓壁和邻面龈壁分担。阶梯的组成是龈壁、轴壁、髓壁及近、远中侧壁。其中龈壁与髓壁平行，轴壁与近、远中侧壁平行，各壁交接呈直角，点、线角圆钝，特别是洞底轴壁与髓壁相交的轴髓线角应圆钝，不应锋锐。邻面的龈壁应与牙长轴垂直，位于接触点根方的健康牙体组织上，并要有一定的深度，不得小于 1mm，这样邻面龈壁才能承担殆力。④窝洞外形：窝洞外形线呈圆缓曲线，避开承受咬合力的尖、嵴；圆缓的外形有分散应力的作用，尖锐的转角可使传向牙体组织的应力集中而致折裂。⑤去除无基釉和避免形成无基釉。⑥薄壁弱尖的处理：薄壁弱尖是牙齿的脆弱部分，应酌情降低高度，减少𬌗力负担。

153. B【解析】充填术后，出现冷热痛一般为：制洞中产热过多、无基底或基底不全、洞缘有微渗漏或充填物折裂等。

154. A【解析】在洞底（髓壁和轴壁）垫一层足够厚度（大于 0.5mm）的材料，隔绝外界和充填材料的温度、化学、电流及机械刺激，同时有垫平洞底，形成窝洞，承受充填压力和咀嚼力的作用。

155. C【解析】充填窝洞时，为防止充填物产生悬突，应放置成形片和楔子。双面洞在充填前应安放成形片，作为人工假壁，便于充填材料的加压，邻面生理外形的形成，与邻牙接触关系的建立。放小楔子的作用是使成形片紧贴龈壁洞缘的牙颈部，防止充填时材料压入龈沟，形成悬突，损伤牙周组织。

156. C【解析】龋病有很多种临床分类，根据病变侵入牙齿的深度分为浅、中、深龋；根据病变发生的解剖部位分为点隙窝沟龋、平滑面龋、根面龋；根据病变的进展速度分为慢性龋、急性龋、静止龋；根据致龋的特殊因素分为猛性龋，又称为口干性龋；根据病变的发生与既往牙体治疗的关系分为原发龋、继发龋、再发龋。

157. B【解析】早期釉质龋临床诊断要点：无自觉临床症状。去除牙菌斑并吹干釉质平滑面，病变区丧失光泽，呈片块状白垩色花斑改变。牙面外形完整，无实质性缺损，探诊白垩斑可感觉粗糙，质地略软。牙髓活力测验结果正常。

158. C【解析】深龋牙髓温度测验结果仍为正常，但若将冰水滴入洞内，患牙会出现一过性敏感反应。因为温度测验是将小冰棒或者热水贴于牙面，而不是滴入龋洞当中。故其温度测验同对照牙，为正常。

159. C【解析】深龋：冷热食物敏感，刺激仅入洞引起痛，痛立即消失，温度测试正常。

160. B【解析】中龋的临床检查时已有明显的龋洞，X 线片上可发现由牙表面至牙本质浅层的透射影。

161. A【解析】浅龋损害部位探诊较毛糙，而釉质发育不全局部探诊光滑。

162. C【解析】龋失补指数用龋、失、补牙数（DMFT）或龋、失、补牙面数（DMFS）表示。“龋”即已龋坏尚未充填的牙；“失”指因龋丧失的牙；“补”为因龋已做填充的牙。M = miss 失，指口腔中因为龋病而失去的牙齿数目。

二、A2 型题

1. E【解析】深龋的治疗可根据患牙牙髓是否充血和软龋能否去净，分别采取垫底充填、安抚治疗和间接盖髓。垫底充填可采用双层垫底，即氧化锌丁香油酚水门汀护髓再加一层磷酸锌水门汀。如采用聚羧酸锌水门汀或玻璃离子水门汀，可只垫一层，因为它们对牙髓的刺激性小，又具备一定的硬度和抗压强度。最后采用银汞合金或复合树脂恢复后牙功能和外形。

2. A【解析】光滑面的浅龋呈白垩色、褐色或黄褐色斑点改变，可无自发痛和冷、热刺激痛。探针检查时可有粗糙感，该患者符合浅龋的临床表现。浅龋患者多无自觉症状或仅有轻微酸软不适，临床检查不易被发现，容易忽略。

3. E【解析】线形釉质龋齿是种非典型性龋齿病损害，常见于美洲和亚洲的儿童乳牙列，是牙体硬组织即牙釉质、牙本质和牙骨质在颜色、形态和质地等方面均发生变化。龋病初期牙体硬组织发生脱矿，牙釉质呈白垩色，继之病变部位有色素沉着，局部呈黄褐色或棕褐色，发生于上颌前牙唇面的新生线处，龋齿病损害呈新月形。该患儿最可能的诊断是线形牙釉质龋。

4. D【解析】依据题干信息所述，患牙冷热痛刺激一直不缓解，最可能的原因是诊断失误，对牙髓的活力判断有误。

5. D【解析】慢性牙髓炎自觉症状：病程较长，有较长期的遇冷、热刺激痛或咀嚼食物痛史；有时有轻微的隐痛或定时自发性钝痛，患牙常有轻度咬合痛，一般均能明确指出患牙。可有剧烈自发痛病史食物嵌入洞内激发痛史，也可有从无明显自发痛症状者。叩诊反应可作为很重要的参考指标。

6. D【解析】氢氧化钙制剂是控制根管内感染的药物，又是使牙根继续发育的诱导剂，是目前根尖诱导成形的首选药物。玻璃离子水门汀垫底，光敏树脂严密充填窝洞，防止微渗漏。

7. E【解析】患牙因中龋一次复合树脂充填后，一直有冷热痛，并有疼痛加重，不敢咬合。充填体完好无继发龋，叩诊（++），冷热测迟钝，热测疼痛。最可能的原因是充填材料的化学性刺激，对该患牙应做的处理是去除原充填体，氧化锌丁香油糊剂安抚。

8. C【解析】玻璃离子水门汀具有良好的粘接性；良好的生物兼容性；可释放氟离子，具有防龋能力，对牙髓刺激小，热膨胀系数最接近人体牙体组织，聚合时无收缩应力，封闭性好等优点。临床可用于修复体的粘接固位、垫底和直接充填修复。

9. B【解析】该患者银汞合金充填后出现激发痛与自发性隐痛，最可能的原因是对牙髓状况判断失误，比如小的穿髓孔未被发现而直接充填。

10. C【解析】该患者银汞充填后出现咬合痛，与温度刺激无关。原因多由充填物过高，咬合时出现早接触所致。检查时会发现银汞合金充填物有亮点，复合树脂充填物可用咬合纸检查出高点。处理方法：确定早接触部位，磨除高点，症状即可消除。

11. D【解析】该患者充填后，充填物脱落。常由下列原因造成：①洞形预备缺陷，没有足够的抗力形和固位形。②充填材料调制不当：充填材料各组分的比例不当、材料被唾液或血液污染及材料调制时间过长等均可使其性能下降。③充填方法不当：未严格隔湿、充填压力不够、材料未填入倒凹或有气泡等，使充填体松脱。④过早承担咬合：材料未完全固化前，其机械强度差，如过早受力，易折裂。⑤充填物存在高点，咬合关系异常。

12. D【解析】充填未垫底、诊断失误、操作时不当、充填材料选择不当均可造成患牙冷热刺激痛。充填体悬突可造成患牙咬合痛，牙龈红肿、萎缩，可有自发痛。所以，充填体悬突不是造成患牙冷热痛的原因。

13. E【解析】深龋的垫底充填即洞形预备好后，立即垫底充填，可一次完成。适用于无自发痛、激发痛不严重、刺激去除后无延缓痛、能去净龋坏牙本质这一类牙髓基本正常的患牙。一般需双层垫底后再充填，即先用氧化锌丁香油酚水门汀垫一层，以保护牙髓，再垫一层磷酸锌水门汀，形成平而硬的洞底，以利于充填。如用聚羧酸锌水门汀或玻璃离子水门汀垫底可只垫一层，最后选用银汞合金充填，恢复患牙的外形和功能。

14. C【解析】中龋一次治疗完成应选择玻璃离子水门汀与复合树脂的联合修复。具体参见A1型题第20题解析。

15. A【解析】患牙无自发痛，但有明显的激发痛，诊断为深龋，应给予安抚治疗，观察确定牙髓状况稳定后再做进一步治疗。

16. A【解析】后牙邻面颈部龋在相邻牙缺失时，或龋接近牙颈部且牙龈退缩、器械容易进入时，可只在邻面做单面洞。

17. A【解析】充填后3天出现自发痛，不敢咬合，结合口腔检查有叩痛（++），松动Ⅰ度，冷热测无反应，表明患牙已发生急性根尖周炎，充填后短期出现根尖周病变多为充填前诊断失误，当时牙髓已坏死或出现不可逆性炎症改变。

18. D【解析】该患者深龋洞一次垫底银汞充填，术后一直冷热痛。去除原充填物但未见穿髓孔，氧化锌丁香油糊剂安抚后仍有冷热刺激痛不缓解，最可能的原因就是诊断失误了，对牙髓的活力判断有误。

19. D【解析】根据左上前牙逐渐变色，左上侧切牙无明显龋损及缺损，冷热测无反应，无牙周病变。为明确诊断，X线检查最直观准确。X线检查可确定患牙位置，通过X线检查牙齿邻面隐蔽位置龋损情况及牙根情况。也可提示是否存在近髓的牙齿硬组织疾病或波及根尖的牙周疾病。

20. C【解析】患者无自发痛、激发痛不严重，去腐后达牙本质中层，可选用垫底充填治疗方法。聚羧酸锌水门汀垫底，再选用银汞合金充填，恢复患牙的外形和功能。

21. C【解析】急性牙髓炎的疼痛是剧烈的尖锐疼痛，疼痛呈现自发性、阵发性发作或加重。牙髓化脓时，患者主诉有搏动性跳痛。冷、热刺激可激发患牙的剧烈疼痛，特别是当疼痛发作时。但若牙髓已有化脓或部分坏死，则表现为“热痛冷缓解”现象。

22. A【解析】窝沟浅龋，应行充填术。银汞合金具有抗压强度好、硬度、耐磨性强、对牙髓无刺激、可塑性大、操作方便等优点，是后牙的主要充填材料。但银汞合金的缺点是颜色与牙不一致，无粘接性，要求固位型高，汞的使用可对环境造成污染。以上缺点限制了银汞合金的使用，逐步被牙色材料所取代。

23. D【解析】患者左上后牙因龋充填后自发钝痛，与温度无关，咬合痛，且充填物完好，无高点，最可能的原因是充填物在龈缘形成悬突，压迫牙龈，造成牙龈发炎、出血，时间长者还可引起牙龈萎缩，甚至牙槽骨吸收。

24. E【解析】患者龋洞一次治疗后咬合痛。查银汞合金充填好，无高点及悬突，叩(–)，左上6全冠修复。该牙的处理应首先去除旧充填体，进行安抚治疗，可选用氧化锌丁香油糊剂，将具有安抚、镇痛、消炎作用的药物封入窝洞，使牙髓充血恢复正常，消除临床症状，症状消失后复合树脂充填。

25. B【解析】患者因龋充填后咬合不适，无冷热痛。检查银汞合金充填体相连接，不能分开，且有悬突，牙龈乳头红肿，探出血。该牙充填体悬突，应去除悬突，清除局部刺激物。接触点恢复不良者，应重新充填。必要时可做固定修复（嵌体或冠），以恢复正常接触关系。

26. A【解析】患者龋坏牙充填一段时期后出现冷热刺激痛，偶有自发钝痛，检查发现充填体边缘组织发生病变，出现黑色龋斑。另外，患牙有明显的冷热测疼痛，叩诊（±），由此可以诊断为继发龋。

27. E【解析】患者因深龋治疗时不慎意外穿髓，意外穿髓的牙髓多为正常牙髓，其处理视患者年龄、患牙部位和穿髓孔大小而选择不同的牙髓治疗方法。

28. A【解析】患者牙齿折裂的常见原因包括：①牙体缺损大，脆弱牙尖未降低咬合。②制洞时未去除无基釉，特别在承受咬合力处。③磨除过多牙体组织，削弱了牙体组织的抗力。④窝洞的点、线角不圆钝或外形线不圆缓，导致应力集中。⑤充填体过高、过陡，引起𬌗创伤。⑥充填材料过度膨胀，如银汞合金在固化过程中与水、汗液、唾液、血液等接触所造成的延缓性膨胀。

29. C【解析】患者左下7颊𬌗面点隙龋，卡探针，需进行充填治疗，银汞合金具有抗压强度好、耐磨性强、性能稳定、对牙髓无刺激、可塑性大、方便操作等特点，是后牙充填的主要材料。患者口内多个牙因龋坏充填治疗表明龋易感性高，必要时做预防性扩展。

30. B【解析】患者邻面龋制备窝洞，腐质去净后检查未见露髓孔。再修整洞形后，发现近中颊髓角处有一小红点，轻探剧痛。很有可能是在扩展洞形时，以与洞底平齐的深度向牙尖扩展，髓角穿通，造成意外穿髓孔。该患牙的处理为直接盖髓术，用药物直接覆盖在较小的意外穿髓孔处，以保存牙髓活力。

31. E【解析】充填后出现冷热刺激痛一般为牙髓性疼痛，而充填体悬突则会引起牙龈炎而引起咬合不适，一般与温度无关。

32. A【解析】刺激入洞产生疼痛，属于深龋的临床表现之一，且温度测试正常，表示此患牙牙髓功能良好，因此诊断为深龋。

33. C【解析】该患者进食嵌塞痛、检查发现深龋洞，冷测反应正常，冷刺激入洞后出现一过性敏感，叩痛（-），去净腐质后洞底无穿髓孔，所以诊断为深龋。因为深龋近髓，需用双层垫底后充填。在备洞过程当中患牙出现敏感症状才考虑先行进行安抚治疗。活髓切断用于牙髓炎；直接盖髓用于露髓；根管治疗也不用于深龋治疗。

34. E【解析】洞深接近牙髓，需做双层垫底。恢复牙齿咬合面较理想材料是银汞合金，本题最佳选项为双层垫底后银汞合金充填。玻璃离子水门汀因机械抗力差，不用于恒牙𬌗面充填，复合树脂充填深龋洞时应垫底护髓，避免游离物质刺激牙髓。磷酸锌水门汀可释放游离酸刺激牙髓，不可用于深龋洞第一层垫底。

35. C【解析】由于左下尖牙近中邻面树脂充填物完好、叩（+）、松 I 度，颊龈沟变浅、充血主要原因由于牙髓情况判断错误。误将死髓牙直接充填治疗导致根尖周炎症。

36. D【解析】左下第一磨牙探诊卡住探针，提示有龋存在，需要做去腐充填。窝沟封闭仅适用于萌出 4 年之内的牙齿，不适用于成年恒牙。

37. E【解析】无明显激发痛的深龋，可直接垫底充填。

38. A【解析】患者出现喝冷水疼痛，无自发痛，检查时冷测反应正常，冷刺激入洞出现一过性敏感，是深龋的典型表现，加之去净腐质未见穿髓点，可推断牙髓状态正常。由于冷测反应正常，冷刺激只在入洞时出现一过性敏感，故考虑未出现可复性牙髓炎体征，没有牙髓充血情况，可双层垫底后充填。

39. C【解析】患牙已经形成小龋洞，适用于恒牙和乳牙的中小龋洞，能允许最小的挖器进入；无牙髓暴露，无可疑牙髓炎。此为非创伤性修复充填的适应证。

三、A3/A4 型题

1. A【解析】患者有食物嵌塞时可引起短暂疼痛症状，温度刺激试验敏感，视诊可见明显的龋洞。探诊可探及明显龋洞，敏感。这是深龋的临床表现。

2. B【解析】深龋的治疗原则包括：①停止龋病发展促进牙髓的防御性反应：去除龋坏组织，消除感染源是终止龋病发展的关键步骤。深龋时，原则上应去净龋坏组织，但尽量不穿通牙髓。因此，去龋时应根据不同年龄的髓腔解剖特点，结合洞底的颜色、硬度和患者的反应等具体情况而做处理（选项 A 正确，选项 B 错误）。如患牙无自发性疼痛，而在去净龋坏牙本质后有穿髓可能时，可保留洞底近髓腔处的少量软化牙本质，然后，采用间接盖髓术，盖以有抑菌和促进修复性牙本质形成的制剂，如氢氧化钙，以达到终止龋病发展和促进牙髓防御性反应的目的（选项 E 正确）。②保护牙髓：在窝洞制备中，应把对牙髓的保护放在首位来考虑，尽量减少对牙髓的刺激（选项 D 正确）。③正确判断牙髓状况：在治疗深龋时，首先要对牙髓状况做出正确的判断，才能制订出正确的治疗方案。因为深龋近髓，需用双层垫底后，一次完成永久充填（选项 C 正确）。所以选项 B 错误。

3. C【解析】深龋确诊后无明显牙髓症状，可双层垫底，一次完成永久充填。

4~5 B、D【解析】患者有食物嵌塞时可引起短暂疼痛症状，视诊可见明显的龋洞。探诊可探及明显龋洞，敏感，这是深龋的临床表现。深龋确诊后无明显牙髓症状，应立即垫底充填，可一次完成。

6~7 E、A【解析】患者龋治疗后出现咬合痛，检查可见充填体近中舌尖劈裂，劈裂块松动，达龈下 3mn，叩（±），牙龈（-）。该牙劈裂最可能的原因可能是承担咬合力区制备不良。如鸠尾峡过窄，轴髓线角过锐，洞底不平，邻面洞的龈壁深度不够等原因，均可致充填物折裂。彻底去除患牙承受的致裂力量和治疗后及时用全冠修复是至关重要的。

8~9 D、A【解析】患者深龋垫底、充填后出现激发痛，常见原因包括：①备洞过程中对牙髓的刺激。如用过冷的水冲洗窝洞、连续钻磨产热及钻牙的负压均可激惹牙髓引起疼痛。②未垫底或垫底材料选择不当。中、深龋未垫底直接用银汞合金充填，可传导冷、热刺激至牙髓；深龋用复合树脂直接充填或直接用磷酸锌水门汀垫底可造成对牙髓的刺激而激惹牙髓。③深龋洞，消毒药物刺激牙髓。④流电作用。如用两种不同金属充填于上下相对牙的䊼面，由于存在着电位差，咀嚼时在唾液的作用下可产生微弱的电流而刺激牙髓。如确定术前诊断正常，垫底及充填完好，该患者无自发痛及咬合痛，症状较轻，可观察 1~2 周，如疼痛逐渐减轻，可不处理。如疼痛未缓解，甚至加重，则应去除充填物，经安抚治疗后再重新充填。

10. B【解析】选择对照牙的治疗为：首选对侧正常同名牙，其次为对䊼同名牙，最后为与可疑牙处在同一象限内的健康邻牙。

11. B【解析】右下 7 颊面龋洞探诊稍敏感，叩诊阴性，最可能为浅龋。

12. D【解析】右下 6 颊面龋洞探诊敏感，冷热测引起一过性疼痛，最可能为深龋并可复性牙髓炎。

13. A【解析】浅龋（右下 7 颊面）可直接进行充填修复，深龋（右下 6 颊面）伴有牙髓症状表现可先行氧化锌丁香油糊剂安抚治疗，进行观察。

14~15 D、D【解析】深龋充填后短期内出现自发痛、持续冷热刺激痛等慢性牙髓炎症状，最有可能的原因是充填时对牙髓状况判断错误。出现不可复性牙髓炎，必须施行牙髓治疗。

16~17 B、E【解析】患牙有明显的冷刺激敏感以及食物嵌塞后的一过性剧烈疼痛，无自发痛。可见䊼面龋，符合深龋的临床表现。临床治疗的关键首先是鉴别牙髓状态，在经过仔细询问病史，认真检查后排除了牙髓问题而诊断为深龋的患牙，可行复合树脂直接粘接修复或垫底后银汞充填。

18~21 B、D、C、B【解析】参见 A3/A4 型题第 16~17 题解析。深龋垫底后充填治疗时，充填材料首选银汞合金。因是发生于 16 远中䊼面龋，为该患牙制备的窝洞应为Ⅱ类洞。

22. E【解析】该患者第一次就诊，在确定诊断前选题中的所有检查都需要进行。牙髓活力温度试验判断牙髓活力状态；牙髓活力电测验判断牙髓是死髓还是活髓；拍 X 线片可准确查出龋坏部位及深度。此外，应进行探诊，确定是否有深龋洞。如有无基釉质，就在去除后再进行探诊。

23. A【解析】左上第一磨牙去除无基釉质后可见深龋洞，探诊龋洞洞底和温度刺激试验疼痛明显，刺激消除后疼痛即刻消失。X 线检查示龋洞透射影像未达髓腔。这些均符合深龋的临床表现，可初步诊断为深龋。

24. C【解析】患牙在窝洞制备过程中疼痛明显，无法完全去除龋坏组织，为深龋近髓的患牙，治疗措施可选择间接盖髓术，符合其适应证。

25~28 C、A、E、E【解析】患牙有明显的进食不适，无自发痛，口腔检查可见殆面龋，符合深龋的临床表现，但无牙髓炎临床表现。选择间接盖髓术进行首选治疗。龋病治疗的并发症可能有意外穿髓、冷热敏感、激发痛、自发痛、接触痛、咬合痛、充填物折断和脱落、继发龋等。治疗时应去除龋坏组织，消除感染源，终止龋病发展，但尽量不要穿髓。制备良好洞形，把对牙髓的保护放在首位来考虑，正确判断牙髓状况，制订出正确的治疗方案。

29~30 B、E【解析】上前牙广泛浅龋的治疗应采用药物治疗方法，常用药物有氟化物（是目前效果肯定，易于推广应用的防龋方法）和硝酸银。双侧上颌第二乳磨牙殆面深龋洞，应采用根管治疗术。注意调整咬合，一般可达到理想愈合。

31~32 B、B【解析】患者在进食后有嵌塞不适感（由于刺激物进入龋洞所致），视诊有可见龋洞，X 线片示 $\underline{|6}$ 病变达牙本质浅层，这是中龋的临床表现。$\underline{|5}$ 视诊可见褐色斑点改变，X 线片未见异常，这是浅龋的临床表现。

33. A【解析】垫底有垫平洞底，形成窝洞，承受充填压力和咀嚼力的作用。同时还能隔绝外界和充填材料的温度、化学、电流、机械刺激。

34. C【解析】深龋治疗的方法应有利于增强牙髓的防御能力，消除牙髓早期炎症，保护牙髓的功能。治疗方法包括：①垫底充填术：适用于无自发痛、激发痛不严重、刺激去除后无延缓痛、能去净龋坏牙本质这一类牙髓基本正常的患牙。②安抚疗法：适用于部分深龋患者，无自发痛，但有明显的激发痛，备洞过程极其敏感者。③间接盖髓术：适用于软化牙本质不能一次去净，牙髓-牙本质反应能力下降，无明显主观症状的深龋。该患者有效的治疗方法应选择间接盖髓术。

35. D【解析】为了增加银汞合金充填的固位，需在面制作鸠尾，鸠尾峡的宽度不得小于 1.5mm。

36. A【解析】患牙去除龋损后，患者要求银汞充填窝洞。银汞合金的调制方法是电动调制，电动调制使用方便，调拌出的银汞合金质量好，调制时间短，减少了汞污染。电动调制最长时间不得长于 40 秒，因为调拌时间太长，温度升高，就会加重汞污染，且降低银汞合金的性能。

37. C【解析】银汞合金充填完毕后，充填体的雕刻要恢复牙的功能外形、边缘嵴、邻面接触关系、楔状间隙及牙颈部的正常突度，充填体的雕刻成形时间是 20 分钟内。

38. B【解析】银汞合金充填体尚未完全硬固，不能承受咀嚼压力，不能打磨抛光，24 小时后待完全硬固后方可打磨抛光。术后 24 小时之内嘱患者勿用患侧咀嚼。

39. B【解析】该患者有进食甜食刺激敏感的症状，无持续性疼痛，无自发痛。口腔检查可见龋洞，窝沟处的中龋洞口有黑色改变，冷水刺激入洞时或有一过性轻微敏感，这些都符合中龋的临床表现。

40. B【解析】对该患牙窝洞预备完成后，充填树脂前，使用楔子、成型片辅助充填。涉及邻面接触区的复合树脂修复，必须使用成形片。因为复合树脂固化后没有可塑性，在固化前需要利用成形片和楔子将治疗牙与邻牙分开，放置成形片有助于材料的充填，正确的恢复邻接关系。临床常用透明聚酯薄膜成形片。邻面龈间隙尚需放小楔子，使成形片紧贴龈壁洞缘的牙颈部，防止充填时材料压入龈沟，形成悬突，损伤牙周组织。

41. A【解析】窝洞预备完成后，发现窝洞较深。为保护牙髓，洞深达牙本质层的窝洞应衬洞和/或垫底。常用玻璃离子水门汀，忌用洞漆和酚类材料（如氧化锌丁香油酚水门汀），以免影响树脂聚合。

42. B【解析】由于患者要求美观，所以修复体要求选择与天然牙牙色相近的材料，且价格适中，最适合的修复方案是选用复合体。复合体是牙齿修复工作中最常使用的材料，常被用于预防性窝沟封闭，微创修复，堆塑，后牙区直接和间接的复杂修复等。

43. E【解析】临床上医生常根据患牙的部位，窝洞所在的部位和承受的咬合力的大小，以及患者健康情况，美观的要求选用不同材料充填窝洞，常用的材料有：银汞合金、复合树脂和玻璃离子复合体。

44. A【解析】患者右上 6 牙颈部楔缺，较浅，位于釉质部位，且未至根面，为Ⅴ类洞。Ⅴ类洞进行预备时，最好使用改良型预备。不需预备直的洞壁或固位沟。预备后的窝洞呈敞开的“勺”状。预备时仅需要用金刚砂钻将洞壁磨粗糙，在釉质洞缘预备斜面即可。斜面型预备适用于替换已有的Ⅴ类洞银汞合金修复体，或者较大的根面龋损。传统型预备适用于龋损或缺损完全位于根面，而未累及釉质的Ⅴ类洞。

四、B 型题

1. E【解析】深龋备洞后较近髓时选用氧化锌丁香油糊剂。丁香油具有麻醉和安抚镇痛作用。氧化锌丁香油糊剂硬固前呈酸性，能够抑制细菌生长，并且能够与牙本质紧密贴合，提供良好的边缘密封性能。

2. B【解析】光固化复合树脂修复前牙缺损，是临床常用一种治疗前牙切角缺损方法。复合树脂直接修复技术因其牙体磨除量小、色泽美观，在前牙缺损修复中已占据了重要的地位。

3. D【解析】玻璃离子水门汀修复术适应证：①主要用于Ⅲ类洞、Ⅴ类洞和后牙邻面单面洞等不承受咀嚼压力的洞形及乳牙各类洞的修复。②用于牙颈部楔状缺损、根面龋的修复。③外伤牙折后暴露牙本质的覆盖，松动牙的固定及暂时性充填等。④可用做衬洞和垫底材料。所以，颈部楔状缺损达龈下常选用玻璃离子水门汀。

4. A【解析】后牙𬌗面洞和邻𬌗面洞承受咬合力较大，可选用银汞合金。银汞合金主要用于窝洞的充填，特别适用于后牙。

5. E【解析】成书于嘉靖七年（1528）的《口齿类要》是我国现存最早的口腔医学专著，作者薛己。

6. C【解析】《养生论》是我国古代现存文献最早的有关氟牙症的记录的著作，作者嵇康。

7. B【解析】东汉张仲景在所著的《金匮要略》中提出了使用雄黄治疗小儿龋齿的方法。

8. D【解析】唐代苏恭《新修本草》（公元655年）中最早有关于银膏补牙的记载，其配方近似目前临床上广泛使用的银汞合金。

9. E【解析】常用垫底材料有磷酸锌水门汀、聚羧酸锌水门汀、玻璃离子水门汀、氧化锌丁香油水门汀。

10. C【解析】用做盖髓的制剂称盖髓剂，临床常用氢氧化钙制剂。

11~13 A、C、E【解析】乳牙列中患龋最高的牙位是下颌第二乳磨牙，患龋最低的牙位是下颌乳前牙。恒牙中患龋率最高的牙位是下颌第一磨牙，患龋率最低的牙位是下颌前牙。

14. A【解析】变异链球菌的致龋能力最强，产酸快而强且耐酸，可以使pH下降到5.5以下，能在坚硬的牙面上生存。

15. B【解析】在龋病发病期间变形链球菌、放线菌、乳杆菌和酵母菌数量增加时，而血链球菌和韦永菌数量减少。

16~18 A、A、B【解析】参见A1型题第48、49题解析。

19. D【解析】位于洞底覆盖牙髓的洞壁称底壁，包括髓壁和轴壁，与洞侧壁垂直的壁称髓壁，与牙长轴平行的壁称轴壁。

20. A【解析】𬌗面洞的洞底（髓壁）与邻面洞的洞底（轴壁）相交形成阶梯，此线角称为轴髓线角。

21. C【解析】洞侧壁与牙面相交形成的线角，即洞缘角或洞面角。内壁与内壁相交处，形成洞角。洞角分线角和点角。两壁相交构成线角，三壁相交构成点角。如舌轴龈点角，颊轴龈点角（颊壁，轴壁，龈壁构成的）。两壁相交构成线角，颊壁与髓壁构成的线脚叫颊髓线角。

22. B【解析】与牙面垂直的洞壁为侧壁，包括冠部的釉质壁和牙本质壁、根部的牙骨质壁和牙本质壁。

23. E【解析】参见B型题第19题解析。

24. A【解析】洞壁相交形成的角是洞角，分线角和点角。

25. B【解析】窝洞的侧壁与牙面相交成的边缘为洞缘。

26. C【解析】近龈缘的壁称龈壁。

27~28 B、A【解析】参见 A1 型题第 48、49 题解析。

29. D【解析】窝沟龋命名的依据是龋损部位。

30. B【解析】急性龋命名的依据是龋病发展速度。

31. A【解析】中龋命名的依据是龋损深度。

32. E【解析】龋齿病治疗后由于充填物边缘或窝洞周围牙体组织破裂，形成菌斑滞留区；或修复材料与牙体组织不密合，形成微渗漏，都可能产生龋病，称继发龋。继发龋也可因治疗时未除净病变组织发展而成。由此可知，继发龋是治疗后的再发生，只要解决继发龋的致病因素，可以很快治疗继发龋。另外，继发龋也属于按龋损速度进行的分类。但是单项选择只有一个答案，最佳答案选择 E 比较合理。

33. D【解析】根面龋命名的依据是解剖部位。根面龋常发生在牙龈退缩的牙骨质面，也可由楔状缺损继发而来。

34. B【解析】静止龋命名的依据是龋病发展速度。

35. B【解析】猛性龋命名的依据是龋病发展速度。

36. D【解析】银汞合金的最小厚度是 1~5mm，银汞合金充填后牙面洞，窝洞预备的最小深度为 1.5mm。

37. E【解析】为保证抗力形，殆面嵌体洞的深度至少为 1.5~2.0mm，洞越深固位越好，但牙体组织的抗力下降。

38. C【解析】Ⅴ类洞抗力形和固位形制备按盒状洞形要求，洞深 1.0~1.5mm。

39. A【解析】倒凹固位可以防止充填体从垂直方向脱位，在釉质牙本质界下 0.5mm 以内，倒凹和固位沟以 0.2mm 深为宜。

40. B【解析】窝洞的抗力形是使充填体和余留牙体组织能够承受咬合力而不会破裂的特定形状。洞底必须建立在牙本质上，充填体才能获得一定的厚度，从而具有强度。后牙洞深以到达釉质牙本质界下 0.2~0.5mm 为宜。前牙可到达釉质牙本质界的牙本质面。

41~44 D、C、A、B【解析】龋齿充填后出现自发痛，远期原因为充填材料对牙髓的慢性刺激，致牙髓发炎坏死；近期原因为对牙髓状况判断错误，未发现小的穿髓孔或备洞过程中产热过多；龋齿充填治疗后出现咬合痛，原因是早接触所致，与对颌牙接触时疼痛多见于对颌牙相应牙齿有不同的金属修复体，接触时产生电流而引起疼痛；牙周性自发痛原因是术中器械伤及牙髓、牙周膜或酸蚀剂溢至牙龈而致牙龈发炎，充填物在牙龈缘形成悬突，菌斑沉积压迫牙龈致牙龈发炎出血，接触点恢复不良造成食物嵌塞引起牙龈炎症、牙龈萎缩及牙槽骨吸收，龋齿充填后出现持续性自发性钝痛，可以定位。

五、X 型题

1. ABCE【解析】参见 A1 型题第 126 题解析。

2. BCDE【解析】Orland 等于 1954 年首次进行了龋病研究的动物试验。研究表明，即使使用高碳水化合物饮食，无菌鼠并不发生龋病；然而在同样饲养条件下，在饲料中加入细菌后，动物口腔就具有代谢单糖和双糖产酸的能力，并造成磨牙龋病损害，故选项 A 错误，其余选项均正确。

3. ABCE【解析】发生龋齿的原因，目前有一个四原因素学说，也就是细菌、食物、宿主和时间。只有这四个因素共同的作用，最后才有可能形成龋齿。细菌是引起龋病的细菌。食物是指有食物积存在可能发生龋病的部位，被细菌分解产酸，这样才能使牙齿当中的钙离子被脱离出来，然后有机质塌陷、形成龋洞。宿主是指牙齿，也就是只有人类的天然牙齿才可能形成龋坏。时间是指上述三个因素组合在一起，需要一定的时间才能形成龋坏，一个龋洞形成需要两年左右的时间。

4. ABDE【解析】唾液的基本生理功能是润滑和清洁口腔，消灭产生齿垢的细菌，溶解有害于牙齿的物质，软化食物以便于吞咽，还能分解淀粉，有消化作用。

5. ABD【解析】致龋细菌是能够引发龋病的毒力因子。常见类型包括链球菌属、乳杆菌属和放线菌属。牙菌斑中的细菌与龋病发病密切相关。随着龋病的发生，牙菌斑内细菌比例可不断发生变化。在龋病发病期间变形链球菌、放线菌、乳杆菌和酵母菌数量增加时，而血链球菌和韦永菌数量减少。

6. ABDE【解析】影响龋病发生和发展的因素：①年龄：儿童时期患龋率一直很高，牙萌出后很快即可能患龋。第一恒磨牙萌出后，由于有较深的窝沟，因此患龋病的概率很高。进入青年后，随着年龄增长，牙龈逐渐退缩，牙根面外露，菌斑易于聚集，常造成根面龋，因此老年人龋病发病率又趋回升。②性别：一般情况下，女性牙萌出时间早于男性，由于牙萌出较早，牙与口腔环境接触时间相对延长，感染龋病概率随之增加。③种族：目前多数学者认为，龋病的种族差异是存在的，但不能排除环境因素，特别是饮食习惯的影响。但与社会因素和文化因素相比较，种族差异仅属次要因素。④家族与遗传：目前广泛认为，在同一家族中龋病以相类似的模式流行，然而很难区分造成这种相同模式的原因是遗传因素还是早期就具有相同的生活习惯，或对口腔保健持有相同的态度所致。⑤地理因素：目前的流行病学研究已经证实，在国家与国家之间，以及一个国家内的各不同地区之间，其龋病流行情况有很大差异，这反映出地理变化的影响。

7. BCDE【解析】只有唾液黏滞度高的作用可促进龋的发生，其他选项都是抑制龋的作用。

8. ABCE【解析】唾液内可抑制微生物生长，预防口腔内感染的蛋白质是过氧化物酶、乳肝褐素、溶菌酶、免疫球蛋白。

9. ABCDE【解析】盒状洞形是窝洞最基本的抗力形，要求窝洞底平，侧壁平面与洞底垂直，点、线角圆钝。盒状洞形使咬合力均匀分布，避免产生应力集中，并且受力时充填体不移动。其次，盒状洞形的充填体厚度基本一致，不会出现圆弧洞形逐渐减薄的边缘。薄缘常因强度不足，受力后易折断。厚度均匀一致的充填体，可以更好地显现材料抗压性能。

10. BCDE【解析】龋病在釉质中进行，而釉质中无神经分布，因此在相当长时间内无自觉症状，不易被早期发现。所以，选项 A 错误，其余选项内容都是龋病的特点。

11. ACDE【解析】可用于早期釉质龋的常用药物：①氟化物：75% 氟化钠甘油糊剂、8% 氟化亚锡溶液、酸性磷酸氟化钠（APF）溶液、含氟涂料、含氟凝胶等。这是目前效果肯定，易于推广应用的防龋方法。②硝酸银：10% 硝酸银、氨硝酸银。

12. AE【解析】龋病病因学说中，内源性理论包括：①体液学说：公元前 4 世纪有人提出龋病发病的体液学说。此学说认为，人体有四种基本的液体，即血液、痰液、黑胆汁和黄胆汁，并认为“龋病是由于辛辣和腐蚀性液体的内部作用而发生”。体液学说是龋病病因学研究的萌芽阶段。②活体学说：此学说认为，牙为人体组成部分之一，其结构受到人体健康的影响，龋病和骨病一样，由牙内部发生，当然这种看法偏颇，将现象看成本质，但毕竟发现了一些现象，仍具有一定的意义。

13. ABDE【解析】脱矿在釉质表面有唾液蛋白质形成的获得性膜，细菌黏附在获得性膜上形成牙菌斑生物膜，在适宜的碳水化合物的条件下，菌斑微生物产生有机酸，这些酸汇聚在菌斑与釉质的界面，产生一定浓度梯度，导致氢离子和未解离的酸扩散至釉质表面，氢离子迅速与釉质反应，产生钙、磷酸盐并进一步溶解。未解离的乙酸和乳酸形成氢离子贮库。所以正确答案为 ABDE。

14. ABDE【解析】参见 A1 型题第 6 题解析。

15. ABDE【解析】参见 A1 型题第 28 题解析。

16. ABCE【解析】牙体粘结修复技术的优点包括：①更多地保留健康牙体组织：传统的机械固位方法为保证充填体的同位和稳定需牺牲大量的健康牙体组织，而应用粘结技术只需作少量的牙体制备并无须作预防性扩展。②扩大牙体直接修复的适应证：使一些原来因同位不良用充填术效果不佳的牙体缺损，利用粘结技术而得以修复，如Ⅳ类洞、外伤前牙切角折断的修复，或牙体组织严重缺损的修复。③减少充填体与牙体组织之间的微渗漏，防止继发龋的发生：非粘结技术完成的牙体修复，充填体与牙体组织的接触为镶嵌关系，而粘结技术完成的牙体修复，由于粘结剂渗入牙体组织的微孔中，从而减少充填体与牙体组织界的空隙，减少两者之间产生的微渗漏；由于微渗漏的减少，有效地阻止口腔液体和细菌沿洞壁的渗入，降低牙体组织再感染的机会。因此防止继发龋的发生。④修复的美观效果显著：釉质发育不全、四环素变色牙和氟牙症牙齿有颜色改变的疾病可采用粘结技术予以美容修复，减少用全冠修复的传统治疗方法。

17. AB【解析】下列因素有利于阻止龋病发展，促进再矿化过程：①除去致龋底物，减少有机酸形成和酸向釉质扩散。通过减少糖类的摄入频率也可避免或减少菌斑产酸，从而减轻脱矿程度。②仔细刷牙，牙表面不形成厚的菌斑，在菌斑液体-获得性膜-釉质界面维持钙和磷酸盐的一定浓度，有利于保护牙。③牙发育和再矿化期间，经常规律性地使用含低水平氟的饮水，含氟牙膏和/或含氟漱口液，能增强唾液源性再矿化作用。

18. AC【解析】隐匿性龋好发于磨牙沟裂下方或邻面。釉质脱矿常从釉质表面下层开始，具有隐匿性，易漏诊。应仔细检查，有时用探针尖可探入洞中，X 线片可确诊。

19. ACDE【解析】龋病治疗的并发症包括：意外穿髓、充填物折断并脱落、牙齿折裂、继发龋、牙髓性疼痛（包括激发痛、自发痛和与对颌牙接触时的疼痛）、牙周性疼痛（包括咬合痛和自发痛）。

20. ABCD【解析】食物嵌塞是修复体常见的问题之一，患者可以感到胀痛不适，嵌入或滞留的食物可以直接压迫牙龈引起疼痛，滞留食物发酵、腐败、发生口臭，分解产物和细菌代谢产物的刺激可引起牙龈炎，或出现疼痛、龋病和牙周炎。充填后未恢复接触点、邻牙有龋坏、外展隙小和充填体悬突都是引起食物嵌塞的原因。

21. ABC【解析】理想的窝洞充填材料应具备以下性能：①有足够的强度和硬度，能负担咀嚼压力，不易折断、磨损和变形。②为不良导体，不传导温度和电流，以免刺激牙髓。③操作方法简便。④色泽与牙近似。目前使用的充填材料都只具备上述性能的某些方面，各有优缺点。

22. ABCE【解析】银汞合金的材料特性要求窝洞必须符合窝洞预备的总原则外，还应具有以下特点：①窝洞必须有一定的深度和宽度，方可使充填体获得足够的固位强度。②银汞合金没有粘接性，窝洞要制备成典型的盒状洞形，必要时增加辅助固位形，以使充填体具有良好的固位。③洞面角应成直角，不能在釉质的侧壁做短斜面。④无机釉缺乏牙本质支持，在承受咬合力时易折裂，除前牙外，一般情况下都应去除所有无机釉。

23. ABCD【解析】口腔科汞污染包括 3 个方面：①调制和使用银汞合金时，汞蒸气在室温下挥发，使工作人员受到汞污染，故调制银汞合金应在密闭情况下进行，加强室内通风，研磨工具、汞和汞合金放在固定容器内。②洒落的汞粒或银汞合金碎屑易形成小颗粒流入地板或用具缝隙使治疗室受到汞污染。③清除口腔内银汞合金碎屑或操作时压出多余的汞被排入下水道，成为二次污染源。

24. ABDE【解析】预防汞污染的措施包括：①调制在密闭情况下进行，加强操作室通风，定期净化空气，污染的地面或器械可用 10% 漂白粉或 5%~10% 三氯化铁溶液冲洗。②工作台光滑，有一定斜度，较低侧有汞收集器，以防汞蒸发，研磨工具和汞放在固定容器中。③工作人员应穿好工作服，戴帽子、口罩，勤换洗，尽量使用调制机调配合金，勿用手直接接触汞。操作完毕后余汞和汞合金应放于专门器皿中，妥善处理。工作人员定期进行身体检查。所以选项 C 错误。正确答案为 ABDE。

25. ACD【解析】在窝洞洞壁涂一层封闭剂，以封闭牙本质小管，阻止细菌侵入，隔绝来自修复材料的化学刺激，但因封闭剂很薄，不能隔绝温度刺激。此外，封闭剂能增加修复材料与洞壁的密合性，减小微渗漏，也可减少银汞合金中的金属离子进入牙本质小管，从而可以防止牙变色。封闭剂主要有洞漆和树脂粘接剂两种。

26. ABC【解析】再矿化液组成：不同比例的钙、磷、氟。钙磷之比为 1∶1.63 时效果较好。氟可以促进脱矿釉质再矿化，不仅可以促进钙磷在釉质中的沉积，还可以抑制其溶解。再矿化液 pH 一般调至 7。酸性环境可减弱矿化液对釉质的再矿化作用。

27. BCDE【解析】深龋窝洞制备的基本原则是：①去净龋坏组织，备洞时只需去除感染牙本质，不必将仅有脱矿而无细菌的脱矿层去除。②保护牙髓组织。③外形的范围根据龋坏的范围而定，应尽量保留健康的牙体组织，而且应保留紧邻病变区不易患龋的健康牙体，切削时，尽量避让牙尖、牙嵴部位。④外形线的总体观应为圆钝曲线。⑤窝洞必须达到一定深度，充填体才能获得一定的厚度，从而具有强度。

28. ABCE【解析】参见 A1 型题第 152 题解析。

29. ACDE【解析】参见 A1 型题第 106 题解析。

30. ACDE【解析】龋病的流行病史可以追溯到百万年前，龋病发病率随着人类进化及经济活动的发展，特别是食物摄入量的增加而增加。①从古代至现代患龋人数逐渐增多，从 2% 升至 90%。②20 世纪 70 年代以前，富裕国家的患龋率高于贫穷国家，10～12 岁 DMFT 指数分别为 5.6 和 2.6。③发达国家自 20 世纪 70 年代后开始下降，近 20 年发病率下降了 50% 以上。④发展中国家自 20 世纪 80 年代开始发病率呈上升趋势，如肯尼亚上升了 17 倍。⑤中国稳中有升，发病率为 50% 左右，城市高于农村，农村升幅大于城市。⑥中国居民患龋率高，就诊率低，应加强龋病预防及老年人的龋病防治工作。

31. ABCD【解析】龋病的流行病学评价方法包括患龋率（表示龋病存在或流行的频率）、龋病发病率（表示在某一特定观察期间内，可能发生龋病的特定人群新发病的频率）、龋均（每个患者所患龋齿的均数，是检测龋病严重程度的指数）和龋失补指数（DMF）（DMF 即龋齿数、因龋失牙数、因龋补牙数的总和，是反映龋均的指数）。

32. ABCD【解析】为了便于清洁，防止继发龋，邻面的颊舌洞缘应位于接触区以外，分别进入楔状隙，龈缘与邻牙之间至少应有 0.5mm 宽的间隙，不必扩展到龈下。所以，选项 E 错误，其余选项内容都是洞外形设计必须遵循的原则。

33. ACE【解析】参见 A1 型题第 91 题解析。

34. ABCE【解析】下列情况不宜使用橡皮障：①未完全萌出的年轻恒牙，橡皮障无法固定。②某些未完全萌出的第 3 磨牙。③某些严重的错位牙。④哮喘患者，鼻呼吸有困难者。相邻多个牙同时需要治疗时使用橡皮障隔离多个牙。所以正确答案为 ABCE。

35. ABCE【解析】复合树脂修复后即刻、3、6、12 及 24 个月应复查，进行直接临床疗效评定。Ryge 评价标准指标包括：①修复体外形恢复情况。②修复体表面情况。③边缘密合性。④边缘着色。⑤色泽协调性。⑥继发龋。⑦修复体与邻牙邻接关系恢复情况。⑧牙龈炎症。⑨牙髓状况。

36. ABCE【解析】中龋是已发展到牙本质浅层的龋病。患者一般无临床症状。患牙多有对冷热或甜酸刺激（尤为后者）一过性敏感的症状，撤除刺激，症状立即消失，无持续性疼痛。去净腐质后，洞底位于牙本质浅层。牙髓温度测验结果正常，牙髓活力一般反应正常。

37. ABCE【解析】参见 A1 型题第 64 题解析。

38. ACDE【解析】第一磨牙𬌗面存在窝沟点隙，缺少自洁作用，对龋病敏感。𬌗面患龋率高于邻面患龋率。所以，选项 B 错误，其余选项均为第一恒磨牙龋蚀的特征。

39. ABCE【解析】深龋的检查应注意探明是否有穿髓孔。因为龋达牙本质深层时，病原刺激物可以通过牙本质小管刺激牙髓组织，而且不表现任何临床症状。因此检查深龋时，探明是否有穿髓孔和牙髓的情况是重要的，其他选项不具有特异性。

40. ABDE【解析】根管机械预备的目的：完善清洁根管系统的所有部分（清除主根管内感染，清除根管壁的感染），形成根尖孔至根管口的连续锥形的管形结构（减少弯曲根管的弯曲度，预备根管形态以利充填），预备后保持根管的原始形态，形成根尖止点，适应根管自然弯曲，避免过度预备。为了防止细菌和根管内容物推出根尖孔外，要在根尖孔形成根尖止点，不可扩大根尖孔。

41. ACDE【解析】四环素牙对外脱色效果差是因为着色位置在牙本质层。由于四环素主要是在牙本质沉积。牙颈部釉质较少，主要是牙本质。故脱色效果不如冠部。牙齿着色的方式、面积、程度与四环素族药物的种类均与脱色影响不大。脱色效果与着色程度成反比，着色越轻脱色效果越好。但不是绝对因素，现代牙齿美白技术越来越成熟，再加四环素牙越来越少，牙齿着色的程度影响不大。

42. ABCE【解析】临床一般根据洞壁的颜色和硬度判断去腐的标准，但是有时候牙本质龋的透明层可以着色，临床上主要是根据硬度的情况决定去留。如果较正常组织软，一般应去除；如果较正常组织硬，并且表面有光泽，则可保留。所以，选项 D 是去除龋坏组织的主要标准。

43. BCDE【解析】继发性牙本质：当牙发育至根尖孔形成时，牙发育即完成，至此以前形成的牙本质称原发性牙本质。但此后牙本质仍在一生中不断形成，这种牙发育完成后形成的牙本质即继发性牙本质。继发性牙本质中牙本质小管的走行方向较原发性者有较大的变异，小管也更不规则。继发性牙本质小管方向稍呈水平，使其与牙发育期所形成的原发性牙本质之间常有一明显的分界线。在髓腔特别是髓室内侧，继发性牙本质呈不均匀分布，受刺激大的区域继发性牙本质形成的也多。由于继发性牙本质不断形成，使髓腔变小。发育完成以前形成的牙本质是原发性牙本质。

44. ABCD【解析】龋病治疗后由于充填体边缘或窝洞周围牙体组织破裂，形成菌斑滞留区，或修复材料与牙体组织不密合，留有小的缝隙，这些都可能成为致病条件，产生继发龋。也可因治疗时未将病变组织除尽，以后再发展而来，这种继发龋比较隐蔽，不易被查出。窝洞是否垫底与充填后牙髓症状出现可能有关，与继发龋出现与否无因果关系。

六、案例分析题

1～2 D、B【解析】患者主诉疾病应是“右上后持续胀痛，不能咬物”，这已经不是由龋齿引起的症状了。另外，左上 5 和左上 4 均有邻面龋和嵌塞食物，龈乳头探痛出血，叩诊（+）的检查结果，提示主诉疾病应诊断为牙龈乳头炎。龋仅中深，冷测同对照牙不支持牙髓炎的诊断。也没有诊断其他疾病的临床依据。

3. D【解析】典型的食物嵌塞导致的牙龈乳头炎，主要的治疗措施是解除或消除食物嵌塞情况。首先应龋洞充填，再进行局部的冲洗上药。

4. D【解析】龋洞充填，恢复两牙间接触区是防止食物嵌塞和治愈牙龈乳头炎的关键。

5. F【解析】患牙有明显的食物嵌塞反应和冷刺激一过性敏感反应，无自发痛，这是深龋的典型症状。深龋应与选项疾病中的“可复性牙髓炎”进行鉴别。鉴别要点：①自发痛方面：可复性牙髓炎和深龋没有自发痛。②刺激痛方面：可复性牙髓炎一过性疼痛；深龋一般无刺激痛，但是刺激入洞会引起疼痛。③温度测验方面：可复性牙髓炎一过性疼痛；深龋是正常的；可复性牙髓炎有明显疼痛或迟缓性疼痛。

6. C【解析】深龋的治疗，停止龋病发展促进牙髓的防御性反应最有效的方法是间接盖髓。患牙无自发性疼痛，而在去净龋坏牙本质后有穿髓可能时，可保留洞底近髓腔处的少量软化牙本质，然后，采用间接盖髓术，盖以有抑菌和促进修复性牙本质形成的制剂，如氢氧化钙，以达到终止龋病发展和促进牙髓防御性反应的目的。

7. C【解析】患牙去除龋损组织后，达牙本质深层，充填之前在洞底（髓壁和轴壁）垫底的厚度一般是 >0.5mm。目的是隔绝外界和充填材料的温度、化学、电流及机械刺激，还能在垫平洞底，形成窝洞的同时，承受充填压力和咀嚼力。

8. B【解析】患者有龋洞，冷、热刺激时疼痛敏感加重，刺激去除后，疼痛即刻消失，不伴有自发性疼痛。患者对龋洞中有大量食物嵌塞，有明显的疼痛症状。探诊时有探痛，但无穿髓孔，无叩痛。以上均为深龋诊断的主要依据，疑诊时可用牙髓活力测试、X 线片辅助确诊。

9. ABC【解析】参见上一题解析。

10. ABCD【解析】可复性牙髓炎、不可复性牙髓炎及深龋的鉴别诊断要点如表 2－1 所示。

表 2－1 可复性牙髓炎、不可复性牙髓炎及深龋的鉴别诊断要点

鉴别诊断要点	可复性牙髓炎	不可复性牙髓炎	深龋
自发痛	无	有或曾有	无
刺激痛	冷刺激引起痛	冷、热刺激引起剧痛	刺激仅入洞引起痛
刺激除去后	痛很快消失	痛持续较久	痛立即消失
温度测验	一过性敏感	引起剧痛或迟缓痛	正常
治疗诊断	间接盖髓（安抚）有效	牙髓治疗有效	充填有效

深龋还应与牙龈乳头炎、牙本质过敏症进行鉴别。牙龈乳头炎不会出现冷热疼痛，有自发胀痛或探触痛。牙本质过敏症有典型的机械刺激一过性敏感（酸痛）。

11. ABCDEG【解析】深龋的治疗原则：①停止龋病发展，促进牙髓的防御性反应。去净龋坏组织，消除感染源是停止龋病发展的关键步骤。②保护牙髓。术中必须保护牙髓，减少对牙髓的刺激。在治疗深龋时应防止对牙髓机械温度的刺激。③争取判断牙髓状况。正确判断牙髓状况是深龋治疗成功的基础。深龋时，牙髓受外界刺激而发生病变的可能性很大，故治疗深龋时。首先要对牙髓状况作出正确判断，才能制定出正确的治疗方案。根据患牙牙髓状况和龋坏组织去除的程度，正确选择治疗方法：①能去净腐质，牙髓活力测试正常者，行双层垫底永久充填。②能去净腐质，牙髓活力测试出现“一过性疼痛”者，先安抚再酌情处理。③患牙不能去净腐质的近髓深龋，牙髓活力测试正常时，行间接盖髓术。④近髓深龋难以与可复性牙髓炎鉴别时，可先行安抚治疗观察，然后再酌情处理。

12. ABCEF【解析】银汞合金充填术的适应证：①后牙Ⅰ类洞、Ⅱ类洞。②后牙Ⅴ类洞，特别是可摘义齿的基牙修复。③对美观要求不高患者的尖牙远中邻面洞，龋损未累及唇面者。④大面积龋损时配合附加固位钉的修复。⑤冠修复前的牙体充填。Ⅰ类洞——发生在所有牙面发育点隙裂沟的龋损所备成的窝洞，包括磨牙和前磨牙的𬌗面洞、上前牙腭面洞、下磨牙颊面𬌗 2/3 的颊面洞和颊𬌗面洞、上磨牙腭面𬌗 2/3 的腭面洞和腭𬌗面洞。Ⅱ类洞——发生在后牙邻面的龋损所制备的窝洞。Ⅲ类洞——前牙邻面未累及切角的龋损所制备的窝洞。Ⅳ类洞——前牙邻面累及切角的龋损所制备的窝洞。Ⅴ类洞——所有牙的颊（唇）舌面颈 1/3 处的龋损所制备的窝洞。

13. A【解析】患者的典型症状是右下后牙对甜刺激反应敏感。视诊有可见龋洞，右下 6 𬌗面透黑，探诊（-），叩诊（-），可诊断为中龋。去尽龋损组织后，达牙本质深层，为深龋。右下 6 垫底的材料不能选择复合树脂，复合树脂主要用于临床上大部分的牙体缺损修复，显然不适合该患者。

14. B【解析】用银汞合金输送器将银汞合金少量分次送入窝洞内。先用小的充填器将点、线、角及倒凹、固位沟处压紧，再换大的充填器向洞底和侧壁层层加压，使银汞合金与洞壁密合。每次送入窝洞的银汞合金量，在铺平后最好不超过 1mm 厚。双面洞一般先填充邻面洞部分，后填充𬌗面洞。银汞合金从调制到填充完毕，应在 7 分钟内完成。

15. ABDEF【解析】窝洞的点、线角太钝不会导致患牙咬裂，其余选项均为患牙咬裂的原因。

16. D【解析】复合树脂可用于临床大部分牙体缺损的修复，包括Ⅰ~Ⅳ类洞。该患者左下 7 近中邻面龋洞，治疗时需由𬌗面进入而形成近中邻𬌗面洞，磨牙承受咬合力较大，纳米复合树脂有纳米填料，可以获得很高的填料比例，具有优秀的物理机械性能，如抛光性、耐磨性。其余选项的耐磨性和强度均不如纳米复合树脂。

17. ABCD【解析】开放式三明治技术对龈壁处的边缘封闭显著好于封闭式，因此封闭式三明治技术不提供使用。所以选项 E、F 错误。

18. ABCD【解析】与银汞合金比例，复合树脂修复的牙体预备有以下特点：①外形保守，较少扩展：不强调预防性扩展和底平壁直。②轴壁和髓壁的深度根据病损深度而定，没有统一深度。③需要预备釉质斜面，窝洞线角圆滑。④可使用金刚砂钻，预备后的洞壁较粗糙。

19. ACD【解析】玻璃离子水门汀充填窝洞预备的特点：①由于玻璃离子水门汀与牙体组织有化学粘接性，对固位形的要求可放宽，不必制备倒凹、鸠尾等固位形，仅在必要时，做附加固位形以增强固位。②只需去除龋坏牙本质，不做预防性扩展，洞缘不必去净无基釉。③窝洞的点、线角应圆钝，以利于填入材料。④由于玻璃离子水门汀脆性大、强度低，故洞缘釉质不制备成斜面。

20. ABD【解析】参见 A2 型题第 8 题解析。玻璃离子作为一个传统的牙科充填材料，而且和牙齿颜色比较接近，是有很多优势的。虽然它在性能上比不上复合树脂，但是只要选择好适应证，玻璃离子在有些患者的使用条件上来说，甚至比复合树脂更加适合，具体如下：①有一些老年人的牙颈部龋，龋坏的部位接近牙龈，复合树脂对牙龈的刺激会比较大，但玻璃离子的组织相容性比较好，对牙髓的刺激也非常小，非常适合用在这种特殊的龋洞部位。②玻璃离子还有一个最大的优势，它可以持续的释放氟离子。氟离子具有预防龋齿的效果，所以在一些易发生龋坏的部位，用上玻璃离子有防龋的效果。③玻璃离子的价格比较便宜，操作比较简便，不复杂，患者可以根据实际情况去择优选择。此外，玻璃离子体适用于根面龋的修复，可与牙体组织形成化学粘接，而复合树脂最突出的优点是美观，但粘接性较差，常需用酸蚀法或加钉以增强固位。

21. ABCDEF【解析】参见上一题解析。

牙发育
异常 1

牙发育异常
与结构异常

第三章　牙体硬组织非龋性疾病

牙发育
异常 2

一 A1 型题

1. 能引起四环素牙的药物有
   A. 先锋霉素和四环素
   B. 土霉素和去甲金霉素
   C. 青霉素和缩水四环素
   D. 链霉素和氯霉素
   E. 青霉素和庆大霉素
2. 脱色疗法使用的药物为
   A. 40% 过氧化脲
   B. 40% 过氧化氢
   C. 30% 过氧化脲
   D. 30% 过氧化氢
   E. 以上均可
3. 畸形中央尖属于
   A. 牙结构异常
   B. 牙形态异常
   C. 牙数目异常
   D. 牙萌出异常
   E. 牙损伤
4. 牙内陷最严重的情况是
   A. 畸形牙侧窝
   B. 牙中牙
   C. 畸形根面沟
   D. 畸形舌侧尖
   E. 锥形牙
5. 釉珠附着在
   A. 根尖牙骨质表面
   B. 髓腔内壁
   C. 近颈部牙骨质表面
   D. 根管内壁
   E. 牙冠表面
6. 畸形舌侧窝多见于
   A. 上颌前磨牙
   B. 下颌前磨牙
   C. 上、下颌前磨牙
   D. 上颌侧切牙
   E. 磨牙
7. 额外牙多发生于
   A. 上中切牙之间
   B. 下中切牙之间

C. 下颌前磨牙之间
D. 上颌侧切牙远中
E. 阻生智齿远中

8. 氟牙症牙齿特点是
A. 多见于乳牙，恒牙亦可发生
B. 耐酸不耐磨
C. 耐磨不耐酸
D. 对摩擦和酸蚀均有较好的抵抗、耐受性
E. 氟牙症可发生在单个牙或一组牙

9. 氟化水源防龋的最佳年龄是
A. 从初生婴儿到老年
B. 6 个月至 13 岁
C. 从初生到成年周期性间断使用
D. 6~12 岁
E. 6 个月至 18 岁

10. 牙本质过敏症的疼痛特点为
A. 热刺激痛最明显
B. 酸刺激最敏感
C. 甜刺激最敏感
D. 冷刺激痛最明显
E. 机械刺激痛最为明显

11. 对于牙本质过敏，首选的治疗方法是
A. 药物脱敏治疗
B. 牙髓治疗
C. 牙周洁治
D. 垫底充填
E. 树脂充填

12. 楔状缺损预防和治疗原则不包括
A. 纠正横刷牙习惯
B. 调整咬合力负担
C. 改正喜吃酸性食物的习惯
D. 并发牙髓病时行根管治疗
E. 涂布氟化物，提高耐酸性

13. 成年人上前牙外伤，冠折 1/3，露髓，X 线片示未查及根折影像。其治疗原则为
A. 活髓切断术
B. 直接盖髓
C. 干髓术
D. 根管治疗
E. 塑化治疗

14. 第一恒磨牙有釉质发育不全，说明受累年龄在出生后
A. 5 年内
B. 3 年内
C. 2 年后
D. 2 年内
E. 1 年内

15. 釉质发育不全的临床表现是
A. 釉质表面暗白不透明、无光泽
B. 釉质表面缺损呈现蜂窝状
C. 釉质表面呈深度不等的带状或窝状凹陷

D. 缺损处无软化现象
E. 以上均是

16. 36 和 46 牙尖白垩色缺损，最有可能的是
A. 中龋　　B. 浅龋
C. 氟斑牙　　D. 乳光牙
E. 釉质发育不全

17. 对釉质发育不全的处理中哪一项是不必要的
A. 充填缺损　　B. 牙齿贴面修复
C. 口服钙片　　D. 冠修复
E. 脱色治疗

18. 氟牙症与釉质发育不全的区别主要为
A. 病因不同　　B. 表现不同
C. 牙位不同　　D. 牙面不同
E. 部位不同

19. 牙冠外伤牙本质暴露时的修复应在
A. 即刻　　B. 2 周后
C. 4 周后　　D. 6~8 周后
E. 3 个月后

20. 牙内陷中较轻的类型是
A. 畸形根面沟　　B. 畸形舌侧窝
C. 牙中牙　　D. 畸形舌侧尖
E. 畸形中央尖

21. 牙冠外伤近髓时即刻处理为
A. 不治疗　　B. 调𬌗
C. 护髓　　D. 牙髓治疗
E. 定期观察

22. 完全脱位牙再植，效果最好的是在脱位后
A. 30 分钟内　　B. 90 分钟内
C. 24 小时内　　D. 72 小时内
E. 与再植时间无关

23. 根尖 1/3 处牙根折断的处理为
A. 复位固定，观察　　B. 患牙休息，观察
C. 尽快做根管切除术　　D. 尽快做根管治疗
E. 调𬌗，预防性应用抗生素

24. 釉质发育不全的防治原则是
A. 补充维生素 D　　B. 纠正不良饮食习惯
C. 轻症患牙可做脱色治疗　　D. 重症患牙可做牙髓治疗
E. 对釉质缺损患者实施防龋处理

25. 氟牙症的临床特点为
A. 有婴幼儿期在低氟区的生活史　　B. 釉质损伤发生在单个牙或一组牙
C. 患牙的釉质损伤斑块边缘清楚　　D. 患牙着色但不发生釉质的实质缺损
E. 患牙对摩擦的耐受性差，抗酸能力强

26. 下列哪个时期生活在高氟区，可造成氟斑牙
A. 0~7 岁　　B. 8~15 岁
C. 16~22 岁　　D. 23~30 岁
E. 31 岁以后

27. 成釉器形态分化异常、牙乳头增生突起所致的牙发育异常称为
A. 牙内陷　　B. 融合牙
C. 双生牙　　D. 畸形中央尖
E. 釉质发育不全

28. 楔状缺损好发于
A. 下前牙　　B. 上前牙
C. 下颌磨牙　　D. 上颌磨牙
E. 上下颌尖牙和前磨牙

29. 浅表的隐裂，无明显症状，且牙髓活力正常者，其治疗应首选
A. 开髓失活　　B. 全冠修复
C. 备洞充填　　D. 拔除患牙
E. 调肸治疗

30. 下列哪种因素与牙体缺损的成因无关
A. 楔状缺损　　B. 重度磨耗
C. 牙周病　　D. 牙外伤
E. 龋病

31. 隐裂牙的主要症状是
A. 牙髓充血　　B. 急性牙髓炎
C. 急性根尖炎　　D. 慢性牙髓炎
E. 按隐裂部位及程度可能出现上述任一症状

32. 牙齿磨耗取决于
A. 食物种类　　B. 牙齿硬度

C. 咀嚼习惯
D. 年龄增长
E. 以上都有

33. 下列哪项不是楔状缺损的病因
A. 不正确的刷牙方法
B. 微生物的作用
C. 牙颈部釉质牙骨质界处结构薄弱
D. 酸的作用
E. 牙体组织疲劳

34. 隐裂发生最多的牙齿是
A. 上颌前磨牙
B. 下颌第一磨牙
C. 上颌第一磨牙
D. 下颌第二磨牙
E. 上颌第二磨牙

35. 关于牙本质过敏症，不正确的是
A. 独立的常见疾病
B. 龋病的常见症状
C. 磨耗的常见症状
D. 牙折的常见症状
E. 是一种临床常见症状

36. 畸形中央尖最多见于
A. 下颌第一前磨牙
B. 上颌第二前磨牙
C. 下颌第二前磨牙
D. 上颌第一前磨牙
E. 下颌第一磨牙

37. 釉质发育不全时没有
A. 釉质表面呈带状或小蜂窝状缺损
B. 黄褐色色素沉着
C. 缺损处釉质生长线和横纹明显
D. 牙本质小管排列紊乱
E. 釉丛、釉梭数目增多

38. 诊断牙本质过敏症的主要方法为
A. 拍X线片
B. 探诊
C. 问诊
D. 叩诊
E. 望诊

39. 不能治疗牙本质过敏症的药物是
A. 0.76%单氟磷酸钠凝胶
B. 碘化银
C. 激光
D. 碘甘油
E. 75%氯化锶甘油

40. 银化合物治疗牙本质过敏症是利用其
A. 机械性阻断作用
B. 抗牙菌斑作用
C. 抗菌作用
D. 抑制黏附作用
E. 减少酸产生作用

41. 关于牙外伤的治疗方案，正确的是
   A. 全脱位再植牙齿需固定 4 周，2 周内做牙髓治疗
   B. 若发现牙髓已坏死，应及时做根管治疗术
   C. 冠根折的牙应及早牵引，防止固连的发生
   D. 嵌入的恒牙不可能自行再萌出，需牵引
   E. 完全脱位牙在 4 小时后进行再植，可避免牙吸收
42. 外伤脱位牙再植后获得牙周膜再建，影响疗效的主要因素是
   A. 离体时间
   B. 治疗方法
   C. 转送方式
   D. 外伤牙位
   E. 外力强度
43. 四环素牙外脱色效果不佳的原因是
   A. 牙齿着色的方式
   B. 牙齿着色的部位
   C. 牙齿着色的面积
   D. 牙齿着色的程度
   E. 四环素族药的种类
44. 关于牙本质过敏症的描述，正确的是
   A. 刺激去除后仍疼痛
   B. 是一种独立的疾病
   C. 症状不受健康和气候的影响
   D. 涂局麻药于牙本质表面能减轻症状
   E. 并不是所有牙本质暴露的牙齿都出现敏感症状
45. 右上 2 和左上 2 釉质发育不良（切缘受累）主要是
   A. 出生后 1 年内釉质发育障碍
   B. 胚胎时期釉质发育障碍
   C. 出生后第 2 年釉质发育障碍
   D. 乳恒牙交替期釉质发育障碍
   E. 青春期釉质发育障碍
46. 漂白法常使用的药物为
   A. 40% 过氧化脲
   B. 40% 过氧化氢
   C. 30% 过氧化氢
   D. 30% 过氧化脲
   E. 以上均可
47. 下列药物可加入牙膏中治疗牙本质过敏症的是
   A. 氯化锶
   B. 碘化银
   C. 氨硝酸银
   D. 30% 草酸钾液
   E. 硫酸镁
48. 下列哪项不是酸蚀症的危险因素
   A. 频繁饮用酸性饮料
   B. 长期接触工业酸性物质
   C. 长期胃病反酸
   D. 长期口服补铁药
   E. 咬合负担过重

49. 牙釉质发育不全属于
A. 牙齿结构异常
B. 牙齿形态异常
C. 牙齿数目异常
D. 牙齿萌出异常
E. 牙齿形态、结构均异常

50. 牙本质过敏症脱敏常用治疗方法为
A. 75% 氟化钠甘油局部涂擦
B. 激光脱敏
C. 38% 氟化氨银局部涂擦
D. 树脂类脱敏剂
E. 以上都是

51. 为防止四环素牙的发生，哪些人不宜使用四环素类药物
A. 妊娠期和哺乳期妇女
B. 妊娠期、哺乳期妇女和 8 岁以下儿童
C. 3 岁以下小儿
D. 8 岁以上儿童
E. 所有人

52. 治疗牙本质过敏的药物不包括
A. 麝香草酚
B. 75% 氟化钠甘油糊剂
C. 10% 氨硝酸银
D. 塑化剂
E. 2% 碘酊

53. 四环素牙的发病机制中，下列哪项是错误的
A. 四环素能与牙组织形成稳固的复合物
B. 着色与四环素族药物本身的颜色无关
C. 四环素牙可在紫外线下变色
D. 四环素可通过胎盘引起乳牙着色
E. 四环素牙着色主要在牙本质

54. 有关四环素对牙着色及釉质发育不全的影响，不正确的是
A. 四环素可通过胎盘引起乳牙着色
B. 着色与四环素族药物本身的颜色有关
C. 婴儿早期，形成外层牙本质时，用药影响最大
D. 四环素因结合部位深浅而使牙本质着色的程度有所不同，当着色带越靠近牙本质界时，越易着色
E. 与釉质本身结构有关，如轻度釉质发育不全，釉质丧失透明度而呈白垩色时，着色牙本质外露明显

55. 四环素牙着色程度与以下因素无关的是
A. 用药方式
B. 用药剂量
C. 用药次数
D. 用药种类
E. 用药时间

56. X线片所示的牙中牙是指
A. 上前牙舌隆突异常凸起
B. 上前牙舌侧裂沟很深，几乎将牙一分为二
C. 上前牙舌窝严重内陷
D. 上前牙的融合
E. 上前牙错位
57. 特纳牙是指
A. 乳牙釉质发育不全
B. 恒牙釉质发育不全
C. 个别继承恒牙釉质发育不全
D. 恒牙斑釉
E. 个别恒牙畸形
58. 轻度釉质发育不全是由于
A. 造釉细胞被破坏
B. 造釉器形态异常
C. 造釉器分化异常
D. 造釉细胞退变
E. 釉质发育矿化不全
59. 关于乳光牙，叙述错误的是
A. 常染色体显性遗传病
B. 男女发病率均等
C. 乳牙受累，恒牙也可受累
D. 常染色体隐性遗传病
E. 乳光牙可与骨发育不全并存
60. 由局部因素造成的先天性牙发育异常的疾病为
A. 先天性梅毒牙
B. 釉质发育不全
C. 斑釉牙
D. 四环素牙
E. 特纳牙
61. 对于外伤牙，一般不宜做牙髓活力测试的时限是
A. 2 周内
B. 3 周内
C. 3 个月内
D. 6 个月内
E. 6 周内
62. 关于全脱位的成熟恒牙牙齿复位固定，以下描述不正确的是
A. 复位前要先修整牙槽骨
B. 急诊时可在局麻下行牙龈缝合固定
C. 缝线或者夹板暂时固定应在 1 周内拆除
D. 牙齿的固定最好用全牙列殆垫
E. 固定时间应该达到 6~8 周，以促进牙周组织恢复

二 A2 型题

1. 患者，男性，30 岁。因治疗其他龋坏牙时，发现 15 殆面中央有一圆形钝锥形突起，咬合

关系正常，叩 (–)，冷热测同对照牙，该牙应如何处理

A. 直接盖髓
B. 备洞银汞充填
C. 备洞玻璃离子充填
D. 不治疗，定期观察
E. 活髓切断

2. 患儿，女，14 岁。体检时发现下第一前磨牙尖而长畸形中央尖，无不适主诉。对该患者的治疗建议为

A. 局麻下行根管治疗
B. 多次少量调磨中央尖
C. 局麻下行活髓切断术
D. 局麻下行根尖诱导形成术
E. 观察

3. 患者，男性，19 岁。在治疗其他牙时，发现右上 2 畸形舌侧窝，窝深，可卡探针，冷热测同对照牙。该牙的处理应为

A. 活髓切断术
B. 预防性充填
C. 直接盖髓
D. 不治疗
E. 根管治疗

4. 患者，女性，23 岁。因“上前牙有白色斑”要求治疗。检查：11、21 唇面有白垩斑，探光滑、硬，余 (–)。该患牙诊断为

A. 釉质发育不全
B. 浅龋
C. 氟牙症
D. 四环素牙
E. 以上各种疾病均有可能

5. 患者，女性，30 岁。因“左侧下后牙反复肿痛”就诊。检查：35 无龋，𬌗面磨损可见牙本质暴露，探无反应，叩 (+)。X 线：根尖病变，根尖孔呈喇叭口状。造成该牙的原因可能为

A. 磨损
B. 牙隐裂
C. 畸形中央尖
D. 𬌗创伤
E. 釉质发育不全

6. 患者，男性，54 岁。因“右上后牙进食冷、热饮食和咬硬物时疼痛 1 月余”来诊。口腔检查：探诊牙体未见明显龋损，冷、热测试酸痛，刺激去除后即刻消失，叩诊有疼痛，不松动。牙周检查 (–)。近中舌沟似有裂纹。牙 X 线片：根尖无异常。为确诊还应做的检查是

A. 牙髓活力热测试
B. 牙髓活力电测试
C. 染色剂染色
D. 薄蜡片咬诊
E. 透照法

7. 患者，女性，24 岁。要求前牙美容治疗，自觉从牙齿萌出后，上下前牙不同程度地散在黄褐色及白垩状斑，部分唇面釉质出现条纹状缺损，呈对称性。该患牙的诊断为

A. 遗传性乳光牙本质
B. 四环素牙
C. 氟牙症
D. 浅龋
E. 釉质发育不全

8. 患者，男性，47 岁。因龋坏充填治疗后 1 年牙齿折裂，要求治疗。检查：16 银汞充填体，近远中牙冠纵向劈裂达根部。下面哪项不是造成牙冠劈裂的原因

A. 充填材料选择不当
B. 剩余牙体组织过少
C. 咬合创伤
D. 充填体过大
E. 洞壁有悬釉

9. 患者，男性，17 岁。1 小时前外伤，上前牙自觉变短，要求治疗。检查：21 牙冠比邻牙短 3mm，牙冠完整，叩诊（+），牙龈轻度红肿。X 线：根尖周膜消失。该牙处理为

A. 待其自然萌出，定期观察
B. 复位后固定，牙髓治疗
C. 复位固定 4 周后，牙髓治疗
D. 牙髓治疗后复位固定
E. 拔除

10. 患者，男性，31 岁。因“上前牙外伤”就诊。检查：11 牙冠松动Ⅲ度，牙龈出血，叩（++）。X 线：根折位于颈 1/3 处，剩余根长约 15mm。该牙处理为

A. 固定
B. 拔除患牙
C. 拔除患牙冠部分，直接修复
D. 直接光敏粘着修复
E. 拔除患牙冠部分，根部行根管治疗

11. 患儿，男，12 岁。半年前上前牙外伤，冠折露髓，未做处理。现因唇侧龈肿包就诊，医师应做的最重要的检查项目是

A. 叩诊
B. X 线检查
C. 温度测验
D. 查松动度
E. 牙周袋探诊

12. 患者，男性，18 岁。1 小时前上前牙外伤。检查：21 唇向错位，松动Ⅱ度，叩（±），牙龈轻度红肿 11、22 叩（-），松（-），牙髓活力测同对照牙。X 线检查未见根折。该患者处理为

A. 复位固定，观察
B. 调𬌗观察
C. 自行愈合
D. 牙髓治疗后复位固定
E. 拔除

13. 患者，女性，66 岁。全口牙遇冷热敏感要求治疗。检查：全口多个牙牙颈部探诊敏感，无缺损，牙龈轻度退缩，冷测敏感去除刺激可缓解。该患者应选用哪种治疗方法

A. 氟化物脱敏
B. 氨硝酸银脱敏
C. 牙髓治疗
D. 充填治疗
E. 电凝法

14. 患儿，男，11岁。2岁前生活在农村，该地区饮水氟浓度为1.8mg/L，2岁后迁入城市，社区饮水氟浓度为0.3mg/L。不可能出现氟牙症的恒牙是

A. 尖牙
B. 中切牙
C. 侧切牙
D. 第一磨牙
E. 第二前磨牙

15. 患者，男性，19岁。上前牙外伤1小时。经检查，诊断为牙震荡。下列处理措施中错误的是

A. 1~2周内应使患牙休息
B. 若有牙髓坏死迹象，应进行根管治疗
C. 受伤后1、3、6、12个月定期复查
D. 观察1年后，若牙髓活力测试正常，可不进行处理
E. 若牙髓活力测试，患牙无反应，应做根管治疗

16. 患者，男性，30岁。有夜磨牙症史及紧咬牙史多年，最有可能出现的临床体征是

A. 牙齿松动
B. 牙齿过度磨耗
C. 肌肉抽搐
D. 失眠
E. 张口受限

17. 患者，女性，28岁。因左侧牙冷热痛就诊。检查：36重度磨损不均匀，未探及穿髓孔，热测引起疼痛并持续2分钟，叩（-），该患牙处理原则为

A. 嘱患者少食硬食
B. 脱敏
C. 调𬌗
D. 牙髓治疗
E. 全冠修复

18. 患者，女性，43岁。左上后牙半年来咬物不适，偶有咬到某一处时锐痛。检查：左上后牙未见龋及牙周袋，26近中𬌗面可疑裂纹，冷敏感，X线未见异常。该牙患以下哪种疾病的可能性最大

A. 楔状缺损
B. 磨损
C. 隐裂
D. 磨牙症
E. 慢性牙髓炎

19. 患者，男性，56岁。13、14、15、23、24、25颊侧颈部楔状缺损，中等深度，探诊较敏感，要求一次完成治疗。最好选用下列哪种材料治疗

A. 银汞合金
B. 氧化锌丁香油糊剂
C. 玻璃离子水门汀
D. 复合树脂
E. 磷酸锌水门汀

20. 患者，男性，62岁。诉咀嚼时牙齿过敏，查牙面磨耗重，叩（-），探敏，冷（-），不松，牙石（+），拟诊断为

A. 浅龋
B. 中龋
C. 牙本质过敏
D. 逆行性牙髓炎
E. 可变性牙髓炎

21. 患者，女性，29 岁。右侧后牙咀嚼酸痛 3 月余。检查：右下第一磨牙䚡面近中釉质磨损明显，探酸，叩诊（-）。该牙的最佳治疗方法是
A. 调䚡
B. 牙髓治疗
C. 全冠修复
D. 脱敏治疗
E. 充填治疗

22. 患者，男性，38 岁。左上后牙进食冷热饮食和咬硬物时酸痛 1 周。无自发痛。口腔检查：左上 67 磨损达牙本质，探诊酸痛。温度刺激试验酸痛，刺激去除后症状即刻消失。不松动，牙周检查（-）。首选的治疗措施是
A. 牙髓治疗
B. 银汞充填
C. 牙周洁治
D. 药物脱敏
E. 复合树脂充填

23. 患者，女性，21 岁。要求前牙美观治疗。检查：上、下前牙有不同程度的散在的黄褐色及白垩状斑，部分唇面釉质有缺损，探硬，光滑。该患牙治疗原则为
A. 内脱色
B. 外脱色
C. 复合树脂贴面修复
D. 牙髓治疗后桩冠修复
E. 以上均可以

24. 患者，男性，42 岁。全口牙遇冷热敏感要求治疗。检查：全口多颗牙牙颈部探诊敏感，无缺损，牙龈轻度退缩，冷测敏感去除刺激可缓解。该患者应选用哪种治疗方法
A. 氟化物脱敏
B. 氨硝酸银脱敏
C. 电凝法
D. 充填治疗
E. 牙髓治疗

25. 患者，男性，26 岁。牙齿从小就有花斑，而且同村居民也有类似表现。检查见全口牙釉面均可见不同程度的散在黄褐色及白垩状斑，探牙面光滑而硬，无实质性缺损。该患者的牙病应诊断为
A. 猛性龋
B. 氟牙症
C. 静止性龋
D. 四环素牙
E. 釉质发育不全

26. 患者，男性，37 岁。因全口牙自幼呈黄色，后似有加重为黄褐色，要求治疗。查见全口牙均为黄褐色，表面光滑无缺损。医师应做的重点询问是
A. 牙病治疗史
B. 幼时患病史
C. 母亲患病史
D. 幼时居住地

E. 幼时患病用药史

27. 患者，男性，52岁。因“右后牙夜间自发痛”来诊。口腔检查：右下6𬌗面远中釉质崩裂，探诊（-），冷测试（-），叩诊（-），右下7牙体无缺损，右上6腭沟陈旧性裂纹，浅黄褐色着色，叩诊（-）。下齿槽用利多卡因麻醉30分钟后仍有自发痛。右上6颊侧局部浸润麻醉后，无自发痛，无激发痛。应采取的治疗方案是

A. 根管治疗　　B. 垫底充填

C. 冠修复　　D. 拔除患牙

E. 临时冠修复或粘结带环后根管治疗，然后烤瓷冠修复

28. 患者，女性，33岁。右侧后牙咀嚼酸痛近4个月。检查：右下第一磨牙𬌗面近中釉质磨损明显，探酸，叩诊（-）。该牙最佳治疗方法为

A. 调𬌗　　B. 牙髓治疗

C. 全冠修复　　D. 脱敏治疗

E. 充填治疗

29. 患者，男性，65岁。诉咀嚼时牙齿过敏。检查：牙面磨耗重，探敏，冷（-），叩（-），不松，牙石Ⅰ度。拟诊断为

A. 浅龋　　B. 中龋

C. 牙本质过敏　　D. 逆行性牙髓炎

E. 可复性牙髓炎

30. 患者要求前牙美观治疗，自觉自牙齿萌出后牙面有花斑，而且周围邻面也有类似表现。查：全口牙列均可见不同程度的散在黄褐色及白垩状斑。该患牙应诊断为

A. 釉质发育不全症　　B. 氟牙症

C. 四环素牙　　D. 浅龋

E. 遗传性乳光牙本质

31. 患者，女性，29岁。右下第二前磨牙残根，要求固定修复。检查见右下第二前磨牙，叩痛（-），已完成根管治疗，恰填。拟行烤瓷熔附金属全冠修复，在备牙过程中下列不正确的做法是

A. 牙体各轴壁预备出金属厚度的间隙约0.5mm

B. 各轴壁无倒凹，𬌗方聚合度2°~5°

C. 牙体颈缘预备成直角或135°凹面

D. 舌侧金属边缘处肩台宽度0.5mm

E. 瓷层形成刃边状

32. 患者，男性，22岁。1年前因踢球不慎外伤，导致上前牙牙体缺损。口腔检查：左上中切牙远中切角缺损，牙冠变色，叩（-），松（-），咬合正常。该患者最佳修复的类型是

A. 嵌体修复　　B. 贴面修复

C. 铸造桩核＋树脂牙冠
D. 成品桩＋树脂核＋烤瓷冠
E. 铸造桩核＋烤瓷冠

33. 患者，男性，35岁。左上颌第二磨牙𬌗面纵向隐裂，累及牙髓，经检查患牙牙冠较短，咬合紧，如计划根管治疗后修复治疗。最适修复体设计是
A. 锤造全冠
B. 铸造全冠
C. 邻𬌗嵌体
D. 全瓷冠
E. 嵌体修复

34. 患者，女性，35岁。左上颌第一前磨牙X线见根充完善，邻𬌗面银汞充填物部分脱落，剩余牙体组织薄弱。患者最佳的修复处理是
A. 重新制备窝洞，银汞充填
B. 重新制备窝洞，复合树脂充填
C. 铸造金属全冠
D. 全瓷冠
E. 桩核＋烤瓷冠

35. 年轻女性患者要求前牙美观治疗。检查：上、下前牙有不同程度的散在的黄褐色及白垩状斑，部分唇面釉质有缺损，探硬，光滑。可考虑的治疗方法如下，除外
A. 内脱色
B. 外脱色＋磨除法
C. 复合树脂贴面修复
D. 瓷贴面修复
E. 瓷冠修复

36. 某游泳运动员，23岁。因“前牙冷刺激敏感”求治。检查：唇、腭面釉质丧失、牙表面凹陷，切端沟槽样病损。推测可能诊断为
A. 梅毒牙
B. 氟斑牙
C. 猛性龋
D. 酸蚀症
E. 四环素牙

三、A3/A4型题

（1~3题共用题干）

患者，男性，16岁。口腔内多数牙呈柠檬黄色，牙面无明显实质性缺损，外形正常。叩诊（-），探诊（-），无松动。

1. 临床诊断可能是
A. 四环素牙
B. 氟牙症
C. 牙釉质发育不全
D. 遗传性牙本质发育不全
E. 先天性梅毒牙

2. 根据诊断引起此牙病的可能原因是
A. 牙齿发育期患水痘或猩红热
B. 饮水中含氟量过高

C. 婴幼儿期服用过土霉素
D. 常染色体显性遗传病
E. 先天性梅毒感染

3. 对此牙病，恰当的治疗方法是
A. 磨除、酸蚀涂层法
B. 拔除后可摘义齿修复法
C. 复合树脂修复
D. 脱色法
E. 烤瓷全冠修复

（4~5 题共用题干）

患者，女性，48 岁。因“2 个多月来右下后牙不敢咬物，遇冷水及吃甜食酸痛，咬硬物酸软无力”来诊。无自发痛史。检查时可见釉质部分磨损，牙本质外露，探针探划时有点酸痛难忍，对牙金属冠修复。

4. 对该患牙的诊断是
A. 磨损
B. 酸蚀症
C. 牙外吸收
D. 牙本质过敏症
E. 牙隐裂

5. 该症状影响患者正常饮食，应做的处理是
A. 调𬌗
B. 充填
C. 全冠修复
D. 脱敏治疗，并去除对颌全冠或降低咬合
E. 待其自行恢复

（6~7 题共用题干）

患儿，男，8 岁。跌倒致右上 1 牙冠斜折，即刻来院就诊。口腔检查见穿髓孔大，叩(+)。

6. 首选治疗为
A. 活髓切断术
B. 根尖诱导成形术
C. 干髓术
D. 直接盖髓术
E. 根管治疗术

7. 进行这种治疗成功的关键是
A. 盖髓剂的选择
B. 无菌操作
C. 正确的开髓
D. 去除稍多些的健康冠髓
E. 正确选择暂封剂

（8~9 题共用题干）

患者，男性，52 岁。右上后牙咬合痛 1 个月，咬到某点时撕裂样痛，患牙今日遇冷刺

激痛，安静时隐隐作痛。检查：6⏌中央沟色深，较宽，向远中延伸越过边缘嵴，冷测敏感持续，叩痛（+），咬诊疼痛，不松动，无牙周袋，牙龈无异常。X 线片示根尖周无异常。⏋56 缺失，6⏌伸长。

8. 该患牙的诊断是

A. 急性牙髓炎
B. 可复性牙髓炎
C. 隐裂
D. 慢性牙髓炎
E. 残髓炎

9. 该患者的治疗方案中不应包括

A. 降低咬合
B. 开髓开放
C. 粘接修复
D. 根管治疗
E. 全冠修复

（10~11 题共用题干）

患儿，男，7 岁。上前牙冠外伤半小时就诊。口腔检查见右上中切牙冠斜折，探及穿髓孔，叩（+），X 线片示患牙根尖孔未发育完成。

10. 若对患牙进行牙髓电测试，与对照牙比较，其最可能的结果为

A. 无反应
B. 正常
C. 迟钝
D. 敏感
E. 非常敏感

11. 首选治疗为

A. 直接盖髓术
B. 根尖诱导成形术
C. 牙髓摘除术
D. 活髓切断术
E. 根管治疗术

（12~14 题共用题干）

患者，男性，40 岁。因半年来 46 𬌗面深龋洞不能咬物而就诊，1 周前已做一次垫底，银汞充填，1 天前出现自发痛，冷热痛持续，不能咬物。检查：46 𬌗面充填体完整，叩痛（+），冷测引起剧痛。

12. 该患牙充填后出现的问题是

A. 牙本质过敏症
B. 可复性牙髓炎
C. 急性牙髓炎
D. 急性根尖周炎
E. 慢性牙髓炎急性发作

13. 其原因最可能为

A. 备洞对牙髓刺激
B. 充填时垫底不良

C. 充填后电流作用
D. 充填前诊断错误
E. 充填材料的刺激

14. 该患牙的处理应为
A. 调磨后观察
B. 改垫底材料
C. 改充填材料
D. 做安抚治疗
E. 行牙髓治疗

（15~18 题共用题干）

患者，男性，50 岁。因“半年来右侧后牙咬合痛，冷热刺激痛”要求治疗。检查：17、46、47 重度磨损，不均匀，探敏感点，冷热测敏感。16 𬌗面可疑隐裂纹，探（-），叩（±），冷热刺激可引起疼痛，去除可缓解。

15. 该患者还应做哪项检查
A. X 线
B. 碘染色检查
C. 光导纤维
D. 麻醉法
E. 电活力测验

16. 引起该患者主诉牙最可能的原因为
A. 隐裂
B. 牙本质过敏症
C. 磨损
D. 慢性牙髓炎
E. 咬合创伤

17. 该主诉牙最佳处理为
A. 定期观察
B. 调𬌗观察
C. 牙髓治疗
D. 备洞充填
E. 牙髓治疗后全冠修复

18. 该患者的其他牙如何处理
A. 调𬌗脱敏
B. 脱敏治疗
C. 不治疗
D. 备洞充填
E. 牙髓治疗

（19~20 题共用题干）

患者，男性，33 岁。前牙发黄要求治疗。检查：全口牙面有不规则白垩斑，探光滑，牙面无缺损，11、21 上唇面有黄斑，叩（-），冷热刺激无异常。

19. 该患牙最可能的诊断是
A. 浅龋
B. 釉质发育不全
C. 氟牙症
D. 遗传性乳光牙本质

E. 四环素牙

20. 该患牙最合适的处理为

A. 磨除
B. 再矿化治疗
C. 外脱色
D. 内脱色
E. 牙髓治疗后桩冠修复

(21~22 题共用题干)

患者，女性，40 岁。近 2 个月来右上后牙遇冷水及吃酸甜食物疼痛，咬硬物酸软无力，无自发痛病史。检查可见：釉质磨损，浅黄色本质外露，硬而光滑，探针探划时有一点酸痛难忍。

21. 该患者的主诉问题是

A. 浅龋
B. 牙隐裂
C. 牙髓炎
D. 釉质发育不全
E. 牙本质敏感症

22. 对患牙应做的处理是

A. 调磨观察
B. 脱敏治疗
C. 充填治疗
D. 牙髓治疗
E. 全冠修复

(23~24 题共用题干)

患者，男性，33 岁。因“牙齿萌出后牙面有花斑，且周围邻面也有类似表现”来诊。口腔检查：全口牙列均可见不同程度的散在黄褐色及白垩状斑。

23. 该患牙诊断为

A. 特纳牙
B. 氟牙症
C. 四环素牙
D. 浅龋
E. 遗传性乳光牙本质

24. 易患此类疾病的年龄段是

A. 0~7 岁
B. 8~15 岁
C. 16~22 岁
D. 23~30 岁
E. 31 岁以后

(25~26 题共用题干)

患者，男性，16 岁。因“10 分钟前外伤，上前牙脱落”来诊。口腔检查：左上中切牙完全脱位，牙冠完整。

25. 该牙的处理措施是

A. 立即再植固定，定期观察
B. 脱落牙牙髓治疗后，复位再植固定
C. 复位固定 4 周后，牙髓治疗
D. 嘱患者伤口愈合后修复
E. 立即修复

26. 该牙常见的愈合方式为

A. 瘢痕愈合
B. 牙周膜愈合
C. 一期愈合
D. 骨性粘连
E. 炎症性吸收

（27~28 题共用题干）

患儿，女，13 岁。因“左上 1 外伤冠折、切角缺损”来诊。口腔检查：穿髓孔大，探痛（++）叩痛（±）。

27. 对该牙首选治疗是

A. 直接盖髓术
B. 活髓切断术
C. 拔髓术
D. 根管治疗术
E. 塑化疗法

28. 进行这种治疗成功的关键是

A. 保证患者无痛
B. 保持操作无菌
C. 止血彻底
D. 盖髓剂的选择
E. 拔髓彻底

（29~30 题共用题干）

患者，男性，60 岁。因“右下后牙疼痛”来诊。口腔检查：右下第 1 磨牙冷测试敏感，叩诊有疼痛，舌尖高陡。X 线片：近中根纵折，根周阴影，远中根尖周未见明显阴影。

29. 出现该症状的可能原因是

A. 外伤
B. 𬌗创伤
C. 咬硬物
D. 不良刷牙习惯
E. 酸蚀症

30. 对该患牙，最佳治疗方法是

A. 牙半切除术
B. 分根术
C. 断根术
D. 拔除患牙
E. 根尖切除术

（31~33 题共用题干）

患者，男性，60 岁。因“咀嚼时牙齿酸痛”来诊。口腔检查：左下第 1 磨牙牙釉质重度磨损，牙本质暴露。探诊敏感，冷测试（-），叩诊（-），松动（-），牙石Ⅰ度。

31. 该患牙的初步诊断为
    A. 浅龋
    B. 中龋
    C. 牙本质过敏
    D. 逆行性牙髓炎
    E. 可复性牙髓炎

32. 检查牙本质过敏症最常用的方法是
    A. 探诊
    B. 化学测试
    C. 冷、热测试
    D. 视诊、叩诊
    E. 牙髓活力电测试

33. 对该患牙较为恰当的治疗方法是
    A. 安抚治疗
    B. 垫底充填
    C. 活髓切断
    D. 干髓治疗
    E. 药物治疗

（34~35 题共用题干）

患者，男性，39 岁。因龋一次治疗后 1 年，现咬合痛，就诊。检查：16 近中邻殆面充填体，近中舌尖劈裂，劈裂块松动，达龈下 3mm，叩（+），牙龈（-）。

34. 该牙劈裂原因可能为
    A. 洞深度不足
    B. 垫底物太少
    C. 材料调制不当
    D. 充填时操作问题
    E. 洞形制备时近中舌壁过薄

35. 该牙处理应为
    A. 拔除劈裂部分
    B. 牙髓治疗后全冠修复
    C. 牙髓治疗
    D. 拔除劈裂部分，重新充填
    E. 拔除患牙

（36~38 题共用题干）

患者，女性，20 岁。喜甜食，“左下前牙胀痛，伸长感 3 天”来诊。检查：前牙开殆，左下中切牙牙体未见明显龋坏，牙体变色，切缘磨耗重，唇舌侧牙齿表面呈熔融状外观，叩（++）。X 线片示根尖区阴影，龈正常，未探及牙周袋。

36. 该患者最有可能的诊断是
    A. 殆创伤
    B. 牙髓坏死
    C. 急性根尖周炎
    D. 牙周脓肿
    E. 磨耗

37. 该患牙可能的病因是

A. 创伤
B. 酸蚀
C. 牙菌斑
D. 夜磨牙
E. 牙周逆行感染

38. 除常规治疗外，应给予患者的口腔卫生指导是

A. 自我菌斑控制
B. 治疗磨牙症
C. 配合药物治疗
D. 定期做牙周治疗
E. 减少酸性食物摄入

（39~40 题共用题干）

患者，男性，45 岁。因“左后牙夜间自发痛”来诊。口腔检查：左下 6 𬌗面远中釉质崩裂，探诊（-），冷测试（-），叩诊（-），左下 7 牙体无缺损，左上 6 腭沟陈旧性裂纹，浅黄褐色着色，叩诊（-）。下齿槽利多卡因麻醉 30 分钟后仍有自发痛。左上 6 颊侧局部浸润麻醉后，无自发痛，无激发痛。

39. 患者的最后诊断为

A. 左下 6 急性牙髓炎
B. 左下 6 深龋
C. 左上 6 隐裂致牙髓炎
D. 左上 6 牙深龋
E. 左上 6 根尖周炎

40. 应采取的治疗方案是

A. 根管治疗
B. 垫底充填
C. 冠修复
D. 拔除患牙
E. 临时冠修复或粘结带环后根管治疗，然后烤瓷冠修复

四 B 型题

（1~3 题共用备选答案）

A. 牙齿结构异常
B. 牙齿形态异常
C. 牙齿数目异常
D. 牙齿萌出异常
E. 牙齿结构形态均异常

1. 牙釉质发育不全表现为
2. 氟斑牙表现为
3. 畸形中央尖表现为

（4~5 题共用备选答案）

A. 畸形舌侧窝
B. 畸形中央尖

C. 畸形根面沟　　D. 畸形舌侧尖

E. 牙中牙

4. 容易伴发牙周组织破坏的疾病是
5. 牙内陷中疾病最轻的类型是

（6~8 题共用备选答案）

A. 调𬌗观察　　B. 充填治疗

C. 牙髓治疗　　D. 活髓切断术治疗

E. 安抚后无症状时充填治疗

下列患牙的治疗方法：

6. 成年人牙冠外伤，釉质部分折断，牙根正常，不松动
7. 成年人牙冠外伤，切角部分折断，牙本质暴露，牙根正常，不松动
8. 成年人牙冠外伤，牙冠 1/2 折断，露髓，牙根正常，不松动

（9~13 题共用备选答案）

A. 牙根尖与牙槽窝的间隙消失　　B. 牙周膜间隙增宽

C. 牙槽窝内空虚　　D. 根尖圆形透射影，形状规则

E. 根尖圆形透射影，周围为阻射的白线，根尖牙周膜不连续

9. 根尖周囊肿，检查可见
10. 部分性牙脱位，检查可见
11. 年轻恒牙根尖孔，检查可见
12. 完全脱位牙，检查可见
13. 嵌入性牙脱位，检查可见

（14~18 题共用备选答案）

A. 胃酸　　B. 硝酸

C. 盐酸　　D. 硫酸

E. 碳酸饮料

14. 仅引起口腔酸涩感的是
15. 酸蚀表现为自切缘向唇面形成刀削状的光滑斜面，硬而无变色的是
16. 导致牙颈部呈白垩色、黄褐或灰色的脱矿斑块，质地松软易崩碎的是
17. 导致釉牙骨质界出现沟状损害，甚至出现大面积深度破坏的是
18. 开髓，可引起后牙𬌗面和腭面凹陷性损害的是

（19~22 题共用备选答案）

A. 脱色法
B. 复合树脂修复
C. 烤瓷冠修复
D. 磨除、酸蚀涂层法
E. 防龋处理

19. 四环素牙目前最常用、最简便的治疗方法是
20. 无实质性缺损的氟牙症最佳治疗方法是
21. 恒牙列的遗传性牙本质发育不全的前牙最佳治疗方法是
22. 釉质发育不全的患牙发育矿化差，应进行

五 X 型题

1. 牙本质过敏症的主要临床表现为
   A. 不能指出患牙
   B. 自发痛
   C. 机械性刺痛
   D. 冷、热刺激痛
   E. 患者多能指出患牙
2. 下列哪些疾病可引起牙本质过敏症
   A. 楔状缺损
   B. 龋病
   C. 牙周萎缩，牙颈部外露
   D. 牙髓坏死
   E. 磨损
3. 釉质钙化不全主要表现为
   A. 具有出生地点分布特点
   B. 一般无实质性缺损
   C. 出生后 1 年内釉质发育障碍
   D. 基质形成正常而矿化不良
   E. 多见于右上 2、右上 1、左上 1、左上 2
4. 先天性梅毒牙临床多表现为
   A. 哈钦森牙
   B. 桑葚状磨牙
   C. 特奈牙
   D. 蕾状磨牙
   E. 畸形中央尖
5. 在牙齿发育异常的各种疾病中，伴有牙齿变色症状的有
   A. 氟斑牙
   B. 四环素牙
   C. 死髓牙
   D. 畸形中央尖
   E. 釉质发育不全
6. 牙内陷通常指的是
   A. 畸形舌侧窝
   B. 畸形根面沟
   C. 畸形舌侧尖
   D. 锥形牙
   E. 牙中牙

7. 根据我国地域广阔特点，水含氟浓度标准适宜的有

A. 0.3mg/L

B. 0.5mg/L

C. 0.8mg/L

D. 1.0mg/L

E. 1.5mg/L

8. 釉质发育不全的牙齿，牙齿表面釉质出现带状凹陷是由于

A. 成釉细胞的破坏

B. 同一时期釉质形成全面受到影响

C. 摄入氟化物过少

D. 早期使用四环素类药

E. 乳牙有根尖周炎病史

9. 牙脱位后可发生的并发症有

A. 牙髓变性，牙髓坏死

B. 牙根外吸收

C. 边缘性牙槽突吸收

D. 边缘性龈炎

E. 根折

10. 脱位牙再植后可出现的情况有

A. 牙周膜愈合

B. 骨性粘连

C. 牙根外吸收

D. 根管内吸收

E. 牙髓炎

11. 对于根折的处理，叙述正确的有

A. 调𬌗

B. 根中 1/3 折断可用夹板固定

C. 牙颈部折断可试用正畸牵引术

D. 根尖 1/3 折断多需先做根管治疗

E. 牙髓活力电测试反应

12. 引起牙髓感染最常见的原因是

A. 楔状缺损

B. 口腔溃疡

C. 创伤

D. 隐裂

E. 磨损

13. 属于牙齿慢性损伤的是

A. 牙震荡

B. 牙脱位

C. 楔状缺损

D. 冠折

E. 隐裂

14. 牙挫伤时，影响牙齿的哪些部分

A. 牙釉质

B. 牙本质

C. 牙周膜

D. 牙髓

E. 牙骨质

15. 完全脱位牙再植后的并发症有

A. 牙髓坏死

B. 牙周炎

C. 牙根外吸收
D. 髓腔钙化
E. 边缘性牙槽骨吸收

16. 牙再植后的愈合方式有
A. 牙周膜愈合
B. 替代性吸收
C. 炎症性吸收
D. 纤维性粘连
E. 骨性粘连

17. 牙本质过敏的发病机制有
A. 流体动力学说
B. 神经学说
C. 四联因素学说
D. 牙本质纤维传导学说
E. 蛋白溶解-螯合学说

18. 可用于诊断隐裂牙的检查有
A. 叩诊
B. 视诊
C. 碘染色法
D. X线
E. 咬诊

19. 造成牙隐裂的原因有
A. 牙齿结构缺陷
B. 高陡牙尖
C. 咬合创伤
D. 酸的作用
E. 磨损

20. 有关釉质发育不全，描述正确的是
A. 釉质的发育矿化障碍
B. 受局部和全身因素影响
C. 永久性的缺陷
D. 牙发育过程中发生的
E. 多为遗传性疾病

六 案例分析题

（1~4题共用题干）

患者，男性，27岁。因“全口牙齿发黄，前牙黄白相间”来诊。患者自小生长在河北任丘地区，自上小学替牙后开始不知何因牙齿逐渐发黄，颜色越来越深。曾在当地用药水治疗，效果不理想。当地许多人牙齿都表现为黄色、褐色、暗棕色，年龄越大牙齿颜色越深。口腔检查：全口牙齿呈黄褐色，光泽较差，大小、外形正常，牙面有白色斑块模糊不清与黄褐色条纹相间杂；质地较硬，表面毛糙不光滑，无探痛；叩诊无不适；冷、热测试及牙髓活力测试正常；下颌面重度磨损，探诊敏感，冷、热测试（+），叩诊（-）；全口牙齿未见明显龋损。牙周组织检查：牙齿无松动，牙石（+），牙龈乳头轻度水肿，无牙周袋。

1. 该患牙的诊断是
A. 四环素牙
B. 氟斑牙

C. 釉质发育不全
D. 浅龋
E. 牙龈炎
F. 牙本质过敏
G. 牙周炎
H. 遗传性乳光牙本质

2. 为明确诊断需要进行的检查包括
A. 探诊
B. X 线检查
C. 松动度
D. 龈沟液检查
E. 牙周袋探查
F. 牙髓活力测试
G. 血常规
H. 咬合力检查

3. 上述的诊断依据包括
A. 替牙后全口牙齿逐渐发黄，颜色越来越深，呈花纹样
B. 从小生长在河北省任丘地区
C. 药水治疗牙齿后，颜色稍有变浅，几年后又恢复
D. 当地许多人牙齿都为黄褐色、暗棕色，年龄越大牙齿颜色越深
E. 牙面有白色斑块，模糊不清与黄褐色条纹相间杂
F. 探诊质地较硬，无探痛
G. 冷、热测试及牙髓活力测试正常
H. 下颌面重度磨损，探诊敏感，冷、热测试（+），叩诊（-）
I. 全口牙齿未见明显龋损
J. 牙齿无松动，牙石（+），牙龈乳头轻度水肿，无牙周袋

4. 治疗的原则应包括
A. 牙齿美白
B. 咬合调整
C. 龈上洁治
D. 龈下刮治
E. 脱敏治疗
F. 色斑磨除
G. 牙面抛光

参考答案与解析

一、A1 型题

1. B【解析】四环素牙是牙在发育矿化期服用四环素类药物引起的。一般前牙比后牙着色明显；乳牙着色比恒牙明显；牙着色程度与四环素的种类、剂量和给药次数有关。四环素类药物有四环素、金霉素、土霉素、强力霉素、多西环素、米诺环素等。

2. D【解析】过氧化氢是一种强氧化剂，着色牙漂白时最常用的剂量为 30% 过氧化氢，其确切的漂白机制至今不清楚，主要为一种氧化反应。

3. B【解析】殆面中央窝或颊、舌三角嵴上的一个额外的圆锥形突起，锥体内有纤细的髓角伸入称畸形中央尖，属牙形态异常。

4. B【解析】牙中牙是牙内陷最严重的一种。牙呈圆锥状，且较其固有形态稍大。畸形舌侧窝是牙内陷较轻的一种。

5. C【解析】釉珠的形成是牙根发育时期上皮根鞘的某一局部异常分化，再度出现造釉功能而形成的附着在牙骨质表面的珍珠状釉质突起。

6. D【解析】畸形舌尖是牙发育时期成釉器出现皱褶向内陷入牙乳头所致，当向内陷入牙乳头形成窝状畸形时称畸形舌窝，又称牙内陷。畸形舌尖可发生于恒牙也发生于乳牙，恒牙多见上颌侧切牙，乳牙多见乳中切牙。

7. A【解析】多生牙又称额外牙，好发于上颌前牙区，不仅影响恒牙胚的正常发育方向，而且常常阻碍恒牙的正常萌出，造成邻牙扭转、异位，牙列拥挤。

8. B【解析】氟牙症常发生在同一时期萌出的同名牙上，具有对称性，选项E错误。氟牙症多发生在恒牙，乳牙很少见，程度也较轻，选项A错误。氟牙症釉质和牙本质硬度降低，耐磨性差，抗酸力较强，选项B正确、选项C错误。氟牙症对摩擦的耐受性差，但对酸蚀的抵抗力强，选项D错误。

9. E【解析】氟化水源防龋的最佳年龄是6个月至18岁。氟化水源防龋对乳恒牙均有防龋效果，但由于乳牙发育从胚胎开始，胎盘屏障有一定的阻挡作用，所以对恒牙龋齿的预防效果比乳牙更好。氟化水源的主要受益对象是青少年，不是年龄越大越好，更不是时间越短越好。

10. E【解析】牙本质过敏症的主要表现为刺激痛，当刷牙，吃硬物，酸、甜、冷、热等刺激时均可引起酸痛，尤其对机械刺激最敏感。当刺激去除后，症状立即消失。

11. A【解析】治疗牙本质过敏症首先确定牙本质敏感症的原因是局部因素所致，还是全身因素引起。全身因素所致者，针对病因，治疗系统性疾病，调节自主神经系统的兴奋性，或适当休息消除疲劳敏感症状即可缓解。局部因素引起者，一般采用脱敏治疗。

12. E【解析】楔状缺损的治疗和预防原则：①首先应改正刷牙方法，避免横刷，并选用较软的牙刷和磨料较细的牙膏。②组织缺损少，且无牙本质过敏症者，不需做特别处理。③有牙本质过敏症者，应用脱敏疗法。④缺损较大者可用充填法，用玻璃离子体水门汀或复合树脂充填，洞深或有敏感症状者，充填前应先垫底。⑤有牙髓感染或根尖周病时，可做牙髓病治疗或根管治疗术。⑥如缺损已导致牙横折，可根据病情和条件，行根管治疗术后，给予桩核冠修复。无保留价值者则拔除。

13. D【解析】冠折近髓或露髓者，根管治疗后再修复牙冠。

14. E【解析】釉质发育不全常表现为同一时期发育的牙齿，成组对称的发生釉质发育不全的结构异常。釉质发育不全发生在侧切牙上说明孩子1~2岁以内受累，发生在中切牙、尖牙、第一磨牙上，说明在1岁以内受累。

15. E【解析】釉质发育不全的临床表现为釉质表面暗白不透明、无光泽，其表面呈深度不等的带状或窝状凹陷或呈蜂窝状，且缺损处无软化现象。临床上常根据病损的程度分为轻度、中度和重度。

16. E【解析】釉质发育不全患者釉质形态基本完整，表面无实质性缺损，仅色泽和透明度与正常釉质不同，呈白垩色或黄褐色。一般无自觉症状。

17. C【解析】目前，釉质发育不全的治疗原则主要根据患者严重程度和患者的美观要求决定治疗方案。①轻症可不处理，要求患者注意口腔卫生，防止龋坏的发生发展。②前牙牙面缺陷影响美观或患者美观要求较高的，可进行复合树脂充填、复合树脂贴面、烤瓷冠等修复。③后牙缺损严重并发龋病或可能发生龋病者，若周围有足够坚硬的釉质，用银汞合金充填；因釉质发育不全常伴有严重的牙本质发育缺陷，制备洞形时需注意窝洞深度，避免意外露髓。釉质发育不全是牙齿在颌骨内发育矿化期间所留下的缺陷，而在萌出以后才被发现，并非牙萌出后机体健康状况的反映。所以对这类患牙再补充维生素 D 和矿物质，是毫无意义的。

18. A【解析】氟牙症与釉质发育不全的区别主要为病因不同。氟牙症主要就是因为长期接触氟导致牙齿发生病变，最终形成的一种牙齿疾病。因此氟牙症有一定的地域性，患者可有在高氟区的生活史。而釉质发育不全主要是由于成釉细胞代谢异常，导致牙釉质无法形成和矿化，因而导致牙齿发育不全。引发这种疾病的原因包括遗传因素以及环境因素，也就是说先天性的基因突变、免疫遗传或者后天的营养缺失、疾病等都可能会引发人们出现釉质发育不全问题。

19. D【解析】牙本质已暴露，并有轻度敏感者，可行脱敏治疗。敏感较重者，用临时塑料冠，内衬氧化锌丁香油糊剂粘固，待有足够修复性牙本质形成后（6~8 周），再用复合树脂修复牙冠形态；此时，须用氢氧化钙制剂垫底，以免对牙髓产生刺激。

20. B【解析】畸形舌侧窝是牙内陷较轻的一种。由于舌侧窝呈囊状深陷窝，容易滞留食物残渣，利于细菌滋生。再加上囊底存在发育上的缺陷，常引起牙髓的感染、坏死及根尖周病变。

21. C【解析】牙冠外伤近髓时即刻处理为护髓治疗。

22. A【解析】完全脱位牙应在 0.5 小时内行再植，最长不超过 2 小时。术后 3~4 周做根管治疗。如果不能即刻复位，可将患牙置于患者的舌下或口腔前庭处，也可放在盛有牛奶、生理盐水或自来水的杯子内，切忌干藏，并尽快就诊。

23. A【解析】根折的治疗取决于折断的部位。根尖 1/3 处折断，多数情况下牙髓活力正常时，只需上夹板固定，无须牙髓治疗。当牙髓发生坏死时，应迅速进行根管治疗。

24. E【解析】釉质发育不全的防治原则包括：①注意妇幼保健，可预防本病发生。②由于患牙发育矿化较差，容易磨耗。患龋后发展较快，应进行防龋处理。③对症处理：改善外观、美学修复。轻症患牙不必治疗；重症患牙用复合树脂修复或贴面修复及冠修复。

25. E【解析】参见A1型题第8题解析。氟牙症患牙对摩擦的耐受性差，但对酸蚀的抵抗能力强。

26. A【解析】儿童一般在7岁之前居住于高氟区才会发生氟斑牙。

27. D【解析】一般认为，发生畸形中央尖的原因为在牙发育期间，成釉器异常突起，牙乳头也相应伸入突起内，形成釉质和牙本质所致。

28. E【解析】楔状缺损是牙唇、颊侧颈部硬组织发生缓慢消耗所致的缺损，由于这种缺损常呈楔形而得名，好发于上下颌尖牙和前磨牙。

29. E【解析】浅表的牙隐裂，无明显症状，且牙髓活力正常者，其治疗应首选调𬌗治疗，排除𬌗干扰，减低牙尖斜度以减小劈裂力量。

30. C【解析】牙周病是菌斑微生物引起的感染性疾病，与牙体缺损的成因无关。

31. E【解析】隐裂牙为一种细微不易发现的牙齿裂缝，多见于恒磨牙，其次为前磨牙。它可引起牙体、牙髓、尖周和牙周一系列病变。按隐裂部位及程度可能出现牙髓充血，急、慢性牙髓炎，根尖炎等症状。

32. E【解析】牙齿磨损的程度取决于牙的硬度、食物的硬度、咀嚼习惯和咀嚼肌的张力等。磨损程度与患者年龄、食物的摩擦力和咀嚼力呈正比，而与牙的硬度呈反比。

33. B【解析】楔状缺损的病因包括：不正确的刷牙方法（主要原因）、牙颈部的结构（牙颈部釉牙骨质界处的结构比较薄弱，易被磨去，有利于缺损的发生）、酸的作用（龈沟内的酸性渗出物与缺损有关）以及牙体组织的疲劳等。

34. C【解析】隐裂牙发生于上颌磨牙最多，其次是下颌磨牙和上颌前磨牙。上颌第一磨牙又明显多于上颌第二磨牙，尤其近中腭尖更易发生。

35. A【解析】牙本质过敏并不是一种独立的疾病，而是各种牙体疾病所共有的症状，多见于中老年。

36. C【解析】畸形中央尖多发生在前磨牙，下颌第二前磨牙最常见。

37. D【解析】釉质发育不全时，在凹陷底部，有加重的釉质发育间隙线。釉丛和釉梭明显且数目多。釉质易被染料浸透，故釉质中常有色素沉积。重症釉质发育不全表现为牙面呈棕褐色，并有实质性缺损，釉质表面呈带状（横沟状）和蜂窝状的棕色凹陷。缺损处釉质生长线和横纹明显。牙本质发育不全时，牙本质形成较紊乱，牙本质小管管径较大，数目较少，甚至有的区域完全没有小管，并可见未钙化的基质区域。

38. B【解析】因为牙本质过敏症患牙的过敏点对机械刺激最敏感，在临床上可以用器械盘里的探针尖在牙齿上寻找敏感点，在牙齿上寻找浅碟状的牙本质暴露的区域，用探针尖左右划一划，看看患者是不是对机械刺激特别敏感。如果很敏感，可以诊断为牙本质过敏症。所以，牙本质过敏症最可靠的诊断方法是探诊。

39. D【解析】牙本质过敏症脱敏治疗常用的药物包括：0.76%单氟磷酸钠凝胶（可保持有效氟浓度，为当前氟化物中效果最好者）；75%氯化锶甘油（局部涂擦或10%氯化锶液）；碘化银法（隔湿，涂3%碘酊30秒后，再以10%~30%硝酸银液涂擦，可见灰白色沉淀附着于过敏区。30秒后，如法再涂擦1~2次即可）；激光法（照射过敏区每次0.5秒是治疗牙本质过敏的安全阈值，10~20次为一疗程）。碘甘油主要用于牙周病的药物治疗。

40. A【解析】银化合物治疗牙本质过敏症是利用硝酸银能使牙体硬组织内蛋白质凝固而形成保护层，碘酊与硝酸银作用产生新生碘化银沉积于牙本质小管内，从而阻断了传导。

41. B【解析】部分脱位牙应在局麻下复位，再结扎固定4周。术后3个月、6个月和12个月进行复查；若发现牙髓已坏死，应及时做根管治疗术。嵌入性的脱位牙在复位后2周应做根管治疗术，对嵌入性脱位的年轻恒牙，不可强行拉出复位，以免造成更大的创伤，诱发牙根和边缘牙槽突的吸收。因此，对症处理，继续观察，任其自然萌出是较可取的处理方法，一般在半年内患牙能萌出到原来的位置。完全脱位牙在0.5小时内进行再植，90%患牙的可避免发生牙根吸收。如牙齿已落地污染，应就地用生理盐水或自来水冲洗牙齿，然后放入原位。如果不能即刻复位，可将患牙置于患者的舌下或口腔前庭处，也可放在盛有牛奶、生理盐水或自来水的杯子内，切忌干藏，并快速到医院就诊。根尖发育完成，就诊及时的患牙一般于再植后3~4周做根管治疗。

42. A【解析】牙齿再植术成功的关键是尽可能保持离体牙牙周膜活性，故再植时间和离体牙保存是影响再植术的主要因素。牙齿脱出牙槽窝时间越短，成功率越高，15~30分钟再植成功率较高。

43. B【解析】四环素牙外脱色效果不佳的原因在于牙齿着色的部位。四环素牙是内源性着色，主要是在牙齿发育期间，服用四环素类药物导致色素沉积在牙本质层，导致牙齿出现灰色、黄色甚至黄褐色的颜色改变。外脱色一般使用美白剂对牙齿进行漂白，但是四环素牙色素在深层，牙齿外层及牙釉质比较硬，美白剂难以透过牙釉质到达牙本质区，所以脱色效果比较差。一般来说，轻度四环素牙，可以考虑用美白方法，如果是重度，一般建议做瓷贴面或者全冠修复。

44. E【解析】牙本质过敏症敏感程度和牙本质暴露程度不完全一致。有的牙本质暴露明显，但无敏感症状。与全身因素有关者，如神经官能症、长期失眠、过度疲劳或妇女的月经期、妊娠后期、围绝经期等，都会使全身应激性增高，神经末梢敏感性相应增强，这时常以主观症状为主，在牙面上难以发现牙本质暴露和敏感点。

45. C【解析】11、13、16、21、23、26、31、32、33、36、41、42、43、46切缘或牙尖出现釉质发育不全，表示致病因素发生在1岁以内。12、22切缘受累，致病因素在出生后第2年。如前牙未受累，主要表现在除第一磨牙外的后牙受累，则致病因素发生在2~3岁以后。

46. C【解析】漂白法最常使用的药物是30%过氧化氢。当过氧化氢和牙接触时，形成具有巨大氧化能力的游离根，在这个反应过程中被漂白物质向漂白剂提供电子。由于过氧化氢的分子量与水相似，所以，易被吸收进釉质从而氧化牙中的色素。

47. A【解析】氯化锶为中性盐，高度水溶性，毒性很低，可加入牙膏中治疗牙本质过敏症。

48. E【解析】咬合负担过重容易引起牙齿的磨耗，不是酸蚀症的危险因素。其余几项均可产生酸性物质，长期接触容易引起酸蚀症。酸蚀症的致病因素主要是酸性物质对牙组织的脱矿作用。酸性物质包括：①饮用酸性饮料。②职业相关酸性物质。③酸性药物：酸性物质的另一个来源与口服药物有关，如补铁药、口嚼型维生素C、口嚼型阿司匹林和患胃酸缺乏症的患者用的替代性盐酸等的长期服用均可造成酸蚀症。④胃酸。

49. A【解析】釉质发育不全是指在牙发育期间，由于全身的、局部的以及遗传等因素影响所导致的釉质结构异常，属于牙齿结构异常。

50. E【解析】牙本质过敏症脱敏常用治疗方法包括：75%氟化钠甘油反复涂擦敏感区1~2分钟；Nd：YAG激光，功率15W。照射过敏区每次0.5秒是治疗牙本质过敏的安全阈值，10~20次为一疗程；38%氟化氨银饱和小棉球涂擦患处2分钟，重复1次，共4分钟，擦去蕴藏后漱口；树脂类脱敏剂，主要的作用机制是使牙本质小管内蛋白质沉淀，阻塞牙本质小管，减少牙本质小管通透性而起脱敏作用。

51. B【解析】为防止四环素牙的发生，妊娠和哺乳的妇女及8岁以下的小儿不宜使用四环素类药物。

52. D【解析】参见A1型题第50题解析。

53. B【解析】四环素牙的发病机制中：①四环素分子有螯合性质，可与牙组织形成稳固的四环素正磷酸盐复合物，此物质能抑制矿化的2个相，即核化和晶体的生长（选项A正确）。②四环素对牙着色和釉质发育不全的影响与四环素族药物本身的颜色有关，如地美环素呈镉黄色、土霉素呈柠檬黄色（选项B错误）。③四环素对光敏感，可以在紫外线或日光下变色（选项C正确）。④四环素还可在母体通过胎盘引起乳牙着色（选项D正确）。⑤由于釉质和牙本质同时形成在同一基底膜的相对侧，所以同一次的剂量能在两种组织中形成黄色层。但在牙本质中的沉积比在釉质中高4倍，而且在釉质中仅为弥散性的非带状色素。这是由于牙本质磷灰石晶体小，总表面积比釉质磷灰石晶体大，因而使牙本质吸收四环素的量较釉质为多（选项E正确）。

54. E【解析】四环素对牙着色和釉质发育不全的影响与下列因素有关：①四环素族药物本身的颜色，如地美环素呈镉黄色、土霉素呈柠檬黄色。②降解而呈现的色泽，四环素对光敏感，可以在紫外线或日光下变色。③四环素在牙本质内，因结合部位的深浅而使牙本质着色的程度有所不同，当着色带越靠近釉牙本质界时，越易着色。因而在婴儿早期，形成外层牙本质时，用药影响最大。④与釉质本身的结构有关，在严重釉质发育不全、釉质完全丧失时，着色的牙本质明显外露；如果轻度釉质发育不全，釉质丧失透明度而呈白垩色时，可遮盖着色的牙本质，反而使牙色接近正常。

55. A【解析】四环素牙着色程度与四环素的种类、剂量和给药次数有关。但与用药方式无关。一般认为，缩水四环素、地美环素、盐酸四环素引起的着色比土霉素、金霉素明显。在恒牙，着色程度与服用四环素的疗程长短呈正比关系，但是短期内的大剂量服用比长期服相等总剂量的作用更大。

56. C【解析】牙中牙是牙内陷最严重的一种。牙呈圆锥状，且较其固有形态稍大，X线片示其深入凹陷部好似包含在牙中的一个小牙，其实陷入部分的中央不是牙髓，而是含有残余成釉器的空腔。

57. C【解析】乳牙感染或外伤，可影响其下方正在发育的继承恒牙釉质发育不全。严重的乳牙尖周感染，也可影响其下恒牙的发育，形成釉质发育不全。局部因素往往只累及个别牙，以前磨牙多见，又称特纳（Turner）牙。

58. E【解析】轻度釉质发育不全是牙在颌骨内发育矿化不全所产生的发育缺陷。表现为釉质形态基本完整，主要出现色泽和透明度的改变，为白垩或黄褐色着色，表面上可有少量的浅沟、小凹点或细横纹，探诊有不平感。一般无自觉症状。

59. D【解析】遗传性乳光牙本质即遗传性牙本质发育不全Ⅱ型（俗称大黄牙），无全身骨骼异常。因其具有遗传性，并且牙外观有一种特殊的半透明乳光色而得名。本病一般表现为常染色体显性遗传方式，患者子女患病概率为1/2。乳恒牙均可受累。有部分患者还同时伴有全身骨骼发育异常，故人们认为本病与中胚层发育异常有关。

60. E【解析】参见A1型题第57题解析。

61. C【解析】牙髓活力测试是临床判断牙髓状态的重要手段，牙外伤3个月以内的患牙因为外伤时受外力的碰击使牙周膜受损，如果这个时候做牙髓活力测试等于给患牙又增加了刺激，一般外伤的牙都要先行固定，3个月后看牙髓活力是否正常，再决定这个外伤牙需不需要行牙髓治疗。

62. E【解析】牙齿的固定时间一般为2~3周，固定时间过长会促进牙根吸收。

二、A2型题

1. D【解析】患者15𬌗面中央有一圆形钝锥形突起，咬合关系正常，为畸形中央尖，叩诊无痛。无症状圆钝而无妨碍的中央尖可进行观察，暂不处理。

2. B【解析】患者下第一前磨牙尖而长的畸形中央尖，易折断或磨损而露髓，可在牙齿萌出后进行少量多次调磨（每次间隔2~3周，每次磨得厚度不得超过0.5mm），促进髓角处修复性牙本质的形成，每次调磨后即涂75%氟化钠，以防牙本质敏感。

3. B【解析】畸形舌窝的牙，早期应进行窝沟封闭或预防性充填，以预防龋病发生。

4. A【解析】患者上前牙有白色斑，无自觉症状，检查：11、21唇面有白垩斑，探光滑、硬，余（-）。该患牙是釉质发育不全的表现。

5. C【解析】根据25无龋，𬌗面磨损可见牙本质暴露（中央尖因咬合作用而折断），探无反应，叩（+）。X线：根尖病变，根尖孔呈喇叭口状，符合畸形中央尖的临床表现。

6. C【解析】表浅的隐裂常无明显症状，较深时则遇冷热刺激敏感，或有咬合不适感。深的隐裂因已达牙本质深层，多有慢性牙髓炎症状，有时也可急性发作，并出现定点性咀嚼剧痛。凡出现上述症状而未能发现患牙有深的龋洞或深的牙周袋，牙面上探不到过敏点时，应考虑牙隐裂存在的可能性。如隐裂不明显，为确诊应做染色剂染色检查，可涂以碘酊，使渗入隐裂染色而将其显示清楚。

7. E【解析】患者上下前牙不同程度地散在黄褐色及白垩状斑，表面无实质性缺损，部分唇面釉质有对称性条纹状缺损，无其他自觉症状。该患牙符合釉质发育不全的表现。

8. A【解析】牙髓活力丧失，牙体剩余组织过少缺损范围大，充填体厚度大，咬合创伤以及洞壁有悬釉均可导致银汞合金充填后牙体折裂造成牙冠劈裂。

9. A【解析】牙向深部嵌入者，则临床牙冠变短，其殆面或切缘低于正常，且 X 线片示根尖周膜消失，可正确诊断出该牙是嵌入性牙脱位。依据题干信息所述，结合患者年龄，对嵌入性脱位的年轻恒牙，不可强行拉出复位，以免造成更大的创伤，诱发牙根和边缘牙槽突的吸收。因此，对症处理，继续观察，任其自然萌出是最可取的处理方法。

10. E【解析】11 牙根折位于颈 1/3 处，多数情况下牙髓活力正常时，只需上夹板固定，无须牙髓治疗。患牙牙冠松动Ⅲ度，牙髓发生坏死，应迅速拔除患牙冠部分，进行根管治疗。

11. B【解析】患儿上前牙外伤冠折露髓已半年，现唇侧龈肿包，考虑最大的可能是患慢性根尖周炎，最重要的可以确诊的检查项目是 X 线检查，其他检查仅供诊断参考。

12. A【解析】患者 1 小时前上前牙外伤，21 唇向错位，松动Ⅱ度，叩（±），牙龈轻度红肿 11、22 叩（-），松（-），X 线检查未见根折。21 应在局麻下复位，结扎固定 4 周。术后 3、6、12 个月进行复查。

13. A【解析】患者全口多个牙牙颈部探诊敏感，无缺损，牙龈轻度退缩，冷测敏感去除刺激可缓解。该患者牙本质过敏症可采用氟化物脱敏法，氟化物的脱敏机制是氟离子渗入到牙体硬组织中与钙结合，形成氟钙磷灰石，从而降低了牙对刺激的感受性。颈部敏感不宜使用氨硝酸银，以防损伤牙龈。

14. E【解析】氟对牙齿的损害，主要是在牙齿的矿化时期，全部牙齿的发育和矿化在不同的年龄中发生，氟牙症和个体摄取的氟量有直接关系。当婴儿出生后 1~3 岁时，氟的摄入量最多，釉质对氟也最为敏感，氟牙症侵犯切缘和牙尖部位。釉质越厚受氟损害越严重，因中切牙切缘没有牙本质，全层均为釉质，因而中切牙受损最严重。患者 11 岁，2 岁前生活在饮水氟浓度高的农村，第二前磨牙不可能出现氟牙症。

15. E【解析】牙震荡的治疗：1~2 周内不用患牙咀嚼。必要时降低咬合。牙松动明显者做松牙固定。受伤后 1、3、6、12 个月定期复查。若 1 年后牙髓活力测试反应正常，牙冠未变色，可不处理；若牙髓已坏死、牙冠变色，则行根管治疗术。牙外伤初期，牙髓可能出现“休克”，此时牙髓活力测试可能出现暂时性无反应，定期观察不应立即做根管治疗。

16. B【解析】患者有夜磨牙症史及紧咬牙史多年，最有可能因单纯机械摩擦作用而造成的牙体硬组织慢性磨耗，即齿过度磨耗造成的磨损。

17. D【解析】热测引起疼痛并持续 2 分钟为牙髓炎表现，需要进行牙髓治疗。

18. C【解析】患者左上后牙咬物不适，偶有咬合锐痛。检查可见左上后牙未见龋及牙周袋，26 近中𬌗面有可疑裂纹，冷敏感，X 线未见异常。对该患牙可能性最大的判断是牙隐裂。

19. C【解析】患者 13、14、15、23、24、25 颊侧颈部楔状缺损，缺损较大，可采用充填法，患者要求一次完成治疗，选用玻璃离子体水门汀。对患者探诊时有敏感着状，所以在充填前应先垫底。

20. C【解析】根据患者的主诉以及检查结果“咀嚼时牙过敏。检查发现牙面磨耗重，叩（-），探敏，冷（-），不松，牙石（+）”，由此可以初步诊断为牙本质过敏。

21. D【解析】患者右侧后牙咀嚼酸痛，右下第一磨𬌗面近中釉质磨损明显，探酸，叩诊（-）。为局部因素造成的牙本质过敏，最佳的治疗措施是脱敏治疗。

22. D【解析】考虑为牙本质过敏症，首选药物脱敏治疗。

23. C【解析】患者上、下前牙有不同程度的散在的黄褐色及白垩状斑，部分唇面釉质有缺损，探硬，光滑，为釉质发育不全的表现。患者要求前牙美观治疗，对前牙牙面缺陷影响美观的，可进行复合树脂充填、复合树脂贴面、烤瓷冠等修复。

24. A【解析】患者全口牙遇冷热敏感，冷测敏感去除刺激可缓解。检查：全口多个牙牙颈部探诊敏感，无缺损，牙龈轻度退缩。该患者应诊断为牙本质过敏症，可采用氟化物脱敏治疗，降低了牙对刺激的感受性。

25. B【解析】根据患者“全口牙釉面均可见不同程度的散在黄褐色及白垩状斑，探牙面光滑而硬，无实质性缺损”等症状，该患者的牙病应诊断为氟牙症（或斑釉牙），是指牙在发育矿化时期摄入过量氟元素所引起的一种特殊型的釉质发育不全，是地方性慢性氟中毒最早出现的一种特异性体征，常发生在高氟区出生和成长的人群。

26. E【解析】患者全口牙自幼呈黄色，查见全口牙现已为黄褐色，表面光滑无缺损，为四环素牙，四环素牙是由于在牙的发育矿化期，服用四环素族药物导致的。因此，医师应做的重点询问是问患者幼时是否有四环素族药物服用史。

27. E【解析】结合右后牙夜间自发痛病史和诊断性麻醉结果，可判定为右上 6 牙髓炎，需行根管治疗，病因为牙隐裂导致。为防止治疗期间出现牙折裂，应在治疗前先用临时冠或带环加固。

28. D【解析】患者右侧后牙咀嚼酸痛，牙齿发酸属于一种牙本质过敏症状，检查见右下第一磨牙𬌗面近中釉质磨损明显，探酸，叩诊（-）。最佳治疗选择药物脱敏治疗。多为局部涂擦，疗效常因人而异。

29. C【解析】根据患者的主诉以及检查结果“咀嚼时牙过敏。检查发现牙面磨耗重，探敏，冷（-），叩（-），不松，牙石Ⅰ度”，由此可以初步诊断为牙本质过敏。

30. B【解析】釉质发育不全症：轻症-釉质形态基本完整，仅有色泽和透明度的改变，形成白垩色釉质，一般无自觉症状；重症-牙面有实质性缺损，即在釉质表面出现带状或窝状的、棕色的凹陷。氟牙症在同一时期萌出的釉质上有白垩色到褐色的斑块，严重者还并发有釉质的实质缺损。四环素牙初成黄色，在阳光照射下则呈现明亮的黄色荧光，以后逐渐由黄色变成棕褐色或深灰色。浅龋分为：窝沟龋时龋损部位透出墨浸状，用探针检查时有粗糙感或能卡住探针尖端；平滑面龋一般呈白垩色点或斑，随着时间延长和龋损继续发展，可变为黄褐色或褐色斑点。遗传性乳光牙本质牙冠呈半透明乳光色，可为浅黄色，也可为棕黄色。综上所述，氟斑牙与题干相符。

31. E【解析】应避免瓷层形成刃边状，而且瓷层应形成一定的厚度。

32. D【解析】金属作为光学上的黑体，其完全阻射作用也使得对前牙烤瓷冠的半透明性有较高要求时，便不能使用金属内冠与金属桩核，因此应选择成品桩（纤维桩）+ 树脂核 + 烤瓷冠。

33. B【解析】铸造全冠适用于后牙临床牙冠较短，咬合紧及后牙隐裂的患牙。

34. E【解析】牙冠大部分牙体组织缺损，且完善根充后，最好采用桩核 + 烤瓷冠进行修复，以恢复美观和功能。

35. A【解析】因为患者牙体硬组织有实质性缺损并且为活髓牙，而内脱色法仅仅适用于牙体颜色改变的情况，不能解决牙体缺损带来的美观问题。

36. D【解析】竞技性游泳运动员在氯气处理的游泳池中游泳发生酸蚀症，主要集聚在唇侧龈缘下釉质牙骨质交界处或牙骨质上。接触的时间愈长，牙齿破坏愈严重。其他曾报道的与职业相关的酸蚀症，如职业品酒员因频繁接触葡萄酒（pH 3.0~3.5）发生酸蚀症等。

三、A3/A4 型题

1~3 A、C、D【解析】患牙“呈柠檬黄色，牙面无明显实质性缺损，外形正常。叩诊（-），探诊（-），无松动”，最可能的是四环素牙。引起四环素牙的可能原因是牙发育期服用了四环素类药物。四环素牙最根本的方法在于预防，即在牙发育矿化期间不用四环素类药物。轻度着色牙可不做处理，重度着色牙可在脱色后采用光敏固化树脂覆盖法处理。

4~5 D、D【解析】患牙“不敢咬物，遇冷水及吃甜食酸痛”，无自发痛史。检查时“釉质部分磨损，牙本质外露，探针探划时有两点酸痛难忍”，初步诊断为牙本质过敏症。该症状影响患者正常饮食，应做脱敏治疗，并去除对颌全冠或降低咬合。治疗的原则是封闭牙本质小管，减少和避免牙本质内液体的流动。临床上常用 75% 氟化钠甘油，敏感部位反复涂抹 1~2 分钟，局部应用也可以是 75% 氯化锶甘油，或 25% 氯化锶溶液。

6~7 A、B【解析】患儿 8 岁。右上 1 牙冠斜折，穿髓孔大，叩（+）。对于右上 1 冠折的患牙，根尖孔尚未形成，可首选活髓切断术，待根尖形成后再做根管治疗。活髓切断术成功的关键是适应证和盖髓剂的选择及术中防创伤和感染。因此，治疗成功的关键是无菌操作。

8~9 C、B【解析】患者有1个月的咬合不适及咬在某一特殊部位时的剧烈疼痛史。叩痛（+），患牙对冷敏感痛，咬诊疼痛，X线片示根尖周无异常。符合牙隐裂的诊断。对牙隐裂的治疗措施包括：①调殆，降低咬合。②均衡全口殆力负担，治疗和/或拔除全口其他患牙，修复缺失牙。③隐裂牙的处理：隐裂仅达釉牙本质界，着色浅而无继发龋损者，可采用复合树脂为粘接技术进行修复，有继发龋或裂纹着色深，已达牙本质浅层、中层者，沿裂纹备洞，氢氧化钙糊剂覆盖，玻璃离子水门汀暂封，2周后无症状则换光固化复合树脂。较深的裂纹或已有牙髓病变者，在牙髓治疗的同时大量调整牙尖斜面，彻底去除患牙承受的致裂力量和治疗后及时用全冠修复是至关重要的。因此，“开髓开放”不是牙隐裂的治疗方法。

10~11 A、D【解析】外伤牙会出现“牙髓休克”导致牙髓电测试无反应。对于根尖孔尚未发育完成的年轻恒牙，应尽量保全根髓活力。因此，首选治疗为活髓切断术。

12~14 E、D、E【解析】患者深龋洞垫底银汞充填后出现自发痛和持续性冷热疼痛，长期的牙髓炎症可涉及根尖，会出现咬合不适和轻度叩痛，是慢性牙髓炎急性发作的表现。最可能原因是充填前的诊断错误。牙髓病可以根据牙髓受损的程度进行治疗，一般临床上不能准确地作出牙髓改变的组织病理学诊断，而是通过临床表现和临床诊断，选择不同的治疗方法。该患者应行牙髓治疗或根管治疗术，首先选择以保留活髓为目的的治疗方法，如直接盖髓术、间接盖髓术和牙髓切断术等。

15~18 B、A、E、A【解析】依据题干信息所述，16殆面可疑隐裂纹，为进一步确诊，应做碘染色检查。染色法用以检查牙隐裂。吹干牙面，用碘酊涂于可疑隐裂处，片刻后再用75%乙醇棉球擦洗脱碘，如有隐裂，可因染料渗入而显色。患者主诉是较长时间的咀嚼不适或咬合痛，咬在某一特殊部位可引起剧烈疼痛是牙隐裂最具特征性的症状。牙髓病治疗开始时可做带环粘上以保护牙冠，牙髓病治疗完毕应及时冠修复。

19~20 C、C【解析】依据题干所述“全口牙面有不规则白垩斑，探光滑，牙面无缺损”符合氟牙症的临床表现，因此最可能的诊断是氟牙症。氟牙症的处理可进行脱色漂白、贴面、光固化树脂覆盖以及全冠修复等。近年，采用过氧化脲化合物对轻、中度氟牙症进行脱色，有较好的治疗效果。

21~22 E、B【解析】患者主要表现为右上后牙遇冷水，吃酸、甜食物等刺激时引起疼痛，咬硬物酸软无力，无自发痛病史。检查时可见牙本质外露，探针探划时有一点酸痛难忍，有敏感点。以上均为牙本质过敏症的临床表现。患者应做脱敏治疗，使敏感症状消失。

23~24 B、A【解析】患者可见全口牙列均可见不同程度的散在黄褐色及白垩状斑，这是氟牙症的表现。氟牙症主要是儿童在牙发育期摄入了过量的氟所致，因此，0~7岁年龄段易患此类疾病。牙胚的成釉细胞损害，使釉质的形成和矿化发生障碍，导致釉质发育不全。

25~26 A、D【解析】患者仅16岁，上前牙外伤脱落10分钟，在半小时内即到院治疗，为该牙再植固定提供了最佳时机。同时因为这类牙再植后，牙髓势必坏死，从而引起炎性的牙根吸收或根尖周病变。若先治疗再再植固定，延长了体外时间，易导致牙根吸收。一般人牙再植后3~4周，松动度减少，而炎性吸收又正好于此时开始。故再植后定期观察，3~4周做根管治疗是最好时期。有一种异常的修复现象，牙骨质与牙槽骨融合在一起，其间没有牙周膜，这种情况被称为牙骨性粘连。这种情况常见于经过再植的牙。

27~28 B、B【解析】参见A3/A4型题第6~7题解析。

29~30 B、A【解析】𬌗创伤是指由于不正常的咬合接触关系或咀嚼系统的异常功能，造成咀嚼系统某些部位的病理性损害或适应性变化。单纯、短期的𬌗创伤不会引起牙周袋，也不会引起或加重牙龈的炎症；𬌗创伤会增加牙的动度；当长期的𬌗创伤伴随严重的牙周炎或明显的局部刺激因素时，会加重牙周袋和牙槽骨吸收。根据患者的临床表现和检查，因舌尖高陡引起𬌗创伤。X线检查结果为：近中根纵折，根周阴影，远中根周未见明显阴影，可选择牙半切除术，切除近中部分。

31~33 C、A、E【解析】患者有咀嚼时刺激痛的症状，且左下第1磨牙釉质重度磨损，牙本质暴露，初步诊断为牙本质过敏症。检查时，可用探针尖在牙面上可发现敏感点或敏感区。尤其在𬌗面釉牙本质界或牙颈部釉牙骨质界处最为敏感。牙本质过敏症一般采用药物脱敏治疗。

34~35 E、B【解析】患者16近中邻𬌗面充填体近中舌尖劈裂，劈裂块已松动，该牙劈裂最可能的原因是充填洞形制备时近中舌壁过薄导致。患牙劈裂达龈下3mm，叩（+），咬合痛，提示已有较深的裂纹或已有牙髓病变，在牙髓治疗的同时应大量调整牙尖斜面，彻底去除患牙承受的致裂力量，治疗后及时用全冠修复。

36~38 C、B、E【解析】通过患者的病史及对疼痛的描述、X线片表现及叩诊阳性不难判断为急性根尖周炎。唇舌侧牙齿表面呈熔融状外观，结合患者平时喜食酸性的食物，可基本判断诱因是酸蚀症引起的。治标应先治本，除常规治疗外，应当嘱咐患者减少酸性食物的摄入。

39~40 C、E【解析】患者左后牙有夜间自发痛症状。左下6𬌗面远中釉质崩裂，左上6腭沟陈旧性裂纹，浅黄褐色着色，叩诊（-），提示左上6牙隐裂导致牙髓炎。牙髓炎主要表现为自发性阵发性疼痛，夜间疼痛加重。自发痛多是牙髓已经感染。因牙髓腔是封闭的组织，一旦感染是不可逆的，必须进行根管治疗，对于治疗后的牙齿，建议做个烤瓷冠修复治疗。烤瓷冠既可以保护牙齿，也能起到美观的效果。这样牙齿就不会真正的裂开了。

四、B型题

1~3 A、A、B【解析】牙齿结构异常指牙齿发育期间，在牙基质形成或基质钙化时，受到各种障碍造成牙齿发育的不正常，并且在牙体组织上留下永久性的缺陷或痕迹。常见的有牙釉质发育不全、牙本质发育不全、氟斑牙和四环素染色牙。少数牙齿的形态和大小在环境因素的影响下（如机械压力），也可以造成牙齿形态的变异。常见的牙齿形态异常有畸形牙尖、畸形牙窝、双牙畸形、小牙畸形、弯曲牙等。

4. C【解析】畸形根面沟使龈沟底封闭不良，上皮在该处呈病理性附着，并形成骨下袋，成为细菌、毒素入侵的途径，易导致牙周组织的破坏。

5. A【解析】畸形舌侧窝是牙内陷最轻的一种。由于舌侧窝呈囊状深陷，容易滞留食物残渣，利于细菌滋生，再加上囊底常缺乏釉质覆盖，常引起牙髓的感染、坏死及根尖周病变。

6~8 A、E、C【解析】对于冠折的患牙，治疗前首先应了解冠折的范围和判断牙髓的状态。少量釉质折断，牙本质未暴露者，调磨锐利边缘即可。牙本质暴露并有轻度敏感者，可行脱敏治疗。敏感较重者，断面可先用临时塑料冠，内衬氧化锌丁香油糊剂粘固，待修复性牙本质形成后（6~8 周），再用复合树脂修复牙冠形态。冠折近髓或露髓者，根管治疗后再修复牙冠。根尖孔尚未形成的年轻恒牙，可酌情采用间接盖髓术、直接盖髓术或活髓切断术，待根尖形成后再作根管治疗。

9. E【解析】较大的根尖周囊肿在根尖处可见有一圆形透影区，边界清，有一圈阻射白线围绕，根尖牙周膜不连续。

10. B【解析】部分性牙脱位，检查可见牙冠较邻牙长，牙松动Ⅲ度，有疼痛、移位、龈缘出血等表现，牙伸长感明显。X 线片见根尖牙周膜间隙明显增宽。

11. D【解析】年轻恒牙根尖孔，检查可见根尖圆形透射影，形状规则。

12. C【解析】牙完全脱位者，则可见牙完全离体或仅有少许软组织相连，牙槽窝内完全空虚。

13. A【解析】牙向深部嵌入者，则临床牙冠变短，其𬌗面或切端低于正常。根尖与牙槽窝间隙消失。

14~18 D、C、B、E、A【解析】酸蚀症的酸蚀形式因酸而异：由盐酸所致者常表现为自切缘向唇面形成刀削状的光滑斜面，硬而无变色，因切端变薄而易折断。由硝酸所致者，因二氧化氮难溶于水，故主要发生在牙颈部或口唇与牙面接触易于形成滞留的地方，表现为白垩状，染色黄褐或灰色的脱矿斑块，质地松软，易崩碎而逐渐形成实质缺损。由硫酸所致者，不易引起酸蚀，因二氧化硫气体溶于水后所形成的亚硫酸是弱酸，因此，通常只使口腔有酸涩感，对牙影响甚少。胃酸经常反流的患者，可引起牙舌面或后牙𬌗面的损害。

19. A【解析】四环素牙目前最常用、最简便的治疗方法是漂白治疗，主要用于牙冠比较完整的轻、中度氟斑牙，四环素牙，变色无髓牙。

20. D【解析】磨除、酸蚀涂层法适用于无实质性缺损的氟牙症。而复合树脂修复则适用于有实质缺损的氟牙症患者。

21. C【解析】遗传性牙本质发育不全的治疗：在恒牙列，前牙用烤瓷冠，后牙用金属冠或覆盖义齿、殆垫修复。同时，应对并发的牙髓炎、根尖周炎、颞下颌关节功能紊乱者做相应治疗。

22. E【解析】釉质发育不全的患牙发育矿化差，应进行防龋处理。

五、X 型题

1. CDE【解析】参见 A1 型题第 10 题解析。对于牙齿的敏感程度，可依靠患者的主观感觉来表达。

2. ABCE【解析】牙本质过敏症的病因：①牙体硬组织病：凡能使釉质完整性遭到破坏，牙本质暴露的各种牙体疾病，如龋病、磨耗、楔状缺损、牙折等均可发生牙本质过敏症。②牙周组织病：牙周萎缩致牙颈部暴露。③医源性：牙体充填时不密合，过度的龈下刮治和根面平整术使牙本质暴露。

3. BD【解析】釉质钙化不全属于釉质发育异常，是牙齿结构异常的一种疾病。牙釉质钙化不全的牙齿可以是很完整的，基质形成正常而矿化不良，一般无实质性缺损，但是不抗磨。

4. ABD【解析】先天性梅毒牙的临床表现为半月形切牙或桶状牙，桑葚状磨牙或蕾状磨牙等，主要发生在上中切牙和第一恒磨牙。哈钦森发现先天性梅毒的四大特征是半月形牙、蕾状牙、耳聋和间质性角膜炎。

5. ABE【解析】氟斑牙患牙釉质呈白色斑纹，甚至整个釉质表面为无光泽的白垩色。有些牙呈黄褐色、棕褐色横纹或斑块；四环素牙呈黄色，在阳光照射下则呈现明亮的黄色荧光，以后逐渐由黄色变成棕褐色或深灰色；釉质发良不全轻度呈白垩色或黄褐色，重症牙面呈棕褐色。但“畸形中央尖”不伴有牙齿变色症状。“死髓牙”不属于牙齿发育异常。

6. ABCE【解析】牙内陷是牙在发育时期，成釉器形态分化异常，深陷入牙乳头中而形成的畸形牙。根据牙内陷的深浅程度及其形态变异，临床上可分为畸形舌侧窝、畸形根面沟、畸形舌侧尖和牙中牙。

7. BCD【解析】我国现行的水质标准对牙齿来说，适宜的水氟浓度应是 0. 5~1. 0mg/L。

8. AB【解析】釉质发育不全根据釉质发育不全的程度，可以分为矿化不良和发育不良两种类型。釉质矿化不良是釉质基质已形成，只是在矿化时受到障碍，使牙釉质出现硬度和颜色的改变，无实质缺损，表现点状或斑片状白垩色釉质。釉质发育不良是釉质基质形成时，成釉细胞遭到破坏，釉质可以不形成或形成不良，出现釉质表面的带状或窝状实质性缺损。

9. ABC【解析】牙脱位可引发的并发症包括：①牙髓坏死：其发生占牙脱位的 52%，占嵌入性脱位的 96%。发育成熟的牙与年轻恒牙相比，前者更易发生牙髓坏死。②牙髓腔变窄或消失：发生率占牙脱位的 20%~25%。牙髓腔内钙化组织加速形成，是轻度牙脱位的反应，严重的牙脱位常导致牙髓坏死。牙根未完全形成的牙受伤后，牙髓能维持活力，但也更容易发生牙髓腔变窄或闭塞。嵌入型牙脱位，其牙髓坏死的发生率很高，故很少出现牙髓腔闭塞。③牙根外吸收：有人认为坏死牙髓的存在能促进牙根的吸收。牙根的吸收最早在受伤2个月后发生。此外约有2%病例并发牙内吸收。④边缘性牙槽突吸收：嵌入型和𬌗向脱位牙特别容易丧失边缘牙槽突。

10. ABCD【解析】脱位牙再植后可出现的情况：①牙周膜愈合：极少出现。②骨性粘连：可以是暂时性，也可以呈进行性。③炎液性吸收，包括牙根外吸收和根管内吸收。

11. ABC【解析】根折的治疗取决于折断的部位。对于根中1/3折断的患牙，将牙冠端复位后用夹板固定。随后每月复查1次，检查固定夹板是否松动、脱落，测定牙髓活力，如发现牙髓坏死应及时进行根管治疗。对于根尖1/3处折断的患牙，牙髓活力正常时只用夹板固定，无须牙髓治疗，但当牙髓有坏死时，则应进行根管治疗术。对于颈1/3与口腔相通的根折，将不会出现自行修复。如折断线在龈下1~4mm，断根不短于同名牙的冠长，牙周情况良好者可选用切龈术，正畸牵引术或牙槽内牙根移位术，临床牙冠延长术后3个月，用桩冠修复。

12. ACDE【解析】龋病、牙折、楔状缺损、磨损、牙隐裂及治疗不当等均可引起牙髓直接暴露于口腔环境，使细菌直接侵入牙髓引发牙髓感染，龋病是引起牙髓感染的最常见原因。

13. CE【解析】牙齿的慢性损伤包括磨损、磨牙症、楔形缺损、酸蚀症以及牙隐裂等。

14. CD【解析】牙挫伤是一种受到外力作用而导致出现的牙齿问题，多发于儿童。跌倒、打击、碰撞等直接或间接损伤，容易造成牙挫伤，这是牙损伤中最轻的一种类型，此种损伤的特点为牙齿仍然完整，只是连接牙齿和牙槽骨的牙周膜和通过根尖孔进入牙髓的血管神经束受损伤，一般前牙挫伤多见。

15. ACDE【解析】参见X型题第9题解析。

16. ABCE【解析】由于多数再植牙都不能成功保留活髓，再植牙预后时更多考虑牙周组织预后。再植牙的愈合方式包括牙周膜愈合、表面吸收愈合、牙固连或称替代性吸收、炎性吸收。15~30分钟即刻再植成功率较高，30分钟以上再植牙周膜愈合的概率极低，牙根发生替代性吸收的概率增加。

17. ABD【解析】关于牙本质过敏症的发病机制，目前尚不十分清楚，主要有神经学说、牙本质纤维传导学说和流体动力学理论三种学说。

18. ABCE【解析】牙隐裂的检查方法包括：①探诊：尖锐探针于裂隙处加压或撬动引发痛（较深裂纹）。②叩诊：各牙尖和各方向叩，叩痛显著处为隐裂所在位置。③温度测验：患牙对冷敏感时，隐裂纹处最明显。④裂纹的染色检查：染色药物渗入隐裂，裂纹处染色较深。⑤咬楔法：可疑牙咬棉签，疼痛。⑥透照法：用光导纤维照明器的光源透照牙齿，强光不能透过与光源垂直的牙折线。

19. ABCE【解析】造成牙隐裂的原因包括：①牙齿结构缺陷：牙结构的薄弱环节是牙隐裂发生的易感因素。这些薄弱环节不仅本身抗裂强度低，而且是牙齿承受正常力时，应力集中的部位。②牙尖形态：牙尖斜面愈大，所产生的水平分力愈大，隐裂发生的机会也愈多。③咬合力：当病理性磨损出现高陡牙尖时，牙尖斜度也明显增大。正常咬合时所产生的水平分力也增加，形成创伤性力，使窝沟底部的釉板向牙本质方向加深加宽，这就是隐裂纹的开始。在力的继续作用下，裂纹逐渐向牙髓方向加深，创伤力是牙隐裂的致裂因素。

20. ABCD【解析】关于釉质发育不全的描述：①是牙釉质形成不全或形成缺陷，是牙齿结构发育异常的一种疾病（选项 A、C 正确）。②是在牙发育期间，受全身疾病、营养障碍或严重的乳牙根尖周感染因素影响（选项 B、D 正确）。③牙本质发育不全偶可发生在一个家族几代成员中，无性别差异，为常染色体显性遗传病（选项 E 错误）。

六、案例分析题

1. BEF【解析】结合“全口牙黄，牙面有白色斑块模糊不清、斑块质硬、表面毛糙不光滑”的临床检查表现以及高氟区生活史（生长在河北）可诊断为氟斑牙；根据“下颌面重度磨损，探诊敏感”可诊断为牙本质过敏；根据“牙石（+），牙龈乳头轻度水肿，无牙周袋”可诊断为牙龈炎。

2. ABCEFG【解析】氟斑牙与重度磨损需要探诊质地及敏感区；重度磨损牙结合牙髓活力测试和 X 线检查可排除牙髓病和根尖周病；松动度、X 线、牙周袋和血常规辅助诊断牙周炎和牙龈炎性质。

3. ABDEFGHIJ【解析】选项 ABDEF 为氟斑牙特征性表现，排除四环素牙、釉质发育不全和遗传性乳光牙本质。选项 GHI 为牙本质过敏表现，并排除浅龋。选项 J 为牙龈炎表现，排除牙周炎。

4. ACE【解析】氟斑牙治疗原则为牙齿美白治疗，包括外漂白、磨除-酸蚀涂层法、复合树脂修复、贴面、烤瓷冠修复等。牙本质过敏采用脱敏治疗，药物脱敏或激光脱敏，如脱敏无效，患者强烈要求可选择冠修复或牙髓治疗。牙龈炎采用龈上洁治术即可。牙龈炎一般无龈下牙石，无须龈下刮治。

髓腔应用解剖与开髓 1

根管预备与消毒 1

第四章　牙髓病及根尖周病

髓腔应用解剖与开髓 2

根管预备与消毒 2

一 A1 型题

1. 桩冠的冠桩长度要求是
   A. 根长的 1/2
   B. 牙根全长
   C. 根长的 1/3
   D. 相当于该牙冠 1/2 长度
   E. 相当于该牙冠的长度
2. 桩冠修复的患牙应选用下列哪项根充材料
   A. 氢氧化钙糊剂
   B. 塑化液
   C. 银尖 + 糊剂
   D. 牙胶尖 + 氢氧化钙糊剂
   E. 氧化锌糊剂
3. 存在窦道的残冠，患牙根管充填后桩冠修复的较佳时间为
   A. 根管充填后当天
   B. 根管充填后 1 周
   C. 根管充填后 2 周
   D. 根管充填后 3 周
   E. 窦道愈合后

根尖周病的临床表现与诊断

根管治疗后的牙体修复

4. 按照牙体缺损由小到大的程度，牙体缺损程度最大时应选用
   A. 全冠
   B. 桩冠
   C. 嵌体
   D. 部分冠
   E. 高嵌体
5. 如果根桩过长，易引起
   A. 断桩
   B. 根折
   C. 拆桩困难
   D. 根尖周炎
   E. 只要根尖愈合，无明显影响
6. 上颌磨牙桩冠修复时最可能利用的根管是
   A. 腭根管
   B. 近中舌根管
   C. 近中颊根管
   D. 以上都是
   E. 以上都不是
7. 以下关于桩冠冠桩长度的说法中，不正确的是
   A. 不破坏根尖封闭的情况下应该尽量长
   B. 至少达根长的 4/5

C. 越长固位越好　　D. 至少等于冠长

E. 根尖部保留至少 3~5mm 根充物

8. 桩冠根管预备时在根尖保留 4mm 的充填物是因为

A. 提高桩冠的固位效果　　B. 保证良好的根尖封闭

C. 防止桩冠旋转　　D. 防止桩冠下沉

E. 利于桩冠就位

9. 根管治疗完成后，一般多少时间可行桩冠修复

A. 可即刻修复　　B. 1 天后

C. 3 天后　　D. 1 周后

E. 任何时间

10. 桩核冠修复中，对所修复残冠的处理不正确的是

A. 去除无基釉　　B. 去除腐质

C. 去除薄壁　　D. 沿龈乳头顶连线切断

E. 尽可能保留残冠硬组织

11. 弯曲根管预备的常见并发症是

A. 根管台阶　　B. 药物性根尖周炎

C. 牙周组织坏死　　D. 皮下气肿

E. 误吸和误咽

12. 关于手术操作时器械的使用，以下说法错误的是

A. 器械在根管中遇到阻力时，旋转幅度不能超过 90°

B. 器械使用时不要越号操作

C. 使用前仔细检查器械有无损坏、变形，避免反复使用

D. 粗大的根管扩锉过度预备可破坏根尖孔，对根尖周组织产生器械损伤和根管壁的侧穿

E. 在弯曲根管使用手用根管预备器械时，应沿着根管的弯曲形态走向进行预弯

13. 拔髓术操作不合要求的是

A. 钻针方向与牙长轴平行　　B. 由较突出的髓角处穿孔进入髓腔

C. 用球钻提拉式磨除髓顶　　D. 只要暴露根管口即可

E. 以上都不对

14. 上颌第一磨牙的根管形态特点是

A. 多数是 2 根管，即 1 个颊根管和 1 个腭根管

B. 多数是 3 根管，即 1 个近颊、1 个远颊和 1 个腭根管

C. 多数是 4 根管，即 2 个近颊、1 个远颊和 1 个腭根管

D. 多数是 4 根管，即 1 个近颊、2 个远颊和 1 个腭根管

E. 多数是 4 根管，即 1 个近颊、1 个远颊和 2 个腭根管

15. 下列根管治疗时，开髓的窝洞预备要求中哪一项不正确

A. 应从髓角最高处进入髓室顶

B. 开髓窝洞外形同髓室顶形态

C. 开髓窝洞洞壁可以形成台阶

D. 开髓窝洞制备应尽量保留无龋坏的牙体组织

E. 髓窝洞应使根管治疗器械可直达根尖部

16. 寻找根管口时，下列注意事项中哪一项不正确

A. 保留自然的髓室底形态

B. 根管口所在处颜色较浅

C. 先用探针尖寻找

D. 按根管分布的解剖部位寻找

E. 参考 X 线片上根管的分布位置

17. 所谓“管间交通支”是指

A. 相邻根管间的交通支

B. 根管的细小分支

C. 垂直于主根管的分支

D. 主根管分支贯穿牙本质和牙骨质达牙周膜

E. 根管在根尖部分歧

18. 根管口是指

A. 髓室和根管的交界处

B. 根管末端的开口处

C. 髓腔的开口处

D. 髓室的开口处

E. 根管的开口处

19. 根尖狭窄部距牙齿实际的根尖部为

A. 0.1~0.2mm

B. 0.3~0.4mm

C. 0.5~1.0mm

D. 1.2~1.5mm

E. 1.6~2.0mm

20. 下颌第一磨牙髓室顶最凹处约平齐于

A. 冠𬌗中 1/3 交界处

B. 颈缘上 2mm

C. 根分叉处

D. 颈缘下 2mm

E. 颈缘

21. 下述上颌前磨牙髓室形态中，正确的是

A. 近远中径大于唇舌径

B. 颊舌径大于近远中径

C. 近远中径大于颊舌径

D. 近远中径大于𬌗龈径

E. 𬌗龈径大于唇舌径

22. 上前牙唇舌面切面观，最膨大处是

A. 在牙冠处

B. 在切嵴部

C. 在颈缘附近

D. 在牙根中分

E. 在根管口处

23. 有关上颌第一恒磨牙髓室形态特征中，正确的是

A. 殆龈径最大
B. 近远中径大于颊舌径
C. 近远中径最小
D. 殆龈径大于颊舌径
E. 颊舌径大于近远中径

24. 下颌第一前磨牙开髓时，最易侧穿的部位是

A. 舌侧
B. 颊侧
C. 远中颈部
D. 近中颈部
E. 以上都不是

25. 关于下颌磨牙髓腔形态的叙述，错误的是

A. 近中颊舌径大于远中颊舌径
B. 通常 3~4 个根管
C. 通常近中根管比远中根管粗大
D. 颊舌径小于近远中径
E. 舌侧髓角高于颊侧髓角

26. 上颌第一前磨牙的开髓入口洞形应为

A. 圆形
B. 长椭圆形
C. 卵圆形
D. 三角形
E. 长方形

27. 牙髓的细胞成分包括

A. 成牙本质细胞、成纤维细胞、防御细胞、储备细胞
B. 牙髓细胞、成牙本质细胞、防御细胞、储备细胞
C. 成牙本质细胞、成牙骨质细胞、牙髓细胞、储备细胞
D. 成牙本质细胞、成牙骨质细胞、牙髓细胞、间质细胞
E. 成牙骨质细胞、牙髓细胞、储备细胞、防御细胞

28. 原发性牙本质是指

A. 牙齿萌出之前形成的牙本质即原发性牙本质，呈波纹状，排列规律，牙未开始行使功能
B. 牙齿萌出之前形成的牙本质即原发性牙本质，呈管状，排列规律，牙未开始行使功能
C. 牙髓受到外界异常刺激如龋病、磨损、酸蚀症和备洞等所诱发形成的牙本质
D. 牙齿萌出之前形成的牙本质即原发性牙本质，呈管状，形成速度快，小管数目少，不规则，敏感性差
E. 骨样牙本质

29. 牙髓增龄性变化包括

A. 结构组织功能变化
B. 体系结构组织变化

C. 体积结构组织变化　　D. 体积结构功能变化

E. 体系组织变化

30. 牙本质中龋时牙髓受刺激后可造成

A. 修复性牙本质形成　　B. 继发性牙本质形成

C. 牙髓充血　　D. 牙髓变性

E. 牙髓钙化

31. 关于神经冲动能传入中枢神经系统引起牙痛有多种学说，较能解释一些临床急性牙髓炎症状的学说是

A. 造牙本质细胞学说　　B. 牙本质神经学说

C. 闸门控制学说　　D. 化学细菌学说

E. 液体动力学说

32. 根尖周组织是

A. 间质性结缔组织　　B. 疏松结缔组织

C. 牙周膜胶原组织　　D. 皮下结缔组织

E. 致密结缔组织

33. 无髓牙或死髓牙依靠（　　）得到联系与营养

A. 牙槽骨　　B. 牙骨质

C. 根尖组织　　D. 牙周膜

E. 牙髓

34. 牙髓组织的代谢必须通过牙髓的（　　）作为媒介

A. 细胞　　B. 纤维

C. 血管和神经　　D. 基质

E. 以上都对

35. 牙髓内的神经感受器对各种刺激传递到中枢均为

A. 痛觉　　B. 本体感觉

C. 触觉　　D. 压觉

E. 以上都不是

36. 根尖周脓肿与牙周脓肿鉴别的要点不包括

A. 疼痛的程度不同　　B. 脓肿部位不同

C. 牙髓活力有或无　　D. 牙周袋的有无

E. 牙龈红肿程度

37. 根管最狭窄位于

A. 约距根尖孔 1mm 处　　B. 约距根尖 1mm 处

C. 约在根管口处　　D. 约距根颈 1/3 与根中 1/3 交界处

E. 约距根颈 1/3 与根尖 1/3 交界处

38. 治疗急性牙髓炎时，首先应该考虑的问题是

A. 消炎
B. 消灭致病菌
C. 无痛或尽量减少疼痛
D. 防止感染扩散
E. 保护生活牙髓

39. 电测法与 X 线法相比，具有的特点不包括

A. 简便
B. 快捷
C. 准确
D. 减少 X 线
E. 增加 X 线

40. 以下根管预备的操作，哪个是错误的

A. 使用扩孔锉和扩孔钻，由细到粗，依序号进行
B. 根管口可用球钻、大号扩孔钻或裂钻扩大
C. 凡旋转使用的器械，一般旋转不要超过半圈
D. 对于根管狭窄、钙化或根管内异物可用螯合剂乙二胺四乙酸来处理
E. A + C + D

41. 下列溶液中哪种不是用于根管冲洗的

A. 3% 双氧水
B. 5.25% 次氯酸钠
C. 2% 氯亚明
D. 10% 葡萄糖酸钙液
E. 生理盐水

42. 关于根管成形，说法错误的是

A. 旋转使用的器械，旋转幅度不能超过两圈
B. 常用逐步后退法，根管壁原来直径至少扩大 3 个器械号
C. 机械预备结合化学预备，边预备边冲洗
D. 维持原根管形态，具有连续的锥度
E. 正确使用器械，避免折断

43. 根管预备的工作长度是指

A. 牙的实际长度
B. 从牙冠参照点到牙本质牙釉质界
C. 从牙冠参照点到解剖根尖孔
D. 从牙冠参照点到生理根尖孔
E. 从牙冠参照点到距生理根尖孔 0.5~1.0mm

44. 根管成形的标准是

A. 根管内无严重气味
B. 根尖预备到 20 号标准器械
C. 根管内无大量渗出
D. 根管冲洗无混浊液体
E. 根管比原来直径至少扩大 3 个器械号

45. 下列根管预备的目的中，错误的是

A. 清除感染源
B. 扩大根管便于根管消毒
C. 扩大根尖孔，以利引流
D. 减少弯曲根管的弯曲度
E. 预备根管形态，以利充填

46. 扩大根管口，最好使用
A. 裂钻
B. 球钻
C. 倒锥钻
D. 扩孔钻
E. 金刚砂钻

47. 根管预备的注意事项中，哪一项是不正确的
A. 首先测定工作长度
B. 器械只应到达根尖狭窄部
C. 根管应尽量扩大为好
D. 每换一支器械前，行根管冲洗
E. 用根管钻或锉时，应逐号进行

48. 前牙的工作长度具体指
A. 牙齿长度
B. 根管长度
C. 开髓口到根尖端的长度
D. X 线片上牙齿的长度
E. 切端到根尖狭窄部的长度

49. 测量工作长度的方法中，错误的是
A. 术者手感法
B. X 线片测量法
C. X 线片诊断法
D. 电测法
E. 患者感觉法

50. 理想的根管消毒药物应具备的条件不包括
A. 杀菌力强
B. 性能稳定
C. 不使牙齿染色
D. 渗透性不能强
E. 不刺激根尖周组织

51. 使用次氯酸钠作为根管冲洗剂，下列说法错误的是
A. 有杀菌作用
B. 可润滑根管器械
C. 可溶解坏死组织
D. 有螯合作用
E. 浓度为 2.00%~5.25%

52. 关于根管冲洗，不正确的说法是
A. 常用过氧化氢和次氯酸钠
B. 用 27 号弯针头注射器
C. 针头深入髓腔即可
D. 针头松松插入根管深部
E. 忌加压注入冲洗液

53. 标准化扩孔钻和锉的刃部长度为
A. 16mm
B. 18mm
C. 21mm
D. 25mm

E. 28mm

54. 根管成形的标准是（除年轻恒牙粗大根管外），应比初尖锉至少扩大

A. 2号
B. 3号
C. 4号
D. 5号
E. 视情况而定

55. 治疗牙髓及根尖周病一般不会用到的药物是

A. 丁香油
B. 碘甘油
C. 根管充填剂
D. 甲醛甲酚
E. 碘仿糊剂

56. 在遇到脓液时仍有消毒作用的是

A. 甲醛甲酚
B. 木榴油
C. 丁香油
D. 樟脑酚
E. 75%乙醇

57. 可溶解坏死牙髓的药物是

A. 3%~6%双氧水
B. 5.25%次氯酸钠
C. EDTA溶液
D. 5.25%次硫酸钠
E. 2%洗必泰

58. 关于弯曲根管的预备，不宜采用的方法是

A. Profile预备技术
B. SW预备技术
C. 平衡力法
D. 逐步深入法
E. 标准法

59. 10号标准化扩孔钻和锉的尖端直径和刃部末端直径为

A. 0.01mm和0.40mm
B. 0.10mm和0.42mm
C. 0.15mm和0.32mm
D. 0.15mm和0.47mm
E. 0.10mm和0.32mm

60. 急性牙髓炎，放射性疼痛的患牙不能定位，疼痛可引起下列哪一项的牵涉痛

A. 同侧上下颌及相邻牙
B. 只能是同侧上下颌牙
C. 只能是相邻牙
D. 可包括对侧牙
E. 全口牙

61. 牙髓治疗要求掌握以下哪项知识

A. 牙髓生理解剖
B. 牙髓根尖周疾病
C. 牙髓治疗器械仪器
D. 各种治疗方法的原理和步骤
E. 包括以上各项

62. 常规根管治疗术的步骤为

A. 根管清创、预备和充填
B. 根管封药和充填
C. 根管清创和充填
D. 根管预备、封药和充填
E. 根管清创、封药和充填

63. 下列根尖周病治疗原则中，不确切的是
A. 彻底清除根管系统中的感染源
B. 阻止根管内感染进入根尖周区
C. 防止再感染
D. 严密堵塞根管，调动根尖周组织修复能力
E. 彻底清除主根管和根管壁中的感染物

64. 年轻恒牙在行根管治疗时应注意
A. 避免应用刺激性强的药物
B. 保留根尖部的部分根髓
C. 避免根充材料超出根尖孔
D. 避免损伤根尖周围组织
E. 避免用牙胶充填根管

65. 间接盖髓术的适应证不包括
A. 外伤近髓的患牙
B. X线片根尖出现阴影的患牙
C. 深龋引起的可复性牙髓炎
D. 深龋近髓的患牙
E. 牙体预备后的大面积牙本质暴露

66. 根管治疗是指
A. 经过严格的根管消毒
B. 采用机械的方法彻底消除髓腔内的感染物质
C. 采用化学的方法消除髓腔内的感染物质
D. 用根管充填剂严密充填封闭空的根管
E. 包括以上各项

67. 影响根管治疗预后较重要的因素是
A. 患者的年龄
B. 患者患有艾滋病
C. 治疗前有无疼痛症状
D. 术前是否有根尖周组织破坏（根尖放射线透射区）
E. 患牙是否松动

68. 下列哪项不是根管治疗的适应证
A. 急性牙髓炎
B. 慢性根尖周炎
C. 隐裂牙
D. 因义齿修复需要
E. 牙槽骨破坏超过根长 2/3 的牙周病牙

69. 若条件允许，下列情况可用一次法完成根管治疗的是
A. 急性根尖周炎
B. 再治疗患牙
C. 局部肿胀患牙
D. 根管无感染的牙齿

E. X线片表现为根尖阴影大的患牙

70. 根管充填的时机为

A. 已经过严格的根管预备和消毒
B. 患牙无疼痛或其他不适
C. 暂封材料完整
D. 根管无异味、无明显渗出物
E. 以上全对

71. 与顽固性根尖周病变和窦道经久不愈可能有关的细菌为

A. 普氏菌
B. 放线菌
C. G^+细菌
D. 真杆菌
E. 梭形杆菌

72. 引起根尖周病的原因主要是感染，感染源主要是

A. 牙周膜
B. 牙周袋内容物
C. 牙髓腔内容物
D. 血源性感染源
E. 腺源性感染源

73. 成年人上前牙外伤，冠折1/3，露髓，根尖周（-）。其治疗原则为

A. 活髓切断术
B. 直接盖髓
C. 干髓术
D. 根管治疗
E. 塑化治疗

74. 根管再治疗的适应证不包括

A. X线片根尖透射影达到根长的1/3的治疗牙
B. 由根管感染所引发根尖周新病损的根管治疗牙
C. 根管治疗后4~5年根尖周病损仍持续存在的根管治疗牙
D. 无临床症状和体征的患牙，在做新的修复体前未进行根管欠填
E. 由根管感染所引起的根尖周病损未愈合并扩大的根管治疗牙

75. 切割牙体组织，引起牙髓组织的改变有

A. 造牙本质细胞核移位，造牙本质细胞排列紊乱
B. 造牙本质细胞层的空泡形成
C. 造牙本质细胞坏死
D. 牙髓组织水肿
E. 包括以上各项

76. 活髓切断术的原理是利用牙髓组织的哪项功能

A. 感觉功能
B. 营养功能
C. 形成牙本质功能
D. 免疫功能
E. 防御功能

77. 关于间接盖髓术错误的是

A. 深龋患牙，盖髓术中应该首先去除近牙髓处的腐质
B. 永久充填时，可以保留 1mm 氧化锌丁香油垫底
C. 盖髓后出现自发或者夜间痛，应该行根管治疗
D. 盖髓术后 1~2 周，患牙对温度如果仍旧敏感，可更换盖髓剂再观察
E. 术后观察 1~2 周，无症状且牙髓活力正常的，可以考虑永久充填

78. 对于意外穿髓的患牙，一般选用何种盖髓剂
A. 氢氧化钙
B. 磷酸锌水门汀
C. 氧化锌丁香油糊剂
D. 亚砷酸酸酐
E. 碘仿氧化锌

79. 逆行性牙髓炎往往伴随有
A. 严重的牙龈炎
B. 严重的牙周病
C. 严重的牙体缺损
D. 较深的楔状缺损
E. 明显的牙齿松动、移位

80. 牙髓坏死的临床表现为
A. 一般无症状，但 X 线检查可见牙内吸收
B. 牙齿发暗，变色，不透明，温度及电活力试验无反应
C. 牙齿变色，髓腔内腐败发臭，温度及电活力试验反应迟钝，读数低于对照牙
D. 无明显自发痛，温度改变可引起疼痛
E. 一般无症状，X 线可见根管有不均匀膨大

81. 临床上牙髓息肉一般见于
A. 急性牙髓炎浆液期
B. 急性牙髓炎化脓期
C. 慢性闭锁性牙髓炎
D. 慢性溃疡性牙髓炎
E. 慢性增生性牙髓炎

82. 可复性牙髓炎区别于急性牙髓炎浆液期的特点是
A. 无温度刺激痛
B. 无化学刺激痛
C. 无自发性疼痛
D. 无探痛
E. 无叩痛

83. 温度刺激出现疼痛，但刺激去除后疼痛即可消失，可能为
A. 牙髓正常
B. 牙髓坏死
C. 可复性牙髓炎
D. 牙髓钙化
E. 慢性牙髓炎

84. 残髓炎最有价值的诊断指征为
A. X 线检查
B. 电活力测试
C. 温度测试
D. 病史

E. 去除原充填物检查患牙根管深处有无疼痛

85. 牙髓病最常见的是

A. 牙髓充血　　B. 牙髓炎

C. 牙髓坏死　　D. 牙髓钙变

E. 牙内吸收

86. 下列哪种盖髓剂不能用于直接盖髓

A. 氢氧化钙　　B. 羟基磷灰石

C. 氧化锌丁香油糊剂　　D. 钙维他

E. 生物陶瓷

87. 慢性牙髓炎依临床表现可分哪几型

A. 溃疡型、增生型、闭锁型　　B. 化脓型、坏死型、液浆型

C. 增生型、坏死型、化脓型　　D. 坏死型、坏疽型、溃疡型

E. 液浆型、化脓型、闭锁型

88. 关于氢氧化钙盖髓剂的作用中，最基本的是

A. 中和炎症产物的酸性　　B. 激活磷酶

C. 促进硬组织形成　　D. 抗菌作用

E. 强碱性

89. 最有效的牙科手机消毒灭菌方法是

A. 浸泡消毒法　　B. 表面消毒法

C. 紫外线灭菌法　　D. 干热灭菌法

E. 预真空高温高压灭菌法

90. 牙内吸收时，牙髓组织变为炎症性肉芽组织，吸收牙齿的哪部分

A. 牙本质壁　　B. 牙骨质

C. 釉界牙骨质　　D. 根尖狭窄部

E. 根分歧部

91. 临床诊断牙髓坏死最主要的检查是

A. 视诊　　B. 温度测验

C. 光纤透照测验　　D. 开髓后诊断

E. 电活力测验

92. 根尖周组织病的病因不包括

A. 创伤　　B. 化学刺激

C. 感染　　D. 电流刺激

E. 免疫因素

93. 下牙槽神经阻滞麻醉口内法注射时，针尖应在

A. 下颌孔平面
B. 下颌孔上方约 0.5cm
C. 下颌孔上方约 1.0cm
D. 下颌孔上方约 1.5cm
E. 下颌孔上方约 2.0cm

94. 慢性增生性牙髓炎的特点是息肉
A. 充满整个龋洞
B. 与牙髓相连
C. 与牙龈相连
D. 与牙周膜相连
E. 与牙槽骨相连

95. 多聚甲醛用于牙髓失活时，封药时间需
A. 24~48 小时
B. 2~4 天
C. 5~7 天
D. 2 周
E. 20 天

96. 年轻恒牙的 X 线牙片显示未发育完成的根尖开口区有界限清晰透影，周围有完整骨硬板围绕，临床无异常症状。应提示为
A. 慢性根尖周肉芽肿
B. 慢性根尖周脓肿
C. 慢性根尖周囊肿
D. 慢性牙髓炎
E. 牙乳头

97. 牙髓坏死后牙齿变色的原因是
A. 失去血液供应
B. 脓液进入牙本质小管
C. 血红蛋白分解产物进入牙本质小管
D. 细菌分解产物进入牙本质小管
E. 胆固醇结晶进入牙本质小管

98. 急性浆液性根尖周炎的临床表现不包括
A. 患牙可以检查到龋坏，或者深牙周袋
B. 患牙可有轻度松动
C. 叩诊检查（+）~(++)
D. 患牙可有牙冠变色
E. 无明显叩痛，可以探查到来自根尖的瘘管

99. 急性牙髓炎应急镇痛治疗的最佳方法是
A. 局部麻醉下开髓引流，辅以药物镇痛
B. 直接或间接盖髓
C. 药物消炎、镇痛
D. 调𬌗磨改
E. 局部针灸

100. 根尖区急性炎症应急处理有
A. 开髓引流
B. 切开排脓

C. 调𬌗磨改　　D. 消炎镇痛

E. 以上都对

101. 不符合急性化脓性根尖周炎根尖脓肿阶段的临床表现的是

A. 自发性剧烈跳痛，患者不敢咬合　　B. 患牙伸长感加重，出现早接触

C. 相应区域可有淋巴结肿大、触痛　　D. 根尖部牙龈潮红，且有明显肿胀

E. 患牙Ⅱ度~Ⅲ度松动

102. 有症状不可复性牙髓炎剧痛时最佳处理办法是

A. 开髓引流　　B. 封失活剂

C. 安抚治疗　　D. 开髓后同时拔除牙髓

E. 镇痛剂放在牙周袋内可不开髓

103. 急性根尖周炎浆液期和根尖脓肿阶段，从何处引流为佳

A. 切开黏膜引流　　B. 切开骨膜引流

C. 根管引流　　D. 开髓引流

E. 根管引流和切开黏膜引流

104. 急性不可复性牙髓的疼痛性质中，较具诊断特点的是

A. 自发性痛，阵发性加重　　B. 冷刺激引起疼痛

C. 热刺激引起疼痛　　D. 疼痛向颌面部放射

E. 持续性胀痛

105. 关于牙周韧带内注射说法正确的是

A. 用于其他麻醉法效果不佳的牙髓炎或根尖周炎患牙

B. 某些特殊病例如血友病患者常行牙周韧带内注射

C. 多根牙每个牙根均需行牙周韧带内注射

D. 每个牙根注射剂量不超过0.4ml

E. 以上说法均正确

106. 进行局部浸润麻醉操作正确的是

A. 注射针角度与牙长轴平行

B. 针尖刺入骨膜内方可注入麻醉剂

C. 局部浸润麻醉适用于下颌后牙

D. 避免对感染组织进行局部浸润麻醉注射，以防止感染扩散

E. 以上都对

107. 常用作牙髓失活的药物是

A. 甲醛甲酚　　B. 多聚甲醛

C. 樟脑苯酚　　D. 樟脑对氯酚

E. 氯已定

108. 诊断慢性根尖周炎的主要依据是

A. 有轻度叩痛　　B. 有咬合痛

C. 根尖区黏膜肿胀　　D. X 线片示根尖周骨质破坏

E. 牙髓温度测验无反应

109. 对于根尖化脓性炎症，脓肿切开的时机为

A. 患者一旦感觉患牙根尖部有跳痛就应立即切开

B. 扪诊患牙根尖部有不适或疼痛就应切开

C. 患牙有叩痛就应立即切开

D. 急性炎症的第 4~5 天，局部有波动感，或穿刺检查回抽有脓液时

E. 急性炎症的第 2~3 天，患者感觉牙齿有咬合痛时

110. 对于牙髓炎和根尖周炎在处理患牙的同时，还可辅以消炎镇痛，下列说法不正确的是

A. 可采用口服或注射的途径给药

B. 可以局部封闭、理疗及针灸镇痛

C. 镇痛剂可以全身用药也可局部使用

D. 局部可使用清热、解毒、镇痛类的中草药

E. 在剧烈疼痛的急性炎症期，可以单纯应用消炎镇痛药物就会取得良好的镇痛效果

111. 意外露髓的牙髓组织盖髓治疗后，继发性牙本质形成封闭露髓孔，一般在术后几个月左右形成

A. 1 个月　　B. 2 个月

C. 3 个月　　D. 4 个月

E. 5 个月

112. 畸形舌窝是

A. 内陷较重的一种，牙形态明显变异，容易滞留食物和堆积菌斑而患龋病

B. 内陷较重的一种，牙形态明显变异，但不容易滞留食物和堆积菌斑而患龋病

C. 内陷较轻的一种，牙形态变异不太明显，但容易滞留食物和堆积菌斑而患龋病

D. 内陷较轻的一种，牙形态无明显变异，舌窝不深，容易滞留食物和堆积菌斑而患龋病

E. 内陷较轻的一种，牙形态无明显变异，只是舌窝较深，容易滞留食物和堆积菌斑而患龋病

113. 不符合急性化脓性根尖周炎骨膜下脓肿阶段的临床表现的是

A. 体温升高可达 38℃

B. 扪诊深部无波动感

C. 患牙Ⅲ度松动，叩痛（+++），牙龈扪诊可及深部波动感

D. 严重的病例可出现颌面部蜂窝织炎

E. 末梢白细胞计数多在（10~12）$\times 10^9$/L

114. 有关慢性牙髓炎的叙述，以下不正确的是
A. 炎症易波及根尖
B. 病程长，症状不典型
C. 冷热刺激剧痛，刺激去除后疼痛立即消失
D. 患者一般多可定位患牙
E. 一般不发生剧烈的自发性疼痛

115. 对于急性化脓性根尖周炎，以下哪一种排脓途径预后较差
A. 从龈沟或牙周袋排出
B. 脓液穿通骨壁突破鼻腔
C. 脓液经根尖孔从冠部缺损处排出
D. 脓液穿通骨壁突破黏膜
E. 以上各种排脓途径无明显差别

116. 急性根尖周炎最重要的应急处理措施为
A. 调整咬合
B. 开髓引流
C. 牙髓失活
D. 根管冲洗
E. 根管封药

117. 根尖部急性炎症应急处理有
A. 开髓引流
B. 切开排脓
C. 急性期拔牙
D. 调𬌗
E. 以上都是

118. 慢性根尖周炎的临床表现是
A. 牙龈出血
B. 温度刺激痛
C. 自发痛
D. 咀嚼不适
E. 牙松动

119. 牙科手术显微镜的哪一个结构使术者能看到立体视野
A. 物镜
B. 放大转换器
C. 双筒目镜
D. 反射镜片
E. 氙灯

120. 急性化脓性根尖周炎最剧烈疼痛时间阶段
A. 根尖脓肿阶段
B. 骨膜下脓肿阶段
C. 黏膜下脓肿阶段
D. 脓肿破溃时
E. 脓肿未形成时

121. 急性根尖周炎患牙扪诊出现深部波动感的阶段是
A. 浆液期
B. 根尖周脓肿期
C. 骨膜下脓肿期
D. 黏膜下脓肿期
E. 脓肿破溃期

122. 造成牙髓坏死的原因不包括
A. 深龋
B. 畸形中央尖折断
C. 氟牙症
D. 外伤
E. 复合树脂充填后

123. 可引起颌骨骨髓炎的根尖周病是
A. 急性浆液性根尖周炎
B. 急性化脓性根尖周炎
C. 慢性根尖周脓肿
D. 根尖周囊肿
E. 根尖周肉芽肿

124. 慢性增生性牙髓炎常见于
A. 青少年
B. 中年人
C. 老年人
D. 中年男性
E. 中年女性

125. 年轻恒牙的可复性牙髓炎，去净腐质未露髓者，首选治疗方法为
A. 局麻下开髓引流
B. 安抚治疗
C. 间接盖髓
D. 活髓切断术
E. 局麻拔髓

126. 急性根尖周脓肿最主要的临床表现是
A. 自发痛阵发性加重
B. 冷热刺激激发痛
C. 剧烈的夜间痛和放射痛
D. 持续性跳痛和咬合痛
E. 患牙伸长，咬紧时疼痛缓解

127. 慢性牙髓炎的疼痛特点是
A. 剧烈的自发性痛
B. 剧烈的夜间痛
C. 牵涉性痛
D. 轻微的自发性钝痛
E. A + B + C

128. 下列哪项不是急性牙髓炎的临床诊断要点
A. 温度测验敏感
B. 典型的疼痛症状
C. 可查到引起牙髓炎的病因
D. 牙髓活力测验值低
E. 明显叩痛

129. 急性牙髓炎的疼痛特点是
A. 自发性痛，热刺激痛加剧，冷刺激痛减轻，疼痛定位，叩诊痛
B. 自发性、阵发性疼痛，夜间痛加剧，冷热刺激痛，疼痛呈放射性
C. 冷热刺激、疼痛持续时间短暂，无自发痛
D. 食物嵌塞疼痛剧烈，温度刺激痛明显，无明显自发痛
E. 持续性钝痛、咬合痛、放射痛

130. 可复性牙髓炎的临床表现是
A. 热刺激引起疼痛，冷刺激缓解
B. 冷刺激去除，疼痛随即出现
C. 冷热测结果同对照牙
D. 冷刺激引起剧烈疼痛，放射至面部
E. 冷刺激疼痛，刺激去除后疼痛很快消失

131. 温度刺激出现迟缓且不严重的疼痛，表明可能是
A. 牙髓正常
B. 牙髓坏死
C. 慢性牙髓炎
D. 急性牙髓炎
E. 可复性牙髓炎

132. 引起牙髓病的感染途径有
A. 血源性感染、牙周病的逆行感染、深龋和严重的牙体损伤
B. 牙周病逆行感染、深龋和化学药物刺激
C. 电流刺激、咬合创伤、全身慢性消耗性系统疾病
D. 外伤、发育畸形和意外穿髓
E. 深龋和牙周病的逆行感染

133. 牙髓电活力测验时的注意事项正确的是
A. 先测对照牙，再测患牙
B. 以第一次测试结果为准
C. 测试牙面应保持干燥
D. 测试电流强度由大到小
E. 装有心脏起搏器的患者需在心电监护下测试

134. 牙髓电活力试验患牙读数与对照牙明显不同，可判断患牙
A. 有无隐裂
B. 牙髓是否坏死
C. 有无咬合创伤
D. 是否为急性牙髓炎
E. 有无牙髓充血

135. 慢性增生性牙髓炎的特征不包括
A. 多为青少年发病
B. 临床症状不明显
C. 根尖孔粗大
D. 穿髓孔小
E. 牙髓组织增生呈息肉状

136. 急性牙髓炎
A. 可分为闭锁性和溃疡性两类
B. 有大量淋巴细胞和浆细胞浸润
C. 可导致牙髓发生营养不良和退行性变
D. 如不及时治疗，炎症过程可迅速扩展到全部牙髓
E. 常伴有肉芽组织形成

137. 牙髓息肉
A. 又称慢性牙髓脓肿
B. 多发生于切牙

C. 表面均有上皮覆盖
D. 患牙一般无穿髓孔
E. 主要表现为慢性炎症性牙髓组织的过度增生

138. 牙髓炎最常见的病因是
A. 龋病
B. 牙周病
C. 外伤
D. 败血症
E. 化学药物

139. 下列哪一项属于龈沟内全厚瓣的特点
A. 易切断垂直向的血管和胶原纤维
B. 牙龈的血液供应不受影响
C. 可用于有深牙周袋的患牙
D. 牙龈有明显炎症的患牙
E. 以上都不对

140. 以下哪一种牙髓炎多发生在年轻人
A. 慢性溃疡性牙髓炎
B. 慢性增生性牙髓炎
C. 牙髓坏死
D. 牙髓变性
E. 慢性闭锁性牙髓炎

141. 下列不属于牙髓变性的是
A. 牙髓坏死
B. 牙髓钙化
C. 牙髓网状萎缩
D. 纤维性变
E. 成牙本质细胞空泡性变

142. 关于牙髓钙化，叙述错误的是
A. 髓石形成多见于冠髓
B. 髓石一般不引起临床症状
C. 髓石均不含牙本质小管样结构
D. 弥漫性钙化常见于根髓内
E. 髓石可游离于髓室内或附着于髓室壁

143. 慢性闭锁性牙髓炎的临床表现，叙述不正确的是
A. 偶有不定时的自发痛
B. 龋洞内探及穿髓孔
C. 热测引起迟缓痛
D. 叩诊多有不适感
E. 病史较长，有过自发痛

144. 急性根尖周炎最常见的病因是
A. 牙本质龋
B. 外伤
C. 败血症
D. 牙髓炎
E. 牙周炎

145. 化脓性根尖周炎最常见的排脓途径是
A. 经黏膜、皮肤排脓
B. 经根管从龋洞排脓
C. 经深的牙周袋排脓
D. 经上颌窦排脓
E. 牙龈排脓

146. 根尖周肉芽肿的上皮多来源于
A. 缩余釉上皮
B. 呼吸道上皮
C. 口腔黏膜上皮
D. 牙板上皮
E. Malassez 上皮
147. 下列有关根尖肉芽肿的描述，错误的是
A. 多数无明显自觉症状
B. 不会见到增生的上皮
C. 可见吞噬脂质的泡沫细胞
D. 可见胆固醇结晶裂隙
E. 表现为以增生为主的炎症反应，有肉芽组织形成
148. 成年患者的牙齿中，正在形成的牙本质不可能是
A. 前期牙本质
B. 原发性牙本质
C. 修复性牙本质
D. 继发性牙本质
E. 硬化性牙本质
149. 与牙髓炎疼痛相关的纤维是
A. A 纤维
B. C 纤维
C. Aδ 纤维
D. Cδ 纤维
E. Aβ 纤维
150. 引起牙髓病和根尖周病的物理因素不包括
A. 酸蚀剂
B. 磨牙症
C. 创伤性咬合
D. 急性创伤
E. 相邻两牙使用不同的金属修复体
151. 引起牙髓病和根尖周病的化学因素正确的有
A. 窝洞充填之前不建议消毒
B. 第 7 代粘结体系集酸蚀及粘结作用于一身，细胞毒性有较大提高
C. 氧化锌丁香油酚粘固剂可直接用做深洞垫底
D. 器械超出根尖孔可引起根尖周炎症反应
E. 在露髓处封亚砷酸的患牙均会出现药物性根尖周炎
152. 关于病史采集和临床检查，叙述错误的是
A. 主诉包括部位、主要症状和持续时间 3 个要素
B. 安装了心脏起搏器的患者可以做牙髓电活力试验
C. 病史采集和记录主要针对患者的主诉、现病史和全身病史 3 个部分
D. 冷热测试结果是被测牙与患者正常对照牙比较的结果，不能采用（+）、(-）表示
E. 全身病史在病史采集中也很重要，包括系统病史、传染病史、药物过敏史和精神心理病史等
153. 临床上最常用的冷诊刺激物是

A. 冷水
B. 冰棒
C. 干冰
D. 牙胶棒
E. 四氟乙烷

154. 牙髓充血与急性牙髓炎的鉴别要点是
A. 对冷、热刺激有无反应
B. 有无叩痛
C. 有无自发痛史
D. 有无进食疼痛
E. 有无深龋

155. 有关牙髓电活力测试，叙述错误的是
A. 可鉴别急、慢性牙髓炎
B. 可判断牙髓有无活力
C. 根尖尚未发育完全的新萌出牙，可出现假阴性
D. 液化性坏死的牙髓，可出现假阳性
E. 与正常对照牙对比后才有诊断价值

156. 急性牙髓炎与急性根尖周炎鉴别的主要依据是
A. 牙髓活力情况
B. 疼痛的性质
C. 患牙有无龋损
D. 有无外伤
E. X 线片表现

157. 根尖周囊肿的 X 线片表现不包括
A. 根尖部透射影圆形
B. 透射影边界不清楚
C. 透射影周围骨质正常或稍显致密
D. 在 X 线片上较小的根尖周囊肿的表现与根尖周肉芽肿难以鉴别
E. 大的根尖周囊肿边界为一圈阻射白线

158. 引起根尖周炎的物理创伤因素不包括
A. 牙体受外力打击
B. 咬合创伤
C. 根管治疗器械超出根尖孔
D. 拔除邻牙时被撬动
E. 塑化液流到根尖周围

159. 下列关于根尖肉芽肿的病理表现叙述正确的为
A. 根尖周病变被淋巴细胞、浆细胞和巨噬细胞浸润，根尖周组织有肉芽组织形成
B. 牙周膜血管扩张充血，浆液渗出
C. 溃疡表面有食物残屑、炎性渗出物及坏死组织覆盖
D. 增生组织为肉芽组织，由成纤维细胞、毛细血管构成
E. 根尖周病变中央细胞坏死液化，形成脓液

160. 关于牙髓的治疗，叙述错误的是

A. 6 个月内患有心肌梗死的患者应缓做牙髓治疗
B. 艾滋病患者不能进行牙髓治疗
C. 糖尿病患者做牙髓治疗前应预防性应用抗生素，以免急性牙髓感染影响其病情
D. 妊娠期患者做牙髓治疗时应注意控制疼痛与感染，缓做根管外科手术
E. 有出血性疾病的患者行根管外科手术时术前应给予抗纤溶治疗

161. 牙髓切断术的适应证包括
A. 根尖孔尚未发育完全，因机械性或外伤性露髓的年轻恒牙
B. 龋源性露髓的乳牙
C. 龋源性、外伤性或机械性露髓，根尖未发育完成的年轻恒牙
D. 根尖已发育完全，机械性或外伤性露髓，穿髓孔直径不超过 0.5mm 的恒牙
E. 根尖已发育完全，机械性或外伤性露髓，穿髓孔直径不超过 1.0mm 的恒牙

162. 关于牙髓血运重建术，叙述错误的是
A. 干细胞主要来源于根管和根尖部幸存的牙髓及牙乳头细胞
B. 操作时应通过机械化学预备根管，尽可能使根管内无菌
C. 根管消毒常用环丙沙星、甲硝唑和米诺环素三联抗菌糊剂
D. 良好的血凝块是治疗成功的关键
E. 治疗后患牙牙髓可恢复电活力

163. 若诊断为逆行性牙髓炎，检查较重要的是
A. 牙龈出血
B. 龈下牙石
C. 牙周溢脓
D. 深牙周袋
E. 深的龋洞

164. 生物膜细菌的抗药力是其浮游状态的
A. 2~1000 倍
B. 300 倍
C. 75 倍
D. 2000 倍
E. 10~1000 倍

165. 随着年龄的增长，后牙面有磨耗，根尖部牙骨质沉积使牙根增长，若做根管治疗，其根管工作长度变化是
A. 变长
B. 变短
C. 没变化
D. 因人而异
E. 与性别有关

166. 根管治疗过程可发生的并发症不包括
A. 器械折断
B. 急性根尖周炎
C. 皮下气肿
D. 侧壁穿孔
E. 牙敏感

167. 副根管是
 A. 常与根管垂直
 B. 根管的细小分支
 C. 发自髓室底至根分叉处的根管
 D. 主根管的分支，贯穿牙本质和牙骨质通向牙周膜
 E. 根尖部根管发生分歧
168. 临床上不易诊查出的继发龋，可用下列哪种方法帮助诊断
 A. 探诊　B. 温度测验
 C. X 线　D. 染色法
 E. 麻醉法
169. 疼痛是牙髓炎的突出症状，医师应注意询问
 A. 性质　B. 刺激因素
 C. 时间　D. 部位
 E. 以上各项均是
170. 根尖周病时，X 线检查诊断价值哪项无意义
 A. 龋损情况　B. 牙体发育畸形
 C. 牙根及根管的情况　D. 根尖及根尖周围情况
 E. 是否有髓石存在
171. 根管最狭窄的地方是
 A. 约距根尖孔 1mm 处　B. 约距根尖 1mm 处
 C. 约在根中 1/3 与根尖 1/3 交界处　D. 约在根尖 1mm 处
 E. 约在根管口处
172. X 线检查对于诊断以下哪种疾病不能提供有效信息
 A. 牙髓炎　B. 髓石
 C. 慢性根尖周炎　D. 牙髓钙化
 E. 牙内吸收
173. 关于上颌第 1 磨牙根管的解剖，叙述正确的是
 A. 两个颊根管口彼此约成 45°角　B. 远颊根管口位于髓室底的最颊侧
 C. 近颊出现 2 个根管的比例约为 80%　D. 侧支根管发生率为 55%
 E. 根分叉处副根管的发生率为 20%
174. 下颌磨牙开髓的正确位置为
 A. 应选择在中央窝偏颊侧约 1. 5mm 处
 B. 就近远中径而言，应选择在近远中径中点偏近中
 C. 近中壁和远中壁均应斜向远中，洞形呈方形，基本在牙冠面远中区内

D. 对于髓腔明显钙化的患牙，应维持标准的开髓形态

E. 在车针进入牙本质层后不可向髓腔最后钙化的部位倾斜

175. 关于上颌侧切牙的髓腔结构，叙述正确的是

A. 根管直径与中切牙一样
B. 平均长度 21mm
C. 冠根比例为 1∶1.47
D. 根尖 1/3 稍偏向近中
E. 25% 有侧支根

176. 局部浸润麻醉可能的并发症不包括

A. 感染
B. 出血不止
C. 中毒
D. 过敏反应
E. 神经损伤

177. 诊断邻面龋最准确的方法是

A. 视诊
B. 探诊
C. 温度刺激试验
D. 染色法
E. 咬合翼片

178. 可复性牙髓炎的诊断要点为

A. 主诉对温度刺激一过性敏感
B. 无自发痛史
C. 对牙髓电活力测试反应阈值低
D. 有引起牙髓病的牙体缺损或牙周组织损坏
E. 以上都是

179. 判断牙髓活力最可靠的检查方法是

A. 热诊
B. 冷诊
C. 牙髓活力电测定
D. 试验性备洞
E. X 线检查

180. X 线片上呈透射影像的是

A. 牙胶
B. 塑化液
C. 氧化锌
D. 磷酸锌水门汀
E. 氢氧化钙

181. 关于牙髓活力电测验操作方法及注意事项哪项是错误的

A. 先向患者说明测验的目的
B. 隔湿待测牙，吹干牙面
C. 探头涂牙膏作为电流导体
D. 将探头放到牙面上的适当位置
E. 在测试了患牙之后，还要测试正常的对侧同名牙或邻牙

182. 进行牙髓温度检验时，冷测试的部位应在

A. 牙齿唇颊面近颈 1/3 区
B. 牙齿唇颊面中 1/3 区

C. 牙齿切缘和咬合面
D. 牙齿破坏区
E. 牙齿硬组织的任何表面上

183. 慢性牙髓炎的疼痛特点，下列说法错误的是
A. 不明显的阵发性隐痛
B. 每日可出现定时的钝痛
C. 有时可有剧烈的自发性疼痛
D. 有长期的冷热刺激痛病史
E. 患者一般多能定位患牙

184. 全身病史的内容，除了
A. 传染病史
B. 糖尿病
C. 个人史
D. 药物过敏史
E. 癫痫病史

185. 不宜作为根管冲洗的溶液是
A. 30%过氧化氢溶液
B. 2%氯己定溶液
C. 2%氯亚明溶液
D. 15%依地酸钠钙溶液（EDTA）
E. 2.5%次氯酸钠溶液

186. 根管充填的目的除外
A. 消除根管内残留感染
B. 促进根尖周病变愈合
C. 阻止冠向渗漏
D. 增强牙根抗力
E. 严密封闭主根管和侧支根管

187. 急性浆液性根尖周炎与急性化脓性根尖周炎的主要区别点是
A. 自发性、持续性钝痛
B. 患牙咬合痛
C. 患牙松动
D. 有持续性跳痛
E. 叩诊疼痛明显

188. 下面哪种疾病需要结合 X 线检查才能明确诊断
A. 窝沟龋
B. 慢性牙髓炎
C. 牙髓坏死
D. 急性根尖周炎
E. 慢性根尖周炎

189. 关于成人急性根尖周炎的病因表述错误的是
A. 因牙髓感染、坏死后，根管内的感染物质通过根尖孔使根尖周组织产生局限性的炎症反应
B. 可由来自根管的机械刺激引起
C. 可由来自根管的化学刺激引起
D. 少数还可由外伤或咬合创伤所致
E. 患牙牙髓必定是坏死的

190. 急性浆液性根尖周炎的临床表现，哪项是正确的

A. 患牙有剧烈跳痛

B. 全身症状明显

C. 患者不能明确指出患牙

D. 早期患牙咬合时感到不适，咬紧后反而不痛

E. 电活力测试反应同正常牙

191. 临床上急性牙槽脓肿的发展过程可分为3个阶段，分别为

A. 浆液期、化脓期、引流期

B. 根尖炎症、根尖肉芽肿、根尖囊肿

C. 根尖脓肿、骨膜下脓肿、黏膜下脓肿

D. 急性根尖炎、慢性根尖炎、慢性牙槽脓肿

E. 根尖脓肿、骨膜下脓肿、面部蜂窝织炎

192. 根尖脓肿的脓液最常见的自然引流途径为

A. 根尖周-骨膜下-黏膜下

B. 根管内-龋洞

C. 骨髓腔-面部间隙-皮下

D. 根尖周-骨髓腔-鼻腔

E. 根尖周-骨髓腔-上颌窦

193. 急性化脓性牙髓炎（牙髓炎晚期），较突出的症状是

A. 紧咬牙可缓解

B. 咬合痛明显，不能对颌

C. 不能平卧，直立可缓解

D. 阵发性痛加剧，无法缓解

E. 热刺激痛加重，冷水可缓解

194. 慢性根尖周炎主要的诊断依据是

A. 自发性阵发性疼痛

B. 牙髓无活力

C. 叩诊疼痛不适

D. X线片上根尖周骨质破坏影像

E. 疼痛不能定位

195. 关于从X线片上诊断慢性根尖周炎的叙述，下列正确的是

A. X线片显示根尖周的透射影像提示为慢性根尖周炎的骨质破坏区

B. 根尖肉芽肿的X线片透射区较大时，可以使周围骨质吸收并压迫邻牙

C. 根尖肉芽肿的X线片透射区边界模糊不清

D. 根尖囊肿的X线片透射区形状不规则，边界较模糊

E. 根尖脓肿的X线片透射区呈圆形，周边为阻射的白线

196. “袋状囊肿”和“真性囊肿”的鉴别点为

A. 牙髓有无活力

B. 根尖周X线片影像

C. 对叩诊的反应

D. 囊腔与根管有无交通

E. 包括以上各项

197. 急性根尖周脓肿对牙周组织破坏最小的排脓途径是

A. 从龋损处排出
B. 从牙龈沟排出
C. 从颊侧牙槽骨排出
D. 从鼻底排出
E. 从上颌窦排出

198. 急性化脓性根尖周炎，以下哪一种排脓途径预后较差
A. 脓液穿通骨壁突破皮肤
B. 脓液穿通骨壁突破鼻底黏膜
C. 从龈沟或牙周袋排出
D. 脓液经根尖孔从冠部缺损处排出
E. 以上都是

199. 急性牙髓炎的疼痛特点中，下列哪项除外
A. 自发性阵发性疼痛
B. 夜间痛加重
C. 咬合痛
D. 疼痛不能定位
E. 温度刺激疼痛加剧

200. 慢性根尖周炎常有下列哪种病史
A. 牙齿遇冷热敏感史
B. 自发性阵发性疼痛史
C. 患牙根尖区黏膜表面反复肿胀史
D. 牙齿松动移位史
E. 全身不适，发热，淋巴结肿大史

201. 如何鉴别非牙源性颌骨内囊肿和各型慢性根尖周炎
A. 观察口腔内有无龋齿
B. 牙齿松动移位史
C. 皮肤或黏膜表面的肿胀范围的大小
D. 患牙根尖区黏膜表面反复肿胀史
E. 根据病变涉及患牙的牙髓活力及根尖周牙周膜影像是否连续

202. 最适于一次性根管治疗的是
A. 再治疗患牙
B. 牙髓坏死患牙
C. 慢性根尖周炎患牙
D. 急性牙髓炎患牙
E. 急性根尖周炎患牙

203. 根尖手术不适用于
A. 根尖囊肿
B. 急性根尖周炎
C. 根管内器械分离超出根尖孔
D. 根折伴有根尖断端移位的死髓牙
E. 根管钙化严重，无法行保守根管治疗

204. 以下哪种情况最适合根管治疗一次法
A. 由于修复需要行根管治疗的健康前牙
B. 渗出性根管
C. 慢性根尖周炎
D. 难治性根尖周炎
E. 逆行性牙髓炎

205. 年轻恒牙下列哪种情况下可做直接盖髓术

A. 冠折露髓　　B. 牙髓坏死、化脓
C. X 线片示髓室内有钙化性改变　　D. X 线片示有内吸收
E. 根尖有病变

206. 下列哪一项不是牙髓切断术的潜在并发症
A. 根髓感染　　B. 根管钙化
C. 内吸收　　D. 牙髓坏死
E. 髓室穿孔

207. 牙髓切断术中切除的牙髓为
A. 部分冠髓　　B. 有部分病变的全部冠髓
C. 健康冠髓　　D. 有病变的根髓
E. 视具体情况而定

208. 有关盖髓术原理的叙述中不正确的是
A. 用一种可使牙髓病变钙化的制剂
B. 盖髓剂盖在近髓牙本质或暴露牙髓的创面上
C. 为了消除感染
D. 达到保护活髓的目的
E. 恢复牙髓功能

209. 关于盖髓术适应证的叙述中，错误的一项是
A. 深龋引起的可复性牙髓炎　　B. 龋齿备洞时意外穿髓
C. 深龋去腐未净露髓　　D. 年轻恒牙的急性局部性牙髓炎
E. 外伤露髓的年轻恒牙

210. 在下列直接盖髓术的操作注意事项中，最重要的一项是
A. 去净腐质　　B. 动作轻巧
C. 生理盐水冲洗　　D. 无菌操作术
E. 无痛术

211. 有关直接盖髓术的下列叙述中，不正确的是
A. 隔离唾液，消毒牙面　　B. 冲洗窝洞用温生理盐水
C. 穿髓孔直径必须大于 0.5mm　　D. 盖髓剂必须放在暴露的牙髓上
E. 盖髓后用氧化锌丁香油糊剂暂封

212. 可复性牙髓炎对下列哪项检查较敏感
A. 咬诊　　B. 探诊
C. 温度测试　　D. 叩诊
E. 酸甜刺激

213. 可复性牙髓炎行盖髓术治疗后复诊的时间应为

A. 1~2 天
B. 3~4 天
C. 5~6 天
D. 1~2 周
E. 2~3 个月

214. 活髓切断术成功的关键因素是
A. 去尽腐质
B. 髓室顶揭除完全
C. 止血彻底
D. 无菌操作术
E. 放置盖髓剂

215. 不属于氢氧化钙特性的是
A. 呈弱酸性
B. 呈碱性
C. pH 9~12
D. 能够促进牙本质桥的形成
E. 具有一定抗菌作用

216. 关于氢氧化钙覆盖活髓，错误的是
A. 在坏死界面上形成牙本质桥
B. 坏死下方出现炎症反应
C. 氢氧化钙直接接触牙髓组织，牙髓出现凝固性坏死
D. 氢氧化钙中的钙离子钙化形成修复性牙本质
E. 牙髓血供给的钙离子钙化形成修复性牙本质

217. 关于间接盖髓术，错误的是
A. 术后观察 1~2 周，无症状且牙髓活力正常的，可以考虑永久充填
B. 盖髓术后 1~2 周，患牙如果对温度刺激仍旧敏感，可更换盖髓剂再观察
C. 盖髓后出现自发性或者夜间痛，应改行根管治疗
D. 永久充填时，可以保留 1mm 氧化锌丁香油粘固剂垫底
E. 深龋患牙，盖髓术中应该首先去除近髓处的腐质

218. 影响直接盖髓术预后的因素不包括
A. 患者年龄
B. 牙髓暴露时间
C. 牙髓暴露范围
D. 是否配合使用口服抗生素
E. 牙髓暴露类型

219. 下列有关活髓切断术的叙述中，错误的是
A. 可用于根尖尚未发育完成的年轻恒牙外伤露髓
B. 牙髓断面出血不可以用干棉球压迫止血
C. 不主张用于成年人龋源性露髓
D. 操作中不要将氢氧化钙压入牙髓组织
E. 可以用于成年人急性牙髓炎

220. 下列有关氧化锌丁香油水门汀盖髓的叙述，错误的是

A. 多用于间接盖髓术
B. 具有安抚镇痛作用
C. 可中和炎症所产生的酸性物质
D. 能抑制细菌的生长
E. 具有良好的边缘性封闭性能

221. 关于可复性牙髓炎，下列哪项是不正确的
A. 有自发性疼痛史
B. 患牙冷刺激出现瞬间的疼痛反应，刺激去除疼痛消失
C. 叩诊（–）
D. 是牙髓组织的初期炎症
E. 电活力测试敏感

222. 一般认为根管充填的时机是
A. 髓腔已完全清理、扩大和成形
B. 无自发疼、叩诊无反应
C. 窦道口封闭、根尖区牙龈无红肿，无压痛
D. 无腐败臭味、根管内无脓和血
E. 以上都对

223. 以下哪项不是根管充填剂应具备的性能
A. 根充后有持续的消毒作用
B. 充填后有一定的体积收缩
C. 能促进根尖周病变的愈合
D. 能与根管壁密合
E. X 线阻射

224. 糊剂根管充填材料中，近年来研究较多，有应用前途的材料为
A. 氧化锌丁香油糊剂
B. 碘仿糊剂
C. 氢氧化钙制剂
D. 树脂类糊剂
E. 玻璃离子类糊剂

225. 下列选择主牙胶尖时应考虑的依据中，错误的是
A. 所用主根管锉的型号
B. 工作长度
C. 放入根管内试，尖端有阻力
D. 最好照诊断丝 X 线片
E. 根管口的粗细

226. 根管充填时主牙胶尖的长度应该是
A. 工作长度
B. 牙齿长度
C. 根管长度
D. 髓腔长度
E. X 线片牙长度

227. 充填完好的根管如果牙冠部分没有暂封，则
A. 因有根管充填物的保护，根管不会再受污染
B. 微生物在 1~3 天内即会渗透至整个根管

C. 微生物需要数月才会渗透至整个根管
D. 微生物在 2~6 周会渗透至整个根管
E. 微生物在 3 个月左右即会渗透至整个根管

228. 根管治疗术后疗效评估观察时间为
A. 半年
B. 1 年
C. 2 年
D. 3~5 年
E. 5 年以上

229. 根管充填的目的是
A. 严密封闭主根管及侧支根管，防止再感染
B. 提高牙齿防御能力
C. 使根尖病变愈合
D. 防止牙齿变色
E. 防止根折

230. 不可以用作根管充填的糊剂是
A. 氢氧化钙糊剂
B. 碘仿糊剂
C. 氧化锌丁香油糊剂
D. 玻璃离子糊剂
E. 氟化钠甘油糊剂

231. 根管充填的终止点应位于
A. 解剖性根尖孔
B. 生理性根尖孔
C. 距根尖 2mm
D. X 线片上根尖的位置
E. 根尖分歧

232. 理想的根管充填应达到的标准为
A. 充填物与解剖性根尖孔平齐
B. 牙胶尖可少量超出根尖孔
C. 根管糊剂可超出根尖孔
D. 充填物距解剖性根尖孔 0.5~1.0mm
E. 充填物距解剖性根尖孔 1~2mm

233. 根管充填时紧密的充填材料应位于
A. 根尖
B. 解剖性根尖孔
C. 生理性根尖孔
D. 根尖分歧
E. 以上均不是

234. 原则上根管治疗修复的时机是
A. 根管治疗后 1 周
B. 根管治疗后 2 周
C. 根管治疗后 3~6 个月
D. 根管治疗后 1 个月
E. 不出现临床症状或临床症状完全消失

235. 牙体修复过程中，首先需要考虑的因素是

A. 防止根管系统的再感染，为根尖周病的愈合及根尖周组织的健康创造条件
B. 保护剩余牙体组织，使其免受进一步破坏，避免折断
C. 恢复牙的结构和外形，恢复牙齿功能与保持美观
D. 保持牙列完整，促进口颌系统健康
E. 防止牙体组织脆性增大

236. 引起逆行性牙髓炎的临床表现不正确的是
A. 可探及深的牙周袋
B. 严重的根分叉病变
C. 可有叩痛
D. 患牙的不同部位温度测验可有不同反应
E. 可探及深龋洞

237. 感染根管内的最主要细菌是
A. 变形性链球菌
B. 兼性厌氧菌
C. 专性厌氧菌
D. 金黄色葡萄球菌
E. 白念珠菌

238. 在每平方毫米中，牙本质小管在近髓面数目与在牙釉质牙本质交界处的数目之比大约是
A. 1：4
B. 1：3
C. 4：1
D. 3：1
E. 8：1

239. 下列物理因素中不会引起根尖周炎的是
A. 根充超填
B. 根管器械出根尖孔
C. 咬合创伤
D. 急性外伤
E. 牙髓电活力测验

240. 引起牙髓病的主要因素为
A. 细菌感染
B. 物理因素
C. 化学因素
D. 免疫因素
E. 特种因素

241. 引起牙髓感染的主要途径为
A. 暴露的牙本质小管
B. 牙髓暴露
C. 牙周袋途径
D. 血源感染
E. 以上都是

242. 牙齿垂直叩痛提示
A. 牙周膜炎症
B. 慢性牙髓炎
C. 急性根尖周炎
D. 慢性根尖周炎
E. 以上均对

243. 冷诊法或热诊法测试部位应在
A. 牙齿的唇面或颊面近颈 1/3 处
B. 牙齿的唇面或颊面中 1/3 处
C. 牙齿的唇面或颊面切 1/3 或骀 1/3 处
D. 骀面或切缘
E. 以上均可

244. 根尖周病的最常见感染途径是
A. 牙体-牙髓-根尖周组织
B. 牙周-根尖周组织
C. 邻牙-根尖周组织
D. 淋巴系统
E. 血源性感染

245. 当发生以下情况时，检查患牙有松动度，除外
A. 牙周炎
B. 咬合创伤
C. 根尖周炎症
D. 齿槽骨破坏
E. 慢性牙髓炎

246. 临床上最常见的根尖周病是
A. 急性根尖周炎浆液期
B. 急性根尖周炎化脓期
C. 化脓性颌骨骨髓炎
D. 慢性牙髓炎
E. 慢性根尖周炎

247. 急性牙槽脓肿时，最佳排脓途径为
A. 根尖周→牙槽骨→黏膜下
B. 根尖孔→根管→髓腔
C. 根尖周→牙槽骨→皮肤下
D. 根尖周→牙周间隙→龈沟
E. 根尖周→骨髓腔→上颌窦

248. 观察早期骨嵴顶吸收情况，应拍摄
A. 根尖片
B. 标准定位片
C. 骀翼片
D. 全口曲面断层片
E. 水平投照片

249. 慢性根尖周炎主要的病变类型为
A. 致密性骨炎
B. 根尖周肉芽肿
C. 根尖脓肿
D. 根尖囊肿
E. 有瘘型根尖脓肿

250. 根管进行清理成形的目的，下列哪项是错误的
A. 清除根管内感染物质
B. 有利于牙髓的拔除
C. 利于根管冲洗
D. 形成根尖挡，利于根充
E. 清除感染牙本质

251. 检查牙本质过敏症的主要方法是
A. 温度测试
B. 化学刺激

C. 探诊检查
D. 视诊叩诊
E. 碘酊染色

252. 不必用X线检查做辅助诊断的疾病是
A. 急性根尖周炎
B. 牙内、外吸收
C. 慢性根尖周炎
D. 邻面龋和继发龋
E. 髓石和弥漫性钙变

253. 确定残髓炎最可靠的方法是
A. 电活力测验
B. 化学刺激
C. 温度测验
D. 探查根管深部
E. 探查牙周袋

254. 慢性根尖周炎主要的诊断指标是
A. 反复肿痛史
B. 咀嚼不适感
C. 叩诊异样感
D. 牙髓无活力
E. 根尖周X线透射区

255. 口腔检查进行探诊时，应该
A. 只检查主诉牙
B. 动作轻巧，有支点
C. 用力探入露髓孔
D. 选择尖锐探针查窦道
E. 选择圆钝探针查龋齿

256. 黏膜下脓肿与骨膜下脓肿鉴别点是
A. 疼痛程度不同
B. 脓肿部位不同
C. 牙髓有无活力
D. X线检查
E. 扪诊有无波动感

257. 可复性牙髓炎对下列哪项检查最敏感
A. 叩诊
B. 探诊
C. 温度测试
D. 咬诊
E. 酸甜刺激

258. 以X线检查结果作为重要诊断依据的牙髓病是
A. 可复性牙髓炎
B. 慢性牙髓炎
C. 急性牙髓炎
D. 牙髓钙化
E. 牙髓坏死

259. 急性牙髓炎疼痛不能定位，临床上常用的定位检查的方法是
A. 探诊
B. 叩诊
C. 冷热诊
D. 电活力测试
E. X线检查

260. 牙隐裂隐裂线不明显时常采用的检查方法是
A. 咬诊
B. 电活力检测
C. 碘酊染色
D. 探诊
E. 冷热诊

261. 咬诊主要用来检查
A. 根尖周炎
B. 牙髓炎
C. 牙隐裂
D. 牙齿磨耗
E. 早接触

262. 牙齿染色法可用来检查
A. 牙折
B. 牙隐裂
C. 冠劈裂
D. 釉质发育不全
E. 以上都不对

263. 牙髓病和根尖周病望诊的要点是
A. 牙齿的颜色
B. 牙齿有无折裂
C. 有无龋洞或牙体缺损
D. 牙龈和口腔黏膜有无窦口
E. 以上都是

264. 引起根尖周病的免疫因素为
A. 根管内的细菌及其毒素
B. 坏死牙髓及分解产物
C. 变性牙髓
D. 根管治疗药物
E. 包括以上各项

265. 根尖周组织病最常见的原因是
A. 化学刺激
B. 咬合创伤
C. 免疫因素
D. 机械刺激
E. 感染

266. 可导致根尖周病的免疫因素如下，除外
A. 根管内封药用的氢氧化钙制剂
B. 根管内细菌及其毒素产物
C. 根管内封药的甲醛甲酚制剂
D. 坏死牙髓及其分解产物
E. 炎症根尖周组织中的免疫球蛋白

267. 牙科手术显微镜物镜的焦距通常为
A. 100mm
B. 150mm 或 180mm
C. 200mm 或 250mm
D. 280mm
E. 300mm

268. 通常用于术区定位的放大倍率为
A. 2~4 倍
B. 6~10 倍

C. 10～16 倍　　D. 16～20 倍
E. 大于 20 倍

269. 在显微根管治疗过程中，当放大倍率为 6～16 倍时，适宜
A. 术区定位　　B. 根管治疗操作
C. 观察牙齿较细微结构　　D. 观察根管内较细微结构
E. 以上都是

270. 当放大倍率增加时，进入目镜的光线会
A. 减少　　B. 增加
C. 不变　　D. 不确定
E. 改变颜色

271. 下列除了哪一项，其余均为显微镜下操作的不足之处
A. 当根管狭窄时，进入根管下部的光线会不足
B. 不能看见位于死角的结构，如根管弯曲下段
C. 在显微镜下对深度、距离的判断必须经过一段时间才能适应
D. 术者能看清根管内部结构，确认治疗部位
E. 当操作时间较长，放大倍率较高，光线太强时，术者眼睛易疲劳，甚至出现眩晕、恶心

272. 试测主牙胶尖合适的重要指标是
A. 与牙根管的长度一致　　B. 达到患牙根管的工作长度
C. 在取出时根尖部有回拉阻力　　D. 与根备后的根管锥度一致
E. 牙胶尖尖端刚停止于根管的根尖狭窄部

273. 间接盖髓术适应证为
A. 活髓牙全冠预备后露髓　　B. 深龋去腐未净露髓
C. 冠折露髓　　D. 深龋软化牙本质不能一次去净
E. 备洞意外穿髓

274. 临床上年轻恒牙异常松动的最常见原因是
A. 牙根未发育完全　　B. 根尖周病
C. 牙髓炎　　D. 牙龈炎
E. 外伤

275. 下颌中央性颌骨骨髓炎的病因常见为
A. 智齿冠周炎　　B. 急性化脓性根尖周炎
C. 牙周炎　　D. 颌周间隙感染
E. 血源性感染

276. 拔除下颌前牙时一般选用的麻醉方法是

A. 唇舌侧浸润麻醉
B. 舌神经阻滞麻醉
C. 下牙槽神经阻滞麻醉
D. 颊长神经阻滞麻醉
E. 下颌神经阻滞麻醉

277. 对于炎症期患者的拔牙，错误的方案是
A. 牙源性感染引起急性蜂窝织炎时，为控制病情，应尽早拔除患牙
B. 急性冠周炎时阻生牙拔除创伤大，可导致炎症扩散，应在炎症控制后拔牙
C. 急性牙龈感染患者应推迟拔牙
D. 急性传染性口炎患者应推迟拔牙
E. 对于放疗后的患者，拔除照射区的患牙时应慎重，必须拔牙时也应给予足量抗生素

二 A2 型题

1. 患者，女性，18 岁。做前牙根管充填，常用的固体类根管充填材料为
A. 银针
B. 钛尖
C. 钴铬合金尖
D. 牙胶尖
E. 塑料尖

2. 患者，男性，65 岁。患牙右下 6 因重度磨耗露髓，拟行根管治疗，常规根管治疗的步骤为
A. 根管清理、预备和充填
B. 根管封药和充填
C. 根管清理和充填
D. 根管预备、消毒和充填
E. 根管清理、封药和充填

3. 患者，女性，18 岁。右下后牙不适就诊。检查：右下第二前磨牙颊侧根部瘘管，𬌗面中央尖出现圆形黑环，叩诊（+）。X 线片示其根尖孔未形成，根尖暗影。该牙髓感染途径为
A. 深龋
B. 创伤
C. 血源性感染
D. 逆行性感染
E. 畸形中央尖

4. 患者，男性，34 岁。上前牙因中龋一次复合树脂充填后，一直有冷热痛，几个月后疼痛加重，不敢咬合。检查：左上 1 近中面充填体完好无继发龋，叩诊（++），冷测迟钝，热测疼痛。造成该患牙的原因可能为
A. 充填体有早接触
B. 制备过程中产热过多
C. 消毒药物的刺激
D. 充填材料的化学性刺激
E. 充填材料的微渗漏

5. 患者，女性，42 岁。因多个牙楔状缺损复合树脂充填后不敢咬物，冷热刺激疼痛，去除刺激可缓解，其原因可能为

A. 充填材料对牙髓组织的化学刺激
B. 备洞过程中产热
C. 继发龋
D. 充填时牙面未干燥
E. 酸蚀后牙面又污染

6. 患儿，男，8 岁。右上中切牙冠折半小时。检查：穿髓孔较大，探痛明显，叩诊不适。应选用的治疗方法是
A. 活髓切断术
B. 直接盖髓术
C. 拔髓术
D. 根尖诱导成形术
E. 根管治疗

7. 患者，男性，51 岁。左上中切牙有深楔状缺损，可探及露髓孔，探无感觉，X 线检查发现根尖有大面积阴影。在进行根管治疗时，有关开髓部位的选择，下列说法正确的是
A. 由于楔状缺损部位已经通髓腔，可以从楔状缺损处制备进入髓腔的洞形
B. 由于切牙的髓腔形态与切牙的外形基本一致，可以从切端开始向牙根方向钻入
C. 由于切牙的舌面窝髓壁薄，可以从舌面窝向牙颈部方向钻入
D. 只要能进入髓腔的任何一个部位都可以
E. 以上都不是

8. 患者，女性，33 岁。因右下中切牙龋坏发展成根尖周炎，后经过一次根管治疗，但患者的症状时有反复，叩痛不能完全消除已有近 2 个月，这种情况下，可能的原因是
A. 下颌中切牙，有可能有唇舌两个根管，可能遗漏了 1 个根管未做治疗
B. 观察时间不够长
C. 应用药物性充填材料充填根管
D. 只有拔除了患牙，才能去除根尖病变
E. 以上都不是

9. 患者，男性，70 岁。左下后牙夜间痛，冷热刺激痛 2 周，查见 37 㕮面深龋，探（+），冷（++），持续 1 分钟，松（-）。对于老年患者，下列说法错误的是
A. 髓腔变小
B. 髓角变低
C. 牙髓钙化
D. 根管工作长度增长
E. 根尖孔狭窄

10. 患者，女性，38 岁。诉牙齿自发性剧痛 2 天。有放射痛、夜间痛。口腔检查：患牙无明显龋损及其他牙体硬组织疾病，牙周袋深达根尖，温度刺激有激发痛，松动Ⅱ度，叩诊（+）。该患者可能的诊断是
A. 急性牙周炎
B. 急性牙龈炎
C. 逆行性牙髓炎
D. 急性根尖周炎
E. 残髓炎

11. 患者，男性，45 岁。左上后牙饮用冷、热水时疼痛。无自发痛。口腔检查：左上后牙未

探及明显龋洞，叩诊（-），26 殆面远中牙体颜色稍显暗黑色。为确定诊断，应采用的辅助检查方法是

A. 实验性备洞
B. X 线检查
C. 牙周探诊
D. 选择性麻醉定位
E. 咬诊

12. 患者，男性，38 岁。26、27 间牙龈反复肿胀半年，经常食物嵌塞，应做的进一步检查，除了

A. 邻面龋
B. 两牙接触关系
C. 两牙牙冠外形
D. 对颌牙齿情况
E. 活体组织检查

13. 患者，女性，50 岁。因急性后牙痛就诊。就诊时分不清上下患牙，而检查时右侧上下后牙均有多个龋坏和冷热测敏感的患牙。下列哪种方法可鉴别该患者主诉牙是在上颌或下颌

A. 温度测验
B. 电活力测验
C. X 线检查
D. 麻醉法测验
E. 染色法测验

14. 患者，女性，42 岁。主诉左下磨牙食物嵌塞痛，但双侧磨牙均有龋洞。医生做温度测验时应该

A. 先测正常的左上磨牙
B. 先测左下磨牙
C. 先测右下磨牙
D. 先测正常的左下前磨牙
E. 先测正常的左上前磨牙

15. 患者，男性，18 岁。半年前上前牙外伤冠折露髓未治，现因唇侧龈肿包就诊，医师应做的最重要的检查项目是

A. 叩诊
B. 松动度
C. X 线检查
D. 温度测验
E. 牙周袋探诊

16. 患者，男性，32 岁。右面部放射性疼痛 3 天，下列鉴别为牙源性疼痛最有价值的检查手段是

A. 拍摄曲面体层片
B. 牙齿松动度检查
C. 选择性麻醉
D. 问诊和探诊
E. 叩诊和牙髓电活力检查

17. 患者，女性，46 岁。主诉左下后牙食物嵌塞痛。医生检查做左下第二磨牙温度测验后，患牙感觉痛且持续一段时间。温度测验的记录应为

A. 痛
B. （++）

C. 敏感 D. 中等痛

E. 持续痛

18. 患者，女性，37岁。右上后牙龈发现小包半年，曾肿痛2次，流出少许咸液，要求诊治。必要的一项检查是

A. 探诊 B. 叩诊

C. 扪诊 D. 牙齿松动度

E. X线检查

19. 患者，男性，31岁。因3天来左上后牙肿痛来就诊。查左上6龋深及髓，无探痛，Ⅲ度松动，叩痛（+++），龈轻红肿，有扪痛，无波动感。该患者的诊断应为

A. 急性根尖周脓肿 B. 急性蜂窝织炎

C. 急性牙龈乳头炎 D. 急性颌骨骨髓炎

E. 急性化脓性牙髓炎

20. 患者，女性，20岁。两上前牙缝发黑已2个月，吃糖和冷食痛，1周来偶有夜间痛。叩痛（-）。确定主诉患牙必做的检查是

A. 探诊 B. 扪诊

C. X线检查 D. 温度测验

E. 透照检查

21. 患者，男性，75岁。下前牙残根，因眼科疾病请求会诊。口腔科医生应对其进行

A. 下前牙X线检查 B. 全口牙齿检查

C. 下颌牙齿检查 D. 智齿冠周炎检查

E. 牙齿松动度检查

22. 患儿，男，10岁。3年前上前牙外伤冠折行直接盖髓术，现充填体变色前来复诊，无不适主诉。制定该患牙的治疗方案主要根据

A. 主诉症状 B. 牙髓活力测结果

C. 牙根形成情况 D. 牙冠剩余多少

E. 牙齿松动度

23. 患者，男性，15岁。诉左上颌后牙进食时疼痛明显1周，无自发痛。口腔检查：24远中邻面深龋，探酸痛，温度刺激酸痛更明显，刺激去除后疼痛即刻消失。X线片示根尖未完全形成。腐质去尽备洞时穿髓，恰当的治疗方法是

A. 干髓术 B. 牙髓切断术

C. 根管治疗 D. 间接盖髓术

E. 直接盖髓术

24. 患儿，女，7岁。主诉左下后牙有龋洞，冷热疼痛，无自发疼。检查：36深龋洞，叩诊（-），牙龈正常。X线片示牙根发育8期，骨硬板连续。处理：去除大部分腐质，近中

髓角去腐时，穿髓 1mm，穿髓孔探痛，应选何种治疗方法

A. 拔髓术
B. 直接盖髓术
C. 活髓切断术
D. 根尖诱导成形术
E. 根管治疗

25. 患儿，男，8 岁。2 周来右下后牙自发痛。检查：右下第一恒磨牙𬌗面深龋洞，叩诊正常，松动Ⅰ度，牙龈充血。X 线片示牙根发育 8 期，近中根周膜增宽，骨硬板不连续。下列哪种治疗较妥当

A. 活髓切断
B. 直接盖髓
C. 根管治疗
D. 根尖诱导成形术
E. 干髓术

26. 患者，女性，23 岁。2 周前因右上颌第一磨牙深龋就诊，去尽腐质穿髓。穿髓孔直径小于 0.5mm，行直接盖髓术，暂封术后一直都有冷热刺激痛，叩痛（+），偶有自发性痛，复诊时的处理为

A. 电活力测试
B. 改行根管治疗
C. 不处理，继续观察
D. X 线检查
E. 去除盖髓物，重新盖髓

27. 患儿，男，7 岁。左上颌中切牙外伤冠折，远中切角缺损，1 小时内来院就诊。口腔检查发现 21 穿髓孔较小，X 线片示无根折，根尖孔未完全形成，治疗首选

A. 直接盖髓术
B. 间接盖髓术
C. 活髓切断术
D. 塑化治疗
E. 根管治疗

28. 患者，女性，30 岁。深龋治疗 16 时因不慎意外穿髓，穿髓孔处有针尖大小。该患牙应如何处理

A. 氢氧化钙制剂直接盖髓，羧酸水门汀垫底，银汞合金充填
B. 氢氧化钙制剂直接盖髓，氧化锌丁香油糊剂安抚
C. 氢氧化钙制剂直接盖髓，玻璃离子水门汀充填
D. 活髓切断术
E. 牙髓治疗

29. 患儿，男，11 岁。前牙冷刺激痛数日。检查：右上中切牙近中深龋洞，叩诊无异常，不松动，冷测一过性痛。处理：去腐干净极近髓，敏感。应选何种治疗方法

A. 二次去腐法
B. 氧化锌丁香油糊剂间接盖髓
C. 氢氧化钙间接盖髓
D. 直接盖髓
E. 活髓切断

30. 患儿，女，9 岁。左上侧切牙牙齿变色就诊。检查：冠折牙本质暴露，牙齿变色。冷热

测无反应。X 线片示根尖喇叭口，骨硬板不连续，下列各项中哪项最重要

A. 拔髓，不要出根尖孔

B. 彻底去除根管内感染物质，消除炎症，保护牙乳头

C. 根管内不要封甲醛甲酚等刺激性大的药物

D. 用氢氧化钙糊剂充填，不要超填

E. 定期复查更换糊剂

31. 患者，男性，28 岁。左下第一磨牙𬌗面深龋，诊断为可复性牙髓炎，对该患牙的最佳处理是

A. 银汞合金充填　　B. 玻璃离子水门汀充填

C. 氧化锌丁香油糊剂安抚　　D. 复合树脂充填

E. 羧酸水门汀充填

32. 患儿，男，8 岁。1 小时前外伤，上前牙自觉变短，要求治疗。检查：21 牙冠比邻牙短 3mm，牙冠完整，叩诊（+），轻度红肿，X 线示根尖周膜消失。该牙处理为

A. 待其自然萌出，定期观察　　B. 复位后固定，牙髓治疗

C. 复位固定 4 周后，牙髓治疗　　D. 牙髓治疗后复位固定

E. 拔除

33. 患者，男性，30 岁。近日来左上后牙区出现冷热刺激痛。检查发现 2 年前左上 6 因隐裂行铸造冠修复，冷诊敏感，无叩痛。左下 4 𬌗面银汞充填。出现此现象的原因可能是

A. 牙体预备量大　　B. 水门汀中游离酸刺激

C. 咬合早接触　　D. 继发龋

E. 异种金属微电流刺激

34. 患者，男性，50 岁。半年前右上后牙龋病做了充填治疗后一直食物嵌塞，近 1 周来出现持续性自发性钝痛并有牙龈出血，最可能的原因是

A. 充填时未垫底　　B. 备洞时产热过多

C. 深龋使用刺激性较强的消毒药物　　D. 充填时接触点恢复不良

E. 备洞时意外穿髓

35. 患者，女性，33 岁。主诉右上第一恒磨牙阵发性自发痛，医生检查作温度测验时应如何进行

A. 先测患病的右上第一磨牙　　B. 先测正常的右上前磨牙

C. 先测正常的左上第一磨牙　　D. 先测正常的右下第一磨牙

E. 先测正常的右下第一前磨牙

36. 患者，女性，20 岁。2 周前因左上 6 𬌗面可复性牙髓炎来院做间接盖髓术，术后冷水敏感加重，叩诊（+），有自发痛，复诊时应如何处理

A. X 线检查　　B. 电活力测验

C. 去暂充物，重新盖髓　　D. 根管治疗

E. 不处理，继续观察

37. 患者，男性，15 岁。因右下颌6 急性根尖周炎进行根管治疗，在根管预备后，选择 5% 次氯酸钠、3% H_2O_2交替冲洗根管，选择该组冲洗液的原因不包括

A. 能溶解根管壁牙本质

B. 能产生新生氧

C. 有充分发泡作用，能使根管内碎屑朝着牙冠方向排出

D. 有很强的杀菌作用

E. 对坏死组织有溶解作用

38. 患者，女性，55 岁。有糖尿病史。患者患慢性牙槽脓肿，久治不愈，应考虑的因素不包括

A. 根管内彻底清创　　B. 根尖周病变范围

C. 根管内是否有细菌　　D. 全身是否使用抗生素

E. 糖尿病是否控制

39. 患者，女性，28 岁。左上第二磨牙因龋致牙髓炎，患牙在根管治疗过程中的工作长度具体指

A. X 线片上牙齿的长度　　B. 根管长度

C. 牙齿实际长度　　D. 根管口根尖部的长度

E. 洞缘标志点到根尖狭窄部的长度

40. 患者，男性，65 岁。因下前牙急性骨膜下脓肿就诊，第一次处理中除外以下哪一项

A. 开髓拔髓　　B. 荡洗封药

C. 根冠机械预备　　D. 脓肿切开引流

E. 消炎和镇痛药

41. 老年患者。左下第一前磨牙根管治疗时，发现根管内钙化物阻挡，根管预备时可选择的药物是

A. 2% 氯胺-T　　B. 17% EDTA

C. 3% 过氧化氢溶液　　D. 2% 次氯酸钠

E. 生理盐水

42. 患者，女性，26 岁。左上前牙变色 2 年，检查：$\underline{\lfloor 1}$ 牙冠变色，叩痛（-），牙髓电活力测试无反应。X 线片示根尖周 5mm × 5mm 透射影，边界清晰，有阻射白线围绕。该牙应诊断为

A. 牙髓坏死　　B. 致密性骨炎

C. 根尖周肉芽肿　　D. 慢性根尖周脓肿

E. 根尖周囊肿

43. 患者，男性，38岁。右下后牙龋坏3年，充填物反复脱落。检查：右下6牙冠远中及舌侧大面积龋坏缺损，叩痛（-），无松动，临床冠较长。X线片示根管治疗完善，根长及牙槽骨高度正常。该患者最适合的修复方式是

A. 嵌体
B. 全瓷冠
C. 金属全冠
D. 金属烤瓷全冠
E. 桩核金属烤瓷全冠

44. 患者，女性，35岁。左上5近中殆嵌体，远中面深龋，X线片示根充完善，余无异常。则最佳修复治疗方案是

A. DO树脂充填
B. MOD嵌体
C. 全冠
D. 桩核冠
E. 覆盖义齿

45. 患者，女性，39岁。上前牙残根，进行完善的根管治疗后要进行桩冠修复，在根管预备完毕，完成蜡型至最后粘固前，患者的根管应

A. 放95%乙醇棉球，以氧化锌粘固剂暂封
B. 放生理盐水棉球，以氧化锌粘固剂暂封
C. 放75%乙醇棉球，以氧化锌粘固剂暂封
D. 放干棉球，以氧化锌粘固剂暂封
E. 放FC棉球，以氧化锌粘固剂暂封

46. 患者，男性，47岁。右上中切牙牙冠3/4缺损，无叩痛、无松动，牙龈无红肿。X线片示该牙已经过完善的根管治疗，根尖无阴影。最适合的治疗方案是

A. 嵌体
B. 3/4冠
C. 开面冠
D. 桩核+全冠
E. 全冠

47. 患者，男性，28岁。外伤致右上2冠折伴牙周膜撕裂伤，断面位于龈上。昨日行根管治疗，今来医院要求桩冠修复，一般来说开始修复的时间是

A. 即刻备牙修复
B. 观察1周后复诊
C. 观察2周后复诊
D. 观察1个月后复诊
E. 观察3周后复诊

48. 患者，男性，20岁。昨日与人打斗造成左上1冠折，残根位于龈下2mm，余留牙正常。最佳修复设计为

A. 残根根管治疗后，行根上托牙修复
B. 残根拔除后，固定桥修复
C. 残根根管治疗，桩核冠修复
D. 残根根管治疗后，将牙根牵引至合适位置后再行桩核冠修复

E. 残根拔除后行隐形义齿修复

49. 患者，女性，18 岁。因外伤造成右上颌中切牙切 1/3 折裂露髓，已行完善根管治疗 1 周，无症状，X 线片无异常。目前应首选哪种修复方式

A. 烤瓷全冠　　B. 金属全冠

C. 充填修复　　D. 烤瓷桩核冠

E. 嵌体修复

50. 患者，男性，45 岁。诉后牙咀嚼不适，检查见左下 6 颊侧黏膜有瘘管。X 线片示左下 6 根尖不规则透射区，边界不清。镜下见根尖部炎性肉芽组织，内有细胞坏死液化，邻近牙骨质有吸收，应诊断为

A. 急性根尖周炎　　B. 慢性根尖周脓肿

C. 根尖周肉芽肿　　D. 根尖周囊肿

E. 慢性牙髓炎

51. 患者，男性，43 岁。因右下后牙咀嚼时麻木不适近 4 年就诊，查右下第一磨牙龋深达髓腔，牙髓无活力，叩诊异样感，颊侧根尖部黏膜表面稍隆起，扪诊质韧。X 线片见根尖周 X 线透射区 8mm × 9mm，边界较清楚，周围有阻射白线围绕病变区。该主诉应明确诊断为

A. 慢性根尖肉芽肿　　B. 慢性根尖脓肿

C. 根尖囊肿　　D. 慢性根尖炎

E. 有瘘形根尖脓肿

52. 患者，女性，37 岁。因 3 天来左上后牙肿痛来诊。检查：左上第二磨牙龋深达髓腔，探诊无痛，Ⅲ度松动，叩（+++），龈颊沟变浅，压痛明显。深部有波动感，左面颊部轻度水肿，体温 38℃，该患者诊断最可能是

A. 慢性根尖脓肿　　B. 急性牙槽脓肿

C. 急性蜂窝织炎　　D. 急性化脓性牙髓炎

E. 急性颌骨骨髓炎

53. 患者，女性，32 岁。因左上前牙变色前来就诊。诉说咀嚼食物时无明显疼痛。口内检查见左上侧切牙无明显龋损及缺损，冷热测无反应，无牙周病变，为明确诊断，医生还需做的检查是

A. 咬合检查　　B. 麻醉检查

C. 问诊　　D. X 线检查

E. 牙髓电活力测试

54. 患者，男性，33 岁。右上后牙发木、浮出感 4 天。有轻微钝痛，咬紧患牙时疼痛有所减轻。无冷热刺激激发痛。可能的诊断是

A. 急性浆液性牙髓炎早期　　B. 急性浆液性根尖周炎早期

C. 急性化脓性牙髓炎早期
D. 急性化脓性根尖周炎早期
E. 急性牙周膜炎早期

55. 患者，男性，20 岁。经去骨，劈开拔除右下近中阻生智齿，4 天后出现持续性剧痛，并向耳颞部放散。检查见拔牙窝空虚，牙槽骨壁表面有灰白色假膜覆盖。最可能的诊断是
A. 牙槽突骨折
B. 拔牙后正常反应
C. 干槽症
D. 邻牙在拔牙时受到损伤
E. 邻牙急性根尖炎

56. 患者，女性，19 岁。诉进食时右下后牙疼痛，偶有出血。检查：右下 6 髓腔内充满肉芽组织。进一步的处理应为
A. 封砷
B. 探针查息肉来源
C. X 线片观察根尖孔情况
D. 去除冠髓封 FC
E. 局麻下行干髓术治疗

57. 患者，男性，20 岁。上前牙冷水刷牙时酸痛明显近 2 个月，无自发痛。口腔检查：左上 2 近中邻面深龋洞，冷刺激疼痛明显，刺激去除后疼痛即刻消失。牙髓活力电测验为一过性敏感反应，探诊无穿髓孔，叩诊（–），无松动，牙周检查（–）。最可能的诊断是
A. 可复性牙髓炎
B. 不可复性牙髓炎
C. 牙本质过敏症
D. 牙髓钙化
E. 牙髓坏死

58. 患者，男性，62 岁。患牙偶有与体位有关的自发痛。检查：无明显龋损及其他牙体硬组织病变。牙髓活力测验敏感。叩诊（–），无松动，牙周检查（–）。X 线片示髓腔内有阻射物。应诊断为
A. 牙髓坏死
B. 可复性牙髓炎
C. 牙髓钙化
D. 残髓炎
E. 逆行性牙髓炎

59. 患者，男性，28 岁。上前牙牙体变色近 7 个月，无自发痛。曾有外伤史，牙体检查无龋损及其他牙体硬组织病变。X 线片示根尖无明显异常。牙髓活力电测验无反应。叩诊（–），无松动，牙周检查（–）。应诊断为
A. 慢性闭锁性牙髓炎
B. 牙髓坏死
C. 牙髓钙化
D. 慢性根尖周炎
E. 慢性牙周炎

60. 患者，女性，42 岁。诊断为逆行性牙髓炎，决定其预后的最关键因素为
A. 患者的年龄
B. 患者的全身状况
C. 牙髓治疗的疗效
D. 口腔卫生习惯
E. 牙周的病变程度及预后

61. 患儿，男，5 岁。右上后牙疼痛 1 天，昨晚疼痛加剧，影响睡眠，未经治疗。检查：右上 4 远中邻面龋，内有食物残渣，探（+++），叩（±），冷（++），松（-）。X 线示右上 4 深龋近髓，根尖周未见异常。诊断是

A. 牙髓坏死　　B. 急性牙髓炎
C. 急性根尖周炎　　D. 急性牙周炎
E. 急性冠周炎

62. 患儿，女，8 岁。左上后牙咬物时疼痛近 6 个月，伴出血，长期未用患侧咀嚼。检查：左上 5 近中邻面龋，龋洞内见息肉样物，探（+），易出血，叩（±），息肉蒂部来源于牙髓。X 线示左上 5 深龋已达髓腔，髓室底完整，根尖无破坏。诊断是

A. 牙龈增生　　B. 牙龈息肉
C. 牙髓息肉　　D. 急性牙髓炎
E. 慢性根尖周炎

63. 患者，男性，17 岁。1 年前运动时上前牙碰伤，当时有咬物疼痛，无其他不适，未治疗。以后发现牙冠变色，其原因可能为

A. 色素沉着　　B. 牙髓坏死
C. 牙髓变性　　D. 牙本质变性
E. 以上都不是

64. 患者，男性，53 岁。诉左下后牙长期咬合不适，进冷热饮食时有刺激痛。口腔检查：深龋洞，温度刺激试验有迟缓痛，去尽腐质无肉眼可见露髓孔，探诊（+），叩诊（-），无松动，牙周检查（-）。拟诊为

A. 慢性根尖周脓肿　　B. 根尖囊肿
C. 慢性溃疡性牙髓炎　　D. 慢性闭锁性牙髓炎
E. 慢性增生性牙髓炎

65. 患者，女性，18 岁。左下后牙牙髓炎行失活治疗后咬合痛 5 天。检查：左下 5 冷、热测试无反应，叩痛（±），牙龈未见异常。患牙最佳处理为

A. 揭髓顶、开放　　B. 拔髓、开放
C. 拔髓、根管预备、开放　　D. 拔髓、封 FC 棉球
E. 根管预备、封氢氧化钙

66. 患者，男性，29 岁。诉自发性牙痛 3 天，口含冰块可暂时缓解，拟诊为

A. 急性根尖周炎　　B. 急性牙髓炎化脓期
C. 急性冠周炎　　D. 急性牙周脓肿
E. 可复性牙髓炎

67. 患者，男性，48 岁。右上后牙食物嵌塞 1 年。检查：$\underline{4|}$ 颈部深龋洞，探及穿髓孔，无探痛，叩痛（±），牙髓温度测验无反应。X 线片见 $\underline{4|}$ 根尖周 3mm × 4mm 透射影，边

界清晰。患牙首次就诊时的处理措施为

A. 口服抗生素　　B. 开髓开放

C. 根管治疗　　D. 根尖手术

E. 拔除患牙

68. 患者，男性，50 岁。患牙严重龋坏，拔除后见根尖区附着一团组织。镜下以淋巴细胞、浆细胞和巨噬细胞浸润，血管内皮细胞和成纤维细胞增生为特征，并见不规则上皮增殖岛和泡沫细胞。其病理诊断应为

A. 急性根尖周炎　　B. 根尖周囊肿

C. 牙槽脓肿　　D. 根尖周肉芽肿

E. 慢性根尖脓肿

69. 患者，女性，40 岁。诉左上后牙自发性持续性牙痛 4 天。不敢咬合。口腔检查：患牙殆面探查有深达髓腔的龋损，冷热诊无反应。叩痛（+++），松动Ⅱ度。根尖周区黏膜表面肿胀、压痛，扪诊深部波动感。初步诊断为急性根尖周炎，最佳应急处理方法是

A. 仅行开髓引流　　B. 脓肿切开引流

C. 调殆观察　　D. 口服消炎镇痛药物

E. 开髓引流 + 冲洗、畅通根管 + 切开排脓

70. 患者，男性，43 岁。诉左下后牙自发性阵发性剧痛 1 天，无法指明患牙。口腔检查：左下第一磨牙近中殆面龋损，近髓。冷诊（+++），叩（-），牙龈轻度充血红肿。诊断为 36 急性牙髓炎。医生拟行牙髓治疗，首选哪种麻醉

A. 局部浸润麻醉　　B. 下颌传导阻滞麻醉

C. 牙周韧带内注射　　D. 牙髓内注射

E. 骨内注射

71. 患者，女性，20 岁。左下后牙遇冷热疼痛 1 个月。口腔检查：左下第二磨牙殆面龋损，达牙本质深层，冷热诊（++），刺激去除后疼痛持续一段时间。叩诊（±）。医生诊断为慢性牙髓炎，拟行麻醉下牙髓治疗，但患者因恐惧心理，拒绝接受麻醉注射，医生应选择

A. 建议患者口服镇痛药物　　B. 暂缓治疗

C. 牙髓失活术　　D. 直接开髓治疗

E. 牙髓安抚治疗

72. 患者，男性，24 岁。右下 5 深龋及髓，3 天来自发性疼痛阵发性加重，跳痛。温度测试时最可能的反应是

A. 热测引起迟缓痛　　B. 热测无反应

C. 热引起剧痛，冷缓解　　D. 冷测反应迟钝

E. 冷测剧痛

73. 患者，男性，46 岁。右上后牙自发性跳痛 5 天。呈间歇性发作，坐立不安。半年前右上后牙进食冷热饮食时有酸痛，有时有慢性钝痛。近 1 周进食冷热饮食时疼痛明显增加，且疼痛持续时间较长。3 天前出现自发性剧烈跳痛，呈间歇性发作并放射到颞部，夜间跳痛更甚。患者无法确定患牙部位。口腔检查：视诊右侧后牙未见明显龋洞，右上第二前磨牙叩诊疼痛（+），牙周探诊（-）。应急处理后 3 天复诊，已无自发痛，叩诊疼痛(-)，应采用的进一步治疗方法是

A. 直接盖髓术　　B. 根管治疗术

C. 牙髓切断术　　D. 干髓术

E. 牙周龈下刮治术

74. 患者，男性，51 岁。因楔状缺损，复合树脂充填后，冷热刺激疼痛，不敢咬合。检查：左上 456 颊面复合树脂充填，左上 46 冷测疼痛，去除后可缓解，左上 5 叩（+），冷热测疼痛明显，去除后持续一段时间。左上 5 的处理原则应为

A. 不治疗，观察　　B. 脱敏治疗

C. 去除旧充填体，重新充填　　D. 去除旧充填体，氧化锌丁香油糊剂安抚

E. 牙髓治疗

75. 患者，男性，56 岁。左上后牙咬合不适 2 月余，夜间疼痛 2 天。检查：左上 6 未见明显龋损，近中疑似有一裂纹，叩（+），咬诊引起撕裂样疼痛，温度测试引起持续性疼痛。对该牙的处理以下哪一项不正确

A. 降低咬合　　B. 制作带环

C. 牙髓治疗　　D. 磨除裂纹充填

E. 根管治疗后冠修复

76. 患者，女性，19 岁，左下后牙治疗后自觉牙浮出，咬合剧烈疼痛 2 天。检查：左下 7 见白色暂封物，叩（+++），松（-），根尖区无压痛及脓肿形成，牙龈充血，病历记载 2 天前该牙行根管预备。主诉牙的初步诊断最有可能为

A. 急性根尖周炎　　B. 急性牙髓炎

C. 残髓炎　　D. 冠周炎

E. 龈乳头炎

77. 患者，女性，33 岁。因右下第二前磨牙中央尖折断，被诊断为慢性根尖周炎。患牙不松动。X 线片见根尖部呈燕尾状吸收，根尖周 X 线投射区 5 mm × 5 mm，边界较清楚。该患牙的治疗为

A. 拔除　　B. 干髓治疗

C. 根尖屏障术　　D. 根管治疗

E. 根尖诱导成形术

78. 患者，男性，39 岁。左下 2 远中邻面深龋，患者诉该牙曾有一段时间出现冷热刺激痛，

检查发现，洞深穿髓，探（+），叩痛（+），Ⅰ度松动。X 线显示该牙根尖无明显暗影。首选的治疗方法是

A. 去尽腐质，垫底，树脂充填
B. 塑化治疗
C. 干髓治疗
D. 根管治疗
E. 根尖诱导成形术

79. 患者，男性，36 岁。因半年来右下第一磨牙𬌗面深龋不能咬合而就诊。1 周前已做一次垫底银汞充填，1 天前出现自发痛，冷热痛持续，不能咬物。检查：右下第一磨牙𬌗面充填物完整，叩痛（-），冷测引起剧痛，该患牙的处理应为

A. 调𬌗后观察
B. 改垫底材料
C. 改充填材料
D. 做安抚治疗
E. 行根管治疗

80. 患者，男性，27 岁。因下前牙肿痛 3 天来诊。检查：左下侧切牙有早接触、牙石Ⅱ度、颊龈沟变浅、波动感、牙髓无活力、Ⅲ度松动、叩诊（+++）、下颌部皮温增高。该牙较可能的诊断为

A. 咬合创伤
B. 急性牙周脓肿
C. 急性牙槽脓肿
D. 急性蜂窝织炎
E. 急性颌骨骨髓炎

81. 患者，男性，43 岁，烧烤摊老板。习惯用牙咬啤酒瓶盖，右下后牙咬硬物时，偶可引起明显疼痛半年余，近两天冷热刺激疼痛加剧求诊。检查：右下第一磨牙重度磨耗，远中见隐裂纹，探诊敏感，咬至隐裂处疼痛加剧，温度测试敏感，刺激去除后疼痛持续，叩痛（±）。当前最需要实施的治疗是

A. 调𬌗
B. 脱敏治疗
C. 备洞充填
D. 根管治疗
E. 全冠修复

82. 患者，男性，35 岁。因左上后牙疼痛就诊。检查：右上颌第二前磨牙近中面深龋洞，探诊敏感，温度测试一过性敏感，去除刺激后疼痛消失，备洞过程中极其敏感，以下处理正确的是

A. 玻璃离子充填
B. 局麻下根管治疗
C. 氧化锌丁香油水门汀安抚
D. 氧化锌丁香油水门汀垫底后复合树脂充填
E. 局麻下保留部分软化牙本质，光固化树脂充填

83. 患者，女性，29 岁，主持人。上中切牙近中面大面积龋，近中切角见龋损，温度测试迟发性疼痛，叩痛（±），治疗方法应选择

A. 根管治疗后全冠修复
B. 光固化树脂充填
C. 玻璃离子充填
D. 根管治疗后玻璃离子充填
E. 玻璃离子垫底，光固化树脂充填

84. 患者，女性，36 岁。于口腔科洗牙，口腔检查：右下第一磨牙𬌗面龋洞，探诊不敏感，波及牙本质浅层，左下第一磨牙颊沟卡探针，下颌双侧前磨牙，牙颈部浅沟样缺损，探诊敏感，质硬。下前牙舌侧牙石Ⅲ度。下列治疗方案中不恰当的是
A. 下前牙龈上洁治术
B. 右下第一磨牙嵌体修复
C. 右下第一磨牙银汞充填
D. 双侧下颌前磨牙复合体充填
E. 左下第一磨牙窝沟封闭

85. 患者，男性，34 岁。左下第二磨牙𬌗面深大龋洞，探诊敏感，未探及穿髓孔，叩痛(-)，松动Ⅰ度。冷水入洞疼痛明显，去除刺激后疼痛立刻缓解，热测同对照牙。X 线检查：龋洞极近髓，根尖周未见异常。牙槽骨吸收至根中 1/3。关于治疗方法选择正确的是
A. 根管治疗
B. 根尖诱导成形术
C. 牙拔除术
D. 安抚治疗
E. 活髓切断术

86. 患者，男性，18 岁。因右下后牙痛求治，检查：右下第一前磨牙𬌗面窝沟深染，探诊质软，温度测试一过性敏感，叩痛（-），右下第二前磨牙𬌗面畸形，中央尖高约 2mm，右下第一磨牙𬌗面龋洞深大，探诊敏感，叩痛（±），温度测试迟缓性疼痛。右下第二磨牙颊沟处，卡住探针，第三磨牙水平阻生，尚未完全萌出。关于此病例中治疗错误的是
A. 右下第三磨牙牙拔除术
B. 右下第二磨牙充填治疗
C. 右下第一磨牙根管治疗
D. 右下第一前磨牙根管治疗
E. 右下第二前磨牙分次磨除畸形中央尖

87. 患者，女性，30 岁。因左上后牙剧烈自发痛、夜间痛 3 天就诊，疼痛放散至同侧头部。诊断：左上 6 急性牙髓炎。开髓后封“三聚甲醛”，氧化锌暂封窝洞，但封药后疼痛未缓解反而加重。以下哪一项与治疗后疼痛无关
A. 开髓后未充分引流即封入失活剂
B. 应在开髓后封入三氧化二砷，使牙髓迅速失活
C. 未穿通髓腔即封入失活剂
D. “三聚甲醛”移位，未与牙髓创面接触
E. 封药时压力过大

88. 患者，男性，70 岁。3 周前左侧下颌前部肿痛，经消炎药治疗后现已缓解。检查见左下 2 残根，不松动。X 线片见左下 2 根尖周透射区约 3mm × 5mm，根尖部少量外吸收。当日应做的治疗为

A. 塑化治疗　　B. 覆盖义齿
C. 根尖手术　　D. 根管治疗
E. 拔除

89. 患者，男性。因外伤致前牙折断，口腔检查示断端位于龈下 3mm，如进行桩冠修复，除行根管治疗外还应做
A. 龈修整术　　B. 正畸牵引残根至合适位置
C. 牙周洁治术　　D. 牙周塞治术
E. 植入种植体

90. 患者，男性，21 岁。昨夜右侧后牙痛未眠。痛为阵发性，服镇痛药无效。检查：右下 6 牙冠未见龋，叩诊（-），不松动，冷刺激剧痛。引起该患牙牙髓疾病的最可能的原因是
A. 隐匿龋　　B. 牙隐裂
C. 发育异常　　D. 楔状缺损
E. 咬合创伤

91. 患者，男性，35 岁。近日来左上后牙区出现冷热刺激痛。检查发现 3 年前⌊6 因隐裂行铸造冠修复，冷诊敏感，无叩痛；⌈4 面银汞充填。出现此现象的原因可能是
A. 牙备量过大　　B. 水门汀中游离酸刺激
C. 咬合早接触　　D. 继发龋
E. 异种金属间电流刺激

92. 患者，男性。因“2 天来右下后牙夜痛”就诊。检查：右下第一磨牙无龋，Ⅲ度松动，叩痛（++），远中牙周袋深及根尖，龈轻红肿，冷测引起剧烈疼痛。患者的主诉疾病应诊断为
A. 慢性牙髓炎　　B. 急性根尖炎
C. 可复性牙髓炎　　D. 逆行性牙髓炎
E. 急性牙周脓肿

93. 患者，男性，43 岁。左下后牙咬合不适 2 年，1 天前开始出现自发性持续剧烈跳痛，不能咬合，冷热刺激无影响。检查：患牙 37 近中面银汞充填体，悬突，继发龋，近中探及牙周袋，PD 3.5mm，BOP（+），叩（++），松动Ⅰ度。根尖区扪诊不适。若牙髓活力电测试无反应，X 线检查示根尖区透射影，牙槽骨嵴无明显破坏，可能的诊断是
A. 慢性根尖周炎　　B. 急性牙周脓肿
C. 慢性根尖周炎急性发作　　D. 急性牙髓炎
E. 慢性牙髓炎

94. 患者，男性，25 岁。左上第二磨牙因患根尖周炎而进行根管治疗，充填后 2 天即发生疼痛，不可能的原因是
A. 残髓未去净　　B. 制备洞形时机械切削、振动

C. 根尖周组织对根尖糊剂的反应
D. 充填体过高
E. 充填体悬突

95. 患者，男性，20 岁。昨夜右侧后牙痛未眠。痛为阵发性，服镇痛药无效。检查：右下 5 牙冠未见龋，牙齿硬组织完整性良好。叩痛（-），不松动，冷刺激引起剧痛。引起该患牙牙髓疾病的最可能原因是

A. 隐匿龋
B. 发育异常
C. 牙隐裂
D. 楔状缺损
E. 咬合创伤

96. 患者，女性，22 岁。9 年前左上中切牙因外伤脱落，当时行即刻再植手术，现检查发现该牙无松动、叩痛，根尖片见牙根与牙槽骨直接相连，牙周膜消失，该牙再植后的愈合方式为

A. 牙周膜愈合
B. 一期愈合
C. 骨性愈合
D. 纤维性愈合
E. 暂时性愈合

97. 患者，男性。下颌前磨牙，活髓，全冠修复水门汀粘固后第 2 天出现自发痛，最可能的原因是

A. 牙本质敏感
B. 牙髓充血
C. 牙髓炎
D. 根尖周炎
E. 创伤𬌗

98. 患者，女性，32 岁。右下 6 检查因龋坏已作根管治疗，叩诊（-），无松动。X 线片显示根充良好。该牙如要桩冠修复，牙体预备时哪项是错误的

A. 去除病变组织，尽可能保存牙体组织
B. 颈缘不需做肩台预备
C. 如果近远中根管方向一致，可预备成平行根管
D. 在不引起根管侧穿的情况下，尽可能争取较长的冠桩长度
E. 如果髓腔完整，将髓腔预备成一定洞形

99. 患者，女性，28 岁。邻𬌗嵌体戴入 3 个月后，出现冷热刺激痛，最有可能出现的原因是

A. 嵌体咬合过高
B. 急性牙髓炎
C. 继发龋
D. 急性根尖周炎
E. 急性牙周炎

100. 患者，男性，35 岁。右下一后牙龋坏 3 年，充填物反复脱落。检查：46 牙冠远中及舌侧大面积龋坏缺损，叩痛（-），无松动，临床冠较长。X 线片示根管治疗完善，根长及牙槽骨高度正常。该患者最适合的修复方式是

A. 嵌体
B. 全瓷冠
C. 金属全冠
D. 金属烤瓷全冠

E. 桩核金属烤瓷冠

101. 患者，男性，43 岁。右上第二前磨牙金属烤瓷冠修复，修复体粘固 3 天，持续冷热刺激敏感，最可能的原因是

A. 戴冠时机械刺激
B. 邻面接触紧密
C. 游离磷酸的刺激
D. 龋坏组织未去净
E. 有咬合高点

102. 患者，男性，55 岁。右上后牙进食时咬合痛 1 个月，无自发痛史。检查：17 牙冠完整，𬌗面中度磨耗，近中边缘嵴处可见隐裂纹，不松动，叩痛（-），咬棉卷不适，牙髓活力正常。X 线片未见异常。余留牙未见异常。该患者最佳治疗方案是

A. 调𬌗，随诊观察
B. 塑料全冠暂时修复
C. 铸造金属全冠修复
D. 金属烤瓷全冠修复
E. 牙髓治疗后全冠修复

103. 患者，女性，26 岁。查体时发现下颌左侧第一前磨牙近远中邻𬌗面有大面积银汞充填物，叩（-），X 片显示已行根管治疗。最佳修复方式为

A. 金属全冠
B. 金属嵌体
C. 瓷嵌体
D. 桩核 + 金属全冠
E. 桩核 + 金属烤瓷全冠

104. 患者，男性，30 岁。右上颌中切牙缺损至龈下 1/3，牙根短小，选用较佳治疗方案

A. 尽量保留残冠，利用冠桩做复合树脂核，然后烤瓷全冠修复
B. 齐牙龈磨除牙冠，设计桩冠修复
C. 磨除龋蚀，利用桩冠做复合树脂修复
D. 拔除残根，种植人工牙后冠修复
E. 磨短牙冠至牙龈缘，局部义齿修复

105. 患儿，男，14 岁。上下牙列釉质发育不全，此时前牙首选治疗方案是

A. 烤瓷冠
B. 可见光固化树脂贴面
C. 前牙 3/4 冠
D. 金–塑混合全冠
E. 硬树脂冠

106. 患者，右下 6 远中舌侧大面积缺损，已进行根管治疗以后，现要求修复，检查发现右下 6 无叩痛，无松动，咬合距离正常，临床牙冠高度尚可，可以采用以下几种方法，除了

A. 铸造金属全冠
B. 塑料全冠
C. 金属烤瓷全冠
D. 嵌体冠
E. 嵌体

107. 患者，右上中切牙金属烤瓷冠修复后，检查：金属烤瓷冠颜色形态良好，不松动，颈

部边缘探诊可以探入冠内，邻接点牙线可以勉强通过，正中殆时殆咬在金属烤瓷冠的瓷面上。说明此冠

A. 合格修复体
B. 邻接过紧
C. 邻接过松
D. 金瓷结合区设计不当
E. 边缘不密合

108. 患者，男性，35 岁。左下 6 殆面隐裂累及牙髓，已完成根管治疗，牙冠短小，咬合紧，宜用哪种修复体

A. 高嵌体
B. 3/4 冠
C. 邻殆嵌体
D. 铸造全冠
E. 锤造全冠

109. 患者，女性，35 岁。25MO 嵌体，远中面深龋，X 线片示根充完善，余无异常。最佳修复治疗方案是

A. DO 树脂充填
B. MOD 嵌体
C. 全冠
D. 桩核冠
E. 覆盖义齿

110. 患者，男性，60 岁。右上后牙龋坏缺损 3 年，充填后反复脱落。检查：17 远中邻面，大面积银汞充填，活髓，不松动，叩痛（-），牙龈退缩，临床冠长。拟行铸造金属全冠修复。全冠龈边缘的最佳位置是

A. 龈缘以上
B. 平齐龈缘
C. 龈沟内 0.5mm
D. 龈沟内 1mm
E. 达龈沟底

111. 患者，女性，50 岁。左上中切牙 1/4 冠折，未露髓，金属烤瓷冠修复。修复体粘固后 1 月余，自诉近两日遇冷热刺激后疼痛明显，持续时间长。其最可能的原因是

A. 创伤性咬合
B. 根尖周炎
C. 牙髓炎
D. 牙周炎
E. 牙本质过敏症

112. 患者，男性，40 岁。11 外伤冠折后金属烤瓷冠修复。修复体就位后色泽，形态与邻牙协调，颈长达设计要求，颈部边缘探针可探入，邻接处牙线勉强通过，正中殆时对颌牙切端位于 1 烤瓷区。根据检查结果判断，此冠

A. 合格
B. 邻接过紧
C. 邻接过松
D. 边缘不密合
E. 金瓷结合区设计不当

113. 患者，女性，27 岁。右上中切牙金合金烤瓷冠修复 2 个月，牙龈出血，胀痛不适。唇侧龈缘红肿，探诊出血，唇侧颈缘位于龈沟内 1.5mm。引起牙龈胀痛最可能的原因是

A. 冠边缘过深
B. 食物刺激牙龈
C. 口腔卫生状况差
D. 戴冠时损伤了牙龈
E. 水门汀残留在龈沟内

114. 患者，男性，56 岁。左下后牙自发性搏动疼痛 4 天，口含冰块可暂时缓解。检查：左下 7 远中可探及龋洞，叩诊不适，探诊敏感，龈缘红肿，探诊出血；左下 8 近中低位阻生，远中龈瓣形成盲袋，龈瓣红肿，食物嵌塞。X 线片显示左下 7 远中龋坏，左下 8 近中低位阻生，无明显龋坏。此时，哪种应急处理能最大程度地缓解疼痛
A. 黏膜切开引流
B. 开髓引流
C. 拔牙
D. 冠周冲洗
E. 面部冷敷，服用抗生素及镇痛药

115. 某成年女性，为了防口气每天使用漱口剂，一段时间后却发现舌背着色，这种漱口剂中可能有
A. 氟化亚锡
B. 血根碱
C. 茶多酚
D. 氯己定
E. 氯化苄乙氧铵

116. 患者，男性。因牙痛而就诊。一天前右上第一前磨牙深龋洞，外院开髓治疗后，仍有阵发性剧烈疼痛，并放散到同侧面部。查右上第一前磨牙深龋洞内塞满食物，穿髓孔针眼大，探痛不显。温度测迟钝，叩痛（+），龈不红肿。应做的处理是
A. 调低咬合
B. 封失活剂
C. 口服镇痛药
D. 髓腔封丁香油球
E. 麻醉下扩大开髓孔，拔髓

三 A3/A4 型题

（1~4 题共用题干）

患者，男性，35 岁。因“左上后牙冷、热刺激痛近半年”来诊。患者左上后牙有食物嵌塞史近 2 年，出现冷、热刺激痛 6 个月，偶有咬合不适感，曾出现自发性隐痛，自服消炎镇痛药后，症状消失。口腔检查：左上 6 远中面深龋，探诊（+），叩痛（+），松动（-），冷、热刺激反应与对照牙相比呈延迟性疼痛。

1. 该患者最可能的诊断是
A. 急性牙髓炎
B. 慢性牙髓炎
C. 牙髓坏死
D. 急性根尖周炎
E. 慢性根尖周炎

2. 拟对该患者行根管治疗，根管预备应遵循的原则是
A. 主尖锉应较初尖锉大 1~2 号
B. 遵循根管原有的解剖形态

C. 根尖处形成根充档
D. 每使用 3 支根管锉后应进行冲洗
E. 使用 3 号和 4 号 G 钻进行冠部预敞

3. 关于根管成形的目的，叙述错误的是
A. 清除根管内感染物质
B. 便于根管充填
C. 便于根管冲洗
D. 去除根管壁玷污层
E. 建立经根管引流通路

4. 关于根管预备技术，叙述正确的是
A. 镍钛机动根管预备不需建立根管通路
B. 手动预备首选逐步后退法，形成 2% 的适宜锥度
C. 手动预备与超声预备结合，获得良好成形
D. 镍钛机动预备器械均采用冠根向深入式预备
E. 避免过度使用器械，防止器械分离

（5~8 题共用题干）

患者，女性，30 岁。因“左上后牙龋洞一次性充填治疗后 6 个月，出现冷、热刺激痛 2 天，且夜间痛来诊”。口腔检查：左上第 1 磨牙𬌗面银汞充填物完整，叩诊（–），冷刺激试验（+），左下第 2 磨牙𬌗沟龋坏，卡住探针，温度测试同对照牙，左下第 3 磨牙垂直阻生，尚未完全萌出。

5. 患牙的首次治疗方法是
A. 调𬌗观察
B. 更换充填材料
C. 开髓开放
D. 安抚治疗
E. 给予消炎镇痛药

6. 引起疼痛的原因为
A. 急性冠周炎
B. 慢性牙髓炎急性发作
C. 急性根尖周炎
D. 可复性牙髓炎
E. 慢性牙髓炎

7. 对此患者最合适的应急处理为
A. 3% 过氧化氢溶液冲洗冠周、上药
B. 服用消炎镇痛药
C. 左上第 1 磨牙开髓引流
D. 拔除左下第 3 磨牙
E. 针刺镇痛

8. 疼痛缓解后，下一步治疗是
A. 左下第 2 磨牙干髓术，左下第 3 磨牙拔除
B. 左下第 2 磨牙干髓术充填，保留左下第 3 磨牙
C. 左下第 3 磨牙拔除，左下第 2 磨牙直接盖髓术

D. 左下第 3 磨牙拔除

E. 左上第 1 磨牙根管治疗，左下第 3 磨牙拔除

（9～11 题共用题干）

患者，男性，24 岁。因“右侧后牙咬物不适 1 个月，喝冷水时一过性疼痛，疼痛加重 3 天，夜间加重，并引起半侧头痛、放射性疼痛”来诊。无法自行确定患牙。口腔检查：右侧上、下后牙多个充填物。

9. 下列检查，最可能出现异常的是

A. X 线检查
B. 牙髓活力冷、热测试
C. 扪诊
D. 松动度
E. 叩诊

10. 发现可疑患牙后，最重要的检查是

A. X 线检查
B. 牙髓活力冷、热测试
C. 牙染色试验
D. 松动度
E. 牙髓活力电测试

11. 该患牙最可能的诊断是

A. 继发龋
B. 可复性牙髓炎
C. 急性牙髓炎
D. 慢性牙髓炎
E. 根尖周炎

（12～14 题共用题干）

患者，女性，29 岁。因“右下后牙阵发性疼痛，冷、热刺激疼痛加重，夜间因剧痛难眠 3 天”来诊。6 个月前曾有类似疼痛，未做处理。口腔检查：右下 6 殆面深龋，探及穿髓点，浅探不敏感，深探剧痛，咬合痛。

12. 该患牙最可能的诊断为

A. 急性根尖周炎
B. 慢性牙髓炎
C. 慢性牙髓炎急性发作
D. 残髓炎
E. 冠周炎

13. 该患牙最佳治疗方法为

A. 牙髓塑化治疗
B. 干髓术
C. 拔除
D. 直接盖髓术
E. 根管治疗

14. 若使用该法治疗患牙，为判断治疗的难度及可行性，应考虑的因素不包括

A. 患者的心理状态
B. 患者的健康情况

C. 患牙情况
D. 患者的职业
E. 患者的依从性

（15～17 题共用题干）

患者，男性，35 岁。因“右上后牙肿痛 3 天”来诊。口腔检查：右上 6 远中颈部深龋及髓，叩痛（+++），松动Ⅲ度，牙龈红肿，扪痛，有波动感。右面颊部轻度水肿。体温 38℃。

15. 该患者最可能的诊断
A. 慢性根尖脓肿
B. 急性牙槽脓肿
C. 急性蜂窝织炎
D. 急性化脓性牙髓炎
E. 急性颌骨骨髓炎

16. 首次就诊最佳处理方法是
A. 开髓开放、切开引流、消炎镇痛
B. 开髓开放、切开引流
C. 拔牙、消炎镇痛
D. 开髓开放、消炎镇痛
E. 切开引流、消炎镇痛

17. 关于急性根尖周炎的应急处理，叙述错误的是
A. 局部麻醉下开通髓腔，穿通根尖孔，建立引流通道
B. 局部浸润麻醉要避开肿胀部位
C. 通常髓腔开放和切开排脓可同时进行
D. 切开排脓越早越好
E. 切开排脓的时机是在急性炎症的第 4、5 天，局部有较为明确的波动感

（18～22 题共用题干）

患者，男性，39 岁。因“右下后牙自发性钝痛 2 个月，疼痛加重 3 天，冷、热刺激可加剧疼痛，并有夜间痛”来诊。口腔检查：右下 6 远中𬌗面深龋洞，探痛明显。

18. 为明确诊断，最有意义的检查是
A. 牙髓活力电测试
B. 牙髓活力冷、热测试
C. X 线检查
D. 咬诊
E. 诊断性麻醉

19. 若牙髓冷、热测试引起剧烈持续的疼痛，最可能的诊断是
A. 可复性牙髓炎
B. 慢性牙髓炎
C. 慢性牙髓炎急性发作
D. 慢性根尖周炎
E. 急性根尖周炎

20. 该患牙最佳的处理方案是

A. 盖髓术　　B. 塑化治疗
C. 活髓切断术　　D. 根管治疗术
E. 干髓术

21. 对牙髓活力电测试的临床意义是
A. 若患牙较正常对照牙的牙髓反应值增大，提示患牙牙髓有不可复性病变
B. 若患牙较正常对照牙的牙髓反应值增大，提示患牙牙髓充血
C. 若患牙较正常对照牙的牙髓反应值减小，提示患牙牙髓充血
D. 若患牙较正常对照牙的牙髓反应值减小，提示患牙牙髓坏死
E. 若患牙无反应，提示牙髓坏死

22. 可引起牙髓活力冷、热测试结果出现假阳性的因素是
A. 牙髓过度钙化　　B. 根尖未完全形成
C. 近期受外伤的患牙　　D. 患者在检查前使用了镇痛药或麻醉剂
E. 患者过度焦虑

（23~25 题共用题干）

患者，男性，29 岁。左侧后牙自发痛、夜间加剧，检查左下 8 前倾阻生，牙冠与左下 7 远中牙颈部形成的间隙有较多的食物嵌塞，左下 8 远中冠周轻度充血，冠周袋无脓，触痛(-)，X 线片见左下 7 远中牙颈部深龋。

23. 该患者的主要诊断为
A. 左下 7 深龋　　B. 左下 7 牙髓炎
C. 左下 8 冠周炎　　D. 左下颌骨骨髓炎
E. 左下 78 牙周炎

24. 最恰当的应急处理是
A. 拔除左下 8
B. 左下 7 𬌗面开髓，开放
C. 左下 78 冠周、牙周用双氧水、盐水冲洗，并上碘甘油
D. 左下 7 远中去腐，安抚治疗
E. 静脉滴注广谱抗生素

25. 治疗结束后，口腔可见
A. 左下 7 远中已行银汞充填的单面洞，左下 8 已被拔除
B. 左下 7 为一个经过银汞充填的远中邻面洞，左下 8 已被拔除
C. 左下 8 已被拔除，左下 7 为𬌗面、远中两个经过银汞充填的单面洞
D. 左下 8 保留，左下 7 远中银汞充填
E. 左下 8 保留，左下 7 远中邻银汞充填

（26~28 题共用题干）

患儿，男，9 岁。左上 1 因外伤冠折，切角缺损。口腔检查：缺损处已露髓，探痛（++），叩痛（+），无松动。

26. 治疗首选

A. 直接盖髓术
B. 活髓切断术
C. 拔髓术
D. 根管治疗
E. 根尖诱导成形术

27. 检查中，最有可能发现的情况是

A. 冷热测反应敏感
B. 牙髓坏死，探触牙髓无反应，电活力测试（-）。
C. 咬合关系紊乱
D. X 线片示根尖孔呈喇叭口状
E. 牙周袋很深，唇侧牙龈瘘管

28. 治疗成功后最合适的修复缺损的方法是

A. 麻醉下牙体预备，全冠修复
B. 桩冠修复
C. 复合树脂修复
D. 嵌体修复
E. 待患儿成年后再做修复

（29~31 题共用题干）

患者，男性，33 岁。近 2 周前牙咀嚼疼痛，且牙龈肿胀有脓液流出，2 年前该牙曾因龋坏而疼痛，未曾治疗。检查：右上 1 残冠，近中邻面探及深龋洞，牙变色，叩痛（±），唇侧牙龈见一瘘管，有脓液溢出。X 线片显示右上 1 根尖阴影 4mm×4mm。

29. 该牙经根管治疗后，瘘管长期不愈合，拟采用根尖刮治或根尖切除术，术后开始桩冠修复的时间是

A. 3 天
B. 1 周
C. 2 周
D. 半年
E. 3 个月

30. 如用桩核冠修复该牙，桩的长度和直径分别为

A. 长度为根长的 2/3~3/4，宽度应为直径的 1/3
B. 长度为根长的 1/2，宽度应为直径的 1/3
C. 长度为根长的 1/3，宽度应为直径的 2/3~3/4
D. 长度为根长的 2/3~3/4，宽度应为直径的 1/2
E. 长度为根长的 1/2，宽度应为直径的 2/3

31. 下列为增强桩核冠的固位而采取的措施中，错误的是

A. 适当保留残留牙冠组织
B. 根管不需要预备成圆形
C. 根管口预备成一个小肩台
D. 用铸造桩增加桩与根管壁的密合度
E. 根管预备成喇叭口状

（32~34 题共用题干）

患儿，男，12 岁。因外伤引起右上 1 冠部折断，髓室暴露，叩痛（±），前牙区咬合关系正常，X 线片显示根尖未完全形成。

32. 该患者应立即采用的最佳处理方法是
A. 根管充填后．做永久性桩冠修复
B. 根管充填后，做暂时性桩冠修复
C. 拔除患牙后，做固定桥修复
D. 拔除患牙后，做可摘义齿修复
E. 拔除患牙后，做种植义齿修复

33. 如果患者需做桩冠修复，在根管充填后，选择桩冠修复的时间是
A. 立即
B. 3 天
C. 1 周
D. 3 周
E. 4 周以上

34. 如果患者做桩冠修复，选择最佳桩核的类型是
A. 成品不锈钢冠桩，加树脂桩核
B. 成品不锈钢冠桩，加银汞桩核
C. 个别铸造冠桩，加树脂桩核
D. 不锈钢丝冠桩，加树脂桩核
E. 个别铸造桩核

（35~39 题共用题干）

患者，女性，44 岁。右上中切牙扭转近 90°，且伴有唇侧倾斜，牙髓正常，牙根长、粗大，牙槽骨轻度吸收，牙龈红肿，探易出血。

35. 在患者不愿意正畸治疗的情况下，以下哪项是最佳的治疗方案
A. 拔出后可摘局部义齿修复
B. 拔出后固定桥修复
C. 根管治疗后桩冠修复
D. 根管治疗后覆盖义齿修复
E. 拔出后种植义齿修复

36. 如果选择桩冠修复，则根管治疗后开始桩冠修复的最早时间是
A. 根充后 2 天
B. 根充后 3 天
C. 根充后 1 周
D. 根充后 2 周
E. 根充后任何时间

37. 修复开始前要做的准备工作，不必要的是
A. 牙周洁治
B. X 线检查
C. 根管治疗
D. 与患者讲明治疗方案

E. 曲面体层片

38. 如果选用桩核和金瓷冠修复，对此牙牙冠的错误处理是

A. 按照金瓷冠牙体预备的要求磨出牙冠硬组织

B. 去除薄壁

C. 去除无机釉

D. 齐龈磨除牙冠

E. 去除腐质

39. 桩核切端应为金瓷冠留出的间隙为

A. 1.0mm
B. 2.0mm
C. 1.5mm
D. 2.5mm
E. 3.0mm

（40~44 题共用题干）

患者，男性，46 岁。1 周来左后牙咬物不适，冷水引起疼痛。近 3 日来，夜痛剧烈，影响睡眠，并引起半侧头及面部痛。初步检查：左侧上下第一、二磨牙均有邻面和咬合面龋洞，牙间龈红探痛。

40. 根据患者疼痛的性质，该患牙最可能的诊断是

A. 牙龈乳头炎
B. 急性牙髓炎
C. 急性根尖周炎
D. 三叉神经痛
E. 急性上颌窦炎

41. 为确定患牙颌位，进行的一项检查是

A. 探诊
B. 叩诊
C. 麻醉测验
D. 温度测验
E. X 线检查

42. 为确定患牙必须进行的一项检查是

A. 探诊
B. 叩诊
C. 麻醉测验
D. 温度测验
E. X 线检查

43. 该患者半侧头、面部痛属于

A. 自发痛
B. 激发痛
C. 发作性痛
D. 放射性痛
E. 持续性痛

44. 当日有效的处理是

A. 充填上药
B. 开髓拔髓

C. 针灸镇痛　　D. 消炎镇痛药

E. 耳鼻喉科会诊

（45~46 题共用题干）

患者，男性，45 岁。在某诊所做左下后牙固定修复体 3 年，近来义齿松动，口臭，左下后牙自发性疼痛，夜间明显。检查：$\overline{|6}$ 缺失，$\overline{|75}$ 为桥基牙，金属全冠固位体颈缘下方可探及龋，未见破损。

45. 对该患者的首要治疗是

A. 拆除固定桥后，针对情况进一步治疗　　B. 牙周洁治

C. X 线检查基牙有无继发龋　　D. 服镇痛药、观察

E. 在固位体殆面开窗观察

46. 引起疼痛最可能的原因是

A. 咬合不平衡　　B. 固位体松动

C. 继发龋引起牙髓炎　　D. 牙周炎

E. 邻接关系不良

（47~53 题共用题干）

患者，女性，57 岁。左上后牙牙龈反复肿痛 10 个多月，且口腔内有臭味。因糖尿病控制饮食约 2 年。检查：左上第二磨牙远中邻面龋深达髓腔，探无感觉，叩诊不适，根尖部龈红；左上第一磨牙殆面龋，中等深度，探酸感，远中根尖部牙龈扪压有稀脓液从一窦道口溢出；左上第三磨牙低位颊倾。左后牙牙龈轻红肿，牙石（++），全口口腔卫生差，牙垢（++）。余未见异常。

47. 为明确诊断，进一步的临床检查是

A. 扪诊　　B. 咬诊

C. 温度测验　　D. 电活力测验

E. 牙周袋检查

48. X 线片见主诉患牙的根尖周投射区圆形，直径约 3mm × 5mm，边界弥散不清。根据病史和检查，患者主诉的患牙最可能是

A. 左上第一磨牙　　B. 左上第二磨牙

C. 左上第二前磨牙　　D. 左下第一磨牙

E. 左上第三磨牙

49. 该主诉牙的诊断最可能是慢性

A. 牙髓炎　　B. 根尖周脓肿

C. 根尖周囊肿　　D. 根尖周肉芽肿

E. 根尖周炎急性发作

50. 为探明左上第一磨牙远中根尖部窦道口的病源，应

A. 摄根尖 X 线片
B. 做窦道口探诊
C. 做窦道口切除术
D. 摄窦道口诊断丝牙片
E. 摄左上第一磨牙牙科 CT 片

51. 该疾病的治疗方案不包括

A. 根管治疗
B. 患牙拔除
C. 全口洁治
D. 缺失牙修复
E. 口腔卫生宣教

52. 影响该患者牙疾病愈合的其他重要因素是

A. 年龄
B. 牙龈炎
C. 口腔臭味
D. 口腔卫生差
E. 糖尿病的控制

53. 对主诉疾病治疗疗效观察的主要项目是

A. 自觉症状
B. 临床检查
C. 患牙功能
D. 根尖 X 线检查
E. 血糖检测

（54~56 题共用题干）

患者，女性，58 岁。左下后牙自发疼痛 1 周，夜间因疼痛无法入睡 3 天，自服抗炎药症状无明显好转。检查：左下 5 殆面银汞充填物，边缘未探及龋损，龈缘稍红肿。X 线检查示左下 5 已行根管治疗，根充不完善，根尖周组织未发现明显异常。

54. 主诉牙的初步诊断为

A. 急性牙髓炎
B. 急性根尖周炎
C. 慢性牙髓炎急性发作
D. 残髓炎
E. 慢性根尖周炎急性发作

55. 以下对残髓炎最有诊断价值的是

A. 温度测试
B. 电活力测试
C. 根管内探痛
D. X 线检查
E. 叩痛

56. 根管治疗后的患牙怀疑有残髓炎，可考虑的处理为

A. 降殆
B. 去除充填物重新完善根管治疗
C. 服用抗生素和镇痛药
D. 拔除患牙
E. 根尖手术

（57~61题共用题干）

患者，女性，37岁。下颌第一磨牙咬合不适1周，感患牙伸长，初始紧咬牙可缓解不适。2天前开始不敢咬牙并出现自发痛，无放射痛。检查：下颌第一磨牙远中殆面深龋及髓，探（-），可疑叩痛，牙齿不松动，龈（-），根尖区压痛（+）。

57. 根据上述材料，该患者最可能的诊断是

A. 急性牙髓炎

B. 急性根尖周炎

C. 急性牙周炎

D. 急性牙龈炎

E. 材料不足，无法做出任何诊断

58. 为明确诊断，以下最有意义的检查是

A. 根尖X线检查

B. 冷热测

C. 电活力测试

D. 牙周袋探测

E. 外周血白细胞计数

59. 应急处理首选

A. 服用抗炎镇痛药

B. 根尖区牙龈切开引流

C. 针刺镇痛，并用氢氧化钙直接盖髓安抚

D. 去腐、开髓，置氧化锌丁香油棉球安抚镇痛

E. 去除病髓后开放引流

60. 患者3天后复诊，诉症状明显缓解，此时的处理应当是

A. 封失活剂，嘱再次复诊

B. 去除引流条，继续服消炎药，条件许可应作洁治术，并嘱3个月后复查

C. 清理髓腔，根管预备，下次复诊时完成根管充填

D. 停药，观察，如无不适，留底，完成充填术

E. 拔除患牙，常规医嘱考虑3个月后义齿修复

61. 依照前面一系列处理，如无意外情况，自患者初次起病的6个月后，相当于下颌第一磨牙的位置，应当是

A. 活动桥修复

B. 下颌第一磨牙活髓，远中面见金属充填物

C. 下颌第一磨牙死髓，已完成牙髓治疗，并充填

D. 以上情况都有可能

E. 以上情况都不可能发生

（62~64题共用题干）

患者，女性，32岁。右下后牙自发性、持续性疼痛4天。患牙不敢咬合。口腔检查：

右下第一前磨牙𬌗面深龋近髓，叩诊（+++），松动Ⅰ度，牙周检查（-）。温度测试无反应。右侧颌下淋巴结肿大。

62. 为明确诊断，医生还需做哪些检查
    A. 牙髓电活力测试　　B. 根尖部扪诊
    C. 咬合检查　　D. 麻醉测试
    E. 问诊

63. 若通过全面检查，确诊为急性化脓性根尖周炎，医生应给予的处理是
    A. 只做适当调𬌗并给予口服抗生素　　B. 清理根管，打通根尖排脓通道
    C. 开髓后封药，不做其他处理　　D. 局部理疗
    E. 口服镇痛药物

64. 治疗时应注意哪些问题
    A. 彻底清理根管内坏死牙髓，并通畅根管
    B. 急性期不做过多的根管预备，打通排脓通道即可，待急性炎症消退后再做根管预备
    C. 若脓液及渗出液较多，可开放引流 1~2 天后复诊
    D. 表面有明显波动感，或穿刺有脓时，可在处理患牙的同时行脓肿切开排脓
    E. 以上说法均正确

（65~67 题共用题干）

患者，男性，28 岁。左上前牙咀嚼不适达 1 年，近 4 个月牙体变色。两年前曾因外伤及该牙。口腔检查：右上中切牙体变色，无明显龋损及缺损；叩诊（+），松动Ⅰ度，牙髓活力电测验（-），牙周检查（-）。

65. 为明确诊断还需做哪些检查
    A. 牙周检查　　B. 牙髓电活力测试
    C. 麻醉检查　　D. 拍摄 X 线片
    E. 上述所有检查

66. X 线检查示：右上中切牙根尖周有边界清楚的圆形透影区，周围有一圈由致密骨组成的阻射白线围绕。则该患牙初步诊断为
    A. 牙髓坏死　　B. 根尖周肉芽肿
    C. 根尖周囊肿　　D. 慢性根尖周脓肿
    E. 根尖周致密性骨炎

67. 针对该疾病，相应的治疗是
    A. 直接行烤瓷冠修复　　B. 拔除
    C. 干尸治疗　　D. 塑化治疗
    E. 根管治疗后行烤瓷冠修复

（68 ~72 题共用题干）

患者，男性，40 岁。右上后牙咬合不适 3 个月，近 10 天出现自发性、持续性钝痛，不敢咬硬物，前天开始出现持续性跳痛，不敢咬合，疼痛能定位不放射。口腔检查见右上颌第一磨牙殆面深龋已穿髓，探诊（-），叩诊（+++），松动 I 度，未探及牙周袋。

68. 该患者初步诊断为

A. 急性化脓性牙髓炎
B. 急性牙周炎
C. 急性浆液性根尖周炎
D. 急性根尖周脓肿
E. 急性骨膜下脓肿

69. 若为了明确诊断需做一些辅助检查，下列哪一项最不需要

A. X 线检查
B. 温度刺激试验
C. 牙髓活力电测验
D. 咬合检查
E. 测量体温

70. 正确的应急处理是

A. 开放髓腔，通畅根尖孔
B. 服用消炎镇痛药
C. 切开排脓
D. 调整咬合
E. 针刺镇痛

71. 若急诊处理症状消失后复诊，应采用

A. 封失活剂后行干髓术
B. 根管预备并封入抗炎药物，1 周后根管充填
C. 牙周治疗
D. 直接根管充填
E. 拔除

72. 经成功治疗后 1 个月，若为防止牙体缺损或纵折，应采用的最佳方法是

A. 牙体不锈钢丝结扎固定
B. 牙体内固定
C. 金属带环固定
D. 金属或烤瓷全冠修复
E. 以上均是

（73 ~77 题共用题干）

患者，男性，54 岁。1 个月前发现左下后牙龈有小包，有时口腔内觉有咸水。曾有过左侧后牙夜间痛，无其他不适。检查见左下第一前磨牙颈部楔状缺损，探硬轻酸感；左下第二前磨牙牙颈部龋洞深，探无感觉，牙髓无活力，叩诊异常感；左下第一磨牙近中根尖部龈瘘，叩痛（-），牙髓活力正常。

73. 为明确患牙诊断，应进行的一项检查是

A. 咬诊
B. 温度测试

C. 松动度检查
D. 牙周袋探诊
E. X 线检查

74. 主诉牙最可能是
A. 左下第一前磨牙
B. 左下第二前磨牙
C. 左下第一磨牙
D. 左上第二前磨牙
E. 左上第一磨牙

75. 主诉牙的诊断最可能是
A. 牙髓坏死
B. 慢性牙髓炎
C. 慢性牙周炎
D. 根尖周肉芽肿
E. 慢性牙槽脓肿

76. 治疗方法应为
A. 牙周治疗
B. 干髓治疗
C. 根管治疗
D. 塑化治疗
E. 患牙拔除

77. 对龈瘘管可能做的处理如下，除了
A. 瘘管上药
B. 瘘管切除
C. 根尖手术
D. 治疗后搔刮
E. 治疗后观察

（78～82 题共用题干）

患者，男性，47 岁。4 天来右上后磨牙痛重，冷热加剧，夜间痛而来就诊。近 2 年，右上磨牙进食时咬到某特定位置时出现撕裂样痛，冷热敏感，平时咬物不适。检查：右上 6 㓗面似有近远中方向越过边缘嵴的细裂纹，颊尖高陡，无龋洞，不松动，叩痛（+）。

78. 为明确诊断，应做的重要检查是
A. 染色检查
B. 温度试验
C. 咬合关系检查
D. 电活力测试
E. X 线检查

79. 该患牙最可能的诊断是
A. 可复性牙髓炎
B. 急性牙髓炎
C. 慢性牙髓炎急性发作
D. 急性根尖周炎
E. 慢性根尖周炎

80. 为明确致病因素所做的检查不包括
A. 咬诊
B. 染色检查
C. 咬合关系检查
D. 温度试验

E. 电活力测验

81. 该患牙疾病的病因是

A. 细菌因素
B. 物理因素
C. 化学因素
D. 发育异常
E. 遗传因素

82. 治疗方案为

A. 充填术 + 调𬌗
B. 盖髓术 + 调𬌗 + 全冠修复
C. 塑化治疗 + 全冠修复
D. 根管治疗 + 调𬌗
E. 根管治疗 + 调𬌗 + 全冠修复

（83~85 题共用题干）

患者，女性，43 岁。右下后牙自发性阵发性疼痛 4 天，夜间疼痛加重。检查：右下第一磨牙远中𬌗面近髓龋损，冷热诊（+++），刺激去除后疼痛持续，叩诊（-），牙龈正常，未探及牙周袋。初步诊断：46 急性牙髓炎。

83. 针对该患者，医生的应急处理是

A. 龋洞内封入安抚镇痛的药物
B. 局麻下开髓引流
C. 给予口服镇痛药物
D. 调𬌗
E. 拔除患牙

84. 首选的麻醉方法为

A. 局部浸润麻醉
B. 牙髓内注射麻醉
C. 阻滞麻醉
D. 牙周韧带内注射麻醉
E. 骨内注射

85. 患者因惧怕疼痛不接受麻醉注射，医生应采取的处理为

A. 给予口服镇痛药物
B. 牙髓失活术
C. 安抚镇痛
D. 直接开髓治疗
E. 调𬌗观察

（86~89 题共用题干）

患者，男性，45 岁。因 5 天来右下后牙阵发性自发痛，冷热刺激引起痛或加剧痛，2 天前疼痛不能入睡，而来就诊。该患者半年来右下后牙有洞，咬物痛，2 个月前曾有过类似发作，服镇痛药后缓解，未做其他治疗。

86. 该患牙最可能的诊断是

A. 急性牙髓炎
B. 急性根尖周炎
C. 慢性牙髓炎急性发作
D. 慢性根尖周炎

E. 慢性增生性牙髓炎

87. 最适合的治疗方法应为

A. 干髓治疗
B. 活髓切断
C. 牙髓失活
D. 根尖切除术
E. 根管治疗

88. 应做鉴别的疾病不包括

A. 急性根尖炎
B. 急性上颌窦炎
C. 下颌骨髓炎
D. 三叉神经痛
E. 龈乳头炎

89. 临床检查最可能发现的是

A. 右下后牙深及牙髓的龋洞
B. 热刺激引起痛，冷刺激使痛缓解
C. 叩痛（+++）
D. 电活力测验无反应
E. X 线片根尖周透影区

（90~92 题共用题干）

患者，女性，15 岁。诉右下颌后牙进食时疼痛 3 个月，无明显自发痛。口腔检查：右下 6 𬌗面深龋洞近髓腔，探诊酸痛，未探及穿髓孔，温度刺激酸痛更明显，刺激去除后疼痛即刻消失。

90. 初步诊断该患牙状态为

A. 可复性牙髓炎
B. 急性浆液性牙髓炎
C. 急性化脓性牙髓炎
D. 慢性闭锁性牙髓炎
E. 牙髓钙化

91. 该患牙的最佳治疗方法是

A. 牙髓切断术
B. 干髓术
C. 间接盖髓术
D. 直接盖髓术
E. 单层垫底后充填

92. 如何预防

A. 进行口腔卫生宣教，采取正确的刷牙方法
B. 局部涂氟，窝沟封闭
C. 定期复诊，做到早发现，早诊断，早治疗
D. 改变不良的生活和饮食习惯
E. 以上均是

（93~94 题共用题干）

患者，男性，46 岁。牙龈刷牙时出血 3 年。检查见全口牙石（++），牙面色素多，牙龈

中度红肿，36/探诊普遍有出血，探诊深度 4~6mm，附着丧失 2~4mm，未见牙齿松动。否认全身疾病史。

93. 最可能的诊断是

A. 慢性龈炎　　B. 坏死性龈炎

C. 慢性牙周炎　　D. 侵袭性牙周炎

E. 白血病的龈病损

94. 如果在基础治疗后，右下第一磨牙近中探诊深度仍为 6mm，X 线片显示近中有垂直骨吸收 1/2，对该牙较佳的手术治疗方法为

A. 牙龈切除术　　B. 袋壁搔刮术

C. 翻瓣术　　D. 引导性组织再生术

E. 截根术

（95~97 题共用题干）

患者，男性，56 岁。2 周前发现右下后牙龈有小包。平时无明显不适，曾在外院拍 X 线片。查见右下第一前磨牙䫓面龋洞深，探无感觉，叩诊异常感，右下第一磨牙近中根尖部龈瘘管。X 线片见右下第一前磨牙根尖 X 线投射区不规则，边界模糊，右下第三磨牙前倾阻生，余未见异常。

95. 该患者的主诉牙应是

A. 右下第一前磨牙　　B. 右下第二前磨牙

C. 右下第一磨牙　　D. 右下第二磨牙

E. 右下第三磨牙

96. 主诉牙应诊断为

A. 根尖囊肿　　B. 慢性牙髓炎

C. 慢性牙周炎　　D. 根尖肉芽肿

E. 慢性牙槽脓肿

97. 主诉牙治疗方法应为

A. 保髓治疗　　B. 干髓治疗

C. 根管治疗　　D. 塑化治疗

E. 患牙拔除

（98~100 题共用题干）

患者，女性，31 岁。右下后牙自发性疼痛 5 天，冷热刺激痛加剧。检查：右下 8 近中斜位阻生，冠周稍红肿，右下 7 远中颈部探及龋洞，探诊（++），叩诊（+）。

98. 引起疼痛的原因为

A. 急性冠周炎　　B. 慢性牙髓炎急性发作
C. 急性根尖周炎　　D. 可复性牙髓炎
E. 慢性牙髓炎

99. 对此患者最合适的应急处理为
A. 3% 双氧水冲洗冠周上药　　B. 服消炎镇痛药
C. 右下 7 开髓引流　　D. 拔除右下 8
E. 针刺镇痛

100. 疼痛缓解后，应做
A. 右下 7 干髓术，右下 8 拔除　　B. 右下 7 干髓术充填，保留右下 8
C. 右下 8 拔除，右下 7 直接盖髓术　　D. 右下 8 拔除
E. 右下 7 根管治疗，右下 8 拔除

（101~102 题共用题干）

患者，男性，31 岁。上前牙 3 年前外伤，半年来牙齿变色，检查：右上 1 牙冠缺损 1/3，呈灰黑色，牙髓温度测验无反应，叩痛（-）。X 线见右上 1 根尖周 3mm×3mm 透射影。

101. 主诉牙应诊断为
A. 牙冠折断　　B. 慢性牙周炎
C. 慢性牙髓炎　　D. 牙髓坏死
E. 慢性根尖周炎

102. 正确治疗方法是
A. 继续观察　　B. 盖髓充填
C. 根管治疗　　D. 根尖切除
E. 拔除后行种植术

（103~105 题共用题干）

患者，男性，35 岁。2 周来右侧后牙喝冷热水引起疼痛。近 3 日来，夜间痛影响睡眠，并引起半侧耳后部痛，服镇痛药效果不明显。检查时见右侧上、下后牙多个充填体。

103. 应进一步做的主要检查是
A. 叩诊　　B. 温度试验
C. 扪诊　　D. 探诊
E. X 线检查

104. 应考虑的诊断最可能是
A. 慢性牙髓炎　　B. 急性根尖炎
C. 急性牙髓炎　　D. 慢性根尖炎急性发作

E. 可复性牙髓炎

105. 对主诉牙的首诊处理应是

A. 开髓开放
B. 局部封闭、观察
C. 服抗炎镇痛药
D. 针灸并服中草药
E. 拔除患牙

（106~107 题共用题干）

患者，男性，48 岁。左上后牙冷、热刺激痛 4 个月，平日习惯性用左侧咀嚼。检查：左上 6 𬌗面牙釉质部分丧失，表面凹陷牙本质暴露，近中髓角探诊敏感，叩诊（+），冷测敏感，刺激去除后疼痛持续数十秒。

106. 该患牙的诊断是

A. 中龋
B. 楔状缺损
C. 酸蚀症
D. 牙本质过敏症
E. 慢性牙髓炎

107. 该患牙的疾病病因是

A. 深龋
B. 重度磨损
C. 咬合创伤
D. 重度酸蚀
E. 发育异常

（108~110 题共用题干）

患者，男性，30 岁。2 年前因交通追尾而碰伤下前牙，牙冠完整，未诊治。以后一直出现咀嚼不适，牙齿有“发木”感，牙逐渐变色，根尖部反复发生肿痛，服消炎药后可好转。颏部有一瘘管反复发作，长期流脓，曾于美容科切除瘘管，但再次发作。

108. 确诊最有价值的检查是

A. 扪诊
B. 叩诊
C. 冷、热诊
D. X 线检查
E. 探诊

109. 根据上述临床表现最不可能的诊断是

A. 慢性根尖周囊肿
B. 慢性有瘘性根尖周脓肿
C. 慢性有瘘型根尖周炎
D. 慢性根尖周肉芽肿
E. 慢性根尖周致密性骨炎

110. 对于颏部瘘管处理正确的是

A. 拔除患牙，切除瘘管
B. 碘酚灼烧，封闭瘘管
C. 患牙根治后瘘管可自行封闭
D. 患牙根治后搔刮瘘管

E. 观察，待自行闭合

（111～115 题共用题干）

患者，女性，37 岁。因“左下后牙自发痛、夜间痛 6 天”来诊。口腔检查：右下 5 殆面银汞充填体，颊侧牙颈部深楔状缺损，远中探及深牙周袋，冷、热测试引起剧烈疼痛，并放射至左侧面颊部。X 线片：右下 5 冠部高密度充填物影近髓，远中牙槽骨垂直吸收至根尖 1/3 区，根尖周未见明显异常。

111. 对患牙的诊断为

A. 继发龋
B. 急性牙髓炎
C. 慢性牙髓炎
D. 急性根尖周炎
E. 慢性根尖周炎

112. 细菌感染该患牙牙髓的途径最不可能为

A. 银汞充填前未去净的细菌通过牙本质小管感染
B. 口腔细菌通过楔状缺损处侵入牙髓
C. 通过引菌作用引起牙髓感染
D. 细菌经牙周袋通过根尖孔感染牙髓
E. 细菌经侧支根管侵入牙髓

113. 针对患牙的治疗，正确的是

A. 从楔状缺损处开髓行根管治疗
B. 磨除原充填物行安抚治疗
C. 磨除原充填物，从殆面开髓行根管治疗
D. 干髓术
E. 塑化治疗

114. 根管治疗后 1 年，患牙持续咬合不适，从该患牙根管检出的细菌最可能是

A. 普氏菌
B. 消化链球菌
C. 真杆菌
D. 粪肠球菌
E. 卟啉单胞菌

115. 拟行根管再治疗，可引起根尖周炎的物理因素是

A. 根管预备时器械超出根尖孔
B. 过氧化氢溶液加压冲洗引起皮下气肿
C. 根管内放置过多酚类制剂
D. 使用大锥度器械预备根管
E. 根管预备时没有及时冷却

（116～120 题共用题干）

患者，女性，30 岁。因“左上后牙咬物不适近半年”来诊。口腔检查：左上 6 远深龋，

叩痛（+），探痛（-），松动（-），牙龈正常；左上7金属全冠修复，叩痛（-），探痛（-），松动（-）。

116. 关于采集病史，叙述错误的是
   A. 全身健康状况影响牙髓病和根尖周病的发生、发展及预后
   B. 对于女患者应特别询问是否怀孕或是否在月经期
   C. 了解传染病史有助于事先采取必要的防护措施
   D. 了解用药史可避免重复用药或发生药物间的拮抗作用
   E. 是主诉的扩展

117. 关于临床检查方法，叙述错误的是
   A. 牙髓状态对牙髓病和根尖周病的诊断非常重要，临床上经常需要通过牙髓活力测试来判断牙髓的状态
   B. 牙髓冷、热测试分为冷刺激法和热刺激法
   C. 患牙有金属烤瓷全冠时可以考虑试验性备洞
   D. 如果可疑2颗牙的痛源分别位于上、下颌，正确的方法是对下颌牙进行有效的局部麻醉，来判断引起疼痛的患牙
   E. 评估牙髓状态不能只靠一种检测方法来做出诊断，需要综合多种方法的结果

118. 若拟用牙胶棒加热法对患者右上后牙行热测试，注意事项不包括
   A. 为避免牙胶粘于牙面应使牙面保持湿润
   B. 装有心脏起搏器的患者不应做此检查
   C. 在牙面上停留的时间不应超过5秒
   D. 将牙胶棒的一端于酒精灯上烤软时，注意控制温度，防止烫伤患者
   E. 若热测试时引起患牙剧烈疼痛，应立即给予冷刺激以缓解患者的症状

119. 牙髓活力电测试前的准备工作不包含
   A. 仔细阅读产品说明书，熟悉仪器的性能及其具体操作方法
   B. 测试前应先向患者说明测试的目的，取得患者的同意和配合
   C. 隔湿患牙
   D. 先拍摄X线片
   E. 在牙髓活力电测试仪的测试探头上涂一层导电剂

120. 若选用口腔颌面锥形束CT（CBCT）作为辅助检查，叙述错误的是
   A. 不能去除左上7金属修复体引起的伪影
   B. 可辨认根尖片不能显示的左上6早期根尖周病变
   C. 可观察左上6根尖周骨质破坏的程度和范围
   D. 可清晰了解左上6与上颌窦的关系
   E. 若考虑为根尖周炎的患牙，应常规行CBCT检查

（121～123 题共用题干）

患者，男性，38 岁。1 周来右侧后牙咬物不适，冷水引起疼痛。近 3 日来，夜痛影响睡眠，不能定位，向一侧头面部放散，检查见右下第一前磨牙存在龋洞。

121. 为确定牙位进行的一项检查是
   A. 探诊
   B. 叩诊
   C. 温度测验
   D. 松动度检查
   E. X 线检查

122. 该患牙最可能的诊断是
   A. 深龋
   B. 可复性牙髓炎
   C. 三叉神经痛
   D. 慢性牙髓炎
   E. 急性牙髓炎

123. 如确诊为急性牙髓炎，与三叉神经痛相比不正确的一项是
   A. 疼痛不能自行定位
   B. 存在“扳机点”
   C. 阵发性的自发性痛
   D. 夜间痛加重
   E. 治疗患者有效

（124～126 题共用题干）

患儿，女，8 岁。因“右上前牙坏牙”来诊。口腔检查：右上 1 近中牙颈部深龋，探诊(-)，叩诊（-)。X 线片：深龋近髓，右上 1 牙根未完全发育。患牙治疗时发生意外穿髓，穿髓孔直径小于 0. 5mm。

124. 该患牙最合适的治疗方法是
   A. 直接盖髓术
   B. 间接盖髓术
   C. 牙髓切断术
   D. 根尖诱导成形术
   E. 根尖屏障术

125. 影响患牙治疗方案的主要因素为
   A. 牙髓暴露范围
   B. 牙髓暴露位置
   C. 牙髓暴露时间
   D. 牙髓暴露类型
   E. 全身因素

126. 与牙髓切断术的预后无关的因素是
   A. 患者年龄
   B. 盖髓剂
   C. 血凝块
   D. 修复体微渗漏
   E. 根尖周炎症

（127～129 题共用题干）

患者，男性，33 岁。因“左下后牙自发性疼痛 6 天，冷、热刺激疼痛加剧”来诊。口腔

检查：左下第 3 磨牙近中斜位阻生，冠周稍红，左下第 2 磨牙远中颈部探及龋洞，探诊（++），叩痛（+）。

127. 引起该患者疼痛的原因为

A. 急性冠周炎
B. 慢性牙髓炎急性发作
C. 急性根尖周炎
D. 可复性牙髓炎
E. 慢性牙髓炎

128. 对此患者最合适的应急处理为

A. 3% 过氧化氢溶液冲洗冠周、上药
B. 服用消炎镇痛药
C. 左下第 2 磨牙开髓引流
D. 拔除左下第 3 磨牙
E. 针刺镇痛

129. 疼痛缓解后，下一步治疗是

A. 左下第 2 磨牙干髓术，左下第 3 磨牙拔除
B. 左下第 2 磨牙干髓术充填，保留左下第 3 磨牙
C. 左下第 3 磨牙拔除，左下第 2 磨牙直接盖髓术
D. 左下第 3 磨牙拔除
E. 左下第 2 磨牙根管治疗，左下第 3 磨牙拔除

（130~132 题共用题干）

患者，男性，42 岁。因“右上前牙慢性根尖周炎”来诊。口腔检查：右上 1 近中有较大面积树脂充填物，牙冠呈黄褐色，叩痛（-），冷、热刺激无反应。X 线片：患牙充填物近髓角，根尖区见透射影，边界不清楚，根管影细且模糊。拟进行根管治疗。

130. 具有钙螯合作用的根管冲洗药物为

A. 2% 氯胺-T 溶液
B. 15% 依地酸钠钙溶液
C. 2% 次氯酸钠溶液
D. 3% 过氧化氢溶液
E. 0.9% 氯化钠溶液

131. 根管预备中采用 2% 氯己定溶液冲洗根管，原因是

A. 溶解根管壁牙本质
B. 产生新生氧
C. 发泡作用
D. 溶解坏死组织
E. 有效杀灭根管内残留细菌

132. 主诉牙诊断为

A. 急性牙髓炎
B. 慢性牙髓炎急性发作
C. 慢性根尖周炎
D. 牙齿过敏症
E. 急性根尖周炎

（133~134 题共用题干）

患者，男性，16 岁。上颌牙龈时常流脓多日。左上 6 深龋，无穿髓孔，松动Ⅱ度，叩（±），温度测试无反应，患牙唇侧根尖处有一瘘管。

133. 为明确诊断下一步检查是

A. 电活力测试
B. 瘘管检查
C. 涂片检查
D. X 线检查
E. 咬诊检查

134. 最佳的治疗是

A. 开放引流
B. 根管治疗术
C. 活髓切断术
D. 塑化治疗
E. 盖髓术

（135~137 题共用题干）

患者，男性，24 岁。因“左上 3 慢性根尖周脓肿，行根管充填 3 天，肿痛”来诊。口腔检查：唇侧黏膜红肿。X 线片示左上 3 根尖周骨质破坏区内有大量超填物。

135. 该牙宜采用的治疗方案是

A. 切开排脓
B. 即刻重新根管治疗
C. 抗炎处理后行根尖手术
D. 抗炎处理后重新根管治疗
E. 拔除患牙

136. 根尖倒预备完成后，进行根尖倒充填，最佳倒充填材料应选择

A. 玻璃离子水门汀
B. 银汞合金
C. 三氧化矿物盐聚合物（MTA）
D. 复合树脂
E. 氧化锌丁香油糊剂

137. 根尖外科手术的预后影响因素不包括

A. 切口设计
B. 倒充填材料的类型
C. 倒预备深度
D. 患者性别
E. 根尖切除角度

（138~140 题共用题干）

患者，男性，46 岁。因“左下后牙在外院完成治疗后不适 4 个月”来诊。口腔检查：左下 7 殆面充填体，每日不适钝痛，叩诊不适。X 线片示近中根管上 1/3 高密度影，较直，可见螺纹状影。初步诊断为器械分离。

138. 下列不属于器械分离取出的方法是

A. 形成旁路
B. 拔除患牙

C. 超声取出　　D. H 锉取出

E. 套管取出

139. 下列容易造成器械分离的是

A. 去尽牙本质悬突　　B. 开髓孔过大

C. 1~2 型根管　　D. 使用镍钛器械

E. 建立进入根管的直线通路

140. 若该器械分离于根尖部，距下牙槽神经管 2~3mm，已形成旁路，下列处理错误的是

A. 大量次氯酸钠和 0.9% 氯化钠交替冲洗

B. 使用乙二胺四乙酸（EDTA）

C. 小号锉预弯进入

D. 分离的器械一定要取出，否则会对患牙疗效造成影响

E. 加强根管消毒后行完善的根管充填

（141~143 题共用题干）

患者，女性，40 岁。因“根管治疗 1 年后复查”来诊。口腔检查：左下 5 𬌗面充填体完全脱落，叩诊不适，冷、热刺激不敏感，牙龈无红肿。X 线片示根管内高密度充填影，根尖周阴影并无减小。

141. 关于常规根管治疗后疾病的治疗，叙述错误的是

A. 追踪观察，对病情进行评估　　B. 进行根管再治疗

C. 根尖外科手术治疗　　D. 全冠修复

E. 拔牙

142. 若根管治疗后出现新的根尖周透射影或根尖周影扩大，应注意以下鉴别诊断，除外

A. 感染根管所引起的慢性根尖周炎　　B. 根尖外感染

C. 根尖周真性囊肿　　D. 异物反应

E. 根尖周瘢痕

143. 再治疗的根管充填致密，充填材料与根管壁间无缝隙，可采用以下方法处理牙胶，除外

A. 溶剂软化牙胶

B. 加热软化牙胶

C. 采用特殊溶剂如 Endosolv-R 配合超声波清除

D. 手用器械去除

E. 机用器械去除

（144~146 题共用题干）

患者，男性，42 岁。因“右上后牙咬合不适 3 个月，冷、热刺激痛近 1 周，伴右侧头

痛”来诊。口腔检查：右上后牙无明显龋损，右上 7 𬌗面见近远中向隐裂纹，叩诊不适，冷测试明显疼痛，去除刺激，疼痛不能缓解，松动（-）。X 线片未见明显异常。

144. 该患者的初步诊断为

A. 隐裂，牙髓炎　　B. 牙本质过敏症

C. 根尖周炎　　D. 牙周创伤

E. 隐裂，可复性牙髓炎

145. 该患者的首选治疗方案是

A. 拔除　　B. 脱敏治疗

C. 全冠修复　　D. 根管治疗（RCT）后全冠修复

E. 充填法治疗

146. 患牙完成治疗前，为防止牙纵裂，常采用保护患牙的措施，除外

A. 嘱勿用患侧咬硬物　　B. 患牙调低咬合

C. 临时冠修复患牙　　D. 患牙粘接带环

E. 咬合垫

（147~149 题共用题干）

患者，男性，37 岁。因“3 年前右上后牙疼痛，经治疗痊愈，但充填物反复脱落，要求做相对永久的治疗”来诊。口腔检查：右上 6 远中邻面大面积龋损，银汞充填，充填完整，叩诊（-），稳固。

147. 针对患者，目前应做的检查是

A. 血常规　　B. 取研究模型

C. 牙齿 X 线检查　　D. 口腔全景 X 线检查

E. 牙冠高度

148. 若经检查证实根尖有感染，应进行的最佳治疗是

A. 干髓术　　B. 塑化治疗

C. 根管治疗　　D. 口服抗生素

E. 调降低咬合

149. 为长期保存该患牙，最佳修复方法是

A. 全冠　　B. 嵌体

C. 成品桩 + 银汞充填　　D. 成品桩 + 树脂充填

E. 铸造桩 + 树脂充填

（150~152 题共用题干）

患者，男性，29 岁。因“1 个月前因外伤致上前牙折断，已在外院行根管治疗，为进

一步治疗”来诊。口腔检查：右上 1 牙冠横折，断面位于龈上 2mm，根管口暂封。叩痛 (-)，松动 (-)，牙龈及咬合正常。

150. 为进一步治疗，患者还需要做的检查是

A. 探诊
B. 松动度检查
C. 牙髓活力冷、热测试
D. 摄根尖 X 线片，观察根管治疗情况
E. 牙髓活力电测试

151. 牙外伤伴牙周膜挤压伤者，根管治疗后进行桩冠修复的最短时间为

A. 3 天
B. 1 周
C. 2 周
D. 3 周
E. 1 个月

152. 关于根管桩进入根管的长度和直径，叙述错误的是

A. 桩的长度不应超过牙根长度的 3/4
B. 根尖方需要保留 5mm 的牙胶材料，桩与剩余牙胶之间不能有空隙
C. 桩位于牙槽嵴内的长度 4mm 以上
D. 磨牙的桩，从髓室底开始，长度不宜超过 7mm
E. 桩越粗的牙齿越不容易折断

（153~156 题共用题干）

患者，男性，33 岁。因“左上牙痛 4 日”来诊。

153. 首先应对患者进行

A. 问诊
B. 视诊
C. 探诊
D. 叩诊
E. X 线检查

154. 若患者诊断为左上 1 急性牙髓炎，最好进行哪种治疗

A. 活髓切断术
B. 干髓治疗
C. 塑化治疗
D. 根管治疗
E. 根尖刮除术

155. 开髓时易出现哪个方向的侧穿

A. 唇向
B. 腭向
C. 近中
D. 远中
E. 颈缘

156. 对该患者应进行哪种应急处理

A. 静脉滴注消炎
B. 口服消炎药物
C. 局麻下拔髓
D. 牙髓失活术

E. 开放引流

（157～161 题共用题干）

患者，男性，32 岁。右侧上颌第一恒磨牙咬合疼痛 1 周，近 1 周自发性疼痛明显加重，感患牙伸长，无放射痛。口腔检查：16 远中邻𬌗面树脂充填物完好，叩痛，牙齿 I 度松动，龈（–），根尖区轻度压痛。

157. 右上 6 最可能的诊断为
A. 急性牙髓炎
B. 急性根尖周炎
C. 急性牙周炎
D. 急性牙龈炎
E. 资料不足，无法做出正确诊断

158. 对诊断最有帮助的一项检查是
A. X 线检查
B. 冷热测
C. 电活力测
D. 碘酊
E. 查血象

159. 如果 X 线片显示 16 已进行根管治疗，且根管适充，仅近中根根尖周间隙增宽，引起该患牙病变的最可能原因是
A. 继发龋
B. 咬合创伤
C. 牙隐裂
D. 根尖微渗漏
E. 根管治疗时遗漏近颊第二根管

160. 对该患者的应急处理应为
A. 服用消炎镇痛药
B. 根尖区牙龈切开引流
C. 针刺镇痛，去除树脂充填物后用氧化锌丁香油粘固剂安抚
D. 去除病髓后开放引流
E. 去除旧充填物和根充物，重新根管治疗

161. 患者于 2 天后复诊，疼痛明显缓解，此时的处理应当是
A. 重新根管充填
B. 去除引流条，继续服用消炎药 3 天，并嘱 3 个月后复查
C. 清理和预备病变根管，并冲洗，封入氢氧化钙，嘱复诊
D. 停药，观察
E. 拔除患牙

（162～164 题共用题干）

患者，女性。半年前左上后牙龋洞一次性充填治疗，近 2 日出现冷热疼，夜间疼。检

查：左上 7 殆面银汞充填物完整，叩（-），冷（+）。

162. 患牙最可能的诊断是

A. 继发龋
B. 可复性牙髓炎
C. 急性牙髓炎
D. 慢性牙髓炎
E. 根尖周炎

163. 该病的主要病理变化是

A. 淋巴细胞浸润
B. 浆细胞浸润
C. 肉芽组织形成
D. 巨噬细胞浸润
E. 中性粒细胞浸润

164. 患牙的首次治疗方法是

A. 调殆观察
B. 开髓开放
C. 更换充填材料
D. 安抚治疗
E. 给抗炎镇痛药

（165~168 题共用题干）

患者，男性，38 岁。5 年来左侧后牙反复发生疼痛。冷热水引起剧痛，发作时夜间痛醒，在当地医院曾两次诊断为左侧Ⅱ度、Ⅲ度三叉神经痛。住院、服药，因患者不同意而未做手术治疗。患者面容痛苦，口腔卫生极差，现在仍服用“卡马西平”。检查口腔见左侧上下后牙多个牙有邻面深龋洞，均未治疗，要求医师诊治。

165. 应询问患者的最重要项目是

A. 服药的效果
B. 扳机点的存在
C. 食物嵌塞情况
D. 夜间痛情况
E. 疼痛的性质

166. 应重点检查患者的项目是

A. 牙周袋及 X 线片
B. 龋齿的深度
C. 体温、血常规
D. 松动度、叩痛
E. 患牙温度测验

167. 该主诉牙诊断三叉神经痛的条件是

A. 扳机点存在
B. 无夜间痛
C. 患牙治疗后疼痛仍存在
D. 发作疼痛剧烈，短暂
E. 包括以上各项

168. 该患者的治疗方法为

A. 服药与治牙同时进行
B. 先治牙、观察效果
C. 换药服、观察效果
D. 拔除患牙、服药

E. 射频治疗、治牙

（169~170 题共用题干）

患者，男性，66 岁。主诉：左侧牙齿阵发性剧痛 5 天。现病史：半年多来，左侧下牙遇冷热均痛，食物嵌入洞内后痛，近 1 周来时有自发疼痛。昨夜阵发性剧痛，但分不清哪颗牙痛。

169. 该患者口腔检查时，最可能发现

A. 深龋、温度测验引起剧烈疼痛
B. 牙齿松动、牙龈红肿
C. 叩痛（+++）
D. 中度磨耗，探划有敏感点
E. X 线片见根尖有 X 线透射区

170. 主诉牙最可能的诊断为

A. 急性牙髓炎
B. 慢性牙髓炎急性发作
C. 牙齿过敏症
D. 慢性根尖周炎急性发作
E. 三叉神经痛

（171~173 题共用题干）

患者，女性，38 岁。主诉：右半侧牙遇冷热痛 3 周。病历记载：1 个月前右上后牙在外院已做牙髓治疗，治疗后原症状略缓解，遇热仍痛，且偶有自发痛。检查：右上 4 近中咬合面银汞充填完好，叩（+），冷测反应均迟钝，热水可引起痛，持续数分钟；右上 5 冠完整，仅见颊面釉质有一纵行隐裂纹，涂碘酊染色不明显，叩（+），在裂纹处冷热测均较对照牙略敏感，其余未见异常；右上 6 残根。叩诊（-），周围牙龈略红，探之易出血。

171. 引起主诉症状的患牙最可能是

A. 右上 4
B. 右上 6
C. 右上 5
D. 右上 45
E. 右上 456

172. 该患牙的诊断最可能为

A. 急性牙髓炎
B. 慢性牙髓炎急性发作
C. 慢性牙髓炎
D. 残髓炎
E. 牙髓充血（创伤所致）

173. 为解决主诉症状，首先应做

A. 右上 4 再行根管治疗
B. 右上 5 调𬌗
C. 右上 6 根管治疗
D. 右上 5 根管治疗
E. 右上 6 拔除

（174～176 题共用题干）

患者，女性，52 岁。具有剧烈自发性搏动性牙痛，遇冷刺激可暂时缓解。

174. 该患者的临床诊断可能是
  A. 急性牙髓炎浆液期
  B. 牙髓坏死
  C. 急性冠周炎
  D. 急性牙髓炎化脓期
  E. 急性根尖脓肿

175. 此时何种应急处理能最大限度地缓解疼痛
  A. 黏膜切开引流
  B. 开髓引流
  C. 根管引流
  D. 切开骨膜引流
  E. 面部冷敷，服用四环素类抗生素

176. 临床检查时最有可能伴有哪项阳性体征
  A. 叩痛
  B. 温度刺激痛
  C. X 线检查见根尖周有圆形或椭圆形边界清晰的透射区
  D. 牙齿松动
  E. 牙齿变色

（177～179 题共用题干）

患者，男性，54 岁。右下后牙反复肿痛，牙龈上发生小脓包 6 个多月，平时遇冷热水敏感，近日劳累后“丝丝拉拉”疼，蹿至左太阳穴处。检查：右下 5 龋深及髓，无探痛，叩异样感，颊侧近根尖牙龈处有一瘘管口，患牙 I 度松动。右下 6 无龋，叩（+），远中牙周袋深约 9mm，近根尖牙龈红肿，热测引起痛，放射至颞部。

177. 本次就诊的主诉牙诊断可能是
  A. 右下 6 慢性牙周炎
  B. 右下 6 逆行性牙髓炎
  C. 右下 6 急性牙髓炎
  D. 右下 5 深龋
  E. 右下 5 慢性根尖周炎

178. 还必须做哪种检查可帮助制订治疗计划
  A. X 线检查
  B. 牙髓活力测验
  C. 松动度
  D. 扪诊
  E. 以上都不正确

179. 对主诉最佳治疗方案是
  A. 塑化治疗 + 牙周系统治疗
  B. 牙周系统治疗
  C. 根管治疗 + 牙周系统治疗
  D. 充填
  E. 拔除

（180~182 题共用题干）

患者，男性，30 岁。2 年前因交通追尾而碰伤下前牙，牙冠完整，未诊治。以后一直出现咀嚼不适，牙齿有“发木”感，牙逐渐变色，根尖部反复发生肿痛，服消炎药后可好转。颏部有一瘘管反复发作，长期流脓，曾于美容科切除瘘管，但再次发作。

180. 假设此病例经根管治疗后仍不痊愈，下列哪一项不可能是其原因

A. 仅做全冠修复
B. 根管超填
C. 菌斑堆积
D. 根管欠填
E. 根尖周骨质破坏较大

181. 对此疾病无帮助的检查方法是

A. 探诊
B. 叩诊
C. X 线检查
D. 扪诊
E. 冷、热诊

182. 如果临床望诊和探诊未发现有引起牙痛的牙体组织缺损，最好做什么检查以进一步确定患牙

A. 叩诊 + X 线检查
B. 冷、热诊 + X 线检查
C. 咬诊 + X 线检查
D. 叩诊 + 冷、热诊
E. 咬诊 + 电活力测验

（183~185 题共用题干）

患者，男性，25 岁。因“右下牙自发痛 3 天”来诊。半年前右下牙开始出现冷、热刺激痛，以后经常隐隐不适。检查发现右下 4 远中面深龋，探之穿髓，探痛（++），叩痛（±），远中牙龈乳头增生长入龋洞内。

183. 该牙的准确诊断和最恰当的治疗方法是

A. 慢性牙髓炎急性发作，需做牙髓塑化治疗
B. 急性牙髓炎，需做根管治疗
C. 急性牙髓炎伴根尖周炎，需做根管治疗
D. 急性牙髓炎，需做牙髓塑化治疗
E. 慢性牙髓炎急性发作，需做根管治疗

184. 该牙经局麻下拔髓，封甲醛甲酚棉捻 5 次仍不能痊愈，而且出现咀嚼痛越来越严重，从治疗过程中分析最可能的原因是

A. 封药次数过多，药物刺激性引起化学性根尖周炎
B. 器械穿出根尖孔
C. 牙髓未拔除干净，引起根尖周残余感染
D. 根管内有毒力很强的细菌存在

E. 将坏死组织推出根尖孔

185. 对该病例若不用麻醉拔髓而用失活剂失活牙髓，根据临床情况最应该注意的问题是

A. 掌握药物的剂量

B. 封入丁香油酚棉球减轻疼痛

C. 掌握封药时间

D. 避免药物从邻面溢出烧伤牙周组织

E. 封入失活剂后再行局部麻醉以免封药后疼痛

（186~190 题共用题干）

患者，女性，43 岁。全口牙齿情况差，多个龋齿，后牙个别牙牙体缺失。

186. 如想要观察该患者所有的这些牙体情况，需拍摄

A. 全口牙位曲面体层片　　B. 下颌骨后前位片

C. 下颌骨开口后前位　　D. 根尖片

E. 殆翼片

187. 如果拍片时颌骨体内有时可见边缘清楚的圆形或卵圆形致密影，直径多为 2~4mm，与牙根无关，应诊断为

A. 致密骨岛　　B. 牙瘤

C. 根尖周脓肿　　D. 致密性骨炎

E. 根尖周肉芽肿

188. 如果拍片时发现左上中切牙根尖周骨质弥散性破坏，边界不清，范围较小，骨硬板消失，周围骨质较疏松呈云雾状，应诊断为

A. 内生骨疣　　B. 根尖周囊肿

C. 根尖周脓肿　　D. 致密性骨炎

E. 根尖周肉芽肿

189. 如果拍片时发现右下第一前磨牙根尖有圆形密度降低区，病变直径一般不超过 0.7cm，周界清楚，病变周围的骨质正常，应诊断为

A. 内生骨疣　　B. 根尖周囊肿

C. 根尖周脓肿　　D. 致密性骨炎

E. 根尖周肉芽肿

190. 如果拍片时发现左下第一磨牙根尖周，以病原牙为中心形成形状较规则圆形低密度透射区，边缘清晰，且有一薄层致密线条影，应诊断为

A. 内生骨疣　　B. 根尖周囊肿

C. 根尖周脓肿　　D. 致密性骨炎

E. 根尖周肉芽肿

四 B 型题

（1~3 题共用备选答案）

A. 根管钻
B. 根管锉
C. 拔髓针
D. 光滑髓针
E. 螺旋充填器

1. 拔髓清创的根管治疗器械是
2. 扩通根管的治疗器械是
3. 根管充填的治疗器械是

（4~8 题共用备选答案）

A. 氢氧化钙制剂
B. 牙胶尖
C. 氧化锌丁香油根管充填材料
D. FR 酚醛树脂
E. EDTA

4. 用作根尖诱导成形术的材料是
5. 属于液体充填剂的是
6. 常用的根管充填固体材料是
7. 去除根管壁玷污层的冲洗液是
8. 有较强的抗菌抑菌作用，又具有促进根尖周骨组织修复的是

（9~12 题共用备选答案）

A. 干髓术
B. 根管充填术
C. 塑化治疗
D. 根尖诱导成形术
E. 活髓切断术

9. 保留根管内全部健康牙髓的是
10. 去除根管内全部牙髓的是
11. 保留根管内全部经失活牙髓的是
12. 用边冲洗边扩锉的方法清除坏死的牙髓残片，保护根尖部的活组织不受损伤的是

（13~15 题共用备选答案）

A. 活髓切断术
B. 直接盖髓术
C. 根尖诱导成形术
D. 根管治疗术
E. 间接盖髓术

13. 各种不可复性牙髓病变，治疗方法宜选用

14. 根尖口呈喇叭口的牙髓炎患牙，治疗方法宜选用
15. 冠中 1/3 折断的年轻恒牙，治疗方法宜选用

（16~17 题共用备选答案）
A. 堵塞牙本质小管，增加牙本质的硬度和抗酸抗溶性
B. 诱导修复性牙本质形成
C. 为蛋白沉淀剂，还原后沉积于牙本质小管，堵塞小管
D. 高热效应使牙本质表面变性和无机物熔融
E. 促进形成修复性牙本质，较强持久的杀菌作用
16. 氢氧化钙作为盖髓剂的作用原理是
17. 理想的盖髓剂的条件是

（18~19 题共用备选答案）
A. 磷酸锌水门汀
B. 氧化锌丁香酚水门汀
C. 氢氧化钙水门汀
D. 玻璃离子水门汀
E. 聚羧酸锌水门汀
18. 对牙髓炎有一定镇痛和安抚作用的是
19. 置于洞内，可促使洞基底钙化形成继发性牙本质的是

（20~22 题共用备选答案）
A. 前期牙本质
B. 修复性牙本质
C. 继发性牙本质
D. 透明牙本质
E. 髓周牙本质
20. 罩牙本质和透明层内侧的牙本质属于
21. 受外界刺激后形成的牙本质属于
22. 根尖孔形成以后形成的牙本质属于

（23~28 题共用备选答案）
A. 牙釉质
B. 牙本质
C. 牙骨质
D. 牙髓
E. 牙周膜
23. 氟斑牙的临床问题和疾病主要累及的组织是
24. 白垩斑的临床问题和疾病主要累及的组织是
25. 牙震荡的临床问题和疾病主要累及的组织是

26. 四环素牙的临床问题和疾病主要累及的组织是
27. 意外穿髓的临床问题和疾病主要累及的组织是
28. 根面浅龋的临床问题和疾病主要累及的组织是

（29~32 题共用备选答案）
A. 开髓引流
B. 安抚观察
C. 切开排脓
D. 失活术
E. 调𬌗磨改
29. 急性牙髓炎患者应急处理可
30. 由外伤引起的急性根尖周炎，应先考虑给予的处理是
31. 对于表面已经有明显波动感的化脓性根尖周炎患者除了髓腔开放还应
32. 对麻醉剂过敏的患者在行牙髓病治疗时，可用哪种方法控制疼痛

（33~36 题共用备选答案）
A. X 线检查
B. 染色法
C. 叩诊 + 扪诊
D. 温度测验
E. 牙髓电活力测验
33. 急性根尖周炎宜选择哪种检查方法
34. 慢性根尖周炎宜选择哪种检查方法
35. 急性牙髓炎宜选择哪种检查方法
36. 牙髓坏死宜选择哪种检查方法

（37~39 题共用备选答案）
A. 牙隐裂
B. 牙根折
C. 氟牙症
D. 𬌗面龋
E. 四环素牙
37. 激光龋齿探测仪适用于
38. 锥形束 CT 检查适用于
39. 染色法适用于

（40~43 题共用备选答案）
A. 咀嚼痛
B. 自发性、放射性痛，不能定位
C. 冷热刺激一过性疼痛
D. 阵发性电击样痛
E. 自发性胀痛

下述疾病最可能表现出上述哪一种性质的疼痛。

40. 急性化脓性根尖周炎

41. 可复性牙髓炎

42. 急性牙髓炎

43. 急性龈乳头炎

（44~48 题共用备选答案）

A. 放线菌　　B. 牙髓卟啉单胞菌

C. 粪肠球菌　　D. 产黑色素普氏菌

E. 消化链球菌

44. 与急性根尖周炎、根管内恶臭有关的是

45. 与顽固性根尖周病、窦道经久不愈有关的是

46. 牙髓感染的特有病原菌是

47. 与根管持续感染和再感染有关的是

48. 与根尖部疼痛、肿胀、叩痛、窦道形成有关的是

（49~50 题共用备选答案）

A. 电诊法　　B. X 线检查

C. 染色法　　D. 麻醉疗法

E. 嗅诊

49. 鉴别急性牙髓炎上下牙位必须应用的检查方法是

50. 牙隐裂必须应用的检查方法是

（51~52 题共用备选答案）

A. 氢氧化钙糊剂　　B. 氧化锌丁香油糊剂

C. 聚羧酸锌水门汀　　D. 甲醛甲酚

E. 磷酸锌水门汀

51. 年轻恒牙冠折露髓，牙根未形成可选用盖髓药物

52. 乳牙常用的根管充填药物

（53~56 题共用备选答案）

A. 银汞合金　　B. 复合树脂

C. 氢氧化钙　　D. 牙胶

E. 磷酸锌粘固粉

53. 常用的后牙充填材料是
54. 常用的垫底材料是
55. 常用的前牙充填材料是
56. 常用的直接/间接盖髓剂是

（57~60 题共用备选答案）
A. 机械性刺激敏感
B. 突发性电击样痛
C. 定点性咀嚼剧痛
D. 疼痛不定位，夜间加重
E. 刺激入洞引发疼痛
57. 三叉神经痛
58. 急性牙髓炎
59. 深龋
60. 牙本质过敏

（61~63 题共用备选答案）
A. 圆形或椭圆形边界清楚的透光区
B. 边界模糊的透光区，周围骨质较疏松
C. 边界清楚的透光区，周围有白线围绕
D. 牙槽骨垂直性吸收
E. 牙槽骨水平性吸收
61. 患牙被诊断为慢性根尖周囊肿时，牙片根尖区会出现的改变为
62. 患牙被诊断为慢性根尖周脓肿时，牙片根尖区会出现的改变为
63. 患牙被诊断为根尖周肉芽肿时，牙片根尖区会出现的改变为

（64~65 题共用备选答案）
A. 洞底硬，不敏感
B. 洞内探到穿髓孔、痛
C. 洞内有红色肉芽组织
D. 探洞底有大量软化腐质
E. 洞底穿孔达根分叉
64. 慢性增生性牙髓炎时
65. 慢性溃疡性牙髓炎时

（66~67 题共用备选答案）
A. 高速手机
B. K 锉
C. 侧压充填器
D. 牙胶尖

E. 成型片

66. 根管预备器械是

67. 根管充填器械是

（68~72 共用备选答案）

A. 樟脑酚

B. 甲醛甲酚

C. 木馏油

D. 抗生素 + 激素

E. 碘仿糊剂

68. 前牙外伤的根管消毒剂为

69. 感染严重成人根管的消毒剂为

70. 感染严重年轻恒牙根管的消毒剂为

71. 渗出较多根管的消毒剂为

72. 感染根管久治不愈

（73~75 共用备选答案）

A. 木馏油

B. 樟脑酚合剂

C. 70%~75% 乙醇

D. 甲醛甲酚

E. 麝香草酚乙醇溶液

73. 有较好的镇痛作用和弱消毒作用的药物是

74. 有较强的消毒作用，对根尖周组织刺激性小的药物是

75. 有较强的消毒作用并有明显刺激性的药物是

（76~79 共用备选答案）

A. 2% 氯亚明

B. 多聚甲醛

C. 碘仿糊剂

D. 氢氧化钙

E. 氧化锌丁香油糊剂

76. 用于根管冲洗的药物是

77. 根管渗出液多时封药需使用

78. 根管消毒用药为

79. 根管充填剂为

（80~82 题共用备选答案）

A. 牙髓切断术 + 根尖诱导成形术

B. 干髓术

C. 间接盖髓术

D. 直接盖髓术

E. 干髓术 + 直接盖髓术

80. 根尖尚未形成的年轻恒牙深龋露髓，可采用

81. 年轻恒牙冠折未露髓者，一般采用

82. 乳牙备洞时意外露髓，可采用

（83~85 题共用备选答案）

A. 下颌第一乳磨牙
B. 上颌第二乳磨牙
C. 上颌乳切牙
D. 下颌乳切牙
E. 下颌乳牙

83. 乳牙患龋率最低的是

84. 乳牙外伤多发于

85. 缺失后可通过远中导板保持缺牙间隙的是

（86~89 题共用备选答案）

A. 局部浸润麻醉
B. 阻滞麻醉
C. 牙周韧带内麻醉
D. 牙髓内注射
E. 骨内注射

86. 哪种麻醉注射时较疼痛，一般不单独采用

87. 上颌前磨牙牙髓治疗适用的麻醉是

88. 严重牙周病患者不适用哪种麻醉

89. 下颌后牙牙髓治疗适用的麻醉是

（90~93 题共用备选答案）

A. 开髓引流
B. 安抚观察
C. 切开排脓
D. 失活术
E. 调𬌗磨改

90. 急性牙髓炎患者应急处理可

91. 对于表面已经有明显波动感的化脓性根尖周炎患者除了髓腔开放还应

92. 由外伤引起的急性根尖周炎，应先考虑给予的处理是

93. 对麻醉剂过敏的患者在行牙髓病治疗时，可用哪种方法控制疼痛

（94~96 题共用备选答案）

A. 根尖周病变中央细胞坏死，形成脓液，周围有密集的淋巴细胞和浆细胞浸润

B. 根尖周病变内大量中性粒细胞渗出，局部组织坏死液化，脓肿形成

C. 牙髓组织中出现大小不等的泡状间隙，其中充满液体，牙髓细胞减少
D. 牙髓血管扩张充血，液体成分渗出，组织水肿
E. 根尖周病变以淋巴细胞、浆细胞和巨噬细胞（泡沫细胞）浸润，血管内皮细胞和成纤维细胞增生为特征

94. 急性化脓性根尖周炎的病理表现为
95. 根尖肉芽肿的病理表现为
96. 慢性根尖脓肿的病理表现为

（97~101 题共用备选答案）

A. 脓液通过骨髓腔突破黏膜向外排出
B. 脓液穿破上颌窦底向上颌窦内排出
C. 脓液穿破鼻底黏膜向鼻腔内排出
D. 脓液通过根管从冠部缺损处排出
E. 脓液通过牙周膜从龈沟或牙周袋排出

97. 对于根尖脓肿哪种排脓方式对根尖周组织破坏最小
98. 根尖脓肿哪种排脓方式对牙周支持组织损伤较大，预后较差
99. 对于根尖化脓性炎症，临床上较常见的排脓途径是
100. 当上颌窦处于低位时，上颌前磨牙和磨牙的根尖脓肿可能会出现
101. 当上颌中切牙的牙槽突很短而牙根又很长时，患牙根尖脓肿可能出现

（102~106 题共用备选答案）

A. 急性浆液性根尖周炎
B. 骨膜下脓肿
C. 黏膜下脓肿
D. 根尖周囊肿
E. 根尖周致密性骨炎

102. 患牙根尖部黏膜可见浅表而局限的隆起，波动感明显，可能的诊断为
103. 患者不敢碰触患牙，患牙极度松动，全身症状明显，考虑为
104. 早期仅有患牙伸长、浮出感，后期咬合疼痛明显的病变是
105. 临床症状不明显，X 线片见围绕根尖周的致密阻射影像，诊断为
106. 患牙根尖部黏膜见半球状隆起，扪诊质韧，似压乒乓球样感，可能的诊断为

（107~109 题共用备选答案）

A. 下颌第一磨牙
B. 下颌第二磨牙
C. 下颌第一前磨牙
D. 上颌第二前磨牙
E. 下颌中切牙

107. 哪个牙的近中根约 95% 含有双根管
108. 哪个牙的牙根约 40% 含有双根管

109. 哪个牙的牙根约 60% 不分叉

五 X 型题

1. 根管治疗过程中可发生的并发症为
   A. 器械折断
   B. 急性根尖周炎
   C. 皮下气肿
   D. 侧壁穿孔
   E. 牙龈肿痛
2. 根管治疗过程中发生器械分离的可能原因是
   A. 磨牙根管口处的牙本质悬突未去除
   B. 开髓孔不充分导致髓室顶未完全去除
   C. 进入根管的直线通路未建立
   D. 根管预备时越号扩锉
   E. 根管预备器械螺纹变稀被拉伸
3. 诊间急症发生的原因包括
   A. 牙髓失活剂、根管消毒药对根尖周组织的化学性刺激
   B. 根管过度预备或根管超填对根尖周组织的机械性刺激
   C. 残存的细菌对根尖周组织的生物性刺激
   D. 根管冲洗剂、根管消毒药泄露
   E. 根管充填不严密
4. 预防根管预备时根中 1/3 穿孔应采用以下哪几种措施
   A. 选择具有弹性的根管预备器械
   B. 湿润情况下进行根管预备
   C. 牙胶的软化去除
   D. 桩道形成时不要过度磨除牙本质
   E. 使用预备器械时尽可能加力
5. 根管治疗后疾病的致病因素包括
   A. 微生物感染
   B. 异物反应
   C. 根尖周囊肿
   D. 治疗因素
   E. 根尖周肉芽肿
6. 对于根管治疗后疾病的治疗，主要的治疗方案有
   A. 追踪观察和对病情的评估
   B. 根管再治疗
   C. 根尖外科手术治疗
   D. 拔牙
   E. 观察
7. 牙周膜的作用包括
   A. 对牙起悬吊和支持作用
   B. 丰富的血供有营养牙骨质作用
   C. 在炎症刺激下，未分化间质细胞可分化为各种细胞
   D. 其内上皮细胞受刺激可增殖形成囊肿

E. 修复因炎症导致的病理性吸收

8. 牙髓的防御功能包括

A. 疼痛　B. 修复性牙本质

C. 体积结构变化　D. 生理学变化

E. 炎症形成

9. 以下牙髓解剖生理特点中，正确的是

A. 牙髓腔除根尖孔以外，皆被牙本质壁所包围

B. 牙髓腔由髓室、根管口、根管、根尖孔组成

C. 牙髓血液供应主要来自由根尖孔进入的牙髓小动脉

D. 牙髓腔还通过一些细管的侧支或副根管和副孔与根周组织相连

E. 牙髓组织发炎时，较多侧支循环形成以缓解髓腔内压力

10. 切割牙体组织引起牙髓反应的因素为

A. 切割了牙本质

B. 切割了牙本质小管及其中的造牙本质细胞突

C. 切割时的摩擦热

D. 切割时牙本质失水

E. 切割了牙髓

11. 根尖周围组织包括

A. 牙周膜　B. 牙槽骨

C. 牙骨质　D. 牙本质

E. 牙髓

12. 牙体粘结修复技术的优点有

A. 扩大了牙体修复的适应证　B. 保存较多的牙体组织

C. 减少微渗漏和继发龋的发生　D. 美观

E. 更好的恢复邻面外形

13. 影响直接盖髓术预后的因素有

A. 患者年龄　B. 牙髓暴露的时间

C. 牙髓暴露的范围　D. 是否使用抗生素

E. 牙髓暴露的类型

14. 下列属于氢氧化钙的特性是

A. 呈弱酸性　B. 呈碱性

C. 有抗菌作用　D. 促进牙本质桥的形成

E. 激活碱性磷酸酶活性，诱导硬组织形成

15. 有关盖髓剂应具备性质的叙述，正确的是

A. 能促进牙髓组织再修复能力
B. 对牙髓组织无毒性
C. 渗透性不能强
D. 有杀菌或抑菌作用
E. 药物效果稳定持久

16. 下列哪些情况可做活髓切断
A. 乳牙深龋极近髓
B. 乳牙去尽腐质，意外露髓
C. 畸形中央尖折断
D. 乳牙深龋洞探诊露髓
E. 外伤冠折露髓就诊及时

17. 下列间接盖髓的适应证中，正确的是
A. 深龋
B. 深龋引起的可复性牙髓炎
C. 活髓牙全冠牙体预备后
D. 外伤冠折露髓
E. 慢性闭锁性牙髓炎

18. 保留活髓的治疗方法包括
A. 根管治疗术
B. 直接盖髓术
C. 间接盖髓术
D. 牙髓切断术
E. 牙髓塑化治疗

19. 直接盖髓术的适应证是
A. 机械性、外伤性露髓的年轻恒牙
B. 龋源性露髓
C. 机械性露髓直径 <0.5mm 的恒牙
D. 机械性露髓范围较小的恒牙
E. 意外露髓的乳牙

20. 下列有关活髓切断术预后的叙述，正确的是
A. 牙髓病变局限在冠髓的年轻恒牙较易成功
B. 术后出现急慢性牙髓炎表现，应行根管治疗
C. 要求患者术后 2~4 年随访
D. 牙髓切断术可能引起根管进行性钙化
E. 为保证预后效果，应该在操作中将氢氧化钙压入牙髓组织

21. 牙挫伤时，影响牙齿的哪些部分
A. 牙釉质
B. 牙本质
C. 牙骨质
D. 牙髓
E. 牙周膜

22. 下列关于引起根尖周病化学因素的叙述中，正确的是
A. 化学性刺激均为医源性刺激
B. 根管内正常刺激
C. 牙髓失活剂超过用药期限刺激
D. 超出根尖孔的塑化剂刺激
E. 根管治疗超填物的刺激

23. 引起牙髓疾病的物理因素有

A. 金属材料充填
B. 窝洞消毒
C. 牙体制备
D. 咬合创伤
E. 牙外伤

24. 引起牙髓病的化学刺激来自
A. 窝洞的消毒药物
B. 垫底材料
C. 充填材料
D. 酸蚀剂
E. 唾液

25. 下列关于下颌磨牙髓腔形态的描述，正确的是
A. 近远中径大于颊舌径
B. 舌侧髓角高于颊侧髓角
C. 通常 3~4 个根管
D. 近中根管较远中根管粗大
E. 近中颊舌径大于远中颊舌径

26. 髓腔通路预备的叙述，正确的是
A. 开髓前去净龋坏组织
B. 彻底揭除髓室顶，完全暴露髓腔
C. 明确根管口的数量和位置
D. 建立直线通路
E. 为了保留健康牙体组织，开髓洞形尽可能小

27. 根尖发育已完成的恒牙牙髓炎波及根髓时的治疗方法，哪项除外
A. 根管治疗术
B. 间接盖髓术
C. 干髓术
D. 活髓切断术
E. 直接盖髓术

28. 急性浆液性根尖周炎的临床表现包括
A. 自发痛
B. 患牙浮出感
C. 咬紧牙时痛缓解
D. 叩诊痛
E. 温度测试敏感

29. 急性根尖周炎疼痛缓解时的病理特点，哪项是错误的
A. 脓肿位于牙槽窝内
B. 脓肿达黏膜下
C. 脓肿达骨膜下
D. 脓肿位于牙槽窝和牙槽骨
E. 脓肿位于牙周膜内

30. X 线检查对龋病、根尖周病诊断的意义有
A. 有助于发现邻面龋
B. 有助于发现继发性龋
C. 有助于了解髓腔情况
D. 可发现早期根尖周病变
E. 有助于鉴别慢性根尖周病变

31. 属于根管再治疗适应证的是
A. 根治后残髓炎
B. 根治后 4~5 年，根尖病变仍存在
C. 患者伴发严重关节强直
D. 欠充填患牙

E. 根治后根尖感染扩大

32. 牙髓治疗术要求的无菌操作包括

A. 术者手的消毒　　B. 患者黏膜消毒

C. 隔离口腔唾液　　D. 去净龋坏腐质

E. 治疗器材消毒

33. 下列属于根管治疗适应证的是

A. 冠折露髓，根尖孔发育完成的患牙　　B. 急性根尖周炎患牙

C. 牙周牙髓联合病变患牙　　D. 牙内吸收

E. 牙髓坏死

34. 根尖周病变愈合有下列哪些基本形式

A. 由新生牙骨质或骨样组织使根尖孔封闭

B. 根尖孔处有瘢痕组织形成

C. 由健康的纤维结缔组织或骨髓状的疏松结缔组织充满根尖区

D. 根管超填者，有纤维组织囊包围

E. 牙槽骨增生与根尖部相连而成骨性愈合

35. 穿刺及细胞学检查适合以下哪种疾病

A. 深部血管瘤　　B. 囊肿

C. 舌癌　　D. 深部肿瘤

E. 唾液腺肿瘤

36. 以下牙髓解剖生理特点中，正确的是

A. 牙髓腔除根尖孔以外，皆被牙本质壁所包围

B. 牙髓腔由髓室、根管口、根管、根尖孔组成

C. 牙髓血液供应主要来自由根尖孔进入的牙髓小动脉

D. 牙髓腔还通过一些细管的侧支或副根管和副孔与根周组织相连

E. 牙髓组织发炎时，较多侧支循环形成以缓解髓腔内压力

37. 根尖片的读片内容包括

A. 冠根比例　　B. 牙周膜的宽度

C. 不良充填体　　D. 牙槽骨的破坏形式

E. 下齿槽神经管的位置

38. X 线片的局限性有

A. 拍 X 线片费时及费用较高　　B. 不能显示软组织袋

C. 不能精确反映邻间骨缺损的形态　　D. 不能准确反应颊、舌侧骨高度

E. X 线片显示的骨破坏比实际破坏轻

39. 影响间接盖髓术预后的因素包括

A. 适应证的选择
B. 盖髓剂的用量
C. 牙髓的修复能力
D. 术中的牙髓损伤
E. 全身的健康状况

40. 嵌体牙体预备的要求为
A. 洞缘制备斜面
B. 洞形无倒凹
C. 线角圆钝
D. 邻面做片切形
E. 以上都对

41. 有关根管预备描述正确的是
A. 预备过程分为根冠2/3和根尖区1/3预备
B. 预备后的根管应具有从根管口到根尖孔的连续锥度
C. 通畅锉一般采用8号或10号不锈钢K锉
D. 初锉一般指15号锉
E. 主锉至少应扩大到25号

42. 对畸形中央尖的治疗，正确的是
A. 对圆钝而无妨碍的中央尖可不做处理
B. 尖而长的中央尖可在麻醉和严格消毒下，将此尖一次磨除进行盖髓治疗
C. 多次少量磨除此尖，诱导修复性牙本质形成
D. 中央尖折断，已引起牙髓或根尖周病变时，可采用根尖诱导成形术
E. 拔除患牙

43. 残髓炎的诊断要点包括
A. 有牙髓治疗史
B. 有牙髓炎症状表现
C. 温度刺激引起剧烈疼痛
D. 明显叩痛
E. 根管深部探痛

44. 急性牙髓炎的临床特点包括
A. 自发性阵发性痛
B. 夜间痛
C. 温度诱发或加重疼痛
D. 疼痛不能定位
E. 明显叩痛

45. 咬合创伤导致患牙牙髓坏死的因素不包括
A. 物理因素
B. 化学因素
C. 局部感染
D. 免疫作用
E. 病灶感染

46. 符合牙髓增龄性变化的有
A. 根尖孔变窄
B. 神经、血管减少
C. 髓腔钙化
D. 胶原纤维减少

E. 牙髓基质变黏稠

47. 下列哪些是根尖周组织病变的特点

A. 基本上是炎症反应

B. 多数根尖周病由牙髓病变继发而来

C. 是一种可以自愈的病变

D. 炎症可以向周围组织扩散

E. 慢性炎症可发生骨组织吸收

48. 下列关于急性根尖周炎发展过程描述哪些是正确的

A. 是一个程度由轻到重，范围由小到大的连续过程

B. 是根尖部牙周膜出现浆液性炎症到形成化脓性炎症的一系列反应过程

C. 病程发展到高峰时，已是牙槽骨的局限性骨髓炎

D. 严重时还将发展为颌骨骨髓炎

E. 有时也可由重到轻，自行愈合

49. 下列急性根尖周炎浆液期的临床症状正确的是

A. 温度测验敏感

B. 早期患牙有浮出感，咬紧牙时疼痛缓解

C. 后期出现咬合痛，甚至自发性持续性钝痛

D. 叩诊疼痛，扪压患牙根尖部会出现不适或疼痛

E. 疼痛局限于患牙根部，不引起放散

50. 慢性根尖周炎的类型包括

A. 根周膜炎

B. 根尖周肉芽肿

C. 慢性根尖脓肿

D. 根尖周囊肿

E. 根尖周致密性骨炎

51. 关于引起牙髓病和根尖周病的物理因素，叙述正确的是

A. 低压力钻磨有利于保护牙髓

B. 磨牙症、修复体过高都可引起慢性的咬合创伤

C. 拔牙时误伤邻牙属于急性牙外伤

D. 对颌牙使用 2 种不同的烤瓷修复体，咬合时会产生电流

E. Nd：YAG 钇铝石榴石晶体激光对牙髓的破坏性在各种激光中最强

52. 牙髓活力电测试假阳性反应的原因包括

A. 刚受过外伤的患牙

B. 未充分隔湿或干燥被测牙

C. 牙髓液化性坏死

D. 患者过度紧张

E. 根尖尚未发育完全的新萌出牙

53. 牙髓病和根尖周病的选择性临床检查方法包括

A. 冷、热测试

B. 染色法

C. 选择性麻醉

D. 试验性备洞

E. 牙髓活力电测试

54. X 线检查作为牙髓病和根尖周病基本的检查手段，已经被广泛使用。X 线片可提供的信息包括

A. 辅助了解牙冠情况，发现视诊不易检查到的龋损的部位和范围

B. 了解牙根情况，发现牙根内吸收、髓石、根管钙化以及牙内吸收等

C. 准确反映根尖骨质破坏的量，病变位置、范围、性质、程度及与周围组织的关系

D. 在根管充填后可用于评价根管充填质量

E. 测定根管的工作长度，确认主尖是否合适

55. 关于牙内吸收，正确的是

A. 机制可能与局部的前期牙本质破坏或形成受阻有关

B. 多发生于恒牙

C. 可发生于受过外伤的牙、再植牙及做过活髓切断术或盖髓术的牙

D. 一般无自觉症状

E. 叩诊常出现明显叩痛

56. 超声根管治疗仪在进行根管冲洗时产生的作用为

A. 汽化作用
B. 产热作用
C. 声流作用
D. 空穴作用
E. 冲洗作用

57. 急性化脓性根尖周炎的排脓方式有

A. 从皮肤排出
B. 从鼻腔黏膜排出
C. 从缺损牙冠方排出
D. 从龈沟排出
E. 从牙周袋排出

58. 直接盖髓术的预后和转归的影响因素包括

A. 牙髓暴露的类型
B. 牙髓暴露的范围
C. 牙髓暴露的时间
D. 牙髓暴露的位置
E. 牙龈健康指数

59. 关于生物膜，叙述正确的是

A. 革兰阳性菌落比阴性菌落更不易被去除

B. 血链球菌耐药性最强

C. 细菌占膜体积的 25%

D. 细菌的厚度达 300 多层

E. 主要为专性厌氧菌

60. 根管内微生物主要生存于

A. 管间交通支
B. 副根管

C. 根管侧支
D. 根尖分歧及根尖分叉
E. 牙本质小管

61. 临床上通常掌握的根管充填时机包括
A. 无自觉症状
B. 无明显叩痛
C. 无严重气味
D. 无大量渗出液和急性根尖周症状
E. 细菌培养阴性

62. 牙髓活力电测试出现假阴性的原因包括
A. 测试前使用过麻醉剂
B. 根尖尚未形成的牙齿
C. 刚受过外伤的牙齿
D. 干髓治疗的牙齿
E. 根管内过度钙化的牙齿

63. 髓腔通路预备的目的包括
A. 去净龋损组织，尽量保留健康的牙体硬组织
B. 彻底揭除髓室顶
C. 去除髓室内的牙髓组织
D. 探查并明确根管口的位置和数量
E. 建立器械进入根管的直线通路

64. 有关活髓切断术的叙述，有必要的是
A. 去净髓室顶，去除冠髓
B. 止血、放盖髓剂、氧化锌丁香油暂封窝洞
C. 术前口服抗生素
D. 局部麻醉，橡皮障隔湿
E. 去净腐质，消毒窝洞

65. 关于牙骨质，叙述正确的是
A. 牙骨质总量随着年龄的增长逐渐增加
B. 新生牙骨质与原吸收表面呈现新生线
C. 因为通常情况下牙骨质的吸收与修复并存，因此所有的损伤均能修复
D. 牙骨性粘连是一种异常的修复现象
E. 牙骨性粘连常见于慢性炎症、外伤及经过再植的牙

66. 开髓的基本原则是
A. 完全揭去髓室顶，暴露根管口，并且取得进入根管的直线入口
B. 洞口只能大，不能小
C. 当根管出现变异时，可以对开髓洞形做适当改良
D. 开髓后应将洞壁修整光滑，使之与根管壁连成一线，无凹凸不平
E. 不能使髓室壁形成台阶

67. 关于牙根的发生过程，叙述正确的是
A. 牙根在釉质及冠部牙本质形成之后开始发生
B. 上皮根鞘对牙根大小和形态的正常发育具有重要的影响
C. 上皮根鞘的连续性受到破坏则形成侧副根管、根尖分歧和管间交通支
D. 侧支根管多见于根尖1/3以下的牙根
E. 副根管多见于磨牙

68. 髓腔预备之前应充分了解患牙的解剖特点，具体包括
A. 牙齿的外形，髓室的位置
B. 与牙根的距离
C. 髓室钙化程度
D. 牙根和根管的数目
E. 根管的长度、弯曲方向及程度

69. 影响根管冲洗效果的因素有
A. 药物种类
B. 根管的角度
C. 病变情况
D. 冲洗液的量
E. 根管内玷污层

70. 根管消毒药物应具备的条件是
A. 杀菌力强
B. 渗透性强
C. 性能稳定
D. 具有漂白作用
E. 不刺激根尖周组织

71. 关于根管充填，叙述正确的是
A. 根充材料距根尖0.5~1.0mm
B. 根充材料距根尖2.0mm以上
C. 可容许少许糊剂超填
D. 牙胶尖需和糊剂配合使用
E. 充填材料便于根管再处理

72. 关于根管充填的时机，叙述正确的是
A. 患牙无自觉症状
B. 根管内无渗出
C. 根管内无异味
D. 无叩痛
E. 根尖病变缩小

73. 根管治疗的适应证包括
A. 牙髓坏死
B. 急性根尖周炎
C. 慢性根尖周炎
D. 牙周牙髓联合病变
E. 根管闭锁的根尖周炎

74. 根尖外科手术的禁忌证包括
A. 严重高血压患者
B. 根尖周炎的急性期
C. 肾炎患者
D. 患者患有严重的牙周病变
E. 根管大面积侧穿者

75. 根管预备时，预防根中 1/3 穿孔应采取的措施有
A. 选择具有弹性的根管预备器械
B. 湿润情况下进行根管预备
C. 牙胶的软化去除
D. 桩道形成时不要过度磨除牙本质
E. 使用预备器械时尽可能加力
76. 根管治疗后疾病的致病因素包括
A. 微生物感染
B. 异物反应
C. 根尖周囊肿
D. 治疗因素
E. 根尖周肉芽肿
77. 根管治疗后冠修复时机的选择需要考虑的因素有
A. 根管治疗术后的时间
B. 原发疾病的诊断
C. 根尖周病变的大小
D. 是否有牙周牙髓联合病变
E. 咬合关系
78. 关于磨牙根管治疗后的修复，叙述正确的是
A. 磨牙所受的咀嚼负荷最大，抗力是磨牙修复时必须考虑的问题
B. 对 MOD 洞形修复体的设计要注意对牙尖的保护，选择覆盖牙尖的修复方式
C. 高嵌体不能提供足够抗力
D. 用树脂直接粘结进行后牙覆盖牙尖的修复，利用髓腔固位，也可以获得良好的临床效果
E. 对于根管治疗后牙体组织破坏严重的磨牙，当髓腔和各种辅助固位形不能够提供足够的固位力时，修复时应使用桩核，一般为桩核加全冠修复
79. 在备洞和充填过程中，保护牙髓的措施有
A. 高速钻机需有降温措施
B. 去腐时应保持窝洞干燥
C. 切削牙体组织应采用间断磨除法
D. 深洞充填时需垫底
E. 高压力钻磨
80. 符合慢性增生性牙髓炎的表现有
A. 息肉充满整个龋洞
B. 常伴有牙松动
C. X 线片见髓室底完整
D. 可无明显自觉症状
E. 息肉与牙髓相连
81. 关于牙源性和非牙源性痛的鉴别诊断，叙述正确的是
A. 首先从牙源性痛的角度出发
B. 对不能分辨来源的疼痛，临床应采取对可疑患牙的试验性治疗
C. 应收集完整的疼痛史，结合检查，再下诊断
D. 疼痛包括心理因素和生理因素
E. 软组织的疼痛也可牵涉到牙齿

82. 关于牙槽脓肿和牙周脓肿的鉴别，叙述正确的是
A. 牙槽脓肿比较靠近根尖部，牙周脓肿靠近牙龈缘
B. 牙槽脓肿可追问牙体牙髓病史，牙周脓肿常伴有长期牙周病史
C. 牙槽脓肿叩诊疼痛较牙周脓肿相对轻
D. 牙槽脓肿患牙痊愈后，松动度会减轻；牙周脓肿的患牙消肿后仍松动
E. 牙槽脓肿患牙牙髓多无活力，牙周脓肿患牙大多有活力

83. 牙髓失活法的注意事项包括
A. 隔湿和止血
B. 适量失活剂
C. 穿髓孔清晰
D. 暂封剂多加压
E. 医嘱复诊时间

84. 判断牙髓治疗的难度及可行性时，应考虑的因素包括
A. 牙的状态
B. 牙的位置
C. 可修复性
D. 牙周状况
E. 患者性别

85. 关于三氧化矿物盐聚合物（MTA）的性能，叙述正确的是
A. 强碱性和强抗菌性
B. 良好的封闭性
C. 良好的生物活性和生物相容性
D. X 线阻射性
E. 固化时间短

86. 急性根尖周炎应急处理正确的是
A. 在局麻下进行
B. 开通髓腔，引流根管
C. 穿通根尖孔
D. 有脓肿时切开排脓
E. 仅应用抗生素

87. 对于牙髓病及根尖周病术前感染控制，叙述正确的是
A. 一家人可以用同一套口腔检查器械
B. 口腔器械主要采用物理消毒法，即干热或湿热高温消毒
C. 化学消毒法用于不耐高温的器械
D. 预真空压力蒸汽灭菌因效果稳定、安全而在口腔科广泛应用
E. 化学浸泡灭菌法因化学消毒剂毒副作用大，灭菌效果不稳定，目前在口腔科甚少使用

88. 关于口腔内的常用局部麻醉，下列说法正确的是
A. 局部浸润麻醉又称为骨膜上浸润麻醉，是将麻醉剂注射到根尖部的骨膜上
B. 牙周韧带内注射不适用严重牙周病患牙
C. 阻滞麻醉适用于上下颌磨牙以及局部浸润麻醉未能显效的下颌前牙
D. 牙髓内注射进针较疼痛，一般不单独采用该种注射方法
E. 麻醉进针过程应遵循无创、无痛注射原则

89. 对压力灭菌或环氧乙烷灭菌程序，应当进行监测，通常包括哪几方面的监测
A. 工艺监测
B. 化学监测
C. 物理监测
D. 生物监测
E. 以上各项均包括

90. 下列不是根尖囊肿的临床表现的是
A. 牙髓活力正常
B. 叩诊无异样反应
C. 根尖周扪诊疼痛
D. 根管内溢出黄色清亮液体
E. X 线片见牙根吸收

91. 根管工作长度测量的方法包括
A. 根据牙最长长度和冠根比例来计算
B. 根管器械探测法
C. X 线照片法
D. 根管长度电测法
E. 根管工作长度测量板

92. 根管手用器械预备的方法有
A. 逐步后退法
B. 根向技术
C. 逐步深入法
D. 电解治疗
E. 微波治疗

93. 以下关于盖髓术的操作方法中，正确的是
A. 严格无菌操作
B. 冲洗用生理盐水
C. 盖髓后用氧化锌丁香油糊剂暂封观察 1 个月
D. 露髓孔上方不要加压
E. 盖髓剂放在露髓孔及周围 1~2mm 牙本质上

94. 牙科手术显微镜的组成部分有哪些
A. 支架系统
B. 光学放大系统
C. 照明系统
D. 动力系统
E. 附件

95. 显微根管治疗在哪些方面较常规治疗技术更具优势
A. 根管口的定位
B. 钙化根管的疏通
C. 变异根管的预备和充填
D. 根管治疗成功率最高
E. 根管治疗并发症的预防和处理

96. 下列哪些情况可考虑进行根尖外科手术
A. 根管治疗失败且不适合根管再治疗
B. 根管治疗失败
C. 牙根重度弯曲使根管治疗器械和充填材料无法达到根尖区

D. 需要通过探查手术明确诊断

E. 非手术治疗无法修补的根管侧穿

97. 下列哪种情况不适合用扇形瓣

A. 附着龈较短

B. 牙根较短

C. 根尖周病变较大

D. 患者对美观较高

E. 以上情况都不合适

98. 下列哪项是髓腔预备的要求

A. 按牙位正确开髓

B. 洞壁与根管为直线通路

C. 揭净髓室顶

D. 尽量扩大根管口

E. 磨除牙本质突起

99. 下列哪项不是牙髓感染的主要途径

A. 深牙周袋

B. 牙齿发育异常

C. 深龋近髓

D. 外伤冠折

E. 楔状缺损

100. 乳磨牙根尖周炎的表现，哪项是正确的

A. 牙龈容易形成瘘管

B. 当瘘管出现时，牙髓可能仍有活力

C. 骨质破坏多数集中在根尖周围

D. 根分歧处的脓肿容易从龈沟处引流

E. 脓液从龈沟排出后，一旦炎症消退，牙周组织还能够愈合

六 案例分析题

（1~5 题共用题干）

患者，男性，35 岁。因“发现左下后牙龈有小脓疱 1 周”来诊。患者无明显不适。口腔检查：左下 6 𬌗面深龋洞，无探痛，叩痛（±），左下 6 近中根尖区颊侧见瘘管，左下 5 牙冠完整，变色。X 线片：左下 5 根尖区透射影边界不清，周围骨质较疏松呈云雾状，左下 6 根尖区未见明显异常，左下 8 近中阻生。

1. 引起牙龈脓疱的病源牙是

A. 左下 4

B. 左下 5

C. 左下 6

D. 左下 7

E. 左下 8

F. 左下 9

2. 上述病源牙的诊断为

A. 根尖周囊肿

B. 根尖周致密性骨炎

C. 牙周脓肿
D. 根尖肉芽肿
E. 慢性根尖周脓肿
F. 急性根尖周脓肿

3. 对该主诉牙的最佳治疗方法应为
A. 保髓治疗
B. 干髓治疗
C. 根管治疗
D. 塑化治疗
E. 患牙拔除
F. 安抚治疗

4. 急性黏膜下脓肿的首选应急处理方法为
A. 局部封闭
B. 切开引流
C. 服用消炎、镇痛药
D. 开髓或扩大穿髓点
E. 去除病髓后根管引流
F. 拔除

5. 急性根尖周炎骨膜下脓肿期的表现不包括
A. 剧烈叩痛（+++）
B. 全身发热，血白细胞增多
C. 咬合痛缓解
D. 扪诊疼痛明显
E. 根尖区牙龈广泛红肿
F. 口中有咸味

（6~8 题共用题干）

患者，女性，45 岁。因“右上 7 慢性牙髓炎”来诊，拟行根管治疗。X 线片：患牙髓腔有散在不规则高密度影，呈圆形或椭圆形，根管细且影像模糊。

6. 牙髓的特点不包括
A. 由细胞、基质和细胞间液组成
B. 基质富含纤维且富有黏性
C. 缺乏丰富的侧支循环
D. 借根尖孔与根尖周组织相连
E. 对刺激仅表现为痛觉
F. 对刺激表现为“口麻”

7. 牙髓的功能不包括
A. 形成牙本质
B. 形成牙骨质
C. 产生痛觉
D. 炎症反应
E. 防御修复
F. 保护牙龈

8. 接诊医师开髓过程中发现患牙髓室内存在髓石，与髓石形成无关的是
A. 牙髓中神经的减少
B. 牙髓中血管的减少
C. 钙盐沉积
D. 根尖孔变窄
E. 细菌感染
F. 根尖孔变宽

（9~11 题共用题干）

患儿，男，8 岁。因“1 小时前滑冰时不慎撞伤上前牙”来诊。口腔检查：右上 1 近中切角缺损，断面中心有一小红点，直径约 0.5mm，探诊敏感，伴少量渗血。X 线片：未显示

根折及牙槽骨骨折，患牙根尖孔未发育完全。

9. 该患牙首选的治疗方案是

A. 直接盖髓术
B. 间接盖髓术
C. 根管治疗术
D. 根尖诱导成形术
E. 活髓切断术
F. 失活术

10. 治疗操作中最佳的盖髓材料是

A. 氧化锌丁香油糊剂
B. 氢氧化钙糊剂
C. 糖皮质激素
D. 复方盐酸阿替卡因（碧兰麻）糊剂
E. 碘仿糊剂
F. 碘甘油

11. 关于活髓保存，叙述错误的是

A. 牙髓切断术是过渡性方法，待根尖发育完成后宜行根管治疗
B. 直接盖髓失败的年轻恒牙可改行活髓切断术
C. 直接盖髓失败的年轻恒牙不可改行活髓切断术
D. 外伤露髓范围较小的患牙可行直接盖髓术
E. 龋源性露髓的成熟恒牙首选直接盖髓术
F. 牙髓钙化和内吸收是活髓保存治疗常见的并发症

（12~16 题共用题干）

患者，男性，29 岁。因“右下后牙疼痛 5 个月”来诊。口腔检查：右下 7 殆面深龋洞，洞内见食物残渣，探诊不适，叩痛（-）；余牙未见明显异常。

12. 为诊断患牙，下列不必要进行的检查是

A. X 线检查
B. 牙髓活力测试
C. 染色检查
D. 咬诊
E. 备洞试验
F. 选择性麻醉

13. 患者冷、热测试为一过性疼痛。X 线片示右下 7 冠部低密度龋损影近髓，根尖周未见明显异常。该患牙的诊断可能为

A. 深龋
B. 可复性牙髓炎
C. 急性牙髓炎
D. 慢性牙髓炎
E. 牙髓坏死
F. 急根尖周炎
G. 慢性根尖周炎

14. 在去腐治疗过程中，操作错误的是

A. 裂钻开阔洞口，球钻去腐
B. 慢速去腐，保持窝洞干燥，以使视野清晰
C. 去腐中尽量减小压力

D. 间断去腐

E. 去腐中必须有水汽喷雾降温

F. 去净腐质后，用探针沿洞底滑动，加压检测有无穿髓孔

15. 腐质已去净，窝洞较深，备洞过程中激发痛不严重，拟行垫底后树脂充填。关于垫底操作，叙述正确的有

A. 氧化锌丁香油水门汀垫底　　B. 氢氧化钙衬洞后磷酸锌水门汀垫底

C. 聚羧酸锌水门汀垫底　　D. 磷酸锌水门汀垫底

E. 玻璃离子水门汀垫底　　F. 氢氧化钙衬洞后玻璃离子水门汀垫底

16. 2 天后患者复诊，诉右下后牙疼痛。本次牙痛的原因可能是

A. 备洞过程中对牙髓的物理刺激　　B. 小的穿髓孔没发现

C. 充填材料对牙髓的慢性刺激　　D. 充填物过高，咬合时出现早接触

E. 继发龋　　F. 牙龈发炎

（17~21 题共用题干）

患者，女性，60 岁。因“左下后牙自发疼痛 10 天，夜间因疼痛无法入睡 2 天”来诊。患者因牙痛自服消炎药，症状无明显好转。口腔检查：左下 5 𬌗面银汞充填物，边缘未探及龋损，叩痛（+），松动（-），龈缘稍有红肿。

17. 对患牙初步诊断有价值的检查是

A. 牙髓活力冷、热测试　　B. 牙髓活力电测试

C. 根管内探诊　　D. X 线检查

E. 咬诊　　F. 试验性备洞

18. X 线片示左下 5 已行根管治疗，但充填物欠填，根尖区未发现明显异常。以强热刺激进行冷、热测试，患牙有迟缓性痛。对该患牙的诊断，正确的是

A. 急性牙髓炎　　B. 急性根尖周炎

C. 慢性牙髓炎急性发作　　D. 残髓炎

E. 慢性根尖周炎　　F. 慢性牙髓炎

19. 对该患牙的处理，正确的有

A. 适当降低咬合　　B. 去除原充填物重行根管治疗

C. 服用抗生素及镇痛药　　D. 拔除患牙

E. 根尖手术　　F. 显微镜下探查是否存在遗漏根管

20. 引起该患牙症状的原因可能有

A. 残留炎症根髓　　B. 遗漏根管

C. 牙根纵折　　D. 充填物未填

E. 根尖周炎　　F. 牙周炎

21. 关于根管再治疗，叙述正确的有

A. 必须进行术前评估

B. 治疗前，应与患者进行沟通，包括患牙病情、治疗方法、可能遇到的并发症、疗效及费用等

C. 清理根管时需要大量冲洗，并配合超声波清除

D. 不能一次完成，需要诊间封药

E. 建议选用生物相容性好的根管封闭剂，大锥度非标准牙胶尖进行热牙胶垂直加压充填法

F. 准确确定工作长度，避免充填材料超出根尖孔

（22~26题共用题干）

患儿，男，11岁。因“左下后牙区咬合不适1月余，咬合痛和自发痛2天”来诊。口腔检查：左下6牙冠变色，远中殆面见充填物，左下5殆面见畸形中央尖折断痕迹。

22. 根据上述描述，该患者可能的诊断是

A. 左下6深龋

B. 左下5畸形中央尖

C. 左下6继发龋

D. 左下6牙髓炎

E. 左下6根尖周炎

F. 左下5牙髓炎

G. 左下5根尖周炎

23. 为明确诊断，应进行的检查有

A. 牙髓活力冷、热测试

B. 牙髓活力电测试

C. 叩诊

D. 咬诊

E. X线检查

F. 染色法

G. 备洞试验

24. 为明确诊断，X线检查要着重观察的内容有

A. 左下5根尖区是否存在阴影

B. 左下6根尖区是否存在阴影

C. 左下7根尖区是否存在阴影

D. 左下5根尖发育程度

E. 左下7根尖发育程度

F. 左下6是否做过完善根管治疗

25. X线片示第1磨牙已行完善根管治疗，根尖区未见明显异常，左下5根尖周透射影。此时正确的处理是

A. 左下6去除充填物，重新充填

B. 左下6行根管再治疗

C. 左下5调殆

D. 左下5开髓

E. 左下7局部冲洗上药

F. 左下5根尖手术

26. X线片示左下5根尖孔未闭合。针对该患牙可考虑的治疗方案有

A. 根管治疗术

B. 根尖诱导成形术

C. 牙髓血运重建术
D. 根尖外科手术
E. 根尖屏障术
F. 干髓术
G. 塑化治疗

（27~30 题共用题干）

患者，男性，46 岁。因“右下后牙咬物不适伴冷、热刺激酸痛 1 年，加重 2 天”来诊。患者近两天出现夜间痛，并向半侧头部放射，且疼痛不能定位。口腔检查：右上 6、右下 6 𬌗面大面积龋洞，叩痛（–），松动（–），牙龈正常。

27. 为明确诊断，还需要进一步检查的项目包括
A. 局部麻醉法
B. 牙髓活力冷、热测试
C. 牙髓活力电测试
D. 咬诊
E. 牙周探诊
F. X 线检查

28. 右下 6 热测试：剧烈持续疼痛，则右下 6 可能的诊断为
A. 急性根尖周炎
B. 急性牙髓炎
C. 慢性牙髓炎急性发作
D. 牙髓坏死
E. 急性冠周炎
F. 慢性牙龈炎

29. 对患牙适当的应急处理为
A. 拔牙
B. 开髓引流
C. 消炎镇痛
D. 降低咬合
E. 安抚治疗
F. 切开排脓

30. 操作中使用了橡皮障，其使用目的是
A. 保护牙龈、舌及口腔黏膜等软组织
B. 保持术者视野清楚
C. 避免发生误吞误咽等意外事故
D. 防止医源性交叉感染
E. 隔湿
F. 防止患者治疗过程中说话

（31~34 题共用题干）

患者，女性，51 岁。因“左下后牙自发痛 2 周伴夜间痛 5 天”来诊。患者自服消炎药后症状无明显好转。口腔检查：左下 5 𬌗面银汞充填物，边缘未探及龋损，龈缘稍有红肿。X 线片示左下 5 已行根管治疗，但根管充填不完善，根尖组织未发现明显异常。

31. 该主诉牙初步诊断为
A. 急性牙髓炎
B. 急性根尖周炎
C. 慢性牙髓炎急性发作
D. 残髓炎
E. 慢性根尖周炎急性发作
F. 继发龋

32. 上述诊断的确诊依据有

A. 强冷、热刺激患牙有迟缓性痛　　B. 根管内有探痛
C. X 线检查主诉牙已行根管治疗　　D. 叩诊疼痛
E. 冷、热刺激患牙表现为敏感　　F. 强冷、热刺激仅诉有所感觉

33. 若左下 5 探诊根管不适。该患牙最佳的治疗方案为
A. 拔牙　　B. 牙髓切断术
C. 牙髓失活　　D. 干髓术
E. 牙髓塑化治疗　　F. 根管再治疗术

34. 评估治疗的难度，应考虑的因素有
A. 既往治疗情况　　B. 牙宽度是否异常
C. 髓腔有无钙化　　D. 根管有无遗漏
E. 根管形态是否异常　　F. 患者张口度

（35~37 题共用题干）

患儿，女，11 岁。因“左下后牙咬合痛 1 个月”来诊。口腔检查：左下 5 畸形中央尖穿髓，探诊（-），叩痛（+），松动（-），牙龈正常。X 线片：左下 5 牙周膜增宽，硬骨板不连续，牙根未完全发育。

35. 适合该患牙的治疗方案是
A. 根尖诱导成形术　　B. 根尖屏障术
C. 牙髓血运重建术　　D. 根管治疗术
E. 根尖外科手术　　F. 牙髓切断术

36. 根据患者情况，决定采取牙髓血运重建术。牙髓血运重建术操作中应注意的是
A. 重视根管的化学预备，尽量避免机械预备
B. 根管消毒 3 周左右
C. 用力刺伤根尖部，诱导出血
D. 根管内出血量要求达釉质牙骨质界下 3~5mm
E. 血凝块上一般覆盖三氧化矿物盐聚合物（MTA）封闭
F. 定期复诊

37. 根尖诱导成形术主要依赖的干细胞为
A. 根尖部残留的生活牙髓　　B. 根尖部的牙乳头
C. 根尖周组织的上皮根鞘　　D. 根尖周成骨细胞
E. 根尖周骨细胞　　F. 根尖周牙周膜细胞

（38~41 题共用题干）

患者，男性，62 岁。因“发现右下后牙龈有红色小包 3 周”来诊。患者平时无明显不

适，右下第2前磨牙䫓面龋深及髓，牙髓无活力，叩痛（-）。X线片示右下5根尖X线透射区不规则，边界模糊。

38. 该主诉牙应是
A. 右下第1前磨牙
B. 右下第2前磨牙
C. 右下第1磨牙
D. 右下第2磨牙
E. 右下第3磨牙
F. 无法确定

39. 该主诉牙的诊断为
A. 慢性牙髓炎
B. 慢性牙槽脓肿
C. 根尖囊肿
D. 根尖肉芽肿
E. 慢性牙周炎
F. 慢性根尖周炎

40. 该患者的治疗方案应为
A. 充填治疗
B. 盖髓治疗
C. 根管治疗
D. 塑化治疗
E. 根尖手术
F. 牙拔除术

41. 对该患牙的处理方案是
A. 活髓切断术
B. 无须处理，18岁后冠修复
C. 直接桩冠修复
D. 根管治疗术
E. 根尖诱导术
F. 牙髓血运重建术

（42~45题共用题干）

患者，女性，40岁。因“无明显诱因出现左下后牙疼痛3个月，呈阵发性发作，加重5天”来诊。冷、热饮食可诱发疼痛，偶觉左上后牙疼痛并向同侧头面部放射，自服消炎药无明显效果。5天前左下后牙疼痛加剧，持续时间长。口腔检查：左上6残冠，颊侧壁位于龈上2mm，叩痛（-），松动（-），冷、热刺激无反应。左上7残根，边缘位于龈下2~3mm，无探痛，松动（-）。左上8过小牙，䫓面龋，探诊无明显症状，松动（-）。左下6远中䫓面深龋，龋洞内有大量食物残渣，探诊酸软，但未及穿髓孔，叩痛（-），松动Ⅰ~Ⅱ度，冷、热刺激反应同正常牙。左下7近中颈部深龋，可探及穿髓孔，疼痛明显，叩痛（±），冷、热刺激引起持续性疼痛。左下8颊侧倾斜，部分萌出，舌侧、远中龈瓣覆盖，触诊稍有不适。

42. 患者疼痛的牙齿应该是
A. 左上第1磨牙
B. 左上第2磨牙
C. 左上第3磨牙
D. 左下第1磨牙
E. 左下第2磨牙
F. 左下第3磨牙

43. 该牙正确的诊断和治疗方法是

A. 慢性牙髓炎急性发作，需行根管治疗

B. 急性牙髓炎，需行根管治疗

C. 急性牙髓炎伴根尖周炎，需行根管治疗

D. 急性牙髓炎，需行盖髓治疗

E. 慢性牙髓炎急性发作，需行盖髓治疗

F. 慢性牙髓炎伴根尖周炎，需行根管治疗

44. 临床上可使用的根管消毒药物包括

A. 氧化锌丁香酚　　B. 碘仿氢氧化钙糊剂

C. 磷酸锌　　D. 葡萄糖酸氯己定凝胶

E. 醋酸氯己定凝胶　　F. 三氧化矿物盐聚合物（MTA）

45. 对于其他牙的处理，正确的是

A. 左上 6 行充填治疗　　B. 左上 6 行根管治疗后冠修复

C. 直接拔除左上 6　　D. 左下 6 行树脂充填修复

E. 左下 6 行根管治疗后冠修复　　F. 左下 6 行牙周序列治疗

（46~51 题共用题干）

患者，男性，58 岁。因“右下后牙自发痛 3 天”来诊。近 1 年来患者右下后牙遇冷、热、酸、甜敏感，有食物嵌塞史，近 1 个月偶有自发性隐痛。3 天前右下后牙区无明显诱因出现尖锐剧痛，呈阵发性，疼痛向右侧头部放射，夜间严重，自服镇痛药不能缓解，无法明确指出具体疼痛部位。

46. 患者口腔检查时，最可能发现

A. 深龋，冷、热测试引起剧烈疼痛　　B. 牙间乳头红、肿、压痛

C. 叩痛（++）　　D. 牙龈萎缩，可探及深的牙周袋

E. X 线片见根尖有 X 线透射区　　F. 牙齿变色

47. 主诉牙最可能的诊断是

A. 可复性牙髓炎　　B. 急性牙髓炎

C. 慢性牙髓炎急性发作　　D. 牙髓坏死

E. 深龋　　F. 急性根尖周炎

48. 该患牙最佳的治疗方法为

A. 直接盖髓术　　B. 根管治疗术

C. 牙髓切断术　　D. 根尖诱导成形术

E. 根尖屏障术　　F. 牙髓血运重建术

49. 进行根管充填时，接诊医师选用牙胶尖作为充填材料。可作为充填糊剂的是

A. 氧化锌丁香油糊剂　　B. 三抗糊剂

C. 氢氧化钙糊剂

D. 牙胶糊剂

E. Realseal

F. 玻璃离子糊剂

50. 下列治疗操作，正确的是

A. 无菌操作

B. 诊间用牙胶暂封

C. 充分冲洗根管

D. 充填前用纸尖或棉捻吸干根管

E. 根管内充满糊剂后放入牙胶尖

F. 严密充填

51. 根管治疗术后的疗效评估，至少需要观察

A. 1 个月

B. 3 个月

C. 6 个月

D. 1 年

E. 2 年

F. 5 年

（52~54 题共用题干）

患者，女性，40 岁。因“咬硬物时右下后牙崩裂 2 天”来诊。患者 8 年前曾行右下后牙根管治疗术 + 桩冠修复，2 天前因咬硬物致全冠部分崩裂，无明显疼痛或肿胀。

52. 针对该患者，应行的检查有

A. 叩诊

B. 松动度检查

C. X 线检查

D. 制洞试验

E. 牙周探诊

F. 牙髓活力电测试

53. 患牙叩诊（±），松动（-），牙周探诊深度正常。X 线片：右下 6 远中根管桩及根长 1/3,近远中根管均有欠填伴根尖周阴影。该患牙最佳的治疗方法为

A. 拆除原烤瓷全冠后重新冠修复

B. 拆除原有桩冠后重新修复

C. 拆除原有桩冠后，行根管再治疗后修复患牙

D. 拆除原有桩冠后树脂充填修复

E. 观察，嘱患者不适随诊

F. 根尖手术治疗

54. 去除患牙桩冠时，根管桩折断于根管内无法取出，故拟行根尖外科手术。关于根尖外科手术，叙述正确的有

A. 术前取得患者知情同意

B. 术前预防性使用抗生素

C. 术前拍摄锥形束 CT（CBCT）

D. 采用弧形切口

E. 使用涡轮手机和球钻进行倒预备

F. 应于术后第 6 个月、12 个月、24 个月进行复查

（55~57题共用题干）

患者，女性，45岁。因“左下后牙治疗后不适数日”来诊。口腔检查：左下7叩诊（+++），冷、热刺激敏感。X线片：根管内可见高密度影，髓腔内高密度影，无正常髓室底形态。初步确定髓室底穿孔。

55. 开髓过程造成髓室底穿孔的原因有
   A. 开髓洞形居中
   B. 髓室底产生龋损
   C. 髓室严重钙化，基本消失
   D. 牙冠严重磨损变短，按牙冠常规长度进行开髓
   E. 将髓室底当成髓室顶磨除
   F. 建立进入根管的直线通路

56. 关于髓室底穿孔的预防，叙述错误的是
   A. 开髓前进行X线检查
   B. 应用牙科手术显微镜寻找根管口
   C. 在推测的根管口附近，采用顶端较大的钻或去牙本质的超声锉去除牙本质
   D. 老年患者可完全根据继发性与原发性牙本质的颜色不同来找寻根管口
   E. 揭除髓室顶时，正确判断髓室顶和髓室底
   F. 仔细、少量的去除根管周围牙本质

57. 关于髓室底穿孔的治疗方法，叙述正确的是
   A. 如果不存在感染，则可立即进行穿孔的修补封闭
   B. 龋病导致的感染性髓室底穿孔患牙，应彻底去除息肉和髓室内的龋损组织
   C. 修补穿孔时，应进行患牙的分离隔湿，预防唾液污染创面
   D. 可采取牙根分离术或牙半切除术
   E. 最好是复诊时再行穿孔修补
   F. 穿孔较小时，则初诊可在穿孔处用氢氧化钙糊剂或碘仿糊剂封闭

（58~60题共用题干）

患者，男性，51岁。因“左上后牙自发性钝痛数月”来诊。口腔检查：左上6殆面有复合树脂充填，自发性钝痛，叩诊轻度不适。X线片：三根管充填，高密度影较稀疏，未至根尖。

58. 该患者应诊断为
   A. 急性牙髓炎　　B. 慢性牙髓炎
   C. 残髓炎　　D. 逆行性牙髓炎
   E. 牙内吸收　　F. 牙根外吸收

59. 根管治疗后发生残髓炎的原因有
   A. 根管系统解剖学复杂，主根管，侧支根管、副根管无法完全清理干净
   B. 遗漏根管
   C. 根管预备达到工作长度
   D. 残存的牙髓受细菌的刺激、器械的机械性刺激以及药物的化学性刺激导致炎症反应
   E. 充分的化学消毒
   F. 根管充填致密
60. 关于残髓炎的预防和再治疗，叙述正确的是
   A. 局部麻醉下将遗漏的残髓拔除，用1.5%次氯酸钠溶液充分冲洗
   B. 出现相关症状不予处理，观察，待其自行愈合
   C. 封入刺激性小的氢氧化钙药物
   D. 通常厌氧菌作为病原菌，可全身给予有效的抗生素治疗
   E. 待症状消失后，完成根管的严密充填
   F. 注意不要遗漏根管

（61～63题共用题干）

患儿，男，10岁。因“右上1切端1/2冠折，已行根管治疗，拟进一步治疗”来诊。

61. 针对该患者可行的修复措施是
   A. 树脂美容修复　　B. 普通金属烤瓷冠
   C. 树脂甲冠　　D. 全瓷冠
   E. 贵金属烤瓷冠　　F. 金属冠
62. 采用上述修复的原因是
   A. 患者年龄　　B. 价格
   C. 牙根实际情况　　D. 材料生物相容性
   E. 美观　　F. 性别
63. 根尖X线片示根尖未发育完全。则处理措施正确的是
   A. 氢氧化钙行根尖诱导
   B. 矿物三氧化聚合体（MTA）行根尖诱导
   C. 氧化性丁香油行根尖诱导
   D. 行完善根管治疗，牙胶与糊剂充填
   E. 根尖诱导完成后用永久性充填材料充填
   F. 待成年后再行冠修复

（64～66题共用题干）

患者，男性，35岁。因“上颌前牙外伤3年，拟行治疗”来诊。患者上颌前牙外伤后

未行牙体治疗。口腔检查：右上 1 牙体变色呈暗黑色，无松动，叩诊轻度不适；口腔内余留牙及口腔黏膜无异常。

64. 修复患牙前需要做的检查有

A. X 线检查　　B. 咬合关系检查
C. 牙周检查　　D. 牙髓活力测试
E. 菌斑检查　　F. 淋巴结检查

65. 修复前，下列治疗错误的是

A. 干髓术　　B. 根管治疗
C. 活髓切断术　　D. 直接盖髓术
E. 间接盖髓术　　F. 塑化治疗

66. 该牙为死髓牙，要先进行完善根管治疗后才能进行修复。最佳修复方法是

A. 烤瓷冠　　B. 3/4 冠
C. 铸造全冠　　D. 全瓷冠
E. 贴面　　F. 树脂冠

参考答案与解析

一、A1 型题

1. E【解析】桩的长度须根据剩余骨量、根的解剖形态，根管充填质量及临床需求来决定。桩长应至少等于冠长，达到根管长度的 2/3，根尖部须保留至少 5mm 的根充材料，且桩于骨内的长度应大于根长的 1/2。

2. D【解析】牙胶尖由 19%~22% 牙胶、59%~75% 氧化锌及少量蜡、颜料、抗氧化剂和重金属磷酸盐组成，是目前使用最为普遍的根管充填材料。氢氧化钙糊剂是控制根管内感染的药物，又是使牙根继续发育的诱导剂，是目前根尖诱导成形的首选药物。

3. E【解析】用桩冠修复残冠、残根其牙髓多已坏死，必须经过完善的根管治疗后，观察 1~2 周，窦道愈合无临床症状后，才可开始桩冠修复。

4. B【解析】按照牙体缺损由小到大的程度，逻辑上应该是这样一个修复方法的选择程序：嵌体—高嵌体—部分冠—全冠—桩冠，这意味着牙体缺损程度最大时才选用桩冠修复。

5. D【解析】根管治疗中，根桩过长导致的局部刺激，或将感染带入根尖周组织，可引起根尖周炎。

6. A【解析】上颌磨牙的根管中，腭侧根管最长最粗，形态较规则，易于获得桩核冠所需要的固位形与抗力形，并且易于获得共同就位道。

7. B【解析】参见 A1 型题第 1 题解析。对于较长的牙根，桩长应为根长的 3/4。因此，

选项 B 错误，其余选项内容都是正确的。

8. B【解析】由于根管内所有操作都在口腔环境中进行，为了预防根尖病变的发生，必须保证根尖不少于 4mm 的根尖封闭以隔离口腔与根尖周环境。另外，侧支根管多发生在根尖区，保留主根管的充填材料，有助于预防根尖感染，而且从力学角度讲，根尖区直径小，抗力形差，易发生根折。

9. D【解析】对于根管治疗过程顺利、X 线片示根管充填适当、且根尖周无病变的患牙，可在根充后即刻或近期行牙体修复。对于治疗过程中有根管钙化不通，或器械分离等致根管充填不理想，或治疗过程中出现髓壁侧穿，但已修补的患牙，即使无根尖周病变，也应观察 1~4 周或以后再行修复。

10. D【解析】患牙的强度主要取决于剩余的牙体组织的量，尽量保存剩余牙体硬组织是桩核冠修复的基本原则，根据所选择的最终全冠修复体的要求对剩余牙体组织进行预备，然后去除龋坏、薄壁等，其余的则为要求保存的部分，以增强牙体组织的抗力。

11. A【解析】根管弯曲是导致预备中出现台阶和根尖偏移的重要因素。当根管弯曲度 >20°时，台阶和偏移的发生率明显升高。根管预备时未能形成冠方直线通路、错误估计根管的弯曲走向、工作长度的测量失误、使用大号未预弯的不锈钢器械进入弯曲根管、不按照顺序使用器械等操作失误均可导致根管内台阶的形成。

12. A【解析】根管预备时，器械使用前应检查有无损坏、异形，避免反复使用。不要对根管中的器械盲目施力，特别是器械在根管中遇到阻力时，旋转幅度不要超过 180°（选项 A 错误），器械使用不要跳号。

13. D【解析】开髓的基本原则是完全揭去髓室顶，暴露根管口，并且取得进入根管的直线入口。洞口既不能太大，也不能太小，若太大切割过多牙体硬组织，易致牙体折裂或充填体脱落；太小则妨碍操作，也不易清理髓腔，影响治疗效果。当根管出现变异时，可以对开髓洞形做适当改良，如上颌第一磨牙常规开髓洞形呈圆三角形，当有 MB2 存在时，为了充分暴露根管口，可以将开洞口改为斜方形，并将近中壁的牙本质悬突去除，以提高 MB2 的识别率。

14. C【解析】上颌第一磨牙：常见 3~4 个根管，即 2~3 个颊根管，1 个腭根管，其中腭根管最长，2 个颊根管口彼此约成 45°，近颊根管口位于髓室底的最颊侧，弯曲且较细、多变异，近颊出现 2 个根管的比例约为 60%。

15. C【解析】开髓后应将洞壁修整光滑，使之与根管壁连成一线，无凹凸不平，需要注意的是修整时不能使髓室壁形成台阶。同时还应去除在髓腔预备过程中形成的薄壁弱尖，避免在治疗期间出现牙折。

16. B【解析】根管口的寻找可借助投照，或在髓室底先涂布碘酊，然后用乙醇洗去，再寻找染色较深之点来明确根管口（选项 B 错误）。使用光导纤维束时，光源的顶端应与牙颈部成直角，减弱周围光线，牙髓腔将会呈现出微橙红色，而根管口呈现为黑点。也可以借助显微镜在直视下应用根管口探测器械直接找到根管口。对于髓腔钙化严重的患牙，也可以在髓室内注入次氯酸钠溶液，然后观察，产生气泡的位置即根管口的所在。

17. A【解析】管间交通支又称为管间侧支，为发自相邻根管间的交通支，可为 1 至 2 支呈水平、弧形甚或呈网状，多见于双根管型，根中 1/3 的管间侧支多于根尖 1/3，根颈 1/3 者最少。

18. A【解析】髓室和根管交界处称为根管口，后牙的根管口明显，前牙因髓室和根管无明显界限，根管口亦不显著。

19. C【解析】除解剖学根尖孔之外，根管在接近根尖的地方有一个狭窄的部位，即牙本质牙骨质界，也就是生理性根尖孔，它距离解剖学根尖孔为 0.5~1.0mm。这个部位就是髓腔预备的终止点，也是根管充填的终止点。此处也被称为根尖基点，或根尖止点或尖台。

20. E【解析】下颌第一磨牙髓腔形态从近远中剖面观髓室近似长方形，近远中径大于髓室高度，髓室顶凹，最凹处约与颈缘平齐，髓室底在颈缘下 2mm。近颊髓角和远颊髓角较低，位于牙冠颈 1/3，远中髓角更低，位于颈缘附近。

21. B【解析】上颌前磨牙髓室类似立方形，颊舌径大于近远中径，髓室顶最凹处约与颈缘平齐。

22. C【解析】上前牙髓腔唇舌切面观，最膨大处（最宽处）在颈缘附近。

23. E【解析】上颌磨牙的髓腔形态：①颊舌剖面观：经过近中颊根及舌根的剖面，髓室形态与外形相似，颊舌径宽，有髓角突入相应牙尖，近中颊侧髓角高于近中舌侧髓角，接近牙冠中 1/3。髓室顶凹处约平齐颈缘，髓室底呈圆形，位于颈缘龈方约 2mm 处，近根管处可见 2~3 个根管开口，有根管进入相应牙根。第一磨牙近中颊根约有 60% 分为颊舌两根管，第二磨牙近中颊根约 38% 分为颊舌两根管；舌侧根管是粗而直长呈圆形的单根管。经过远中颊根及舌根的剖面，远中颊根管分支较少。上颌第三磨牙髓室大，根管短小，变异多，多数融合成单根管。②近远中剖面观：髓室颊舌径比近远中径宽，近中颊髓角比远中颊髓角高，近中颊侧根管窄而弯曲。③横剖面观：根上部 3~4 个根管口，舌侧根管口大而圆，远中颊侧根管口较小并位于近中颊侧根管的远舌侧，近中颊侧根管口窄而扁，有时有颊舌向两根管口；根中剖面仍为近颊根管扁，远颊根管小而圆，舌侧根管大而圆。上颌第三磨牙髓腔与第二磨牙相似，但变异更多，大部分融合成 1 个根管，很少有 4 个根管明显分开的。

24. A【解析】下颌前磨牙的髓腔解剖特点：单根管，髓室顶略偏颊侧，开髓位置应在咬合面偏向颊侧。因此，开髓位置未偏向颊侧而在咬合面中央，也易造成舌侧的侧穿。

25. C【解析】下颌磨牙的髓腔形态横剖面观：颈部横剖面显示髓室近远中径大于颊舌径，近中颊舌径大于远中颊舌径。根中部横剖面显示，第一磨牙通常有 3~4 个根管。近中根常有 2 个根管，根管很细小，远中根的根管比近中根管大，有时也有 2 个分开的根管。第二磨牙根管的颊舌径很宽，有的近中根只有 1 个较扁的根管，也有一些第二磨牙近远中根管在颊侧融合，横断面呈 1 个“c”字形单根管。

26. B【解析】上颌第一前磨牙的开髓入口洞形应为长椭圆形，与牙齿的外形相似。

27. A【解析】牙髓的细胞成分包括成牙本质细胞（是牙髓牙本质复合体的特征性细胞）、成纤维细胞（又称为牙髓细胞，是牙髓主体细胞）、防御细胞（有巨噬细胞和其他如淋巴、肥大细胞等）、储备细胞（原始、未分化间质细胞）。

28. B【解析】牙本质在人的一生中均有形成，可分为三类：第一期原发性、第二期继发性、第三期牙本质。原发性牙本质是牙齿发生过程中形成的牙本质，至根尖孔形成也基本完成。呈管状，排列规律，牙未开始行使功能。

29. D【解析】牙髓增龄性变化包括：①体积变化：成牙本质细胞具有不断形成继发性牙本质的功能，随着年龄的增长，髓腔周围的牙本质不断增多，牙髓体积不断缩小，甚至闭塞，髓室、髓角、根管、根尖孔均会出现相应的变化。②结构变化：随着年龄的增加，牙髓内的结缔组织结构发生变化。细胞的大小和数目逐渐减少，牙髓基质逐渐失去水分，胶原纤维在牙髓内堆积使牙髓出现纤维变性，牙髓发生营养不良性钙化等。③功能变化：随着牙髓中细胞、血管、神经等的减少，各种功能会逐渐减低，防御和修复功能逐渐丧失，对外界刺激的敏感性也逐渐降低。

30. A【解析】牙本质中龋时牙髓受刺激后可造成修复性牙本质形成。当牙齿出现龋坏后，细菌会反复刺激牙齿神经，牙髓就会出现反馈，形成修复性的牙本质来阻止细菌进一步入侵，这样就可以减少细菌对牙髓的刺激。

31. C【解析】关于神经冲动能传入中枢神经系统引起牙痛有多种学说，其中的闸门控制学说能解释一些临床急性牙髓炎症状。闸门控制学说认为，在脊髓中有两种不同类型的神经传递素，当正常的神经脉冲在脊髓中传导时，“闸门”是关闭的，但是中枢神经的疼痛信号非常多，闸门就会打开，把疼痛传递给中枢神经的各个地方。

32. A【解析】根尖周组织是间质性结缔组织，是指根尖部的牙周组织，包括牙骨质、牙周膜和牙槽骨，其组织生理学特点与牙髓有着明显的不同。

33. D【解析】无髓牙或死髓牙依靠牙周膜的供给得到联系与营养。

34. D【解析】牙髓组织的基质中含有很多细小的胶原纤维网和粘多糖，牙髓组织的代谢必须通过牙髓的基质作为媒介。

35. A【解析】牙髓感觉神经末梢为痛觉感受器，任何来源的刺激作用于牙髓，只产生痛觉。

36. E【解析】根尖周脓肿或牙周脓肿时牙龈都红肿扪痛，程度不是鉴别的要点。其他选项都是根尖周脓肿与牙周脓肿鉴别的要点。

37. A【解析】根管最狭窄处不在根尖孔，而是距根尖孔上方约 1mm 处。

38. C【解析】急性牙髓炎应急处理的目的是引流炎症渗出物缓解髓腔和根尖压力，以缓解疼痛。

39. E【解析】电测法具有简便、快捷、准确、减少 X 射线的优点，但患牙根尖孔较大时测量不准确，可与X线片联合使用。

40. B【解析】根管疏通的方法为了了解根管的通畅性、弯曲情况及根管孔的大小，一般用较小的锉如10号K锉尖端2~3mm预弯后插入根管，逐渐向根尖方向渗透，小幅度提拉疏通根管，直达根尖狭窄区。扩大根管口可用扩孔钻或开孔锉。

41. D【解析】目前，最常用的根管冲洗药物是0.50%~5.25%次氯酸钠和17%乙二胺四乙酸（EDTA），过氧化氢、氯己定、蛋白溶解酶、氯亚明、抗生素等也可用于根管冲洗。

42. A【解析】根管扩大至一定号数，以便于彻底清除感染物质及为严密根充做准备。维持原根管形态，避免产生台阶及侧穿。结合化学预备，可清理器械不能到达的侧支根管等复杂根管系统。旋转使用的器械，旋转幅度不要超过半圈，遇阻力不要用力过大，防止器械折断。

43. D【解析】根管预备的工作长度是牙体上预先确定的参照点到根尖狭窄处即牙本质牙骨质交界处的距离。临床所有操作都必须在确定与维持工作长度的基础上进行，工作长度丧失或根管预备超出根尖狭窄都将影响根管治疗的效果。

44. E【解析】根管清理和成形的标准：根管比原来直径至少应扩大3个器械号，或用标准器械扩至40号。

45. C【解析】根管治疗经过根管预备、消毒、充填3个步骤。其中，根管预备的目的：①清除根管系统内的细菌及毒素、残余牙髓。②扩大根管，除去根管壁感染牙本质，修整管壁。③冲洗洁净，除去管内残余的物质和碎屑，为以后的药物消毒和根管充填创造良好的条件。这一步骤类似于外科的清创，为以后的药物消毒和根管充填创造良好的条件。

46. D【解析】扩大根管口，最好使用扩孔钻，利用切削刃进行钻削，将根管口加以扩大。

47. C【解析】做根管预备前必须测定工作长度，以避免根管预备不足或超出根尖狭窄部。因为根管扩大程度一般要求比第一支锉扩大3个型号，过分扩大将削弱根管的抗裂强度。用根管钻或锉必须逐号进行，每换一支器械前均应冲洗，以免牙本质碎屑堵塞根管。

48. E【解析】确定工作长度：①选冠部参照点：选坚实的切端、牙尖或洞缘作为冠部参照点。从参照点到根管的根尖狭窄部，即预定的操作终点之间的距离为工作长度。牙冠部的参考点应该在治疗过程中保持不变，而且容易确认。②需要调整咬合的牙齿应先调磨，最好不选充填体或薄弱的牙尖作参考点。前牙的工作长度是指从切端到根尖狭窄部的长度。

49. E【解析】工作长度的测量方法包括根管器械探测法、X线片根管测量法和根管长度电测量仪测量法，必要时也可用X线片诊断丝测量法。依靠患者感觉的方法是不准确的。

50. D【解析】理想根管消毒药要求有强渗透性，可以渗透进入牙本质小管并通过牙本质小管到达根尖周组织，才可发挥作用。

51. D【解析】2.00%~5.25%次氯酸钠是目前临床上最常用的根管冲洗药物，最常使用的浓度为5.25%，为了减少刺激作用，也可稀释为较低浓度如1.25%使用。其浓度越高，溶解组织的能力越强，但对组织的刺激性也越大。可消毒灭菌，溶解坏死组织，有助于清除根管内残余组织、碎片和微生物；同时可润滑根管壁及根管预备器械，有利于扩大根管和减少器械的折断。但次氯酸钠并无螯合作用。通常与 17% EDTA、3% 过氧化氢或 2% 氯已定交替使用。

52. C【解析】参见上一题解析。临床上常使用带 27 号冲洗针头的注射器插入根管进行冲洗。另外有侧方开口的专用冲洗针头，冲洗效果更佳。冲洗根管时，针头不要卡得太紧，不要加压推注，以免产生皮下气肿及加重患牙术后不适，特别是用过氧化氢冲洗根管时，遇血液产生泡沫，可能通过根尖孔产生皮下气肿。

53. A【解析】1985 年 Ingle 提倡标准化，ISO 扩孔钻和锉的标准化。每一器械的刃部长 16mm，刃部尖端的角度为 75°。

54. B【解析】根管成形的标准是（除年轻恒牙粗大根管外），应比初尖锉至少扩大 3 个型号。

55. B【解析】碘甘油刺激性较小，含碘化钾、碘、甘油等，具有一定的抑菌、消炎收敛作用，常用于牙周病的局部药物治疗，牙髓及根尖周病一般不会用到。

56. B【解析】木榴油消毒能力大于酚 2~3 倍，略次于甲醛甲酚。有镇痛作用，对根尖周的刺激作用较小。遇脓和坏死组织仍有消毒作用。主要用于消毒化脓和腐败坏死根管，可将药捻放入根管内。

57. B【解析】理想的根管冲洗剂应具备有效杀灭细菌、溶解坏死组织、润滑根管、去除玷污层的能力，并且对健康组织不产生刺激。目前，国际上广泛使用的根管冲洗剂是 0. 50%~5. 25% 次氯酸钠溶液（NaClO），它具有较强的抑菌杀菌及溶解有机坏死物的能力，能杀死生物膜及牙本质小管中的细菌，且很少引起致敏反应。

58. E【解析】标准技术（常规技术）是最早使用的根管预备方法。先测工作长度，预备时要求器械从小号到大号依次使用，每根器械均达工作长度。一般应扩到 35~40 号。适用于直的或较直的根管，不宜在弯曲根管使用。

59. B【解析】根据 ISO 标准：①器械编号以器械尖端直径乘以 100 计算。②刃部长度为 16mm，刃部尖端角度为 75°。③刃部锥部为 0. 02，即长度每增加 1mm，直径增加 0. 02mm，刃部末端直径一律比尖端直径大 0. 32mm。10 号标准化扩孔钻和锉的尖端直径是 0. 10mm，刃部末端直径为 0. 42mm。

60. A【解析】急性牙髓炎疼痛发作时，患者大多不能明确指出患牙所在位置。疼痛呈放射性或牵涉性，常沿三叉神经第二、第三支分布区域放射至同侧的上下颌牙以及相邻牙牵涉痛，绝不会放射至对侧区域。

61. E【解析】牙髓治疗要求掌握包括选项中涉及的各项知识。

62. D【解析】根管治疗术是治疗牙髓坏死、坏疽或尖周病的一种方法，通过清除根管内的坏死或坏疽物质，进行适当的消毒，并根管充填去除不良刺激，促进根尖周病变愈合。

根管治疗术通常分为 3 个基本步骤，即根管预备、根管消毒和根管充填。

63. A【解析】根尖周病治疗原则中最主要是彻底清除主根管的感染源，因为主根管内的感染物是根尖周病的主要感染来源。

64. D【解析】年轻恒牙在根管治疗时应特别注意避免损伤根尖周围组织。因为年轻恒牙根管较粗大，根尖孔未闭合，牙髓、根尖周组织疏松，血液丰富，一旦发生炎症感染易于扩散，如果治疗及时，炎症也易控制和恢复。

65. B【解析】间接盖髓术的适应证：①深龋、外伤近髓的患牙。②深龋引起的可复性牙髓炎。③去净腐质却难以判断是可复性牙髓炎或慢性牙髓炎时的诊断性治疗。

66. E【解析】根管治疗术是通过根管预备和化学消毒来清除根管内的感染物质，然后进行严密的根管充填，消灭再感染的途径，为根尖周组织提供良好的生物学环境，防止根尖周病变的发生或促进根尖周病变愈合的一种治疗方法。

67. D【解析】影响根管治疗预后较重要的因素是术前是否有根尖周组织破坏（根尖放射线透射区）。冠方渗漏是影响根管治疗的关键因素。冠方封闭不严密是导致根管治疗失败的重要原因，应同样受到重视。

68. E【解析】根管治疗术适用于有足够牙周支持组织并需要保存患牙的下述病症。①不可复性牙髓炎。②根尖周炎。③牙髓坏死。④牙内吸收。⑤牙根已发育完成的移植牙、再植牙。⑥某些非龋性牙体硬组织疾病，包括：a. 重度釉质发育不全、氟斑牙、四环素牙等发育异常患牙需行全冠或桩核冠修复者；b. 重度磨损患牙出现严重的牙本质敏感症状且行脱敏治疗无效者；c. 隐裂牙需行全冠保护者；d. 牙根纵裂需行截根手术，患牙需保留的未纵裂根管。⑦因其他治疗需要而牙髓正常者，包括：a. 义齿修复需要；b. 颌面外科治疗需要。

69. D【解析】活髓患牙是指牙髓已遭受不可复性损害，但是根管深部尚未感染或者感染轻微，习惯称之为非感染根管。对此类患牙进行的根管治疗又称为牙髓摘除术。在治疗操作时，要严格遵守无菌原则，全程应用橡皮障，严格消毒器械和材料，同时注意操作手法，避免医源性将感染带入根管深部。适合在良好的局部麻醉效果下即刻摘除牙髓并一次性完成根管治疗，以最大程度地防止感染的扩散。

70. E【解析】根管充填的时机：患牙已做根管预备和消毒；患牙无自觉症状及咀嚼痛；患牙无叩痛，髓腔无异味，根管内无明显渗出。

71. B【解析】感染根管内的优势菌常从有症状的病例中检出，其感染与根尖周病的临床症状和体征关系密切。卟啉菌和普氏菌、消化链球菌、真杆菌等与根尖部出现疼痛、肿胀、叩痛和窦道形成有关，其中产黑色素普氏菌、牙髓卟啉菌和牙龈卟啉菌与急性根尖周炎症和根管内恶臭关系最密切，放线菌与顽固性根尖周病变和窦道经久不愈可能有关。

72. C【解析】导致根尖周病的主要感染途径是牙髓源，最常见的感染来自牙髓病，其次是牙周病通过根尖孔、侧副根管及牙本质小管而继发，血源性感染比较少见。

73. D【解析】参见 A1 型题第 68 题解析。成年人上前牙外伤，冠折 1/3，露髓，根（-），应采用根管治疗。

74. A【解析】根管再治疗的适应证包括：①根管治疗后如出现疼痛、肿胀、叩痛、压痛和窦道等症状，经评估通过再治疗可提高根管治疗质量，则首选根管再治疗。②由根管感染引起的根尖周病损未愈合及扩大的患牙。③由根管感染引起的根尖周新病损的患牙。④根管治疗后4~5年根尖周病损仍然存在的患牙。⑤根管治疗后修复体出现破损或裂隙，唾液渗入根管系统超过30天，应在冠修复前行根管再治疗。⑥根管欠填的患牙，应考虑在冠修复前行根管再治疗。⑦根管治疗4年后须重行桩冠修复的患牙，应行根管再治疗作为预防根管治疗后疾病发生的措施。

75. E【解析】切割牙体组织，牙髓的变化：成牙本质细胞的核移位，细胞排列紊乱，出现空泡样变性，死亡以及牙髓组织水肿。

76. C【解析】活髓切断术手术原理：是冠髓炎时切除炎症牙髓组织，将盖髓剂放置在牙髓断面上，保留正常的牙髓组织，使之继续发挥生理功能，并促进牙根部继续发育的一种治疗方法。

77. A【解析】间接盖髓术的操作步骤：①去龋：消毒隔离患牙，局麻下以大球钻低速尽可能去除腐质，再以挖匙去除近髓软化的牙本质，为防止牙髓暴露可保留少量近髓软化牙本质。②放置盖髓剂：用消毒棉球拭干窝洞后，于近髓点放置盖髓剂，氧化锌丁香油水门汀暂封或玻璃离子水门汀暂封。③充填：观察1~2周，如无任何症状且牙髓活力测试正常，保留部分暂封剂，永久性充填剂充填。对曾保留少量软化牙本质的患牙，应在观察6~8周后去净软化牙本质，行垫底充填。若患牙仍对温度刺激敏感，可更改新盖髓剂及暂封剂，直至症状消失后再行永久充填。

78. A【解析】意外穿髓根据患者的年龄、牙位、穿髓孔的大小选择直接盖髓术或进行根管治疗。对意外穿髓的患牙行直接盖髓术时，多用氢氧化钙为盖髓剂。

79. B【解析】逆行性牙髓炎均有长时间的牙周炎病史，可有口臭、牙松动、咬合无力或咬合疼痛等不适症状。

80. B【解析】牙髓坏死临床表现：患牙无自觉症状，牙冠变色，呈暗黄色或灰色，失去光泽。牙髓活力测验无反应。X线片显示患牙根尖周影像无明显异常。

81. E【解析】慢性增生性牙髓炎患牙大而深的龋洞内有红色、“蘑菇”状的肉芽组织，又称为牙髓息肉，可充满整个洞内，达咬合面，探之无痛，但易出血。

82. C【解析】可复性牙髓炎区别于急性牙髓炎的特点是无自发性疼痛。

83. C【解析】可复性牙髓炎的患牙遇到冷、热温度刺激或甜、酸化学刺激时，立即出现瞬间的疼痛反应，尤其对冷刺激更敏感。刺激去除后，疼痛持续数秒随即消失。绝无自发性疼痛。

84. E【解析】残髓炎也属于慢性牙髓炎。发生在经牙髓治疗后的患牙，由于残留少量炎症根髓或多根牙遗漏未作处理的根管，因而命名为残髓炎。其诊断要点：①有慢性牙髓炎的症状，常有咬合不适或轻咬合痛。②有牙髓治疗史，患牙牙冠见有做过牙髓治疗的充填体或暂封材料。③强温度刺激患牙有迟缓性痛以及叩诊疼痛。④再治疗时探查根管内有疼痛感觉即可确诊。

85. B【解析】牙髓病最常见的是牙髓炎。牙髓病为发生于牙髓组织的系列疾病，主要包括牙髓炎、牙髓变性、牙髓坏死等，而牙髓炎又分急性牙髓炎、慢性牙髓炎、逆行性牙髓炎，而每一种牙髓炎都有不同的症状。

86. C【解析】氧化锌丁香油糊剂多用于间接盖髓术，不能用于直接盖髓。

87. A【解析】临床上，慢性牙髓炎视髓腔开放与否又被分为慢性闭锁性牙髓炎和慢性开放性牙髓炎。后者又分为溃疡性和增生性两种类型。三种慢性牙髓炎除了具有慢性牙髓炎共同的表现外，又各具特点。

88. E【解析】氢氧化钙适用于直接盖髓术和间接盖髓术。氢氧化钙具有强碱性，pH为9~12，可中和炎症产生的酸性产物，有利于消除炎症和减轻疼痛。氢氧化钙可诱导激活成牙本质细胞碱性磷酸酶的活性，促进修复性牙本质的形成。此外，氢氧化钙还具有一定的抗菌作用。

89. E【解析】湿热灭菌法：主要采用预真空快速压力蒸气灭菌法，具有高温时间相对短、减少对精密仪器的损坏、灭菌效果可靠等特点。灭菌温度为132~134℃、时间3~4分钟、压力2.0~2.7kPa，用于手机、洁牙机、根管器械、充填器械等的消毒灭菌。

90. A【解析】牙内吸收是指正常的牙髓组织肉芽性变，分化出的破牙本质细胞从髓腔内部吸收牙体硬组织，致髓腔壁变薄，严重者可造成病理性牙折。

91. E【解析】电活力测验用于确定牙髓的死、活。电活力测试无反应说明牙髓坏死。

92. D【解析】引起根尖周病的病因：①感染：是根尖周病最常见和最主要的病因。②创伤：包括急性创伤（如意外碰伤、斗殴可导致牙根尖周组织损伤）和慢性损伤（如创伤性咬合、磨牙症、充填物过多可使根尖周损伤）。③化学刺激：在治疗急性牙髓炎和根尖周炎过程中，药物使用不当，刺激根尖周组织引起根尖周炎。④免疫因素：根尖周病变中存在着大量的淋巴细胞，免疫反应在杀灭细菌的同时也可引起或加重炎症反应导致组织破坏。

93. C【解析】为使针尖避开下颌小舌的阻挡，并接近下牙槽神经注射，针尖应在下颌孔上方约1.0cm处穿入。

94. B【解析】慢性增生性牙髓炎的特点为息肉是牙髓息肉。

95. D【解析】多聚甲醛牙髓失活剂是口腔科常用的一种牙髓失活材料，这是一种无砷失活剂，主要的成分是多聚甲醛，主要作用于牙髓血管，使血管扩张形成血栓，使牙髓组织发生血运障碍使牙髓坏死。失活过程中可以减少牙髓炎的疼痛，作用比较温和，一般来说封药时间大约两周。

96. C【解析】慢性根尖周肉芽肿的X线牙片显示无完整骨硬板围绕，所以选项A错误。慢性根尖周脓肿X线牙片显示边界不清，所以选项B错误。临床无异常症状，X线牙片显示根尖开口区有界限清晰透影，周围有完整骨硬板围绕，提示慢性根尖周囊肿，所以选项 C 正确。慢性牙髓炎无根尖口透影，所以选项 D 错误。牙乳头在成釉器凹陷处，所以选项 E 错误。

97. C【解析】牙髓坏死后牙齿变色原因是牙髓组织坏死后红细胞破裂致使亚铁血红蛋白分解产物进入牙本质小管所致。

98. E【解析】急性浆液性根尖周炎检查的临床表现：①患牙可见龋坏、充填体、或其他牙体硬组织疾患，或可查到深牙周袋。②牙冠变色。③牙髓活力测验无反应，但乳牙或年轻恒牙对活力测验可有反应，甚至出现疼痛。④叩痛（+）~（++），扪压患牙根尖部位出现不适或疼痛，牙龈无明显异常。⑤患牙可有Ⅰ度松动。⑥X 线检查根尖周组织影像无明显异常表现。

99. A【解析】急性牙髓炎的患牙如果是由离髓腔很近的深龋引起，可直接用锐利的器械或牙钻将髓腔打开。如果髓腔顶部牙本质较厚，须在局麻下从髓角处打开髓腔，缓解髓腔内压力。急性根尖周炎的患牙往往牙髓坏死，可直接开通髓腔引流，用根管治疗器械穿通根尖孔，使根尖渗出物及脓液通过根管得到引流，以缓解根尖部的压力，解除疼痛。

100. E【解析】根尖区急性炎症应急处理：①开髓引流（具体参见上一题解析）。②切开排脓：急性化脓性根尖周炎发展到骨膜下或黏膜下脓肿时，应在根管开放的同时进行切开排脓。③安抚治疗：对外伤、封药化学性刺激及根管不良充填引起的急性根尖周炎，可考虑去除根管内容物，封消炎镇痛药物安抚数日，待急性期过后再常规治疗，以避免外界污染或再感染。④调𬌗磨改：创伤引起的急性根尖周炎，尤其是活髓的患牙处理应慎重。一般通过调𬌗磨改以消除创伤性咬合，即可治愈。⑤消炎镇痛：口服或注射抗生素药物或镇痛药物，局部封闭、理疗、针灸、中草药贴敷等。

101. D【解析】急性浆液性根尖周炎初期用力将患牙咬紧时，疼痛还可暂时缓解。急性化脓性根尖周炎的过程经历三个阶段，其临床表现如下：①根尖周脓肿：自发持续性剧烈跳痛，伸长感加重，触痛重，叩痛（+++），松动Ⅱ~Ⅲ度，患牙根尖部相应的唇、颊侧牙龈潮红，有扪痛、肿胀不明显。②骨膜下脓肿：上述症状加重，患者痛苦面容、根尖区牙龈肿胀明显、移行沟变平，扪痛并有深部波动感；区域淋巴结肿大、压痛，相应面颊部软组织呈反应性水肿；全身不适，体温升高（38℃左右），白细胞计数增多，多在（10~12）$\times 10^9$/L。③黏膜下脓肿：上述症状明显减轻，相应根尖部的牙龈肿胀局限，呈半球形隆起，叩痛（+~++），扪诊波动感明显，全身症状缓解。

102. D【解析】急性牙髓炎应急处理的目的是引流炎症渗出物和缓解因之而形成的髓腔高压，以减轻剧痛。在局部麻醉下直接摘除全部或大部分牙髓后，放置一无菌小棉球后暂封髓腔，患牙疼痛随即缓解。

103. D【解析】急性根尖周炎无论是浆液期或化脓期，主要矛盾集中在根尖部渗出物或脓液的聚积与扩散，理想的引流方式是开通髓腔引流通道。

104. A【解析】不能定位的自发性疼痛是急性牙髓炎也就是急性不可复性牙髓炎较具诊断意义的临床表现。

105. E【解析】牙周韧带内注射用于其他麻醉效果不佳的牙髓炎或根尖周炎患牙。某些特殊病例如血友病患者也常做牙周韧带内注射。多根牙应每个牙根均需行牙周韧带内注射，每个牙根注射剂量不超过0.4ml。

106. D【解析】局部浸润麻醉又称骨膜上浸润麻醉，是将麻醉剂注射到根尖部的骨膜上，通过麻醉剂的渗透作用使患牙在牙髓治疗时无痛。由于麻醉剂无法渗透密质骨，故骨膜上浸润麻醉仅适用于上下颌前牙、上颌前磨牙和乳牙。感染及恶性肿瘤部位不应局部浸润麻醉，以免扩散。

107. B【解析】牙髓失活法是用化学药物制剂封于牙髓创面上，引起牙髓血运障碍而使牙髓组织坏死失去活力的方法。使牙髓失活的药物称为失活剂。常用失活剂为多聚甲醛。

108. D【解析】慢性根尖周炎的诊断依据：①患牙X线片上骨质破坏的影像是确诊的关键依据。②患牙牙髓活力测验结果并结合患者年龄应作为重要的参考。③病史及患牙牙冠情况也可作为辅助诊断指标。

109. D【解析】急性化脓性根尖周炎一般是在急性炎症的第4~5天，局部有较为明确的波动感。不易扪到波动感时，可行穿刺检查，如果回抽有脓，即可切开引流。

110. E【解析】牙髓炎和根尖周炎在对患牙进行消炎镇痛时，口服镇痛药有一定的镇痛效果，但在剧烈疼痛的急性牙髓炎和急性根尖周炎，只有局麻下开髓引流或切开排脓才能有效地镇痛。

111. B【解析】意外露髓的牙髓组织盖髓治疗后继发性牙本质形成封闭露髓孔一般在术后2个月左右完成。

112. E【解析】畸形舌窝是内陷较轻的一种，牙形态无明显变异，只是舌窝较深，容易滞留食物和堆积菌斑而患龋病。

113. B【解析】骨膜下脓肿是急性根尖周炎的一个阶段，其临床检查：剧烈持续的跳痛、叩痛（+++），松动Ⅲ度、患牙牙龈红肿，移行沟变平，有明显压痛，扪诊深部有波动感，患者相应颌面部可出现蜂窝织炎，表现为软组织肿胀、压痛，面容改变，还可出现开口受限。患者痛苦面容，可有体温升高（约38℃）。末梢血象白细胞增多，患牙所属的区域淋巴结肿大。

114. C【解析】慢性牙髓炎一般不发生剧烈的自发性疼痛，但有时可出现不甚明显的阵发性隐痛或钝痛。病程较长，可有长期的温度刺激痛史。“温度刺激出现疼痛，但刺激去除后疼痛即可消失”可能为可复性牙髓炎的表现。

115. A【解析】急性化脓性根尖周炎时，从龈沟或牙周袋排脓预后较差。从根尖孔经根管从冠部缺损处排脓对根尖周组织破坏最小。急性化脓性根尖周炎最常见的排脓途径为根尖周-骨膜下-黏膜下。

116. B【解析】急性根尖周炎的应急处理首先要缓解患者的疼痛，最有效的应急处理是开髓、根管引流，解决根管内髓腔高压，引流后可缓解。

117. E【解析】根尖区急性炎症应急处理包括开髓引流、切开排脓、调𬌗及急性期拔牙，视情况而定。

118. D【解析】慢性根尖周炎无明显自觉症状，可有咀嚼不适感。多有牙髓病史、急性发作史、反复肿痛史、牙髓治疗史。

119. C【解析】光学放大系统包括物镜（200mm 或 250mm）、放大转换器、双筒目镜（能看到立体视野）。

120. B【解析】急性化脓性根尖周炎骨膜下脓肿症状：患牙的持续性、搏动性跳痛更加剧烈，疼痛达到最高峰，患者感到极端痛苦。患牙更觉浮起、松动，即使是不经意地轻触患牙亦感觉疼痛难忍。可伴有体温升高，身体乏力等全身症状。

121. D【解析】急性根尖周炎分为急性浆液期、根尖周脓肿期、骨膜下脓肿期和黏膜下脓肿期。黏膜下脓肿扪诊波动感明显，而骨膜下脓肿有深部波动感，但是没有黏膜下脓肿波动感明显。

122. C【解析】牙髓坏死常是牙髓炎症的自然结局，细菌感染、牙外伤或毒性药物都会引起牙髓坏死。

123. B【解析】急性化脓性根尖周炎骨膜下脓肿局部症状极为明显，但全身症状仍较轻，若全身症状明显，则应注意观察，防止发展颌骨骨髓炎和败血症等并发症。

124. A【解析】慢性增生性牙髓炎多发生于青少年的乳、恒磨牙，无自发性痛；大而深的龋洞中有红色的肉芽组织（牙髓息肉）充满龋洞；探诊不痛但易出血。

125. C【解析】治疗牙髓病的原则是保存活髓或保存患牙。年轻恒牙，在牙髓处于炎症的早期阶段时，应及时采取保存活髓的治疗措施，一般是间接盖髓术，较容易取得成功。

126. D【解析】急性根尖周脓肿症状：患牙出现自发性剧烈、持续的跳痛，伸长感加重，以至咬合时首先接触患牙并引起剧痛。

127. D【解析】慢性的牙髓炎虽然没有急性牙髓炎那么的疼痛，但是它和急性牙髓炎一样，患者都有自发性的疼痛。慢性牙髓炎的疼痛一般是自发性的疼痛，钝性的疼痛或者是定点、定时的疼痛，慢性牙髓炎也会有冷的、热的刺激加重疼痛的临床表现。

128. E【解析】急性牙髓炎的临床诊断要点如下：①剧烈的自发性疼痛，阵发性发作，遇冷、热刺激及夜间疼痛加重，疼痛为放散性，不能明确指出患牙。②患牙有深龋洞或有近髓、穿髓的非龋性磨耗或缺损或有深牙周袋。③温度测试可引起疼痛或疼痛加重。④晚期化脓时有搏动性跳痛，热使疼痛加剧，冷使疼痛缓解。而选项 E“明显叩痛”是根尖炎的症状。

129. B【解析】急性牙髓炎的临床特点是发病急，疼痛剧烈。检查时多见有深龋等牙体硬组织的实质性缺损，接近牙髓，可见微小穿孔，穿孔处可见脓液或血液渗出，一般到医院来时都是慢性牙髓炎急性发作，疼痛特点如下：①常在夜间发作：只是说白天缓减一些，患者常常从夜间痛醒。②冷热刺激加重：这是区别急性牙髓炎和其他疾病的重要诊断。③疼痛不能定位：患者一般不能明确感觉是哪颗牙齿疼痛，会伴有三叉神经牵涉痛，并伴有放射性疼痛。④阵发痛：在没有外界刺激的情况下，患牙有无规律性的持续性疼痛，持续时间不定。临床上绝大多数属于慢性牙髓炎急性发作的表现，龋源性者尤为显著。无慢性过程的急性牙髓炎多出现在牙髓受到急性的物理损伤、化学刺激以及感染等情况下，如手术切割牙体组织等导致的过度产热、充填材料的化学刺激等。

130. E【解析】参见 A1 型题第 83 题解析。

131. C【解析】①正常：被测牙与对照牙反应程度和时间相同。②敏感："一过性敏感"：测试时立即出现一过性疼痛反应，刺激去除后疼痛持续数秒后消失，结合病史无自发痛，表示此时牙髓可能处于可复性炎症状态。"敏感"：温度刺激引起疼痛反应，疼痛程度较重，刺激反应较快。刺激源去除后疼痛仍持续一段时间，表示被测试牙有不可复性的牙髓炎症。有时温度刺激可引起剧烈的疼痛，甚至放散性痛，表示被测试牙的牙髓炎症处于急性期。"急性化脓性牙髓炎"的特殊反应是热刺激极敏感。冷刺激可缓解疼痛。③迟钝：同样程度的冷、热刺激可引起比对照牙轻微许多的反应。被测牙齿较正常对照牙的感觉反应轻微且慢，表示患牙可能有慢性炎症、牙髓变性或牙髓部分坏死。"迟缓性痛"：即刺激去除后一会患牙才出现疼痛反应，并持续一段时间，表示患牙可能为慢性牙髓炎或牙髓大部分坏死。④无反应：被测牙对刺激不产生反应，表示牙髓可能坏死或牙髓变性。

132. A【解析】牙髓病的病因包括微生物感染、化学刺激、物理因素。微生物感染途径有：①经牙体缺损处感染；②经牙周感染；③血源感染。化学刺激包括：①药物刺激；②充填材料刺激。物理刺激包括：①温度刺激；②电流刺激；③气压变化的影响；④创伤。所以选项 A 正确，其余选项不全面。

133. A【解析】牙髓电活力测验是通过牙髓电活力测验仪来检测牙髓神经成分对电刺激的反应，主要是用于判断牙髓"生"或"死"的状态。①首先向患者说明测验的目的和可能出现的感觉，取得患者的合作。②测验顺序：先测对照牙，再测可疑牙。③测试前将测试区域隔湿，擦干牙面。有牙石存在时先洁治干净。④将测验仪探头上涂一层导电剂。⑤探头放置位置：被测牙齿唇（颊）中 1/3 或颈 1/3 处，不能接触牙龈。⑥电流强度从 0 开始记录引起反应的刻度值。重复 2 次，取平均值。

134. B【解析】牙髓电活力测试的反应值必须与正常对照牙进行对比后才有诊断价值。若被测牙牙髓存在反应表示牙髓还有活力，若无反应或与对照牙明显不同，说明牙髓已基本坏死。

135. D【解析】慢性增生性牙髓炎多见于儿童和青少年，且多见于乳磨牙或第一恒磨牙。特点是患牙有大而深的龋洞，内有充满整个龋洞的红色肉芽组织；质地较韧，探诊不敏感；一般无明显自发痛，进食时易出血或有轻微疼痛。

136. D【解析】急性牙髓炎如果不及时治疗，炎症可迅速扩展到全部牙髓，牙髓会慢慢坏死，牙髓坏死后化脓，进而造成牙根尖周围的病变，开始有咬合疼痛，然后转成慢性根尖周炎，牙齿会形成瘘管，牙根尖脓肿，或甚至造成脸部蜂窝组织炎以及牙根尖的囊肿。

137. E【解析】牙髓息肉又称慢性增生性牙髓炎，常发生在乳磨牙或第一恒磨牙。患牙有较大的穿髓孔且根尖孔粗大，牙髓血运丰富。牙髓息肉主要病理表现是炎性牙髓组织增生呈息肉状，经穿髓孔突出。根据构成成分不同，将其分为溃疡型和上皮型，溃疡型牙髓息肉为增生的炎性肉芽组织，上皮型牙髓息肉表面被覆复层扁平上皮。

138. A【解析】牙髓炎是指发生于牙髓组织的炎性病变。深龋、楔状缺损等牙体硬组织疾病如不能得到及时有效地控制和治疗，均可引发牙髓炎。其中，龋病（又称蛀牙，如果不及时治疗，龋病发展到牙髓腔，导致牙髓炎）是最常见的病因。

139. B【解析】根尖手术技术-软组织管理主要在于切口与瓣的设计。主要有龈沟内全厚瓣、扇形瓣和半月形瓣 3 种类型的瓣。其中，龈沟内全厚瓣的设计涉及水平切口和垂直切口。水平切口从龈沟通过牙周韧带到牙槽嵴顶，并通过颊舌侧龈乳头的中间区域。从龈沟将牙龈组织连同龈乳头切开，从牙槽骨上分离。选择龈沟内切口时，牙龈的血液供应不会受到影响，但患牙必须无牙周袋，牙龈无明显炎症。

140. B【解析】参见 A1 型题第 135 题解析。

141. A【解析】牙髓变性包括空泡性变、纤维性变、萎缩性变、钙化性变。而牙髓坏死是牙髓的炎症性病变，多由各型牙髓炎转化而来。

142. C【解析】牙髓钙化包括髓石和弥散性钙化两种形式，其中髓石多见于髓室内，弥散性钙化多散在于根管内。髓石形成多见于冠髓，一般不引起临床症状中。髓石中可含牙本质小管样结构，可游离于髓室内或附着于髓室壁。

143. B【解析】慢性闭锁性牙髓炎一般无明显的自发痛，一般可有急性剧烈的自发痛病史；有长期的冷、热温度刺激痛史。可查及深龋洞、冠部充填体或其他近髓的牙体硬组织疾病；探诊感觉迟钝；去净腐质后无穿髓孔；对热温度测验引起迟缓性钝痛；可有轻度叩痛或叩诊不适。

144. D【解析】急性根尖周炎的病因概要有 3 个方面：牙髓组织感染、根尖周组织的治疗创伤或药物刺激、慢性根尖周炎急性发作。因此，牙髓炎是急性根尖周炎最常见的病因。

145. A【解析】通过骨髓腔突破骨膜、黏膜或皮肤向外排脓是急性化脓性根尖周炎最常见的典型自然发展过程，常伴发颌面部蜂窝织炎。

146. E【解析】根尖肉芽肿内的一个重要特征是有上皮存在，其上皮绝大多数来自牙周膜的 Malassez 上皮剩余。少数病例也可来自：①口腔上皮，见于有瘘管口和口腔相通的病例，上皮可经瘘道长入，另一情况是牙周病患者，上皮可由牙周袋或受累的根分叉上皮增生而来。②呼吸道上皮，见于病变和上颌窦相通时。

147. B【解析】根尖肉芽肿内有时可见增生的上皮交织成网状，这些上皮可能来源于

Malassez 上皮剩余、经瘘道口长入的口腔黏膜上皮或皮肤、牙周袋壁上皮、呼吸道上皮。所以，选项 B 错误。

148. B【解析】原发性牙本质是牙齿萌出之前形成的牙本质，呈管状，排列规律，牙未开始行使功能。所以，成年患者的牙齿中，正在形成的牙本质不可能是原发性牙本质。

149. B【解析】牙髓感觉神经纤维包括 Aδ 纤维和 C 纤维。Aδ 纤维有髓鞘纤维，位于牙髓牙本质交界区，疼痛阈值低，特征为锐痛，与牙本质敏感有关。C 纤维为无髓鞘纤维，分布整个牙髓，阈值高，特征为烧灼痛，与牙髓炎疼痛有关。

150. A【解析】引起牙髓病和根尖周病的物理因素：①创伤：急性创伤，如暴力头殴、运动竞技、交通事故、拔牙用力过猛等；慢性创伤，如冠修复过高、创伤性咬合等。急性创伤和慢性创伤的伤害程度取决于强度。②温度：虽然一般温度刺激不会引起牙髓病变，但是过高的温度刺激和温度骤然改变便会引起牙髓病变，而异常温度刺激主要与备洞产热与充填材料和抛光产热有关。③电流：临床较少见，在口腔修复中，主要发生在对颌牙采用不同种的金属修复体，导致咬合时产生电流，刺激牙髓，导致牙髓病变。选项 A“酸蚀剂”属于化学因素。

151. C【解析】引起牙髓病和根尖周病的化学因素：①垫底和充填材料：氧化锌丁香油粘固粉对牙髓有镇痛、安抚作用对急性牙髓炎和根尖周炎具有良好的抗炎作用，可直接作为深洞垫底材料（选项 C 正确）。②酸蚀剂和粘接剂：第七代粘接系统，集酸蚀和粘接于一身，细胞毒性小，对牙髓仅有温和、短暂的刺激，已大量应用于临床（选项 B 错误）。③失活和消毒药物：在露髓处封亚砷酸时间过长，或亚砷酸用于年轻恒牙，砷就可能扩散到根尖孔外，引起药物性根尖周炎（选项 E 错误）。其他选项不属于引起牙髓病和根尖周病的化学因素。

152. B【解析】牙髓电活力测验禁用于安装了心脏起搏器的患者。

153. B【解析】冷测法是根据患者对牙齿遇冷刺激的反应来判断牙髓状态的方法。常用的刺激物有冰棒、冷水、干冰、四氟乙烷等。临床最常用冰棒。

154. C【解析】自发痛、夜间痛等是不可复性牙髓炎的特征性表现，而牙髓充血亦即可复性牙髓炎没有自发痛出现。

155. A【解析】牙髓电活力测验的临床意义：受试牙牙髓对电活力测验的反应值与正常对照牙进行对比后才有诊断价值。若存在反应，表明牙髓还有活力；若被测牙无反应，说明牙髓已坏死。一般公认，牙髓活力电测验器在判断牙髓是死髓还是活髓方面是比较可靠的。若两者反应一样，提示受试牙牙髓正常；若反应值较大即需较大的电流刺激才能达到正常牙髓相近的反应，表示牙髓有变性改变；若反应值较小，则表明牙髓处在较敏感状态；若无反应，说明牙髓已经坏死。

156. B【解析】急性牙髓炎与急性根尖周炎鉴别的主要依据是疼痛的性质。急性牙髓炎和急性根尖周炎都有剧烈自发性疼痛和咬合痛，但疼痛的性质不同。牙髓炎多为阵发性疼痛，放散痛不能定位，冷、热刺激引起疼痛或使疼痛加重，咬合痛很轻；温度测试可诱发疼痛，除去刺激物，疼痛仍可持续一段时间，叩诊仅有不适感或轻微痛。而急性根尖周炎为自发性持续性剧烈疼痛，患牙有浮起感，不敢咬合，患者能明确指出患牙部位，患牙叩诊时疼痛明显，可有轻度松动；牙髓温度测验及电活力测验均无反应。

157. B【解析】X线片上，根尖周囊肿患牙根尖周围有圆形或椭圆形密度减低区，边界清晰整齐，周围由清楚的白色不透光射线所包绕。较大囊肿可压迫邻牙，使其牙根吸收或移位，感染的根尖囊肿其透光区边缘不规则。

158. E【解析】塑化液流到根尖周围是引起根尖周病的化学因素，其余选项均为引起根尖周炎的物理创伤因素。

159. A【解析】慢性根尖周炎是以淋巴细胞、浆细胞和巨噬细胞浸润，根尖周组织有肉芽组织形成为其特征。所以选项A正确。选项B为急性根尖周炎浆液期病理表现。选项C为慢性溃疡型牙髓炎表现。选项D为慢性增生性牙髓炎表现。选项E为急性根尖周炎化脓期表现。

160. B【解析】艾滋病不是牙髓治疗的禁忌证。对艾滋病患者进行牙髓治疗时应采取严格的控制措施，防止交叉感染。所以选项B错误。

161. C【解析】牙髓切断术的适应证：病变局限于冠髓的根尖未发育完成的年轻恒牙，无论是龋源性、外伤性、或机械性露髓，均可行牙髓切断术以保存活髓，直至牙根发育完成。

162. B【解析】牙髓血运重建术要求尽可能保守地处理根管，仅使用药物冲洗根管，尽量少或者不探查根管及机械预备，保留残留牙髓和根尖乳头，以保存牙髓干细胞和根尖乳头干细胞。所以选项B错误。

163. D【解析】逆行性牙髓炎的诊断：①牙周病史，有急、慢性牙髓炎的症状，无严重的牙体疾病。②温度测验明显异常。③有接近或到达根尖深牙周袋。④X线片示相应牙根和根尖周的牙槽骨吸收。

164. A【解析】研究发现，未经治疗的感染根管中存在的是多菌落生物膜，生物膜中各种细菌发挥特定的作用以保证其生态系统的稳定，对抗菌药物的抵抗力要明显高于游离细菌。有报道表明，生物膜细菌的抗药力是其浮游状态下的2~1000倍。因此，根管治疗往往需要采用多种方法、多种药物联合使用，以达到尽可能地清除根管内感染的目的。

165. B【解析】随着年龄的增长，后牙面有磨耗，但即使根尖部牙骨质沉积，其根尖狭窄部的位置不会变化，所以工作长度会因为牙冠的损耗而变短。

166. E【解析】根管治疗是牙髓病和根尖周病的国际上最常用的有效治疗方法。根管治疗的并发症包括：①急性炎症反应：有急性的疼痛和肿胀。②髓腔侧壁与髓室底穿孔及根管壁侧穿：髓腔壁穿孔可分为病理性和医源性两种。无论何种原因导致的大范围穿孔，都可导致患牙的拔除，操作中应特别注意。③器械折断：器械折断在根管内，会阻塞根管，妨碍医疗操作。如不取出，使医疗操作不能进行，不得不辅以根尖手术。④牙折：牙折分为冠折，根折和冠根折 3 种。⑤下唇麻木。⑥器械落入消化道或呼吸道。⑦皮下气肿（少见）。⑧其他：如上颌窦曲霉病，上颌窦疼痛，上颌窦炎症等。因此，选项 E“牙过敏”不是根管治疗的并发症。

167. C【解析】副根管是发自髓室底至根分叉处的细小分支，多与主根管平行排列，多见于磨牙。

168. C【解析】临床上不易诊查出的继发龋可用 X 线帮助诊断，X 线检查有助于了解龋坏的部位和范围，有无继发龋和邻面龋及牙齿发育异常等。

169. E【解析】现病史的询问应围绕主诉的内容展开，包括主要症状、体征、发病时间、严重程度、诱发、加重或缓解病情的因素，以及是否做过治疗及其效果如何等。对以疼痛为主诉的患者，问诊的内容包括疼痛的部位、疼痛发作的方式和频率、疼痛发作时间、疼痛程度和性质、加重或减轻疼痛的因素、治疗对疼痛的影响等。

170. E【解析】X 线检查是一项很重要的检查方法，对牙髓病和根尖周病的诊断和疗效的判断有重要意义。根尖周围组织病变的状况和程度、乳牙牙根是否出现生理性或病理性吸收、恒牙胚发育状况包括恒牙胚发育程度、位置、牙胚外包绕的牙囊骨壁是否完整。X 线检查还可以显示治疗后根尖周组织愈合情况或牙髓治疗是否成功。

171. A【解析】根尖是髓腔内的血管、神经、淋巴管与牙周组织联系的通道。根尖孔位于根尖较多（57%），位于旁侧较少（43%）。位于旁侧者，以舌侧最多，其余依次为远中、近中、唇颊侧。根管最狭窄处不在根尖孔，而是距根尖孔约 1mm 处。

172. A【解析】牙髓炎阶段患牙根尖区无明显病理改变，一旦根尖区出现牙槽骨吸收的透射影则已发展为根尖周炎。

173. A【解析】参见 A1 型题第 14 题解析。根分叉处副根管的发生率为 18%，侧支根管的发生率为 45%。

174. B【解析】下颌磨牙开髓的正确位置应选择在中央窝偏颊侧约 1mm 处，就近远中径而言，应选择在近远中径中点偏近中，近中壁和远中壁均应斜向近中，洞形呈方形，基本在牙冠面的近中区内。

175. C【解析】上颌侧切牙的结构似上颌中切牙，根管直径较中切牙小，平均长度 22mm，冠根比例为 1 : 1. 47。根尖 1/3 稍偏向远中，26% 有侧支根管，一般在 11 岁时根尖形成。

176. B【解析】局部麻醉时，可能会因为注射针穿破翼静脉丛引起血肿，但一般不会出现出血不止。

177. E【解析】诊断邻面龋最准确的方法是咬合翼片，可以显示上、下颌多个牙的牙冠部影像，常用于检查邻面龋、髓石、牙髓腔的大小、邻面龋与髓室是否穿通和穿通程度，以及充填体边缘密合情况。

178. E【解析】可复性牙髓炎的诊断要点：主诉对温度刺激一过性敏感，但无自发痛的病史。可找到能引起牙髓病变的牙体病损牙周组织损害。冷刺激时患牙可出现一过性敏感。

179. D【解析】试验性备洞是用牙钻磨除牙本质来判断牙髓活力的方法，是判断牙髓活力最可靠的方法。操作：在未麻醉状态下，用牙钻缓慢地向牙髓方向磨除釉质和牙本质，如有疼痛症状说明牙髓有活力。但因其会造成牙体组织的破坏，所以只有在其他方法不能确诊时选择使用。

180. B【解析】牙髓塑化液为非 X 线阻射型，在 X 线片上呈透射影像。

181. E【解析】参见 A1 型题第 133 题解析。

182. B【解析】冷测法是根据患者对牙齿遇冷刺激的反应来判断牙髓状态的方法。常用的刺激物有：棒冰、冷水、干冰、四氟乙烷等。放置位置：被测牙齿唇（颊）或舌（腭）侧釉质完整的中 1/3 处。顺序：从后向前，先下后上。

183. C【解析】慢性牙髓炎一般不发生剧烈的疼痛，但有时有不甚明显的阵发性隐痛或者出现每日定时钝痛，慢性牙髓炎的病程较长，患者可诉有长期的冷热刺激痛史，因此，炎症容易波及到全部牙髓或根尖部的牙周膜，致使患牙常表现有咬合不适或轻度的叩痛，患者一般多可定位患牙。

184. C【解析】了解患者的全身病史将有助于医生拟定治疗计划，帮助判断是否有必要在临床检查或治疗前进行会诊或预防性用药。全身病史的询问应包括系统病史、传染病史、药物过敏史和精神心理病史等几个方面。

185. A【解析】目前，国际上广泛使用的根管冲洗剂是 0. 50%~5. 25% 次氯酸钠溶液（NaClO），用于临床的有效冲洗液还有 2% 氯亚明溶液和 2% 氯己定溶液等。研究表明，使用由多西环素、枸橼酸和聚山梨醇酯-80 组成的 MTAD 来做最后一次根管冲洗，可以有效地去除根管机械预备过程中在根管壁上形成的玷污层。30% 过氧化氢溶液不宜作为根管冲洗

186. D【解析】根管充填的目的：封闭根管系统，以防止细菌进入根管系统造成根管的再感染和组织液进入根管成为残余细菌的培养基，并借助根充材料缓慢而持续的消毒作用，消除根管内感染，促进根尖周病变的愈合。

187. D【解析】急性浆液性根尖周炎与急性化脓性根尖周炎均表现为自发的、持续的剧烈疼痛，不敢咬合。两者均能指明患牙部位。①急性化脓性根尖周炎是剧烈的搏动性跳痛。根尖部牙龈充血发红，压之疼痛，常伴有全身症状。②浆液性根尖周炎的疼痛无搏动性，患牙根尖部黏膜仅仅是充血发红，无肿胀；患者无全身反应。因此，有无持续性跳痛是两者的主要区别点。

188. E【解析】慢性根尖周炎需要结合 X 线检查才能明确诊断，确诊的关键依据是患牙 X 线片上有骨质破坏的影像。

189. E【解析】成人急性根尖周炎牙髓不一定都是坏死的。

190. D【解析】急性浆液性根尖周炎的症状：咬合痛。这是因为根尖周膜充血、水肿而

表现出来的症状。由初期只有咬合不适感，无自发性疼痛。有时患者还可诉有咬紧患牙反而稍感舒服的症状。当病变继续发展，出现自发性、持续性的钝痛，咬合时引起剧烈的疼痛。由于疼痛是因牙周膜神经受到炎症刺激而引起的，所以患者能够指明患牙，疼痛范围局限于患牙根部，不引起放散。

191. C【解析】临床上急性牙槽脓肿的发展过程可分为3个阶段，分别为根尖脓肿、骨膜下脓肿、黏膜下脓肿。

192. A【解析】根尖脓肿的脓液最常见的自然引流途径为根尖周-骨膜下-黏膜下。脓液最初局限在根尖孔附近的牙周膜内，如得不到引流，则向周围区域扩散，从组织薄弱处突破。

193. E【解析】急性化脓性牙髓炎的特殊反应是热刺激极敏感，冷刺激可缓解疼痛。

194. D【解析】参见A1型题第108题解析。

195. A【解析】慢性根尖周炎的X线检查可显示根尖周骨质变化情况，也是各型根尖周炎的鉴别依据：①根尖肉芽肿：圆形透射影，边界清，周围骨质正常或稍显致密，直径不超过1cm。②慢性根尖周脓肿：边界不清，形状不规则，周围骨质疏松呈云雾状。③根尖周囊肿：较小的与根尖肉芽肿难以区别，较大的可见有一圆形透影区，边界清，有一圈阻射白线围绕。④根尖周致密性骨炎：根尖部骨质呈局限性的致密阻射影像。

196. D【解析】根尖囊肿分袋状囊肿和真性囊肿。袋状囊肿的囊壁在根尖孔开口，囊腔与根管相通，消除根管感染源后，囊肿可通过机体组织的修复再生而消除，单纯根管治疗疗效较好。真性囊肿的囊腔不与根管相通，根管治疗后还需要手术摘除囊肿。所以，袋状囊肿和真性囊肿的鉴别点是囊腔与根管有无交通。

197. A【解析】急性根尖周脓肿通过根尖孔或根管从冠部缺损处排脓，这种排脓方式对根尖周组织的破坏最小，但需具备以下条件：根尖孔粗大、根管通畅、冠部缺损呈开放状态。

198. C【解析】通过牙周膜从龈沟或牙周袋排脓多见于同时患有牙周病的情况，预后很差。青少年牙周组织修复能力较强，又不伴有牙周疾病，经系统治疗后可恢复正常。

199. C【解析】临床上急性牙髓炎绝大多数属于慢性牙髓炎急性发作的表现，疼痛特点有：①常在夜间发作：只是说白天缓减一些，患者常常从夜间痛醒。②冷热刺激加重：这是区别急性牙髓炎和其他疾病的重要诊断。③疼痛不能定位：患者一般不能明确感觉是哪颗牙齿疼痛，会伴有三叉神经牵涉痛，并伴有放射性疼痛。④阵发痛：在没有外界刺激的情况下，患牙有无规律性的持续性疼痛，持续时间不定。

200. C【解析】参见A1型题第118题解析。

201. E【解析】慢性根尖周炎应注意与非牙源性的颌骨内囊肿的鉴别。非牙源性的颌骨内囊肿牙髓活力多为正常，牙周膜间隙是一连续、规则的透射影像。

202. D【解析】目前，一次性根管治疗术因其疗程短、复诊次数少等优点备受关注，用于急性牙髓炎在临床上是可行的。

203. B【解析】根尖手术的适应证：①因慢性根尖周炎病变范围较大，经根管治疗未能使病变消失者。②在做根管治疗时，器械折断于根管中并一部分超出根尖孔，需做此手术才能取出者。③根尖部有肉芽肿或囊肿，需做此手术才能治愈者。④由于外伤使牙根尖端部分折断而牙不松动，经根管治疗后，用此手术将牙根折断部取出者。禁忌证：①急性根尖周炎或急性颌骨骨髓炎。②牙槽骨萎缩，有深牙周袋，牙齿已显著松动者。③牙齿严重缺损不能修复者。④估计手术后牙齿的支持组织不足以稳定该牙者。⑤根管穿通在根尖 1/3 以外部位者。⑥全身健康状况不良，不宜实行该手术者。

204. A【解析】一次法根管治疗术主要适用于活髓病例，其患牙的选择还受牙根数目、治疗所需时间及医生的水平等许多因素的影响。在对活髓牙进行牙髓摘除术时，一般不需要做根管封药，提倡根管预备与根管充填一次完成。

205. A【解析】直接盖髓术是用药物直接覆盖在较小的意外穿髓孔处，以保存牙髓活力的一种治疗方法。适应证：机械性或外伤性意外穿髓，穿髓孔直径不超过 0.5mm 的恒牙；根尖孔尚未形成，因机械性或外伤性露髓的年轻恒牙。

206. E【解析】牙髓切断术的潜在并发症包括根管钙化、内吸收及牙髓坏死等。未严格执行无菌操作，污染创面会引发根髓感染，进而引发急慢性炎症、牙髓坏死等，属于潜在并发症。由于对髓腔解剖不熟悉，钻磨过程中可能造成髓室穿孔，属于牙髓切断术的并发症，但该并发症在治疗时可立即被发现，不属于潜在并发症。所以选项 E 符合题意。

207. B【解析】牙髓切断术中切除的牙髓为有部分病变的全部冠髓。方法：冲洗窝洞，用消毒钻针循洞底周缘钻磨，除去髓室顶，冲洗窝洞内残屑，用锐利挖匙或中号圆钻针去除部分或全部室内髓组织。

208. A【解析】盖髓术是一种保存全部活髓的方法，即在近牙髓的牙本质表面或已暴露的牙髓创面上，覆盖能够使牙髓组织恢复的制剂，以保护牙髓，消除病变。根据盖髓剂是否与牙髓直接接触，可分为间接盖髓术和直接盖髓术。

209. C【解析】直接盖髓术适应证参见 A1 型题第 205 题解析，间接盖髓术适应证参见 A1 型题第 65 题解析。

210. D【解析】无菌操作是保证直接盖髓术成功的最重要的前提之一。直接盖髓术的注意事项：针对影响疗效的主要因素采取相应措施，选择好适应证是成功的关键。应采取正确的去龋、制洞方法，尽可能避免对牙髓的损伤。手术过程中要保护好穿髓点，尽量使用锐利器械，动作准确、轻巧，避免加压而损伤牙髓的创面。加强无菌操作观点，防止医源性感染。术后每 6 个月复查 1 次直至 2 年或以上。若治疗过程中患牙出现牙髓炎或根尖周炎症状，说明病情未被控制，且有一定发展，应当改行其他牙髓治疗方法。

211. C【解析】对于意外穿髓，穿髓孔直径小于 0.5mm 的恒牙可选用直接盖髓法。所以，选项 C 错误。

212. C【解析】可复性牙髓炎是一种病变较轻的牙髓炎，相当于“牙髓充血”。当牙髓受到温度刺激时，产生短暂、尖锐的疼痛，当刺激去除后，疼痛立即消失。无自发性疼痛。

213. D【解析】可复性牙髓炎行盖髓术治疗后复诊的时间应为1~2周。如患牙盖髓治疗观察1~2周后仍对温度刺激敏感，可继续观察1~2周，也可除去暂封物及盖髓剂，在严格无菌操作下更换盖髓剂后暂封观察1~2周，待症状完全消失后再行永久充填。患牙经盖髓治疗后如出现自发痛、夜间痛症状，表明病情已向不可复性牙髓炎发展，应除去充填物，改行根管治疗。

214. D【解析】活髓切断术成功的关键是适应证和盖髓剂的选择及术中防创伤和感染。

215. A【解析】参见A1型题第88题解析。氢氧化钙的制剂较多，如Dycal、Life及Nu-Cap等，共同特点是均呈碱性。

216. D【解析】氢氧化钙直接接触牙髓后，牙髓组织发生凝固性坏死，坏死下方出现炎症反应，并在此界面上形成牙本质桥。牙髓组织中的未分化间充质细胞在氢氧化钙诱导下，可分化为成牙本质细胞，分泌牙本质基质，由牙髓血运供给的钙离子进入牙本质基质，钙化后形成修复性牙本质。

217. E【解析】行盖髓术时，首先用锐利的挖匙或球钻轻轻除去腐质，深龋患牙先去除远离髓角处的腐质，最后去除近髓腐质，减少牙髓感染机会。用接近体温的生理盐水缓慢地冲洗窝洞，隔湿，用消毒棉球拭干窝洞，在近髓处或已暴露的牙髓创面上敷盖髓剂，用氧化锌丁香油糊剂暂封窝洞。所以，选项E错误。

218. D【解析】影响盖髓术预后的因素有年龄、牙髓组织受刺激的经历、暴露的类型、部位、范围大小、暴露的时间、术中和术后的感染及全身因素等。

219. E【解析】参见A1型题第161题解析，成年人急性牙髓炎不适用于活髓切断术。

220. C【解析】氧化锌丁香油水门汀（ZOE）常用于间接盖髓术中，硬固前呈酸性（所以无中和炎症所产生的酸性物质作用），有抑菌作用，对牙髓有安抚镇痛作用，具有良好的边缘性封闭功能，短期封闭性好，长期在口腔内与唾液接触可溶解。所以选项C错误。

221. A【解析】牙髓炎可分为可复性牙髓炎和不可复性牙髓炎，可复性牙髓炎无自发痛病史，只有不可复性牙髓炎才有自发痛病史。不可复性牙髓炎又包括急性牙髓炎和慢性牙髓炎。

222. E【解析】当患牙达到下列条件时可进行根管充填：①已经过严格的根管预备和消毒：根管被制备成良好的形态且根管内的感染物质已被彻底清理是根管充填的基本条件。②患牙无疼痛或其他不适：患牙有明显叩痛或其他不适，通常提示炎症或感染的存在。在炎症或感染未控制时进行充填，可导致术后症状加重，增加治疗失败的风险。③暂封材料完整：暂封材料的破损或移位常意味着根管再次受到污染。④根管无异味、无明显渗出物：干燥的根管有利于根管充填材料与根管壁的紧密粘接。如果根管内存在渗出物，则提示根尖周组织处于急性炎症期或有根尖周囊肿。根管内异味或恶臭提示根管或根尖周处于较严重的感染状态。⑤根管充填必须在严格隔湿条件下进行：严格隔湿对于成功的根管治疗非常重要，可以减少口腔微生物进入根管。另外，窦道的存在并不是根管充填的绝对禁忌证。在初诊时通过根管预备和消毒处理，大多数窦道可愈合，此时可以完成根管充填。但是当窦道仍未完全愈合时，只要符合上述条件，仍可进行根管充填。充填后窦道通常会愈合。

223. B【解析】理想的根管充填材料的性能如下：①有持续的抗菌作用。②与根管壁能密合。③充填根管后不收缩。④能促进根尖周病变的愈合。⑤易于消毒、使用和去除。⑥不使牙变色。⑦X 线阻射，便于检查。⑧对机体无害。

224. C【解析】糊剂根管充填材料中，近年来研究较多，有应用前途的材料是氢氧化钙制剂。大量的实验室和临床实验表明，氢氧化钙类根管充填材料的短期疗效较理想，它们均具有抑制根管内细菌生长、促进根尖形成及根尖周缺损组织重建等优点。

225. E【解析】主牙胶尖的选择：根据根管操作长度和主尖锉的大小选择合适的主牙胶尖。主牙胶尖应与主尖锉大小一致，在根管内能到达操作长度或稍短 0.5mm。在牙胶尖上根据根管操作长度做标记，置于根管内试合。如果牙胶尖能到达操作长度或 0.5mm 稍短，回拉时略有阻力，意味着主牙胶尖合适；X 线检查可见主牙胶尖与根管壁在根管冠 2/3 有间隙存在。如果超过标记长度，则表示所选主牙胶尖过小，可另行选用或将牙胶尖尖端剪去一段再试合。

226. A【解析】根管充填时主牙胶尖的长度应与工作长度一致，根尖端终止于根管的根尖狭窄部，可达到恰填的要求和严密封闭根管的目的。

227. B【解析】充填完好的根管如果牙冠部分没有暂封，则微生物在 1~3 天内即会渗透至整个根管；已行完善根管治疗的患牙，若冠部充填物脱落，则微生物在 3 个月会渗透至整个根管。

228. C【解析】关于根管治疗术后疗效评估观察时间，世界卫生组织（WHO）规定的观察期为术后 2 年。从软组织、骨组织的愈合过程中可能存在潜伏感染的再发作角度出发，这个观察时间是科学的。1 年以内的疗效只能作为初步观察，难以定论；2~3 年或更长时间的观察则比较准确。

229. A【解析】根管充填的目的：封闭根管系统，以防止细菌进入根管系统造成根管的再感染和组织液进入根管成为残余细菌的培养基，并借助根充材料缓慢而持续的消毒作用，消除根管内感染，促进根尖周病变的愈合。

230. E【解析】糊剂类根管充填材料种类很多，大多是由粉和液调拌而成糊状，充填后可固化，例如氢氧化钙及其制剂、含三聚甲醛的新三锌糊剂、碘仿糊剂、氧化锌丁香油水门汀等。氟化钠甘油糊剂是脱敏药物，不能用于根充糊剂。

231. B【解析】参见 A1 型题第 19 题解析。

232. D【解析】理想的根管充填应该符合下列标准：①充填物与根管壁紧密贴合，严密封闭整个根管系统。②充填物内部致密，无空隙。③充填物末端到达牙骨质-牙本质界。④最小限度地使用根管封闭剂。⑤X 线牙片上表现为充填物到达牙骨质-牙本质界，没有明显的超填和欠填。

233. C【解析】参见 A1 型题第 19 题解析。根管充填时紧密的充填材料应位于根尖牙骨质牙本质交界，即生理性根尖孔。

234. E【解析】根管治疗后牙体修复的时机：原则上，根管治疗后不出现临床症状或原有症状消失，便可考虑修复。对于有根尖周骨组织病损的患牙，建议先行过渡性修复，观察 3~12 个月，待病变完全或基本愈合后再行永久修复。

235. B【解析】牙体修复过程中，首先需要考虑的因素是保护剩余牙体组织，使其免受进一步破坏，避免折断。维持牙列完整，维护咀嚼功能的完整，在不能保存活髓时，尤其重要。只有在无保存价值或不能治疗时，才考虑拔除患牙。

236. E【解析】引起逆行性牙髓炎是不可探及深龋洞的。经由牙周感染牙髓的途径称为逆行性感染，所引起的牙髓炎称为逆行性牙髓炎。

237. C【解析】牙髓感染中的细菌主要是专性厌氧菌，它们只能在低氧化还原电势，以及缺乏超氧化物歧化酶和过氧化氢酶的乏氧环境中生长，但是它们对氧的敏感性不同。有研究显示，根管内感染的初始阶段，兼性厌氧菌占主导地位，而随着时间的推移，发生了有利于专性厌氧菌生存和增殖的改变，兼性厌氧菌逐渐被专性厌氧菌所取代，约 3 年以后，可培养的 98% 的细菌都是专性厌氧菌。因此，感染根管中细菌的种类是处在动态变化中的。

238. C【解析】在每平方毫米中，牙本质小管在近髓面数目与在牙釉质牙本质交界处的数目之比大约是 4∶1。

239. E【解析】牙髓电活力测验可引起牙髓的损害，不可能引起根尖周炎，而其他选项均为可引起根尖周炎的物理因素。

240. A【解析】牙髓病的病因包括：细菌因素、物理因素、化学因素、特发因素。一般与免疫因素无关。细菌因素是牙髓病最主要的致病因素，其细菌主要是兼性厌氧菌和专性厌氧杆菌。当牙齿出现龋坏、外伤、隐裂和牙周病时，细菌会通过缺损的组织进入牙髓腔，导致牙髓病变。

241. A【解析】牙髓感染的途径：①经牙体缺损处感染：如深龋、牙外伤、重度磨损等严重牙体缺损，细菌及毒素通过牙本质小管或穿髓点侵入牙髓。②经牙周感染：细菌及毒素经过牙周袋，通过根尖孔，侧副根管而侵入牙髓。③血源感染：细菌及毒素经过血液而侵入牙髓是十分罕见的，但并非不可能。主要包括感染因素，物理因素和化学因素，其主要的因素是细菌感染因素。有些牙髓病变的原因未明，如牙内吸收和牙外吸收真实的原因并不清楚，当吸收牙本质到达牙髓时，也可能引起牙髓炎。暴露的牙本质小管是引起牙髓感染的主要途径。

242. E【解析】牙有叩痛，说明牙齿根尖部发生感染或者牙周膜存在炎症，可通过口腔 X 线进行检查。垂直的叩痛常提示有根尖周炎，深龋、过度磨耗一般没有垂直的叩痛，晚期牙髓炎也可以出现叩痛，提示炎症已扩散到尖周。

243. B【解析】冷测法放置位置：被测牙齿唇（颊）或舌（腭）侧釉质完整的中 1/3 处。顺序：从后向前，先下后上。热测法放置位置：被测牙齿唇（颊）或舌（腭）侧釉质完整的中 1/3 处。

244. A【解析】感染是根尖周病最常见和最主要的病因。绝大多数根尖周病都继发于牙髓病。细菌经由牙体感染牙髓波及根尖周组织是最主要的感染途径。少数情况下细菌也可通过牙周病变或邻牙的根尖周病变直接扩展或血源途径引起。

245. E【解析】牙根的数目、长度和粗壮程度以及炎症程度影响牙的松动度。一般情况下，牙槽骨吸收的程度相同时，多根牙的动度要小于单根牙，牙根长而粗壮的尖牙动度要小于其他切牙。若有急性炎症或咬合创伤存在，则牙的动度也会加重，所以检查牙的松动度应在炎症和𬌗创伤消除时进行，并应根据具体情况综合判断。慢性牙髓炎的炎症仅局限于根管内，未波及牙周组织，所以不会有松动。

246. E【解析】慢性根尖周炎是临床上最常见的根尖周疾病，很多急性根尖周炎均是慢性病变的急性发作。

247. B【解析】急性牙槽脓肿时，最佳排脓途径是根尖孔→根管→髓腔途径，不对其他组织造成伤害，因此，B 是最佳的选项。

248. C【解析】𬌗翼片的拍摄采用的是平行投照法，可反映出牙槽嵴顶的微小变化，适宜观察后牙早期牙槽骨嵴顶吸收。

249. B【解析】根尖周肉芽肿是慢性根尖周炎的主要病变类型。慢性根尖周炎的临床病理为根尖部的牙周膜受根管内病源刺激物的作用发生慢性炎症转变而来，其正常的组织结构被破坏，代之以炎症肉芽组织。炎症肉芽组织中心坏死液化，形成脓液潴留于根尖部的脓腔中形成根尖周脓肿；根尖部的炎症肉芽组织内含有发育期间遗留下来的牙周上皮细胞发生退行性变形成囊腔叫做根尖周囊肿，囊肿也可发生继发感染转化为根尖周脓肿；另外一个转归是患者的抵抗力增强时，牙槽骨不发生吸收性破坏，而是骨质的增殖，形成围绕根尖的致密骨，称为根尖周致密性骨炎。

250. B【解析】根管清理成形的目的：①清除根管内的感染物质和感染的牙本质。②扩大根管，形成由根尖孔向根管方向、内径逐渐增大、有一定锥度的根管形态，有利于根管冲洗液的进入和被溶解物质的溢出。③预备后的根管应保持根管的原始形态和根尖狭窄区的原始位置，在近牙本质牙骨质界的牙本质一侧形成一个底托样结构，即根尖挡，又称根尖止点，以利于将根充材料在根管内充压并压紧并限制超填。

251. C【解析】检查牙本质过敏症的主要方法是探诊检查。用探针探查牙本质暴露区可找到敏感点，敏感点多位于𬌗面釉牙本质交界处和牙颈部釉牙骨质交界处。可将患者的主观反应分为 4 级：0 度——无不适；1 度——轻微不适或疼痛；2 度——中度痛；3 度——重度疼痛且持续。

252. A【解析】急性根尖周炎不必用 X 线检查做辅助诊断，因为急性根尖周炎 X 线片上根尖区没有明显改变。

253. D【解析】残髓炎的诊断要点是：①有牙髓治疗史。②具有牙髓炎疼痛的特点。③探查根管深部有探痛。残髓炎是做过牙髓治疗以后，根管深部还存有残髓的炎症，不同于一般的“牙髓炎”。因此，患牙对常规的“电活力测验”和“温度测验”可以无任何反应。而“化学测验”和“探查牙周袋”与确定“残髓炎”无任何关系。

254. E【解析】参见 A1 型题第 108 题解析。

255. B【解析】口腔探诊的内容：①牙体缺损部位：范围、深浅、质地软硬、敏感程度及露髓与否。检查龋洞深浅，有无探痛。检查时动作宜轻柔，应结合问诊情况，若初步判定为活髓牙的深龋时，不可贸然深探，以免探针刺穿牙髓引起剧痛，增加患者的痛苦。对牙颈部及邻接面均应仔细检查，以防遗漏。②充填体边缘：用探针的直角钩尖端仔细检查充填物与牙体之间的密合程度、是否有继发性龋。用探针沿着牙颈部向上检查看是否有充填体悬突。③牙面的敏感点：用探针的尖端在牙面上滑动，寻找确切的敏感部位并了解敏感的程度。④皮肤或黏膜的感觉：对感觉的敏感或迟钝，麻醉的效果检查。⑤皮肤或黏膜瘘道的通道：可用圆钝的瘘道探针探查其方向与深度。探测时，应缓慢顺势推进，避免用力过猛，以防插到瘘管外损伤其他组织。⑥唾液腺导管检查：为了避免将结石推向导管深部，应在排除结石存在的可能后，选择钝头、细的探针对有狭窄的唾液腺导管探诊。⑦牙周探诊。以上内容，只有选项 B 是正确的。

256. E【解析】参见 A1 型题第 121 题解析。

257. C【解析】可复性牙髓炎有 3 个诊断要点：①可复性牙髓炎没有自发性疼痛，主要指表现为一过性冷热刺激的疼痛。当遇到冷刺激或者热刺激以后，可能出现一过性敏感，但是当刺激去除以后疼痛现象很快消失，不再继续延续。②口内检查到能够引起可复性牙髓炎的牙体疾病或者牙周疾病，例如深的楔状缺损，或者深而大的龋洞，或者一些比较严重的磨耗等，这些病因可能导致可复性牙髓炎的发生。③通过冷热温度测试可以诱发一过性疼痛症状，当刺激消除以后，疼痛症状立马消失。所以，选项 C 正确。

258. D【解析】牙髓钙化 X 线片显示髓腔内有阻射的钙化物（髓石）或呈弥漫性阻射影像而致使原髓腔处的透射区消失。

259. C【解析】牙髓温度测试法：正常牙髓对 20～50℃接近口温的水不感到疼痛，10～20℃的冷水和 50～60℃的热水很少引起疼痛，故以低于 10℃为冷刺激，高于 60℃为热刺激。牙髓有病变时，对冷热刺激可能表现敏感或迟钝，先测对照牙，再测患牙，无论冷诊法或热诊法，测试部位均应在牙齿的唇面或颊面中 1/3 处，因该处釉质较完整，引起反应有可比性。

260. C【解析】牙隐裂隐裂线不明显时可涂以碘酊，使渗入隐裂染色而将其显示清楚。有时将探针置于裂隙处加压，可有疼痛感。沿裂隙磨除，可见裂纹已达牙本质深层。

261. C【解析】咬诊方法是将小棉球或棉签放在疑有隐裂的部位，嘱患者咬紧或咬合，若牙有隐裂则发生疼痛。

262. B【解析】碘酊染色可用于检查牙齿表面的隐裂纹。染色药物渗入隐裂，裂纹处染色较深。

263. E【解析】牙齿的颜色、牙齿有无折裂、有无龋洞或牙体缺损及牙龈和口腔黏膜有无窦口都是牙髓病和根尖周病望诊要点。

264. E【解析】牙髓及根管封药过量，根管器械穿出根尖，正畸用力不当，快速移动牙齿，拔牙不慎伤及邻牙等均能引起根尖周损伤；在行根管治疗、塑化治疗时，若使用药物不当，或药物渗出根尖孔外，刺激根尖周组织也可引起根尖周炎；干髓治疗时含砷失活剂时间太长，药物通过根尖孔扩散到根尖周，也可以引起根尖周病。

265. E【解析】根尖周组织病最常见的原因是感染。最常见的感染来自牙髓病，其次是牙周病通过根尖孔、侧副根管及牙本质小管而继发，血源性感染比较少见。根尖周病感染的主要致病菌是以厌氧菌为主体的混合感染，产黑色素类杆菌是急性尖周炎的主要病源菌。细菌内毒素是慢性尖周炎的致炎因子，更是尖周肉芽肿的主要致病因素。

266. A【解析】氢氧化钙制剂不会引起根尖周炎，但甲醛甲酚（Fc）可以引起药物性的根尖周炎。

267. C【解析】参见 A1 型题第 119 题解析。

268. A【解析】口腔科手术显微镜的放大倍率为 2~30 倍，当放大倍率为 2~4 倍时，所见视野较广，通常用于术区定位。

269. B【解析】在显微根管治疗过程中，当放大倍率为 6~16 倍时，适宜根管治疗操作，大于 20 倍率用于观察牙及根管内较细微的结构。

270. A【解析】显微镜照明系统卤素灯、氙灯或 LED 灯。当放大倍率增加时，进入目镜的光线会减少，应适当增加光照度。

271. D【解析】利用显微镜，能清晰观察到根管细微结构，提高根管的清洁和预备成形效果，提高充填质量，直观准确地把握整个治疗过程。所以，除选项 D 外，其余选项内容均为显微镜下操作的不足之处。

272. E【解析】在决定根管充填步骤的主牙胶尖时，以牙胶尖尖端刚刚停止于根管的根尖狭窄部为重要指标。

273. D【解析】间接盖髓术用于近髓但未露髓的患牙，主要用于治疗深龋或深龋所致的可复性牙髓炎。深龋备洞后如果软化牙本质不能一次去净，可以进行间接盖髓术，所以选项 D 正确。冠折露髓、备洞意外穿髓、深龋去腐未净露髓都为已露髓，不适合用间接盖髓术，所以选项 C、E、B 都错误。活髓牙全冠预备后并不近髓，没有必要做间接盖髓术。所以选项 A 错误。

274. B【解析】牙齿松动常说明牙根周围组织处于充血、炎症状态，在没有其他非龋因素存在时，说明牙髓存在感染，且通过根尖孔扩散到牙根周围组织。牙根未发育完全是一个生理现象，不会造成牙齿的过大程度的松动，所以选项A排除；牙髓炎及牙龈炎都没有侵及根尖周组织，所以不会造成牙体松动，排除选项C和D；外伤不是最常见原因，排除选项E。牙周炎可以造成牙体松动，牙龈炎不会造成松动。

275. B【解析】中央性颌骨骨髓炎多在急性化脓性根尖周炎及根尖周脓肿的基础上发生。炎症先在骨髓腔内发展，再由颌骨中央向外扩散，可累及骨密质与骨膜。

276. A【解析】下颌前牙因常有对侧神经分布，因此单侧阻滞麻醉不能达到较好的镇痛效果。而下颌前牙区骨质较后牙区疏松，局部浸润即可达到较好的镇痛效果。

277. A【解析】如残根等引起急性蜂窝织炎时，应首先控制炎症，引起感染的残根的处理是第二位的，但为了更好地控制炎症，一旦有可能，也应及时拔除患牙。

二、A2型题

1. D【解析】牙胶尖是目前使用最为普遍的固体类根管充填材料。根管充填时可以通过化学溶剂软化牙胶尖以适应不规则根管形态的要求。牙胶毒性较小，很少有致敏作用，超出根尖孔时有较好的组织耐受性。

2. D【解析】常规根管治疗的步骤为根管预备、消毒和充填。

3. E【解析】根据临床查体及X线表现，可以看出牙髓炎的感染途径应为畸形的中央尖。

4. D【解析】牙齿充填后一直有冷热痛，几个月后疼痛加重，检查冷测迟钝，热测疼痛，叩痛（++），表明患者已由牙髓炎向根尖炎方向进展，充填材料的化学性刺激会较长时间存在，从而引发化学性牙髓炎或根尖炎。

5. A【解析】患者多个牙楔状缺损复合树脂充填后咬合痛，冷热刺激疼痛，去除刺激可缓解，最可能的原因是充填材料对牙髓组织的化学刺激。复合树脂对牙髓具有刺激性，用复合树脂修复楔状缺损，应严格掌握适应证及操作规程，酸处理及冲洗应彻底，以减少对牙髓的刺激；充填时垫底应完全；如果楔状缺损已达牙本质深层或近髓的牙体，治疗过程中会对牙髓产生较强的物理和化学刺激，应先用氢氧化钙垫底或先用氧化锌丁香油粘固粉做安抚治疗，观察半个月后再行光固化充填，并定期随访，做牙髓活力测定，以保证治疗效果。

6. A【解析】患儿右上中切牙冠折后露髓，且穿髓孔较大，探痛明显，叩诊不适。不能做直接盖髓术，应选用活髓切断术进行治疗。在局部麻醉下将冠髓切断去除，于牙髓断面上覆盖盖髓剂，保持根部生活牙髓。

7. C【解析】正确开髓的基本要求是使根管器械能尽可能地循直线方向进入根管。该患者左上中切牙有深楔状缺损，露髓，开髓部位因切牙的舌面窝髓壁薄，应选择从舌面窝向牙颈部方向钻入。

8. A【解析】患者右下中切牙根尖周炎根管治疗后症状反复，叩痛不能完全消除最可能的原因是下颌中切牙，有可能有唇舌两个根管，可能遗漏了1个根管未做治疗。近年临床发现，部分下前牙有多根管，且多呈对称发生。下前牙根管直线路径大部分位于唇侧和切缘，传统的舌侧窝开髓易造成舌侧根管的遗漏，且预备时会有不同程度的弯曲，增加了发生器械分离、根管侧穿以及形成台阶的风险。故应采用唇侧或切缘开髓，避免造成根管遗漏。其次，偏侧投照可以大大提高双根管的检出率。

9. D【解析】根管的工作长度是从切缘到根尖牙本质牙骨质界的距离。对于老年患者，随着年龄的增加，根管工作长度不断减少。所以，选项 D 错误。

10. C【解析】患者近期出现自发性剧痛、放散痛、夜间痛等牙髓炎症状。患牙无明显龋损，未查出引发牙髓病变的牙体硬组织疾病。且患牙有严重的牙周炎表现。根据以上信息，不难给出逆行性牙髓炎的诊断。

11. B【解析】口腔检查 26 𬌗面远中牙体颜色稍显暗黑色，并有冷热水疼痛史，怀疑 26 远中邻面有隐匿性龋，需拍摄 X 线片辅助检查。

12. E【解析】垂直性食物嵌塞原因：①邻牙失去接触关系：如邻面龋、充填物或全冠未恢复接触区、牙齿错位扭转等。②对𬌗牙的楔力、异常𬌗力、不均匀磨耗或牙齿倾斜使相邻两牙边缘嵴高度不一致。③邻面和𬌗面的磨损使食物外溢道消失。

13. D【解析】患者急性后牙痛，主诉分不清上下患牙，麻醉法测验进行鉴别。选择性麻醉是通过局部麻醉的方法来判定引起疼痛的患牙。如两颗可疑牙分别位于上、下颌，则选择麻醉上颌牙齿；如两颗牙齿都位于上颌，则选择麻醉靠前面的牙齿。

14. A【解析】为该患者做温度测验时，测验顺序应先测对照牙，再测可疑牙。选择对照牙的顺序为首选对侧正常同名牙，其次为对𬌗同名牙，最后为与疑牙不同象限的邻牙。所以，应先测正常的左上磨牙，再测左下磨牙。但对侧磨牙也有龋洞，故应先侧左上正常牙。

15. C【解析】患儿上前牙外伤冠折露髓已半年，现唇侧龈肿包，考虑最大的可能是患慢性根尖周炎，最重要的可以确诊的检查项目是 X 线检查，可协助发现牙根的异常，其他选项检查仅供诊断参考。

16. E【解析】患者已右面部放射性疼痛 3 天，若为牙源性疼痛可考虑急性根尖周炎和急性牙髓炎，应采取叩诊以明确急性根尖周炎的诊断，采取牙髓电活力检查以明确急性牙髓炎的诊断。

17. C【解析】牙髓温度测验结果是患牙与患者本人正常牙的牙髓对温度的反应比较后的结果。常规应用“正常、敏感、迟钝、迟缓痛”等记录结果，食物嵌塞痛，应为深龋，该患牙深龋温度测试的记录应为“敏感”。

18. E【解析】患者牙龈小包反复肿痛已半年，流出少许咸液，提示患牙为慢性根尖脓肿，X 线检查可以确诊该病。

19. A【解析】患者左上后牙肿痛 3 天，有深龋齿露髓，“无探痛，Ⅲ度松动，叩痛（+++），龈轻红肿有扪痛，无波动感”，提示患牙应为急性根尖周脓肿，已不是牙髓炎，尚无蜂窝织炎和颌骨骨髓炎的临床表现。

20. D【解析】两个上前龋患牙邻近，有甜食和冷食痛，“1 周来偶有夜痛”提示已出现牙髓症状，必须用温度测验确定患牙，其他选项检查结果只可供诊断参考。

21. B【解析】凡是因除外病灶来口腔科的患者，口腔科医生均应为其做全口腔牙齿的检查。

22. C【解析】无不适主诉，提示牙髓无碍。患者前来就诊的主要目的是修复牙体缺损。指定修复计划的依据主要是牙根形成情况，如牙根形成良好，也可直接提示牙髓良好，如牙根未发育完成，提示直接盖髓术失败，牙髓坏死。需要根尖诱导成形后再做修复处理。

23. E【解析】此患牙有可复性牙髓炎的症状，意外穿髓的年轻恒牙首先选择直接盖髓术，进行保髓治疗，直至牙根发育完成。

24. C【解析】对患牙进行近中髓角去腐时穿髓，腐质未完全去净。机械性露髓时可行活髓切断术以保存活髓。

25. D【解析】该患儿的第一恒磨牙的感染已经影响到根尖组织，且牙根未发育完成，所以应选择根尖诱导成形术来促进牙根的发育。

26. B【解析】患者深龋治疗穿髓后行直接盖髓术，暂封术后一直都有冷热刺激痛，叩痛（+），偶有自发性痛，提示牙髓出现不可逆的炎症。复诊时应去除原充填物，做标准的根管治疗操作。

27. A【解析】患儿穿髓孔较小，X 线片示无根折，根尖孔未完全形成，可选择直接盖髓术，用药物直接覆盖在意外穿髓孔处，保存牙髓活力。

28. B【解析】患者深龋治疗时意外穿髓，穿髓孔处有针尖大小，应行直接盖髓术。最常用、效果较好的是氢氧化钙制剂，利于消炎和减轻疼痛，并有一定的抗菌作用，可激活碱性磷酸酶而促进硬组织的形成。氧化锌丁香油糊剂对牙髓有安抚镇痛作用。

29. C【解析】患牙近中深龋洞，叩诊无异常，不松动，冷测一过性痛提示牙髓充血，需安抚治疗。去净腐质近髓，敏感，提示深龋，需间接盖髓观察。如牙髓病变及时行活髓切断术；如去腐未净穿髓同样行活髓切断术；如去腐净意外穿髓可行部分冠髓去除术。直接盖髓不适用于露髓患牙。

30. B【解析】根尖诱导成形术中，牙根继续发育所依赖的组织为牙髓组织，根尖端的牙乳头和根尖周组织中的上皮根鞘。该患者牙髓组织已经坏死，只能通过去除根管内感染物质，消除炎症，保护好根尖端的牙乳头和尖周组织中的上皮根鞘来促进牙根的发育才是最重要的。

31. C【解析】可复性牙髓炎应首先使用氧化锌丁香油糊剂进行安抚治疗，观察 1~2 周无症状后再行永久充填。

32. A【解析】牙向深部嵌入者，则临床牙冠变短，其𬌗面或切缘低于正常，且 X 线示根尖周膜消失，可正确诊断出该牙是嵌入性牙脱位。结合患者年龄，对嵌入性脱位的年轻恒牙，不可强行拉出复位，以免造成更大的创伤，诱发牙根和边缘牙槽突的吸收。所以，对该牙应对症处理，继续观察，任其自然萌出是最可取的处理方法。

33. D【解析】依据题干信息所述，左上 6 为活髓牙，隐裂行铸造冠修复，使用了一段时间之后才出现过敏性疼痛，符合继发龋的有关表现。咬合早接触会引起叩诊疼痛，而患者并无叩痛表现。“牙体预备量大”“水门汀中游离酸刺激”以及“异种金属间电流刺激”都是在修复体粘固后短时期内引起的疼痛，与题干内容不符。所以患牙出现冷热刺激痛最可能的原因是继发龋。

34. D【解析】该患者做了充填治疗后一直食物嵌塞，并出现持续性自发性钝痛和牙龈出血。首先考虑充填体与邻牙接触点恢复不良，在牙齿之间形成缝隙，或接触点位置不对，这样造成的垂直嵌塞，食物嵌塞压迫刺激牙龈。

35. C【解析】先测健康对照牙，再测可疑牙。对照牙选择的顺序：同颌同名牙为首选，如果该牙丧失或有病变，可选对颌对侧同名牙或对侧同名牙的邻牙中与待测牙萌出时间接近、体积相当的牙齿。所以应先测正常的左上第一磨牙。

36. D【解析】患者因可复性牙髓炎来院做间接盖髓术，已提示患牙龋损近髓腔而且出现了最初的牙髓症状。间接盖髓术是试图让充血的牙髓恢复正常，但患牙不一定能恢复正常，治疗本身就有“观察”的含义。患者“术后冷水敏感加重，叩诊（+），偶有夜间钝痛”提示患牙没有恢复，已经有了慢性牙髓炎的临床表现，因此需做牙髓治疗。

37. A【解析】次氯酸钠溶液不能溶解牙本质碎屑等无机组织，因此，建议与金属螯合剂乙二胺四乙酸（17% EDTA）或枸橼酸溶液联合使用，以清除根管壁的玷污层，使牙本质小管开放，并破坏细菌生物膜对根管壁的附着。所以，选项 A 错误。其余内容可参见 A1 型题第 57 题解析。

38. C【解析】根管内是否有细菌不是患者慢性牙槽脓肿久治不愈的因素。即使健康人做根管治疗的过程中，根管内也有细菌存在，对治疗效果的影响不大。其他选项都是糖尿病患者慢性牙槽脓肿久治不愈应考虑的原因。

39. E【解析】根管预备的工作长度是牙体上预先确定的参照点到根尖狭窄处即牙本质牙骨质交界处的距离。该患者根管治疗的工作长度应为洞缘标志点到根尖狭窄部的长度。

40. C【解析】患者 65 岁，老年人急性骨膜下脓肿第一次就诊，患者痛苦较大，常伴有全身症状，不宜做根管预备封药，应在炎症控制后做。

41. B【解析】老年患者根管治疗时，发现根管内钙化物阻挡，根管预备时应选择金属螯合剂乙二胺四乙酸（17% EDTA），EDTA 糊剂在老年钙化根管预备中有脱钙作用，对预备钙化或弯曲根管效果较好。

42. E【解析】从题干信息中可知，主诉牙为慢性根尖周炎，慢性根尖周炎 X 线片表现分为 4 型：根尖肉芽肿、根尖脓肿、根尖周囊肿、致密性骨炎。X 线片示根尖周透射影，边界清晰，有阻射白线围绕，可明确根尖周囊肿的诊断。

43. E【解析】该患者根管治疗后，牙冠远中及舌侧大面积缺损，缺损范围大，牙冠剩余牙体组织强度差，直接采用全冠修复时冠部牙体组织的抗力不足，更不能采用嵌体修复。正确的修复方法是，去除牙冠部分薄弱的牙体组织，进行桩核金属烤瓷冠修复。

44. D【解析】患者左上 5 近中殆嵌体，又有远中面龋，形成 MOD 缺损，对于前磨牙而言，缺损过大，牙冠剩余组织抗力不足，不宜采取充填、嵌体修复。即使采取全冠修复，也可能发生冠折。正确的方法是适当去除薄弱牙体组织，进行桩核冠修复。选项 E“覆盖义齿”的修复效果显然不如桩核冠。

45. C【解析】在进行桩冠修复，在根管预备完毕、完成蜡型至最后粘固前，患者的根管应放 75% 乙醇棉球，以氧化锌粘固剂暂封。

46. D【解析】该患者中切牙牙冠缺损过大，又已经过完善的根管治疗，最适合的治疗方案是先行桩核修复，再在桩核上全冠修复。

47. B【解析】由于根管治疗过程中对根尖周的局部刺激，多伴有根尖周炎症，因此桩冠修复应在根管治疗 1 周后进行为好。

48. D【解析】患者为年轻人，应尽量选择固定修复。左上 1 冠折残根位于龈下 2mm，直接桩核冠修复将无法形成足够的牙本质肩领，修复远期效果不理想。因此将残根根管治疗后，用正畸方法将残根牵引至平齐龈缘或者龈缘以上，可以获得更稳定的冠根比，同时可以提供更美观的正常的牙冠长度。

49. A【解析】患者因外伤造成右上颌中切牙切 1/3 折裂露髓，患牙牙体仅切 1/3 缺损，剩余牙体组织可满足全冠修复所需要的固位，再结合美观考虑，故首选烤瓷全冠修复。

50. B【解析】慢性根尖周脓肿属于慢性根尖周炎的一种病变类型。患者无明显的自觉症状，后牙咀嚼时有不适感。X 线片表现为患牙根尖区呈弥散性，边界不清楚，形状不规则的低密度透射区，密度不均匀，根尖区骨硬板消失，周围骨质呈云雾状。该患者符合慢性根尖周脓肿的临床表现。

51. C【解析】患牙常为深龋，有叩诊异样感，X 线片上可见患牙根尖周围有椭圆形密度减低区，边界清晰整齐，周围有清楚的白色不透光射线所包绕。为根尖囊肿的症状体征，可明确诊断。

52. B【解析】根据题干信息，诊断最可能是急性牙槽脓肿。急性牙槽脓肿表现为剧烈的疼痛，主要为搏动性跳疼。由于牙周膜脓肿明显，使牙齿松动，有浮起感。临床检查有明显叩痛，牙龈出现红肿及压痛，淋巴结肿大及压痛。可伴颌面肿胀，可出现全身症状，如乏力、发热、白细胞计数增多。

53. D【解析】患者左上前牙变色，无咬合痛。无明显龋损及缺损，冷热测无反应，无牙周病变。X 线检查可明确诊断牙根是否有异常，如牙折、外吸收、发育不全及牙骨质增生等。

54. B【解析】患者的主要症状表现是咬合痛，且咬紧患牙时疼痛有所减轻。无冷热刺激激发痛。这都是急性浆液性根尖周炎早期症状表现。急性浆液性根尖周炎的诊断依据：①自发性持续疼痛，牙齿有浮起感，最初咬紧患牙觉舒服，后期不敢咬合。②病原牙有龋坏或非龋性牙体疾病，叩诊疼痛明显，可有轻度松动。③牙髓温度测验及电活力测验均无反应。④X 线片示：根尖根周膜间隙增宽。

55. C【解析】干槽症的诊断标准：①拔牙 2~3 天后有剧烈持续性疼痛，并可向耳颞部、下颌区或头顶部放射，一般镇痛药物不能镇痛。②拔牙窝内可空虚，或有腐败变性的血凝块，腐臭味强烈，此为腐败型干槽症。有部分患者有剧烈疼痛和拔牙创空虚，没有明显腐败物存在，按干槽症处理后可以镇痛，此情况归为非腐败型干槽症。

56. B【解析】患者右下 6 髓腔内充满肉芽组织，临床检查时，可用探针探查息肉蒂部，以判断息肉的来源，必要时可将息肉自蒂部切除再做判断，也可拍摄 X 线片进行辅助诊断。

57. A【解析】患者上前牙遇冷刺激酸痛，无自发痛；口腔检查找到左上 2 近中邻面深龋洞，冷刺激疼痛明显，刺激去除后疼痛即刻消失；牙髓活力电测验为一过性敏感反应，表明牙髓还有活力。依据以上 3 点诊断依据，可诊断为可复性牙髓炎。

58. C【解析】牙髓钙化的临床症状：一般不引起临床症状。个别情况出现与体位有关的自发痛，也可沿三叉神经分布区放散，一般与温度刺激无关。检查：患牙对牙髓温度测验的反应可异常，表现为迟钝或敏感。X 线片显示髓腔内有阻射的钙化物（髓石）或呈弥漫性阻射影像而致使原髓腔处的透射区消失。患者症状符合牙髓钙化的临床表现。

59. B【解析】牙髓坏死的临床表现：患牙无自觉症状，前牙牙冠变色是患者前来就诊的主要原因。体征及辅助检查：牙冠完整或可有深龋洞等牙体硬组织疾患、有充填体、深牙周袋等；牙髓电活力测验无反应；叩诊一般同对照牙；X 线片显示患牙根尖周影像无明显异常。患者症状符合牙髓坏死的临床表现。

60. E【解析】逆行性牙髓炎的患牙能否保留，主要取决于该牙牙周病变的程度和牙周治疗的效果。

61. B【解析】依据题干信息所述，患者有自发性、阵发性疼痛，疼痛在夜间发作，夜间疼痛较白天更剧烈，因牙痛使患者不能入睡。患牙可查及接近髓腔的深龋，探诊常可引起剧烈疼痛，有温度刺激痛，对叩诊无不适反应，题干所示信息均为急性牙髓炎的症状及体征。

62. C【解析】患者左上 5 近中邻面龋龋洞内见息肉样物，探之无痛，但易出血。息肉蒂部来源于牙髓。X 线示左上 5 深龋已达髓腔，髓室底完整，根尖无破坏。这是牙髓息肉。

63. B【解析】患者 1 年前上前牙碰伤后有咬物痛，无其他自觉症状。牙冠变色，呈暗黄色或灰色，失去光泽。最可能的诊断是牙髓坏死。牙髓活力测验无反应，X 线片显示患牙根尖周影像无明显异常，可进一步确诊。

64. D【解析】慢性牙髓炎根据穿髓与否分为慢性闭锁性牙髓炎和慢性开放性牙髓炎，慢性闭锁性牙髓炎有长期的冷、热温度刺激痛史。未露髓，可有不定时的自发痛，冷热刺激痛，持续性疼痛。可查及深龋洞，去净腐质后无穿髓孔，有轻度叩痛。该患者症状体征均符合慢性闭锁性牙髓炎的表现。

65. E【解析】牙髓炎失活治疗后出现咬合痛5天提示为失活剂造成的化学性根尖周炎，治疗原则是将根管彻底消除干净，然后封入刺激性小的药物，如氢氧化钙。

66. B【解析】急性牙髓炎表现为自发性、阵发性痛，温度刺激使疼痛加剧，夜间疼痛加重，疼痛不能定位。患者有口含冰块可暂时缓解的现象，说明已经形成脓肿，故为急性牙髓炎化脓期。

67. C【解析】患者有慢性根尖周炎的症状，而根管治疗是目前最有效、最常见的治疗牙髓病和根尖周病的方式。将感染的牙髓组织彻底去除，控制炎症，最后将龋洞补好，促进根尖病变愈合，以此来保存患牙。

68. D【解析】以炎性肉芽组织形成为主要病理变化的慢性根尖周炎，含大量淋巴细胞、成纤维细胞，少量多形核白细胞、巨噬细胞，是慢性根尖周炎的主要病变类型。

69. E【解析】急性根尖周炎的应急处理措施：①开髓引流，拔髓，建立引流通道。②切开排脓，骨膜下或黏膜下脓肿期应在局麻或表麻下切开排脓。③调𬌗磨改。④消炎镇痛。①②处理措施最为重要。

70. B【解析】下牙槽神经阻滞麻醉适用于下颌磨牙以及局部浸润麻醉未能显效的下颌前牙。根据题干信息，医生拟行牙髓治疗，应首选下颌传导阻滞麻醉。

71. C【解析】牙髓治疗过程应该施行无痛技术，常用有局部麻醉法和失活法。失活法多用于去髓治疗麻醉效果不佳，拒绝麻醉注射和对麻醉剂过敏者。

72. C【解析】患者右下5深龋及髓，自发性痛阵发性加重，跳痛，初步怀疑为急性牙髓炎。急性牙髓炎时，温度刺激引起剧烈疼痛，可表现为“热痛冷缓解”现象。这可能是因为牙髓的病变产物中有气体出现，受热膨胀后使髓腔内压力进一步增高，产生剧痛。反之，冷空气或冷水可使气体体积收缩，减小压力而缓解疼痛。因此，患者常含冷水就诊，以缓解疼痛。

73. B【解析】根据题干信息可得出诊断为慢性牙髓炎急性发作，应急处理后应常规进行根管治疗。

74. E【解析】根据病史及检查，左上456因楔状缺损行树脂充填后出现冷热敏感，左上46刺激去除可缓解，诊断为可复性牙髓炎，左上5冷刺激敏感，叩痛（+），表现已出现不可复性牙髓炎，故应行牙髓治疗。

75. D【解析】根据该牙的症状及检查结果，可诊断为牙隐裂伴急性牙髓炎。对于这类患牙的处理是降低咬合，同时在制作带环的情况下行根管治疗，最后行冠修复。

76. A【解析】在根管预备过程中，如工作长度有误，同步准确冲洗不当或不足以及强力推进器械等，均可能将根管内感染物推出根尖孔，刺激根尖组织引起急性根尖周炎。

77. C【解析】该患者因中央尖折断引起的慢性根尖周炎患牙不松动，未提示有牙周组织的破坏，可以保守治疗。X 线片见根尖部呈燕尾状吸收和根尖周 X 线片透射区边界清楚，单纯做根管治疗难以封闭根尖，用 MTA 等材料形成根尖屏障，可取得良好的临床疗效。其他治疗方法均不适合选用。

78. D【解析】根据题干信息可知，左下 2 已发生不可逆性牙髓炎症，根尖已发育完成的成年人首选根管治疗。

79. E【解析】造成患牙垫底充填后自发痛、咬合痛及冷测剧痛的原因可能是充填前诊断错误，充填前未做温度测明确牙髓状态，造成误诊。对此患牙应行根管治疗。

80. C【解析】患者症状说明左下切牙牙龈出现脓肿，未提及牙周袋，因此最可能的诊断为急性牙槽脓肿。

81. D【解析】浅表的隐裂无明显症状的，且牙髓活力正常的可行调𬌗治疗。该患者已经有明显牙髓症状，应及时行根管治疗，根管治疗完成后再择期完成全冠修复，避免隐裂扩大。

82. C【解析】患牙备洞时及其敏感，提示牙髓充血，应安抚治疗，观察确定牙髓状况稳定后再做进一步治疗。

83. A【解析】患者有深大龋洞，温度测试迟发性疼痛，叩诊不适均符合慢性牙髓炎临床表现，治疗应选择根管治疗，且主持人工作需要，美观要求高，完成根管治疗后应及时行全冠修复。

84. E【解析】口腔检查“左下第一磨牙颊沟卡探针”，提示有龋存在，需要做去腐充填，窝沟封闭仅适用于萌出 4 年之内的牙齿，不适用于成年恒牙。所以，“左下第一磨牙窝沟封闭”是不恰当的。

85. D【解析】患者的主观临床症状较明显，仍为温度刺激痛性质，程度较重，洞底软龋能彻底去净，但极近髓，甚至髓角已透红，可先用氧化锌丁香油糊剂做安抚疗法或行间接盖髓，待 1~2 周复诊症状消除后，再行复合树脂粘接修复或垫底充填。若症状未能缓解，需再进一步检查，考虑是否需做牙髓治疗。

86. D【解析】依据题干信息可判断：第一前磨牙（可复性牙髓炎）；第二前磨牙（畸形中央尖）；第一磨牙（牙髓炎）；第二磨牙（颊沟龋）；第三磨牙（智齿水平阻生）。对患牙的治疗方案依次为：第一前磨牙（安抚治疗，观察牙髓状况）；第二前磨牙（少量多次磨除畸形中央尖）；第一磨牙（根管治疗）；第二磨牙（去腐充填治疗）；第三磨牙（择期拔除阻生智齿）。

87. B【解析】急性牙髓炎患牙主要是通过穿通髓腔，解除其压力而缓解疼痛，牙髓失活剂的选择与封药后疼痛无密切关联。未穿通髓腔、开髓后引流不充分或封“三聚甲醛”时强行加压，均将导致髓腔高压，引起疼痛。封“三聚甲醛”时不慎使之移位，未与牙髓创面充分接触，患牙仍处于急性炎症状态，也将导致疼痛的持续或加重。

88. D【解析】该患者为急性根尖周炎转为慢性，清除感染源应为治疗的首要任务，因为存在残根，所以牙髓炎症是引起根尖周炎的主要原因，应做根管治疗，清除根管内牙髓感染源，应做根管治疗；由于根尖部已存在外吸收，根尖孔形态破坏的情况，禁忌做塑化治疗，排除选项 A；覆盖义齿应在完善的炎症治疗基础上进行，排除选项 B；根尖部囊肿未形成，不适宜根尖手术，排除选项 C；根尖周病的治疗应尽量保存患牙，在根尖周病变较大或合并其他疾病，经过治疗无效的情况下，或者可疑为病灶牙时，才考虑拔除患牙，排除选项 E。

89. B【解析】该患者牙齿断端位于龈下较深位置，如行外科手术法进行牙冠延长，则美学效果较差且远期效果不理想。所以，理想的方法是使用正畸牵引残根。

90. B【解析】患者牙痛为阵发性，服镇痛药无效。查右下 6 牙冠未见龋，叩诊（–），不松动，冷刺激剧痛可判断为牙隐裂。

91. D【解析】根据题干信息，患牙为活髓牙，铸造冠使用了一段时间后才出现过敏性疼痛，符合继发龋的有关临床表现。咬合早接触导致的𬌗创伤会引起叩诊疼痛，患者并无叩痛表现。牙备量过大、水门汀中游离酸刺激以及异种金属间电流刺激都是在修复体粘固后短时期内引起疼痛，而且异种金属间电流刺激一般在两种金属在唾液中直接接触的情况下发生，⌊6 与⌈4 并无直接接触。这些情况与患者口腔内表现不符，所以选项 D 正确。

92. D【解析】患牙无龋有急性牙髓炎症状，Ⅲ度松动，远中牙周袋深及根尖，应诊断为由深牙周袋引起的逆行性牙髓炎。

93. C【解析】根据题干信息，“X 线检查示根尖区透射影，牙槽骨嵴无明显破坏”可确定患牙有慢性根尖周炎病史，再结合临床症状和体征，可确诊为慢性根尖周炎急性发作。患牙虽然近中探及牙周袋，牙齿松动，但 X 线示牙槽嵴无明显吸收，可排除急性牙周脓肿。近中探及的牙周袋可能为充填体不密合、有悬突造成。

94. B【解析】患者已行根管治疗，故制备洞形时机械切削、振动不会造成敏感。上颌磨牙为多根牙，有可能在根管治疗拔髓时有残余牙髓组织，引起疼痛，根管充填时根管糊剂超出根尖孔有可能造成牙齿根尖周组织产生炎症反应，引起疼痛。充填体过高可以引起牙齿咬合痛，而充填体悬突可以引起牙周性疼痛。

95. C【解析】患牙未见龋，则排除隐匿性龋病，其夜间痛，自发痛且服用镇痛药无效，则此患牙有牙髓炎症。牙发育异常不会引起相应的牙髓炎的症状，楔状缺损可以引起牙本质敏感症状，而咬合创伤会造成咀嚼痛或者叩痛。所以，引起该患牙牙髓疾病的最可能原因是是牙隐裂。

96. C【解析】该牙再植后 9 年未松动脱落，根尖片见牙周膜消失，牙根与牙槽骨直接连接，提示其愈合方式为骨性愈合。

97. C【解析】冠戴入后自发性疼痛原因包括：①其常见原因为牙髓炎、金属微电流刺激和根尖炎或牙周炎。②由于牙体切割过多，粘固前未戴暂时冠做牙髓安抚治疗，牙髓受刺激由充血发展为牙髓炎。③修复体戴用一段时间后出现的自发性疼痛，多见于继发龋引起的牙髓炎。④由于修复前根管治疗不完善，根尖周炎未完全控制。⑤根管侧壁钻穿未完全消除炎症。⑥咬合创伤引起的牙周炎。综上所述，患者前磨牙为活髓，戴入已2天，出现自发痛最有可能的原因为牙髓炎。

98. B【解析】为了固位、美观，保证修复体边缘强度、牙周组织健康、冠边缘的封闭，应预备肩台。所以，选项B错误。

99. C【解析】在题干中没有出现明显的急性牙髓炎的症状，比如夜间痛，疼痛不能定位。龋病也会出现冷热刺激痛，温度试验才能判断牙髓的症状。继发龋龋病治疗后，由于充填物边缘或窝洞周围牙体组织再发生龋病。致病条件：充填物边缘或牙体组织破裂，修复材料与牙体组织不密合，病变组织未除净就行充填。因此，选项C是最佳选项。

100. E【解析】患牙根管治疗后，牙冠远中及舌侧大面积缺损，缺损范围大，牙冠剩余牙体组织强度差，直接采用全冠修复时冠部牙体组织的抗力不足，更不能采用嵌体修复。正确的修复方法是，去除牙冠部分薄弱的牙体组织，进行桩核金属烤瓷冠修复。

101. C【解析】持续地对冷热刺激敏感，这个症状会因不适当的刺激造成，因此只有选项A、C有此可能，而选项A戴冠时的机械刺激一般戴冠后较快消失，不会3天后仍存在，因此只有选项C是最可能的原因。选项B、E出现的症状不同，而选项D一般不大可能龋坏未去净就做全冠修复。

102. C【解析】17为隐裂牙，且有咬合痛症状，其预后可能发展成牙髓炎、根尖周炎，还可能出现牙齿劈裂。该病例符合全冠修复的适应证，应进行全冠修复。患牙牙髓活力正常，不需要先做牙髓治疗，采用铸造金属全冠不会影响美观，而且可减少牙体预备量，避免活髓牙修复后牙本质敏感。

103. E【解析】近远中邻面有大面积银汞充填物，提示残余牙体组织不多。X线片显示已行根管治疗，死髓牙的脆性变大。很难满足修复体的固位形和抗力形。需要行桩核+金属烤瓷全冠（第一前磨牙考虑美观）。

104. A【解析】选项B“齐牙龈磨除牙冠，设计桩冠修复”牙根短小，如果行桩冠修复应尽可能保留剩余牙体组织以利于固位。选项C“磨除龋蚀，利用桩冠做复合树脂修复”桩冠可以考虑实施，虽修复条件不佳，但还不至禁忌使用。而且在牙根可承受范围内可行冠延长术，获得修复空间。但是桩冠修复再做复合树脂修复显然不合适。常规考虑全冠修复。选项D“拔除残根，种植人工牙后冠修复”如果此时患牙已经没有保留价值可以考虑种植体修复，但是题目信息“右上颌中切牙缺损至龈下1/3”不至于拔除。只要先天牙存在无异常，牙根是可以承受人为修复体的，只是要注意修复过程中注意保护牙根，适当减小受力。选项E“磨短牙冠至牙龈缘，局部义齿修复”年轻患者者前牙美观要求高，本方案不予考虑。选项A“尽量保留残冠，利用冠桩做复合树脂核，然后烤瓷全冠修复”为最佳治疗方案。

105. B【解析】树脂贴面是由树脂按照牙体外形形成贴面后，通过光固化作用使树脂固化于牙体表面，主要用于前牙修复。只覆盖前牙唇面，磨除牙体少。全冠修复一般建议 18 岁后进行。即使可行全冠修复全瓷冠或烤瓷冠的修复效果远优于硬树脂冠。

106. B【解析】塑料全冠临床应用多作为暂时冠，起保护活髓，维持和稳定的作用。可暂时恢复功能。由于材料性能欠佳，不作为永久修复。

107. E【解析】依据题干信息“正中𬌗时𬌗咬在金属烤瓷冠的瓷面上”，不能咬在金属和瓷衔接处。颈部边缘探诊可以探入冠内，提示边缘不密合。

108. D【解析】铸造金属全冠是采用失蜡法铸造而成的全冠，所用的铸造合金主要有贵合金以及非贵合金如镍铬合金等，铸造金属全冠是后牙最常见的一种修复体，它覆盖牙冠的𬌗面及所有轴面，具有最强的固位力和良好的机械强度。适应证：①后牙冠缺损较严重，采用其他修复体难以获得足够固位力。②大面积充填后的死髓牙，防止牙冠劈裂。③后牙低位，邻接不良，牙冠畸形或错位牙等，需以修复体恢复正常形态、咬合、邻接及排列关系者。④牙本质过敏严重伴有牙体缺损，采用一般治疗难以见效者。

109. D【解析】患牙 MO 嵌体，又有远中面龋，形成 MOD 缺损，对于前磨牙而言，缺损过大，牙冠剩余组织抗力不足，不宜采取充填、嵌体修复。即使采取全冠修复，也可能发生冠折。正确的方法是适当去除薄弱牙体组织，进行桩核冠修复。覆盖义齿的修复效果显然不如桩核冠。

110. A【解析】全冠的颈部边缘位置通常可有两种：一种为龈下边缘，另一种为龈上边缘。采用龈下边缘的目的是为了避免暴露烤瓷冠的边缘，以利于美观（前牙）；另外可增加预备体轴面高度，增强固位。但龈下边缘不易保证牙龈的健康，因此龈下边缘的位置不宜过深。牙龈健康的情况下，可位于龈缘下 0.5mm。任何时候都不要将边缘置于龈沟底。该患者年龄大，牙龈退缩明显，临床冠长。如果采取龈下边缘，则必须磨除过量的牙体组织，容易导致牙本质敏感，甚至露髓。患牙为右上第一磨牙，龈上边缘对美观无明显影响。患牙临床冠长，不需要增加预备体轴壁高度来增强固位。因此，患牙全冠最适合采用龈上边缘。

111. C【解析】患者上中切牙因冠折 1/4（未露髓），金属烤瓷冠修复。在修复过程中，由于牙体预备时的损伤、消毒药物的刺激、戴冠时的机械刺激，以及水门汀中的游离酸刺激，会引起患牙牙本质过敏症，出现短时疼痛，但此种疼痛数日内可自行消失。若粘固已 1 个多月。自诉遇冷热刺激的疼痛明显，说明牙髓受激惹严重，或已发展为牙髓炎，所以选项 C“牙髓炎”是最可能的原因。

112. D【解析】烤瓷冠与邻牙的邻接处牙线勉强通过，说明邻接小紧不松，不存在选项 B、C 的情况。金瓷结合区要求避开咬合功能区，该患者修复体正中𬌗时对颌牙切端位于 11 烤瓷区，即金瓷结合区不在咬合功能区内，不存在金瓷结合区设计问题。依据题干信息“颈部边缘探针可探入”，表示该修复体颈部边缘与牙体组织不密合，即颈部与牙体间隙过大，所以正确答案选 D。

113. A【解析】金属烤瓷冠唇侧龈边缘应位于龈缘下较浅的位置（龈缘下 0.5mm），以利于美观。但如果冠边缘位于龈沟内过深的位置，容易在肩台预备时损伤牙龈，印模不准确，导致修复体边缘不密合，产生牙龈炎。该患者“唇侧颈缘位于龈沟内 1.5mm”提示过深，是牙龈炎最可能的原因。选项 B、C 不可能只影响两个全冠修复的患牙牙龈。如果是戴冠时损伤牙龈，经过 2 个月后应早已恢复正常，所以原因不可能是选项 D。水门汀残留导致的牙龈炎只会出现在有水门汀残留的局部，而不会导致 2 个患牙唇侧的炎症。

114. B【解析】患者主诉左下后牙疼痛口含冰块可暂时缓解，考虑牙髓有病变，热诊有助于定位患牙。结合主诉及检查结果，可得出初步诊断。针对急性牙髓炎化脓期的患牙，合适的应急处理应为开髓引流，解除髓腔高压，以缓解疼痛。

115. D【解析】氯己定虽然能较好地抑制龈上菌斑形成和控制龈炎，但是它能使牙、修复体或舌背上发生染色，特别是树脂类修复体的周围和牙面龈 1/3 处，易染成棕黄色。

116. E【解析】根据患者的体征以及以往治疗情况可知其患牙开髓不充分，内部压力没有完全释放，以至于出现急性牙髓炎的症状。应对于患牙做出的处理为局麻下扩大开髓孔，拔净牙髓。

三、A3/A4 型题

1~4 B、B、D、E【解析】患者曾有长期对冷、热温度刺激痛，检查可见左上 6 远中面深龋，有叩痛，对冷、热刺激反应与对照牙相比呈延迟性疼痛。依据以上这些题干信息可诊断为慢性牙髓炎。慢性牙髓炎行根管治疗，根管预备时应严格遵守基本原则，形成良好的根管形态，清除根管内感染物质；便于根管充填；便于根管冲洗及建立经根管引流通路。

5~8 C、B、C、E【解析】根据题干信息可初步诊断为左上第 1 磨牙慢性牙髓炎急性发作，左下第 2 磨牙龋坏，左下第 3 磨牙阻生。应急处理为主诉牙第 1 磨牙开髓引流，疼痛缓解后左上第 1 磨牙继续进行根管治疗，右下第 3 磨牙拔除，左下第 2 磨牙树脂充填术。

9~11 B、A、C【解析】患者右侧后牙夜间疼痛加重，遇冷水一过性疼痛，且有放射性疼痛，这是急性牙髓炎的典型特点。急性牙髓炎温度测验时，反应敏感或出现激发痛。刺激去除后，疼痛持续一段时间。因此“牙髓活力冷、热测试”最有可能出现异常。发现可疑患牙后，可通过根尖 X 线检查牙齿整体情况。

12~14 C、E、D【解析】患者牙齿夜间剧痛是牙髓炎的典型症状，说明龋齿已经发展到比较严重的阶段，已经发展成急性牙髓炎，绝大多数属于慢性牙髓炎急性发作的表现。急性牙髓炎首选一疗次根管治疗，并于根管治疗后进行冠部修复，急性期可以通过开髓及药物来镇痛。如牙齿数目多或无足够时间时，根管治疗可分次进行。治疗计划要依据患者的全身状态和患牙情况来确定。全身状态包括患者生理状态和心理状态。患牙情况包括：治疗前充分了解患牙位置，牙的根管形态，治疗的可操作性，患牙的可修复性，既往治疗情况及保留价值。

15~17 B、A、D【解析】急性化脓性根尖周炎（通常称为急性牙槽脓肿或根尖脓肿）骨膜下脓肿时，患牙叩痛（+++），松动Ⅲ度，牙龈红肿，移行沟变平，有明显的压痛，扪诊深部有波动感。患者体温可有升高，约 38℃。末梢血象白细胞增多。患牙所属区域的淋巴结可出现肿大和扪痛。首次就诊最佳处理方法是开髓引流、切开排脓、消炎镇痛。急性化脓性根尖周炎发展到骨膜下或黏膜下脓肿时，应在根管开放的同时进行切开排脓，排脓时机一般是在急性炎症的第 4～5 天进行，局部有较为明确的波动感。不是越早排脓越好。

18～22 B、C、D、E、E【解析】患者右下后牙自发性钝痛，冷、热刺激可加剧疼痛，并有夜间痛。检查可见深龋洞，有明显探痛。这些都是急性牙髓炎的典型表现。为明确诊断，应做牙髓活力冷、热测试。温度测验如引起快速而剧烈持续的疼痛，则表现最可能的诊断是慢性牙髓炎急性发作（慢性牙髓炎表现为迟缓不严重的疼痛，急性化脓性牙髓炎表现为冷刺激缓解），应进行根管治疗。如对牙髓活力电测试时，必须与患者自身的对照牙进行比较。在相同的电流输出档位下，测试牙与对照牙的电测值之差 >10 时，表示测试牙的牙髓活力与正常牙有差异。如电测值到达最大时测试牙无反应，表示牙髓已无活力。有些因素可影响牙髓活力测试结果，如患者精神高度紧张可导致测试结果假阳性。患牙牙髓过度钙化，或根尖未形成，或为外伤牙以及患者事先服用过镇静剂、麻醉剂或酒精饮料等均可导致测试结果假阴性。

23～25 B、B、C【解析】左下 8 前倾阻生，远中冠周轻度充血，冠周袋无脓，触痛(–)，为慢性冠周炎表现，不会引起自发痛和夜间痛，结合 X 线表现左下 7 远中牙颈部深龋，可初步诊断为左下 7 急性牙髓炎，应急处理为左下 7 𬌗面开髓引流，疼痛缓解后，左下 7 继续进行根管治疗，左下 8 拔除。治疗结束后，口腔可见左下 8 已被拔除，左下 7 为𬌗面、远中两个经过银汞充填的单面洞。

26～28 B、D、C【解析】患儿左上 1 外伤冠折，切角缺损。口腔检查发现缺损处已露髓，探痛（++），叩痛（+），无松动。对露髓时间短（24 小时以内）的牙齿，可采取部分冠髓切断术或冠髓切断术；如果牙冠缺损大，不易修复者，或露髓时间长的牙齿，可采取牙髓摘除术。治疗成功后，可采取光固化复合树脂进行修复。年轻恒牙在 X 线检查时，可发现牙根发育尚未完成，根尖呈喇叭口状。

29～31 C、A、E【解析】经完善的根管治疗，瘘管一般会愈合。如长期不愈合，可采用根尖刮治或根尖切除术，术后 2 周可做桩冠修复。如用桩核冠修复该牙，桩的长度和直径分别为长度为根长的 2/3～3/4，宽度应为直径的 1/3。桩核冠的固位与桩的长度、直径、形态、材料、适合性、粘固等有关。理想的桩外形应是与牙根外形一致的一个近似圆锥体，与根部外形一致，而且与根管壁密合，尽量形成牙本质肩颈。

32～34 B、C、E【解析】依据题干信息所述，患者患牙没有根折或根纵裂等情况，对于这样的年轻恒牙必须保留，不能拔除。但患者年龄小，不适合永久修复，因此应在根管充填后作暂时性桩核冠修复。经过成功的根管治疗后，应观察 1～2 周，确定无临床症状时，才可以开始做桩冠修复。如患者有瘘管，需等到瘘管完全闭合后，而且无临床根尖周症状时才开始做桩冠修复。桩冠的固位力主要取决于冠桩与根管壁之间的摩擦力和水门汀产生的粘结力。理想的冠桩外形应是与牙根外形一致的一个近似圆锥体，各部横径都不超过根径的1/3，而且与根管壁密合，所以只有个别铸造桩核可达到桩与根管壁密合。但由于树脂核与金属核相比，其耐磨损性、抗折裂性能等均不如金属，所以最佳桩核应选个别铸造桩核。

35. C【解析】在患者不愿意正畸治疗的情况下，可以选择根管治疗后桩冠修复的治疗方案。桩冠可以修复扭转牙的美观，扭转牙经过完善的根管治疗后，先行桩核修复，然后金属烤瓷冠恢复正常的中切牙形态。

36. B【解析】牙髓正常的牙根管治疗后如果没有不良反应最早 3 天后即可开始桩冠修复。

37. E【解析】曲面体层片常用来对称性观察颌骨的形态结构、颌骨病变、颌骨及牙的生长发育情况、全口牙周病时牙槽骨吸收程度等，该患者桩冠修复前不需要拍曲面体层片。

38. D【解析】桩核的牙体预备应首先按照外冠修复体对预备体的要求磨除剩余牙体组织，此患牙即要按照金属烤瓷冠牙体预备的要求磨除牙冠硬组织，然后去除薄壁、去除无基釉。要以尽可能保存牙体硬组织为原则，而不是齐龈磨除牙冠。

39. B【解析】桩核预备唇侧应为金瓷冠留出的最小间隙，金瓷冠切端最小磨除 2mm，不能一点牙体组织都不留下，不利于固位，所以至少也得让牙体组织和金瓷冠颈缘有一定空间，至少 2. 0mm。

40. B【解析】患者咬物不适，冷水刺激痛。夜痛剧烈且影响睡眠，并引起半侧头及面部痛。根据患者疼痛的性质，患牙最可能的诊断是急性牙髓炎。

41. C【解析】急性牙髓常规诊断三步曲：首先由问诊得知患者疼痛的性质，考虑是否有牙髓炎的可能性，其次是检查出可疑患牙，最后用温度测验确定患牙。由于急性牙髓炎的疼痛不能定位，因此，对患牙的定位是诊断的关键，为确定患牙的颌位最有效的一项检查是麻醉测验。

42. D【解析】由上一题解析可知，温度测验则是确定急性牙髓炎患牙必须进行的一项检查。

43. D【解析】该患者半侧头、面部痛属于急性牙髓炎疼痛沿三叉神经分支的放射性痛。

44. B【解析】由于患牙诊断为急性牙髓炎，当日有效的处理必然是开髓拔髓。

45. A【解析】该患者的口腔症状是由于不良修复体引起，所以治疗的第一步首先是去除不良修复体，然后根据症状，牙髓炎的需要开髓，根管充填等进一步治疗。牙周洁治针对牙龈炎和慢性牙周炎，不是引起此患者疼痛的原因，X 线检查基牙有无继发龋是检查，不是治疗，服镇痛药、观察，在固位体殆面开窗观察没有去除根本原因。

46. C【解析】该患者在固定修复后发生义齿松动，后牙自发性疼痛，夜间加重，此为急性牙髓炎症状。检查发现金属全冠固位体颈缘下方可探及龋，可怀疑是修复后由于松动导致边缘渗漏，细菌入侵引起继发龋，导致急性牙髓炎。

47. D【解析】根据题干信息，主要诊断为根尖脓肿，明确诊断即确定主诉牙，发生慢性根尖脓肿的患牙基本均为坏死状态，故可通过牙髓电活力测验进行鉴别。牙髓电活力测验是通过牙髓电活力测验仪来检测牙髓神经成分对电刺激的反应，主要是用于判断牙髓“生”或“死”的状态。

48. B【解析】根据病史和检查，患者的主诉患牙最可能是左上第二磨牙，其他牙无相关的临床表现。左上第一磨牙虽然远中根尖部牙龈扪压有稀脓液从一窦道口溢出，但该牙仅有咬合面中龋，探酸感表明牙髓活力正常。

49. B【解析】根据提示：X线片见根尖周透射区圆形，直径约3mm×5mm，边界弥散不清。则该主诉牙的诊断最可能是慢性根尖周脓肿，无其他疾病的诊断依据。

50. D【解析】为探明左上第一磨牙远中根尖部窦道口的病源，应照窦道口诊断丝牙片，其他检查方法无效。

51. D【解析】根据患者的病情，对其口腔疾病的治疗方案包括根管治疗、患牙拔除、全口洁治和口腔卫生宣教。拔除牙齿为阻生第三磨牙，并不需要修复。

52. E【解析】对该患者而言，除了牙病治疗本身的因素外，糖尿病的控制是影响该感染性牙疾病愈合的重要因素。

53. D【解析】因为根尖周骨质的破坏是慢性根尖周炎的主要病理变化，因此根尖X线片是对主诉疾病治疗疗效观察的主要项目。

54~56 D、C、B【解析】主诉牙表现为急性牙髓炎的症状，X线显示曾接受根管治疗，去除根充物探查根管有疼痛感觉，即可确诊为残髓炎。对于此类患牙最合适的处理是去除根充物后，清除残髓，重行完善的根管治疗。

57. B【解析】急性根尖周炎初期只有轻微疼痛或不适，咬紧牙反而感觉舒适；继而发生钝痛、咬合痛，患牙有浮起、伸长感，疼痛为持续性、自发性、局限性的，牙位明确；口腔检查可见患牙叩痛剧烈，甚至松动，扪压根尖相应部位也会引起疼痛，牙髓活力测试多无反应；可查到患牙有龋坏、充填体，其他牙体硬组织疾病，牙冠变色或深的牙周袋。该患者的表现符合急性根尖周炎的特点。

58. A【解析】根尖周病变一般检查患牙的牙体情况、牙冠是否变色、叩诊疼痛、松动度以及X线检查，化脓期可检查白细胞计数等，而牙面染色是诊断牙隐裂的方法，在急性根尖周炎的诊断中无意义。急性根尖周炎最有意义的检查是根尖X线检查，可以发现根尖部有一些变化，还有牙髓活力测试有没有反应。

59. E【解析】急性根尖周炎的应急处理是在局麻下开通髓腔引流通道，穿通根尖孔，使根尖渗出物及脓液通过根管得到引流，以缓解根尖部的压力，缓解疼痛。急性炎症需即刻减轻患者疼痛，开髓引流是最快最有效的方法。

60. C【解析】患根尖周病的患牙，根管严重感染，开髓引流3天后复诊症状明显缓解，则可以继续进行根管治疗以消除感染病灶，下一步应根管消毒并安排定期复诊。

61. C【解析】按照根管治疗的程序，无意外情况下，6个月后根管治疗已结束，牙髓已被拔除，即为死髓，根管已充填完毕，缺损也已充填。

62. B【解析】根据题干信息怀疑为急性根尖周炎，而急性根尖周炎多有根尖区黏膜红肿、压痛等表现。为明确诊断，还需做根尖部扪诊检查；用示指指腹于可疑患牙的邻牙唇颊侧或舌侧牙龈的根尖部开始扣压，慢慢向可疑患牙根尖部移动，观察是否有压痛。如有压痛则提示根尖周组织有炎症存在。

63. B【解析】若通过全面检查，确诊为急性化脓性根尖周炎，应立即清理根管，打通根尖排脓通道。急性化脓性根尖周炎理想的排脓方式是通过根尖孔经根管从冠部排脓

64. E【解析】急性化脓性根尖周炎治疗时应注意：①牙髓开放：急性化脓初期，应尽量设法将牙髓打开，使脓液从根管引流，减轻压力。由于炎症渗出物在根尖周组织内，有时打开牙髓尚不能达到引流的目的，故需拔除炎症的牙髓，此时操作要轻巧，避免把感染牙髓扩散到深部。拔髓后不要密封，以利引流。②脓肿切开：一旦脓肿局限，必须切开，切开在局麻下进行，切口必须深达骨膜下，避免切断神经和血管。③服用抗炎及镇痛药物：急性牙槽脓肿有明显全身症状，或有全身疾病如糖尿病等，脓肿切开后，还应给予全身治疗及抗生素治疗。④治疗患牙：炎症控制后，根据患牙情况拔除或做根管治疗。

65. D【解析】患牙有外伤史，有叩诊痛。咀嚼不适并牙体变色症状。为明确根尖周囊肿的诊断，并排除外伤导致的根折、根管钙化等，应做 X 线检查，X 线检查对诊断有很大帮助。囊肿在 X 线片上显示为一清晰圆形或卵形的透明阴影，边缘整齐，周围常呈现一明显白色骨质反应线。

66. C【解析】较小的根尖周囊肿与根尖肉芽肿难以区别，较大的根尖周囊肿 X 线检查可见有一圆形透影区，边界清，有一圈阻射白线围绕。题干 X 线检查示：右上中切牙根尖周有边界清楚的圆形透影区，周围有一圈由致密骨组成的阻射白线围绕。因此可初步诊断为根尖周囊肿。

67. E【解析】根尖周的囊肿一般需要进行手术切除治疗。一般需要先进行相关牙齿的根管治疗，做好完善的根管充填。根管治疗后行烤瓷冠修复。

68. E【解析】急性化脓性根尖周炎骨膜下脓肿时，患牙的持续性、搏动性跳痛更加剧烈，不敢咬合。患牙松动，叩痛（+++），压痛明显，扪诊有深部波动感，牙髓无活力。该患者表现符合急性骨膜下脓肿的征象。

69. D【解析】根尖周炎需拍摄 X 线片观察根尖部变化，观察是否为慢性根尖周炎急性发作；温度测验与牙髓电活力测验判断牙髓活力状态；急性骨膜下脓肿多伴有发热等全身反应，可进行体温测量。本题患者不需要做咬合检查。

70. A【解析】急性骨膜下脓肿应急处理方法为：开髓引流，局麻下切开排脓，调整咬合，缓解症状。其中最为重要的就是开髓引流。症状消退后行根管治疗术，然后永久充填。必要时做保护冠修复。

71. B【解析】急诊处理症状消失后复诊，复诊时如症状缓解，无明显肿胀的话，应该

进行牙齿的彻底去腐，条件允许要进行根管预备，即用专门的器械进入根管，去除其内部的感染物质，冲洗干净后要在根管里封入药物，观察 1 周后根管充填。再次复诊，如所有症状消失，患牙没有明显叩击不适，根管打开后没有明显的渗出，则应进行根管充填，即用牙胶等严密封闭根管管腔，以防止再次感染（其间要拍摄 X 片确定根充是否完善）。

72. D【解析】经成功治疗后 1 个月，若为防止牙体缺损或纵折，应做金属或烤瓷全冠修复。一般认为，对于根管治疗后的后牙进行覆盖牙尖式的修复有助于提高患牙的使用寿命。因此，对于根管治疗后的后牙，如若对颌为自然牙，且尖窝关系良好，则优先考虑全冠修复。而对于根管治疗后的前牙，则主要从美观考虑，采用较为保守的修复方法。

73. E【解析】依据题干信息所述，患者主诉左下后牙龈有小包并觉有时口腔内有咸水。检查发现左下第二前磨牙牙颈部龋洞深，探无感觉，牙髓无活力，叩诊异常感。提示主诉牙应是左下第二前磨牙。该患牙由深龋已导致牙髓坏死，而且可能发生了慢性根尖周炎。左下第一前磨牙牙颈部楔状缺损。探硬轻酸感，提示仅有楔状缺损，无牙髓问题；左下第一磨牙近中根尖部虽然有龈瘘，但牙冠完整，叩痛（-），牙髓活力正常，提示该牙无明显疾病，根尖部龈瘘可能来源于左下第二前磨牙。必须给左下第二前磨牙进行 X 线检查，才可以明确患牙诊断。

74~75 B、E【解析】参见上一题解析。

76. C【解析】患者主诉牙是左下第二前磨牙，最可能的诊断是慢性牙槽脓肿，单根管，根尖周病变和龈瘘。可以先保守治疗，不应拔除；干髓治疗不适应选用，牙周治疗不需要，慢性牙槽脓肿根尖周病变者根尖孔多有吸收破坏，也不宜选塑化治疗。所以，应选用根管治疗。

77. B【解析】龈瘘管是慢性牙槽脓肿的排脓道，慢性牙槽脓肿疾病治愈了，龈瘘自然消失。在行根管治疗的同时，可做瘘管上药；龈瘘消失缓慢，治疗后可做搔刮；根管治疗疗效不好，还可行根尖手术。因此，根管治疗疗效好，不需要瘘管切除；根管治疗疗效不好，瘘管切除没有作用。

78. B【解析】依据题干信息，患者有剧裂的自发性疼痛，阵发性发作，遇冷、热刺激及夜间疼痛加重，疼痛为放散性，患牙叩痛等，可初步怀疑牙髓炎症。为明确诊断，应做温度试验。

79. C【解析】冷热敏感，咬物不适 2 年病史，近 4 天出现急性症状，诊断为慢性牙髓炎急性发作。

80. E【解析】因为患牙检查结果“右上咬合面似有近远中方向越过边缘嵴的细裂纹，颊尖高陡，无龋洞，不松动”表明牙髓的感染不是通过龋损和牙周疾病引起。加上病史提供的“近 2 年，右上磨牙进食时咬到某特定位置时出现撕裂样痛，冷热敏感，平时咬物不适”均提示患牙可能有牙硬组织疾病——牙隐裂，检查项目选项 A ~ D 均可以查出牙隐裂的临床表现和诊断依据，只有电活力测验对明确致病因素没有帮助，所以不需要做此项检查。

81. A【解析】牙髓炎症最主要的病因就是感染，任何原因引起的细菌及其毒素侵入到髓腔都会引起牙髓的炎症。牙髓组织经根尖孔进入位于牙齿中央的牙髓腔内，被坚硬的牙本质和牙釉质所包绕，正常情况下不会受细菌侵袭，但当牙体硬组织因各种原因遭受破坏时细菌就可侵入感染牙髓。其中龋齿是引起牙体硬组织丧失的最常见病因，当龋损破坏了牙釉质、达到牙本质深层，甚至穿通牙本质到达牙髓腔后，口腔中的细菌就会感染牙髓导致牙髓发炎。

82. E【解析】因为通过深达髓腔的“牙隐裂”导致的慢性牙髓炎，不再是盖髓术、干髓术和塑化治疗的适应症，应该选用根管治疗。又因“近远中方向越过边缘嵴的细裂纹”，治疗必须考虑“防止劈裂”，故治疗方案只能选择根管治疗 + 调𬌗 + 全冠修复。

83. B【解析】急性牙髓炎的应急处理应局麻下开髓引流，目的是引流炎症渗出物缓解髓腔和根尖压力，以缓解疼痛。

84. C【解析】患者首选的麻醉方法为下牙槽神经阻滞麻醉。局部浸润麻醉（选项 A）适用于上下颌前牙，上颌前磨牙和乳牙；阻滞麻醉（选项 C）适用于上、下颌磨牙和局部浸润未显效的下颌前牙；牙周韧带内注射麻醉（选项 D）和牙髓内注射麻醉（选项 B）多用于其他麻醉效果不佳或追加麻醉，牙周韧带内注射麻醉还可用于某些特殊病例，如血友病患者；骨内注射麻醉（选项 E）极少使用。

85. B【解析】患者因惧怕疼痛不接受麻醉注射，可采取牙髓失活术。先用药物（失活剂）使神经失活，缓解疼痛，一定时间后（快失活剂 2 天，慢失活剂 2 周）复诊进行下一步治疗。叮嘱患者按时复诊的重要性，登记患者联系方式，便于及时联系。

86. C【解析】患者半年来右下后牙有洞，咬物痛，提示是在龋源性感染导致牙髓炎，考虑慢性急性发作（不是急性牙髓炎）。再加上患者有剧裂的自发性疼痛，阵发性发作，遇冷、热刺激及夜间疼痛加重等症状，最可能的诊断是慢性牙髓炎急性发作。

87. E【解析】慢性牙髓炎急性发作的治疗：开髓减压，温盐水冲洗后放置镇痛药物于龋洞内，可以暂时镇痛，同时服用消炎镇痛药，疼痛缓解后视患牙具体情况选用活髓切断术、干髓术、牙髓塑化或根管治疗。患者 45 岁，牙齿根尖已发育完成，无须保存部分活髓，且慢性牙髓炎一般整个牙髓均已被感染，故不选活髓切除。干髓术和牙髓塑化均为未抽出全部牙髓，保持干燥无菌状态或与牙髓组织聚合在一起，达到消除病源刺激物作用，为医疗条件和技术有限时常用治疗方法，现因其疗效不确定，易发生根尖周炎、根管钙化等并发症，已被根管治疗术取代。

88. B【解析】慢性牙髓炎急性发作不需要与急性上颌窦炎相鉴别。急性上颌窦炎疼痛为持续性胀痛；患侧的上颌前磨牙和磨牙可同时受累均有疼痛，但无引起牙髓炎的牙体组织疾患；上颌窦前壁有压痛，同时患者还可有头痛、鼻塞、脓涕等上呼吸道感染症状。

89. A【解析】慢性牙髓炎急性发作有龋源性感染，依据题干“半年来右下后牙有洞”，临床检查最可能发现的是右下后牙深及牙髓的龋洞。

90. A【解析】患者无明显自发痛，根据冷刺激酸痛明显，刺激去除后疼痛即刻消失的特点判断为可复性牙髓炎。是一种比较特殊的牙髓炎，介于牙髓炎和深龋之间，症状相对较轻。

91. C【解析】患者“右下6䶬面深龋洞近髓腔”，深龋引起的可复性牙髓炎最佳治疗方法为间接盖髓术。

92. E【解析】预防牙髓炎主要是预防牙齿方面的硬组织伤害，包括：①预防蛀牙，在牙齿损伤比较轻的时候尽早补牙，尽量保留牙齿，有益于整个口腔的健康。②局部涂氟，窝沟封闭。③避免食用过硬的食物，以免造成牙齿裂开的情况发生。④采用正确科学的刷牙方法，注意方法的有效性，可有效的预防牙髓炎的发生。⑤定期复诊，做到早发现，早诊断，早治疗。

93. C【解析】该患者的临床表现符合慢性牙周炎。因有牙周袋和附着丧失，可排除选项A“慢性龈炎”；没有牙龈坏死表现，可排除选项B“坏死性龈炎”；根据患者的年龄和病情程度为中度，可判断病情进展较慢，可排除选项D“侵袭性牙周炎”；牙龈有红肿，并非为苍白色的肿大，也无其他白血病的表现，因此选项E“白血病的龈病损”也是不正确的。

94. D【解析】根据题干中给出的表现，有较深的骨内袋，对骨内袋病损，较佳的手术治疗方案为引导性组织再生术。

95. A【解析】有窦型慢性根尖周炎的窦道口大多位于患牙根尖部的唇颊侧牙龈表面或舌腭侧牙龈，还可见有开口于远离患根的牙龈，此时应根据X线表现确定窦道来源，题中X线片见右下第一前磨牙根尖X线透射区不规则，边界模糊，说明右下第一前磨牙根尖周病变。

96. E【解析】根据临床表现右下第一前磨牙咬面龋洞深，探无感觉，叩诊异常感，右下第一磨牙近中根尖部龈瘘管，可诊断为慢性根尖炎症，根据X线片表现，根尖X线透射区不规则，边界模糊，可确诊为慢性根尖周脓肿，即慢性牙槽脓肿。

97. C【解析】慢性根尖周脓肿根管内已发生严重的不可复性的感染，保髓治疗毫无意义，应施行根管治疗以去除感染，消除病灶，杜绝再感染，保留患牙。干髓治疗和塑化治疗一般不作为常规的治疗方法。所以，主诉牙应选择根管治疗。

98. B【解析】患者右下7远中颈部探及龋洞，龋源性感染引起急性牙髓炎，通常考虑慢性牙髓炎急性发作。

99. C【解析】慢性牙髓炎急性发作最合适的应急处理是开髓引流，引流炎症渗出物和缓解因炎症而形成的髓腔高压，以减轻剧痛。

100. E【解析】牙髓治疗的关键是控制感染，即根管治疗，待口腔炎症消除后，应去除病因消除病灶。右下7开髓引流症状明显缓解后，可以继续进行根管治疗，右下8可做拔除处理。

101. E【解析】患者上前牙外伤后牙齿变色，检查可见右上1牙冠缺损1/3，呈灰黑色，牙髓温度测验无反应，叩痛（-）。X 线见右上 1 根尖周圆形透射影。这些都是慢性根尖周炎-根尖周肉芽肿的诊断依据。

102. C【解析】正确治疗计划是根管治疗，根管治疗完成后，进行桩核冠修复治疗。

103. B【解析】患者右侧后牙喝冷热水引起疼痛，但疼痛不能定位，此时，首先需要通过温度试验来定位患牙。

104. C【解析】喝冷热水引起疼痛，夜间痛影响睡眠，并引起半侧耳后部痛，服镇痛药效果不明显，且疼痛不能自行定位。这些都是急性牙髓炎的临床诊断。其中慢性牙髓炎的急性发作属于急性牙髓炎的范畴。

105. A【解析】急性牙髓炎首诊处理应是开髓开放。治疗原则上是保留患牙，及时进行开髓减压治疗，然后使用温盐水对患处进行冲洗消炎，并且在患病部位放上镇痛药，这样可以暂时缓解患者的疼痛，同时，患者还需要内服消炎药或者是镇痛药，通常疼痛 1~2 天就可以缓解。如果情况比较严重，患牙损伤比较大，可选择活髓切断术或根管治疗，如果患牙已无保留价值通常可选择拔除。

106. E【解析】患者平日习惯性用左侧咀嚼，左上 6 冷、热刺激痛，咬合面牙釉质部分丧失，表面凹陷牙本质暴露，近中髓角探诊敏感：叩诊（+），冷测敏感，刺激去除后疼痛持续数十秒。这些都符合慢性牙髓炎的临床表现。

107. B【解析】该患牙的疾病病因是牙齿重度磨损使牙冠变短，牙髓暴露。

108. D【解析】根据牙外伤逐渐变色，且根尖区反复肿胀，推测极有可能是牙外伤导致牙髓坏死，从而病损波及根尖周组织。X 线检查最直观准确。

109. E【解析】根尖周致密性骨炎的患牙一般没有任何自觉症状，也无反复肿痛史，只有在进行 X 线检查时偶然发现。

110. D【解析】对于慢性根尖周病导致面瘘的情况，应及时完成患牙根管治疗，搔刮瘘管，观察瘘管闭合情况。如瘘管仍不闭合，可手术切除瘘管。由于瘘管由根尖周病引起，仅处理根尖周病或仅治疗瘘管均不能达到根治效果。

111. B【解析】患者左下后牙自发痛、夜间痛、放射痛，冷、热测试引起剧烈疼痛，检查找到右下 5 殆面银汞充填体，颊侧牙颈部深楔状缺损，符合急性牙髓炎的诊断依据。

112. C【解析】右下 5 殆面充填体近髓，可能因边缘微渗露、继发龋，充填前未去净腐质等引起细菌通过牙本质小管感染牙髓；颊侧颈部楔状缺损深，细菌可由薄层牙本质的牙本质小管或暴露的牙髓引起感染远中深牙周袋，牙槽骨吸收达根尖 1/3，可由暴露在牙周袋内的侧支根管或根尖孔引起逆行性感染，血源性感染极少见，血源性感染是指细菌通过血源和“引菌作用”到达牙髓的感染途径。所以选项 C 正确。

113. C【解析】急性牙髓炎应急处理应及时局麻下开髓引流，释放牙髓腔内压力，缓解疼痛。殆面开髓，便于建立根管直线通路。因此，选项 C 正确。

114. D【解析】粪肠球菌容易在牙髓治疗失败的根管内检出，是根管持续感染和再感染的重要微生物之一。

115. A【解析】根管治疗中器械超出根尖孔或根管超充填等，均可引起牙髓及根尖周的炎症或感染，是根管再治疗时，引起根尖周炎的物理因素之一。

116. E【解析】主诉为患者就诊时感觉最明显、最痛苦的主要症状（或体征）及其持续的时间。记录时应包括最主要的症状、部位及患病时间。现病史是病史中的主体部分，记述从发病到就诊前的详细经过，即发生、发展、演变和诊治情况。

117. D【解析】参见 A2 型题第 13 题解析。如果可疑 2 颗牙的痛源分别位于上、下颌，正确的方法是对上颌牙进行有效的局部麻醉，来判断引起疼痛的患牙。因上颌牙通常能获得较深的麻醉，而下牙槽神经阻滞麻醉失败的可能性经常存在。

118. B【解析】热测法是根据患者对牙齿遇热刺激的反应来判断牙髓状态的方法。装有心脏起搏器的患者可以做此检查，不可以做牙髓电活力测试。

119. D【解析】牙髓活力电测试前：①检查前应向患者说明测验目的、方法，以取得患者配合。②先测正常牙（对侧同名牙或邻牙），再测可疑牙；以便排除个体差异，取得对比标准。③测验前应将所测牙隔湿、擦干牙面。此外，牙髓活力还可通过“牙髓活力电测器”来进行检查。但因牙髓活力电测器可干扰心脏起搏器的工作，故禁用于心脏安装有起搏器的患者。临床使用牙髓活力电测器进行测试时，因其种类较多，故应按不同产品的说明进行操作。电流检查时同样要以相邻牙或对侧同名牙作对照。

120. E【解析】目前临床上多以口内根尖片、曲面断层片做为常用检查手段。根尖片具有放射剂量小、操作简单等优点，但是根尖片是二维成像，重叠的影像不能准确反映牙齿和牙周组织的三维结构，尤其是上下颌磨牙区域。CBCT 可三维观察牙齿和牙周组织的解剖结构，可按需要查看不同层面，任意旋转角度，清晰连续的观察病灶，在疑难根管治疗中具有明显的优越性。

121. C【解析】由题干信息可知，患者自发痛、冷刺激痛、夜间痛、放射痛、疼痛无法定位，检查有咬合面龋洞，所以最有可能是急性牙髓炎，急性牙髓炎的牙位确定用温度测验，患牙表现为剧烈疼痛，所以选项 C 正确。

122. E【解析】患者自发痛、冷刺激痛、夜间痛、放射痛、疼痛无法定位，检查有咬合面龋洞，所以最有可能是急性牙髓炎。深龋、可复性牙髓炎、慢性牙髓炎、牙髓坏死无自发痛、夜间痛、放射痛、疼痛无法定位等特点。

123. B【解析】急性牙髓炎自觉症状剧烈的疼痛，典型的症状有以下特点：①阵发性的自发性痛。②温度刺激引起或加重疼痛。③疼痛不能定位，有放散性痛（沿三叉神经分布区放散）。④疼痛常在夜间发作或加重。“扳机点”是三叉神经痛特有的特征。

124. C【解析】牙根未发育完成的年轻恒牙如果患牙治疗时发生意外穿髓，穿髓孔直径小于 0.5mm，最合适的治疗方法是牙髓切断术，保存活髓，直至牙根发育完成。

125. B【解析】活髓切断术的原理是利用牙髓组织的形成牙本质功能，牙髓暴露位置是影响患牙治疗方案的主要因素。

126. E【解析】适应证的选择、患者的年龄、牙位、病变的程度和患者全身的健康状况等影响活髓切断术预后的因素。牙髓炎症局限在冠髓的年轻恒牙，较易成功。术后如出现急性或慢性牙髓炎的临床表现，则应改行根管治疗术。

127~129 B、C、E【解析】患者有剧烈的自发性疼痛，遇冷、热刺激疼痛加重，左下第3磨牙近中斜位阻生，冠周稍红，左下第2磨牙远中颈部探及龋洞，探诊（++），叩痛（+）。提示龋源性感染导致牙髓炎，考虑为慢性牙髓炎急性发作。慢性牙髓炎急性发作的应急处理应开髓引流（左下第2磨牙），减轻髓腔压力后疼痛即刻缓解，牙髓治疗的关键是控制感染，即根管治疗。待口腔炎症消除后，应去除病因消除病灶。即左下第2磨牙根管治疗，左下第3磨牙拔除。

130. B【解析】依地酸钠钙即EDTA，是一种强效螯合剂，可润滑管壁，去除玷污层，并使钙化的阻塞物易于去除。

131. E【解析】2%氯己定溶液有较强的杀菌抑菌作用，能有效抑制粪肠球菌的活性，且对氢氧化钙的耐药菌株有效。

132. C【解析】患者有右上前牙慢性根尖周炎病史，检查可见右上1近中有较大面积树脂充填物，牙冠呈黄褐色，叩痛（-），冷、热刺激无反应。结合X线检查结果，主诉牙诊断为慢性根尖周炎。

133. D【解析】根据患者临床症状和检查结果，上颌牙龈时常流脓多日，查深龋，探无穿髓孔，松动Ⅱ度，叩（±），温测无反应，患牙唇侧根尖处有一瘘管，可推测为慢性根尖炎症，需做X线检查。

134. B【解析】有瘘性慢性根尖周炎的治疗：必须清除根管内、根管壁的坏死牙髓、细胞及其分解产物，以阻止其对根尖周组织的不良刺激；并且严密封闭根管，消灭术后留下的死腔，杜绝再感染，因此根管治疗是最佳治疗方案。

135. C【解析】患者因“左上3慢性根尖周脓肿，行根管充填3天，肿痛”来诊。X线片：左上3根尖周骨质破坏区内有大量超填物。充填材料过度超充，导致有临床症状或根尖病变不愈者，应首先抗炎，炎症缓解后行根尖外科手术。

136. C【解析】根尖倒预备完成后，进行根尖倒充填，最佳倒充填材料应选择三氧化矿物盐聚合物（MTA）。MTA的主要成分为硅酸三钙、硅酸二钙、铝酸三钙、铝酸四钙及少量的三氧化二铋等。MTA是多种亲水氧化矿物质混合形成，具有良好的密闭性、生物兼容性、诱导成骨性和X线阻射性，此外，还有与氢氧化钙相似的强碱性及一定的抑菌功能。

137. D【解析】患者性别显然不是根尖外科手术的预后影响因素，其余选项均是。

138. B【解析】器械分离的处理方法：①超声振动：当器械分离断端能够从髓室内直视时，利用超声锉将分离器械周围的牙本质去除，暴露断端，取出分离器械。当分离器械不能直视时，可借助口腔科手术显微镜定位分离器械，显微镜下利用超声工作尖的振动取出分离器械。②微锉系统：操作柄细长，不妨碍显微镜视野，去除的牙本质量少。③旁路的形成：先用 EDTA 将分离器械周围的牙本质软化，然后用细小的器械绕过分离器械，扩通到根尖部，完成根管的彻底清洁和严密充填。④外科治疗：分离器械超出根尖孔时，可采用根尖外科手术实行根尖切除倒充术。⑤追踪观察：当分离器械不取出可追踪观察。当出现根尖周炎症时可选择根尖外科手术治疗。所以，选项 B “拔除患牙” 不是器械分离的取出方法。

139. C【解析】根管治疗过程中发生，发生器械分离的原因：①根管解剖因素：弯曲钙化细小的根管；根管口存在牙本质悬突的根管；在根尖段发生急转弯的根管；1~2 型根管或主根管在根尖段突然分为数个根尖分歧的根管。②锉的因素：螺纹变稀疏被拉开或螺纹变密集被压缩；细小的器械；弯曲根管使用大号器械做旋转运动时容易产生永久性变形。③操作因素：开髓孔不充分；直线通路未建立；操作方法不当。所以，选项 C “1~2 型根管” 容易造成器械分离。

140. D【解析】器械分离于根尖部，距下牙槽神经管 2~3mm，若强行取出可能出现超出根尖损伤下牙槽神经的不良后果，且已形成旁路，可由旁路进行正常根充，将分离器械作为根充物，观察即可。

141. D【解析】全冠修复是根管治疗后牙体缺损的治疗方法，其余选项均为根管治疗后疾病的治疗方法。因此，本题应选 D。

142. E【解析】根尖周瘢痕不会引起新的根尖周透射影或根尖周透射影扩大。

143. C【解析】对于充填致密的根管，首先利用加热或溶剂等方法使牙胶软化，然后使用器械进入根管，分段、分层逐步将牙胶去除。①溶剂软化：首先用注射器将氯仿等溶剂注入髓室或根管冠部；再用小号锉（15 号和 20 号）缓慢旋入牙胶，使溶剂渗入，加速牙胶软化；反复操作，逐步深入至工作长度。注意，操作时应避免将牙胶或溶剂推出根尖孔，造成术后疼痛。②加热软化：热牙胶充填系统应用日渐广泛，其携热头可有效软化牙胶，且能够将部分牙胶取出根管。但应注意，使用时勿长时间加热，否则易损伤牙周组织。该方法仅适用于冠中段较直的根管。③手用器械去除：当根管上段部分牙胶去除后，可继续使用溶剂软化牙胶，用小号 K 锉插入剩余牙胶使溶剂渗入，换用 H 锉重新插入牙胶，提拉去除。④机用器械去除：使用机用器械如 G 钻、P 钻可直接将根管冠段牙胶去除。应用专门用于根管再治疗的镍钛器械，可旋转产热以软化牙胶。塑化治疗去除塑化剂可采用特殊溶剂如 Endosolv-R 配合超声波去除。

144. A【解析】依据题干信息，患者有咬合不适，冷、热刺激痛，放射痛（疼痛剧烈），提示牙髓炎。检查可见右上 7 面见近远中向隐裂纹，提示有牙隐裂。

145. D【解析】牙髓炎治疗的首要目的为保存牙髓，其次为保存患牙。保存牙髓的方法有盖髓术和牙髓切断术，若牙髓病变已达到不可恢复的程度时，应去除病变牙髓。保存患牙的主要方法为根管治疗术，它能彻底清除根管内的炎症牙髓和坏死组织，去除感染源，清理和成形根管，并对根管进行适当消毒，最后严密充填根管，完成治疗。根管治疗后如若对颌为自然牙，且尖窝关系良好，可行全冠修复。隐裂牙根管治疗后未防止隐裂致继续扩展深入应在根管治疗后行全冠修复。

146. E【解析】牙体修复的过程当中根据需要可调整咬合，降低牙尖斜度和高度，消除咬合创伤；平时嘱患者不要用患侧牙咬硬物；可给予恰当的固定防止裂纹发展，如患牙粘接带环以保护牙冠；临时冠修复患牙等。“咬合垫”不是防止牙纵裂保护患牙的措施。

147. C【解析】该患者3年前由于牙疼进行充填治疗后充填体反复脱落，口腔检查可见右上6远中邻大面积龋坏，需要判断是否有引起牙髓和根尖周的感染，所以需要做X线牙片检查判断龋坏的深度和根尖周的状况，其他的检查对于此患牙的诊断没有意义。

148. C【解析】如果证实此患牙有根尖周的感染，需要开髓，拔髓，彻底清除感染后进行充填杜绝再感染，所以“根管治疗”是最佳的治疗。“牙髓治疗”“塑化治疗”的效果不如根管治疗，而且容易引起牙髓钙化影响下一步的桩冠修复。“口服抗生素”不是治疗根尖周炎的方法。

149. A【解析】此患者充填物反复脱落，要求作相对永久的治疗。嵌体固位力不足容易脱落，所以选项B错误。由于患牙远中邻大面积龋，基牙抗力不足，需要进行全冠修复以保护剩余牙体组织，所以全冠是最好的修复方法。全冠修复体的材料有树脂和金属之分，树脂材料由于其强度不足，所以临床上固定义齿不用。

150. D【解析】患者因牙外伤折断已行根管治疗，右上1牙冠横折，断面位于龈上2mm，无叩痛，不松动，牙龈及咬合正常。进一步应做根尖X线检查，明确根管治疗情况，才能决定下一步的治疗方案。

151. B【解析】外伤牙折伴牙周膜挤压伤者，可能有根尖周反应，根管治疗后应至少观察1周。

152. E【解析】桩的直径由根管的解剖形态决定，直径过大会降低牙体抗力，增加根折风险。所以，选项E错误，其余选项内容是正确的。

153. A【解析】患者因左上牙痛就诊。首先应对患者进行问诊。问诊的方式、方法和内容要围绕口腔疾病诊疗这一核心需要进行。①主诉：应包括患者就诊时患病的部位、主要症状和持续时间。②现病史：以疼痛为主诉的患者，应仔细询问症状发生的部位、发病时间，诱发、加重及缓解因素，治疗经过及目前情况等。牙痛是口腔内科患者就诊最常见的原因，问诊时可围绕疼痛部位、疼痛性质（自发痛或刺激痛）、疼痛程度、疼痛时间、有无放射痛等内容进行。③既往史：重点询问与主诉有关疾病的既往史。④家族史：询问家族中有无类似疾病的患者。⑤患者需求：询问患者诊治需求。如解除病痛、恢复功能、美容及服务需求等。

154. D【解析】若患者诊断为左上1急性牙髓炎，首选一疗次根管治疗，并于根管治疗后进行冠部修复。

155. A【解析】上颌切牙开髓时钻针从舌窝中央下钻，方向与舌面垂直，钻至釉牙本质界时改变钻针方向与牙长轴平行向深层钻入，若未立即改变方向易形成唇侧台阶或唇侧颈部侧穿。

156. C【解析】急性牙髓炎最有效的应急处理是局麻下开髓拔髓。因为髓腔压力明显增高会引起剧烈疼痛，必须打开髓腔才可镇痛，引流炎症。

157. B【解析】患者在初期的自觉症状主要有患牙咬合痛，到了后期以后，出现自发性持续性的疼痛，咬合疼痛重，患牙有伸长感。疼痛范围比较局限，不放射。这是急性根尖周炎的主要症状表现。

158. A【解析】患者应做 X 线检查，对诊断有帮助。急性根尖周炎时，X 线片示：可无明显变化或仅有牙周间隙增宽，若为慢性根尖周炎发作而来的，可见根尖部牙槽骨破坏的透射影像。

159. E【解析】根管治疗的成功主要在于对根管系统的彻底清理和严密充填。上颌第一磨牙根管治疗的失败率较高可能是因为近中第二颊根管的遗漏。X 线片平行或偏移投照发现根管影像或诊断丝不在根管中央时，应高度怀疑上磨牙近中颊根第二根管（MB2）的存在。

160. D【解析】急性根尖周炎应急处理就是要缓解疼痛，引流炎症渗出物缓解髓腔和根尖压力，以缓解疼痛。所以选项 D“去除病髓后开放引流”是正确的。

161. C【解析】应急处理后疼痛明显缓解，进一步的处理应按照根管治疗程序清理和预备病变根管，并冲洗，封入氢氧化钙进行根管消毒，嘱复诊，再次复诊无异常症状和体征后进行根管充填，严密封闭根管，杜绝再次感染，促进病变愈合。

162. C【解析】窝洞预备，切割牙体组织，刺激牙髓，或继发龋，导致急性牙髓炎。

163. E【解析】急性牙髓炎特征表现为中性粒细胞向炎症中心集中。中性粒细胞在杀灭细菌的同时释放溶酶体酶，使局部组织液化坏死，形成脓肿。

164. B【解析】首先是半年前龋洞一次性充填治疗，最近才痛，冷（+），可以考虑为继发性龋坏引起的。近 2 日出现冷热疼，夜间疼，夜间痛是急性牙髓炎的典型症状。综合考虑为由继发龋引起的急性牙髓炎。首选开髓开放。

165. B【解析】患者曾两次诊断为左侧Ⅱ度、Ⅲ度三叉神经痛，询问患者最重要的项目是扳机点是否存在。因为查找扳机点是鉴别三叉神经痛的方法之一，即轻微刺激脸或唇、舌、齿龈、鼻翼的某一点，即可引起疼痛的暴发，这一导致剧痛的过敏点称扳机点。疼痛由扳机点开始，沿三叉神经某分支分布区放射，不超过正中线，患者常张口、咂舌，用手掩盖患侧脸部，表情十分痛苦，坐立不安，有时在睡眠中痛醒。

166. E【解析】本例应重点做患牙温度测验（冷测、热测），判断牙髓的活力状态。经与对照牙比较，可分为正常、敏感、迟钝和无反应四级反应，应客观记录在病历中。

167. E【解析】该患者主诉牙三叉神经痛的诊断依据主要根据患者临床症状，包括：①一侧面部三叉神经分布区域的剧烈疼痛，疼痛呈刀割样、烧灼样或电击样，疼痛时间较短，几分钟不等，具有突然发作和突然停止的特点，疼痛间隙如正常人一样，完全没有疼痛。②疼痛具有明显的扳机点，即在触碰患者鼻翼、口角时诱发疼痛。③疼痛常在刷牙、洗脸、吃饭、说话、走路甚至吹风时诱发。④患者行头颅磁共振检查提示颅内未见肿瘤等占位性病变。

168. B【解析】患者有左侧后牙自发痛、冷热刺激痛、夜间痛病史，结合口内检查左侧上下多个牙有邻面深龋，不排除有龋病导致牙髓炎可能，应先治疗患牙观察有无好转，再判断是否为三叉神经痛。

169. A【解析】依据题干信息，提示患牙冷热刺激痛、放射痛、夜间痛，且疼痛不能定位，为典型的牙髓炎症状。牙髓炎常由近髓深龋导致，温度测试可引发剧烈疼痛。

170. B【解析】该患者临床表现结合既往牙痛病史，不难诊断慢性牙髓炎急性发作，而慢性牙髓炎急性发作属于急性牙髓炎的范畴。

171. A【解析】根据题干信息，“右上 4 近中咬合面银汞充填完好，叩（+），冷测反应均迟钝，热水可引起痛，持续数分钟”14 可能存在残髓炎，“右上 5 冠完整，仅见颊面釉质有一纵行隐裂纹，涂碘酊染色不明显，叩（+），在裂纹处冷热测均较对照牙略敏感，其余未见异常”15 可能存在牙隐裂。“右上 6 残根，叩诊（-），周围牙龈略红，探之易出血”16 可能存在残根。根据以往牙髓治疗史及牙痛史可推测因牙髓治疗不彻底导致残髓炎引发疼痛可能较大。所以，主诉牙可确定为右上 4。

172. D【解析】根据题干信息“右上 4 近中咬合面银汞充填完好，叩（+），冷测反应均迟钝，热水可引起痛，持续数分钟”。且有以往治疗史，因此可确定诊断为残髓炎。

173. A【解析】对于残髓炎治疗首选患牙根管再治疗。

174. D【解析】患者具有剧烈自发性搏动性牙痛，遇冷刺激可暂时缓解。这是急性化脓性牙髓炎的典型表现，临床表现：①严重的自发痛，疼痛持续时间会相对较长，夜间疼痛会明显加重，而且会出现夜间睡觉后疼醒的情况。②冷热刺激疼痛同样会明显加重，在特殊的时期内有可能会出现冷刺激疼痛缓解的现象。③疼痛有时不太容易定位，出现放射痛。

175. B【解析】急性化脓性牙髓炎的应急处理措施是开髓引流。即开放髓腔，以减除内压，引流炎性渗出物，解除急性疼痛。

176. B【解析】临床检查时，最有可能伴有温度刺激痛的阳性体征，表现为“热痛冷缓解”现象。

177. B【解析】根据题干信息，患者牙痛具备典型牙髓炎疼痛表现，刺激痛、放散痛。右下 5 深龋已波及牙髓，探诊无反应，且叩诊不适提示牙髓已经坏死并发展为根尖周病，导致疼痛患牙不是右下 5。右下 6 远中牙周袋深约 9mm，近根尖牙龈红肿，热测引起痛，放射至颞部，且牙冠完成无龋洞为典型逆行性牙髓炎表现。

178. A【解析】为明确拟定诊断右下 5 根尖周病、以及右下 6 逆行性牙髓炎（牙周疾病中的牙槽骨吸收），还必须通过 X 线检查判定右下 5、6 牙根情况以确定最终诊断。

179. C【解析】对于右下 6 逆行性牙髓炎治疗应遵循牙髓-牙周联合病变治疗原则，进行牙髓、牙周联合治疗。其中牙髓治疗主要是根管治疗，塑化治疗已经淘汰，仅用于根管闭锁无法扩通的情况使用。

180. C【解析】由于牙髓已经坏死，波及根尖导致根尖区反复肿胀，应完善根管治疗，如根尖破坏过大还应行根尖切除，菌斑堆积可引发龋病及牙周组织破坏，对根尖周病无影响。其中未明确牙髓情况，仅做冠修复难以去除根本刺激，病变仍存在，不完善的根管治疗以及根尖周破坏较大同样难以控制根尖周病发展。

181. D【解析】扪诊主要针对牙齿松动、𬌗创伤、脓肿情况，对于牙髓炎无诊断价值。探诊可探查是否有穿通髓的龋洞；叩诊可判定是否根尖周及牙周膜有损伤；X 线检查可提示是否存在近髓的牙齿硬组织疾病或波及根尖的牙周疾病；冷热诊可以直接检测牙髓活力是否异常。

182. B【解析】对于视诊、探诊未发现牙体组织缺损的情况，应通过温度测试，判断牙髓活力是否正常，确定患牙位置，并通过 X 线检查牙齿邻面隐蔽位置龋损情况及牙根情况。

183. E【解析】患者牙痛表现为典型急性牙髓炎临床表现，由于患者存在以往牙痛史，且牙髓腔穿通，符合慢性牙髓炎急性发作表现，需做根管治疗。

184. A【解析】根管治疗中，操作不当导致牙体碎屑及根管消毒药物刺激根尖周组织导致化学性根尖周炎发作，出现更严重根尖症状，叩痛明显，甚至影响咬合。

185. D【解析】因远中牙龈乳头增生长入龋洞内，应避免药物从邻面溢出烧伤牙周组织。

186. A【解析】曲面体层摄影分为上颌、下颌、全口牙位三种位置，以全口牙位最为常用。全口牙位曲面体层片可以在一张胶片上显示双侧鼻腔、上颌骨、颧骨、翼腭窝、下颌骨、颞下颌关节、茎突以及全口牙等，常用于观察上下颌骨肿瘤、外伤、炎症、畸形等病变及其与周围组织的关系等。

187. A【解析】颌骨体内有时可见边缘清楚的圆形或卵圆形致密影，直径多为 2~4mm，与牙根无关，此为内生骨疣，也称致密骨岛，是一种骨质生长变异，无病理意义。

188. C【解析】根尖周脓肿分为急性和慢性两种。急性期早期无骨质破坏，有时可见牙周膜间隙增宽；病变进展可表现为以病原牙为中心骨质弥散性破坏，边界不清。慢性期在根尖区出现低密度的骨质破坏区，范围较小，骨硬板消失；边界清楚但边缘不光滑；外周可有骨质增生反应。

189. E【解析】根尖周肉芽肿：在病原牙的根尖、根侧方或根分叉有圆形或卵圆形的密度降低区，病变范围较小，直径一般不超过 1cm，周界清楚，无致密的骨硬板，病变周围的骨质正常或稍致密。

190. B【解析】根尖周囊肿：以病原牙为中心形成形状较规则、大小不等的圆形或卵圆形低密度透射区，边缘清晰锐利。囊肿边缘有一薄层致密线条影。当囊肿继发感染时，致密线条影可消失。

四、B 型题

1. C【解析】拔髓器械主要是倒钩髓针，也称拔髓针，表面有细长尖锐的倒刺，具有一定的锥度，主要用于拔除根管内牙髓或取出根管内的棉捻或纸捻。短柄的拔髓针专用于后牙的拔髓。拔髓针受压扭曲或过度旋转时易于折断，故使用时若遇阻力切忌用力压入。

2. A【解析】扩通根管的治疗器械是根管钻，深入穿透力强，刃部螺纹较稀疏，形成的根管壁圆滑，适用于穿通根管，切削侧壁。根管锉的提拉切削力强，不易折断，用于弯曲根管不易侧穿，适用于椭圆或凹凸不平、形态不规则的根管。一般来说应两者交替使用。

3. E【解析】根管充填的治疗器械是螺旋充填器。由螺旋状钢丝工作端和柄部构成。柄部如钻针柄可连接在弯机头上，用于导入根管充填封闭剂。常用的国际标准型号为 25~40 号。操作时根据根管粗细选用大小合适的充填器，器械尖端需距根尖狭窄部 3mm，顺时针方向旋转，将螺旋部分插入管内再启动手机，停转后方可抽出，否则器械极易折断。

4. A【解析】参见 A1 型题第 88 题解析。

5. D【解析】FR 酚醛树脂属于液体充填剂。主要成分是间苯二酚和甲醛，它们在强碱性条件下能快速聚合成酚醛树脂。在聚合前能很好地充填根管，聚合后能将根管内残留的病原刺激物包埋固定，使其成为无害物质。FR 酚醛树脂聚合前流动性大，渗透性好，并具有很强的抑菌作用，聚合后对尖周组织刺激性较小。但是，FR 酚醛树脂为红棕色，能渗透到牙本质小管中，使牙本质变色，因此不宜用于前牙，以免影响美观。

6. B【解析】牙胶尖由 19%~22% 牙胶、59%~75% 氧化锌及少量蜡、颜料、抗氧化剂和重金属磷酸盐组成，是目前使用最为普遍的充填材料。

7. E【解析】去除根管壁玷污层的冲洗液是 EDTA。根管治疗成功的关键在于有效彻底的根管预备，高效的根管冲洗液能最大限度地清除玷污层为根管充填奠定良好的基础。乙二胺四乙酸（EDTA）作为一种高效的根管冲洗液已被广泛使用。

8. A【解析】参见 A1 型题第 88 题解析。

9. E【解析】活髓切断术是除去已有病变的冠髓，保留健康根髓的治疗方法。

10. B【解析】根管充填术是去除根管内全部牙髓，并经预备的根管用一种密封材料充填起来，以隔绝根管和根尖周组织的交通，防止再感染。

11. A【解析】干髓术是用药物使牙髓失活，切除冠髓，将多聚甲醛干髓剂覆盖于根髓断面，通过干髓剂的作用，使根髓干燥、硬化、固定，成为无菌干化组织的治疗方法。

12. D【解析】根尖诱导成形术是指牙根未完全形成之前，发生牙髓严重病变或根尖周炎症的年轻恒牙，在消除感染或治愈根尖周炎的基础上，用药物诱导根尖部的牙髓和/或根尖周组织形成硬组织，使牙根继续发育和根尖孔缩小或封闭的治疗方法。

13. D【解析】根管治疗术的适应证参见 A1 型题第 68 题解析。

14. C【解析】有广泛牙髓炎、牙根发育尚未完全、根尖孔尚未闭合的年轻恒牙（其根尖孔呈喇叭口形态），切忌随意失活牙髓或拔髓、常规扩挫和使用刺激性强的消炎防腐药消毒根管，以免损伤牙乳头，可选用部分牙髓摘除术或根尖诱导形成术进行治疗。

15. A【解析】参见 A1 型题第 161 题解析。

16. B【解析】参见 A1 型题第 88 题解析。

17. E【解析】理想的盖髓剂的条件是刺激牙本质细胞形成修复性牙本质，较强持久的杀菌作用。最理想的盖髓剂是氢氧化钙。选项 A、C、D 为牙本质过敏症治疗时封闭牙本质小管的作用原理。

18. B【解析】氧化锌丁香酚水门汀对牙髓有一定镇痛和安抚作用，但溶于水和唾液。

19. C【解析】氢氧化钙水门汀置于龋洞内，可促使洞基底钙化和形成继发性牙本质。

20~22 E、B、C【解析】牙本质主要由牙本质小管、成牙本质细胞突起和矿化的细胞间质所组成，但牙本质的矿化不是均匀的，在不同区域因其矿化差异而有着特定的名称：①管周牙本质，围绕成牙本质细胞突起，呈环形的透明带，矿化程度高。②管间牙本质，位于管周牙本质之间，矿化较管周牙本质低。③球间牙本质，牙本质的钙化主要是球形钙化，在钙化不良时，钙质小球之间遗留些未被钙化的间质，称为球间牙本质。④生长线，表示牙本质有规律的发育和形成。⑤托姆斯颗粒层，牙根部牙本质透明层的内侧有一层颗粒状的未矿化区，称为托姆斯颗粒层。⑥前期牙本质，在成牙本质细胞和矿化牙本质之间总是有一层尚未矿化的牙本质存在，称为前期牙本质。在生理情况下，按牙本质形成时期的不同，可将其分为：①原发性牙本质，是指牙发育过程中所形成的牙本质，构成牙本质的主体，最先形成的紧靠釉质和牙骨质的一层原发性牙本质，胶原纤维的排列与小管平行，在冠部者称罩牙本质，在根部者称透明层，罩牙本质和透明层内侧的牙本质称髓周牙本质。②继发性牙本质，是指牙发育至根尖孔形成后，一生中仍持续不断形成的牙本质。牙本质的反应性变化包括：①修复性牙本质，是釉质表面因磨损、酸蚀、龋病等而遭受破坏时，部分成牙本质细胞继续形成的牙本质。②透明牙本质，是釉质表面因磨损、酸蚀、龋病等而遭受破坏时，成牙本质细胞突起变性，牙本质小管内矿物盐沉着而矿化封闭小管，使该区域光镜下呈透明状，称为透明牙本质。③死区，是釉质表面因磨损、酸蚀、龋病等而遭受破坏时，成牙本质细胞突起变性、分解，小管内充满空气，光镜下这部分牙本质呈黑色，称为死区。

23. A【解析】氟斑牙是地方性氟中毒中影响儿童健康最初始和最突出的病症，主要累及恒牙牙釉质。

24. A【解析】白垩斑病变未到达釉牙本质界，褐斑病变均到达釉牙本质界并累及牙本质层。

25. E【解析】牙震荡是外伤引起的牙周膜损伤，牙齿硬组织及牙龈无损伤。

26. A【解析】四环素牙可导致牙釉质发育不全和牙齿缺损。

27. D【解析】在窝洞的制备过程中，出现健康牙髓的意外暴露，引起意外穿髓问题主要累及的组织是牙髓。

28. C【解析】根面浅龋病损局限牙骨质龋，若发生在釉牙骨质界处，一开始也可为牙本质龋。

29. A【解析】参见 A1 型题第 38 题解析。

30~31 E、C【解析】参见 A1 型题第 100 题解析。

32. D【解析】对麻醉剂过敏的患者在行牙髓病治疗时，可用失活术控制疼痛。牙髓失活术是用化学药物制剂封于牙髓创面上，引起牙髓血运障碍而使牙髓组织坏死失去活力的方法。

33. C【解析】急性根尖周炎应选择叩诊 + 扪诊法检查。叩诊（+++），松动Ⅲ度，患牙根尖部牙龈红肿，扪痛或有波动感。

34. A【解析】慢性根尖周炎应选择 X 线检查。在 X 线片上能够看到根尖有低密度影像，基本上就能够确诊是慢性根尖周炎了。

35. D【解析】急性牙髓炎应选择牙髓温度测验检查。牙髓有病变时，对冷热刺激可能表现敏感或迟钝，先测对照牙，再测患牙，无论冷诊法或热诊法，测试部位均应在牙齿的唇面或颊面中 1/3 处，因该处釉质较完整，引起反应有可比性。

36. E【解析】牙髓坏死应选择牙髓电活力测验检查。测试患牙是否还存在牙髓活力，如果测定无反应就会诊断为牙髓坏死。

37. D【解析】激光龋齿探测仪是新近出现的一种便携式诊断龋齿仪器，其具有的 A 型探头末端较尖，可对牙面的窝沟进行点探测并将龋损程度数值化，对早期𬌗面龋的探测更为精确，有助于诊断无洞型龋损。

38. B【解析】影像检查是牙根折裂最常用、有效的辅助检查方法，锥形束 CT 可以从矢状位、冠状位及轴位清晰显示牙根折裂，较传统的根尖片具有更高的准确性。

39. A【解析】染色法适用于牙隐裂，用碘酊或龙胆紫可使裂纹变得清晰（因染料渗入而显色）。

40. A【解析】急性化脓性根尖周炎有自发性、持续性疼痛，轻轻咬合即引起剧烈疼痛，疼痛不放散，可定位。急性根尖周炎疼痛不放散。

41. C【解析】可复性牙髓炎患牙受到温度刺激尤其是冷刺激时，产生短暂、尖锐的疼痛，当刺激去除后，疼痛很快消失。

42. B【解析】急性牙髓炎的疼痛为自发性阵发痛，夜间痛，温度刺激加剧疼痛，疼痛呈放散性，不能定位。急性牙髓炎有冷热痛和自发痛，并且自发痛症状较重。

43. E【解析】急性龈乳头炎局部牙龈乳头发红肿胀，有自发性胀痛和明显探触痛。

44~48 D、A、B、C、E【解析】厌氧菌尤其是专性厌氧菌是感染根管内的主要细菌。较常见的优势菌有卟啉单胞菌、普氏菌、梭形杆菌、消化链球菌、放线菌、真杆菌、韦荣球菌等。卟啉单胞菌和普氏菌、消化链球菌、真杆菌等与根尖部出现疼痛、肿胀、叩痛和窦道形成有关；产黑色素普氏菌、牙髓卟啉单胞菌和牙龈卟啉单胞菌与急性根尖周炎症和根管内恶臭关系密切；顽固性根尖周病变和窦道经久不愈可能与放线菌感染有关；牙髓感染的特有病原菌是牙髓卟啉单胞菌；粪肠球菌容易在牙髓治疗失败的根管内检出，是根管持续感染和再感染的重要微生物之一。

49. D【解析】急性牙髓炎产生放散性疼痛，当无法确定患牙位于上颌还是下颌时，可行某一支三叉神经阻滞麻醉。如疼痛停止，则可确定患牙位置。临床上难以定位三叉神经痛的神经支时，也可用分支麻醉法鉴别。

50. C【解析】参见 B 型题第 39 题解析。

51. A【解析】氢氧化钙的抗压强度为 5. 5MPa，与氧化锌丁香油粘固粉相似，对牙髓的刺激性小，可促进修复性牙本质的生成，对近髓的深龋洞，可用氢氧化钙间接盖髓。

52. B【解析】乳牙应该采用可吸收的，不影响乳牙替换的根管充填材料，常用材料有氧化锌丁香油糊剂。

53. A【解析】银汞合金是常用的后牙充填材料。后牙承受咬合力较大，应以机械强度高和耐磨性好为主，可选用银汞合金。

54. E【解析】磷酸锌粘固粉是常用的垫底材料，磷酸锌水门汀垫底需先涂封闭剂。

55. B【解析】复合树脂是常用的前牙充填材料。前牙主要考虑美观，应选用与牙颜色一致的牙色充填材料，如复合树脂。

56. C【解析】氢氧化钙是常用的直接/间接盖髓剂。具体可参见 A1 型题第 88 题解析。

57. B【解析】三叉神经痛表现为触及“扳机点”时出现电击样疼痛。

58. D【解析】急性牙髓炎表现为自发性阵发性痛、夜间痛，温度刺激加剧及疼痛不能定位。

59. E【解析】深龋往往是当冷热刺激进入深龋洞内才出现疼痛反应。

60. A【解析】牙本质过敏时，机械性刺激会导致牙齿有一过性的剧烈的酸痛感，刺激过后酸痛消失。

61. C【解析】慢性根尖周囊肿时，为根尖周圆形透射区（豌豆大至鸡蛋大），有阻射的白线围绕。

62. B【解析】慢性根尖周脓肿时，根尖部不规则，边界比较模糊的透射区，周围的骨质也较疏松。

63. A【解析】慢性根尖周肉芽肿时，围绕患牙根尖部的圆形或椭圆形的透射区，边界清楚，周围骨质正常或稍显致密。

64. C【解析】慢性增生性牙髓炎患牙有大而深的龋洞，洞内有红色、“蘑菇”状的肉芽组织（又称牙髓息肉）充满整个洞内，达咬合面，探之无痛，但易出血。

65. B【解析】慢性溃疡性牙髓炎去除腐质可见穿髓孔，探及穿髓孔疼痛明显，有渗血。

66. B【解析】K 锉是根管预备器械，刃部螺纹较 K 型扩孔钻密，螺旋密度为 1. 5~2. 5 圈/毫米，螺旋角为 25°~40°。当器械在根管内顺时针旋转时可切削根管壁的牙本质，旋转角度为 1/4~1/2 圈。操作时可用旋转和提拉动作。

67. C【解析】侧压充填器是根管治疗中，用于根管侧压充填法的专用器械。

68. A【解析】前牙外伤的根管治疗宜选用的根管消毒剂为樟脑酚，樟脑酚有杀菌、镇痛作用。

69. B【解析】成人感染严重时选用的根管消毒剂为甲醛甲酚，又可用于处理干髓治疗时的根髓断面，以及根管内有少量残髓时。

70. C【解析】感染严重、年轻恒牙根管治疗宜选用的根管消毒剂为木馏油。木馏油消毒力量比甲醛甲酚合剂差，但遇脓液、坏死、组织等有机物质仍有消毒作用。

71. E【解析】碘仿糊剂有较强的消毒作用，对组织无刺激，能吸收根管内渗出液，适用于化脓性感染渗出液较多。

72. D【解析】感染根管久治不愈选用的消毒剂为抗生素糊剂。选用消毒作用较强的广谱抗生素如红霉素，强力霉素或金霉素等加上灭滴灵粉，用甘油或木榴油调成的糊剂，能有效地控制根管内感染。

73. B【解析】樟脑酚具有较强的镇痛和较弱的防腐消毒作用，其消毒作用比苯酚弱，而渗透性则较强。常用于消毒窝洞感染较轻度的根管，也常用于急性牙髓炎的开髓后镇痛。

74. A【解析】木馏油消毒能力大于酚 2~3 倍，略次于甲醛甲酚。有镇痛作用，对根尖周的刺激作用较小。遇脓和坏死组织仍有消毒作用。主要用于消毒化脓和腐败坏死根管，可将药捻放入根管内。

75. D【解析】甲醛甲酚有较强的消毒作用，对根尖组织刺激性较强，根管内用药不可过量，使用时间不可过长。

76. A【解析】临床通常使用2%氯亚明溶液冲洗根管，对组织刺激性小，具有较强的杀菌力。但较次氯酸钠弱，不具有组织溶解作用。

77. C【解析】参见 B 型题第 71 题解析。

78. D【解析】氢氧化钙是根管消毒用药，作为根管消毒药，显著优于传统的酚醛类药物。它对根管内多种细菌有杀伤作用，可灭活内毒素，并可渗入牙本质小管发挥杀菌作用，效果明显，而且刺激性小，完全无毒，同时氢氧化钙可促进根尖周骨组织修复，并可促进根尖孔封闭等。

79. E【解析】氧化锌丁香油糊剂是目前临床应用最广的根管充填糊剂。

80. A【解析】对于根尖尚未形成的年轻恒牙深龋露髓，因深龋露髓，牙髓已经出现病变，故直接盖髓术已不适用，而应采取牙髓切断术，并诱导根尖形成。根尖尚未形成的年轻恒牙需做根尖诱导成形术促进牙根形成。

81. C【解析】对于年轻恒牙冠折未露髓者，因牙髓未受到感染，可采用间接盖髓术。

82. D【解析】乳牙备洞时意外穿髓，则可采用直接盖髓术。

83. D【解析】乳牙患龋以下颌乳磨牙最多。下颌乳前牙最少发病。

84. C【解析】乳牙牙外伤多发生于上颌乳中切牙，其次为上颌乳侧切牙，下颌乳切牙较少见。

85. B【解析】远中导板保持器适用于第二乳磨牙早失、第一恒磨牙未萌出或萌出不足。

86. D【解析】牙髓内注射是将麻醉剂直接注入牙髓组织的一种方法，由于进针时较为疼痛，故多用于浸润麻醉和阻滞麻醉效果不佳的病例，或作为牙周韧带内注射的追加麻醉。

87. A【解析】参见 A1 型题第 106 题解析。

88. C【解析】牙周韧带内麻醉是一种新的麻醉方法，它可以代替局部侵润及阻滞麻醉。临床上可应用于龋病、牙髓炎、根尖周炎，治疗时镇痛及拔牙麻醉，但不适用于严重牙周病患者。

89. B【解析】参见 A2 型题第 70 题解析。

90. A【解析】参见 A3/A4 型题第 160 题解析。

91. C【解析】参见 A3/A4 型题第 15~17 题解析。

92. E【解析】参见 A1 型题第 100 题解析。

93. D【解析】参见 B 型题第 32 题解析。

94. B【解析】急性根尖周炎可直接由急性牙髓炎向根尖周扩展而来，病理变化：早期可见根尖周区的牙周膜血管扩张充血，浆液渗出，组织水肿，随炎症继续发展有大量中性粒细胞渗出，局部组织坏死液化，脓肿形成，并向邻近骨髓腔扩展，产生局限性的牙槽突骨髓炎，在临床上称为急性牙槽脓肿。脓肿中心为崩解坏死的根尖周组织和脓细胞，周围有中性粒细胞围绕，边缘区可见巨噬细胞，偶见淋巴细胞，邻近的牙周膜和骨髓腔亦可见血管充血和炎细胞浸润。

95. E【解析】根尖肉芽肿病理变化：早期，根尖组织在根管内病原刺激物的作用下，根尖周牙周膜出现血管扩张，组织水肿，毛细血管和成纤维细胞增生，慢性炎症细胞浸润，病变范围较小，局限在根尖周牙膜。病原刺激继续存在，炎症范围逐渐扩大，根尖周组织结构破坏，代之以炎性组织，即毛细血管和成纤维细胞增生，中性粒细胞、淋巴细胞、浆细胞和巨噬细胞等散在浸润。炎性肉芽组织周围纤维细胞增生，限制炎症向周围扩散，这是机体对病原刺激的防御反应。肉芽组织中可见吞噬脂质的泡沫细胞呈灶性分布。

96. A【解析】慢性根尖周脓肿的病理变化：肉眼观察拔下的患牙根尖区有污秽的脓性分泌物沉积，根尖粗糙不平。镜下观察可见肉芽肿中央的细胞坏死、液化，形成脓液，周围主要是中性粒细胞、巨噬细胞，外有密集的淋巴细胞和浆细胞浸润。若由急性牙槽脓肿转变来，根尖部贮存的脓液被周围的纤维结缔组织包绕，和肉芽肿中心液化所形成的脓肿相同。根尖部骨组织和牙骨质可有吸收破坏。在邻近的牙周膜和骨髓腔内也可见血管扩张，炎细胞浸润。

97. D【解析】参见 A1 型题第 197 题解析。

98. E【解析】参见 A1 型题第 198 题解析。

99. A【解析】参见 A1 型题第 145 题解析。

100. B【解析】上颌前磨牙和磨牙牙根与上颌窦相毗邻，当上颌窦处于低位时，上述牙尤其上颌第二前磨牙和第一、二磨牙的根尖部分就可能被包被在上颌窦当中。此时它们若发生根尖周炎，可累及上颌窦而并发上颌窦炎，甚至其脓液有可能穿通薄层上颌窦壁向上颌窦内排脓。这种情况在临床上较为少见。

101. C【解析】当上颌中切牙的牙槽突很矮而牙根又很长时，其根尖部的脓液排放有可能在穿通唇侧骨壁后，继续沿骨膜上行而流注于鼻底黏膜下形成脓肿，破溃后向鼻腔内排脓。这是一种极为罕见的排脓途径。

102. C【解析】黏膜下脓肿患者患牙叩痛（+）~(++)，松动Ⅰ度。根尖区黏膜的肿胀局限，呈半球形隆起，扪诊时波动感明显，脓肿较表浅而易破溃。

103. B【解析】骨膜下脓肿患者感到极端痛苦，患牙叩痛（+++），松动Ⅲ度，全身症状明显。

104. A【解析】急性根尖周炎浆液期的临床症状：①初期患牙根尖部不适、木胀浮出感，咬合时与对殆牙有早接触感，有时用力咬紧患牙反而稍感舒服。尚无自发痛或仅轻微钝痛。②随着病情发展，患牙浮出和伸长的感觉逐渐加重，出现自发性、持续性钝痛，咬合时不仅不能缓解症状，反而引起较剧烈的疼痛，影响进食。③疼痛范围局限于患牙根部，不引起放散，患者能够指明患牙。

105. E【解析】慢性根尖周致密性骨炎多见于年轻人下颌第一磨牙，它是一种防御性反应。临床症状不明显，由于骨质增生，骨小梁密度增大，在X线片上表现为根尖部局限性的不透射影像。

106. D【解析】根尖周囊肿是根尖周慢性病变，小囊肿不易被发现，囊肿发展到较大时，根尖部可以发现牙龈呈半球状隆起，扪诊质韧，有乒乓球样感觉。囊肿常与末期龋、残根或变色的死髓牙相伴随。

107. A【解析】下颌第一磨牙近中根管常见的类型是双管型或单双管型（颊舌向，近95%）。

108. D【解析】上颌第二前磨牙（第二前磨牙）的牙根有40%含有双根管。

109. D【解析】上颌第二前磨牙（第二前磨牙）多为扁形单根，约60%不分叉。

五、X型题

1. ABCD【解析】根管治疗过程中可能发生的并发症包括器械分离、穿孔、软组织的化学损伤、急性根尖周炎、其他（器械的误咽误吸、皮下气肿、残髓炎等）。

2. ABCDE【解析】参见A3/A4型题第139题解析。

3. ABC【解析】在根管预备后，少数患者会出现局部肿胀、咬合痛、自发痛等症状。诊间急症发生，主要以急性根尖周炎形式表现出来。主要是因为牙髓失活剂、根管消毒药对根尖周组织的刺激、根管过度预备和残存细菌对根尖周组织的生物性刺激造成，临床上常常是由多种因素共同导致。需要先确定原因后做针对性处理。但不建议髓腔长时间开放，避免引起新的感染。

4. ABCD【解析】根管预备时根中 1/3 穿孔的预防措施：①选择具有弹性的根管预备器械。②湿润情况下进行根管预备。③牙胶的软化去除。④桩道形成时不要过度磨除牙本质。

5. ABCD【解析】根管治疗后疾病是指根管治疗后患牙的根尖周病变未愈合或出现新的根尖周病变。发病因素主要包括：微生物感染（是根本原因）、根尖周囊肿、异物反应以及相关治疗因素等。

6. ABCD【解析】对于根管治疗后疾病的主要治疗方案，主要有以下 4 种：①追踪观察及再评估。②根管再治疗。③根尖外科手术治疗。④拔牙。如若患牙在牙髓摘除术或感染根管治疗后出现临床症状，但根管充填良好，可先行观察。如若患牙根管再治疗因根管外感染、异物反应、真性囊肿、无法从冠方建立通路、原有根管充填物严密且冠方封闭良好或根管再治疗无法处理的台阶和分离器械等原因失败，则可考虑行根尖外科手术治疗。当患牙已无保留价值时，可给予拔除。

7. ABCE【解析】牙周膜的作用：①支持功能：牙周膜主纤维一端埋入牙骨质中，一端埋入牙槽骨，将牙固定在牙槽窝中；同时它还可缓冲外力的冲击，保护其中的血管神经及牙根免受外力的损害。②感觉功能：牙周膜中有丰富的神经和末梢感受器，对疼痛和压力和震动有很敏锐的感觉。通过神经系统的传导和反射，支配着颌骨、肌和关节的运动，因此牙周膜有调节和缓冲咀嚼力的功能。③营养功能：牙周膜中丰富的血供不仅营养牙周膜本身，也营养牙骨质和牙槽骨。④形成功能：牙周膜不断地进行更新和改建，成纤维细胞不仅有合成胶原、基质、弹力纤维和糖蛋白的功能，还有吸收胶原吞噬异物的能力。成骨细胞和成牙骨质细胞不断地形成新的牙骨质和牙槽骨，以保证牙和牙周膜的正常附着联系。

8. ABE【解析】牙髓的防御功能：①疼痛：痛觉引起肌肉运动，血液变化，发挥保护作用。②修复性牙本质形成。③炎症反应。

9. ABCD【解析】由于缺乏充分的侧支循环，牙髓一旦发炎，不能自行消除，必须摘除牙髓才能缓解症状，并且需要去除牙髓腔内的感染，再用生物相容性材料充填密封根管杜绝再感染，目前临床上应用最广的方法是根管治疗术。所以，选项 E 错误，其余选项都是正确的。

10. ABCD【解析】窝洞制备或牙体预备时，如果未使用水冷却，产生的热量可以严重损伤牙髓。产热是牙体修复过程中最严重的损伤因素。备洞越深对成牙本质细胞突的切割越严重，牙髓反应越易发生。对新切割的牙本质过分干燥，引起牙本质小管中的组织液外向移动，成牙本质细胞被吸进小管内死亡。在牙本质内放置固位钉时可能发生意外穿髓。备洞时也可能发生意外穿髓。

11. ABC【解析】参见 A1 型题第 32 题解析。

12. ABCD【解析】参见第二章 X 型题第 16 题解析。

13. ABCE【解析】与直接盖髓术预后有关的因素包括牙髓暴露的类型、范围、位置和时间，操作时牙髓损伤的程度，盖髓剂的选择，边缘渗漏的存在，年龄和全身因素。

14. BCDE【解析】氢氧化钙呈强碱性，pH 为 9~12。所以，选项 A 错误。

15. ABDE【解析】盖髓剂应具备性能有以下方面：①有促进牙髓组织的修复再生能力。②对牙髓组织无毒性和无刺激性。③有较强的杀菌或抑菌作用。④有较强的渗透作用。⑤有消炎作用。⑥药效稳定，持久。⑦便于操作。

16. ABCE【解析】参见 A1 型题第 161 题解析。“乳牙深龋洞探诊露髓”不是活髓切断术的适应证。

17. ABC【解析】参见 A1 型题第 65 题解析。

18. BCD【解析】活髓保存治疗方法包括盖髓术和牙髓切断术，前者包括直接盖髓术和间接盖髓术，后者需将暴露的牙髓部分去除，但是牙髓去除的深度取决于临床判断，所有感染的牙髓都应被彻底清除，使盖髓药剂直接覆盖在健康无感染的牙髓组织上。

19. ACD【解析】参见 A1 型题第 205 题解析。

20. ABCD【解析】活髓切断术预后和转归：①影响活髓切断术预后的因素：适应证的选择、患者的年龄、牙位、病变的程度和患者全身的健康状况。②术后牙髓断面的组织变化：牙髓切断术后，牙髓断面处出现急性炎症反应或表层坏死。随着时间的延长可出现 3 种组织变化：a. 断面出现牙本质桥，封闭根管口，根髓保持正常活力；b. 断面处形成不规则钙化物或不规则牙本质；c. 断面虽有部分牙本质桥形成，但根髓已形成慢性炎症，或发生内吸收。③转归：a. 根管钙化、内吸收和牙髓坏死是活髓切断术可能发生的并发症；b. 多数学者主张在牙根发育完成后，摘除残留牙髓，进行根管治疗；c. 术后 2~4 年内定期复查，出现上述并发症及时进行根管治疗。

21. DE【解析】牙挫伤是牙损伤中最轻的一种类型，此种损伤的特点为牙齿仍然完整，只是连接牙齿和牙槽骨的牙周膜和通过根尖孔进入牙髓的血管神经束受损伤，一般前牙挫伤多见。因损伤程度不同，可出现不同程度的牙周膜、牙髓及尖周症状。

22. ACDE【解析】牙髓及根管封药过量，根管器械穿出根尖，正畸用力不当、快速分离牙齿、拔牙不慎伤及邻牙等均能引起尖周损伤。在行根管治疗、塑化治疗时，若使用药物不当，或药物渗出根尖孔外，刺激根尖周组织可引起根尖周炎；干髓治疗时含砷失活剂时间太长，药物通过根尖孔扩散到根尖周，也可以引起根尖周病。

23. ACDE【解析】牙髓病是临床中一种常见的疾病，它的物理因素包括以下几个方面：①温度刺激：制洞时如使用气涡轮机必须喷水降温，否则导致牙髓充血、出血引起炎症。②电流刺激：口腔内如有两种不同金属的修复物接触，通过唾液可产生电位差，对牙髓有一定刺激。③气压变化的影响：在高空飞机或深水潜泳时，气压变化可导致牙髓病变急性发作。④创伤：如糖尿病等可引起牙髓退变，肿瘤亦可波及到牙髓，血源性感染引起的牙髓病极少见。而“窝洞消毒”使用的是药物，不属于物理因素。

24. ABCD【解析】牙髓病的化学刺激包括：①在进行牙体修复时，如果选用的消毒物不当，可以对牙髓组织造成严重损伤。硝酸银、酚类、醛类药物对牙髓组织都有很强的刺激性。②修复性刺激：如深洞直接用磷酸锌水门汀垫底；残留牙本质较薄的洞形和复合树脂修复；酸蚀剂使用不当等。

25. ABCE【解析】下颌磨牙髓腔形态：①下颌第一前磨牙：多为单根管，少数有双根管，髓室与根管的分界不清，根管口大且呈椭圆形，根管近远中径窄，牙冠向舌侧倾斜，进入根管的方向与牙长轴一致。②下颌第二前磨牙：多为单根管，根管在颈平面呈椭圆形，逐渐向根尖变细。下颌第一磨牙：通常有 3 个根管，即近中 2 个根管，远中 1 个根管，远中根管粗大呈椭圆形，远中有时也可出现 2 个根管，近远中根管以近颊根弯曲较明显。③下颌第二磨牙：与下颌第一磨牙相似，但牙冠较短，牙根较长，通常有 3 个根管即近中 2 个、远中 1 个，有时近远中根在颊侧融合，根管也在颊侧连通，出现 2 个甚至 1 个根管，根管断面呈 C 形。

26. ABCD【解析】髓腔通路预备的目的是：①去净龋坏组织，保留健康牙齿结构。②彻底揭除髓室顶，去除髓室内的牙髓组织。③探查并明确根管口的数量和位置。④建立器械可直线进入根管的通路。

27. BCDE【解析】根尖发育完成的恒牙考虑进行根管治疗完全去除死髓，以防止死髓感染引起根尖周病变。所以，只有选项 A“根管治疗术”是根尖发育已完成的恒牙牙髓炎波及根髓时的治疗方法。

28. ABCD【解析】急性浆液性根尖周炎的临床表现包括：①患牙有咬合痛，自发性、持续性钝痛。患者因疼痛而不愿咀嚼，影响进食后才能够指明患牙。②患牙可见龋坏、充填体或其他牙体硬组织疾患，有时可查到深牙周袋。③牙冠变色。牙髓活力测验无反应，但乳牙或年轻恒牙对活力测验可有反应，甚至出现疼痛。④叩诊疼痛（+）~（++），扪压患牙根尖部有不适或疼痛感。⑤患牙可有 I 度松动。

29. ACDE【解析】急性根尖周炎时，脓肿达黏膜下，压力得到释放，故疼痛有所缓解。

30. ABCE【解析】X 线检查对龋病、根尖周病诊断的意义：①有助于了解龋坏的部位和范围，有无继发龋和邻面龋及牙齿发育异常等。②可协助发现牙根的异常，如牙折、外吸收、发育不全及牙骨质增生等。③了解髓腔情况，如髓室、根管钙化、牙内吸收等。④有助于鉴别根尖周肉芽肿、根尖周脓肿及囊肿等慢性根尖周病变。⑤把一根牙胶尖从窦道口顺势推入窦道后，利用 X 线协助鉴定病源牙。

31. ABDE【解析】若患者颞下颌关节强直导致张口受限，则操作空间受限，或者无法进行口腔内有关牙体治疗的临床操作，因此“患者伴发严重关节强直”不适合进行根管的再治疗，其余选项均是根管再治疗适应证。

32. ACDE【解析】患者黏膜消毒不是牙髓治疗术要求的无菌操作内容，其余选项均是。

33. ABCDE【解析】参见 A1 型题第 68 题解析。

34. ABCDE【解析】根尖周病变的愈合有以下 5 种基本形式：①由新生牙骨质或骨样

组织使根尖孔封闭：X 线检查，可见到根尖周稀疏区消失，牙周膜腔和硬骨板恢复正常。②根尖孔处有瘢痕组织形成：X 线检查，可见到根尖周稀疏区已缩小，而牙周膜较宽，硬骨板也不完整。③由健康的纤维结缔组织或骨髓状的疏松结缔组织充满根尖区。④根管超填者，有纤维组织囊包围。⑤牙槽骨增生与根尖部相连而成骨性愈合。若经过多次治疗，根尖内仍有脓性渗出物、X 线片显示根尖周病变无变化，可能为根端牙骨质坏死吸收所致，视为治疗失败，应改行根尖外科手术。

35. ABDE【解析】对触诊有波动感或非实质性含有液体的肿瘤，可用注射针作穿刺检查。如为囊肿，穿刺可吸出液体，涂片检查有时有胆固醇晶体；深部血管畸形可抽出血液，囊性淋巴管畸形可抽出淋巴液。对唾液腺肿瘤或某些深部肿瘤也可用 8 号针头行穿刺细胞学检查，或称“细针吸取活检”。

36. ABCD【解析】牙髓缺乏有效的侧支循环，因此牙髓组织的自身修复能力受到限制，牙髓一旦发炎，极易走向坏死。所以，选项 E 错误。

37. ABCD【解析】根尖片主要检查牙齿、牙周组织。读片内容包括冠根比例、牙周膜的宽度、不良充填体及牙槽骨的破坏形式。

38. BCDE【解析】X 线片的局限性包括：①X 线片不能准确反映根尖骨质破坏的量。临床实际病变程度要比 X 线上显示的严重。②硬骨板的完整与否与牙根的形状、位置、X 线的投射方向和位置有关，正常牙在 X 线上可能无明显的硬骨板。③X 线片显示的是二维图像，影像的重叠可能会导致误诊。④由于投照技术和胶片处理不当，也可造成 X 线失真，削弱了 X 线检查在诊疗中的价值。

39. ABCE【解析】术中的牙髓损伤，是不适合用间接盖髓术的，适应证的选择很重要（选项 A 正确）。间接盖髓术预后成功是洞底近髓处成牙本质细胞分化并开始形成修复性牙本质，盖髓剂的用量合适、牙髓的修复能力会影响牙本质细胞的活性（选项 B、C 正确）。全身的健康状况影响牙髓的营养从而影响牙髓的修复能力（选项 E 正确）。

40. ABCDE【解析】嵌体的预备要求：①去净腐质。②无倒凹。③保证修复体厚度至少 1mm。厚度达到 2mm 既能保证全瓷嵌体的强度，又可以获得较好的固位力。④若有倒凹用树脂充填上，占整个粘结面 <1/3。注意事项：①准确把握适应证。②嵌体洞型设计应充分考虑固位、抗力、自洁、咬合、邻牙接触等情况，同时又应尽可能多地保留健康牙体和牙髓组织。③洞型预备时应避免倒凹，就位道各轴壁之间应彼此平行。④活髓牙预备时，如患牙敏感则应在局麻下进行。在切割牙体组织时应以冷水雾喷射降温，以降低对牙髓的刺激。窝洞预备完成后亦应用暂封剂封闭，以防牙髓过敏。⑤嵌体外形应具备良好的解剖和生理形态。⑥按照有关规定和程序，正确使用相应的水门汀。⑦对于嵌体戴入后所发生的疼痛、食物嵌塞、龈缘炎、嵌体松动、脱落、断裂等问题应仔细检查和分析原因，并做相应处理。

41. ABCE【解析】初锉：从细小根管锉（08 号、10 号、15 号、20 号）开始尝试，能深入根管达到根尖狭窄处，并在抽出时有紧缩感的最大号锉，称为初锉。

42. ABCD【解析】畸形中央尖的治疗：①低而圆钝的中央尖可不做处理，让其自行磨损。为防止中央尖折断和并发症发生，可采用预防性充填法和中央尖加固法。②中央尖折断并出现轻度牙髓或尖周病变时，需要根据牙髓感染的情况和牙根发育情况，选择治疗方法。③牙根没有发育完成的年轻恒牙可采用冠髓切断术、根尖诱导成形术、牙髓血管再生术等控制炎症，促进牙根的发育。④牙根发育完成的患牙，可采用根管治疗术。⑤牙根过短且根尖周病变范围过大的患牙，可予以拔除。

43. ABE【解析】残髓炎的诊断要点：①了解主诉症状：有慢性牙髓炎疼痛特点的主诉症状；有牙髓治疗史。②寻找患牙：可查出有充填体或暂封物的患牙。③确定患牙及牙髓情况：可查出在强的温度刺激下出现迟缓性疼痛的患牙；患牙叩诊不适或疼痛；探查根管有疼痛感觉。

44. ABCD【解析】急性牙髓炎的临床特点是自发性、阵发性疼痛、夜间加重、温度刺激痛和疼痛不能定位。

45. BCDE【解析】牙髓坏死可有多种因素引起，物理因素包括外伤、咬合创伤，所以选项 A 是正确的；化学因素包括某些修复材料所致的化学刺激或微渗漏等，排除选项 B；各型牙髓炎也可发展至牙髓坏死，或由于牙髓组织营养不良、退行性变，血供不足所致，即局部感染或病灶感染，排除选项 C 和选项 E；或者严重免疫缺陷所致牙髓疾病发展而来，如 HIV 等，排除选项 D。

46. ABCE【解析】牙髓组织有以下 6 种增龄性变化：①牙髓的体积减少。②胶原纤维数量增多。③成牙本质细胞数量减少。④神经的数量及性能减低。⑤血供减少。⑥细胞普遍减少。这 6 种变化随着年龄的增长而呈现不同的趋势，详见表 4 – 1。

表 4 – 1　牙髓组织的增龄性变化比较

项目	年轻人	老年人
髓腔	髓腔大，髓角高，根尖孔大，牙本质小管粗大	髓腔小，髓角低，根尖孔小，牙本质小管细小
牙髓	牙髓细胞多，血管丰富，神经多，纤维少	牙髓细胞少，血管不丰富，神经少，纤维多
牙髓修复力	强	弱

47. ABDE【解析】根尖周病病变是一个破坏与修复双向进行的病变过程。从发病原理角度讲，根尖周病在大多数情况下是由于细菌侵入牙根，导致牙根内的神经血管组织被破坏，并导致其坏死，进而产生了毒素。所以，治疗的第一步就是得把产生毒素的坏死神经血管组织清理出来，再进行消炎。是不可逆、不可自愈。

48. ABCD【解析】急性根尖周炎发展过程是一个程度由轻到重，范围由小到大的连续过程，是根尖部牙周膜出现浆液性炎症到形成化脓性炎症的一系列反应过程。病程发展到高峰时，已是牙槽骨的局限性骨髓炎，严重时还将发展为颌骨骨髓炎，是不可逆且不可自愈的。

49. BCDE【解析】急性根尖周炎浆液期即急性浆液性根尖周炎，是根尖周炎的初期。温度测试无反应。

50. BCDE【解析】慢性根尖周炎的类型包括：根尖周肉芽肿、慢性根尖脓肿、根尖周囊肿及根尖周致密性骨炎。

51. ABC【解析】临床可见电流刺激牙髓多发生在相邻或对颌牙上存在两种不同的金属修复体，两种金属存在电位差，咬合时由于唾液的导电作用，可产生微弱的电流，称之为流电作用。长期流电作用可导致牙髓损伤（选项 D 错误）。对牙髓最具有破坏性的是红激光，不是 Nd 激光（选项 E 错误）。

52. BCDE【解析】牙髓活力电测试假阳性反应的原因：①探头接触大面积金属充填体或牙龈，刺激牙周组织。②未充分隔湿或干燥被测牙，电流泄露至牙周组织。③液化性坏死的牙髓组织在电流最大时可能有轻微反应。④患者过度紧张或焦虑，以致探头刚接触牙面即示意有反应。“刚受过外伤的患牙”可能对电刺激无反应出现假阴性。故外伤牙不能依靠电活力测试判断外伤时患牙的活力情况，但复诊时牙髓活力有无变化可帮助判断牙髓的恢复情况。根尖尚未发育完全的新萌出牙，其牙髓通常对电刺激无反应，也可出现“假阴性”。

53. ACDE【解析】牙髓病和根尖周病的选择性临床检查方法包括：温度测验、牙髓活力电测试、X 线检查、锥形束 CT 检查以及其他检查方法，如试验性备洞、选择性麻醉等。

54. ABDE【解析】参见 X 型题第 38 题解析。

55. ACD【解析】牙内吸收多发生于乳牙，不是恒牙（选项 B 错误）；叩诊检查同正常对照牙或出现不适感（选项 E 错误）。

56. BCDE【解析】近年来，超声和激光技术被应用于根管冲洗，前者通过空穴效应、声流效应及热效应，后者通过快速蒸腾产生气泡来提高根管内化学冲洗剂的消毒活性，加速化学反应进程，并使冲洗液进入根管难以进入的区域。

57. ABCDE【解析】急性化脓性根尖周炎的排脓途径：①脓液通过骨髓腔达到骨外板并穿破骨密致达骨膜下脓肿，最后穿破骨膜突破黏膜或皮肤排脓，突破口常靠近唇颊侧牙龈。②根管粗大及根尖孔也较大的牙经龋洞排脓。③有严重牙周炎的患者也可经深的牙周袋排脓。通过根尖孔经根管从冠部排脓是最理想的排脓方式。少数病例根尖部脓液不在口腔内排出，而是从皮肤、上颌窦或鼻底黏膜排出。

58. ABCD【解析】参见 A1 型题第 218 题解析。一般直接盖髓术后，在露髓孔处血凝块形成，随后血块机化，并逐渐钙化，在术后 2 个月左右封闭穿髓孔，这预示盖髓术的成功；发展为慢性牙髓炎、牙内吸收、牙髓纤维性变、渐进性坏死等提示盖髓术失败。

59. ABDE【解析】在生物膜中，细菌成分约占膜体积的 15%，它们有规律地分布在胞外多聚体基质中，由水分子通道隔开，类似栅栏状结构，厚度可达 300 多层。其中已检出有类杆菌、梭杆菌、普氏菌、卟啉菌、密螺旋体、消化链球菌、真菌、放线菌和链球菌，专性厌氧菌占多数，革兰阳性菌和革兰阴性菌数量相当。根管治疗失败后，生物膜中检出的细菌种类和数量减少，主要含革兰阳性菌，且兼性厌氧菌和专性厌氧菌分布相当。导致根管治疗失败的生物膜中，粪肠球菌和白色链球菌较为常见。

60. ABCDE【解析】根管内微生物的生存位置：常规根管预备后，根管内大部分部位的细菌可以被清除，但是由于根管系统的复杂性，在器械不容易到达的部位仍可能残留有生物膜。这些部位包括：管间交通支、副根管、根管侧支、根尖分歧、根尖分叉，以及牙本质小管等。因此，需要利用流动性好的液体和渗透性或者挥发性好的药物通过根管冲洗和根管内封药来进一步清除这些特殊部位的细菌感染，并加以严密充填。

61. ABCD【解析】参见 A1 型题第 222 题解析。

62. ABCE【解析】牙髓活力电测试出现假阴性的原因：①测试前使用了镇痛药或麻醉剂。②探头未能有效地接触牙面，妨碍了电流传导到牙髓。③年轻恒牙通常对电刺激无反应。④根管过度钙化的患牙。⑤刚受过外伤的牙可能对电刺激无反应。

63. ABCDE【解析】根管治疗中髓腔通路预备的目的是去除髓腔内的感染源，形成良好的入口洞形、操作便易形、根尖固位形和根尖抵抗形（根尖止点）。对髓腔的预备习惯上分为两个解剖部分：髓腔的冠部预备（又称初预备）和根部预备（又称根管预备）。但实际上，从牙冠表面的进入根尖部的清创、成形是一个不可分割的连贯过程，后者的操作质量往往取决于髓腔冠部预备所获得的外形、大小和开敞程度。其目的包括选项 ABCDE 五项。

64. ABDE【解析】选项 A、B、D、E 均为手术治疗步骤。而选项 C“术前口服抗生素”不是必要的，因为抗生素不能通过根尖孔达到相应患牙。

65. ADE【解析】牙骨质的功能：①牙骨质的主要功能是为牙周膜附着于牙和牙槽骨提供中介，牙周韧带借助牙骨质附着于牙根，并使牙齿固定在牙槽窝内。②牙骨质具有不断新生的特点，具有修复和补偿功能。与骨组织不同的是，牙骨质在正常情况下是不发生吸收的，但有新的牙骨质持续性沉积。根尖部牙骨质不断生长，以补偿牙冠的磨损；牙髓病和尖周病治疗后，牙骨质能新生并覆盖根尖孔，重新建立牙体与牙周的连接关系。③牙骨质持续新生以适应牙周韧带的不断改建和附着。

66. ACDE【解析】开髓洞口既不能太大，也不能太小，若太大切割过多牙体硬组织，易致牙体折裂或充填体脱落；太小则妨碍操作，也不易清理髓腔，影响治疗效果。所以，选项 B 错误，其余都是正确的。

67. ABCE【解析】牙根在釉质及冠部牙本质形成之后开始发生，其中上皮根鞘对牙根大小和形态的正常发育具有重要的影响。若上皮根鞘的连续性受到破坏，或在根分叉处上皮隔的舌侧突起融合不全，或上皮根鞘围绕血管生长，就会形成侧副根管、根尖分歧和管间交通支。侧支根管是指与主根管接近垂直的分支根管，直达牙根表面，见于根尖 1/3 以上的牙根，多见于后牙，偶见于前牙。副根管是发自髓室底至根分叉处的细小分支，多与主根管平行排列，多见于磨牙。

68. ACDE【解析】髓腔预备之前不需要了解患牙与牙根的距离。

69. ACDE【解析】影响根管冲洗效果的因素包括：药物种类、根管的直径、冲洗的液体量、病变情况、根管内玷污层（用次氯酸钠液超声清理根管可去除）。

70. ABCE【解析】根管冲洗药物的理想性质：①有抗菌、杀菌作用。②可溶解坏死牙髓组织。③有助于根管系统的清理。④对根尖周组织没有毒性。

71. ADE【解析】根管充填应达到的标准为恰填，即根管充填材料刚好填满根尖狭窄部以上的三维空间。X 线片上见充填物距牙的根尖部 0.5~1.0mm 处。超填和糊剂超填都会引起一定的根尖周组织反应。欠填和牙胶尖欠填都会影响根管治疗的疗效。固体类牙胶尖不能将根管完整充填，应配合根管糊剂使用；充填材料便于根管再处理。

72. ABCD【解析】根管充填时机：①已经过严格的根管预备和消毒。②患牙无疼痛或其他不适。③暂封材料完整。④根管无异味，无明显渗出物。⑤根管充填必须在严格隔湿条件下进行。

73. ABCD【解析】根管治疗的适应证参见 A1 型题第 68 题解析。选项 E“根管闭锁的根尖周炎”的情况下，因根管闭锁，无法扩通根管，没有办法可以进行根管治疗，所以是根管治疗的非适应证。

74. ABCD【解析】根管外科手术的禁忌证：①患者有严重的全身疾病，如严重高血压、白血病、血友病、重度贫血、心内膜炎、风湿性心脏病、肾炎、有出血倾向疾病等。②根尖周炎的急性期。③严重的牙周病变，如牙周支持组织过少，牙周袋深或牙松动明显。④患牙附近有重要的解剖结构，如上颌窦、下牙槽神经等，有损伤危险或可能带来严重后果者。

75. ABCD【解析】在弯曲根管，直线通路未建立，根管狭窄细小时易发生根中 1/3 的穿孔，为避免发生在预备过程中可采取的预防措施主要有：①选用具有弹性的根管预备器械。②湿润情况下进行根管预备。③需要去除牙胶的病例，根管上段用加热工具，溶剂等软化后去除。④桩道形成时不要过度磨除牙本质。

76. ABCD【解析】根管治疗后疾病是指根管治疗后患牙的根尖周病变未愈合或出现新的根尖周病变，占根管治疗牙的 35%~65%。其发病因素包括：①微生物感染。感染根尖周组织的通道主要包括：a. 根管内细菌由根管系统及牙本质小管扩散到根尖周组织；b. 根管器械、感染牙本质或牙胶尖被推出根尖孔，将根管内细菌带入根尖周组织；c. 通过牙周袋扩散到根尖周组织。②根尖周囊肿。a. 根尖周袋性囊肿：有上皮衬里，其囊腔与根管相通，根管治疗后可以愈合；b. 真性根尖周囊肿：囊腔完全包被在上皮衬里内，根管治疗后愈合的可能性较小。③异物反应。a. 牙胶和糊剂；b. 胆固醇晶体：难以降解，有组织刺激性，对巨噬细胞和巨细胞的聚集有趋化作用；c. 其他异物：如食物碎屑、纸尖和棉纤维、银汞颗粒、暂封材料等。④治疗因素。a. 治疗过程中将外源性微生物带入根管，或出现髓室暴露不足、髓室侧壁和髓室底穿孔、根管遗漏、根管偏移、根管壁穿孔、根管欠充和超充；b. 根管治疗后未能及时进行严密的冠修复或修复不良，可发生冠方微渗漏；c. 修复后如存在早接触或患牙在治疗后出现根折。

77. ABCD【解析】从冠方封闭考虑，牙体修复应该是越早越好，但是考虑到牙体修复过程和材料的特殊性，临床上应结合根管治疗术后的时间、原发疾病的诊断、根尖周病变大小、是否有牙周牙髓病变等因素，决定最终的永久修复时机。根管治疗后做桩冠修复的最佳时机是：成功根管治疗后 1~2 周；活髓牙或急、慢性牙髓炎尚未累及根尖周者，根管治疗 3 天后无尖周症状就可以做桩冠；急性化脓性牙髓炎伴有根尖周症状或发生牙髓坏死，坏疽者，应观察 1 周后才可以做桩冠；18 岁以下不宜做桩冠；严重的根尖吸收，牙槽骨吸收超过根长 1/3 者，不宜做桩冠；桩冠的长度要求根尖部保留 3~5mm 的充填材料，冠桩的长度为根长的 2/3~3/4；理想的冠桩直径应为根径的 1/3。

78. ABDE【解析】随着粘接技术与材料的发展与改良，磨牙的髓腔固位高嵌体修复的可行性与优势逐渐增加。高嵌体或部分冠的适应证和禁忌证：①适应证：能够采用充填修复的牙体缺损原则上均可采用嵌体修复。②禁忌证：对于牙体缺损较大，剩余牙体组织无法为嵌体提供足够固位或不能保证自身抗力的，不建议行嵌体修复。

79. ACD【解析】备洞和充填过程中，保护牙髓的基本原则：①间断操作、使用锋利器械、用水冷却。②不向髓腔方向加压，特别是深龋时。③清楚解剖结构，以防意外穿髓。

80. ACDE【解析】牙松动为牙周炎的症状之一，慢性增生性牙髓炎者如果没有合并牙周炎不会出现牙松动。所以，选项 B 错误，其余选项均为慢性增生性牙髓炎的表现。

81. ACDE【解析】尚不能分辨牙齿疼痛来源时，临床应采取的明智策略是“等等看”，不能在诊断不明的情况下对可疑患牙甚至是患者所指牙齿施行所谓的“试验性治疗”，否则可能会给患者造成新的损害和更大的痛苦。

82. ABDE【解析】牙周脓肿与牙槽脓肿两者的感染来源和炎症扩散途径不同，因此临床上表现有所区别，如表 4－2 所示。

表 4－2　牙周脓肿与牙槽脓肿的比较

症状与体征	牙周脓肿	牙槽脓肿
感染来源	牙周袋	牙髓病或根尖周病变
牙周袋	有	一般无
牙体情况	一般无龋	有龋齿或非龋疾病
牙髓活力	有	无
脓肿部位	局限于牙周袋壁，较近龈缘	范围较弥散，中心位于龈颊沟附近
疼痛程度	相对较轻	较重
牙松动度	松动明显，消肿后仍松动	松动较轻，但也可十分松动。治愈后牙齿可恢复稳固
叩痛	相对较轻	很重
X 线相	牙槽骨嵴有破坏，可有骨下袋	根尖周围可有骨质破坏，也可无
病程	相对较短，一般 3~4 天可自溃	相对较长。脓液从根尖周围向黏膜排出需 5~6 天

83. ABCE【解析】牙髓失活法：封失活剂后，一定要向患者交代复诊时间。因为失活剂有它的作用时间，产生了失活效果以后就应该及时去除失活剂，进行后续治疗。封失活剂之前，不必彻底去净腐质。操作中应注意避免失活剂接触牙龈组织或口腔黏膜。封药时若牙髓出血多，可以适当止血。

84. ABCD【解析】判断牙髓治疗的难度及可行性时，应考虑的因素包括：①患者的全身状态：a. 生理状态：老年患者牙髓治疗组织修复功能较差，根管钙化等。儿童患者则不易合作。健康状况与牙髓治疗相互影响，患者有严重的系统性疾病时，应先控制全身系统疾病，当身体状况允许时行牙髓治疗。b. 心理状态：患者因害怕治疗时疼痛，常产生焦虑情绪。有些患者当医生启动涡轮机行开髓手术时，会紧张地观察医生的行为，坐立不安，还有个别患者甚至会出现手掌冰凉、满头大汗、虚脱等症状。有全身系统性疾病的患者会导致系统性疾病的发作，如心血管和呼吸系统疾病。治疗前通过交谈给予患者安慰与鼓励，以有效地减轻患者焦虑情绪后，再行治疗。②患牙状态：治疗前充分了解患牙位置，牙的根管形态，治疗的可操作性，患牙的可修复性，既往治疗情况及保留价值。

85. BCD【解析】三氧化矿物聚合体（MTA）的主要成分为硅酸三钙、硅酸二钙、铝酸三钙、铝酸四钙及少量的三氧化二铋等。MTA 是多种亲水氧化矿物质混合形成，具有良好的密闭性、生物兼容性、诱导成骨性和 X 线阻射性，此外，还有与氢氧化钙相似的强碱性及一定的抑菌功能。使用时将粉状 MTA 和蒸馏水以一定比例混合，混合初期为碱性凝胶，pH 为 10.2，3 小时后固化，pH 升至 12.5。临床上用于直接盖髓术和间接盖髓术。除盖髓术外，还广泛用于髓室底穿孔修补、根管侧穿修补，根尖诱导成形和根尖倒充填等。

86. ABCD【解析】急性根尖周炎会出现非常明显的根尖周炎的临床疼痛症状，应做应急处理，最好的应急方案就是进行脓肿的切开、引流，对患牙进行调𬌗，进行开髓引流，释放压力，这样疼痛能够快速的缓解。

87. BCDE【解析】对于牙髓病及根尖周病术前感染控制，患者的防护：患者口腔检查时，尽量使用一次性器械，不是一次性器械的，使用后要彻底清洗，经过消毒、灭菌才可再次使用。治疗操作前用漱口剂漱口，减少口腔内微生物的数量。所以，选项 A 错误，其余选项都是正确的。

88. ABCDE【解析】参见 A1 型题第 106 题解析。当患牙处于急性炎症期时，骨膜上浸润麻醉效果不好，需采取其他麻醉方法。老年患者、长期大量饮酒者应适当加大用药剂量。

89. ABD【解析】环氧乙烷（EO）灭菌是当前应用最广泛的灭菌方法之一，近年来被广泛应用于不耐湿热医疗物品的灭菌，为全面提高医疗物品灭菌质量，加强对 EO 灭菌设备的监控，应建立标准化监测程序，进行工艺监测、化学监测及生物监测。

90. ABCE【解析】根尖周囊肿的临床表现：无自觉症状，叩诊可有异样感；囊肿发展较大时，根尖部相应的组织膨隆，扪有乒乓球感；X 线检查：显示根尖周圆形透射区（豌豆大至鸡蛋大），有阻射的白线围绕；根管治疗时根管内流出淡黄色清亮囊液，其涂片镜下见胆固醇结晶。只有选项D符合以上症状。

91. BCDE【解析】根管长度测量的准确性是决定根管治疗成功的一个重要因素，确定工作长度的方法：①X线牙片估测法：在患牙的X线片上，用米尺测量从冠部参照点到X线片根尖内1mm处的距离并记录为该牙的“估计工作长度”。调整根管锉或根管扩大器（一般用ISO 015号）上的橡皮标到器械尖端的距离与“估计工作长度”相等。将此根管锉插入根管，器械尖端达根尖狭窄部时有轻微阻力感，将橡皮标接触冠部参照点，立即照工作长度X线片。②电测法：根尖定位仪是目前临床上常用的根管长度的测定方法，其准确率可达94%，是根管治疗的必备仪器。测量时一个电极与根管锉相连，另一电极与嘴角黏膜接触。当根管锉在根管内逐渐深入接触根尖周膜时电流回路形成，测量仪显示到达此区域。③根管器械探测法（手感法）：该方法不应作为常规方法使用，但有助于在特殊情况下补充其他方法的不足。如果根管冠部扩展良好，根管锉进入无阻力条件下，有经验的医师能感觉到根管锉进入根尖区2~3mm阻力逐渐增加。此部位是根管出根尖孔之前的最狭窄区，也是根尖区根管弯曲部位。根管锉进一步进入时常有突破感。这是手感法确定工作长度的基础。但当遇到根尖孔未发育完成的年轻恒牙、钙化根管、过度弯曲根管、根尖区有吸收的根管时，手感往往是不准确的。④根管工作长度测量板：用标准平行拍照法拍X线牙片，用透明塑料制成1mm间隔方格的薄板进行测量。在没有根管长度测量仪和没有条件拍片子的地方，建议医师结合牙齿平均长度、冠根比例和手感法进行长度估计。

92. ABC【解析】根管手用器械预备的方法：①逐步后退法：适合轻中度弯曲根管的预备。②根向技术。③逐步深入法：是对逐步后退技术的一种改良，适用于弯曲根管。

93. ABDE【解析】在盖髓术的操作当中，清理完毕龋坏组织后，使用生理盐水清洗窝洞，在近髓处放置适量盖髓剂。使用氧化锌丁香油暂封窝洞，适当压力压贴密封。术后2周，如果无任何症状，且牙髓活力正常者，则除去大部分暂封剂，垫底后作永久充填。患牙盖髓治疗1~2周后，若对温度刺激仍敏感，可继续观察1~2周，也可去除暂封物及盖髓剂，更换盖髓剂后暂封观察1~2周，症状消失后行永久充填。更换药物时，应注意无菌操作，避免再感染。

94. ABCE【解析】显微镜一般由支架系统、光学放大系统、照明系统和附件4部分组成。

95. ABCE【解析】显微根管治疗：①显微镜辅助下的常规根管治疗：利用显微镜，能清晰观察到根管细微结构，提高根管的清洁和预备成形效果，提高充填质量，直观准确地把握整个治疗过程。②定位根管口，寻找遗漏根管：临床上易发生遗漏的是上颌磨牙近中第2颊根管（MB2）及近中第3颊根管（MB3）、上颌前磨牙的第2颊根管、下颌切牙的第2根管、下颌磨牙的第4根管或第5根管。这些根管大多细小而隐蔽，或是根管口钙化或是位置深。手术显微镜的局部放大和照明作用，是帮助寻找隐藏或遗漏根管的有利条件。③复杂根管系统的根管治疗：钙化根管的疏通、变异根管的治疗。④根管治疗并发症的预防和处理：

如根管内折断器械和根管桩的取出、根管壁或髓室底穿孔的显微治疗、根管内台阶以及根尖偏移的处理、根尖未发育完成牙的牙髓治疗以及根管再治疗等。

96. ACDE【解析】根管外科手术的适应证：①广泛的根尖骨质破坏，非手术治疗难以治愈者。②根管过度弯曲、严重钙化堵塞，非手术根管治疗无法预备成形及进行严密的三维充填者。③折断器械超出根尖孔或充填材料过度超充，导致有临床症状或根尖病变不愈者。④由医源性或是牙根内外吸收引起的根管大面积侧穿者。⑤根折伴有根尖断端移位的死髓牙。⑥因无法取出的折断器械、根管桩等阻碍物，不能进行根管再治疗者。⑦根管或髓底穿孔，非手术方式无法进行修补者。⑧根管治疗反复失败，症状持续存在者。⑨根管治疗失败或没行根管治疗，但有冠、桥，不愿拆除或无法拆除者。

97. ABC【解析】扇形瓣：水平切口位于颊侧附着龈，依照龈缘的形态切成扇贝形。垂直切口位于两牙根隆起之间的凹陷区内，起于水平切口的两端，切至附着龈上距龈缘和龈沟底 3~5mm 处。该种瓣的优点是不破坏边缘龈和牙龈附着，易于切开和翻起，术野清楚。缺点是易切断垂直向的血管和胶原纤维、出血较多和组织瓣收缩。对于附着龈较短、牙根较短或根尖周病变较大的患牙，禁用该瓣设计。

98. ABCE【解析】髓腔预备中，要求形成良好的便利形、使进入根管的直线通路通畅，同时还要做到尽量保留健康的牙体组织，因此不能过多扩大根管口；揭净髓室顶有助于术者看清髓室底、定位根管口；磨除牙本质突起有助于形成良好的便利形；不同牙位髓腔解剖特点不同，应按不同牙位正确开髓。

99. ABDE【解析】牙髓感染的主要途径是深龋细菌及其毒素通过牙本质小管感染牙髓。其他途径引起牙髓感染的概率明显小于深龋。

100. ABDE【解析】X 线检查可见根尖周部和根分歧部牙槽骨破坏的透射影像，是诊断慢性根尖周炎或慢性根尖周炎急性发作的重要指标。乳牙髓室底的副根管使来自坏死牙髓的毒素易于到达根分歧区域，首先影响牙槽骨，因此，根分歧区硬骨板的消失及骨密度降低是牙髓坏死或即将坏死的最早体征。所以，选项 C 错误。

六、案例分析题

1. B【解析】根据题干 X 线片信息“左下 5 根尖区透射影边界不清，周围骨质较疏松呈云雾状，左下 6 根尖区未见明显异常，左下 8 近中阻生”可判断引起牙龈脓疱的病源牙是左下 5。

2. E【解析】患牙 X 线片上有骨质破坏的影像，可确诊为慢性根尖周脓肿。

3. C【解析】检查根尖周组织破坏情况，看患牙能否保留，若不能保留可以直接拔除；若可以保留，根管治疗是首选也是唯一可治愈牙龈瘘管、牙龈脓肿的治疗方法。

4. B【解析】急性化脓性根尖周炎发展到骨膜下或黏膜下脓肿时，应在根管开放的同时进行切开排脓。

5. C【解析】急性化脓性根尖周炎初期根尖脓肿阶段，自发性持续性剧烈跳痛，叩痛

(+++)，松动Ⅲ度，轻度扪痛，根尖部牙龈潮红。发展至骨膜下脓肿阶段，仍有剧烈跳痛、叩痛、松动等症状，患者呈痛苦面容，根尖区牙龈潮红、肿胀，黏膜转折处变浅、变平，扪痛并有深部波动感，相应面颊部软组织呈反应性水肿，区域淋巴结肿大、扪痛，下磨牙患病时可伴有开口受限；全身不适，体温升高，白细胞计数增高，严重病例可伴发颌面相应处的蜂窝组织炎。至黏膜下脓肿阶段疼痛减轻，叩痛减轻，根尖区黏膜呈局限的半球形隆起，扪诊有明显波动感，全身症状缓解。

6. AF【解析】牙髓是牙组织中唯一的软组织，位于由牙本质围成的牙髓腔内，仅借狭窄的根尖孔与根尖周组织相连。牙髓的特点：①被无让性的牙本质包围。②基质富含纤维且具有黏性。③无有效的侧支血液循环。这些特点使牙髓的损伤一般都难以恢复，且易产生疼痛。

牙髓的结构成分与机体其他疏松结缔组织基本上一样，由细胞和细胞间成分组成。其中牙髓细胞成分包括牙本质细胞、纤维细胞、防御细胞和储备细胞；细胞间成分包括胶原纤维、不定形基质和细胞间组织液。

7. BF【解析】牙髓的功能：①形成功能：牙齿萌出之前形成的牙本质即原发性牙本质，牙髓会继续形成牙本质，即形成继发性牙本质。牙髓受到外界异常刺激等所诱发形成第三期牙本质。②营养功能：牙髓通过向成牙本质细胞和细胞突提供氧、营养物质以及牙本质液来保持牙本质的活力。③感觉功能：任何来源的刺激作用于牙髓，只产生痛觉。炎症反应早期局部组织水肿，压力升高产生疼痛。炎症反应后期局部组织坏死，脓肿形成，压力更高，疼痛更为剧烈。④防御功能：修复性牙本质形成炎症、疼痛等。

8. EF【解析】当牙髓的血液循环发生障碍时，会造成牙髓组织营养不良，出现细胞变性，钙盐沉积，形成微小或大块的钙化物质。牙髓钙化有两种形式，一种是结节性钙化，又称作髓石。髓石或是游离于牙髓组织中，或是附着在髓腔壁上，一般不引起临床症状，个别情况出现与体位有关的自发痛。X 线片显示髓腔内有阻射的钙化物（髓石），或呈弥漫性阻射影像而致使原髓腔处的透射区消失。

9. A【解析】患者上前牙外伤意外穿髓，穿髓孔直径约 0.5mm，患牙根尖孔未发育完全，直接盖髓术是首选的治疗方案。

10. B【解析】本例患儿直接盖髓术最好的盖髓材料是氢氧化钙糊剂，可促进修复性牙本质的形成。

11. CE【解析】直接盖髓术治疗失败可改行其他治疗方法，对于年轻恒牙可考虑活髓切断术，以保护牙髓活力，牙根继续发育。所以，选项 C 错误。龋源性露髓的成熟恒牙应首选活髓切断术，是除根管治疗术以外可供选择的另一种较好的治疗方法。所以，选项 E 错误。

12. CDF【解析】根据题干信息，怀疑为右下 7 的牙髓或根尖周病变，需要进行温度测试、牙髓活力测试和 X 线检查。试验性备洞是判断牙髓活力最可靠的检查方法，在其他方法不能判定牙髓活力或不能实施时可考虑使用。染色检查（选项 C）常用于牙隐裂。咬诊（选项 D）主要针对牙隐裂、咬合创伤等。选择性麻醉（选项 F）对两颗可疑患牙不能做出最后鉴别，且两颗牙分别位于上、下颌或在同颌但不相邻时采用。故选项 C、D、F 是不必要的检查。

13. AB【解析】患者口腔检查“右下 7 𬌗面深龋洞”，X 线片“右下 7 冠部低密度龋损影近髓，根尖周未见明显异常”。龋病进展到达牙本质深层时发展成为深龋。被测牙与正常对照牙相比，产生一过性疼痛但刺激源去除后疼痛即刻消失，患者无自发痛史，表明可复性牙髓炎的存在（充血状态）。

14. BF【解析】去腐治疗过程中，应尽量避免对牙髓机械、温度的刺激。去龋时，用挖器或用较大的球钻以先四周后中央的方式逐步去除腐质，切勿向髓腔方向加压；为避免引起牙髓暴露，可保留洞底近髓处的少许软化牙本质；在接近牙髓尤其是髓角部位，如患者特别敏感，应注意检查有无牙髓暴露；用探针探查时，应沿洞底轻轻滑动，勿施加压力，以防穿通髓腔；随时用温热水冲洗窝洞，棉球拭干，保持视野清楚。

15. CEF【解析】目前，临床常用的垫底材料有氧化锌丁香油酚水门汀、磷酸锌水门汀、聚羧酸锌水门汀及玻璃离子水门汀。深龋患牙可直接使用聚羧酸锌或玻璃离子等刺激性小的水门汀垫底，磷酸锌水门汀对牙髓刺激较大，不可直接用于深龋垫底，可采用氧化锌丁香油加磷酸锌的双层垫底，深龋近髓时可使用氢氧化钙衬洞后再垫底充填。

16. ABDF【解析】患者复诊时诉右下后牙疼痛，原因可能是备洞过程中对牙髓的物理刺激产生激发痛；或者充填物过高，咬合时出现早接触产生咬合痛；或者意外穿髓穿髓孔太小没被发现也可产生疼痛；牙龈发炎也是产生疼痛的原因。

17. ABD【解析】根据题干信息考虑为左下 5 急性牙髓炎，对初步诊断有价值的检查包括温度测试（牙髓活力冷、热测试）、牙髓活力电测试和拍摄 X 线片。

18. D【解析】患牙有牙髓治疗史，X 线片左下 5 已做过根管治疗，但充填物欠填，患牙有温度刺激痛，出现迟缓性疼痛。可确诊为残髓炎。

19. ABF【解析】残髓炎的治疗应对症对因治疗，去除原充填物，暴露髓腔，探痛明显的患牙，可以再封少量失活剂，按时复诊，去净失活剂，尽量取净根髓，重新进行根管治疗，注意检查左下 5 可能有第 2 根管易被遗漏，叩痛明显影响咬合时适当降低咬合。

20. AB【解析】根管治疗遗漏根管、失活不全患牙可导致残髓炎。残髓炎多为干髓术后的并发症。干髓治疗引起残髓炎的可能原因有：①缺乏组织学愈合的充分证据。②干髓剂存放过久，药效下降。③药物未放在根管口。对于曾作过牙髓治疗，而又出现自发痛、冷热刺激痛和咬合痛者，不论其距原始治疗间隔的时间长短，在排除其他牙患后，应考虑残髓炎的可能。

21. ABCDEF【解析】根管再治疗术前评估：①患牙保留价值：对治疗后患牙的咬合及咀嚼功能进行评价。②患者全身状况：患有全身疾病的患者，应在疾病控制后再行治疗。③患牙状况：根管原有充填材料能否取出，有无髓室底穿孔、根管壁侧穿孔等。④根管再治疗的难度分析：临床上根据根管情况，将再治疗难度分为 10 级，级数越高，难度越大。治疗前，应充分与患者进行交流沟通，并签署知情同意书，方可进行相应治疗。根管再治疗的成功依赖于是否能够在治疗过程中清除根管内的玷污层，干扰根管内的细菌生物膜，为病变的愈合创造良好的生物环境。对于充填不佳的根管可配合超声法清除。同时参见 A3/A4 型题第 143 题解析。

22. BEFG【解析】根据主诉及口腔检查“左下 6 牙冠变色，远中𬌗面见充填物”推断左下 6 牙髓已坏死，可能为左下 6 根尖周炎，题干信息未明确给出左下 6 充填物边缘有无继发龋坏；“左下 5 𬌗面见畸形中央尖折断痕迹”可考虑为左下 5 畸形中央尖伴牙髓炎或根尖周炎。

23. ABCE【解析】为明确诊断要对左下 5、6 进行叩诊、牙髓温度测试和牙髓活力电测试及 X 线检查。

24. ABDF【解析】X 线检查要重点观察左下 6 根尖区有无病变，是否已做过根管治疗，根充效果如何，左下 5 除要观察根尖区是否有病变外，因畸形中央尖若折断过早常伴随根尖未发育完成，故还需观察左下 5 根尖发育程度。

25. CD【解析】排除左下 6 病变，可明确诊断为左下 5 畸形中央尖导致的慢性根尖周炎急性发作。应急处理为开髓引流、调𬌗、消炎镇痛，待症状缓解后再进一步进行治疗。

26. BCE【解析】根尖孔未闭合、牙根发育未完成的年轻恒牙可考虑应用根尖诱导成形术或牙髓血运重建术，促使牙根继续发育、根尖孔闭合，若失败可选择根尖屏障术。

27. ABCF【解析】患者诉有剧烈的牙痛而不能分清哪一牙时，首先应问清病史，然后在痛侧寻找可疑的患牙。如在痛侧有好几个可疑患牙时，应逐一检查，并注意观察对温度试验和电活力试验的反应，X 线照片有时有助于发现和确定患牙。如果在痛侧未找到患牙，对于对颌的可疑牙也不能忽略。必要时可用局部麻醉来确定痛区，但应放在其他检查结束后进行。

28. C【解析】患者右上 6、右下 6 𬌗面大面积龋洞，提示是龋源性感染导致牙髓炎，患者有剧烈的自发性疼痛，阵发性发作，遇冷、热刺激及夜间疼痛加重，疼痛为放散性，不能明确指出患牙。而且患牙长期冷、热刺激痛、进食痛，叩痛（-），右下 6 热测试剧烈持续疼痛。结合以上临床表现应考虑为慢性牙髓炎急性发作。

29. B【解析】慢性牙髓炎急性发作，髓腔内高压，开随引流可以释放高压，从而减轻疼痛。

30. ABCDE【解析】橡皮障是在治疗中用来隔离需要治疗的牙齿的软性橡皮片以及不同类型的固定夹子以及面弓。使用橡皮障最重要的目的是进行隔离。将被治疗的牙齿与口腔环境分开，避免了口腔中的细菌向被治疗牙齿的传播，保证被治疗牙齿处于相对无菌的环境里，有助于减少感染、提高治愈率。还避免口腔中唾液对被治疗牙的污染，提高粘接的成功率。橡皮障的使用还有一些其他的作用。比如橡皮障能隔离或收缩软组织，保护患者的舌和颊部免受意外损伤，还能防止器械的意外吞入等。

31. D【解析】主诉牙表现为急性牙髓炎的症状，X线显示曾接受根管治疗，去除根充物探查根管有疼痛感觉，即可确诊为残髓炎。

32. ABCDF【解析】残髓炎时，对患牙进行强的冷、热刺激出现迟缓性疼痛。所以，选项E不是诊断的确诊依据，其余选项均是。

33. F【解析】对于残髓炎患牙最合适的处理是去除根充物后，清除残髓，重行完善的根管治疗。

34. ACDEF【解析】参见案例分析题第21题解析。根管再治疗难度有10级：1级为根管内只有单纯的牙胶，无其他并发症；2级为采用有树脂核载体的牙充填；3级为初次治疗根管内形成台阶；4级为根管内存在短而密合性不佳的根管桩；5级为根管内有分离器械或根管壁侧穿，且位于根管冠段，靠近根管口；6级为牙本质碎屑堵塞所导致的根管治疗不到位；7级为根管钙化和根管遗漏；8级为分离器械位于中上段的直根管段或根管侧穿位于根管中份；9级为根管桩密封性佳且到达根管深部或根管严重偏移，根尖孔拉开；10级为分离器械位于根管根尖1/3或在根管弯曲起点的根尖段。

35. AC【解析】患者"左下5牙周膜增宽，硬骨板不连续，牙根未完全发育"，最适合的治疗是牙髓血运重建术和根尖诱导成形术。牙髓血运重建适应症主要是年轻恒牙造成的牙髓坏死；而牙根尚未发育完全的年轻恒牙，因牙髓病变、根尖周病变和外伤等原因导致的需摘除牙髓适合根尖诱导成形术。

36. ABEF【解析】患者采取牙髓血运重建术：①操作步骤：橡皮障局麻下暴露髓腔，建立通畅的根管通路，去除坏死牙髓。使用大量的NaClO溶液、氯已定溶液和（或EDTA液）、无菌生理盐水（20ml以上）彻底冲洗根管后，在根管内将抗生素糊剂轻轻盖在残存牙髓上2周。复诊时打开根管，若无脓性渗出或仅有少量出血时，取出糊剂，充分冲洗根管，再用无菌生理盐水冲洗，使用光滑髓针或扩大针轻柔刺穿牙髓及根尖周组织引起根管内出血，用蘸有无菌生理盐水的小棉球使出血止于釉质牙骨质界下2~3mm，并在根管内形成血凝块（可以放置明胶海绵）；将MTA覆盖其上以封闭根管口，使用玻璃离子黏固剂垫底，光固化复合树脂修复牙体。②定期随访：术后每3~6个月复查，随访18~24个月。③注意事项：在操作中要尽可能少或者不探测根管，以保存牙髓干细胞和牙乳头中间充质干细胞的活力。不建议进行传统的机械预备，而是采用更加温和的根管冲洗以及根管内放置抗菌药物的方式进行根管消毒。如果在几次根管内冲洗和封药后，临床症状没有好转的迹象，瘘道始终存在，或出现肿胀和疼痛等情况时，应该考虑进行根尖诱导成形术。

37. ABC【解析】根尖诱导成形术的治疗特点：在根管预备、根管消毒和根管充填的步骤中，加强了根管消毒和增加了药物诱导（目前常用的诱导药物是氢氧化钙及其制剂）。消除残留牙髓和根尖周组织的炎症，并通过药物诱导作用，保护根尖部的生活牙髓和牙乳头，恢复上皮根鞘的正常功能是促使牙根继续发育和根尖形成的必要条件。

38. B【解析】依据患者右下后牙龈有红色小包，右下第 2 前磨牙殆牙面龋深及髓，牙髓无活力，叩痛（-）。因此主诉牙应是右下第 2 前磨牙。

39. B【解析】患牙可查及深龋洞，牙髓活力检测无反应，对叩诊有反应。X 线表现为透射区边界不清，形状不规则，周围骨质较疏松，呈云雾状。为慢性牙槽脓肿（又称慢性根尖周脓肿）的表现。

40. C【解析】慢性牙槽脓肿应尽量保存患牙，进行完善的根管治疗。在第一次治疗时要采取有效的方法镇痛，控制感染扩散。局部治疗包括清洗和疏通根管，建立引流通道。已形成脓肿的切开排脓，患牙调颌等措施。还可根据患牙严重程度给于口服或静脉、滴注抗生素。

41. D【解析】参见上一题解析。

42~43 E、A【解析】根据题干信息，患者牙齿有自发痛、阵发性加重、温度刺激诱发加重疼痛、放射痛等，可初步诊断为急性牙髓炎，结合口腔检查主诉牙应为左下 7，即左下第 2 磨牙。主要诊断为左下 7 慢性牙髓炎急性发作，需行根管治疗。

44. BDE【解析】过去临床常用的根管消毒药物是醛酚类制剂，如甲醛甲酚（FC）、樟脑对氧酚（CMCP）和樟脑苯酚（CP）等，目前国内外广泛使用的是氢氧化钙和氯已定。

45. BDF【解析】由题干信息可得出次要诊断及治疗方案：左上 6 残冠，牙髓坏死，边缘位于龈上 2mm，可在根管治疗后行冠修复；左上 7 残根，边缘位于龈下 2~3mm，拔除后修复；左下 6 深龋，牙周炎，垫底行树脂充填并进行牙周序列治疗；左下 8 阻生齿，未完全萌出需拔除。

46. A【解析】患者有明显的牙髓炎的症状，考虑是龋源性感染导致，因此，口腔检查时最可能发现深龋。右下牙遇冷、热测试会有剧烈疼痛。

47. C【解析】患者右下后牙遇冷、热刺激敏感，1 个月以来有自发性隐痛，3 天前有剧烈的自发性疼痛，阵发性发作，且疼痛为放散性，不能明确指出患牙位置。这是慢性牙髓炎急性发作的表现。

48. B【解析】根管治疗是慢性牙髓炎急性发作最佳的治疗方法。治疗的基本原则是：凡能保存牙髓的，应尽可能保存；不能保存全部牙髓的，也应尽可能保存部分牙髓即根髓；如已不能保存牙髓，则应尽可能保存患牙；只有在无保存价值，修复有困难或不能治疗时，才拔除患牙。

49. ACF【解析】根管充填时，选用牙胶尖作为充填材料。充填糊剂可选用氧化锌丁香油糊剂、氢氧化钙糊剂或玻璃离子糊剂。

50. ACDF【解析】常用的暂封材料主要为各种类型的水门汀，如氧化锌丁香酚（ZOE），玻璃离子、磷酸锌、聚羧酸锌等，还有成品的暂封材料如 Cavit 和 Coltosol F 等。窝洞最好双层暂封，根管内置入药物后，在髓室底放置一小棉球，棉球上填入热牙胶，最后放置外层暂封材料。所以，选项 B 不准确。牙胶是目前使用最广泛的根充材料，牙胶尖和根充糊剂结合是临床最常用的方法。牙胶尖充填根管的主体部分，封装剂只是用来弥补牙胶的收缩，填补牙胶尖和牙胶尖之间的缝隙，同时也起到牙胶在根管中润滑的作用。所以，选项 E 不准确。

51. E【解析】疗效评价是根管治疗的重要临床组成部分，世界卫生组织（WHO）规定的观察期为术后 2 年。1 年以内的疗效只能作为初步观察，难以定论；2~3 年或更长时间的观察则比较准确。

52. ABCE【解析】已行根管治疗术 + 桩冠修复，咬硬物致全冠崩裂，需进行叩诊、松动度检查、牙周探诊和 X 线检查，明确根管充填质量、根尖区情况、有无根折、根管桩的深度直径、牙周组织病变等。

53. C【解析】右下 6 根管治疗不完善，治疗后 8 年仍有根尖周阴影且根管欠填，并行牙周探诊正常无松动，应拆除原有桩冠后进行根管再治疗，待症状消失，病变基本愈合后再行永久修复。

54. ABCF【解析】单一弧形切口的半月形瓣手术通路不佳，易留下瘢痕，临床上已较少使用，后牙常用三角形瓣；涡轮手机和小球钻进行根尖倒预备易由于通路限制，球钻长轴难以与牙体长轴一致，现多使用超声倒预备技术。故选项 D、E 错误。其余选项均正确。

55. BCDE【解析】髓室底穿孔的原因：①髓腔严重钙化，髓腔基本消失。②牙冠严重磨损变短，继续按常规开髓。③牙髓组织坏死，开髓时无血性渗出物，加大开髓窝洞深度。④髓腔暴露且长期不治疗，髓室底产生龋坏导致穿孔。

56. CD【解析】髓室底穿孔的预防：①开髓前行 X 线检查，协助制订开髓方案。②在推测的根管口附近，用顶端较小的钻或去牙本质的超声锉点磨法去除牙本质。③应用牙科手术显微镜寻找根管口。

57. ABCDF【解析】髓室底穿孔的治疗方法：①无感染：用即刻修补封闭术。②感染：去除息肉和龋坏组织，用氢氧化钙或碘仿糊剂封闭 3~5 天后按未感染穿孔处理。③穿孔过大：牙根分离术或牙半切术。

58. C【解析】患者有牙髓治疗的病史，患者症状与慢性牙髓炎相似，左上 6 𬌗面表现为自发性钝痛，叩诊轻度不适。X 线片：三根管充填，高密度影较稀疏，未至根尖。可诊断为残髓炎。

59. ABD【解析】根管治疗后发生残髓炎的原因：①根管系统解剖学复杂，既有主根管，也有侧支根管、副根管，根管容易遗漏。残存的牙髓受细菌的刺激、器械的机械性刺激以及药物的化学性刺激，均可导致炎症反应。②神经肿胀：牙槽神经同其他神经末梢一样，切断后断端可能发生神经肿胀，因此产生自发性兴奋、强机械刺激可产生疼痛。

60. ACDEF【解析】残髓炎的预防：拔髓后次氯酸钠液充分冲洗；避免根管遗漏；慎用刺激性强或者患者过敏的药物。治疗方法：局部麻醉下拔除残髓，次氯酸钠充分冲洗，封氢氧化钙；有临床症状者：全身使用抗生素，症状消失后行根管充填。

61~62 AC、A【解析】患者 10 岁尚未成年，根管治疗后先选择暂时性修复方式，如树脂充填修复或树脂甲冠，待成年后殆面部发育完成稳定后再行永久修复。

63. AEF【解析】根尖未发育完成的年轻恒牙在根管预备、消毒后使用诱导剂诱导牙根继续发育、根尖形成，目前最常用的诱导剂是氢氧化钙及其制剂，定期复查（一般 3~6 个月复查 1 次），主根尖形成或根端闭合，再行永久性根管充填，待成年后永久冠修复。

64. ABCD【解析】修复前需常规进行牙体牙髓、牙周、牙列、咬合关系的检查，进行牙髓活力测试，外伤牙需拍摄 X 线片，检查根管充填情况，根尖区有无病变，有无根折，牙根长度、形态等。

65. ACDEF【解析】患者上颌前牙外伤后未行牙体治疗导致牙体变色呈暗黑色，提示牙髓坏死。应先进行完善根管治疗后才能进行修复。因此，修复前最佳治疗是根管治疗，其余选项治疗方法均是错误的。

66. D【解析】由于牙髓已经坏死，所以首先要对患牙进行完善的牙髓治疗，然后进行氧化锆全瓷冠修复。已变色前牙最佳修复方式应是全瓷冠，可兼顾美观和固位、抗力性能。

牙周组织应用解剖与生理

牙周病的检查与诊断1

第五章　牙周病学

牙周病的检查与诊断2

牙周病的检查与诊断3

牙周疾病的手术治疗1

牙周疾病的手术治疗2

一　A1 型题

1. 牙槽骨的增龄性改变包括
   A. 骨质疏松、血管减少、代谢率及修复功能下降
   B. 骨质疏松、血管减少、代谢率及修复功能上升
   C. 骨质疏松、血管增多、代谢率及修复功能下降
   D. 骨质疏松、血管增多、代谢率及修复功能上升
   E. 骨质致密、血管增加、代谢率及修复功能上升
2. 牙槽骨的改建影响着牙槽骨的
   A. 高度、外形和密度　　B. 厚度、外形和密度
   C. 高度、血运和厚度　　D. 血运、外形和密度
   E. 高度、外形和血运
3. 慢性根尖周炎主要的诊断依据是
   A. 自发性阵发性疼痛　　B. 牙髓无活力
   C. 叩诊疼痛不适　　D. 疼痛不能定位
   E. X 线片上根尖周骨质破坏影像
4. 对牙周炎患者进行修复治疗的前提是
   A. 牙周基础治疗后 6~8 周　　B. 牙周基础治疗后 3 个月
   C. 牙周手术治疗后 6~8 周　　D. 牙周手术治疗后 3 个月
   E. 牙周基础治疗和/或牙周手术治疗后，经复查，牙周病情稳定
5. 国内外调查显示总的规律是牙龈炎在儿童和青少年中较普遍，其患病率为
   A. 20%~40%　　B. 30%~50%
   C. 50%~70%　　D. 60%~80%
   E. 70%~90%
6. 牙龈炎最早可见于几岁的儿童
   A. 3~5 岁　　B. 5~7 岁
   C. 7~9 岁　　D. 9~11 岁
   E. 11~13 岁

7. 牙周袋的最佳解释是
   A. PD≥3mm
   B. PD≥5mm
   C. PD≥3mm，未见上皮附着向根方增殖
   D. 只与上皮附着向根方增殖有关
   E. 与骨丧失有关，上皮附着可正常
8. 牙周探诊最重要的诊断意义是
   A. 附着丧失比袋深更有意义
   B. 袋越深，表明牙周病越重
   C. 牙周病的程度与龈缘的位置有关
   D. 牙龈出血是牙龈炎症的表现
   E. 袋内溢脓是牙周炎症加重的体征
9. X线的诊断作用，最准确的描述是
   A. 是牙周疾病诊断的决定性手段
   B. 是非常重要的诊断工具，但不能取代临床检查
   C. 能独立给牙周疾病作出正确诊断
   D. 牙周病的诊断需要拍咬合翼片
   E. 以上均对
10. X线片的读片内容为
   A. 冠根比例
   B. 牙周膜的宽度
   C. 不良充填体
   D. 牙槽骨的破坏形式
   E. 以上均是
11. 以下处理不当的是
   A. 修复体边沿未覆盖牙齿根分叉
   B. 修复体边沿置于牙龈缘冠方
   C. 修复体边沿尽可能平齐牙龈缘
   D. 修复体边沿与牙齿高度密合
   E. 修复体的边沿置于牙龈缘下1.5mm，以保证修复体的美观
12. 引起牙周-牙髓联合病变最常见的途径为
   A. 深牙周袋
   B. 外伤
   C. 血源感染
   D. 龋病
   E. 牙体发育畸形
13. 牙周膜的厚度（宽度）在不同的人和不同的牙是不同的，常见的一般为
   A. 0.01~0.38mm
   B. 0.15~0.38mm
   C. 0.05~0.38mm
   D. 0.10~0.38mm
   E. 0.20~0.38mm
14. 以下修复体的设计不利于牙周健康的是
   A. 修复体的边沿尽量放在牙龈缘的冠方，以免刺激牙龈
   B. 任何修复体必须抛光，使其表面光滑，不易堆积菌斑
   C. 后牙邻面的接触区应位于中央沟的颊侧，以使腭侧有较大的外展隙

D. 充填体或冠桥外形应适应牙体的自然外形，在牙冠的颊（舌）面近颈处形成与牙根外形相应的凹陷，以利清除菌斑
E. 尽量突出牙冠的外形高点，以保护牙龈免受食物的撞击损伤

15. 对牙周生态系正常菌群描述，哪项是错误的
A. 稳定不变的
B. 相对的
C. 动态的
D. 群体优势在消长和波动
E. 有条件的

16. 伴放线聚集杆菌的致病作用包括
A. 产生白细胞毒素
B. 抑制中性粒细胞的趋化能力
C. 产生内毒素和胶原酶
D. 产生成纤维细胞抑制因子
E. 以上都是

17. 微生物入侵牙龈的牙周病是
A. 妊娠期龈炎
B. 慢性牙周炎
C. 青少年牙周炎
D. 急性牙周脓肿
E. 药物性龈炎

18. 牙菌斑作为牙周病始动因素的依据是
A. 终止刷牙可引起实验性龈炎
B. 根面平整对牙周炎治疗有效
C. 牙颈部牙线结扎可引起动物的实验性牙周炎
D. 青少年牙周炎患者血清中的抗体滴度增加
E. 以上均是

19. 关于牙周病史，哪一项不正确
A. 就诊的原因及目的
B. 过去的牙周治疗史
C. 口腔卫生习惯
D. 是否有夜磨牙史、血液病史
E. 发病时间与主要症状

20. 为减少修复体对牙周组织的刺激，冠的边缘最好位于
A. 尽量放在牙龈缘的冠方
B. 尽量放在牙龈缘以下
C. 放在龈缘以下近龈沟底
D. 放在龈缘以下距沟底 1mm 处
E. 放在牙龈缘平齐的位置

21. 以下处理不当的是
A. 血糖控制不佳的牙周炎患者，常规机械治疗同时给予全身应用抗生素
B. 对于风心病、先天性心脏病和安装人工心脏瓣膜的牙周炎患者预防性使用抗生素治疗
C. 活动性传染病，不做常规牙周治疗，只能在严格控制交叉感染情况下做应急处理
D. 凝血机制异常者在与内科医生密切合作下，谨慎地施以牙周治疗

E. 高血压、冠心病患者病情不稳定，实施常规机械治疗

22. 龈上菌斑主要与下列疾病有关，除了
    A. 点隙沟裂龋 B. 光滑面龋
    C. 邻面龋 D. 牙龈炎
    E. 牙周炎

23. 龈下菌斑主要的细菌是
    A. 需氧或兼性厌氧菌 B. 革兰阳性丝状菌
    C. 革兰阳性兼性厌氧菌及专性厌氧菌 D. 变形链球菌
    E. 唾液链球菌

24. 以下因素影响龈下菌斑的细菌组成，除了
    A. 龈沟和牙周袋的解剖条件 B. 牙周袋的深度
    C. 龈沟内的氧化、还原电势 D. 唾液
    E. 龈沟液的成分

25. 牙周组织和牙髓组织间最重要的解剖通道是
    A. 根管侧支 B. 暴露的牙本质小管
    C. 根尖孔 D. 髓室底副根管
    E. 畸形舌侧沟

26. 急性坏死溃疡性龈炎的发病因素中与哪一项关系最小
    A. 精神紧张 B. 细菌
    C. 吸烟 D. 㿻创伤
    E. 营养

27. 当牙周病处于活动期时，有关龈下菌斑的描述错误的是
    A. 非附着菌斑体积增大 B. 非附着菌斑的量相对较少
    C. 非附着菌斑的细菌数量增多 D. 革兰阴性细菌成为非附着菌斑的优势菌
    E. 可动菌成为非附着菌斑的优势菌

28. 牙周菌斑内的细菌可产生以下酶破坏牙周组织，除了
    A. 水解酶 B. 胶原酶
    C. 弹性蛋白酶 D. 蛋白酶
    E. 透明质酸酶

29. 牙周菌斑内的细菌胞膜成分中，与炎症反应关系最密切的成分是
    A. 黏性多肽 B. 荚膜
    C. 内毒素 D. 质磷壁酸
    E. 菌毛

30. 龈下菌斑中能产生白细胞毒素的细菌是

A. 嗜二氧化碳噬纤维菌
B. 伴放线聚集杆菌
C. 具核梭杆菌
D. 牙龈卟啉菌
E. 螺旋体

31. 牙龈脓肿与牙周脓肿最不同的是
A. 是否有合创伤
B. 炎症程度
C. 是否有牙髓症状
D. 患者的年龄
E. 脓肿的位置

32. 牙周菌斑中的细菌主要通过以下方式破坏牙周组织，除了
A. 直接侵入牙周组织
B. 产生代谢产物直接毒害组织细胞
C. 产生各种酶破坏细胞间质
D. 产生抗原，激活宿主的免疫反应
E. 产生内毒素，激活宿主的炎症反应

33. 有关牙周病致病菌，较为公认的观点是
A. 菌斑大量堆积导致牙周病
B. 外源性特异致病菌的感染导致牙周病
C. 不同的牙周组织炎症有相关优势菌的存在
D. 不同类型的牙周炎其龈下菌斑的组成基本相似
E. 非特异性的口腔正常菌群混合感染导致牙周病

34. 有关牙周病的致病菌，以下观点不正确的是
A. 牙周健康区与病损区菌斑中的微生物组成不一样
B. 牙周病的致病菌均是口腔的正常菌群
C. 同一患者的不同病损部位其微生物组成不一样
D. 每一类型的牙周炎症均有其关键的特殊致病菌
E. 牙周病与口腔中的菌群失调有关

35. 与牙周组织破坏关系最为密切的菌斑是
A. 龈下菌斑
B. 龈上菌斑
C. 附着菌斑
D. 非附着菌斑
E. 颈缘菌斑

36. 关于牙周病的致病菌，以下哪项不正确
A. 健康牙周菌斑薄，细菌量少
B. 牙周炎时龈下菌斑的量不变
C. 牙龈炎时，菌斑中的细菌以革兰阳性杆菌为主
D. 牙周炎时龈下菌斑中的革兰阴性菌增多
E. 牙周炎时龈下菌斑中的厌氧菌增多

37. 在菌斑成熟过程中，细菌定植有一定的顺序，首先吸附到牙面的是

A. 革兰阴性球菌　　B. 放线菌
C. 丝状菌　　D. 乳杆菌
E. 链球菌

38. 下列物质中哪一种不存在于龈上菌斑中
A. 唾液　　B. 磷水化合物
C. 兼性厌氧菌　　D. 龈沟液
E. 丝状菌

39. 𬌗创伤对牙周病的主要作用是
A. 导致牙周袋的形成　　B. 改变炎症的扩散途径
C. 加速牙槽骨的水平吸收　　D. 导致假性牙周袋的形成
E. 加重牙龈的炎症程度

40. 非附着菌斑中最具有特征的细菌是
A. G^+杆菌　　B. G^-杆菌
C. 可动菌　　D. G^-球菌
E. 丝状菌

41. 附着菌斑中最常见的细菌是
A. G^-杆菌、球菌和丝状菌　　B. G^+杆菌、球菌和丝状菌
C. 可动菌、G^-杆菌和球菌　　D. G^+球菌、G^-球菌和丝状菌
E. 丝状菌、G^-球菌和G^+杆菌

42. 当牙周病处于活动期时，菌斑中优势菌为
A. G^+链球菌、丝状菌　　B. G^+细菌、可动菌
C. G^-细菌、可动菌　　D. G^+杆菌、G^-杆菌
E. 丝状菌

43. 临床常用的、较为可靠的显示牙槽骨吸收方式和程度的方法是
A. 全口曲面断层片　　B. 根尖片
C. X线数字减影技术　　D. 牙周探诊
E. 手术翻瓣显示

44. 牙周探诊的最佳力量是下列哪项
A. 10～20g　　B. 5～10g
C. 20～25g　　D. 20～40g
E. 25～50g

45. 牙周探测的记录主要反映了
A. 牙周袋在牙面的分布　　B. 牙周破坏的严重程度
C. 牙周病的严重性　　D. 附着水平

E. 釉牙骨质界位置

46. 关于牙龈组织变化，哪一项不正确

A. 健康牙龈坚实而有弹性
B. 正常附着龈可有点彩或无点彩
C. 健康牙龈探诊不出血
D. 慢性炎症导致结缔组织血管增生、充血
E. 牙龈肥大意味着牙周袋的形成

47. 能够产生抗中性粒细胞因子的牙周细菌是

A. 内氏放线菌
B. 中间普氏菌
C. 牙龈紫卟啉菌
D. 伴放线聚集杆菌
E. 嗜二氧化碳纤维菌

48. 牙槽骨新生最易发生在

A. 根分叉病变
B. 一壁骨袋
C. 三壁骨袋
D. 二壁骨袋
E. 环形缺损

49. 检查前伸𬌗干扰点，常用的方法是

A. 视诊
B. 叩诊
C. 扪诊
D. X 线检查
E. 牙线法

50. 牙周支持组织丧失情况，主要依据为

A. 附着水平的丧失
B. 牙周袋深度测量
C. 牙槽骨吸收
D. 牙龈红肿
E. 牙龈萎缩

51. 控制菌斑最有效的方法是

A. 正确的刷牙和牙线等机械方法
B. 化学药物
C. 由医务人员进行洁治
D. 提高机体防御能力
E. 每日刷牙保证 2 次

52. 附着龈正常的宽度为

A. 1～9mm
B. 4～5mm
C. 2～3mm
D. 10mm 以上
E. 3～8mm

53. 牙周病治疗程序第一阶段的目的在于

A. 消除或控制临床炎症及咬合性致病因素
B. 牙周手术治疗及松牙固定
C. 消除患者对牙周病的恐惧
D. 教育患者注重口腔卫生

E. 全身抗菌治疗

54. 牙周治疗第一阶段结束后一般多长时间进入第二阶段治疗

A. 1~2周
B. 4周后
C. 1周后
D. 2~4周
E. 3~6周

55. 下列疾病中属于微生物入侵牙龈的牙周病是

A. 妊娠期龈炎
B. 慢性牙周炎
C. 急性坏死性溃疡性龈炎
D. 急性牙周脓肿
E. 白血病引起的牙龈病损

56. 牙周手术治疗后多长时间可以进行永久性修复治疗

A. 1个月
B. 2周
C. 2~3个月
D. 5个月
E. 6个月

57. 牙周病维持疗效阶段的主要任务是

A. 应患者的要求
B. 进行牙周手术
C. 进行松牙固定术
D. 增加医院收入
E. 进行复查复治

58. 有关牙石的说法，哪项不正确

A. 牙周病的治疗应彻底清除牙石
B. 牙石增加了菌斑的滞留
C. 龈下牙石需用探针检查
D. 龈下牙石对牙周组织的危害大于龈上牙石
E. 牙石对牙周组织的危害主要来自机械刺激

59. 影响牙石形成的因素是

A. 唾液
B. 菌斑
C. 口腔卫生习惯
D. 修复体的光洁度
E. 以上均是

60. 引起食物嵌塞的原因，除了

A. 牙齿错位或扭转
B. 牙齿缺失后长期维修复
C. 修复体在龈缘的位置
D. 修复体未修复邻面龋和边缘嵴
E. 殆面过度磨损

61. 能够使牙周病的牙周炎症得到改善，保证牙周治疗的顺利进行，维持牙周组织的健康关键在于

A. 每天刷牙
B. 常用含漱剂
C. 菌斑控制
D. 禁烟
E. 坚持牙龈按摩

62. 氯己定抗菌机制在于

A. 抑制 DNA 合成　　B. 改变细胞膜结构，打破渗透平衡

C. 改变细胞膜渗透压　　D. 抑制细菌蛋白合成

E. 使细菌着色

63. 关于𬌗创伤，哪项是错误的

A. 𬌗创伤影响牙周炎症的扩展途径和组织破坏程度

B. 𬌗创伤可引起牙周炎症

C. 慢性𬌗创伤常因牙磨损、牙齿突出等因素所致

D. 急性𬌗创伤常由修复体等医源性因素所致

E. 继发性𬌗创伤是因牙周组织支持力不足所致

64. 超声洁治时，工作头接触牙面的角度为

A. 80°　　B. 65°

C. 90°　　D. 25°

E. 15°

65. 下列属于与内分泌因素有关的牙周病，除了

A. 青春期龈炎　　B. 青少年牙周炎

C. 妊娠期龈炎　　D. 妊娠性龈瘤

E. 糖尿病性牙周炎

66. 龈上洁治器中镰形洁治器最适宜去除牙石的部位是

A. 龈下牙石　　B. 颊面牙石

C. 舌面牙石　　D. 牙间间隙牙石

E. 𬌗面牙石

67. 下列能增加菌斑滞留的因素，除了

A. 银汞充填体的悬突　　B. 位于龈下的修复体

C. 外形凸度过大的冠修复体　　D. 设计或制作不良的局部义齿

E. 龈端较为密合与光洁度高的修复体

68. 有关正畸治疗与牙周病的关系，哪项是错误的

A. 矫治器的佩戴能增加菌斑滞留

B. 正畸治疗前，应常规对患者进行牙周检查

C. 正畸治疗的患者应加强口腔卫生宣教

D. 牙龈炎或牙周炎的患牙可行正畸治疗

E. 正畸治疗不当可引起牙周病

69. 根面平整术的主要目的在于

A. 刮除牙石
B. 去除肉芽组织
C. 创造软硬组织生物相容的环境
D. 根面光滑
E. 去除毒素

70. 牙周病患牙根面的处理常用枸橼酸，其作用机制
A. 杀菌作用
B. 中和毒素
C. 根面硬组织脱钙
D. 使根面光滑
E. 诱导新骨形成

71. 有关不良习惯与牙周病的关系，哪项是错误的
A. 吸烟与牙周病无关
B. 吐舌可致前牙开䍂
C. 咬紧牙可增加牙周组织的负荷
D. 磨牙症可引起食物嵌塞
E. 口呼吸与肥大性龈炎有关

72. 内分泌因素与牙周病的关系，正确的是
A. 性激素可引起牙周病
B. 妊娠性龈炎在分娩以后可自行消退
C. 青春期龈炎与菌斑无关
D. 牙龈不是性激素的靶器官
E. 内分泌的变化改变了牙周组织对病原刺激因素的反应

73. 纤维结合蛋白对根面具有较好的作用，其实验室数据提示是
A. 促使根面可脱钙
B. 对纤维细胞有趋化作用
C. 具有胶原样作用
D. 中和毒素作用
E. 杀菌作用

74. 若前牙正中䍂有早接触，非正中䍂也有早接触，应调磨的牙位是
A. 下牙的切缘
B. 下牙的唇面
C. 上牙的切缘
D. 上牙舌侧窝
E. 上牙舌面

75. 有关全身疾病与牙周炎的关系，错误的是
A. 青春前期牙周炎常伴有全身疾患
B. 全身疾病可引起牙周病
C. 艾滋病患者可患坏死性牙龈炎和牙周炎
D. 糖尿病性牙周炎与菌斑有关
E. 白血病患者可先于本病被诊断前到口腔科就诊

76. 牙周病的病因，正确的是
A. 菌斑可以起牙周病
B. 䍂创伤可引起牙周病
C. 食物嵌塞可引起牙周病
D. 全身疾病可引起牙周病
E. 以上均是

77. 多形核白细胞（PMN）与牙周病的说法，错误的是

A. 是牙周组织重要的防御细胞
B. 不引起牙周组织的破坏
C. 可穿越袋上皮进入龈沟
D. 中性粒细胞的数量和功能不足与牙周病有关
E. 局部和全身因素可通过影响的功能影响牙周病的发生

78. 牙龈切除术是适应证比较广泛的一种牙周手术，但不适于该手术范围的为
A. 牙龈肥大或增生
B. 骨上袋
C. 牙周脓肿
D. 骨下袋
E. 冠挢修复，牙龈覆盖过多者

79. 牙龈切除术时要进行标记，切口与标线有一定距离，角度一般为45°，但牙龈切除最关键的是
A. 肥大牙龈都要切掉
B. 龈刀切入时恰能切到牙周袋底
C. 切口的角度一定不变
D. 一定要在切口标记下做切口
E. 防止组织撕裂

80. 关于牙周病的免疫病理，错误的是
A. 在炎症的整个过程中，菌斑中的细菌种类基本不变
B. 炎症中/晚期，细胞浸润以浆细胞和淋巴细胞为主
C. 炎症早期，细胞进入以中性粒细胞为主
D. 炎症中/晚期，宿主产生免疫球蛋白
E. 炎症晚期，牙周组织被破坏

81. 宿主的防卫反应与牙周病，正确的是
A. 中性粒细胞对牙周组织只起防御作用
B. 局势细胞与牙周组织破坏无关
C. 体液免疫产生的对组织只起保护作用
D. 细胞免疫不参与牙周炎症反应
E. 宿主的防卫反应在牙周病的病理机制中起防御和损伤的双重作用

82. 袋壁刮治术又称闭合性内壁刮除术，其最大优点是
A. 不用切牙龈组织
B. 去除牙石最干净
C. 最小的创伤，最大的组织保留
D. 根面平整最彻底
E. 不用打麻醉药

83. 关于种植体周围组织病变的描述，错误的是
A. 咬合负载过重是重要促进因素
B. 两段式种植体容易感染牙周致病菌
C. 种植体周围组织病变的始动因子是菌斑微生物
D. 手术技术和术后处理不当易引起种植体周围组织病变
E. 吸烟是影响种植体周围骨丧失的重要因素

84. 引起牙龈炎最主要的细菌是

A. 革兰阳性杆菌
B. 革兰阴性杆菌
C. 螺旋体
D. 衣原体
E. 黏性放线菌

85. 正常龈沟深度

A. ≤0. 5mm
B. ≤1mm
C. ≤2mm
D. 2~3mm
E. ≤3mm

86. 牙龈炎初期病损的特点，叙述错误的是

A. 相当于菌斑堆积的第 4 天
B. 临床上龈沟液量增多
C. 组织学上可见血浆蛋白和中性粒细胞渗出
D. 组织学上可见血管扩张
E. 临床可有探诊出血

87. 导致种植体周围组织疾病的始动因素是

A. 菌斑聚集
B. 咬合负载过重
C. 牙周炎病史
D. 种植义齿类型
E. 骨的质和量

88. 牙周脓肿与牙槽脓肿的鉴别之一是牙周脓肿

A. 牙槽骨嵴吸收
B. 脓肿范围弥散
C. 牙髓多无活力
D. 病程较长
E. 叩痛重

89. 关于种植体周围黏膜炎的叙述，不正确的是

A. 病变累及骨组织
B. 病变局限于牙龈黏膜
C. 临床表现不伴骨吸收
D. 主要是由于口腔卫生不良，菌斑刺激所致
E. 适当的治疗能使病变逆转

90. 牙龈炎症程度的敏感指标是

A. 牙龈发红
B. 牙龈自发出血
C. 牙龈溢脓
D. 龈沟液量增加
E. 牙龈肿胀

91. 水平型食物嵌塞多见于

A. 邻面接触点不正常
B. 咬合关系不正常
C. 牙龈萎缩，牙间乳头破坏或消失
D. 咬合面形态异常
E. 修复体过高

92. 影响牙石形成的因素不包括

A. 唾液
B. 菌斑
C. 口腔卫生习惯
D. 修复体的光洁度
E. 睡眠

93. 慢性龈缘炎的治疗，首先应

A. 给口腔含漱药
B. 除去牙菌斑，牙垢，牙石
C. 给抗菌药
D. 服维生素 C
E. 牙龈按摩

94. 可导致牙龈增生的药物不包括

A. 环孢素
B. 苯妥英钠
C. 维拉帕米
D. 硝苯地平
E. 布洛芬

95. 牙周病不是以下哪个疾病的危险因素

A. 大叶性肺炎
B. 2 型糖尿病
C. 早产和低出生体重儿
D. 口腔幽门螺杆菌和胃幽门螺杆菌
E. 急性或亚急性感染性心内膜炎

96. 牙周脓肿形成后处理原则是

A. 龈袋上药
B. 龈瓣切除
C. 龈下洁治
D. 切开引流
E. 全身支持疗法

97. 关于真性牙周袋的定义，下列哪项正确

A. 超过 7mm 以上（指袋深度）
B. 超过 2mm 以上（指袋深度）
C. 牙龈沟向牙冠方向移动，而上皮附着无移动
D. 为上皮附着向牙根尖方向移动，且牙槽骨有破坏
E. 真性牙周袋的牙槽骨破坏，无上皮附着根向移位

98. 下列哪种情况是翻瓣术的手术指征

A. 骨下袋较深，为了能刮净病变组织
B. 牙槽骨吸收达根长的 1/2
C. 牙龈萎缩，需修复牙龈
D. 牙龈增生需成形
E. 附着龈过窄

99. 原发性殆创伤与继发性殆创伤不同点在于

A. 原发者牙松动，继发者牙磨耗
B. 原发者较继发者易发生严重牙周疾病
C. 原发者造成牙周韧带刺激不足，继发者造成过度刺激

D. 原发性是过大咬殆力作用于健康的牙周组织所致的损害

E. 原发者发生于支持骨不足的患者，继发者发生于正常支持骨的患者

100. 糖尿病常伴有一系列口腔症状，除了

A. 龈缘红肿呈肉芽状增生　　B. 易出血

C. 牙周脓肿　　D. 牙齿松动

E. 龈裂

101. 牙周脓肿不同于牙槽脓肿的主要鉴别点在于牙周脓肿感染来自

A. 牙髓病　　B. 牙周袋

C. 根尖周病变　　D. 血源性感染

E. 外伤性感染

102. 龈乳头溃疡坏死缺损，特异口臭，覆盖灰白膜，最可能的诊断为

A. 白念珠菌病　　B. 妊娠期龈炎

C. 坏死性龈口炎　　D. 天疱疮

E. 膜性口炎

103. 应该彻底刮除牙石主要因为牙石

A. 对组织有机械性刺激　　B. 内含有细菌毒素

C. 是细菌滞留菌斑堆积的部位　　D. 可以引起牙龈萎缩

E. 可引起牙痛

104. 慢性龈炎中，不存在

A. 口腔不洁　　B. 牙龈发红、松软

C. 触之易出血　　D. 点彩消失

E. 炎症波及牙周膜和牙槽骨

105. 临床上判断牙龈有无炎症的最可靠的指征是

A. 牙周袋加深　　B. 口臭

C. 牙齿松动　　D. 轻探龈沟后有出血

E. 牙龈退缩

106. 单纯殆创伤会造成

A. 牙周袋形成　　B. 牙槽骨快速水平吸收

C. 牙槽骨垂直吸收或水平吸收　　D. 牙齿松动和 X 线显示牙周间隙增宽

E. 假性牙周袋的形成或增加牙龈炎症的严重性

107. 牙周脓肿的临床特点不包括

A. 有牙周炎病史　　B. 有深牙周袋

C. 牙龈呈椭圆形隆起，波动感　　D. 伴明显的牙齿松动

E. 脓肿局限于龈乳头及龈缘

108. 增加牙周炎易感性的遗传性疾病不包括
A. 周期性或永久性白细胞减少症
B. 唐氏综合征
C. 掌跖角化-牙周破坏综合征
D. 艾滋病
E. 白细胞黏附缺陷病

109. 青春期龈炎的治疗首先应
A. 除去局部刺激因素，保持口腔卫生
B. 用0.5%氢化皮质酮软膏进行牙龈黏膜按摩
C. 牙龈按摩
D. 牙龈切除
E. 龈下刮治

110. 龈炎的最早表征是
A. 牙龈疼痛
B. 牙龈萎缩
C. 牙龈肿大
D. 牙龈出血
E. 牙龈溃疡

111. 牙周炎的局部病因主要是
A. 菌斑
B. 牙石
C. 软垢
D. 食物嵌塞
E. 错殆畸形

112. 以下哪个细菌在HIV阳性患者牙周病中起重要作用
A. 伴放线聚集杆菌
B. 白念珠菌
C. 牙龈卟啉单胞菌
D. 中间普氏菌
E. 福赛坦菌

113. 艾滋病的病原体是
A. 巨细胞病毒
B. EB病毒
C. 人类乳头状瘤病毒
D. 人类免疫缺陷病毒
E. 单纯疱疹病毒

114. Glickman的Ⅱ度根分叉病变是指
A. 牙周探诊触及根分叉
B. 牙周探诊可探入根分叉中，但未能贯通
C. 牙周探诊可贯通颊舌根分叉，牙龈覆盖根分叉区
D. 牙龈覆盖根分叉，X线片示根分叉完全透影区
E. 根分叉颊舌侧贯通暴露在口腔中

115. 局限型侵袭性牙周炎典型的患牙局限于
A. 第一前磨牙
B. 第二磨牙和尖牙
C. 第一恒磨牙和上下切牙
D. 上颌磨牙
E. 下颌磨牙

116. 通过探诊显示最有意义的指标是
A. 牙周袋的深度
B. 探及龈下牙石
C. 袋内溢脓
D. 牙龈退缩
E. 附着水平

117. 在健康的龈沟内，用正常力量探诊，探针尖端应终止在
A. 龈沟底部
B. 结合上皮的中部
C. 结合上皮的根方
D. 穿过结合上皮
E. 结合上皮的冠方

118. 在牙龈有炎症时，用正常力量探诊，探针尖端应终止在
A. 龈沟底部
B. 结合上皮的中部
C. 结合上皮的根方
D. 穿过结合上皮
E. 结合上皮的冠方

119. 下列关于Ⅲ度根分叉病变正确的是
A. 水平不可穿通，可探入0.5mm
B. 水平不可穿通，可探入1.5mm
C. 水平不可穿通，可探入1.0mm
D. 水平可穿通，器械可通过
E. 水平可穿通，肉眼可见到

120. 关于宿主的防御反应与牙周病，叙述错误的是
A. 炎症早期，宿主的防御反应以保护性机制为主
B. 宿主的防御反应对牙周组织均是破坏性的
C. 中性粒细胞产生的溶酶体酶对牙周组织有损伤作用
D. 体液和细胞免疫产生的效应物质对牙周组织有损伤作用
E. 病变持续进行时，宿主的防御反应导致组织的破坏

121. 根分叉病变的主要病因是
A. 咬合创伤
B. 根柱过长
C. 菌斑
D. 磨牙症
E. 龋病

122. 有关牙石，哪项是错误的
A. 牙石对牙周组织的危害主要来自机械刺激
B. 牙石增加了菌斑的滞留
C. 龈下牙石需用探针检查
D. 龈下牙石对牙周组织的危害大于龈上牙石
E. 牙周病的治疗应彻底清除牙石

123. 观察早期骨嵴顶吸收情况，应拍摄
A. 根尖片
B. 标准定位片

C. 殆翼片
D. 全曲面断层片
E. 水平投照片

124. 关于根分叉病变的叙述，下列正确的是
A. Ⅰ度：牙周袋已达多根牙根分叉区，但分叉内无牙槽骨破坏，X线片上看不到骨质吸收
B. Ⅱ度：分叉区骨吸收仅限于颊侧或舌侧，尚未相通，X线片见牙周膜增宽
C. Ⅲ度：根间牙槽骨全部吸收，探针可通过根分叉区，X线片见该区骨质消失呈透射区
D. Ⅳ度：根间骨隔完全破坏，牙龈退缩使根分叉区完全开放
E. 以上都对

125. 局限型侵袭性牙周炎的早期症状为
A. 牙龈炎症
B. 牙周袋溢脓
C. 牙齿松动和移位
D. 牙龈出血
E. 口臭

126. 侵袭性牙周炎在X线片上可见牙槽骨成典型的
A. 水平性吸收
B. 垂直性吸收
C. 弧形吸收
D. 烧瓶形
E. 硬板清晰

127. 侵袭性牙周炎的病损特点是
A. 牙龈出血
B. 局部牙石量多
C. 牙龈充血肿胀
D. 牙龈质地较软
E. 牙周附着丧失和骨吸收

128. 广泛型侵袭性牙周炎的发病年龄为
A. 30岁以下
B. 青少年
C. 成年人
D. 青春期少年
E. 婴幼儿

129. 关于氯己定溶液，描述正确的是
A. 长期使用无副作用
B. 易产生耐药菌株
C. 含漱液的浓度为0.12%~0.20%
D. 其主要作用是减轻口腔异味
E. 是窄谱抗生素

130. 目前已知效果最确切并能长期应用的防菌斑药物是
A. 1%过氧化氢液
B. 3%过氧化氢液
C. 0.05%氯己定（洗必泰）溶液
D. 0.12%~0.20%氯己定溶液
E. 2%氯己定溶液

131. 适用于最后一个磨牙远中楔形瓣缝合的最佳方法是

A. 间进缝合
B. 单侧悬吊缝合
C. 双侧悬吊缝合
D. 褥式缝合
E. 锚式缝合

132. 牙周手术后最常见的组织愈合方式是
A. 长结合上皮愈合
B. 牙龈纤维愈合
C. 附着获得
D. 骨固连
E. 牙周组织再生

133. 牙周翻瓣术的适应证为
A. 牙龈增生经局部处理无明显改善者
B. 牙周袋深≥5mm
C. 牙松动Ⅱ度以上
D. 牙龈长期溢脓
E. 牙龈长期出血、疼痛

134. 牙周病全身治疗的常用药物不包括
A. 甲硝唑
B. 四环素
C. 螺旋霉素
D. 多种维生素
E. 羟氨苄青霉素

135. 对牙周兼性厌氧菌及微需氧菌感染无效的药物是
A. 四环素
B. 二甲胺四环素
C. 螺旋霉素
D. 洗必泰
E. 甲硝唑

136. 急性坏死性溃疡性龈炎的特征性临床表现为
A. 牙龈出血
B. 虫蚀状龈缘
C. 牙龈红肿
D. 牙龈质地松软
E. 牙龈肥大

137. 去除暴露的根分叉区菌斑的适宜工具是
A. 牙刷
B. 牙线
C. 冲牙器
D. 电动牙刷
E. 牙间隙刷

138. 引起牙龈炎最主要的因素是
A. 口腔卫生状况差，牙菌斑大量堆积
B. 长期激素治疗导致体内菌群紊乱
C. 全身慢性消耗性疾病
D. 免疫力低下
E. 革兰阳性杆菌

139. 关于龈下牙石，下列不正确的是
A. 体积较小
B. 位于牙周袋内根面或袋内壁
C. 易沉积于邻面
D. 质地坚硬、致密

E. 色浅或深褐色、黑色

140. 造成牙周炎的主要因素是

A. 遗传　　B. 龈下菌斑

C. 病毒感染　　D. 全身性疾病

E. 龈下菌斑和龈下牙石

141. 慢性牙周炎的优势致病菌不包括

A. 葡萄球菌　　B. 福赛坦氏菌

C. 齿垢密螺旋体　　D. 具核梭杆菌

E. 牙龈卟啉单胞菌

142. 用于牙周袋深度检查的工具是

A. 普通的弯探针　　B. 有刻度的尖探针

C. 有刻度的钝头探针　　D. 无刻度的钝头探针

E. Nabers 探针

143. 关于牙周探诊，叙述不正确的是

A. 使用探针检查根分叉病变　　B. 探诊时用改良握笔式握持探针

C. 探诊力量为 30~35g　　D. 牙周探针应与牙体长轴平行

E. 探针的粗细形状影响探诊准确性

144. 曲面体层片用于检查牙周病，其优点不包括

A. 检查方便快捷　　B. 可以了解牙槽骨吸收方式和程度

C. 可以辨别舌侧牙槽骨密度　　D. 可以进行前后对比观察

E. 可以辨别近远中牙槽骨密度

145. 牙周炎和牙龈炎的主要区别为是否有

A. 牙龈增生　　B. 牙龈红肿

C. 附着丧失　　D. 牙龈坏死

E. 牙龈出血

146. 龈下牙石可描述为

A. 沉积在临床牙冠　　B. 直接可看到

C. 一般与牙面的附着不牢固　　D. 较龈上牙石体积大而硬

E. 肉眼看不到，需探诊才能查到

147. 属于牙周炎局部促进因素的是

A. 牙龈位置异常　　B. 吸烟

C. 牙菌斑　　D. 畸形中央尖

E. 颊面深窝沟

148. 口腔内牙石沉积最多的牙位是

A. 上颌前牙唇面
B. 上颌前牙腭面
C. 下颌前牙唇面
D. 下颌前牙舌面
E. 下颌磨牙舌面

149. 证据充分的牙周致病菌是
A. 伴放线聚集杆菌和牙龈卟啉单胞菌
B. 齿垢密螺旋体和伴放线聚集杆菌
C. 中间普氏菌和牙龈卟啉单胞菌
D. 齿垢密螺旋体和福塞坦菌
E. 具核杆菌和伴放线聚集杆菌

150. 下列致病菌与慢性龈炎无关的是
A. 牙龈二氧化碳嗜纤维菌
B. 伴放线聚集杆菌
C. 黏性放线菌
D. 内氏放线菌
E. 微小微单孢菌

151. 正常情况下牙槽嵴顶距釉牙骨质界的距离，在 X 线片上通常为
A. <3mm
B. <2.5mm
C. <2mm
D. <1.5mm
E. <1mm

152. 牙龈炎通常累及的牙周组织有
A. 边缘龈和附着龈
B. 边缘龈和牙周膜
C. 边缘龈和龈乳头
D. 边缘龈和牙槽骨
E. 边缘龈和牙骨质

153. 牙周炎的“进展前沿”是
A. 附着性菌斑
B. 龈上菌斑
C. 龈下牙石
D. 龈上牙石
E. 非附着性菌斑

154. 易造成牙周组织破坏的𬌗力是
A. 垂直向力
B. 侧向力
C. 扭力
D. 咬合力不均匀
E. 牙周支持力不足

155. 下列关于牙垢的描述，不正确的是
A. 牙面上软而黏的沉积物
B. 呈黄色或灰白色
C. 对牙髓有刺激
D. 沉积在牙面的颈 1/3 区域
E. 不需涂布显示液，肉眼便直接可见

156. 关于牙龈上皮，以下叙述错误的是
A. 龈沟上皮有上皮钉突
B. 口腔龈上皮为牙龈上皮暴露于口腔的部分
C. 覆盖于龈沟壁的上皮称为龈沟上皮
D. 牙龈由上皮、固有层和黏膜下层组成

E. 龈谷表面覆盖的是无角化鳞状上皮

157. 牙龈沟位于

A. 游离龈与附着龈之间 B. 附着龈与牙槽骨之间

C. 附着龈与牙体之间 D. 游离龈与牙体之间

E. 牙龈与牙槽骨之间

158. 慢性牙龈炎的病理变化不包括

A. 胶原丧失 B. 血管扩张充血

C. 组织水肿 D. 结缔组织向根方增生

E. 大量细菌浸润

159. 下列不属于独立性疾病的是

A. 慢性牙龈炎 B. 龈增生

C. 急性坏死性溃疡性牙龈炎 D. 浆细胞性牙龈炎

E. 剥脱性龈病损

160. 关于慢性龈炎，以下叙述错误的是

A. 炎症只局限于龈沟底及游离龈

B. 沟内上皮的直接下方有一层中性粒细胞反应区

C. 病变的淋巴细胞反应区以 T 淋巴细胞浸润为主

D. 发病与口腔不洁、在牙面存在菌斑，牙垢和牙石有密切关系

E. 有牙周袋形成

161. 牙龈有炎症，根据哪一项表现可诊断为慢性牙周炎

A. 牙龈红、肿胀、触之易出血，有轻微松动

B. 牙龈红肿、质地松软，点彩消失，松动不明显

C. 牙龈呈浅粉红色，有弹性，牙龈覆盖牙冠，牙龈增生

D. 牙龈呈鲜红色，水肿，触之易出血，松动不明显

E. 牙龈呈深红色、水肿、触之易出血，探诊有牙周袋，松动不明显

162. 关于牙周炎，以下叙述错误的是

A. 龈牙结合上皮破坏致使牙周袋形成

B. 牙周炎静止期可观察到破骨细胞

C. 牙槽骨出现活跃的破骨细胞性骨吸收陷窝

D. 牙周膜间隙增宽

E. 活动期与静止期交替出现

163. 引起牙齿松动的常见疾病是

A. 边缘性牙龈炎 B. 增生性牙龈炎

C. 牙槽脓肿 D. 牙周炎

E. 牙髓炎

164. 静止期牙周炎的病理变化不包括

A. 牙周袋与牙槽骨之间可见大量新生的纤维结缔组织

B. 固有牙槽骨表面可见新的类骨质形成

C. 牙骨质出现新生现象

D. 牙槽骨可见大量破骨细胞

E. 袋壁组织可见炎性肉芽组织

165. 种植体界面往往达不到100%的完全骨结合，凡骨组织占多少的界面就可以认为形成了“骨结合”

A. 20%~50%　　B. 30%~75%

C. 45%~50%　　D. 50%~75%

E. 75%~85%

166. 牙龈的胶原纤维不包括

A. 牙槽嵴纤维　　B. 牙骨膜纤维

C. 龈牙纤维　　D. 环形纤维

E. 越隔纤维

167. 关于龈谷，叙述错误的是

A. 该处上皮为角化的复层鳞状上皮　　B. 该处上皮无角化、无钉突

C. 对局部刺激物的抵抗力较低　　D. 牙周病易始发于此

E. 每个牙齿的颊、舌侧龈乳头在邻面的接触区下方汇合处略凹下，称为龈谷

168. 不利于牙周健康的修复体设计是

A. 修复体边缘尽量放在龈下　　B. 冠缘与牙面密合

C. 冠部外形勿过突　　D. 表面光洁度

E. 勿侵犯生物学宽度

169. 有关正畸治疗与牙周病的关系，哪项是错误的

A. 矫治器的佩戴能增加菌斑滞

B. 正畸治疗前，应常规对患者进行牙周检查

C. 正畸治疗的患者应加强口腔卫生宣教

D. 牙龈炎或牙周炎的患牙不可行正畸治疗

E. 正畸治疗不当可引起牙周病

170. 生物学宽度是指

A. 龈沟底与牙槽嵴顶之间的恒定距离

B. 龈沟底与牙槽嵴顶之间的距离约2mm，其改变可反映牙周状况

C. 牙周炎时生物学宽度增大

D. 牙周萎缩时生物学宽度变小

E. 随年龄增长上皮附着根向迁移，生物学宽度变小

171. 关于结合上皮，叙述错误的是

A. 由非角化复层鳞状上皮构成

B. 通过基板和半桥粒与牙面附着

C. 在有牙周附着丧失时位于牙根表面

D. 1~3 天即更新 1 次

E. 不同时期的附着位置有所不同

172. 正常牙龈上皮中不存在的细胞是

A. 朗格汉斯细胞　　B. 黑色素细胞

C. 牙龈成纤维细胞　　D. 梅克尔细胞

E. 角质形成细胞

173. 有关牙槽骨，叙述正确的是

A. 牙失去后牙槽骨不会发生改变

B. 牙槽骨的改建只受局部因素的影响

C. 牙槽嵴顶到釉牙骨质的正常距离为 2. 5mm

D. 炎症时，牙槽骨的硬骨板可消失或模糊、中断

E. 牙齿颊侧或舌侧牙槽骨缺如，牙根面部分或直接与骨膜和牙龈结缔组织相连，称为“骨开裂”

174. 不属于牙周手术的是

A. 根面平整术　　B. 根尖切除术

C. 翻瓣术　　D. 袋壁刮治术

E. 牙龈切除术

175. 袋内壁刮治术一般适用于

A. 范围广泛的骨上袋　　B. 范围局限的骨上袋

C. 范围广泛的骨下袋　　D. 范围局限的骨下袋

E. 以上均不对

176. 关于牙槽骨 X 线片描述正确的是

A. X 线照片能够清晰显示牙齿四周的骨质破坏

B. 中期表现硬骨板消失、嵴顶模糊呈虫蚀状

C. 正常嵴顶距釉牙骨质界的距离约为 1mm

D. 正常嵴顶距釉牙骨质界的距离约为 2. 5mm

E. 骨量减少 30% 以上方可在 X 线片上显示出来

177. 关于牙龈病，叙述错误的是

A. 是不可逆性疾病　B. 最常见为牙龈炎
C. 牙龈病的病因明确，主要为菌斑　D. 治疗效果好
E. 牙龈病是指只发生在牙龈组织的疾病，不侵犯深层组织

178. 不属于自我控制菌斑的方法是
A. 刷牙　B. 漱口
C. 牙线的使用　D. 洁治术
E. 牙签的使用

179. 牙周炎最好发的牙位是
A. 下颌切牙和上颌磨牙　B. 上颌切牙和下颌磨牙
C. 下颌切牙和下颌磨牙　D. 上颌切牙和上颌磨牙
E. 上颌切牙、上颌磨牙、上颌前磨牙

180. 对于根尖刮治术，下列哪项是不正确的
A. 做根尖切除也必须做根管治疗　B. 前、后牙均可采用
C. 注意将舌侧面的炎症组织彻底清除　D. 至少要保留牙根的 2/3
E. 前、后牙均不可采用

181. 引导组织再生术适应证，除了
A. 三壁骨袋　B. 二壁骨袋
C. Ⅱ度根分叉病变　D. Ⅲ度根分叉病变
E. 角型骨缺损

182. 牙周外科手术常用的是
A. 移骨术　B. 植骨术
C. 牙槽骨成形术　D. 牙槽骨切除术
E. 以上均不对

183. 牙周微生物与牙周病危险因素共同作用，最终导致牙周病的发生。牙周病的危险因素不包括
A. 年龄　B. 口腔卫生情况
C. 性别　D. 某些全身疾病
E. 牙外伤史

184. 口腔内牙石分布最多的牙位是
A. 下颌第 2 磨牙　B. 下颌第 1 磨牙
C. 下前牙　D. 尖牙
E. 前磨牙

185. 关于龈下非附着性菌斑生物膜，叙述错误的是
A. 最易导致根面龋　B. 其构成以厌氧菌为主

C. 与牙槽骨的破坏密切相关
D. 位于附着性龈下菌斑生物膜的表面
E. 结构松散，直接与袋上皮和龈沟上皮接触

186. 牙龈的临床特征，下列哪一项不正确
A. 牙龈颜色的变化可呈局部或全口腔
B. 皮肤黑者，正常牙龈可见色素沉着
C. 正常的牙龈边缘通常较钝厚
D. 炎症和创伤可引起牙龈外形的改变
E. 炎症弥漫指波及附着龈

187. 治疗牙龈炎首选方法
A. 选用漱口水，保持口腔卫生
B. 去除牙石
C. 牙龈切除
D. 选用抗生素
E. A + B + D

188. 牙周溢脓首选的漱口水
A. 金霉素漱口水
B. 朵贝尔含漱液
C. 3% 双氧水稀释 2 倍
D. 0.1% 依沙吖啶液
E. 1%~2% $NaHCO_3$溶液

189. 关于牙周组织病变的致病因素，叙述正确的是
A. 各种局部致病因素在牙周组织疾病中起同等重要作用
B. 只要存在菌斑生物膜即能引起牙周组织病变
C. 细菌及其产物为主要的局部致病因素
D. 全身系统性疾病一定引起牙周组织病
E. 牙石为主要的局部致病因素

190. 牙周病的“进展前沿”指的是
A. 光滑面菌斑生物膜
B. 窝沟裂隙菌斑生物膜
C. 颈缘菌斑生物膜
D. 附着性龈下菌斑生物膜
E. 非附着性龈下菌斑生物膜

191. 关于𬌗创伤对牙周组织的影响，叙述错误的是
A. 创伤会增加牙的动度
B. 长期的𬌗创伤会加重牙周炎
C. 单纯、短期的𬌗创伤也会引起牙周袋
D. 单纯、短期的𬌗创伤不会加重牙龈炎
E. 自限性松动牙在没有牙龈炎的情况下，不造成牙周组织的破坏

192. 对于青春期牙周炎，进行全身治疗的药物是
A. 甲硝唑
B. 牙周宁

C. 四环素　　D. 青霉素

E. 朵贝尔含漱液

193. 控释抗菌药物治疗牙周炎的优点是

A. 用药剂量小　　B. 局部浓度高

C. 维持时间长　　D. 疗效高

E. 以上均是

194. 碘酚治疗适用于

A. 龈袋　　B. 骨上袋

C. 骨下袋　　D. 牙龈红肿者

E. 牙周袋溢脓者

195. 牙石引起牙龈炎的主要致病机制是

A. 牙石妨碍日常口腔卫生措施的实施

B. 牙石的多孔结构容易吸附大量的细菌毒素

C. 牙石表面常有未矿化的菌斑，刺激牙龈导致炎症

D. 牙石可使龈沟液的渗出增加

E. 牙石对牙龈有机械刺激

196. 易导致牙周失用性萎缩的是

A. 深覆𬌗　　B. 深覆盖𬌗

C. 开𬌗　　D. 对刃𬌗

E. 反𬌗

197. 可使黏膜着色的含漱液是

A. 朵贝氏液　　B. 1% $NaHCO_3$

C. 盐水　　D. 洗必泰

E. 3%双氧水（稀释2倍）

198. 关于洗必泰溶液，下列哪项叙述错误

A. 它是一种广谱抗菌剂　　B. 使用浓度为0.12%~0.20%

C. 长期使用会使牙面、舌背着色　　D. 化学结构稳定、毒性小

E. 主要缺点为长期使用可形成耐药菌株或造成人体损害

199. 单纯性牙周炎全身治疗的首选药物是

A. 红霉素　　B. 牙周宁

C. 中药固齿剂　　D. 维生素类药物

E. 大环内酯药物+甲硝唑

200. 选磨的基本原则是

A. 前伸𬌗有早接触时，磨改下前牙切缘

B. 用咬合纸检查咬合，凡蓝色较深者应磨改
C. 正中𬌗及侧向𬌗早接触，磨改过高牙尖
D. 前伸𬌗及正中𬌗有早接触时，磨改上前牙斜面
E. 先检查并磨改正中𬌗高点，再检查磨改非正中𬌗高点

201. 牙周组织对菌斑的反应性受一些因素影响，除外
A. 性激素
B. 肾上腺激素
C. 甲状旁腺激素
D. 𬌗创伤
E. 糖尿病

202. 糖尿病型牙周病的特征不包括
A. 易发生牙周脓肿
B. 牙周手术愈合较差
C. 病变发展较快
D. 炎症反应重
E. 中性粒细胞趋化功能正常

203. 龈上牙石沉积最多的部位为
A. 牙颈部
B. 下颌磨牙颊面
C. 下颌切牙舌面
D. 上颌切牙腭面
E. 上颌磨牙舌面

204. 关于牙周病，叙述正确的是
A. 牙石导致牙周病
B. 外源性特异致病菌感染导致牙周病
C. 不同的牙周组织炎有相关优势菌的存在
D. 不同类型的牙周炎其龈下菌斑的组成基本相似
E. 非特异性的口腔正常菌群混合感染导致牙周病

205. 使用龈下刮治器进行刮治时，刀刃与牙面应成
A. 70°角左右
B. 75°角左右
C. 80°角左右
D. 90°角左右
E. 85°角左右

206. 下列选磨方法中错误的是
A. 选磨工作应依次完成、减少患者就诊次数
B. 侧方𬌗的磨改要兼顾工作侧与非工作侧
C. 一般先磨正中𬌗的早接触区，不轻易磨改功能牙尖
D. 选磨结束必须用硬橡皮轮将牙面抛光，以减少菌斑的堆积
E. 对于因选磨暴露牙本质出现过敏症状的，应进行脱敏治疗

207. 牙周炎不同于牙龈炎的重要标志为
A. 牙龈颜色发生变化
B. 牙龈炎症充血范围波及附着龈

C. 龈沟探诊出血　　D. 龈沟探诊深度 >3mm
E. 结合上皮附着位于釉牙骨质界的根方

208. 关于牙周病的探诊，叙述错误的是
A. 袋内壁溃疡仅见于深牙周袋
B. 外侧壁坚韧的牙周袋探诊时仍有可能出血
C. 炎症牙龈呈暗红色的实质是局部血液循环阻塞
D. 暴露于牙周袋内的根面壁易发生根面龋
E. 脱矿的根面壁因牙龈退缩暴露于口腔，可发生再矿化

209. 牙周病的最基本的治疗方法是指
A. 正确刷牙和洁治术　　B. 洁治术
C. 刮治术和根面平整　　D. 服用消炎药和使用含漱液
E. 口腔卫生宣传和定期的洁治术

210. 牙周病基础治疗的重点是
A. 药物治疗　　B. 咬合调整
C. 菌斑控制　　D. 松牙固定
E. 治疗食物嵌塞

211. 慢性牙龈炎病因中的始动因子是
A. 牙石　　B. 菌斑
C. 食物嵌塞　　D. 不良修复体
E. 口呼吸

212. 慢性牙龈炎的治疗原则不包括
A. 龈上洁治术　　B. 局部药物治疗
C. 定期复查　　D. 教育患者菌斑控制
E. 龈下刮治根面平整术

213. 自我清除菌斑的主要手段是
A. 漱口　　B. 刷牙
C. 使用牙线　　D. 洁治术
E. 使用牙签

214. 根分叉病变的发病因素不包括
A. 创伤　　B. 菌斑微生物
C. 牙根解剖形态　　D. 牙龈炎症
E. 牙颈部釉质突起

215. 内分泌因素与牙周病的关系，正确的是
A. 内分泌的变化改变了牙周组织对病原刺激因素的反应

B. 妊娠性龈炎在分娩以后可自行消退
C. 性激素可引起牙周病
D. 牙龈不是性激素的靶器官
E. 青春期龈炎与菌斑无关

216. 龈上洁治术中哪项不必要
A. 支点稳定
B. 刀刃与牙面成80°角
C. 调整好体位
D. 仔细探查牙面的位置
E. 使用手指和手腕的动作

217. 菌斑控制指标，如能达到多少即属基本被控制
A. 10%以下
B. 15%以下
C. 20%以下
D. 25%以下
E. 30%以下

218. 牙槽骨水平吸收时形成的牙周袋通常为
A. 骨上袋
B. 骨内袋
C. 复杂袋
D. 1壁骨袋
E. 4壁骨袋

219. 关于急性坏死性牙龈炎病变区的细菌学涂片，增加最多的厌氧微生物是
A. 伴放线聚集杆菌
B. 梭形杆菌和中间普氏菌
C. 牙龈卟啉单胞菌和螺旋体
D. 梭形杆菌和螺旋体
E. 伴放线聚集杆菌和螺旋体

220. 下列可导致牙龈增生的药物不包括
A. 环孢素A
B. 苯妥英钠
C. 硝苯地平（心痛定）
D. 维拉帕米
E. 硝酸异山梨醇酯（消心痛）

221. 急性龈乳头炎的一些临床表现易与牙髓炎混淆，除了
A. 明显的自发痛
B. 中等度的冷热刺激疼
C. 龈乳头发红肿胀，探触痛明显，易出血
D. 胀痛
E. 可有轻度叩痛

222. 慢性牙周炎患者可能出现的伴发病变不包括
A. 牙周脓肿
B. 根分叉病变
C. 继发性咬合创伤
D. 牙周袋形成
E. 逆行性牙髓炎

223. 关于广泛型侵袭性牙周炎，叙述正确的是
A. 牙龈卟啉单胞菌是主要的优势菌
B. 累及除切牙和第1磨牙以外的至少2颗恒牙
C. 有快速的附着丧失和牙槽骨破坏
D. 疾病一直处于活动期
E. 常发生于35岁以上人群

224. 牙周再生性手术包括
A. 改良翻瓣术
B. 引导组织再生术
C. 牙槽骨整形术
D. 牙冠延长术
E. 游离龈瓣移植术

225. 第一阶段的牙周治疗包括
A. 龈上洁治
B. 龈下刮治
C. 牙周袋药物治疗
D. 以上均是
E. 以上均不是

226. 急性坏死性龈炎的发病特点不包括
A. 常发生于青壮年
B. 发病急，经常与精神紧张有关
C. 初起时龈乳头充血水肿，个别出现溃疡
D. 进展快，牙间乳头和边缘龈坏死
E. 病程长，牙龈出血，牙齿松动

227. 根分叉病变的主要原因是
A. 坏死的牙龈
B. 咬合创伤
C. 菌斑
D. 外伤
E. 釉突

228. 临床上一般以有菌斑的牙面占总牙面数的百分比判断口腔卫生状况，口腔卫生较好的指标是
A. ≤10%
B. ≤20%
C. ≤30%
D. ≤40%
E. ≤50%

229. 反映牙龈状况的指数不包括
A. 菌斑指数
B. 牙龈指数
C. 出血指数
D. 龈沟出血指数
E. 探诊出血

230. 下列哪一种牙周病的危险因素是不可改变的
A. 牙石
B. 咬合创伤
C. 食物嵌塞
D. 遗传因素

E. 局部解剖因素

231. 下列哪一种牙周病的危险因素属于有关系统病的全身因素

A. 心理压力
B. 精神紧张
C. 骨质疏松症
D. 吸烟
E. 咬合创伤

232. 创伤的临床表现不包括

A. 牙齿松动
B. 水平型骨吸收
C. 垂直型骨吸收
D. 牙齿倾斜
E. 牙齿移位

233. 与创伤无关的因素是

A. 修复体有高点
B. 正畸时加力过猛
C. 重度牙周炎
D. 修复体邻面接触点恢复不良
E. 牙齿扭转

234. 血糖控制理想的患者即空腹血糖多少时，牙周治疗操作同全身健康者

A. 4.4~6.1mmol/L
B. 6.1~7.0mmol/L
C. 2.1~4.4mmol/L
D. 7.0~11.4mmol/L
E. 11.4mmol/L 以上

235. 牙周组织不包括

A. 牙龈组织
B. 牙骨质
C. 牙槽骨
D. 牙本质
E. 牙周膜

236. 目前公认的重度牙周炎的危险因素之一是

A. 饮酒
B. 吸烟
C. 嚼口香糖
D. 常饮甜饮料
E. 饮茶

237. 牙石中的主要成分是

A. 有机物
B. 食物残渣
C. 细菌
D. 无机盐
E. 脱落的上皮细胞和水

238. 逆行性牙髓炎往往伴随有

A. 严重的牙龈炎
B. 严重的牙周病
C. 严重的牙体缺损
D. 较深的楔状缺损
E. 明显的牙齿松动、移位

239. 牙周炎治疗的目的不包括

A. 使牙周组织恢复健康　　B. 创造一个功能良好的牙列
C. 满足患者的美观要求　　D. 追求长期、稳定的疗效
E. 尽可能多地保留患牙

240. 以下哪种因素与牙周病关系不大
A. 银汞合金充填物有悬突　　B. 牙齿排列不齐
C. 嗜甜食　　D. 冠修复体不良
E. 大量牙石

241. 牙周基础治疗不包括
A. 菌斑控制　　B. 牙周夹板
C. 洁治术和龈下刮治术　　D. 拔除无保留价值的患牙
E. 咬合调整

242. 龈下刮治操作错误的是
A. 刮治前应用探针仔细检查龈下牙石
B. 匙形器的刀刃与根面呈45°角，以避免损伤袋内软组织壁
C. 锄形器应两点接触，即刀刃置于袋底根面上
D. 每一动作的刮除范围要与前次有部分重叠，连续不间断
E. 刮治务求干净，避免残留牙石

243. 牙周炎的四大主要症状之一是
A. 牙龈增生　　B. 牙龈退缩
C. 牙冠折断　　D. 牙槽骨吸收
E. 龈袋的形成

244. 假性牙周袋与真性牙周袋的区别是假性牙周袋
A. 袋深小于4mm　　B. 袋只累积单个牙面
C. 袋底位于釉牙骨质界或其冠方　　D. 牙龈有肿胀
E. 牙龈有炎症

245. 慢性龈炎有下列特点，但不包括
A. 重症者可累及附着龈　　B. 龈袋可超过3mm
C. 有轻度的附着丧失　　D. 龈红肿、松软、碰触时易出血
E. 部分患者可发展成牙周炎

246. 较为公认的牙周病致病微生物主要是
A. 需氧菌　　B. 外源性特异致病菌
C. 病毒　　D. 外源性感染的真菌
E. 厌氧菌

247. 牙周手术治疗的目的不包括

A. 清除牙周袋壁的病变组织，在直视下彻底清除根面菌斑、牙石和病变组织
B. 矫正牙周软、硬组织缺陷和不良外形，便于患者自身菌斑控制
C. 使牙周袋变浅，易于保持牙面清洁，减少炎症复发
D. 恢复美观和功能需要以及利于牙齿或牙列的修复
E. 减少患者口腔卫生维护的需要

248. 关于牙周手术，叙述正确的是
A. 局部存在不良修复体、充填体残留的患牙，在牙周基础治疗后可进行牙周手术治疗
B. 患者没掌握良好的菌斑控制手段，可在牙周手术治疗后再进行口腔卫生宣教
C. 患有血液病、6 个月内曾发生心血管意外或患有未得到控制的糖尿病等疾病时不能进行牙周手术治疗
D. 吸烟患者在牙周手术后 1 周可恢复吸烟
E. 牙周手术治疗不需得到患者知情同意

249. 附着丧失可以表示
A. 牙周炎炎症程度
B. 牙龈炎炎症程度
C. 牙槽骨吸收程度
D. 牙周组织破坏程度
E. 牙周炎的诊断指标

250. 牙周病的全身易感因素不包括下列哪一项
A. 性激素的变化
B. 吸烟
C. 不正常的正畸治疗
D. 艾滋病
E. 精神压力过大

251. 影响牙周炎患牙松动度的主要因素是
A. 牙根的数目
B. 牙根的形态
C. 牙槽骨吸收的程度
D. 邻牙存留情况
E. 𬌗创伤

252. 造成牙周病患牙松动的原因中不包括
A. 牙周韧带炎症
B. 𬌗创伤
C. 牙槽骨吸收
D. 夜磨牙
E. 根纵裂

253. 关于牙龈切除术，叙述错误的是
A. 后牙区中等深度的骨上袋，袋底不超过膜龈联合，附着龈宽度足够者可采用牙龈切除术
B. 袋底超过膜龈联合的患牙可行牙龈切除术
C. 牙槽骨缺损及牙槽骨形态不佳，需行骨手术者不能行牙龈切除术
D. 前牙区若切除牙龈会导致牙根暴露影响美观，则不应进行牙龈切除术

E. 妨碍进食的妊娠性龈瘤，可在患者全身状况允许的前提下进行牙龈切除术

254. 翻瓣术的目的不包括

A. 彻底的龈下刮治及根面平整建立通道

B. 消除牙周袋或降低牙周袋深度

C. 为骨修整手术建立通道

D. 暴露需要进行再生性手术的部位

E. 切除感染坏死组织

255. 关于牙周手术的缝合，叙述错误的是

A. 目前我国最常用的是不可吸收拧编的丝线，其缺点是细菌能沿着缝线拧编的缝隙进入伤口深部，并且需要拆线

B. 聚四氟乙烯线被认为是最好的单纤维可吸收线

C. 当颊舌侧龈瓣高度不一致时可采用“8”字形间断缝合

D. 经过铬盐处理的肠线，能抵抗酶的作用从而延长吸收时间

E. 最后一个磨牙的远中龈瓣或缺牙间隙处的龈瓣可采用锚式缝合，使龈瓣紧贴牙面

256. 翻瓣术后的愈合方式不包括

A. 长结合上皮性愈合

B. 牙龈结缔组织性愈合

C. 牙骨质性愈合

D. 牙周膜性愈合

E. 骨髓细胞性愈合

257. 早期慢性牙周炎患者临床主要症状是

A. 牙齿移位

B. 食物嵌塞

C. 刷牙或进食时牙龈出血

D. 牙龈退缩

E. 牙齿松动

258. 有利于组织愈合的措施不包括

A. 彻底切除袋内壁上皮，防止上皮过早地与牙面接触而形成长结合上皮

B. 术中尽量少暴露骨面，或缩短其暴露时间，手术结束时应尽量将龈瓣覆盖骨面，以减少骨吸收

C. 根面平整要彻底，彻底去除近牙槽嵴处根面上健康的残余纤维

D. 龈瓣复位后要轻压片刻，使其密贴牙面，减少血凝块厚度

E. 术后防感染及防止龈瓣从牙面剥离或撕裂

259. 关于引导性组织再生术（GTR），叙述错误的是

A. 窄而深的骨内袋为GTR的适应证，骨袋过宽则效果差

B. Ⅱ度根分叉病变为适应证，但需有足够的牙龈高度，以便能完全覆盖术区

C. 仅涉及唇面的牙龈退缩，邻面无牙槽骨吸收且龈乳头完好者可行GTR手术

D. 膜放置时将骨缺损全部覆盖并超过缺损边缘1mm即可

E. 吸烟会影响术后的愈合，应劝导患者戒烟，否则不应进行手术

260. 龈上洁治术中，下列哪项不必要
A. 支点稳定
B. 刀刃与牙面成 80°角
C. 调整好体位
D. 仔细探查牙面的位置
E. 使用手指和手腕的动作

261. 下列哪项与龈下牙石的形成有关
A. 龈上菌斑
B. 附着性龈下菌斑
C. 非附着性龈下菌斑
D. 白垢
E. 食物碎屑

262. 下列哪一种牙龈病最常见
A. 急性坏死溃疡性龈炎
B. 急性龈乳头炎
C. 慢性龈缘炎
D. 妊娠期龈炎
E. 牙龈瘤

263. 水平型食物嵌塞的原因
A. 牙龈萎缩
B. 充填式牙尖
C. 相邻牙边缘嵴不在同一水平面
D. 充填物悬突
E. 邻牙触点丧失

264. 关于截根术，叙述错误的是
A. 评估患牙时要考虑剩余牙根是否能进行彻底的根管治疗，牙周状况是否足以支持剩余牙体
B. 根分叉的角度、根柱长度、根之间有否融合也是考虑因素
C. 需要考虑治疗后是否能实行有效的菌斑控制，牙缝刷等清洁用具是否能进入根分叉区域
D. 牙髓治疗时可以适当扩大加深需要截除的牙根的根管口并用银汞合金充填
E. 截根术后患牙不会有明显的松动

265. 关于分根术，叙述错误的是
A. 分根术仅适用于下颌磨牙
B. 术前需进行完善的根管治疗
C. 下颌磨牙Ⅱ度根分叉病变可考虑行分根术
D. 分根后需要修正牙体外形，形成 2 个单根牙的形态
E. 伤口愈合期间最好制作暂时冠，以利形成牙间乳头，待 6~8 周后进行牙冠修复

266. 急性坏死性龈炎应采用下列方法治疗，除了
A. 去除局部坏死组织并刮除大块牙石
B. 局部使用 1%~3% 双氧水冲洗
C. 常规全身应用青霉素
D. 支持疗法，并对全身因素进行矫正和治疗
E. 口腔卫生指导，建立良好的口腔卫生习惯

267. 关于牙冠延长术后牙冠修复治疗，叙述错误的是
   A. 术后1~2周时先戴临时冠，植入永久修复体应于6周后进行
   B. 通过精密临时冠的诱导作用能使邻面龈乳头逐渐生长，应适时调改临时冠的邻接点位置，使龈乳头有生长空间
   C. 当龈沟深度小于1.5mm时，修复体边缘不应超过龈下0.5mm
   D. 当龈沟深度为1.5~2.0mm时，修复体边缘不应超过龈下1.0mm
   E. 当龈沟深度超过2.0mm时，建议行牙龈切除术以减少龈沟深度后再行修复治疗

268. 除了牙齿移位外，慢性牙周炎晚期常出现的伴发症状是
   A. 食物嵌塞　　B. 继发性咬合创伤
   C. 急性牙周脓肿　　D. 逆行性牙髓炎
   E. 以上均是

269. 确定牙槽骨吸收的标准是
   A. 牙齿松动Ⅱ度以上为有骨吸收
   B. 牙周袋深度大于4mm的有骨吸收
   C. 牙槽嵴顶到釉牙骨质界的距离超过2mm有骨吸收
   D. X线片示牙槽骨与牙根面之间形成角形骨缺损
   E. 以上均不对

270. 龈下刮治术的目的是
   A. 刮除牙周袋内根面上的牙石　　B. 刮除牙周袋内根面上的菌斑
   C. 刮除牙周袋内根面上的牙石和菌斑　　D. 刮除牙周袋内根面上感染的病变牙骨质
   E. 刮除牙周袋内根面上的牙石、菌斑和感染的病变牙骨质

271. 关于牙周病的预防，叙述错误的是
   A. 若牙龈长期存在炎症，则可能发展为牙周炎
   B. 每隔6~12个月接受1次专业性的洁治术，对大多数人来说，是预防牙龈炎的有效措施
   C. 对已患牙龈炎者，彻底的洁治术、去除明显的局部刺激因素、个人认真地菌斑控制，可以使牙龈炎痊愈
   D. 目前有可靠的指标和诊断方法将那些能发展成牙周炎的牙龈炎加以预先识别
   E. 牙龈炎是可逆性病变

272. 关于牙龈纤维瘤病，哪一项不正确
   A. 不发生在乳牙　　B. 累及附着龈
   C. 不发生在无牙合　　D. 牙齿常发生移位
   E. 牙龈颜色正常，坚实

273. 关于牙周维护治疗，叙述错误的是

A. 牙周病患者经过牙周治疗阶段后应该进入维护阶段
B. 牙周维护治疗也称为“牙周支持治疗”
C. 评估的因素包括患者个体以往病情、牙周病危险因素、临床状况、口腔卫生以及菌斑控制水平
D. 因人而异制订相应的长期治疗计划
E. 牙齿的保存依赖于牙周手术治疗

274. 改变宿主对菌斑反应的因素，除了
A. 激素水平
B. 单纯性牙龈肥大
C. 系统疾病
D. 营养
E. 吸烟

275. 与妊娠期龈炎关系最密切的是
A. 牙龈类杆菌
B. 伴放线聚集杆菌
C. 梭形杆菌
D. 螺旋体
E. 中间普氏菌

276. 下列药物性牙龈增生的病因，除了
A. 成纤维细胞的分裂增加
B. 合成蛋白胶原的能力增强
C. 与患者的口腔卫生有关
D. 分泌活性胶原溶解酶增强
E. 合成大于降解，使结缔组织增生

277. 下列鉴别药物性牙龈肥大的主要依据，除了
A. 主诉及临床表现
B. 服药史
C. X 线片
D. 骨髓象
E. 全身病史

278. 针对牙龈炎患者，应采取的措施是
A. 彻底的洁治术以及个人认真的菌斑控制
B. 每隔 6~12 周接受 1 次专业性的洁治术
C. 定期使用口腔抗菌药物
D. 每天用漱口水代替刷牙
E. 龈下刮治术

279. 修复体边缘的位置放置正确的是
A. 探诊深度≤1.5mm，冠缘应在龈下 1.0mm 以内
B. 探诊深度为 1.5~2.0mm，冠缘不应超过龈沟深度的 2/3
C. 探诊深度 >3.0mm，应行切龈术使龈沟在 1.5mm 以内
D. 冠缘距龈沟底至少 0.5mm，不得延伸至沟底
E. 只有在前牙因美观需要、龋损已达龈下或牙冠较短需增加固位等情况下，才考虑将冠缘放至龈下

280. 妊娠期龈炎病因是
A. 激素水平失调产生的组织炎症变化
B. 牙周组织对菌斑的反应性的改变
C. 使炎症消退的激素治疗
D. 影响菌斑的堆积速度的激素水平
E. 体质较弱的妇女

281. 牙周炎与牙龈炎的根本区别是
A. PD＞3mm
B. 牙龈炎症的程度
C. 有附着丧失
D. X 线片示根周膜增宽
E. 出现牙龈退缩

282. 观察早期骨嵴顶吸收情况，应拍摄
A. 根尖片
B. 标准定位片
C. 咬合片
D. 殆翼片
E. 水平投照片

283. 关于慢性龈炎的叙述，下列说法不准确的是
A. 牙周袋深度可超过 3mm
B. 无附着丧失
C. 可发生在每个人一生的某个时期
D. 部分可发展成牙周炎
E. 只累及边缘龈

284. 关于牙周病患者行正畸治疗，叙述正确的是
A. 排列拥挤、不易清洁的牙应先正畸排齐后再做牙周治疗
B. 对于牙槽骨吸收已超过根长 1/3 的患牙，一般不考虑正畸治疗
C. 一般正畸治疗应在牙周手术完成之前，以确定手术的必要性和方法
D. 牙周病患者一般不宜做正畸治疗
E. 牙周炎患者正畸治疗会加重牙齿的动度，甚至造成脱落

285. 急性坏死性溃疡性龈炎的治疗，哪一项不正确
A. 去除坏死组织并刮除大块牙石
B. 3% 过氧化氢冲洗坏死区
C. 重症者首选口服四环素，控制病情
D. 支持疗法
E. 最好更换牙刷

286. 急性坏死性溃疡性龈炎的发病因素中与下列哪一项关系最小
A. 精神紧张
B. 细菌
C. 吸烟
D. 殆创伤
E. 营养

287. 牙冠延长术后，美容修复的修复体制作应在术后何时进行
A. 术后 4~6 周
B. 1 个月

C. 2 个月　　D. 术后 6~8 周

E. 术后 8~12 周

288. 患者进行缺失牙的修复，是牙周治疗程序中的第几阶段

A. 第一阶段治疗　　B. 第二阶段治疗

C. 第三阶段治疗　　D. 第四阶段治疗

E. 第五阶段治疗

289. 牙周炎患者合并某些情况时可通过正畸治疗予以解决，不能通过正畸解决的是

A. 排齐拥挤错位牙齿，以利菌斑控制　　B. 前牙病理性扇形移位

C. 前牙折断达龈下　　D. 矫正前牙深覆𬌗

E. 牙龈退缩

290. 关于牙周病与全身性疾病的关系，以循证医学分析，论证强度最大的是

A. 据 Mattila 等报道，与同年龄、同性别的非冠心病者比较，确诊为急性心肌梗死或冠心病者的口腔健康状况显著差

B. Offenbacher 在 1996 年发现，分娩低出生体重儿的女性，牙周附着丧失程度大于分娩正常体重儿的女性

C. 一些纵向研究表明，在 2~4 年的观察期内，患有严重牙周炎的糖尿病患者比无牙周炎糖尿病患者的病情加重明显，发生肾和血管的并发病变者也多于龈炎或轻度牙周炎组

D. 2 型糖尿病患者经彻底的牙周治疗后，牙周炎症明显好转，同时糖化血红蛋白水平较未经牙周治疗者明显下降

E. 有报道称，拔除牙周病患牙后，患者肾炎得以痊愈

291. 急性坏死性龈炎的代表特征为

A. 发病急，牙龈疼痛，出血，有恶臭味

B. 发病急，牙龈出血及牙齿松动

C. 化脓，恶臭味和牙龈疼痛

D. 牙龈乳头出现溃疡

E. 大部分患者吸烟

292. 上颌前部𬌗片无法显示

A. 牙槽突　　B. 蝶骨突

C. 鼻腔底　　D. 腭中缝

E. 上颌窦

293. 与急性坏死性龈炎关系最密切的细菌为

A. 放线共生放线杆菌与螺旋体　　B. 梭形杆菌与牙龈卟啉菌

C. 梭形杆菌与螺旋体　　D. 黏性放线菌与螺旋体

E. 以上均不是

294. 牙周病患者接受牙周洁治，刮治前需进行抗生素预备，除外

A. 有感染性心内膜炎病史者

B. 风湿性心瓣膜炎患者

C. 植入心脏起搏器者

D. 安装有人工心瓣膜的患者

E. 最近2年内曾接受人工膝关节植入的患者

295. 牙周病最有效的预防措施有

A. 正确刷牙、定期洁治，养成良好的口腔卫生习惯

B. 盐水漱口，使用药物牙膏

C. 改变偏侧咀嚼习惯

D. 定期调𬌗，去除𬌗创伤因素

E. 牙龈翻瓣手术

296. 冠缘放在龈下时，不应超过龈沟深度的

A. 1/2

B. 1/3

C. 1/4

D. 2/3

E. 1/5

297. 种植体周围软、硬组织存在炎症病损时，种植体周的菌斑主要是

A. 革兰阳性需氧或兼性厌氧球菌及非能动菌

B. 革兰阴性需氧或兼性厌氧球菌及非能动菌

C. 革兰阳性厌氧菌、产黑色素厌氧菌及螺旋体等组成

D. 革兰阴性厌氧菌、产黑色素厌氧菌及螺旋体等组成

E. 革兰阳性菌

298. 种植体周的生物学宽度，一般认为是

A. 1.5~2.0mm

B. 3.0~4.0mm

C. 2.0~3.0mm

D. 4.0~4.5mm

E. >5.0mm

299. 目前临床检查最常使用的种植体周围病较敏感的指标是

A. 探诊出血和探诊深度

B. 咬合检查

C. X线片

D. 活动度检查

E. 菌斑指数

300. 下列哪项措施不利于清除菌斑

A. 颊面靠近牙颈部处的突起一般比釉质牙骨质界突出约0.5mm为宜

B. 舌面靠近牙颈部处的突起一般比釉质牙骨质界突出约0.5mm为宜

C. 前牙使用贴面时，牙颈部做得稍厚，有利于固位

D. 后牙邻面接触区的颊舌径不宜过大

E. 后牙邻面接触区应位于中央沟的颊侧

301. 牙周探诊除了测量袋的深度外，还应探查的是
A. 牙龈是否出血
B. 龈下牙石的量和分布
C. 根分叉是否受累
D. 龈缘的位置
E. 以上均是

302. 牙菌斑作为牙周病始动因子的依据，除了
A. 终止刷牙可引起实验性龈炎
B. 吸烟与牙周病有关
C. 洗必泰漱口液对牙龈炎治疗有效
D. 侵袭性牙周炎患者血清中的抗 Aa 抗体滴度增加
E. 根面平整对牙周炎治疗有效

303. 咬合创伤的表现不包括
A. 牙齿松动
B. X 线片显示近牙颈部的牙周膜间隙增宽
C. 牙槽骨垂直吸收
D. 牙槽骨水平吸收
E. 牙松动度重于骨吸收程度

304. X 线片的诊断作用，最准确的描述
A. 是牙周疾病诊断的决定性手段
B. 是非常重要的诊断工具，但不能取代临床检查
C. 能独立给牙周疾病作出正确诊断
D. 牙周病的诊断需要拍咬𬌗翼片
E. X 线片可取代临床检查

305. 与牙周炎关系密切的全身疾病是
A. 肺炎
B. 胆囊炎
C. 胃炎
D. 肾病
E. 糖尿病

306. 牙周病的局部促进因素不包括
A. 牙石及软垢
B. 食物嵌塞
C. 咬合创伤
D. 酸、碱等化学刺激
E. 不良充填物及修复体

307. 最早可在幼儿时发生的牙龈病是
A. 慢性龈缘炎
B. 增生性龈炎
C. 遗传性牙龈纤维瘤病
D. 牙龈瘤
E. 药物性牙龈增生

308. 诊断急性坏死性龈炎时主要根据临床特征，但也有辅助诊断方法，其方法是
A. 活体组织检查
B. 脱落细胞检查
C. 坏死物及牙龈组织培养
D. 坏死物涂片、革兰染色
E. 细菌药物敏感实验

309. 牙周组织上皮屏障，最重要的是

A. 口腔龈上皮
B. 沟内上皮
C. 结合上皮
D. 缩余釉上皮
E. 牙龈上皮

310. 对牙周组织破坏最大的力因素是

A. 垂直向力过大
B. 侧向力过大
C. 扭力过大
D. 咬合力不均匀
E. 牙周支持力不足

311. 关于种植体周围炎的叙述错误的是

A. 是种植体周围黏膜炎进展而来
B. 菌斑刺激和咬合负载过重是主要病因
C. 伴有骨吸收
D. 适当治疗可阻止骨吸收
E. 炎症进展比牙周炎要缓慢，治疗效果好

312. 龈切除手术后，塞治剂拆除时间一般是

A. 1~3 天
B. 5~7 天
C. 7~8 天
D. 10~12 天
E. 14~15 天

313. 成人牙周炎与慢性龈炎的不同点为

A. 牙菌斑是致病因素
B. 有牙龈炎症
C. 龈沟深度加深
D. 有牙槽骨吸收
E. 需洁治治疗

314. 以下哪项不是截根术的适应证

A. 多根牙的某个根牙周组织破坏严重，其余牙根较好
B. 上颌磨牙一颊根发生纵折
C. 磨牙的一个根严重根尖病，根管不通
D. 多根牙牙槽骨水平吸收达根尖 1/3
E. 多根牙一个根牙周破坏严重，合并根分叉病变Ⅲ度

315. 引导性组织再生术效果最好的是

A. Ⅱ度根分叉病变
B. Ⅲ度根分叉病变
C. 一壁骨下袋
D. 二壁骨下袋
E. 三壁骨下袋

316. 牙面清洁后到新的牙菌斑成熟。可被菌斑显示剂着色的时间大约是

A. 2 小时
B. 12 小时
C. 9 小时
D. 2 天
E. 12 天

二、A2 型题

1. 患者，男性，42 岁。5 近中颊有一局限性深袋 5mm。X 线片示根周膜增宽，近中角形吸收。请指出哪项最可能是牙周袋形成的炎症扩延途径
   A. 血管周围结缔组织-牙槽骨-骨髓腔-牙周韧带
   B. 血管周围结缔组织-牙周韧带-骨髓腔-牙槽骨
   C. 血管周围结缔组织-牙周韧带-牙槽骨-骨髓腔
   D. 牙龈-牙周韧带-骨髓腔
   E. 牙龈-骨髓腔-牙周韧带
2. 患者，男性，46 岁。主诉：右下后牙冷热痛 10 天，自发痛 2 天。X 线片示右下第一磨牙根分叉处可见一骨密度降低区，未见龋及根尖病变。该患者最可能的诊断是
   A. 牙周脓肿　　B. 急性根尖炎
   C. 𬌗创伤　　D. 牙周-牙髓联合病变
   E. 根分叉病变
3. 一位实习医生在对一患者进行牙周检查时，探得 7 近中舌侧位点探诊深度为 5mm，但教师检查发现该位点的实际探诊深度为 7mm。下列因素影响此实习医生探诊的准确性，除了
   A. 龈下牙石　　B. 探诊的角度
   C. 探测的位置　　D. 探诊的力量
   E. 探诊头的直径
4. 患者，女性，30 岁。检查：全口牙龈呈鲜红色，牙龈肥大，覆盖至牙面的 1/3，有自动出血倾向。为鉴别诊断，应重点询问的病史除了
   A. 全身情况　　B. 妊娠史
   C. 月经情况　　D. 口腔卫生情况
   E. 是否长期服用避孕药
5. 患者，男性，27 岁。体健，全口牙龈双侧呈实质性牙龈增生，覆盖牙冠的 1/2～3/4，5 个月前曾住院做过 1 次全口牙龈切除术，但现有复发，此患者的最可能诊断是
   A. 药物性牙龈增生　　B. 青春期龈炎
   C. 牙龈纤维瘤病　　D. 牙龈瘤
   E. 慢性龈炎
6. 患者，女性，46 岁。全口牙出血、咀嚼无力。3 年前诊断为 1 型糖尿病。口腔检查：全口多数牙牙周袋深达 5mm，松动Ⅰ～Ⅱ度，牙石（++），牙龈探诊出血，初步诊断为与糖尿病有关的牙周炎。进行牙周治疗效果最好的时机为

A. 糖尿病控制前　　B. 糖尿病控制后

C. 控制糖尿病与牙周治疗同时进行　　D. 糖尿病控制后又失控时

E. 以上时机均可

7. 患者，女性，33岁。左上后牙颊侧牙龈肿胀，疼痛3天。检查：25、26间颊侧呈卵圆形膨隆，波动感（+），若诊断为急性牙周脓肿，与牙槽脓肿鉴别诊断，下面哪一项不正确

A. 𬌗创伤　　B. X线片

C. 是否有龈下牙石　　D. 牙周袋的存在

E. 叩痛程度

8. 患者，女性，26岁。右上后牙牙龈肿痛1周，口服消炎药治疗无效。检查：右上6颊侧牙周脓肿形成，叩（+），冷测敏感，牙周袋8mm，应急处理应是

A. 局麻下开髓　　B. 龈上洁治

C. 龈下刮治　　D. 药物治疗

E. 脓肿切开引流

9. 患者，男性，50岁。主诉：右上后牙牙龈肿痛3天。检查：16颊侧牙龈卵圆形肿胀，波动感（+），牙周袋7mm，探袋内溢脓，电活力测试正常。该患者最可能的诊断是

A. 急性牙槽脓肿　　B. 急性牙周脓肿

C. 逆行性牙髓炎　　D. 急性多发性牙周脓肿

E. 根分叉病变

10. 患者，男性，60岁。右上牙床肿痛4天。检查：全口牙石（+）~（++），6|颊侧牙龈局限性隆起，波动感，有深牙周袋，患牙无龋坏，其他牙牙周袋探诊深度4~7mm。该患者最可能的诊断是

A. 急性牙周脓肿　　B. 急性牙龈脓肿

C. 急性龈乳头炎　　D. 急性牙槽脓肿

E. 根分叉病变

11. 患者，男性，45岁。经有经验的医生治疗后，16颊侧根分叉处仍探诊出血。影响根分叉病变治疗及愈后的原因不包括

A. 根分叉入口过小　　B. 患者未用牙线

C. 釉突　　D. 去除菌斑、牙石不彻底

E. 多数磨牙根分叉距釉牙骨质界较近

12. 患者，男性，33岁。主诉近1年来自觉全口牙齿松动，咀嚼力减弱。若患者诊断为广泛型侵袭性牙周炎，造成此患者牙齿松动的最主要原因是

A. 牙龈炎症　　B. 牙槽骨的吸收

C. 原发性𬌗创伤　　D. 继发性合创伤

E. 牙周韧带炎症

13. 患者，女性，30 岁，有癫痫史。长期服用苯妥英钠，其易并发何种口腔疾病

A. 药物性牙龈肥大　　B. 牙龈纤维瘤
C. 青春期牙龈炎　　D. 妊娠期牙龈炎
E. 慢性龈缘炎

14. 患者，男性，38 岁。牙松动移位 3 年。经检查诊断为侵袭性牙周炎，其最主要的治疗措施是

A. 局部治疗　　B. 药物治疗
C. 支持疗法　　D. 手术治疗
E. 正畸治疗

15. 患者，女性，26 岁。1 天前因外伤出现下前牙松动、触痛，无自发痛及夜间痛。检查：左下 1 松动Ⅱ度，叩（+），左下 2、右下 1 松动Ⅰ度，龈上结石Ⅰ度。首先应采取的治疗措施是

A. 拔除松动患牙左下 1　　B. 牙髓治疗左下 1
C. 全身和局部使用抗生素　　D. 松牙固定下前牙
E. 牙周基础治疗左下 1、左下 2、右下 1

16. 患者，男性，54 岁。经诊断为右下颌第一磨牙Ⅱ度根分叉病变，一般不采取

A. 截根术　　B. 引导组织再生术
C. 牙龈成形术　　D. 袋壁切除术
E. 根向复位瓣术

17. 患者，男性，44 岁。诊断为慢性牙周炎并经基础治疗 2 个月后，右上 6 牙周袋仍深达 6mm，且探诊出血，牙龈退缩 1mm，附着龈宽度为 4mm。X 线检查可见根分叉处骨嵴顶骨密度明显降低，呈完全透射区。最适宜于

A. 袋内壁刮治术　　B. 牙龈成形术
C. 引导组织再生术　　D. 截根术
E. 袋壁切除术

18. 患者，女性，23 岁。刷牙牙龈出血 3 年，检查：牙龈乳头和边缘龈轻度充血、水肿、牙周探查袋 2.5~3.5mm。X 线片示未见牙槽嵴顶吸收，此患者最可能的诊断

A. 牙间乳头炎　　B. 牙周炎
C. 青春期龈炎　　D. 慢性龈炎
E. 急性坏死性龈炎

19. 患者，男性，19 岁。牙龈肥大 2 个月，服用苯妥英钠 7 个月。检查：上、下前牙牙龈乳头圆钝，覆盖 1/3 牙面，未探及釉牙骨质界。该患者应诊断为

A. 慢性龈炎　　B. 慢性牙周炎
C. 药物性牙龈肥大　　D. 坏死性溃疡性龈炎

E. 急性龈乳头炎

20. 患者，男性，60 岁。全口义齿修复，戴义齿 3 天后诉戴义齿后下牙床疼痛。检查：下颌牙槽嵴左侧颊面黏膜一局限性破损，有压痛，触有小骨突。正确的处理是

A. 调短相应义齿边缘
B. 相应组织面缓冲
C. 调整咬合
D. 暂不处理，继续观察
E. 组织面重衬

21. 患慢性牙周炎的中年患者，经有经验的医生治疗后，⌈6 的根分叉区探诊仍出血。下颌磨牙Ⅱ度根分叉病变的治疗方法如下，除外

A. 保守治疗
B. 引导组织再生术
C. 植骨术
D. 冠向复位瓣术
E. 截根术

22. 患者，男性，21 岁。因牙齿松动半年就诊。无全身疾病，无青霉素过敏史。接诊医生诊断为广泛型侵袭性牙周炎，经牙周系统治疗后，复查的间隔期开始应为

A. 每 2~3 个月 1 次
B. 每 2~4 个月 1 次
C. 每 1~2 个月 1 次
D. 每 3~4 个月 1 次
E. 每 3~6 个月 1 次

23. 患者，男性。因牙齿松动半年就诊。无全身疾病，未接受过牙科治疗。如诊断为广泛型侵袭性牙周炎，年龄通常在

A. 20 岁以下
B. 20 岁左右
C. 20 岁以上
D. 30 岁以下
E. 35 岁以下

24. 患者，女性，26 岁。右下后牙牙龈易出血 1 个月，可自行止住。检查：牙石（+），右下 5 近中见树脂充填，探及充填物悬突，4、5 间龈乳头充血，探诊易出血。右下后牙临床症状的主要促进因素是

A. 牙菌斑
B. 医源性因素
C. 创伤
D. 女性激素
E. 牙石

25. 患者，男性。右下 6 为死髓牙，经根管治疗后以金属烤瓷冠修复，牙体预备取模型后金属烤瓷冠初戴之前，需要

A. 用金属全冠做保护性修复
B. 制作间隙保持器
C. 不做任何处理
D. 用牙龈保护剂对牙龈进行保护
E. 用塑料全冠做保护性修复

26. 患者，女性，40 岁。右上后牙 3 天来持续胀痛，加重 1 天来就诊。有跳痛，不能咬物。近 2 个月来，该部位一直食物嵌塞严重。检查：$\underline{5^{MO}4^{DO}|}$ 龋中深，嵌塞食物在内，探龈乳

头痛出血，叩诊（+），不松动，冷测同对照牙。最有可能的诊断是

A. 牙龈乳头炎
B. 三叉神经痛
C. 急性上颌窦炎
D. 急性根尖炎
E. 急性牙髓炎

27. 患者，在正中𬌗位时，其下颌切牙切缘咬在上颌切牙舌面的中1/3，应诊断为

A. Ⅰ度深覆𬌗
B. Ⅱ度深覆𬌗
C. Ⅰ度深覆盖
D. Ⅱ度深覆盖
E. Ⅲ度深覆𬌗

28. 患者，男性，60岁。戴全口义齿月余，义齿仅在功能状态下易脱落，但是新义齿的咬合良好。旧全口义齿无此现象。可能造成义齿固位差的原因是

A. 咬合不平衡
B. 基托边缘伸展过长
C. 后堤区处理不当
D. 基托边缘伸展不足
E. 基托与黏膜不密合

29. 患者，男性，62岁。自觉牙龈出血、牙齿松动半年余。检查：CI-S为3，多个牙松动度在Ⅰ~Ⅱ度，牙龈红肿，探易出血，牙周袋深3~5mm。如果该患者有人工心脏瓣膜，则最佳的治疗方法是

A. 直接作牙周基础治疗即可
B. 在接受牙周治疗的当天应服用抗生素
C. 在接受牙周治疗后的第2天应服用抗生素
D. 只服用抗生素即可
E. 只使用氯己定含漱

30. 患者，女性，15岁。前牙唇侧龈乳头呈球状突起，呈鲜红色、松软光亮，可见少量菌斑沉积。若诊断为青春期龈炎，此患者应与哪种牙周炎做鉴别

A. 侵袭性牙周炎
B. 坏死性龈炎
C. 药物性牙龈增生
D. 慢性龈炎
E. 妊娠期龈炎

31. 患者，女性，45岁。右下后牙颊侧牙龈肿胀、疼痛3天。检查：右下第一、二磨牙间颊侧牙龈呈卵圆形膨隆，有波动感。右下第一磨牙松动Ⅱ度。诊断是急性牙周脓肿，若与牙槽脓肿鉴别诊断。不必要的一项检查是

A. 牙髓活力
B. 牙周袋的存在
C. X线片
D. 是否有龈下牙石
E. 叩痛程度

32. 患者，男性，60岁。主诉左下后牙咀嚼疼痛。口腔检查：左下6牙体无明显病变，颊侧牙周袋深6mm，牙龈退缩可见根分叉区完全开放，探针能水平通过分叉区。X线片示：

根分叉区完全开放。按 Glickman 根分叉病变分度法，此根分叉病变属于

A. Ⅰ度　　B. Ⅱ度

C. Ⅲ度　　D. Ⅳ度

E. 正常

33. 患者，女性，45岁。已经明确诊断为慢性牙周炎并经基础治疗4周后，6牙周袋探诊深度仍然为6mm，可探入颊侧根分叉区，牙龈无退缩，X线检查见根分叉处牙槽骨密度略有减低，则该患者最适宜做

A. 袋内壁刮治术　　B. 翻瓣术

C. 隧道成形术　　D. 截根术

E. 引导性组织再生术

34. 患者，女性，26岁。右下后牙牙龈易出血1个月，可自行止住。检查：牙石（+），右下5近中见树脂充填，探及充填物悬突，4、5间龈乳头充血，探诊易出血。右下后牙临床症状的主要促进因素是

A. 牙菌斑　　B. 医源性因素

C. 创伤　　D. 女性激素

E. 牙石

35. 患者，男性，20岁。临床诊断为局限型侵袭性牙周炎，在牙周基础治疗的同时准备给予全身抗生素治疗，最佳选择是

A. 甲硝唑　　B. 米诺环素

C. 青霉素　　D. 非甾体类抗炎药

E. 链霉素

36. 患者，女性，33岁。因牙齿松动就诊。检查：多数牙齿松动、移位，牙周袋探诊深度5~8mm。怀疑为侵袭性牙周炎，诊断前最为重要的辅助检查是

A. 拍摄X线片　　B. 咬合检查

C. 家族史　　D. 细菌学检查

E. 白细胞趋化功能检查

37. 患者，男性，18岁。上前区牙龈肿大。病史有上颌窦炎，曾行抗生素治疗。无其他特殊用药史。分析其病因最可能的是

A. 张口呼吸　　B. 口腔卫生不良

C. 药物性龈增生　　D. 刷牙方式不正确

E. 殆创伤

38. 患者，女性，27岁。主诉全口牙龈肿胀、出血不止、疼痛明显3天。口腔检查：全口牙龈肿大波及牙间乳头、边缘龈和附着龈，颜色苍白，龈缘处有坏死溃疡，局部有渗血，口腔黏膜上可见出血点。为了进一步明确诊断还应做的检查是

A. 探诊牙周袋　　B. 叩诊
C. X 线检查　　D. 血常规检查
E. 进行细菌学检查

39. 患者，男性，27 岁。左下后牙牙龈反复肿胀疼痛 3 个月。检查：35 缺失，36 近中倾斜，36、37 间邻面接触关系不佳，该处牙龈肿胀，探诊易出血，探诊深度 4mm，无自发出血现象。牙龈反复肿痛的原因最可能是
A. 血液性疾病　　B. 食物嵌塞
C. 牙龈瘤　　D. 增生性龈炎
E. 张口呼吸

40. 患者，18 岁。主诉刷牙出血数月。检查见牙不松动，牙龈红肿，牙周探诊深度≤3mm，牙石（++），探诊出血，最佳处理方案应是
A. 服用阿莫西林和甲硝唑
B. 口腔卫生宣教和龈上洁治术
C. 口腔卫生宣教、龈上洁治术、根面平整术
D. 服用牙周宁片、使用含漱剂
E. 进行牙龈切除术

41. 患者，女性，29 岁。近 3 个月来刷牙、咀嚼硬物时牙龈易出血，牙龈长一肿瘤 2 个月，并慢慢长大，影响进食。检查：多数龈缘及龈乳头鲜红色。松软发亮。下切牙唇侧有一瘤状增生物。确诊前最应询问的病史为
A. 刷牙史　　B. 牙签剔牙史
C. 食物嵌塞史　　D. 服消炎药史
E. 妊娠史

42. 患者，女性，26 岁。妊娠 5 个月。下中切牙之间牙龈乳头处形成一肿物 2 个月，色紫红，易出血。最可能的诊断是
A. 纤维性牙龈瘤　　B. 牙龈癌
C. 化脓性肉芽肿　　D. 孕瘤
E. 牙周脓肿

43. 患者，女性，35 岁。右上第一前磨牙全冠粘固后发生龈炎，下列其可能的原因，除了
A. 固位体边缘过长
B. 固位体与邻牙接触点位置恢复不正确
C. 轴壁凸度不良
D. 牙间隙内的多余水门汀没去净
E. 咬合早接触

44. 患者，女性，20 岁。偶有咬硬物出血 1 年。检查：牙石（+），大多数牙的牙龈缘及乳

头轻度红、水肿，探诊出血，邻面探诊深度3~4mm，但未探及釉牙骨质界，牙无松动。最可能的诊断是

A. 慢性牙周炎
B. 妊娠期龈炎
C. 慢性龈炎
D. 药物性牙龈增生
E. 白血病的牙龈病损

三、A3/A4型题

（1~2题共用题干）

患者，女性，22岁。因“牙齿松动1个月”来诊。口腔检查：口腔卫生情况一般，上下中切牙及下侧切牙松动Ⅰ度，探及牙周袋约5mm，余牙无明显松动，右上6、左上6、左下6、右下6牙可探及牙周袋约5mm，探诊出血（+）。X线片：前牙区牙槽骨吸收达牙根1/2，右上6、左上6、左下6、右下6牙槽骨角形吸收。

1. 该患者最可能的诊断是

A. 菌斑性牙龈炎
B. 慢性牙周炎
C. 侵袭性牙周炎
D. 牙外伤
E. 颌骨肿瘤

2. 该病主要致病菌为

A. 牙龈卟啉单胞菌
B. 中间普氏菌
C. 具核梭杆菌
D. 齿垢密螺旋体
E. 伴放线聚集杆菌

（3~5题共用题干）

患者，男性，32岁。因“右上后牙持续胀痛不能咬物”来诊。无冷、热刺激痛病史。口腔检查：右上第2磨牙远中牙龈红肿，探诊出血，第3磨牙伸长、无对颌牙。

3. 该患者初步诊断是

A. 冠周炎
B. 牙间乳头炎
C. 急性牙周脓肿
D. 龈缘炎
E. 创伤

4. 该病的主要致病因素是

A. 食物嵌塞
B. 创伤
C. 牙石
D. 口腔卫生不良
E. 不良剔牙习惯

5. 该病的最佳治疗方案是

A. 切开引流，局部冲洗上药，急性炎症消退后牙周治疗

B. 彻底清洁局部，冲洗上药

C. 彻底清洁局部，冲洗上药，调整咬合

D. 彻底清洁局部，冲洗上药，炎症消退后拔除第 3 磨牙

E. 彻底清洁局部，冲洗上药，及时修复对颌牙

（6~7 题共用题干）

患者，女性，33 岁。刷牙经常出血，临床诊断为牙龈炎。

6. 应建议该女性多长时间做一次洁治

A. 1~2 个月　B. 2~3 个月

C. 6~12 个月　D. 12~24 个月

E. 24 个月以上

7. 牙周炎时造成牙齿松动的较主要原因是

A. 牙龈的急性炎症　B. 急性根尖周炎

C. 急性牙髓炎　D. 牙槽骨吸收

E. 牙周袋形成

（8~9 题共用题干）

患者，男性，35 岁。检查：左上 56 牙合间颊侧牙龈肿起。

8. 如果诊断为牙龈脓肿，诊断依据如下，除了

A. 牙龈乳头红肿　B. 无深牙周袋

C. 牙槽骨无吸收　D. 脓肿局限于龈乳头内

E. 牙齿松动

9. 若诊断为牙周脓肿，诊断依据如下，除了

A. 深牙周袋　B. 牙齿松动

C. 伴有搏动性疼痛　D. 可出现叩痛

E. 脓肿局限于龈乳头内

（10~12 题共用题干）

患者，男性，23 岁。因右上前牙疼痛影响睡眠赴医院急诊治疗。患者主诉有以往牙齿疼痛史，口腔有咸味分泌物，且对冷刺激敏感，不敢用患牙咀嚼，刷牙触碰也会疼痛，不敢刷上前牙，近两日病情加剧，疼痛明显。检查上颌 2| 牙冠完整，牙龈红肿，探诊发现唇、舌侧深牙周袋溢脓，热诊疼痛剧烈，不能缓解。患牙舌面见一深色沟，深达龈下，探诊质软，且敏感。唇侧根尖部分扪诊疼痛，但无波动感。全口卫生差。

10. 该患者牙齿主诉诊断是

A. 牙周脓肿　B. 牙周-牙髓联合病变

C. 牙龈脓肿　　D. 急性根尖周炎

E. 牙槽脓肿

11. 可能导致牙髓病变的主要原因是

A. 龋病　　B. 牙隐裂

C. 深牙周袋　　D. 牙外伤

E. 畸形中央尖折断

12. 对于该患者应急处理正确的是

A. 口服止疼药，白天复诊　　B. 根尖区脓肿切开引流

C. 口服消炎药，冲洗牙周袋并上药　　D. 开髓引流

E. 即刻根管治疗

（13～15 题共用题干）

患者，男性，36 岁。多年来全口牙反复肿胀，曾作过多次治疗，近 5～6 天再次加重。检查：全口牙龈红肿充血，触之出血，肿胀明显，47、46、36、37 牙周袋超过 5mm，压溢脓。X 线检查示全口多数牙槽骨有不同程度吸收，无龋。全身乏力，饮食量比一般人大，尿量也多。

13. 对该患者病历采集，需要了解的是

A. 出血史　　B. 家族史

C. 药物过敏史　　D. 是否有糖尿病

E. 是否有其他全身痛

14. 下列需要检查的是

A. 血象　　B. 胸透

C. 血糖　　D. B 超检查

E. 转氨酶等肝功能检查

15. 需采取的治疗是

A. 牙周治疗　　B. 牙周局部治疗，同时控制血糖

C. 牙周局部治疗加全身抗生素　　D. 全身使用抗生素

E. 全身抗生素使用及控制血糖

（16～18 题共用题干）

患者，女性，45 岁。牙周治疗后右上后牙咬合疼痛 1 天，自感该牙有松动、伸长。检查：见 17 颊侧牙龈充血水肿，呈椭圆形肿胀突起，叩痛（++），松动 I 度，牙周探诊 6mm，X 线片示根分叉区暗影。

16. 根据上述症状其可诊断为

A. 牙龈脓肿　　B. 急性牙槽脓肿

C. 急性牙周脓肿　　D. 慢性牙周脓肿
E. 慢性牙槽脓肿

17. 导致该症状出现的因素是
A. 机体抵抗力下降　　B. 牙周复杂袋沿牙根迂回曲折
C. 深牙周袋的刮治术不彻底　　D. 刮治时动作粗暴，损伤牙龈组织
E. 以上各项都可能

18. 此时不宜采取的治疗手段是
A. 牙髓牙周联合治疗　　B. 牙周冲洗上药
C. 彻底的龈下刮治　　D. 口服抗生素
E. 调磨早接触点

（19~22 题共用题干）

患者，男性，21 岁。牙松动半年。否认全身性疾病史。检查：牙面少量牙石，全口牙龈红肿，探诊出血。全口根尖片：6┘近中牙槽嵴角形吸收为根长的 1/2，上、下切牙牙槽骨吸收达根长 1/3，余牙无牙槽骨吸收。

19. 该患者应诊断为
A. 慢性牙周炎（轻度）　　B. 慢性牙周炎（中度）
C. 慢性牙周炎（重度）　　D. 局部型侵袭性牙周炎
E. 广泛型侵袭性牙周炎

20. 诊断为牙周炎的最主要依据是
A. 发现牙松动 1 年　　B. 牙面存在牙石
C. 探诊出血　　D. 牙龈红肿
E. 牙槽骨吸收

21. 若患者行全身抗生素治疗，则常用的药物是
A. 甲硝唑和罗红霉素　　B. 阿莫西林和螺旋霉素
C. 甲硝唑和阿莫西林　　D. 罗红霉素
E. 螺旋霉素

22. 6┘牙周手术治疗最期望获得的疗效是
A. 炎症消退　　B. 牙龈退缩
C. 瘢痕愈合　　D. 长结合上皮愈合
E. 牙周组织再生

（23~25 题共用题干）

患者，女性，28 岁。妊娠 3 个月。左下后牙疼痛 3 天现来就诊。检查：口腔卫生较差，

牙龈边缘龈红肿明显，上颌6|和下颌6|深龋洞，牙髓活力正常，下颌7|深龋洞，髓腔开放，牙髓无活力，叩痛（++），余未见异常。

23. 对该患者最佳的处理是
   A. 通过应急治疗控制炎症及疼痛后于妊娠4~6个月时完成治疗
   B. 口服药物控制炎症及疼痛后于妊娠4~6个月时完成治疗
   C. 静脉给予药物控制炎症及疼痛后于4~6个月再完成治疗
   D. 通过应急治疗控制炎症及疼痛后于产后再完成治疗
   E. 行根管治疗术

24. 牙龈出血的处理方法是
   A. 口腔卫生指导　　B. 局部用药
   C. 口服药物　　D. 牙周基础治疗
   E. 产后再完成牙周基础治疗

25. 对该患者的正确处理原则是
   A. 尽早行充填治疗
   B. 暂不处理，待产后再行根管治疗
   C. 暂不处理，待妊娠4~6个月时完成治疗
   D. 暂对症治疗，待产后行彻底治疗
   E. 暂对症治疗，于妊娠4~6个月时完成治疗

（26~27题共用题干）

患者，男性，22岁。牙齿洁治后2个月又出现刷牙时牙龈出血。检查：牙面大量菌斑软垢，下前牙舌侧新生牙石（+），牙龈普遍水肿，下前牙唇侧龈乳头圆钝，探诊深度3~4mm，未探及釉牙骨质界。

26. 该患者最可能的诊断是
   A. 慢性龈炎　　B. 龈乳头炎
   C. 青春期龈炎　　D. 慢性牙周炎
   E. 侵袭性牙周炎

27. 该患者此次治疗中最应强调
   A. 漱口液含漱　　B. 口腔卫生指导
   C. 龈上洁治　　D. 龈下刮治
   E. 牙龈切除术

（28~31题共用题干）

患者，女性，30岁。因最近刷牙出血来就诊。检查牙龈暗红色，肿大，质地松软，光

亮，牙周探查，龈沟深度 2.5mm，牙齿松动不明显，牙石Ⅱ~Ⅲ度。

28. 患者应诊断为

A. 边缘性龈炎
B. 单纯性肥大性龈炎
C. 龈乳头炎
D. 单纯性牙周炎
E. 疱疹性龈炎

29. 引起本病的最主要原因是

A. 不良修复体
B. 维生素缺乏
C. 不正确的刷牙方法
D. 细菌和菌斑
E. 以上都不是

30. 该患者最佳治疗方案为

A. 应用止血药物
B. 龈上洁治术
C. 补充维生素
D. 局部冲洗上药
E. 改变不正确的刷牙方法

31. 维持疗效最有效的措施是

A. 定期检查
B. 正确的刷牙方法
C. 补充维生素
D. 长期口服止血药
E. 口服螺旋霉素

（32~35 题共用题干）

患者，女性，16 岁。前牙唇侧牙间乳头呈球状突起，牙龈鲜红，光亮，质松软。

32. 该患者应诊断为

A. 青春期龈炎
B. 牙间乳头炎
C. 青少年牙周炎
D. 牙龈纤维瘤病
E. 药物性龈炎

33. 若诊断为青春期龈炎，应与哪些病做鉴别诊断，除了

A. 增生性龈炎
B. 妊娠期龈炎
C. 牙龈纤维瘤病
D. 青少年牙周炎
E. 药物性牙龈增生

34. 龈组织对局部刺激物产生炎症反应最可能的原因是

A. 激素水平
B. 牙签剔牙
C. 刷牙方法不正确
D. 维生素的使用
E. 以上都无关

35. 与增生性龈炎鉴别，最重要的一项是

A. 不良修复体
B. 年龄

C. 错殆拥挤　　D. 炎症程度

E. 口呼吸

（36~39题共用题干）

牙周膜是围绕牙根并连接牙根与牙槽骨的致密结缔组织，牙周膜由细胞、基质和纤维组成。

36. 牙周治疗后牙周膜内形成新附着，其主要细胞是

A. 破骨细胞　　B. 巨噬细胞

C. 肥大细胞　　D. Malassez 上皮剩余细胞

E. 牙周韧带干细胞

37. 牙周膜纤维属于胶原纤维的

A. Ⅰ型　　B. Ⅱ型

C. Ⅲ型　　D. Ⅳ型

E. Ⅴ型

38. 牙骨质中无机盐所占比例为

A. 90%　　B. 80%

C. 70%　　D. 60%

E. 50%

39. 牙骨质中有机物及水含量所占比例为

A. 10%　　B. 20%

C. 30%　　D. 40%

E. 50%

（40~41题共用题干）

流行病学研究表明，牙周炎是成年人的疾病，患病率及严重程度随年龄增长而增加。

40. 牙周炎患病率的高峰是

A. 20~30岁　　B. 30~40岁

C. 40~50岁　　D. 50~60岁

E. 60~70岁

41. 重度牙周炎患病率占人群的

A. 5%~20%　　B. 20%~25%

C. 25%~30%　　D. 30%~35%

E. 35%~40%

（42~44 题共用题干）

患者，男性，47 岁。因“左上后牙咬合疼痛近 1 年”来诊。口腔检查：左上 7 叩痛（+），松动 I 度，牙体无病损，腭侧正中可探及 8~9mm 深牙周袋，挤压袋壁溢脓；全口卫生状况差，可见牙石、软垢堆积，牙龈充血水肿；多牙位探及 4~5 mm 深牙周袋，探诊出血（+）。X 线示左上 7 根尖周有低密度影像。

42. 其左上 7 最可能的诊断为
   A. 侵袭性牙周炎
   B. 慢性牙周炎
   C. 急性牙髓炎
   D. 牙周牙髓联合病变
   E. 咬合创伤

43. 左上 7 牙腭侧牙周袋内的根面不可能存在的情况是
   A. 牙石附着
   B. 菌斑覆盖
   C. 牙骨质软化
   D. 根面龋
   E. 钙、磷等矿物质含量增多

44. 若左上 7 腭侧牙周袋的袋底位于近中根面，则该型牙周袋称为
   A. 简单袋
   B. 复杂袋
   C. 1 壁骨袋
   D. 3 壁骨袋
   E. 混合壁袋

（45~47 题共用题干）

患者，男性，28 岁。因“牙龈出血 3 年”来诊。口腔检查：卫生状况差，牙石Ⅲ度，牙龈红肿，探诊出血。

45. 如果该患者诊断为慢性牙龈炎，则采用的主要治疗方式为
   A. 根面平整术
   B. 洁治术
   C. 口服替硝唑
   D. 翻瓣术
   E. 0.9% 氯化钠溶液冲洗

46. 如果患者戴有心脏起搏器，应注意的是
   A. 只能含漱法控制菌斑
   B. 禁止洁治术
   C. 询问起搏器类型
   D. 洁治术后服用抗生素
   E. 洁治术前服用抗生素

47. 如果该患者 5 年后复诊，检查发现多数牙存在 4~6mm 牙周袋，此时应做的治疗是
   A. 洁治术
   B. 龈上洁治术 + 龈下刮治术
   C. 牙周夹板固定
   D. 翻瓣术
   E. 牙龈成形术

（48~50 题共用题干）

患者，男性，35 岁。4 天前开始出现低热乏力，颌下淋巴结肿大，牙龈疼痛，出血，口腔恶臭，不敢刷牙。口腔检查：下前牙唇侧牙龈出血，龈缘溃疡。

48. 该患者最有可能的诊断是
A. 牙周炎
B. 疱疹性龈口炎
C. 雪口病
D. 急性坏死性溃疡性龈炎
E. 带状疱疹

49. 通常该病的病因是
A. 真菌感染
B. 病毒感染
C. 细菌感染
D. 寄生虫
E. 2 型单纯疱疹病毒（HSV-2）感染

50. 该病的最佳治疗方案为
A. 局部 1%~3% 过氧化氢溶液含漱，口服维生素 C 和甲硝唑
B. 全口洁治术，口服青霉素
C. 2%~4% 次氯酸钠溶液冲洗，补充铁剂
D. 口服激素类药和镇痛药
E. 无须特殊处理，该病有自限性

（51~53 题共用题干）

患者，男性，47 岁，有癫痫病史。因“牙龈肿胀”来诊。患者口腔检查：牙龈增生覆盖牙冠的 1/2，牙周袋深 6mm。

51. 该患者最可能的诊断是
A. 糖尿病性牙周炎
B. 增生性牙龈炎
C. 牙龈纤维瘤病
D. 药物性牙龈增生
E. 维生素 C 缺乏症

52. 关于本病的临床表现，叙述错误的是
A. 增生的牙龈可将牙齿挤压移位
B. 牙龈增生部位极易出血
C. 牙龈组织一般呈淡粉红色，质地坚韧
D. 多数患者无自觉症状，无疼痛感
E. 增生牙龈组织只发生于有牙区

53. 本病的治疗方法不包括
A. 停止应用疑似引起牙龈增生的药物
B. 去除局部刺激因素
C. 口服抗菌药
D. 手术治疗
E. 拔牙

（54～56 题共用题干）

患者，男性，61 岁。牙龈出血 3 年余，3 个月前开始牙齿松动。口腔检查：口腔卫生状况差，龈上牙石（+++），色素（++），牙龈暗红色，肿胀明显，无明显溢脓，探诊出血（+），龈下牙石（+），多个牙探及大于 6mm 深牙周袋，左下 1、右下 1 牙松动Ⅰ度，左下 6 牙根分叉病变Ⅱ度。全身情况无特殊。

54. 该患者应首先考虑的诊断是
   A. 慢性牙周炎
   B. 侵袭性牙周炎
   C. 菌斑性牙龈炎
   D. 牙周脓肿
   E. 牙周牙髓联合病变

55. 下列针对患牙的处理措施错误的是
   A. 待松动牙自行脱落后修复
   B. 彻底清除牙石，平整根面
   C. 牙周袋及根面局部药物治疗
   D. 牙周手术治疗
   E. 控制菌斑

56. 该患者最可能的诊断是
   A. 菌斑性牙龈炎
   B. 慢性牙周炎
   C. 侵袭性牙周炎
   D. 牙外伤
   E. 颌骨肿瘤

（57～59 题共用题干）

患者，女性，40 岁。因“右下后牙自发性阵发性疼痛，夜间加重”来诊。患者患慢性牙周炎病史多年。口腔检查：右下第 1 磨牙Ⅱ度松动。叩诊（+），颊侧牙周袋深 6mm。

57. 为进一步确诊，其还需进行的检查是
   A. 麻醉检查
   B. 冷测试
   C. 热测试
   D. 染色法
   E. 咬诊

58. 患牙最有可能的诊断为
   A. 急性根尖周炎
   B. 慢性根尖周囊肿
   C. 慢性根尖周肉芽肿
   D. 逆行性牙髓炎
   E. 牙周脓肿

59. 主诉牙冷、热测试最可能的结果为
   A. 出现疼痛，刺激去除后持续一段时间
   B. 短暂的轻度或中度不适
   C. 出现疼痛，但刺激去除后即刻消失
   D. 无反应
   E. 酸痛不适

（60~62 题共用题干）

患者，男性，43 岁。因“慢性牙周炎”来诊。

60. 患牙确诊之前应做的检查不包括

A. 牙齿 X 线检查
B. 牙周探查
C. 口腔卫生状况检查
D. 牙体检查
E. 体温检查

61. 若其主治医师考虑实施引导性组织再生术（GTR），可能是鉴于

A. Ⅱ度根分叉病变
B. 水平型骨吸收
C. Ⅲ度根分叉病变
D. 牙周脓肿
E. 牙髓炎

62. 可能影响牙周炎治疗效果的全身疾病是

A. 胆结石
B. 肝炎
C. 糖尿病
D. 高血脂
E. 急性肾炎

（63~65 题共用题干）

患者，男性，60 岁。因“右上牙床肿痛 3 天”来诊。口腔检查：全口牙石（+），右上 6 颊侧牙龈局限性隆起，波动感，有深牙周袋，患牙无龋损。

63. 该患牙最可能的诊断是

A. 急性龈乳头炎
B. 急性牙龈脓肿
C. 急性牙周脓肿
D. 急性牙槽脓肿
E. 根分叉病变

64. 牙周脓肿与牙槽脓肿的主要区别是牙周脓肿感染来自

A. 牙髓病
B. 牙周袋
C. 根尖周病变
D. 血源性感染
E. 外伤性感染

65. 该病变的临床特点不包括

A. 有牙周炎病史
B. 有深牙周袋
C. 牙龈呈椭圆形隆起，波动感
D. 伴明显的牙齿松动
E. 脓肿局限于龈乳头及龈缘

（66~69 题共用题干）

患者，男性，60 岁。因“牙齿逐渐松动 8 年，伴咀嚼无力”来诊。口腔检查：口腔卫生状况差，多数牙松动，存在 4~6mm 的牙周袋。

66. 关于牙齿松动度的检查，叙述错误的是
A. 前牙用牙科镊夹住切缘作唇舌向摇动
B. 后牙用尖头探针抵着面窝向颊舌或近远中向摇动
C. 颊舌向松动者或超过生理动度，幅度在 1mm 以内为Ⅰ度
D. 近远中和颊舌向松动者或松动幅度为 1~2mm 为Ⅱ度
E. 近远中和颊舌向及垂直向松动者或松动幅度为 2mm 以上为Ⅲ度

67. 右上 6 龈缘退缩 3mm，近中颊位点探诊深度 7mm，附着丧失量是
A. 0mm　　B. 3mm
C. 4mm　　D. 7mm
E. 10mm

68. 右上 6 松动Ⅱ度，近中与右上 5 之间有食物嵌塞，可能的原因不包括
A. 右上 6 近中边缘嵴破坏　　B. 右上 5、右上 6 牙的边缘嵴高度不协调
C. 牙松动　　D. 深牙周袋
E. 牙槽骨吸收

69. 右上 6 牙片显示牙槽骨吸收达根长的 1/2，骨吸收为
A. Ⅰ度　　B. Ⅱ度
C. Ⅲ度　　D. Ⅳ度
E. Ⅴ度

（70~71 题共用题干）

患者，女性，15 岁。因“牙龈炎”来诊。口腔检查：前牙唇侧牙间乳头呈球状突起，松软光亮，局部牙石菌斑少，探诊未有附着丧失。

70. 该患者最可能的诊断是
A. 青少年牙周炎　　B. 妊娠性龈炎
C. 药物性牙龈增生　　D. 青春期龈炎
E. 牙间乳头炎

71. 患者牙龈增生的可能原因是
A. 遗传因素　　B. 吐舌习惯
C. 药物敏感　　D. 上唇过长
E. 菌斑刺激

（72~75 题共用题干）

患者，女性，28 岁。因“牙龈出血 2 年”来诊。口腔检查：见牙石，牙龈红肿，探诊出血。

72. 如果其诊断为慢性龈缘炎，采用的主要治疗方法是
A. 根面平整术
B. 洁治术
C. 口服替硝唑
D. 翻瓣术
E. 牙冠延长术

73. 如果患者戴有心脏起搏器，应注意的是
A. 只能用含漱法控制菌斑
B. 禁止行洁治术
C. 禁用超声洁牙机
D. 超声洁牙后服用抗生素
E. 超声洁牙前服用抗生素

74. 如果患者治疗 5 年后来复诊，清除龈上的牙石后，发现大多数牙有 5~6mm 的牙周袋，此时应做的治疗是
A. 洁治术
B. 龈下刮治术
C. 牙周夹板
D. 翻瓣术
E. 牙龈成形术

75. 如果 X 线片显示右下颌第 1 磨牙近中有由窄而深的垂直型骨吸收，若采用手术治疗，最理想的手术方法为
A. 引导性组织再生术
B. 改良性 Widman 翻瓣术
C. 截根术
D. 牙半切术
E. 牙龈切除术

（76~78 题共用题干）

患者，女性，24 岁。因“双侧后牙咀嚼无力”来诊。口腔检查：双侧上第 1 磨牙松动Ⅱ度，下切牙松动Ⅰ度，口腔卫生尚好。初步印象为侵袭性牙周炎。

76. 为进一步确诊，其最关键的检查是
A. 血常规
B. X 线检查
C. 龈下菌斑涂片
D. 口腔卫生习惯
E. 询问家族史

77. 该患者最可能发现的体征是
A. 探诊牙周袋深度（PD）>5mm
B. X 线片：上第 1 磨牙牙周膜增宽
C. X 线片：上第 1 磨牙牙槽骨垂直吸收
D. 牙龈退缩
E. 切牙间隙增大

78. 该患者应选择的治疗方案是
A. 定期复查
B. 牙周的基础治疗

C. 应用全身抗生素　　D. 可定期做龈下菌斑细菌学检查
E. 根据 X 线片，决定第 1 磨牙的治疗方案

（79～82 题共用题干）

患者，男性，41 岁。因“刷牙时牙出血 3 月余，口腔有异味”来诊。口腔检查：全口牙龈缘尤其是上、下前牙唇侧龈缘和龈乳头暗红色，松软缺乏弹性，探诊牙龈出血，菌斑指数和牙龈指数平均为 2.5，无牙周袋，无松动。

79. 为明确诊断该患者最需做的检查是
A. 牙髓活力电测试　　B. 颌位检查
C. 早接触检查　　D. X 线检查
E. 龈沟液检查

80. X 线片示牙槽骨无吸收，拟诊为
A. 慢性龈缘炎　　B. 青春期龈炎
C. 成人牙周炎　　D. 增生性龈炎
E. 青少年牙周炎

81. 正确的治疗方案是
A. 通过洁治术彻底消除菌斑和结石，并定期复查和洁治
B. 调𬌗治疗
C. 龈下刮治和根面平整
D. 牙龈切除术
E. 服用抗生素

82. 该疾病的预防措施是
A. 预防性长期服用抗生素　　B. 定期复查和洁治
C. 注意掌握正确的刷牙方法　　D. 多食精细食物
E. 定期复查和洁治并注意掌握正确的刷牙方法

（83～86 题共用题干）

患者，女性，31 岁。因“牙外伤根管治疗后 3 个月，拟进一步修复治疗”来诊。患者 3 个月前因外伤致前左上恒中切牙折断达龈下，已行完善根管治疗，探诊深度 2～4mm，叩痛（-），松动度（-），牙龈稍红，出血指数（BI）2，现因修复治疗需要转诊至牙周科行牙冠延长术。

83. 患者检查时的注意事项除外
A. 行 X 线影像学检查，观察剩余牙槽骨的量
B. 观察患牙与邻牙的关系、笑线的位置

C. 探诊检查断端的位置

D. 评估患牙术后的冠根比例

E. 患牙的色泽

84. 若患者附着龈宽度过窄，应采用

A. 牙龈切除术
B. 根向复位瓣术
C. 原位嵴顶复位瓣术
D. 引导性组织再生术（GTR）
E. 改良 Widman 瓣术

85. 患者行牙冠延长术后的进一步治疗是

A. 术后不必作临时冠修复，术后6周可直接行永久冠修复

B. 术后需制作临时冠，可堵塞邻间隙以防止黑三角形成

C. 术后需制作临时冠，且应根据牙龈恢复情况进行适当调改

D. 术后立刻制作永久冠修复

E. 术后需要制作临时冠，但不必反复调改

86. 关于永久修复体的边缘放置，叙述错误的是

A. 龈沟深度 <1.5mm 时，修复体边缘不应超过龈下 0.5mm

B. 龈沟深度为 1.5~2.0mm 时，修复体边缘不应超过龈下 0.7mm

C. 龈沟深度 >2.0mm 时，建议行牙龈切除术以减少龈沟深度后再行修复治疗

D. 为了美观，可将修复体边缘置于龈下 1.0mm 处

E. 从牙周健康角度考虑，尽量采用龈上或平龈的修复体边缘设计

（87~90 题共用题干）

患者，男性，43岁。因“牙周炎”来诊。口腔检查：下颌第1磨牙颊侧根分叉病变Ⅱ度。拟行牙周手术治疗。

87. 其手术方法不能采用

A. 引导性组织再生术（GTR）
B. 植骨术
C. 根向复位瓣术
D. 根分叉成形术
E. 牙半切术

88. 若须行植骨术，具有骨诱导潜力的是

A. 同种异体的冻干骨
B. 羟基磷灰石
C. β 磷酸三钙
D. 胶原膜
E. 同种异体的脱钙冻干骨

89. 植骨术后评估牙周再生情况较为可靠的手段是

A. 组织学评价
B. 再次手术翻开观察
C. 牙周探诊
D. 放射学检查

E. 患者的主观感受

90. 影响植骨术成功与否的关键因素为

A. 术后护理，尤其是龈瓣的稳定性及预防术后感染最为重要

B. 龈瓣不必将植骨材料完全覆盖，只需覆盖一部分即可

C. 植骨材料高出骨袋口

D. 术中一定要做龈瓣冠向复位

E. 一般术后 1 周拆线

（91~94 题共用题干）

患者，男性，48 岁。因“刷牙时牙龈出血 15 年”来诊。口腔检查：牙石（+++），菌斑（+++），牙龈红肿，探诊出血（+），探诊深度普遍 5~6mm。X 线片示牙槽骨广泛吸收至根中上 1/3。

91. 该患者最可能的诊断是

A. 慢性牙周炎

B. 侵袭性牙周炎

C. 慢性龈炎

D. 坏死性龈炎

E. 增生性龈炎

92. 该患者牙周基础治疗后的维护治疗不包括

A. 病情评估

B. 修复治疗

C. 强化菌斑控制

D. 确定复诊的间隔期

E. 根据检查所见，进行相应的治疗

93. 医师在牙周维护期对患者进行牙周风险评估，评估不包括

A. 病变最重的牙的牙槽骨丧失量与患者年龄之比

B. 牙周探诊深度≥5mm 的牙周袋数量

C. 松动牙的数目

D. 除智齿外的牙丧失数

E. 探诊出血（BOP）百分比

94. 牙周风险评估的结果 BOP 百分比为 15%，牙周探诊深度≥5mm 的牙周袋数量 6 个，病变最重的牙的牙槽骨丧失量与患者年龄之比为 0.6，无系统性疾病和家族史，已戒烟 1 年。该个体的复发危险属于

A. 低复发危险度

B. 中复发危险度

C. 高复发危险度

D. 低复发危险度和中复发危险度之间

E. 无法评估

（95~97 题共用题干）

患者，女性，62 岁。因“牙床肿痛 1 周多”来诊。患者半年前曾有过肿痛，但未治疗。

口腔检查：左上 6 有烤瓷冠修复体，颊侧牙龈肿胀，有一瘘管，瘘管指向根尖方向，其颊侧中央及近中、远中、舌侧均有 5~6mm 的牙周袋。

95. 为明确诊断，其应做的一项重要检查是
   A. 探诊根面形态　　B. 探诊出血
   C. X 线检查　　D. 牙齿松动度
   E. 探查龈下牙石

96. 检查修复体是否符合牙周保健的内容不包括
   A. 修复体颊舌侧突度　　B. 修复体边缘
   C. 修复体咬合关系　　D. 修复体接触区
   E. 修复体材料

97. 若该患牙的根分叉区已经暴露，修复体的边缘设计为
   A. 伸入根分叉之间　　B. 齐龈边缘
   C. 龈下边缘　　D. 颊舌侧的颈部 1/3 要突起
   E. 适应牙体的自然外形，在牙冠的颊舌面近颈处形成与牙龈外形相应的凹陷

（98~99 题共用题干）

患者，男性，28 岁。因“上前牙折裂”来诊。口腔检查：全口口腔卫生差，右上 1 冠折，近中腭侧缺损达龈下 3mm，牙龈红肿，探诊出血（BOP）（+），牙周袋深度（PD）4mm。

98. 患牙的治疗方案不考虑
   A. 直接冠修复　　B. 拔牙 + 种植
   C. 正畸牵引萌出 + 冠修复　　D. 拔牙 + 固定桥修复
   E. 冠延长术 + 冠修复

99. 若考虑正畸牵引，正畸前应先进行的治疗有
   A. 全口洁治　　B. 咬合调整
   C. 定期复查，行牙周维护治疗　　D. 局部 3% 过氧化氢液冲洗
   E. 0. 2% 氯己定液含漱

（100~102 题共用题干）

患者，男性，46 岁。牙龈刷牙时出血 3 年。检查见全口牙石（++），牙面色素多，牙龈中度红肿，探诊普遍有出血，探诊深度 4~6mm，附着丧失 2~4mm，未见牙齿松动。否认全身疾病史。

100. 最可能的诊断是
   A. 慢性龈炎　　B. 坏死性龈炎
   C. 慢性牙周炎　　D. 侵袭性牙周炎

E. 白血病的龈病损

101. 对该患者的治疗应包括下列内容，但一般不包括

A. 口腔卫生指导　　B. 洁治术

C. 刮治及根面平整　　D. 口服阿莫西林

E. 牙周维护治疗

102. 如果在基础治疗后，右下第一磨牙近中探诊深度仍为6mm，X线片显示近中有垂直骨吸收1/2，对该牙最佳的手术治疗方法为

A. 牙龈切除术　　B. 袋壁搔刮术

C. 翻瓣术　　D. 截根术

E. 引导性组织再生术

（103~105题共用题干）

患者，女性，30岁。因“近3个月来发现全口牙龈普遍增生”来诊。口腔检查：全口牙龈增生，覆盖牙面的1/2以上，质地中等，灰色，探诊易出血。

103. 采集患者病史时，重点询问的内容不包括

A. 牙龈自动出血史　　B. 肝炎活动期

C. 癫痫史　　D. 近来身体情况

E. 妊娠史

104. 若就诊患者未曾长期服用药物，最可能的诊断是

A. 急性白血病　　B. 药物性牙龈增生

C. 牙龈纤维瘤病　　D. 成人牙周炎

E. 增生性龈炎

105. 为明确诊断，其不需要进行的是

A. 血常规检查　　B. 骨髓细胞学检查

C. 局部活检　　D. 了解病史

E. 口腔检查

（106~108题共用题干）

患者，男性，22岁。因“右下后牙松动”来诊。口腔检查：右下6松动Ⅲ度，牙周探诊深度（PD）为8~10mm，根分叉病变（FI）颊侧、舌侧Ⅲ度，牙龈红肿明显，全口口腔卫生情况较差，牙龈红肿，探诊出血（BOP）（+），牙周探诊深度5~7mm。X线片：右下6牙槽骨吸收过根尖。

106. 若考虑右下6拔除后种植，种植时机的选择必须满足的条件不包括

A. 拔牙3个月后，待牙槽骨修复完成

B. 牙周治疗，炎症完全消除后

C. 口腔卫生维护好

D. 去除不良生活习惯，如抽烟

E. 拔牙 6 个月以后

107. 关于右下 6 种植的特点，叙述错误的是

A. 邻牙松动时，应全面考虑，视疗效及感染控制情况决定是否保留

B. 骨量不足时考虑引导性骨再生或下牙槽神经解剖术进行骨增量

C. 牙周炎应彻底控制

D. 软组织量不足时考虑游离龈移植术

E. 因患牙周炎，不管骨量如何，都不应该行种植修复

108. 种植治疗后，复查主要评估内容不包括

A. 种植体及天然牙周围的软硬组织健康状况

B. 种植体稳定性

C. 修复体完整性和稳定性

D. 菌斑控制及牙周控制情况

E. 全身健康状况

（109~112 题共用题干）

患者，男性，35 岁，主诉刷牙时牙龈出血，口腔有异味，双侧后牙及下前牙轻度松动，伴有咬合痛。影响正常进食求治。

109. 晚期可能出现的伴发症状

A. 中度深度牙周袋　　B. 重度牙龈炎症

C. 急性牙周脓肿　　D. 牙槽骨水平吸收

E. 牙齿松动咬合痛

110. 治疗的基本原则

A. 控制菌斑 + 彻底清除牙石　　B. 控制菌斑 + 拔除松动牙

C. 松牙固定术　　D. 牙周袋及根面药物处理

E. 牙周外科手术 + 全身治疗

111. 下述牙周疗效维持及预防的叙述中，正确的是

A. 1~2 年进行一次复查，复诊

B. 防治牙周炎 1~2 年做一次洁治

C. 局部龈无炎症可以不拍 X 线片

D. 牙周维护在治疗后的头 3 年最重要

E. 患者复查时重点要检查全身情况

112. 如果行牙周手术，改良翻瓣术的正确切口是
A. 内斜切口+沟内切口+水平切口　B. 水平切口+沟内切口
C. 纵形切口+沟内切口　D. 内斜切口+纵形切
E. 信封梯切口+纵形切口

（113~115 题共用题干）

患者，女性，32 岁。因牙龈肿大、出血影响进食就诊。家族性高血压，近半年血压不稳定，一直在服药。检查：口腔卫生较差，全口牙石Ⅱ度，41、42 之间唇侧单个龈乳头肿大明显，覆盖整个 2/3 牙面，探诊极易出血。拒绝 X 线检查。

113. 为最终确诊最应该咨询的是
A. 药物史　B. 婚育史
C. 治疗史　D. 家族史
E. 系统疾病

114. 对于肿大牙龈当即处理不当的是
A. 去除菌斑　B. 去除牙石
C. 牙龈切除术　D. 口腔卫生宣教
E. 1% 过氧化氢液冲洗

115. 如患者未怀孕，最可能诊断为
A. 慢性龈炎　B. 白血病龈病损
C. 化脓性肉芽肿　D. 牙龈纤维瘤病
E. 药物化脓性龈炎

（116~118 题共用题干）

患者，男性，42 岁。数月来右下后牙常进食后疼痛，偶自发痛及冷、热刺激痛，自服抗生素可缓解，1 天前进食后复发。检查：见口腔卫生差，龈上、下结石多，牙龈轻度充血水肿，右下 678 牙体完整，右下 7 叩（+），右下 8 颊向错位，伸长无对颌，右下 8 与右下 7 之间有较多食物残渣，龈乳头中度充血水肿，压痛，未探及牙周袋，右下 678X 线片未见异常。

116. 导致该症状出现的促进因素是
A. 牙石　B. 食物嵌塞
C. 𬌗创伤　D. 错𬌗畸形
E. 牙菌斑

117. 最可能的诊断是
A. 右下 7 牙髓炎　B. 右下 8 牙髓炎
C. 右下 7、8 龈乳头炎　D. 右下 7、8 单纯性龈炎

E. 右下 7 牙周-牙髓联合病变

118. 最根本的处理办法是

A. 拔除右下 8
B. 拔除右下 8，根管治疗右下 7
C. 全口龈上、下洁治
D. 右下 7、8 牙周冲洗上药
E. 以上都不对

（119～122 题共用题干）

患者，女性，46 岁。主诉：半月前洗牙后全口牙冷热敏感，左下倒数第二个后牙 2 天来持续胀痛，1 日来加重，有跳痛。不能咬物。近 2 个月以来，该部位一直食物嵌塞严重。以往有剔牙习惯，使用竹制牙签，半年前体检时问口腔大夫索要牙科探针，开始使用探针剔牙。近期剔牙偶有疼痛，但不持续。

119. 根据病史，检查时最有可能见到的临床表现是

A. 牙龈红肿与多量的牙石
B. 深及牙髓的龋洞与牙髓息肉
C. 相应面部的肿痛和患牙龈瘘
D. 深及根尖的牙周袋
E. 充血水肿的牙间龈乳头与邻面龋

120. 最有可能的诊断是

A. 急性牙髓炎
B. 急性根尖炎
C. 急性上颌窦炎
D. 牙龈乳头炎
E. 三叉神经痛

121. 解决疼痛恰当的治疗方案是

A. 开髓引流，龈息肉切除
B. 患牙根管治疗，配合牙周基础治疗
C. 镇痛药及全身抗生素治疗
D. 消炎镇痛，择期拔除患牙
E. 冲洗、上药，急性炎症后治疗邻面龋

122. 对于洁治后全口牙冷热敏感解释正确的是

A. 与洁治无关，多因龋病造成
B. 洁治时损伤牙体组织
C. 正常情况，属于洁治副作用
D. 去除牙颈部牙石后，牙根暴露
E. 操作不当损伤牙龈所导致

（123～125 题共用题干）

患者，40 岁。全口义齿修复 1 周。自述当口腔处于休息状态时，义齿固位尚好，但张口、说话、打呵欠时义齿易脱位。检查：患者全身状况良好，无既往史，牙槽骨丰满，口腔黏膜正常。医师进行单颌全口义齿修复。

123. 全口义齿修复中影响全口义齿固位的有关因素为

A. 唾液的质量
B. 颌骨的解剖形态
C. 义齿基托的边缘伸展
D. 义齿承托区黏膜的性质
E. 以上说法均正确

124. 造成义齿脱落的原因是

A. 基托边缘过长
B. 后牙排列覆盖过小
C. 上下颌牙齿接触面积小
D. 基托边缘伸展不够
E. 基托后缘与口腔黏膜不密合

125. 应对患者做的处理是

A. 重新制作
B. 磨改基托过长的边缘
C. 磨改基托组织面厚度
D. 适当增加人工牙的颊舌面
E. 增大牙齿的宽度

（126~128 题共用题干）

患者，女性，44 岁。下前牙牙齿松动 1 年。检查：左、右下中切牙松动I度，牙石(++)，牙龈退缩 2mm，边缘红，质软，探诊深度 5mm，全口其他牙的牙石（+）~(++)，牙龈缘水肿，探诊出血，牙周袋深度 4~6mm，牙齿未见松动。

126. 在确诊前还应进行的最重要的检查是

A. 测量龈沟液量
B. 查血
C. 拍摄 X 线片
D. 测量龈沟温度
E. 测量咬合力的大小

127. 最可能的诊断是

A. 药物性牙龈增生
B. 慢性牙周炎
C. 牙龈纤维瘤病
D. 慢性龈炎
E. 侵袭性牙周炎

128. 此时对该患者的第一步治疗是

A. 口服阿莫西林
B. 牙周袋内上四环素药膏
C. 拔除松动的下中切牙
D. 刮治
E. 洁治

（129~134 题共用题干）

患者，男性，45 岁。主诉刷牙时牙龈出血，口腔有异味，双侧后牙及下前牙轻度松动，伴有咬合痛。

129. 主要应该进行的检查是

A. 邻面龋 + 叩诊
B. 食物嵌塞
C. 冷热刺激反应
D. 早接触 + 牙齿松动度
E. 牙周袋探诊 + X 线牙片检查

130. 如果拟诊断为慢性牙周炎，主要致病菌是
A. 放线菌
B. 牙龈卟啉单胞菌
C. 乳酸杆菌
D. 变形链球菌
E. 嗜二氧化碳噬纤维菌

131. 晚期可能出现的伴发症状
A. 中度深度牙周袋
B. 重度牙龈炎症
C. 牙周脓肿
D. 牙槽骨垂直吸收
E. 牙齿咬合痛

132. 治疗的基本原则
A. 控制菌斑 + 彻底清除牙石
B. 控制菌斑 + 拔除松动牙
C. 松牙固定术
D. 牙周袋及根面药物处理
E. 牙周外科手术 + 全身治疗

133. 下述牙周疗效维持及预防的叙述中，正确的是
A. 1~2 年进行 1 次复查、复诊
B. 防治牙周炎，1~2 年做 1 次洁治
C. 局部龈无炎症可以不拍 X 线片
D. 牙周维护在治疗后的前 3 年最重要
E. 患者复查时重点要检查全身情况

134. 如果行牙周手术，改良 Widman 翻瓣术的正确切口是
A. 内斜切口 + 沟内切口 + 水平切口
B. 水平切口 + 沟内切口
C. 纵形切口 + 沟内切口
D. 内斜切口 + 纵形切口
E. 信封梯切口 + 纵形切口

（135~136 题共用题干）

患者，女性，20 岁。主诉：前牙牙缝变大 1 年。检查：上切牙松动、移位。双侧上下第一磨牙松动Ⅱ度。

135. 若初步印象为侵袭性牙周炎，最实用、简便的一项辅助检查是
A. 中性多形核白细胞趋化
B. 家族史询问
C. 龈下菌斑涂片
D. 全身系统病检查
E. X 线检查

136. 如果全身药物治疗，最佳选择是
A. 螺旋霉素 + 替硝唑
B. 甲硝唑 + 阿莫西林
C. 螺旋霉素 + 阿莫西林
D. 螺旋霉素 + 红霉素

E. 牙周宁

（137～138 题共用题干）

患者，男性，45 岁。半年来反复发作全口牙龈红肿出血、疼痛，曾在外院治疗，但效果不明显。检查发现全口牙龈明显红肿。质地松软，触易出血，多处牙周脓肿。

137. 考虑可能的原因及诊断

A. 急性坏死性溃疡性牙周炎
B. 合并糖尿病牙周炎
C. 侵袭性牙周炎
D. 慢性牙周炎急性活动期
E. 单纯急性多发性牙周脓肿

138. 最佳应急处理

A. 脓肿切开引流，漱口液含漱
B. 口服消炎药，局部冲洗上药
C. 彻底洁治、刮治冲洗上药，口服消炎药
D. 先口服消炎药，做进一步检查后再确定治疗
E. 去除大块牙石，切开脓肿，漱口液含漱，全身用药

（139～141 题共用题干）

患者，女性，28 岁。主诉：半年来全口牙龈逐渐肿大，刷牙出血。

139. 收集病史时，对鉴别诊断有意义的项目如下，除外

A. 家族史
B. 吸烟史
C. 全身状况
D. 服药史
E. 妊娠史

140. 如诊断为妊娠期龈炎，临床检查最有可能的发现是

A. 牙龈色鲜红、肿大
B. 龈乳头出现溃疡
C. 牙龈疼痛、出血伴恶臭
D. 牙龈化脓、疼痛
E. 牙龈质地坚韧

141. 对患者的治疗措施不正确的是

A. 牙周基础治疗
B. 全身应用抗生素
C. 去除局部刺激因素
D. 尽量在分娩后切除
E. 必要时在妊娠 4～6 个月间进行手术

（142～145 题共用题干）

患者，男性，25 岁。1 年来牙龈逐渐肿大。检查发现：全口牙龈乳头及龈缘肿，上下前牙明显。龈乳头球状突起，前牙龈呈分叶状、质地坚硬，略有弹性，呈粉红色，不出血，无

疼痛，龈沟加深，有菌斑，无分泌，11、21部分冠折断，已做根管治疗。

142. 采集病历重点了解的是

A. 出血史
B. 家族史
C. 癫痫史
D. 是否戴过矫正器
E. 药物过敏史

143. 为进一步确诊，首先需检查的项目是

A. 血象
B. X线检查
C. 探诊附着丧失情况
D. 菌斑涂片检查
E. 殆关系

144. 上述检查仍不能确诊，在用药史上还需了解的是

A. 全身用药
B. 抗癫痫药物
C. 非激素类药物
D. 抗厌氧菌药物
E. 局部用药

145. 在治疗中，首先采取的措施是

A. 换用其他长期服用的药物
B. 手术切除
C. 全身应用抗生素
D. 局部加强用药
E. 观察病情后，再作处理

（146~148题共用题干）

患者，男性，19岁。患病1周。牙龈乳头坏死，前牙唇侧明显，坏死形成溃疡处凹陷，表面灰白色假膜，触之出血明显，口腔有腐性口臭。体温37.8℃，颏下淋巴结肿痛。既往未出现全身明显异常现象。

146. 有辅助诊断意义的检查是

A. 白细胞分类
B. 脱落细胞检查
C. 革兰染色涂片
D. X线检查
E. 组织病理

147. 预计检查后异常表现在

A. 中性粒细胞减少
B. 细胞核分化异常
C. 螺旋体和梭形杆菌数量明显增加
D. 牙槽骨不同程度吸收
E. 龈坏死表现

148. 在局部处理同时，选择全身最佳用药是

A. 四环素
B. 青霉素

C. 金霉素
D. 卡那霉素
E. 甲硝唑

（149～151 题共用题干）

患者，男性，32 岁。右上后牙持续胀痛不能咬物，无冷热刺激痛病史。检查发现右上第二磨牙远中牙龈红肿，探诊出血。第三磨牙伸长无对颌。

149. 对该患者的初步诊断是
A. 冠周炎
B. 牙间乳头炎
C. 急性牙周脓肿
D. 龈缘炎
E. 殆创伤

150. 导致该病的主要原因是
A. 食物嵌塞
B. 殆创伤
C. 牙石
D. 口腔卫生不良
E. 不良剔牙习惯

151. 最佳治疗方案是
A. 切开引流，局部冲洗上药，急性炎症消退后牙周治疗
B. 彻底清洁局部，冲洗上药
C. 彻底清洁局部，冲洗上药，调整咬合
D. 彻底清洁局部，冲洗上药，炎症消退后拔除第三磨牙
E. 彻底清洁局部，冲洗上药，及时修复对颌牙

（152～154 题共用题干）

患者，女性，26 岁。近半年全口牙龈逐渐肿大，刷牙易出血，有自动出血史。

152. 为鉴别诊断，此患者采集病史时，在注意询问的各种情况中不包括
A. 家族史
B. 近来全身状况
C. 黏膜溃疡病史
D. 长期服用药物史
E. 生理周期

153. 若非由全身病变造成的牙周病变，通常不做的检查是
A. 牙龈色、形、质
B. 牙周探诊检查
C. 血常规及其分类
D. 白细胞的趋化功能
E. 不良修复体的检查

154. 若诊断为妊娠期龈炎，临床检查最可能的发现是
A. 牙龈鲜红色，表面呈分叶状，无疼痛
B. 牙龈疼痛，出血，有恶臭味

C. 牙龈出血及牙齿松动

D. 化脓，恶臭味和牙龈疼痛

E. 牙龈乳头出现溃疡

（155~158 题共用题干）

患者，男性，52 岁。全口牙齿咀嚼无力、刷牙时牙龈出血。无系统性疾病，有吸烟史。口腔检查显示牙龈红肿，探诊出血，全口多数牙的牙周袋深度≥4mm，松动Ⅰ~Ⅱ度，牙石（+++），X 线片显示全口牙槽骨普遍水平吸收达根长的 1/3~1/2。

155. 此病最可能诊断为

A. 轻度牙周炎　　B. 中度牙周炎

C. 重度牙周炎　　D. 与糖尿病有关的牙周炎

E. 侵袭性牙周炎

156. 完成全口的龈下刮治治疗后，再次复查时间应在

A. 治疗后 1 周　　B. 治疗后 4~6 周

C. 治疗后 8 周　　D. 治疗后 2~4 周

E. 以上均不正确

157. 治疗后 6 周复查时，若无特殊主诉，应复查下列内容，除外

A. 拍 X 线片　　B. 探牙周袋深度

C. 口腔卫生情况　　D. 殆关系

E. 炎症消退情况

158. 牙周病维护治疗阶段，不正确的是

A. 维护治疗与预后密切相关　　B. 一般 3~6 个月复查 1 次

C. 复查间隔根据患者具体情况而定　　D. 维护治疗只针对口腔卫生差的患者

E. 复查时应拍 X 线片

四 B 型题

（1~2 题共用备选答案）

A. 甲硝唑　　B. 碘酚

C. 复方碘甘油　　D. 碘氧液

E. 复方氯己定

1. 治疗牙周炎全身用药的药物是

2. 局部应用能杀菌、抑制细菌黏附和生长的是

（3～7 题共用备选答案）

A. 纤维起于结合上皮根方的牙骨质，斜行进入牙槽嵴

B. 在牙槽嵴纤维的根方，呈水平方向走行，一端埋入牙骨质，另一端埋入牙槽骨中

C. 牙周韧带中数量最多、力量最强的一组纤维，起于牙骨质，斜行向冠方进入牙槽嵴

D. 位于根尖区，从牙骨质呈放射状进入牙槽窝底部的骨内

E. 只存在于多根牙各根之间，有防止多根牙向冠方移位的作用

3. 牙槽嵴纤维对应上述哪项
4. 根间纤维对应上述哪项
5. 根尖纤维对应上述哪项
6. 斜纤维对应上述哪项
7. 横纤维对应上述哪项

（8～10 题共用备选答案）

A. 牙线　　B. 牙签

C. 牙间隙刷　　D. 单束毛牙刷

E. 电动牙刷

8. 对于无牙龈退缩的后牙，为了清除邻面菌斑应选用
9. 对于有牙龈退缩 5～6mm 的后牙，为了清除邻面菌斑最好选用
10. 手动作不灵活的患者宜选用

（11～13 题共用备选答案）

A. 探诊深度　　B. 牙周附着水平

C. 牙松动度　　D. 探诊出血

E. 牙龈退缩

11. 能准确反映牙周组织破坏程度的指标是
12. 能判断牙龈有无炎症的重要指标是
13. 与前牙美观密切相关的指标是

（14～15 题共用备选答案）

A. 革兰阳性需氧菌和能动菌　　B. 革兰阳性兼性菌和能动菌

C. 革兰阳性兼性菌和厌氧菌　　D. 革兰阴性厌氧菌和能动菌

E. 革兰阳性需氧菌和兼性菌

14. 附着性龈下菌斑的优势菌是
15. 龈上菌斑的优势菌是

（16~18 题共用备选答案）

A. 牙菌斑　　B. 软垢
C. 获得性膜　　D. 龈上菌斑
E. 龈下菌斑

16. 牙龈炎的主要病因是
17. 牙面清洁后最先在牙面形成的是
18. 未矿化的细菌性沉积物，牢固的黏附于牙面或修复体表面的是

（19~21 题共用备选答案）

A. 龈上菌斑　　B. 附着性龈下菌斑
C. 非附着性龈下菌斑　　D. 陈旧的龈上菌斑
E. 窝沟处龈上菌斑

19. 与龈下牙石形成有关
20. 主要为革兰阴性厌氧菌构成的菌斑
21. 被认为是牙周炎“进展前沿”的菌斑

（22~24 题共用备选答案）

A. 牙龈切除术　　B. 牙周翻瓣术
C. 引导性组织再生术　　D. 截根术
E. 牙冠延长术

22. 基础治疗后增生的牙龈未消退。应采取的牙周手术为
23. 可使原已暴露在牙周袋中的病变牙根面上形成新附着
24. 对三壁骨袋最佳的治疗选择是

（25~26 题共用备选答案）

A. 健康牙周　　B. 牙龈炎
C. 慢性成人牙周炎　　D. Down 综合征
E. 局限性青少年牙周炎

25. 优势菌是牙龈卟啉单胞菌的牙周疾病是
26. 优势菌是伴放线放线杆菌的牙周疾病是

（27~29 题共用备选答案）

A. 药物性根尖周炎　　B. 牙周炎咬合痛
C. 残髓炎　　D. 药物性牙周组织坏死

E. 继发龋

27. 充填物过高，咬合时出现早接触可引起
28. 备洞时未去龋坏组织，致使充填后龋损继续发展，可引起
29. 以亚硝酸失活剂置于邻面洞时，由于封闭不严，药物渗漏可引起

（30~31 题共用备选答案）

A. 牙龈切除术　　B. 翻瓣术
C. 分根术　　D. 冠延长术
E. 断根术

30. Ⅲ度根分叉病变应选择的手术
31. 根分叉区根面牙石应选择的手术

（32~34 题共用备选答案）

A. 慢性牙周炎　　B. 牙周牙髓联合病变
C. 侵袭性牙周炎　　D. 牙周脓肿
E. 慢性龈炎

32. 单个牙窄而深的局限性牙周袋常见于
33. 早期牙龈炎症较轻但牙周袋深常见于
34. 发病年龄晚，病损常累及大多数牙，多见于

（35~38 题共用备选答案）

A. 水平型骨吸收　　B. 垂直型骨吸收
C. 凹坑状吸收　　D. 反波浪形骨吸收
E. 弧形骨吸收

35. 侵袭性牙周炎下颌第一磨牙的骨吸收
36. 形成骨上袋的牙槽骨吸收形式
37. 形成骨下袋时的牙槽骨吸收形式
38. 牙槽间隔的骨嵴顶吸收

（39~41 题共用备选答案）

A. 牙间间断缝合　　B. 间断缝合
C. 悬吊缝合　　D. 锚式缝合
E. 褥式缝合

39. 牙周手术时，颊舌侧龈瓣高度不一致时，应采用的缝合方法

40. 牙周手术时，两牙之间有较大缝隙或龈乳头较宽时，应采用的缝合方法
41. 牙周手术时，与缺牙间隙相邻处的龈瓣缝合，应采用的缝合方法

（42~43 题共用备选答案）
A. 慢性龈缘炎
B. 急性龈乳头炎
C. 青春期龈炎
D. 慢性牙周炎（早期）
E. 伴糖尿病的牙周炎
42. 病变较广泛，发病主要与大量菌斑堆积有关。有附着丧失的疾病是
43. 病变较广泛，出血重，溢脓，易于发生牙周脓肿的疾病是

（44~46 题共用备选答案）
A. 麝香草酚
B. 氯己定
C. 四环素
D. 磺胺类
E. 甲硝唑
44. 易渗透进龈沟液，对抑制革兰阴性厌氧菌和螺旋体特别有效的是
45. 对局限型侵袭性牙周炎的疗效超过单独外科治疗的是
46. 牙周手术后常局部应用以控制菌斑的是

五 X 型题

1. 关于糖尿病牙周炎的治疗，错误的是
A. 立刻进行彻底的洁刮治治疗，以尽快消除局部刺激
B. 请内科医生全面检查、治疗糖尿病，待血糖控制后再做牙周治疗
C. 先做应急处理，再做必要的内科检查及治疗。血糖控制后进一步牙周治疗
D. 牙周炎患者治疗前应常规查血糖
E. 糖尿病患者应常规做牙周治疗
2. 口腔流行病学是
A. 流行病学的一个分支
B. 研究口腔疾病的人群分布规律
C. 口腔预防医学的基础
D. 口腔分子生物学的基础
E. 研究影响疾病分布的相关因素
3. 关于牙周病患者的全身病史的描述，哪些正确
A. 牙周治疗必须在全身疾病控制下才能进行
B. 有助于牙周病病因的全面分析
C. 全身疾病改变对治疗的反应
D. 提醒医生对特殊患者采取特殊治疗

E. 全身疾病改变牙周组织对局部刺激的反应

4. 牙石与牙周组织病有着密切关系，是因为

A. 牙石对牙龈的机械刺激是牙周病的病因

B. 牙石是菌斑附着滋生的良好部位

C. 牙石存在妨碍口腔卫生

D. 牙石促进菌斑形成

E. 牙石易吸附毒素

5. 垂直式食物嵌塞原因有

A. 相邻牙失去正常的接触　　B. 来自对颌牙的楔力

C. 边缘嵴消失　　D. 颊舌外展隙增大

E. 龈外展隙增大

6. 软垢构成物质有

A. 食物残渣，脱落细胞　　B. 微生物

C. 唾液黏液素　　D. 涎蛋白

E. 红细胞

7. 刮治术和根面平整的目的是

A. 刮除所有根面沉积物　　B. 刮除病变牙骨质

C. 根面平滑　　D. 增强根面生物相容性

E. 去除肉芽组织

8. 治疗急性牙周脓肿，需要做的是

A. 脓肿切开引流术　　B. 调磨早接触点

C. 全身给以抗生素或支持疗法　　D. 牙龈翻瓣手术

E. 含漱剂含漱以改善局部环境

9. 菌斑控制的用具包括

A. 菌斑染色剂　　B. 牙刷、邻面清洁器具

C. 牙膏　　D. 含漱剂

E. 口服抗生素

10. 种植治疗前牙周危险因素评估包括下列哪些情况

A. 可能影响骨代谢或者影响愈合能力的全身疾病

B. 心理或精神疾病

C. 不良习惯和行为因素

D. 口腔外部因素

E. 牙周感染治疗和维护不佳

11. 关于洗必泰溶液，下列正确的是

A. 广谱抗生素
B. 可吸附于牙表面，缓慢释放
C. 每日含漱2次易使细菌产生抗药性
D. 长期含漱，牙面有色素沉着
E. 长期含漱，牙面不会有色素沉着

12. 消除病因阶段的治疗，可以做哪些措施
A. 消除龈上、下菌斑及牙石
B. 纠正食物嵌塞和创伤
C. 口腔卫生指导
D. 暂时性固定松动牙
E. 牙周手术

13. 正畸前应考虑的牙周危险因素有哪些
A. 患者年龄
B. 有无牙周袋及龈下牙石
C. 牙周组织的炎症状况
D. 附着牙龈的宽度及厚度
E. 有无殆创伤

14. 关于牙周治疗计划，正确的是
A. 第一阶段是消除或控制致病因
B. 牙周手术的目的之一是修正骨缺损
C. 牙周维护与治疗阶段同等重要
D. 维护期是指治疗后的6个月内
E. 菌斑控制是最重要的方面

15. 牙周病的局部促进因素包括
A. 牙石
B. 吸烟
C. 创伤性殆力
D. 细菌
E. 不良修复体

16. 临床研究中多作为种植体临床表现的评价参数有
A. 菌斑指数
B. 改良菌斑指数
C. 龈沟出血指数
D. 改良龈沟出血指数
E. 探诊后出血（BOP）

17. 关于附着龈，叙述正确的是
A. 附着龈的上皮为角化的复层鳞状上皮
B. 上皮角化程度越高，附着龈上的点彩越不明显
C. 正常附着龈的宽度因人和牙位而异
D. 附着龈直接附着在牙槽骨上
E. 附着龈宽度具有重要的临床意义

18. 牙周膜的增龄性变化表现为
A. 弹性纤维减少
B. 血管数量减少
C. 细胞有丝分裂活性减少
D. 胶原纤维量减少
E. 黏多糖减少

19. 有下列哪些情况的患者为重点人群，牙周支持治疗复查的间隔期宜缩短为1~3个月

A. 口腔卫生状况不良
B. 有较多、较快牙结石形成
C. 有复杂的修复体
D. 正在进行正畸治疗
E. 饮酒

20. 关于牙周病学与其他口腔医学学科的关系，叙述正确的是
A. 牙体和牙列的修复工作等均应在牙周组织健康的基础上进行
B. 健康且维护良好的牙周组织，将有利于牙修复体周围良好的菌斑控制
C. 牙周炎易感性个体不可以行种植术
D. 消除牙周炎症和建立良好的感染控制是种植治疗成功的决定性因素
E. 良好的牙周或种植体周维护治疗是种植治疗长期成功的重要因素

21. 牙周炎具有部位特异性，最少受累的牙位是
A. 上颌尖牙
B. 下颌尖牙
C. 上颌前磨牙
D. 下颌前磨牙
E. 上颌磨牙

22. 促进菌斑性龈病的局部牙齿因素包括
A. 牙解剖因素
B. 牙修复体
C. 矫正器
D. 牙根折裂
E. 全身疾病

23. 急性坏死溃疡性龈炎患者，数量会增多的细菌有
A. 核梭杆菌
B. 伴放线聚集杆菌
C. 中间普氏菌
D. 奋森密螺旋体
E. 牙密螺旋体

24. 可引起牙周病红色复合体的细菌是
A. 牙龈卟啉单胞菌（Pg）
B. 福塞类杆菌（Bf）
C. 伴放线聚集杆菌（Aa）
D. 核梭杆菌（Fn）
E. 牙密螺旋体（Td）

25. 菌斑生物膜中的细菌导致牙周组织病的机制是
A. 细菌的增殖和相互协同作用
B. 细菌及菌斑毒性产物的直接作用
C. 细菌胞膜成分引发的免疫反应
D. 细菌产生的毒素抑制和削弱了机体的防御功能
E. 致病菌入侵宿主组织

26. 牙石形成的因素有
A. 唾液的成分
B. 菌斑量
C. 口腔卫生习惯
D. 修复体成分

E. 食物性质

27. 关于龈上牙石，叙述正确的有

A. 龈上牙石位于龈缘上方

B. 与龈下牙石相比，牙面附着更紧密

C. 牙石常呈黄色或白色

D. 体积较大

E. 常位于唾液腺导管开口处

28. 关于龈下牙石，叙述正确的有

A. 龈下牙石位于龈缘下方

B. 与龈上牙石相比，牙面附着更紧密

C. 牙石常呈褐色或黑色

D. 牙石多位于牙齿的邻面

E. X 线片上不能观察到

29. 牙周脓肿的表现，哪项是正确的

A. 牙龈局限性肿胀

B. 无牙髓活力

C. 肿胀区疼痛

D. 牙石较多，松动明显

E. 有深牙周袋

30. 影响牙周病的全身疾病有

A. 糖尿病

B. 唐氏综合征

C. 骨质疏松

D. 胆囊炎

E. 掌跖角化-牙周病综合征

31. 牙周组织的防御系统包括

A. 结合上皮

B. 红细胞

C. 唾液

D. 龈沟液

E. 防御素

32. 关于宿主的防御反应与牙周病，叙述错误的是

A. 中性粒细胞对牙周组织只起防御作用

B. 巨噬细胞参与宿主的防御反应

C. 体液免疫产生的白细胞对组织只起保护作用

D. 细胞免疫不参与牙周炎症反应

E. 宿主的防御反应在牙周病的病理机制中起防御和损伤双重作用

33. 关于牙槽骨吸收的影像学表现，叙述错误的有

A. X 线片可清晰显示牙齿颊、舌、近中、远中面的骨质情况

B. 牙槽嵴顶的骨吸收可使牙槽间隔凹陷

C. 正常情况下，牙槽嵴顶与釉牙骨质界的距离为 0.5mm

D. 在 X 线片上可确定骨下袋是几壁骨袋

E. 牙槽骨吸收的程度一般以吸收区占牙根长度的比例来表示

34. 慢性龈炎时牙龈的改变包括

A. 牙龈色泽呈粉红色
B. 龈乳头圆钝呈球状
C. 牙龈松软脆弱
D. 龈沟探诊出血
E. 龈缘与牙面紧贴

35. 反映口腔卫生状况的指数包括
A. 菌斑指数
B. 简化口腔卫生指数
C. 牙龈指数
D. 出血指数
E. 龈沟出血指数

36. 牙龈出现色泽改变的原因有
A. 进食深色食物
B. 口腔卫生欠佳
C. 喝茶
D. 重金属着色
E. 黑色素沉着

37. 牙周炎时 X 线片上牙槽骨吸收的最主要表现除外
A. 牙槽骨高度降低
B. 牙槽骨密度增强
C. 根尖区骨密度减低阴影
D. 牙周膜宽度均匀增加
E. 牙槽嵴顶位于釉牙骨质界下 1mm

38. 影响牙松动度的因素有
A. 牙根的数目
B. 牙根的长度
C. 牙槽骨吸收的程度
D. 创伤
E. 牙龈出血程度

39. 对于牙周病患者，可能引起菌血症的操作有
A. 刷牙
B. 牙周探诊
C. 洁治
D. 刮治
E. 使用漱口水

40. 种植体周围疾病的病因包括
A. 菌斑微生物
B. 负载过早或过重
C. 饮酒
D. 宿主易感性
E. 糖尿病等系统性疾病

41. 关于附着龈，叙述正确的是
A. 附着龈的上皮为角化的复层鳞状上皮
B. 上皮角化程度越高，附着龈上的点彩越不明显
C. 正常附着龈的宽度因人和牙位而异
D. 附着龈直接附着在牙槽骨上
E. 附着龈宽度具有重要的临床意义

42. 关于种植体周围炎的治疗，正确的是

A. 0.12%~0.20% 氯己定局部冲洗或含漱

B. 联合应用抗生素

C. 翻瓣手术

D. 手用传统金属洁治器彻底清洁

E. 引导性骨再生术

43. 世界卫生组织在 1984 年提出的健康人的 10 项标准中，第 8 条包括

A. 牙齿清洁　　B. 无龋洞

C. 牙龈颜色正常，不出血　　D. 头发有光泽，无头屑

E. 眼睛明亮，反应敏锐

44. 有些疾病引起的牙松动经治疗后可逐渐恢复稳固，这些疾病有

A. 牙槽骨水平吸收　　B. 急性根尖周炎

C. 不伴牙周炎的单纯咬合创伤　　D. 外伤引起牙根颈 1/3 处折断

E. 牙周翻瓣术后

45. 牙槽骨垂直吸收时伴随的牙周袋不包括

A. 龈袋　　B. 复杂袋

C. 骨上袋　　D. 骨下袋

E. 假性牙周袋

46. 急性坏死性溃疡性龈炎的临床表现包括

A. 常发生于男性青壮年　　B. 起病急，病程较短

C. 患者无自觉症状　　D. 常累及附着龈

E. 患处牙龈极易出血

47. 掌跖角化-牙周破坏综合征的临床表现，正确的是

A. 皮损及牙周病变常在 4 岁前共同出现

B. 患儿智力及身体发育异常

C. 乳牙萌出后即有深牙周袋

D. 恒牙萌出后按序发生牙周破坏

E. 手掌、足底、膝部及肘部局限性的过度角化

48. 重度慢性牙周炎的确诊指标有

A. 牙周袋深度 >6mm　　B. 附着丧失 ≥3mm

C. 牙槽骨吸收超过根长 1/2　　D. 多根牙有根分叉病变

E. 牙齿松动

49. 侵袭性牙周炎的特点有

A. 菌斑牙石的量与牙周组织破坏程度呈正相关

B. 伴放线放线杆菌比例升高

C. 吞噬细胞功能异常

D. 常累及第 1 恒磨牙和前牙

E. 附着丧失和牙槽骨吸收具有自限性

50. 牙周牙髓联合病变的感染途径包括

A. 根尖孔　　B. 牙周膜

C. 根管侧支　　D. 牙本质小管

E. 牙根纵裂

51. 与牙周病有关的系统性疾病有

A. 糖尿病　　B. 骨质疏松症

C. 吸烟　　D. 获得性免疫缺陷综合征

E. 心理压力与精神紧张

52. 影响牙周炎预后的因素有

A. 牙周炎的类型　　B. 牙周支持组织破坏的程度

C. 局部因素的消除情况　　D. 牙松动情况

E. 患者年龄

53. Ⅳ度根分叉病变，需要采取的治疗措施有

A. 牙龈切除术　　B. 牙周翻瓣术

C. 洁治术　　D. 刮治术

E. 根面平整术

54. 牙周支持治疗包括

A. 病情评估

B. 强化菌斑控制

C. 根据临床检查所见进行全身的治疗

D. 根据病情和患者口腔卫生情况确定复查间隔期

E. 有选择地进行预防性洁治

55. 有关牙线，叙述正确的有

A. 无牙周炎患者不适用牙线　　B. 消除邻接面牙菌斑最好的方法是使用牙线

C. 牙线最主要的功能是去除邻面菌斑　　D. 牙线在固定桥和矫正器处可用弓形绷架

E. 牙线须放入龈沟内清洁

56. 尽早拔除无保留价值的重度牙周炎患牙的意义在于

A. 消除微生物存在　　B. 有利于邻牙彻底治疗

C. 避免牙槽骨继续吸收　　D. 避免反复发生牙周脓肿

E. 避免患者因为牙齿松动导致偏侧咀嚼

57. 选择牙周手术方法时，应考虑

A. 牙周袋软组织壁的形态特点、厚度、解剖学特点以及是否有炎症；牙周袋的深度、范围、与牙槽骨的关系即骨上袋还是骨下袋（骨内袋）

B. 有无适当宽度的附着龈，牙龈的厚度和形态如何，有无其他膜龈缺陷或美观问题

C. 根面牙石等刺激物的存在情况，有无根分叉病变，器械是否能进入病变区

D. 牙槽骨的形态、高度，有无凹坑状吸收、水平或垂直吸收，及有无其他畸形等

E. 患者对基础治疗后的反应，患者的合作程度，能否控制菌斑、保持良好的口腔卫生，患者是否吸烟，能否戒烟等

58. 牙周手术过程中，操作正确的有

A. 对于是否需要预防性使用抗生素目前仍存在争议，有研究表明在涉及骨组织移植的手术中预防性使用抗生素能增加新附着形成的概率

B. 任何牙周手术均可以将局部麻醉药注射在龈乳头处

C. 术中使用负压吸引是最有效的保持术区视野清晰的方法，使用冷冻的湿纱布局部压迫出血组织也能减少出血

D. 可以单纯地使用血管收缩剂来止血

E. 可配合使用止血材料来辅助止血，如可吸收明胶海绵、氧化纤维素、氧化再生性纤维素及微纤丝胶原等

59. 关于牙龈切除术后的组织愈合，叙述正确的有

A. 术后最初创面为血凝块覆盖，下方为急性炎症反应伴有一些坏死

B. 术后 12~24 小时，在血凝块及炎症坏死层下方出现新生肉芽组织，上皮组织从创口边缘向创面爬行

C. 术后 5~7 天结缔组织增生达高峰并向冠方生长

D. 术后 5~7 天形成新的游离龈和龈沟，上皮开始向龈沟内生长，形成沟内上皮

E. 术后 4~5 周形成新的结合上皮，但术后 6~7 周才能达到组织学的完全愈合

60. 翻瓣术的切口设计应考虑

A. 手术目的

B. 需要暴露牙面及骨面的程度

C. 瓣复位的位置

D. 手术时间

E. 瓣的血供

61. 关于翻瓣术中龈瓣复位水平，叙述正确的有

A. 前牙区中等深度牙周袋且不需要做骨修整时，为了避免术后牙根暴露，可采用改良 Widman 翻瓣术，将龈瓣复位于牙颈部

B. 后牙消除中等深度及深牙周袋以及需修整骨缺损者，可采用嵴顶原位复位瓣术，龈瓣复位后位于牙槽嵴顶处的根面上

C. 牙周袋底超过膜龈联合界者，以及因根分叉病变需暴露根分叉而角化龈过窄者，可采用根向复位瓣术，既消除牙周袋也保留角化龈

D. 为了使附着龈增宽，可进行半厚瓣的根向复位，将骨膜和部分结缔组织留在骨面，将半厚瓣复位在牙槽嵴的根方

E. 上颌腭侧也可以进行根向复位瓣术

62. 牙周手术后探诊深度减低的原因可能是

A. 结缔组织内的炎症浸润消退，胶原纤维新生，使组织致密，探针不再能穿透结合上皮而进入结缔组织内

B. 手术切除部分袋壁或龈瓣根向复位

C. 牙龈炎症消退，牙龈退缩

D. 部分牙周组织再生

E. 探诊力度和方向改变

63. 正常的牙槽骨外形的特点有

A. 邻面牙槽骨最高点位于颊/舌侧的骨边缘的冠方，且呈锥体状

B. 邻面骨形态与牙齿形态及外展隙宽度相关，牙齿锥度越大邻面骨锥度越大，外展隙越宽，邻面骨形态越平缓

C. 上颌唇侧骨量多于腭侧骨量

D. 牙槽骨边缘的形态与釉牙骨质界的形态一致，形成扇贝状外观，相邻牙齿的骨高度基本一致

E. 部分牙齿存在骨开裂及骨开窗的情况

64. 关于引导性组织再生术，叙述正确的是

A. 术中应彻底清除结合上皮及牙周袋内壁上皮

B. 采用冠向复位瓣术配合使用柠檬酸处理根面能阻止或延缓上皮迁移的速度

C. 根面上的血凝块能有效加速牙龈上皮细胞的长入，有利于早期结缔组织新附着的形成

D. 目前可吸收性膜中应用最多的为猪来源的双层胶原膜 Bio-Guide

E. 使用钛金属增强的聚四氟乙烯膜覆盖骨缺损区能有效防止组织塌陷，为牙周再生创造空间

65. 关于骨或骨替代品植入用材料，叙述正确的是

A. 自体骨具有骨生成能力，可以获得新的结缔组织附着，但结果不易预测且增加了患者供区的手术创伤

B. 脱钙冻干骨具有骨诱导潜力

C. 冻干骨具有骨诱导潜力

D. Bio-Oss 骨粉为对小牛松质骨进行特殊处理后，只留下骨的无机成分支架结构，为自然、多孔的无机骨基质，具有骨引导潜力

E. β-磷酸三钙具有骨引导潜力

66. 关于牙周再生治疗的疗效评价，叙述正确的是

A. 组织学评价最为可靠，但临床上对患者不可能进行，在动物实验中作为判断牙周再生效果的金标准

B. 再次手术翻开观察，通过肉眼能观察到新骨形成，但难以判断是新附着或者是长上皮愈合

C. 牙周探诊可作为常规检查，比较术前和术后牙周袋深度、附着水平及牙槽骨高度，但受牙龈炎症、探诊位置、探诊角度、探诊力度的影响

D. 放射学检查常常会高估术前骨吸收的量及术后骨增量

E. 放射学检查需要采用标准投照技术才具有可比性

67. 牙周维护治疗的目的有

A. 通过定期复查，对其进行诊断性监测

B. 促进牙周组织再生

C. 预防或减少牙齿和种植体的缺失，以维持其长期稳定

D. 及时发现和处理口腔中其他疾病和不良状况

E. 及时采取必要的恰当治疗，旨在预防和减少牙周再感染和牙周炎复发

68. 强调牙周支持治疗（SPT）的原因有

A. 袋深处尤其是深度大于8mm的牙周袋或根分叉病变深处仍有慢性炎症

B. 牙菌斑不断地形成，牙周炎患者单纯的自我口腔保健并不足以维持牙周健康

C. 在积极治疗阶段可能遗留少量的龈下菌斑，或入侵到牙周组织内的细菌可再定植于牙面

D. 牙周炎相关的细菌可以在配偶和其他的家庭成员之间传播

E. 牙周治疗后，组织愈合很少会形成新的附着，常常形成长上皮结合，这种龈牙结合单位可能比较薄弱

69. 关于修复治疗的时机和前提，正确的是

A. 牙周炎症必须先控制稳定后，才能开始修复治疗

B. 一般在基础治疗结束后2~4周开始修复治疗，牙周手术后则应间隔时间更长些

C. 某些牙周手术有助于提供足够的牙冠长度和牙龈形态

D. 只有牙周炎消除以后的修复才能建立稳定舒适的咬合关系

E. 牙周治疗和修复治疗应该密切配合，修复治疗的计划应在患者就诊的早期即开始考虑

70. 正畸治疗对牙周组织的主要致病因素包括

A. 菌斑滞留及细菌种类的改变

B. 多余粘结剂及带环的机械刺激

C. 创伤

D. 正常的牙齿移动

E. 用橡皮圈关闭拔牙间隙

71. 牙周炎患者合并某些情况时可通过正畸治疗予以解决，可以通过正畸解决的是

A. 排齐拥挤错位牙齿，以利菌斑控制
B. 前牙病理性扇形移位
C. 前牙折断达龈下
D. 矫正前牙深覆𬌗
E. 牙龈退缩

72. 牙周感染影响全身疾病的机制有
A. 直接感染
B. 细菌进入血液循环扩散
C. 细菌引起机体免疫反应
D. 细菌产物引起机体免疫反应
E. 菌血症

73. 患者种植前行牙周治疗，牙周感染控制标准一般包括
A. 菌斑指数 <20%
B. 全口探诊出血（BOP）<25%
C. 全口 BOP（-）
D. 余留牙牙周袋深度（PD）≤3mm 或≤5mm
E. 余留牙部分位点 PD >5mm

74. 下列哪项是冠延长术的禁忌证
A. 牙根比较短
B. 牙齿折断达龈下
C. 为暴露牙齿断缘需切除的牙槽骨过多
D. 剩余牙槽骨高度不足
E. 全身情况不佳的患者

75. 下列何种疾病与牙周病有密切关系
A. 糖尿病
B. 白血病
C. 心血管疾病
D. 大叶性肺炎
E. 再生障碍性贫血

76. 关于种植体牙周病变的病因，下列正确的是
A. 吸烟
B. 长期服用药物
C. 菌斑聚集
D. 咬合负载重
E. 全身系统性疾病

77. 有关全身疾病与牙周炎，正确的是
A. 白细胞数目或功能缺陷与牙周炎有关
B. 白血病患者可先于本病被诊断前到口腔科就诊
C. 侵袭性牙周炎常有家族史
D. 糖尿病型牙周炎与菌斑有关
E. 全身疾病可引起牙周病

78. 唐氏综合征的特点包括
A. 发育迟缓、智力低下
B. 常有上颌发育不足

C. 家族性
D. 菌斑、牙石等局部刺激的量与牙周破坏呈正比
E. 严重的牙周炎

79. 超声波洁牙机的使用方法，正确的是
A. 放稳支点
B. 握笔式握持器械需稳而轻
C. 将工作头放在牙面上，紧密接触，以利于去除牙石
D. 工作头与牙面平行或 <15°角
E. 以工作头的前端部分接触牙石的下方来回移动

80. 龈下刮治术中，下列操作正确的是
A. 以改良握笔式握持器械
B. 支点稳妥
C. 匙形器放入牙周袋时使工作端平面与牙根面平行
D. 匙形器探到牙石根方后，与牙面形成80°角进行刮治
E. 匙形器放入牙周袋时使工作端平面与牙根面成80°角

81. 抗生素治疗牙周病的原则，正确的是
A. 牙周基础治疗效果不好的
B. 急性感染的牙周疾病
C. 用药前应清除菌斑、牙石
D. 尽量使用广谱抗生素
E. 尽量采用局部给药的途径

82. 松牙固定术的适应证，正确的是
A. 外伤引起的有保留价值的松动牙
B. 牙周病导致的牙齿松动Ⅲ度
C. 牙周手术前固定患牙
D. 口腔卫生保持良好
E. 牙周炎症已基本控制者

六 案例分析题

（1~3 题共用题干）

患者，男性，42岁。因“刷牙出血5年，伴后牙咬合无力”来诊。口腔检查：牙石指数3，牙龈充血水肿，质松软，多数牙牙周袋4~7mm，牙松动Ⅰ度。X线片示多数牙牙槽骨水平吸收至根1/2。

1. 根据新分类法，该患者最有可能的诊断是
A. 难治性牙周炎
B. 慢性牙周炎
C. 侵袭性牙周炎
D. 顽固性牙周炎
E. 坏死性溃疡性牙龈炎
F. 坏死性溃疡性牙周炎

2. 该病的好发牙位是

A. 上颌切牙　　B. 上颌尖牙
C. 下颌切牙　　D. 下颌尖牙
E. 下颌前磨牙　　F. 下颌磨牙

3. 关于该病，叙述错误的是
A. 老年人发病率高于年轻人　　B. 男女发病率相同
C. 该病具有部位特异性　　D. 该病具有牙位特异性
E. 吸烟是其独立危险因素　　F. 宿主易感性在其发生发展中起重要作用

(4~7 题共用题干)

患者，男性，44 岁。因“右下后牙牙龈突发搏动性疼痛，牙龈出血，口腔异味”来诊。患者有长期大量吸烟史。口腔检查：右下 6、7 颊侧牙龈发红、水肿、光亮，有深牙周袋，有波动感，叩痛（++），松动Ⅰ度，牙石指数（CI）3，牙体无缺损。

4. 该患者的可能诊断为
A. 急性牙周脓肿　　B. 急性牙髓炎
C. 急性根尖周炎　　D. 急性龈乳头炎
E. 急性坏死溃疡性龈炎　　F. 牙周牙髓联合病变

5. 为明确诊断，其需要做的检查是
A. X 线检查　　B. 咬合检查
C. 牙髓活力测试　　D. 龈沟液检测
E. 牙体透照法　　F. 病原微生物检测

6. 牙髓活力测试正常。全口其余牙探诊出血（BOP）(+)，有不同程度附着丧失。则疼痛的主要病因可能是
A. 急性根尖周炎　　B. 急性牙周脓肿
C. 急性坏死溃疡性牙周炎　　D. 急性龈乳头炎
E. 急性坏死溃疡性龈炎　　F. 急性牙龈脓肿

7. 此时的应急处理措施有
A. 切开排脓　　B. 开髓引流
C. 根管引流　　D. 面部冷敷，服用抗生素
E. 脓腔冲洗　　F. 仅服用抗生素

(8~10 题共用题干)

患者，女性，57 岁。因“牙龈反复肿痛 2 个月”来诊。患者患有高血压、心脏病、神经衰弱。口腔检查：多数牙的牙龈增生、牙周溢脓，牙齿松动、移位。

8. 引起该牙周病患者牙龈反复肿胀的原因是

A. 高血压　　B. 心脏病
C. 糖尿病　　D. 神经衰弱
E. 胃炎　　F. 口腔卫生状况差

9. 如果怀疑此患者有糖尿病，为明确诊断，需要做的检查有
A. 尿糖　　B. 血糖
C. 胃镜　　D. 心电图
E. 骨髓细胞学检查　　F. 糖化血红蛋白试验

10. 糖化血红蛋白（HbA1c）试验的单次检查结果是用来评价糖尿病患者血糖控制状况的实验室检查指标。牙周洁治、刮治后需全身使用抗生素预防感染的前提是糖尿病患者的糖化血红蛋白试验超过
A. 7%　　B. 8%
C. 9%　　D. 10%
E. 11%　　F. 12%

（11~13 题共用题干）

患者，女性，50 岁。因“左下后牙牙龈出血 3 天”就诊。3 年前患牙曾行“补牙”治疗，平素刷牙偶有牙龈出血。口腔检查：左下 6 远中邻面（OD）见充填物，叩痛（-），左下 6、左下 7 邻间隙见食物嵌塞及缓慢自发出血，左下 6 远中探及充填体悬凸；全口卫生状况较差，可见牙石、软垢堆积，多牙位探及龈下牙石及 4~5mm 深牙周袋。

11. 该患者问诊需要侧重的方面有
A. 有无血液病史　　B. 近期血液检查有无异常结果
C. 饮食习惯　　D. 用药史
E. 左下后牙有无自发痛或激发痛　　F. 皮肤、黏膜有无出血点

12. 患者 1 周前曾行体检，无系统性疾病。患者未服用与凝血功能相关的药物，左下后牙平素无疼痛不适。患处行冲洗及止血措施后停止出血。2 日后复诊行进一步治疗。复诊时应行的处理措施有
A. 左下 6、左下 7 拍摄 X 线片　　B. 左下 6 牙髓活力电测试
C. 去除左下 6 充填体悬凸　　D. 建议补充维生素 C
E. 左下 6 行烤瓷全冠修复　　F. 全口牙周基础治疗

13. X 线片：左下 6 充填体周缘有低密度影，未及髓腔，左下 6 远中牙槽骨吸收达根长 1/2。导致左下 6 远中牙槽骨吸收的主要机制包括
A. 该处组织防御力薄弱　　B. 食物嵌塞
C. 继发龋致龋菌刺激　　D. 充填材料引起变态反应
E. 充填体悬凸促进菌斑堆积　　F. 骨质疏松

（14~16 题共用题干）

患儿，男，12 岁。因“患麻疹 3 周，1 周前开始牙龈疼痛不适，前牙牙龈龈缘和龈乳头逐渐发生溃疡，易出血”来诊。口腔检查：右上 2 至左上 2 龈乳头坏死性溃疡，覆有灰白色假膜状坏死物，有腐败性口臭。

14. 该患者的诊断可能是

A. 获得性免疫缺陷综合征　B. 阿弗他溃疡

C. 急性坏死性牙龈炎　D. 白血病

E. 手足口病的口腔表现　F. 单纯性疱疹性口炎

15. 本病的好发人群有

A. 常发生于青壮年　B. 男性吸烟者多见

C. 营养不良人群　D. 患麻疹、黑热病等急性传染病的儿童

E. 长期户外工作人群　F. 中年女性

16. 本病主要的病原菌有

A. 中间普氏菌　B. 梭状杆菌

C. 螺旋体　D. 牙龈卟啉单胞菌

E. 伴放线聚集杆菌　F. 铜绿假单胞菌

（17~20 题共用题干）

患者，女性，62 岁。因“左下颌牙牙龈肿胀、疼痛 5 天”来诊。患者曾被诊断为慢性牙周炎。口腔检查：左下 6 叩痛（+），颊侧正中牙周袋深 7mm，牙龈红肿，波动感。

17. 为明确诊断，其应进一步进行的检查有

A. X 线检查　B. 牙髓活力冷、热测试

C. 牙髓活力电测试　D. 咬诊

E. 牙体染色检查　F. 咬合力检查

18. X 线片示左下 6 牙根分叉区牙槽骨吸收，则左下 6 牙的可能诊断为

A. 急性牙周脓肿　B. 急性牙龈脓肿

C. 慢性牙周脓肿　D. 根分叉病变

E. 逆行性牙髓炎　F. 慢性牙髓炎

19. 其最佳的治疗方法为

A. 开髓行根管治疗　B. 行脓肿切开引流

C. 引导性组织再生术　D. 隧道成形术

E. 牙周翻瓣术　F. 急性炎症消退后刮治

20. 该病的治疗原则有

A. 尽早行牙周脓肿切开引流　B. 可配合全身给予抗生素

C. 调磨早接触点
D. 可在急性期进行彻底的洁治、刮治
E. 局部应用抗菌药
F. 开髓引流

（21～23 题共用题干）

患者，男性，58 岁。因“右下颌后牙疼痛 2 周，冷刺激加重”来诊。口腔检查：右下 6 牙周袋深 9mm，松动Ⅱ度。

21. 该患者右下 6 的诊断可能是
A. 慢性牙周炎
B. 逆行性牙髓炎
C. 慢性牙龈炎
D. 急性根尖周炎
E. 牙髓坏死
F. 慢性根尖周炎

22. 为明确其诊断还需进行的检查有
A. 牙齿 X 线检查
B. 牙髓冷、热测试
C. 牙髓活力电测试
D. 咬诊
E. 牙体染色检查
F. 有无牙体疾患

23. 右下 6 的治疗是
A. 如牙髓活力正常，该患牙可先行牙周治疗
B. 如是牙髓病变引起的牙周牙髓联合病变，患牙只需进行根管治疗
C. 逆行性牙髓炎，建议拔除患牙
D. 如该牙牙髓活力降低，可同时进行牙髓治疗和牙周治疗
E. 牙周牙髓联合病变的患牙能否保留，主要取决于牙髓病变的程度
F. 暂时观察，不需治疗

（24～27 题共用题干）

患者，男性，28 岁。因“牙龈肿大近 1 年”来诊。口腔检查：全口牙龈乳头及龈缘肿，上下前牙明显。龈乳头球状突起，前牙牙龈呈分叶状，质地坚硬，略有弹性，呈粉红色，不出血，无疼痛，龈沟加深，有菌斑，无分泌，上中切牙部分冠折断，已做根管治疗。

24. 采集患者病史应重点了解的是
A. 出血史
B. 家族史
C. 癫痫史
D. 是否戴过矫正器
E. 药物过敏史
F. 近期用药史
G. 不良习惯

25. 为明确其诊断，最重要的检查
A. 血常规
B. X 线检查
C. 探查附着丧失情况
D. 菌斑涂片细菌学检查

E. 关系　　F. 组织病理检查

26. 该患者最可能的诊断是

A. 慢性牙周炎　　B. 药物性牙龈增生

C. 牙龈瘤　　D. 遗传性牙龈纤维瘤病

E. 炎症性牙龈增生　　F. 坏死性溃疡性牙周炎

27. 患者上唇过短，前牙深覆盖殆。应采取的治疗措施包括

A. 停用长期服用的药物　　B. 手术切除增生牙龈

C. 深刮治　　D. 去除局部刺激因素

E. 控制菌斑　　F. 唇肌训练，夜间戴前庭盾

（28～30 题共用题干）

患者，男性，46 岁。因“刷牙时牙龈出血，口腔异味近半年”来诊。口腔检查：双侧后牙及下前牙轻度松动，伴有咬合痛。

28. 该患者还需要进行的检查是

A. 探诊　　B. 咬合检查

C. 邻面龋损　　D. X 线检查

E. 牙髓活力电测试　　F. 牙体透照

G. 食物嵌塞

29. 若患者全口口腔卫生差，软垢指数（DI）、牙石指数（CI）平均 2.5，探诊牙周袋深度 4～5mm，则主要致病菌为

A. 伴放线聚集杆菌　　B. 牙龈类杆菌

C. 乳酸杆菌　　D. 变形链球菌

E. 嗜二氧化碳噬纤维菌　　F. 福赛拟杆菌

30. 早期基础治疗包括

A. 菌斑控制　　B. 彻底清除龈上、龈下牙石

C. 纠正不良习惯　　D. 手术切除深牙周袋

E. 正畸治疗解决局部菌斑滞留因素　　F. 拔除预后不良松动牙

G. 咬合调整

（31～34 题共用题干）

患者，男性，49 岁。因“右下第 1 恒磨牙牙龈肿痛，咬物疼痛加重，牙齿松动 3 周”来诊。

31. 为明确诊断，患者进一步进行的检查有

A. 常规视诊、探诊、叩诊、松动度检查

B. 根尖X线检查
C. 牙髓活力测试
D. 根分叉处探诊
E. 咬诊
F. 使用菌斑显示剂

32. 口腔检查：右下6牙体未见明显龋损，叩痛（++），松动Ⅰ~Ⅱ度，颊侧及舌侧牙龈均见瘘口，少量白色脓液流出，牙髓活力电测试无反应，根分叉病变Ⅲ度，咬诊疼痛明显。X线片：右下6近中根周烧瓶状阴影，根管影像增宽，根分叉区阴影，远中牙槽骨完好。该患牙的诊断为
A. 急性牙髓炎
B. 近中根纵裂
C. 慢性牙周炎
D. 慢性根尖周炎
E. 急性根尖周炎
F. 慢性牙髓炎

33. 该患牙应进行的首诊治疗为
A. 进行根管治疗
B. 拔除患牙
C. 进行牙周基础治疗
D. 调\u8c82
E. 配合使用抗生素和镇痛药
F. 牙周手术治疗

34. 该患牙已行完善的根管治疗，局部炎症已缓解，叩痛（±），松动Ⅰ度。若要保留该患牙，进一步治疗包括
A. 进行牙周基础治疗
B. 进行近中牙半切术
C. 进行修复治疗
D. 进行引导性组织再生术（GTR）
E. 进行植骨术
F. 调\u8c82进一步减轻局部咬合力

（35~38题共用题干）

患者，男性，37岁。因“牙周炎基础治疗后6个月复查”来诊。患者每天吸烟10支，有15年烟龄。口腔检查：右下6探诊深度5~6mm，叩痛（-），松动（-），出血指数1~2，软垢指数1，颊侧、舌侧根分叉病变Ⅱ度，根分叉区较多软垢堆积，牙龈红肿。

35. 此时患者应首先考虑进行的治疗有
A. 牙周手术治疗
B. 重新进行牙周基础治疗
C. 口腔卫生宣教，指导患者正确使用牙间隙刷
D. 建议患者戒烟
E. 拔除患牙
F. 检查是否存在咬合创伤

36. 患者第2次复诊时，已减少吸烟，口腔卫生良好，右下6颊侧根分叉处探诊深度仍为

5mm，出血指数 1~2，可考虑进行牙周手术。可选择的术式有

A. 引导性组织再生术（GTR） B. 植骨术
C. 根向复位瓣术 D. 截根术
E. 分根术 F. 半牙切除术

37. 评估患者情况不适合进行牙周再生性手术，考虑进行翻瓣术以暴露根分叉区。选择翻瓣术术式时主要考虑的事项包括

A. 牙周袋底与膜龈联合的关系 B. 角化龈宽度是否足够
C. 牙髓活力状况 D. 是否需要进行骨修整
E. 进行手术的牙位和部位 F. 龈瓣复位的位置

38. 患者右下 6 颊侧角化龈宽度 <2mm。翻瓣术应选择

A. 改良 Widman 翻瓣术 B. 嵴顶原位复位瓣术
C. 根向复位瓣术 D. 冠向复位瓣术
E. Widman 翻瓣术 F. 改良 Widman 翻瓣术或根向复位瓣术

（39~41 题共用题干）

患者，男性，54 岁。因“左下后牙松动 5 个月”来诊。口腔检查：患者口腔卫生差，牙龈红肿，左下 5 松动Ⅱ度。

39. 为明确诊断，患者应进一步进行的检查有

A. 牙周探诊深度 B. 附着丧失程度
C. X 线检查 D. 修复体数目
E. 牙髓活力电测试 F. 牙髓活力冷、热测试

40. 患者诊断为慢性牙周炎，牙周基础治疗 6 周后复查，多数牙颈部有菌斑，无龈上牙石，牙龈边缘有轻度充血水肿。影响疗效的主要原因是

A. 釉突 B. 创伤
C. 未做牙周手术 D. 洁治不彻底
E. 自我菌斑控制不佳 F. 不良修复体

41. 患者基础治疗后维护期的复查间隔期缩短为 1~3 个月的情况有

A. 口腔卫生状况不良
B. 有较多、较快的牙石形成
C. 部分牙的牙槽骨破坏超过根长的 1/2
D. 超过 40% 的牙周袋探诊出血
E. 牙周组织破坏迅速，牙周手术未能改善牙周组织状况
F. 吸烟
G. 有促进牙周组织破坏的全身疾病因素或基因背景

（42~46题共用题干）

患者，女性，23岁。因“牙列不齐拟正畸治疗”来诊。患者有张口呼吸的习惯。口腔检查：全口的口腔卫生差，牙龈红肿，上前牙为甚，探诊出血（BOP）（+），可探及釉牙骨质界，牙周袋的深度（PD）普遍为4~5mm。牙齿无明显松动，上、下前牙牙列不齐。

42. 为确定患者牙槽骨吸收情况，应进一步进行的检查项目有
A. 咬合检查
B. 牙髓活力冷、热测试
C. 牙髓活力电测试
D. X线检查
E. 菌斑染色检查
F. 牙活动度检查
G. 叩诊

43. 该患者考虑诊断为
A. 广泛性慢性牙周炎
B. 局限性牙周炎
C. 侵袭性牙周炎
D. 青春性龈炎
E. 菌斑性龈炎
F. 药物性龈炎
G. 反应全身疾病的牙周炎

44. 行正畸治疗前，应先进行的治疗有
A. 全口洁治
B. 全口龈下刮治
C. 口腔卫生维护
D. 定期复查，行牙周维护治疗
E. 纠正不良习惯，如张口呼吸
F. 预防性根管治疗
G. 全口咬合调整

45. 正畸治疗的时机是
A. 彻底控制牙周炎症后
B. 全口洁治后即可进行正畸治疗
C. 患者能够熟练掌握菌斑控制情况后
D. 一般是在牙周治疗后2~6个月
E. 虽已行牙周治疗，但仍有近50%位点BOP（+）时
F. 牙周治疗同时开始进行正畸治疗
G. 患者尚未掌握口腔卫生维护方法时

46. 正畸过程中，注意事项有
A. 托槽位置尽量远离牙龈
B. 定期复查菌斑控制情况及行牙周维护治疗
C. 正畸加力应轻缓、间隔时间尽量短
D. 经常检查有无干扰和牙齿松动情况
E. 去除多余黏结剂
F. 定期复查行牙周维护治疗
G. 可采用微种植钉作为支抗，避免使用骨量减少的磨牙

（47~49题共用题干）

患者，女性，25岁。因“左下种植体松动”来诊。口腔检查：左下6种植体松动Ⅰ度，

探诊深度 4. 5mm，黏膜红肿明显，余牙全口口腔卫生差，牙龈红肿，探诊出血（+），牙周探诊深度 4~6mm。

47. 为确定患者牙槽骨吸收情况，应进一步行
    A. 咬合检查　　B. 邻牙情况检查
    C. 叩诊　　D. X 线检查
    E. 锥形束 CT（CBCT）　　F. 染色检查

48. 应进行的治疗包括
    A. 塑料器械或钛刮治器清除种植体周围菌斑牙石
    B. 可以使用超声清除种植体周围牙石
    C. 其他牙行龈上洁治和刮治
    D. 使用漱口水
    E. 甲硝唑全身给药
    F. 拔除种植体

49. 患者进行种植治疗的时机最好是在
    A. 彻底控制牙周炎后　　B. 戒烟酒等不良生活习惯后
    C. 患者能够熟练掌握菌斑控制情况后　　D. 一般是在牙周治疗后 2~6 个月
    E. 一般是在牙周治疗后 2~6 周　　F. 患者有良好依从性，能定期复查

参考答案与解析

一、A1 型题

1. A【解析】牙槽骨的增龄性改变与机体其他部位骨骼系统的增龄性改变相似，包括骨质疏松、血管减少、代谢率及修复功能下降。

2. A【解析】牙槽突是牙周组织中代谢和改建最活跃的部分。牙槽骨的改建受局部和全身因素的影响，局部因素如功能的需要和改变，以及炎症等，全身因素可能是性激素、甲状旁腺素、骨钙素等。牙槽骨的改建影响着牙槽骨的高度、外形和密度。主要表现在 3 个区域：与牙周膜邻接区、颊舌侧骨板的相应骨膜区以及骨髓腔的内膜表面。

3. E【解析】慢性根尖周炎确诊的关键是患牙 X 线片上根尖或根分歧区域骨质破坏。

4. E【解析】对牙周炎患者进行修复治疗一般在牙周手术后 2~3 个月开始进行。此时牙龈的外形和膜龈位置已基本稳定，可进行永久性固定修复或可摘式义齿修复，必要时并同时固定松动牙。

5. E【解析】国内外调查显示总的规律是牙龈炎在儿童和青少年中较普遍，患病率在 70%~90%。

6. A【解析】牙龈炎最早可见于3~5岁的儿童，随着年龄的增长，其患病率和严重性也逐渐增加，到青春期达到高峰，几乎所有的儿童都有或轻或重的牙龈炎。

7. D【解析】牙周袋是病理性加深的龈沟，是牙周炎最重要的临床表现之一。由于牙龈的肿胀或增生使龈缘位置向牙冠方向移动，使龈沟加深，形成假性牙周袋；结合上皮向根方增殖，其冠方部分与牙根表面分离使龈沟加深，则形成真性牙周袋。

8. A【解析】牙周探诊是牙周炎诊断中最重要的检查方法。主要目的是了解有无牙周袋或附着丧失，并探测其深度和附着水平，此外，还应观察探诊后是否出血，探测龈下牙石的量及分布，根分叉是否受累。所以牙周探诊最重要的诊断意义是附着丧失。附着丧失越大，表明牙周组织破坏越重。

9. B【解析】X线片是一项重要而常用的检查方法，对牙周炎的诊断和疗效的评价有重要意义。但它只是牙周炎的辅助诊断，应该结合临床检查，综合分析判断，不能单凭X线做出诊断或治疗计划。

10. E【解析】X线片的读片内容包括冠根比例、牙周膜的宽度、不良充填体、牙槽骨的破坏形式。

11. E【解析】牙周治疗和手术后修复：①修复体边缘在龈缘以上：易操作，易清洁，保存牙体组织多，但美观效果有时不够理想。②修复体边缘齐龈缘：易操作，易清洁，但要求牙龈缘的位置稳定。③修复体边缘在龈缘下：美观效果较理想，但应注意保证生物学宽度。所以，建议修复体边缘在龈下的延伸不应超过0.5~1.0mm，因为在临床上不可能探查龈沟上皮和结合上皮的交汇点；修复体边缘应与牙槽骨嵴顶保持至少3.0mm的距离。

12. A【解析】牙周-牙髓联合病变的一般是先出现牙周病变，然后逆行性感染根髓，进而引起牙髓的炎症。

13. B【解析】牙周膜的宽度（厚度）随年龄和功能状态而不同，一般为0.15~0.38mm，以牙根中部支点附近最窄，牙槽嵴顶和根尖孔附近较宽。

14. E【解析】与牙周健康有关的修复体设计要求：①修复体边缘的位置，应尽量放在龈上，若放在龈下，也不要侵犯生物学宽度。②冠部的外形应有利于清除菌斑。③颊、舌面应较平缓，避免过突。④后牙邻面的接触区应位于中央沟的颊侧，接触区的颊舌径不宜过大，使食物得以外溢而不致嵌塞，有牙龈退缩者，制作的修复体应留出足够的空隙，以利牙间隙刷等洁牙工具能进入。⑤经过牙周治疗后，磨牙根分叉病变大多暴露在口腔中，牙龈已退缩，此处的充填体或冠桥外形应适应牙体的自然外形，在牙冠的颊（舌）面近颈处形成与牙龈外形相应的凹陷，以利清除菌斑。⑥充填体或全冠的冠缘应与牙颈部密合，不可有悬突或与牙面之间有空隙，并尽量减少水门汀在冠缘处的外露。⑦修复材料及表面应光洁。⑧咬合关系平衡。

15. A【解析】牙周菌群不是稳定不变的，它们的种类和数量可随口腔卫生习惯、饮食、年龄等口腔局部或全身情况变动，所谓的口腔正常菌群是相对的。

16. E【解析】微生物是侵袭性牙周炎的病因之一，在患牙的龈下菌斑中，分离出伴放线聚集杆菌，阳性率达90%~100%，此菌是主要的致病菌。该菌对牙周组织有毒性和破坏作用，通过产生白细胞毒素杀伤人体白细胞；抑制中性多形核白细胞的趋化；产生内毒素、胶原酶，破坏结缔组织和骨的胶原纤维等。另外，在一些人群中牙龈卟啉单胞菌比例可能升高。

17. C【解析】现已公认，菌斑是引起青少年牙周炎的主要致病因素。菌斑是指粘附于牙齿表面的微生物群，不能用漱口、水冲洗等去除。

18. E【解析】选项A、B、C、D都是牙菌斑作为牙周病始动因素的依据。

19. D【解析】牙周病史主要通过问诊收集病史，了解患者就诊的目的，本次发病的时间，可能的诱因，主要症状和治疗的经过，以及过去有关该病的发生情况，如牙龈出血、牙周脓肿出现的情况、部位、频率，经治过程和治疗反应等。另外，患者的检查和沟通中必须详细了解其口腔健康意识、口腔卫生习惯以及日常的口腔卫生措施等，如刷牙习惯，使用牙线、牙签的习惯和牙膏、漱口剂的应用等，这对牙周病的诊断、治疗计划的制订和预后判断等均有重要的参考价值。

20. A【解析】临床医生通常将修复体边缘放置于龈下，但大量研究显示，位于游离龈下方的修复体边缘对牙周健康存在负面影响，应该引起注意。同时，尽管牙周医生会推荐将修复体边缘放置于龈沟冠方，但是在某些特定条件也需要采取龈下边缘。这些特定条件包括：美学方面的考虑、增加固位力的需要、对之前边缘的修改、根面龋、颈部楔状缺损以及牙根敏感。

21. E【解析】①对于糖代谢控制不佳或有严重并发症（如肾病）的糖尿病患者，一般只进行应急的牙周治疗，如急性牙周脓肿等，同时给抗生素以控制感染。所以，选项A正确。②对风湿性心脏病、先天性心脏病和有人工心脏瓣膜者应预防性使用抗生素以防感染性心内膜炎，在接受牙周检查或治疗的当天应服用抗生素，对牙周手术患者，抗生素的应用应延长至拆线后。还可在治疗前用过氧化氢或氯已定等含漱，以减少口腔内的细菌，拔牙和手术前应消毒局部。所以，选项B正确。③对于活动性传染病，不做常规的牙周治疗，只在严格防交叉感染的条件下，做应急处理。所以，选项C正确。④因高血压、心脑血管疾病、严重肝病或因其他原因长期服用抗凝剂者，常有出血倾向，牙周洁治、刮治及手术前应检查其出、凝血时间和凝血酶原时间；操作应轻柔，减小创伤；治疗结束时可轻轻压迫牙龈并仔细检查有无残留的肉芽组织及渗血，必要时应观察20分钟，确认局部无活动的出血时，才让患者离去。对待其他可导致异常出血的疾患如血小板减少性紫癜、血友病等血液病，均应与内科医生密切合作，谨慎地施以牙周治疗。所以，选项D正确。⑤对高血压、冠心病患者，应在服药和病情比较稳定的情况下治疗，并避免患者过于紧张。一天中以下午的血压较低，一些复杂的治疗以安排在下午为宜。需用麻药者，应尽量使用不含或少含肾上腺素的，并控制用量和注射速度，勿使麻药入血。牙周手术前后及过程中应测量血压，避免因治疗引起的应激状态。还应缓慢改变患者的体位，以免引起体位性低血压。所以，选项 E 处理不当。

22. E【解析】龈上菌斑位于龈缘以上，主要分布在近牙龈 1/3 的牙冠处和其他不易清洁的部位，如窝沟、裂隙、邻接面、龋洞表面等，主要由革兰阳性需氧菌和兼性菌组成，与龋病的发生、龈上牙石形成有关，对牙周组织有危害的主要是龈缘附近的龈上菌斑，在近龈缘的成熟龈上菌斑的外表面，常见到细菌聚集成“玉米棒”状或“谷穗”状。龈下菌斑与牙周炎有关，所以选项 E 错误。

23. C【解析】龈下菌斑位于龈缘以下，分布在龈沟或牙周袋内，可分为两部分。①附着性龈下菌斑：主要为革兰阳性球菌及杆菌、丝状菌，还可见少量革兰阴性短杆菌和螺旋体等，它与龈下牙石的形成、根面龋、根面吸收及牙周炎有关。②非附着性龈下菌斑：主要为革兰阴性厌氧菌，如牙龈卟啉单胞菌，福赛坦氏菌和具核梭杆菌等，它与牙周炎的发生发展关系密切。

24. D【解析】龈下菌斑藏匿在龈沟或牙周袋内，它受解剖空间限制，比较薄，其生长主要受物理空间和宿主先天性防御系统的制约，牙周健康者可供细菌生长的龈下空间有限，在加深的牙周袋中，龈下细菌不断扩展生长空间，而宿主则通过完整的上皮细胞屏障以及其他先天性防御功能来限制其扩展。龈下菌斑所处的环境较龈上菌斑具保护性，如缺乏唾液冲洗和自洁作用，不易受唾液防御成分的影响。龈沟或牙周袋是一个相对停滞的环境，使不易黏附于牙面的细菌有可能定居下来。龈沟液与血清成分相似，内含先天性和获得性免疫成分如溶菌酶、多形核白细胞、单核细胞、淋巴细胞、补体、抗体、IL-8 等，对龈下细菌的抑制作用均较肯定。

25. C【解析】牙髓是牙组织中唯一的软组织，位于由牙本质围成的牙髓腔内，仅借狭窄的根尖孔与根尖周组织相连。

26. D【解析】急性坏死溃疡性龈炎的发病因素：①在原有的慢性龈炎或牙周炎的基础上，由于某些因素使原已存在于病变处的厌氧菌梭形杆菌和螺旋体数量增多并入侵牙龈组织，直接或间接地造成牙龈的坏死和炎症，这是一种机会性感染。②心身因素与本病有密切关系，本病常发生于考试期的学生及工作繁忙、休息不足或有精神刺激者，可能通过皮质激素过多分泌和自主神经系统的影响改变了牙龈的血液循环、结缔组织代谢以及唾液流量等，使局部抵抗力降低。③一些营养不良或患消耗性疾病，如肿瘤、血液病、射线病、严重的消化道疾病等患者易发生本病。艾滋病患者也常有类似本病的严重病损甚至发展为坏死性牙周炎。④大部分 ANUG 患者均大量吸烟，可能使牙龈小血管收缩，有人报告吸烟者的白细胞吞噬功能低于非吸烟者，这都会加重牙龈病变。

27. B【解析】在牙周炎快速发展时，非附着龈下菌斑明显增多，革兰阴性能动菌为优势菌，与牙周炎的发生发展关系密切，认为是牙周炎的“进展前沿”，毒力强，与牙槽骨的快速破坏有关。

28. C【解析】牙周菌斑内的细菌可产生有关的致病酶，如酶类水解酶、胶原酶、蛋白酶、透明质酸酶、溶纤维素酶、硫酸软骨素酶。

29. C【解析】内毒素是革兰阴性菌细胞壁外膜中的脂多糖（LPS）成分，为革兰阴性菌独有的一类高度活性的致病物质，可在细菌死亡或菌体崩解时释放出来，也可由活的细菌以胞壁发泡的形式释放，对牙周组织具有很高的毒性和抗原性，被认为是牙周炎症的重要病因之一，在牙周病的发生发展过程中起重要作用。

30. B【解析】参见 A1 型题第 16 题解析。

31. E【解析】牙龈脓肿是仅累及游离龈及龈乳头的化脓性感染，而牙周脓肿是牙周组织的化脓性炎症，有深的牙周袋及牙槽骨吸收。

32. A【解析】细菌的抗原成分、各种酶，毒素及许多代谢产物，可直接刺激和破坏牙周组织，或引起牙周组织局部的免疫反应，造成组织损伤，归结起来可分为以下 4 大类。①菌体表面物质：如内毒素、脂磷壁酸、外膜蛋白等。②有关的致病酶：如透明质酸酶、链激酶、胶原酶、硫酸软骨素酶等。③毒素：如白细胞毒素、抗中性粒细胞因子。④代谢产物：如有机酸、硫化氢、吲哚、氨、毒胺等。

33. E【解析】近一百多年来关于牙周病的细菌病因，由于时代背景、研究方法、认识观点不同，形成了争论最激烈的两大学派：非特异性菌斑学说和特异性菌斑学说。非特异性菌斑学说强调菌斑细菌的量，认为牙周病的发生发展是菌斑内总体微生物联合效应的结果，即由非特异性的口腔菌群混合感染所致。

34. D【解析】特异性菌斑学说认为牙周病可能是一组病因和进程各异而临床症候相似的疾病，即认为不同类型的牙周病由不同的特异性细菌所致。在为数众多的口腔微生物中，绝大多数细菌是口腔固有菌群，只有少数具毒力和能损害宿主防御功能的特殊致病菌，才对牙周病的发生发展起关键作用。所以，选项 D 错误。

35. D【解析】参见 A1 型题第 27 题解析。

36. B【解析】健康的牙龈因龈沟较浅，龈下菌斑量少，当牙龈炎症使龈沟加深或形成牙周袋后，龈下菌斑量随之增加。

37. E【解析】牙菌斑生物膜形成的菌斑生物膜成熟阶段，细菌通过黏附和共聚相互连接、增生，导致菌斑细菌数量和种类增多，形成复杂菌群。在菌斑成熟过程中，细菌定植有一定的顺序，首先吸附到牙面的是革兰阳性球菌，链球菌占优势，然后是丝状菌、放线菌，以后随着菌斑的成熟，细菌种类逐渐增多，菌斑大小和厚度增加，厌氧菌、能动菌和螺旋体如弯曲菌、密螺旋体和梭形杆菌等比例上升。

38. D【解析】参见 A1 型题第 22 题解析。龈上菌斑中不存在龈沟液。

39. B【解析】𬌗创伤可引起牙槽骨的垂直吸收，但单纯的𬌗创伤不会导致炎症的发生和牙周袋的形成，而是通过改变炎症扩散至牙周支持组织的途径和影响牙周组织破坏的程度而促进炎症的发展。

40. C【解析】龈下附着菌斑和非附着菌斑的细菌组成是明显不同的。附着菌斑中，球菌占较大比例，可动菌和螺旋体相对较少；而非附着菌斑中的可动菌和螺旋体则占主要地位，球菌相对较少。因此，龈下非附着菌斑是与牙周病关系最为密切的微生态区，也是牙周病细菌病因学研究的重要部分。

41. B【解析】参见上一题解析。

42. C【解析】当牙周病处于活动期时，菌斑中优势菌为 G^- 细菌和可动菌。

43. B【解析】牙周组织的 X 线检查常用三种投照方法：根尖片、殆翼片及曲面体层片。根尖片最常用，在我国应用最广的是分角线投照技术。正常情况下，牙槽嵴顶到釉牙骨质界的距离为 1~2mm，在标准根尖片上，当牙槽嵴顶到釉牙骨质界的距离超过 2mm 时，则可认为有牙槽骨吸收。

44. C【解析】牙周探诊除了测量袋的深度外，还应观察探诊后是否出血。探测龈下牙石的分布，根分叉是否受累。探诊压力在 20~25g 为好，要做到既探测到实际深度又不致使患者疼痛和损伤。同时还应检查龈缘的位置，即有无牙龈退缩或增生、肿胀等，因为这些因素可使牙周袋变浅，或者形成假性牙周袋，临床医生就应根据具体情况来判断牙周组织的破坏程度。

45. A【解析】牙周探测的记录主要反映了牙周袋在牙面的分布。

46. E【解析】健康的龈沟探诊深度一般不超过 2~3mm，当牙龈有炎症时，由于组织的水肿或增生，龈沟的探诊深度可达 3mm 以上，但上皮附着（龈沟底）的位置仍在釉牙骨质界处，临床上不能探到釉牙骨质界，也就是说此时尚无附着丧失，也无牙槽骨吸收，形成的是假性牙周袋。但牙龈肥大与牙周袋形成没有必然关系。所以，选项 E 错误。

47. D【解析】参见 A1 型题第 16 题解析。

48. C【解析】三壁骨袋因牙周膜细胞来源丰富，且易于提供牙周膜细胞生长的空间，因此易发生牙槽骨新生，骨袋过宽则再生性手术的效果较差。

49. E【解析】在前伸咬合达到前牙刃相对的过程中，后牙一般无接触，若后牙有殆接触，则称为殆干扰。检查时可用牙线或用镊子夹玻璃纸条放在后牙区，若前伸时后牙能咬住牙线或玻璃纸，则说明后牙有殆干扰。

50. A【解析】探诊附着水平能反映出牙周支持组织丧失的实际情况。一般附着丧失超过 5mm 以上者属于重症，但也应视分布范围而定，如同样 2 颗牙，单侧（或单根）的附着丧失比多侧（或多根）附着丧失的疗效及预后均要好些。

51. A【解析】牙周病第一阶段治疗首先应教育并指导患者掌握自我控制菌斑的方法，如建立正确的刷牙方法和习惯，使用牙线、牙签、间隙刷等辅助工具保持口腔卫生等。

52. A【解析】附着龈与游离龈相连续，呈粉红色，质地坚韧，不能移动，其复层鳞状上皮的下方无黏膜下层，而固有层紧附于牙槽骨表面，血管少，表面有橘皮样点彩（部分正常人也可无点彩）。牙龈发炎时，点彩减少或消失。正常的宽度为 1~9mm。

53. A【解析】牙周病第一阶段治疗的目的在于首先帮助和指导患者建立正确的口腔健康意识，培养和掌握正确的口腔保健措施。运用牙周病常规的治疗方法消除致病因素，控制牙龈炎症，此阶段称病因治疗。

54. B【解析】牙周病在第一阶段治疗结束后 4 周时，牙龈的炎症应已基本消退。一般在基础治疗后 1 ~3 个月时对牙周情况进行全面再评估。

55. C【解析】急性坏死性溃疡性龈炎是由梭形杆菌和螺旋体引起的特殊感染。梭形杆菌和螺旋体也广泛存在于慢性牙龈炎和牙周炎患者的菌斑中，一般情况下不引起此病，局部抵抗力低下时，使梭形杆菌和螺旋体大量繁殖，侵入牙龈组织，直接或间接地造成牙龈坏死和炎症。

56. C【解析】修复治疗虽不属于牙周病学的内容，但它是牙周炎治疗程序中更重要的组成部分，特别是永久性的修复治疗，以及在修复缺牙的同时作永久的松动牙固定夹板：一般在牙周手术后 2 ~3 个月开始进行。也可同时参见 A1 型题第 4 题解析。

57. E【解析】牙周病维持疗效阶段的主要任务是进行复查复治，为维持长期疗效实施护理干预提供参考。

58. E【解析】牙石与牙周病的关系密切，流行病学调查表明，牙石量与牙龈炎症之间呈正相关。虽然牙石本身坚硬粗糙，对牙龈可能有一定的机械刺激，但牙石的致病作用主要是由于表面粗糙的牙石为菌斑继续积聚提供良好部位，能加快菌斑的形成速度，引起组织炎症反应。此外，牙石的多孔结构也容易吸收大量的细菌毒素，牙石也妨碍口腔卫生措施的实施，因此牙石也是牙龈出血、牙周袋加深、牙槽骨吸收、牙周病发展的一个重要致病因素，在治疗中务必去除牙石。

59. E【解析】牙石的形成包括三个步骤，即获得性膜形成、菌斑成熟和矿物化。它形成的速度因人而异，同一口腔不同牙位的沉积速度也不同，这与机体代谢、唾液成分、龈沟液、菌斑多少、食物种类和口腔卫生等因素有关。

60. C【解析】垂直型食物嵌塞的原因：来自对颌牙的楔力或异常的𬌗力、邻面接触异常以及由于磨损使食物外溢道消失，致使食物被挤入牙间隙。水平型食物嵌塞由于龈乳头退缩或手术后牙龈退缩，支持组织高度降低，使龈外展隙增大，进食时食物碎块由于咬合力及唇、颊和舌的运动而被压入牙间隙内。临床上检查食物嵌塞的原因时，常可发现数个因素并存，应逐一发现并全部解决。

61. C【解析】菌斑控制是用物理或化学的方法消除或阻止菌斑的形成、控制牙周的炎症，从而恢复牙周的健康和维持牙周治疗的效果。

62. B【解析】氯已定又名洗必泰，是双胍类广谱抗菌药，对革兰阳性及革兰阴性细菌和真菌都有较强的抗菌作用，是目前已知效果最确切的抗菌斑药物。它的抗菌机制在于改变细胞膜结构，打破渗透平衡。

63. B【解析】牙周炎的始动因子是细菌，疾病的本质是炎症及其导致的牙周组织破坏，而炎症扩展至牙周支持组织的途径和破坏的程度，则在一定程度上受咬合力的影响，因此，𬌗创伤是一个重要的促进因素。单纯、短期的𬌗创伤不会引起牙周炎。

64. E【解析】超声洁治时，一般工作头前部与牙面平行或以小于 15°角轻触牙石下方，来回移动击碎并震落牙石。勿使工作头停在一点处，以免造成牙面损伤或产热。

65. B【解析】牙龈是性激素的靶器官，牙龈细胞中含特异性的雌激素、黄体酮和睾丸素受体，在青春期、月经期或妊娠期，患者的牙周组织对病原刺激因素的反应性发生变化，使牙龈的炎症加重，并发生青春期龈炎、妊娠性龈炎或妊娠性龈瘤。青少年牙周炎局部因素主要为特异性细菌的感染，全身因素主要是机体防御能力缺陷，特别是患者周围血的中性多形核白细胞趋化功能的异常，它与内分泌因素无关。

66. D【解析】龈上洁治器中镰形洁治器前、后牙各 2 件，前牙镰形器柄与喙在同一平面，相交成小弯形，用于刮除前牙邻面的龈上菌斑和龈上牙石。后牙镰形器柄与喙不在同一平面，相交成大弯形，用于刮除后牙邻面的龈上菌斑和龈上牙石。

67. E【解析】牙周支持治疗中，对引起菌斑滞留的因素应该及时发现和治疗，如未治疗的龋齿、充填物悬突及不良的边缘、不合格的修复体、暴露的粗糙根面、根面的沟纹、根分叉病损等。

68. D【解析】在牙周炎的治疗中，消除炎症是第一位的，在正畸治疗前必须先治疗已有的牙龈炎症。所以，选项 D 是错误的。

69. C【解析】根面平整术是牙周治疗最常用的方法之一，也是牙周治疗最主要的方法，同时它也是口腔内科治疗技术中最为困难的技术之一。一般说来，它是与龈下刮治术联系在一起的。所谓龈下刮治术就是指用器械治疗的方法清除龈下牙石和菌斑；而根面平整术则是龈下刮治术的继续，它的主要目的在于清除龈下刮治后的残留牙石、菌斑和病变牙骨质，形成光滑、无沟痕、对软组织无损伤的根面治疗方法。它的基本目的都是通过清除导致牙周组织炎症的刺激因素，恢复组织健康。

70. C【解析】牙周病患牙根面的处理常用枸橼酸，其作用机制是根面硬组织脱钙。

71. A【解析】牙周病的影响因素中，吸烟者病情重。

72. E【解析】内分泌功能紊乱与牙周病的发生、发展有关，它们能改变牙周组织对菌斑等刺激物的反应。

73. B【解析】实验表明，经纤维结合蛋白处理后根面，能提高和促进成纤维细胞附着、增殖、生长。

74. A【解析】早接触点的选磨原则中，正中𬌗和非正中𬌗都存在早接触或不协调，说明功能性牙尖或切缘与对颌牙的窝和斜面均有早接触，此时应磨改早接触的牙尖或下颌前牙的切缘。

75. B【解析】虽然全身疾病并不直接引起牙周病，但某些疾病可能影响或加快牙周病的发生、发展或成为诱因。

76. A【解析】参见 A1 型题第 33 题解析。

77. B【解析】龈沟内的中性多形核白细胞（PMN）是抗牙周致病菌的第一道防线。有证据表明，某些伴有 PMN 数目减少或功能缺陷的全身疾病，如周期性白细胞缺乏症、Chediak–Higashi 综合征、掌跖角化–牙周破坏综合征等患者常伴有严重的牙周炎。所以，选项 B 是错误的。

78. D【解析】牙龈切除术的非适应证：①未完成基础治疗者。②牙周袋过深，超过膜龈联合。③伴有骨下袋而需作骨修整者。④前牙的牙周袋，牙龈切除后影响美观。

79. B【解析】牙龈切除术时要进行标记，切口与标线有一定距离，角度一般为 45°角，但牙龈切除最关键的是用斧形切龈刀的后刀缘在距标记线 1~2mm 的根方牙龈处切开，与牙体长轴成 45°角斜形切至龈袋底，用牙龈乳头刀切断龈乳头。

80. A【解析】参见 A1 型题第 37 题解析。

81. E【解析】与身体其他器官或组织一样，不同组织也可以成为抗原侵入的门户，引发免疫反应。侵入组织的细菌及其产物可作为抗原物质诱发机体的特异性免疫反应。免疫反应在杀灭细菌的同时，也可引起或加重炎症反应，导致组织损伤。

82. C【解析】袋壁刮治术又称闭合性内壁刮除术，是以最小的创伤，最大的组织保留，用手术刮治并彻底清除袋壁病变组织，保留牙龈外壁的方法。

83. B【解析】两段式种植体的优点是种植体骨结合好，不易感染，义齿的修复方式多样，其上部结构可多种选择，远期效果好，成功率高。缺点是需经两次手术才能完成。所以，选项 B 是错误的。

84. E【解析】牙龈炎的致病菌包括：黏性放线菌、内氏放线菌、微小消化链球菌、黄褐二氧化碳噬纤维菌、牙龈二氧化碳噬纤维菌、中间普式菌等等，最主要的就是黏性放线菌、内氏放线菌、微小消化链球菌，这 3 种病菌很容易出现，而且比较容易会引起牙龈炎的病情发生。

85. E【解析】牙周组织健康时，龈沟深度一般不超过 3mm，当牙龈有炎性肿胀或增生时，龈沟可加深达 3mm 以上，形成假性牙周袋。

86. E【解析】牙龈炎初期病损的特点：此时菌斑质地松散，其中以链球菌为主。2 天以后菌斑内细菌数迅速增多，除链球菌外，丝状菌和厌氧菌数增加，细菌密度增大，渗透性降低，菌斑深处呈厌氧状态。位于深层的丝状菌垂直排列，呈栅栏状结构，扩大细菌附着面积。一般认为 5~7 天菌斑成熟，细菌数量、种类都趋稳定。致病能力增强。组织学可见牙龈血管丛扩张充血、龈沟液增多，其渗出量与牙龈炎症程度呈正比。初期病损在临床上表现为健康牙龈，可视为正常生理状况，无探诊出血。

87. A【解析】大多数学者认为，种植体周围疾病与牙周疾病类似，菌斑聚集是导致疾病的始动因素。

88. A【解析】牙周脓肿与牙槽脓肿的鉴别：牙周脓肿感染来源于牙周袋，牙髓活力一般正常，脓肿局限于袋壁较近龈缘，叩痛相对较轻，牙槽骨嵴吸收，病程相对较短，一般为3~4 天可自溃。牙槽脓肿感染多来源于牙髓或根尖周病，一般无牙周袋，牙髓无活力，脓肿范围较广，中心位于龈峡沟附近，叩痛明显，桩尖周可有骨质破坏，也可无，病程相对较长，一般 5~6 天。

89. A【解析】种植体周围黏膜炎的病变局限于黏膜，不累及骨组织，病变可逆转。

90. D【解析】牙龈有炎症时，龈沟液量增多，其中的炎症细胞也明显增多，有些患者还可出现龈沟溢脓现象，这是由于龈袋内壁的化脓性炎症所致。龈沟液量的增加可作为评估牙龈炎症的一个客观指标。

91. C【解析】水平型食物嵌塞可有牙龈乳头退缩，龈外展隙中有团块状食物残渣，或有龈缘充血。

92. E【解析】睡眠与牙石的形成无关。牙石是沉积在牙面或修复体上的已钙化的或正在钙化的菌斑及沉积物，由唾液或龈沟液中的矿物盐逐渐沉积而成。牙石形成后用刷牙方法无法去除，其表面覆盖着大量的菌斑。牙石根据沉积的部位，以龈缘为界，可分为龈上牙石和龈下牙石。沉积在临床牙冠，直接可看到的牙石称为龈上牙石。在龈缘以下的牙面上、肉眼看不到、需探针才能查到的称为龈下牙石，有时在 X 线片上也可见。龈下牙石呈褐色或黑色，较龈上牙石体积小而硬，一般与牙面的附着比龈上牙石更牢固。

93. B【解析】慢性龈缘炎的治疗，首先应去除病因。通过洁治术彻底清除菌斑和牙石，其他如有食物嵌塞、不良修复体等刺激因素也应彻底纠正。

94. E【解析】药物性牙龈增生是指长期服用某些药物而引起牙龈的纤维增生和体积增大。与药物性牙龈增生有关的三类药物为抗癫痫类药物（苯妥英钠）、免疫抑制剂（环孢素）、钙通道阻滞药（硝苯地平、维拉帕米等）。

95. A【解析】牙周病、牙周感染可能是以下一些疾病的危险因素：①心脑血管系统疾病。急性或亚急性感染性心内膜炎，冠心病、脑卒中、动脉硬化。②早产和低出生体重儿。重症的牙周炎孕妇发生早产和低出生体重儿的概率更大。③糖尿病。严重的牙周炎是导致糖尿病加重的危险因素。有研究表明，严重牙周炎的患者比起没有牙周炎的患者，糖尿病的加重会更快，而且更容易发生肾和血管的并发症。④消化道疾病。牙周炎中的牙菌斑、幽门螺杆菌的检出率更高，它可能是导致慢性胃炎、胃溃疡和胃癌的危险因素。⑤呼吸道的疾病。严重的牙周病，牙周袋内的厌氧菌可能直接进入呼吸道，导致慢性肺部感染和肺功能的降低。

96. D【解析】牙周脓肿的处理原则是镇痛、防止感染以及使脓液引流。当脓液形成，出现波动时，选择切开引流，所以 D 选项正确。“龈袋上药”“龈下洁治”用于脓肿初期脓液尚未形成之前，所以选项 A 和选项 C 错误。“龈瓣切除”没有这个适应证，所以选项 B 错误。“全身支持疗法”用于有全身症状的时候，所以选项 E 错误。

97. D【解析】患牙周炎时，结合上皮的位置向根方增殖，形成真性牙周袋。

98. A【解析】基础治疗后 1～2 个月复查，确定是否需要做翻瓣术。其适应证包括：①深牙周袋或复杂性牙周袋，经基础治疗牙周袋仍≥5mm，且探诊出血者。②牙周袋超过膜龈联合，不宜做牙周袋切除者。③需修整骨缺损或行植骨术、牙种植术及需截根者。④根分叉病变需直视下平整根面者（如暴露根分叉及畸形舌侧沟以方便刮除感染组织）。

99. D【解析】从𬌗力与牙周组织两方面考虑，𬌗创伤可分为：①原发性𬌗创伤是异常的𬌗力作用于健康的牙周组织。②继发性𬌗创伤，𬌗力作用于病变的牙周组织，或经过治疗的支持组织减少的牙齿。由于支持组织的减少，使正常的𬌗力变成了超负荷，导致了继发性𬌗创伤。

100. E【解析】糖尿病是牙周病的危险因素之一，糖尿病患者常伴有一系列口腔症状，如牙龈出血、反复牙周脓肿、牙齿松动等。有效控制糖尿病是取得牙周炎治疗效果的重要前提，而控制牙周炎也可减少糖尿病的用药量。所以，“龈裂”不是糖尿病的伴发症状。

101. B【解析】牙周脓肿和牙槽脓肿的鉴别：牙周脓肿的感染来源是牙周袋，而牙槽脓肿的感染来源是牙髓病或根尖周围病变。

102. C【解析】龈乳头溃疡坏死缺损，特异口臭，覆盖灰白膜，最可能的诊断为坏死性龈口炎。本病常发生于青壮年，以男性吸烟者多见，亦可发生于极度营养不良和大手术后，起病急，病程短，以龈乳头和龈缘坏死为特征性损害，尤以下前牙多见，初期个别龈乳头发生坏死性溃疡，上覆灰白色坏死物，𬌗牙侧龈乳头尚存，中央凹下呈火山口状，病变进展后龈缘如虫蚀状，上覆灰褐色假膜，坏死物下方为出血创面，龈乳头被破坏后，与龈缘呈一直线，如刀切状。患牙牙龈极易出血，有明显疼痛感和腐败性口臭。

103. C【解析】牙石是附着在牙面或修复体表面的钙化或正在钙化的菌斑，由唾液或龈沟液中的钙盐逐渐沉积而成，不易除去。有试验证明菌斑的堆积可直接引起牙龈炎症，此后在动物试验中还证实长期的菌斑堆积可导致牙周炎的发生。

104. E【解析】慢性龈缘炎的病损一般局限于游离龈和龈乳头，严重时也可波及附着龈。当牙龈炎没有得到及时治疗时，炎症就会由牙龈扩散到牙周膜、牙槽骨和牙骨质，从而进一步发展为牙周炎。

105. D【解析】探诊出血是诊断牙龈有无炎症的重要指标之一，对判断牙周炎的活动性也有很重要的意义。健康牙龈即使稍微用力刷牙或轻探龈沟均不引起出血，而在初期或早期龈炎阶段，轻探龈沟即可出血。

106. D【解析】𬌗创伤与牙周炎的关系：①单纯、短期的𬌗创伤不会引起牙周袋，也不会引起或加重牙龈的炎症。②𬌗创伤会增加牙的动度，但动度增加并不一定是诊断𬌗创伤的唯一指征，因为牙周膜增宽和牙松动可能是以往𬌗创伤的结果。③当长期的胎𬌗创伤伴随严重的牙周炎或明显的局部刺激因素时，它会加重牙周袋和牙槽骨吸收，这种加重作用的真正机制尚不明了。④自限性牙松动在没有牙龈炎症的情况下，不造成牙周组织的破坏。在牙周炎的治疗中，消除炎症是第一位的；在正畸治疗前必须先治疗已有的牙龈炎症。

107. E【解析】“脓肿局限于龈乳头及龈缘”是牙龈脓肿的部位。牙龈脓肿时，脓肿仅局限于龈乳头及龈缘，多不涉及附着龈。

108. D【解析】单纯性遗传因素不会引起牙周病，但遗传因素可增加宿主对牙周病的易感性。侵袭性牙周炎患者有明显的家族史，父母、子女、孪生同胞等均可同时患病。其他一些遗传病也常伴有牙周破坏，如唐氏综合征、掌跖角化-牙周破坏综合征等，患者机体抵抗力降低，并有较严重的牙周病，造成菌斑堆积，牙周膜和牙槽骨严重破坏。艾滋病因抵抗力降低也易发生牙周炎，但其不属于遗传性疾病。

109. A【解析】青春期龈炎的治疗首先应去除局部刺激，通过洁治术去除菌斑、牙石，纠正不良的修复体等，必要时可配合局部的药物治疗，如龈袋冲洗、局部上药及含漱等。

110. D【解析】牙龈炎症的临床最初表现是龈沟液量的增多和龈沟探诊出血。

111. A【解析】现已公认，菌斑是牙周病的始动因子，是引起牙周病的主要致病因素。

112. B【解析】白念珠菌在 HIV 阳性患者牙周病中起重要作用。

113. D【解析】艾滋病是由人类免疫缺陷病毒引起的，简称 HIV。

114. B【解析】根分叉病变的临床表现：正常情况下，根分叉区充满着牙槽骨间隔，从龈沟内是探不到的，一旦牙周袋和骨吸收波及根分叉区，便可从临床上探查到。主要根据探诊和 X 线片来判断病变的程度。Lickman 将其分为 4 度，此种分类法有利于指导治疗和判断预后。①Ⅰ度病变属于病变早期。分叉区内骨质吸收很轻微，虽然从牙周袋内已能探到根分叉的外形，但尚不能水平伸入分叉内，牙周袋属于骨上袋。由于骨质吸收轻微，通常在 X 线片上看不到改变。②Ⅱ度病变在多根牙的一个或一个以上的分叉区内已有骨吸收，但彼此尚未相通，因为尚有部分牙槽骨和牙周膜存留。用牙周探针或弯探针可从水平方向不同深度地进入分叉区内，有时还可伴有垂直吸收或凹坑状吸收，增加了治疗的难度。X 线片一般仅显示分叉区的牙周膜增宽，或骨质密度有小范围的降低。③Ⅲ度病变根分叉的牙槽骨全部吸收，形成“贯通性”病变，探针能水平通过分叉区，但它仍被牙周袋壁覆盖而未直接暴露于口腔。下颌磨牙的Ⅲ度病变在 X 线片上可见完全的透影区，但有时会因牙根靠近以及下颌外斜线或上颌牙腭侧根的重叠而使病变不明显，因此应结合临床探诊。Ⅲ度病变也可存在垂直型的骨吸收。④Ⅳ度病变根间骨隔完全破坏，且牙龈退缩而使病变的根分叉区直接暴露于口腔。X 线所见与Ⅲ度病变相似。

115. C【解析】局限型侵袭性牙周炎（LAgP）的发病始于青春期前后，女性多于男性，进展快速，早期出现牙齿松动和移位。局限于第一恒磨牙或切牙的邻面有附着丧失，至少波及 2 个恒牙，其中 1 个为第一恒磨牙，其他患牙（非第一恒磨牙和切牙）不超过 2 个，多为左右对称。

116. E【解析】牙周探诊最有意义的指标是附着水平。牙周袋深度（指龈缘到底部的距离）虽然重要，但不能反映牙周破坏的严重程度，只能提供治疗前后的参考。而附着水平（指釉牙骨质界到袋底的距离）可反映牙周破坏的严重程度，因而更为重要。

117. B【解析】牙周探诊时要考虑到炎症对探诊深度的影响。用牙周探针探测健康龈沟时，探针并不终止于结合上皮的冠方，而是进入到结合上皮内 1/2~1/3 处。

118. C【解析】当探测有炎症的牙龈时，探针尖端会超越结合上皮而进入有炎症的结缔组织内，终止于炎症区下方的正常结缔组织纤维的冠方。

119. D【解析】参见 A1 型题第 114 题解析。

120. B【解析】宿主的防御反应对牙周病的发展有双重作用，既有保护性机制又会对组织产生一定损伤。

121. C【解析】根分叉病变指的是后牙，也就是多根牙，几个牙根之间相连的部位出现病变。菌斑是包括根分叉病变在内的牙周病变的最主要原因，而创伤、釉珠或侧副根管等解剖变异则是促进因素。

122. A【解析】虽然牙石本身对牙龈可能具有一定机械刺激，但研究结果排除了牙石本身作为牙周病原始病因的可能性，牙石的致病作用是继发的，为菌斑的进一步积聚和矿化提供理想的表面。牙石对牙周组织的主要危害来自其表面堆积的菌斑，由于牙石的存在使得菌斑与组织表面紧密接触，引起组织的炎症反应。此外，牙石的多孔结构也容易吸收大量的细菌毒素，牙石也妨碍口腔卫生措施的实施。

123. C【解析】𬌗翼片可达到平行投照的效果，能真实反映牙槽骨吸收程度和类型，适用于早期发现牙槽嵴顶的吸收及早期牙周炎与牙龈炎的鉴别诊断。

124. E【解析】参见 A1 型题第 114 题解析。

125. C【解析】参见 A1 型题第 115 题解析。

126. C【解析】侵袭性牙周炎 X 线片可见第一恒磨牙的邻面有垂直型骨吸收，若近远中均有垂直型骨吸收则形成典型的“弧形吸收”，在切牙区多为水平型骨吸收。

127. E【解析】快速的牙周附着丧失和骨吸收是侵袭性牙周炎的主要特点。广泛的邻面附着丧失，累及除切牙和第一磨牙以外的至少三颗恒牙。有严重而快速的附着丧失和牙槽骨破坏，呈明显的阵发性。

128. A【解析】广泛型性侵袭性牙周炎（GAgP）平均年龄大于局限型患者，一般在 30 岁以下，但也可发生于 35 岁以上的成年人。

129. C【解析】清除菌斑，可用 0. 12%~0. 20% 氯己定含漱剂含漱。氯己定溶液（又名洗必泰）是双胍类广谱抗菌药，大量的临床试验已充分证实了氯己定的安全性和有效性，在临床普遍应用。该药可长期使用，不易产生耐药菌株。味苦及使牙齿及舌背黏膜着色为其主要不良反应，少数人可有口腔黏膜烧灼感，停药后均能自行消失。主要作用是减少口腔内细菌的数量，消除或减少牙面、舌背、扁桃体、颊黏膜等处的微生物，并能抑制龈上菌斑的堆积，防止牙龈炎症的复发。

130. D【解析】参见A1型题第62题解析。

131. E【解析】翻瓣术的缝合类型中，锚式缝合用于最后一个磨牙远中的牙龈或缺牙间隙处的牙龈，使龈瓣紧贴牙面以锚样的方式固定在邻近的牙上。

132. A【解析】牙周手术后的组织愈合方式主要有：①牙龈退缩：利于控制菌斑，但影响美观。②炎症消退：探诊深度减少，牙周附着并未增加。③长结合上皮愈合：是最常见的愈合方式。④牙周组织再生：即形成新的牙骨质、牙周膜和牙槽骨，形成有功能性的牙周支持组织，是理想的愈合方式。

133. B【解析】参见A1型题第98题解析。

134. D【解析】目前用于治疗牙周病的全身药物主要为两大类抗菌药物的全身应用及调节宿主防御反应的药物治疗。维生素并非为治疗牙周病的常用药物。

135. E【解析】甲硝唑是目前作为治疗厌氧菌感染的首选药物，能有效地杀灭牙周可疑致病菌，如牙龈卟啉单胞菌、中间普氏菌、具核梭杆菌、螺旋体及消化链球菌等，不易引起菌群失调，也不易产生耐药菌株，与大多数常用抗生素无配伍禁忌。对兼性厌氧菌、微需氧菌感染无效，但如和其他抗生素联用，可起到很好的治疗作用。

136. B【解析】急性坏死性溃疡性龈炎以龈乳头和龈缘的坏死为其特征性损坏，尤以下前牙多见。龈乳头中央坏死缺失，如火山口状，龈缘区呈虫蚀状，表面覆有灰白色污秽的假膜，易擦去。

137. E【解析】牙间刷适用于龈乳头丧失的邻间区，以及暴露的根分叉区和排列不整齐的牙邻面，牙间隙刷可去除暴露的根分叉区菌斑。

138. A【解析】牙龈的发病原因，包括局部和全身的原因，一般最主要的因素是口腔卫生状况差，牙菌斑，软垢，食物残渣，牙石的刺激，造成牙龈的炎症。菌斑是牙龈炎的始动因子，全身疾病和免疫力低下可成为加重牙龈炎症的促进因素。

139. B【解析】在龈缘以下的牙面上、肉眼看不到、需探针才能查到的称为龈下牙石，有时在X线片上也可见。龈下牙石特点：龈下牙石呈褐色或黑色，较龈上牙石体积小而硬，一般与牙面的附着比龈上牙石更牢固，易沉积于邻面。所以说“龈下牙石位于牙周袋内根面或袋内壁”是不准确的。

140. E【解析】牙周炎是由微生物所引起的牙周支持组织的慢性感染性疾病，其致病的局部促进因素有菌斑、牙石、食物嵌塞、不良修复体、牙排列不齐及解剖形态的异常等。

141. A【解析】特定的微生物感染是牙周病的影响因素之一，如牙龈卟啉单孢菌、中间普氏菌、伴放线杆菌、福赛类杆菌、核梭形杆菌和螺旋体。其中，主要致病菌是牙龈卟啉单胞菌，是病变区域最主要的优势细菌，对慢性牙周炎有促进作用。

142. C【解析】用于牙周袋深度检查的工具是有刻度的钝头探针，探针末端为球形，针颈部有mm刻度。

143. C【解析】牙周探诊的探诊力量应为20~25g。

144. C【解析】曲面体层片可在一张 X 线片上观察上下颌牙及牙周组织情况，了解牙槽骨吸收类型和程度，且能对比观察。曲面体层片投照方便快捷，患者所接受的照射剂量小于全口根尖片的照射量。但是曲面体层片对细微结构的显示较根尖片差；因投照时与颈椎重叠造成前牙区影像不清、放大或缩小；有时体层域与牙槽骨厚度不完全吻合，显示牙槽骨吸收情况与临床不符。因此曲面体层片不能取代根尖片检查。

145. C【解析】附着丧失（AL）是牙周支持组织破坏的结果，是区别牙龈炎和牙周炎的一个重要标志。其程度可通过结合上皮冠方至釉牙骨质界的距离来描述。在测量牙周袋深度后，当探针尖沿牙根面退出时，探寻釉牙骨质界位置，测得釉牙骨质界到龈缘的距离，将袋深度减去该距离即为附着丧失的程度。若两数相减为零，或不能探到釉牙骨质界，说明无附着丧失；若牙龈退缩使龈缘位于釉牙骨质界的根方，则应将两个读数相加，得出附着丧失的程度。一般认为健康牙龈的龈沟探诊深度不超过 2~3mm。当患牙龈炎时，由于牙龈肿胀或增生，龈沟探诊可超过 3mm，但此时结合上皮仅开始向根方和侧方增殖，尚未与牙面分离形成牙周袋，也就是说，上皮附着水平仍位于正常的釉牙骨质界处，没有发生结缔组织附着的降低，故又称为龈袋或假牙周袋，这是区别牙龈炎和牙周炎的一个重要标志。当有牙周袋形成时，探诊深度超过 3mm，而且袋底位于釉牙骨质界的根方，也就是说已发生了附着丧失，附着丧失是牙周支持组织破坏的结果。

146. E【解析】沉积在龈缘以下的牙面上称为龈下牙石，附着在龈沟或牙周袋内的根面，不能直接看到，需用探针才能查到，有时在 X 线片上也可见到，呈黑褐色。

147. A【解析】牙周炎的病因包括始动因子、局部促进因素和全身促进因素。①始动因子是菌斑细菌。②局部促进因素：a. 牙石，牙石是已经钙化或正在钙化的菌斑及沉积物，为菌斑再附着提供部位，龈下牙石可不断加深牙周袋；b. 不良的牙齿生理形态、牙齿位置异常、拥挤或错颌畸形等会促进菌斑、牙石的堆积和清洁不力；c. 食物嵌塞，会导致细菌定植，引起牙龈退缩、牙根暴露、牙槽骨吸收等；d. 不良习惯，比如张口呼吸、磨牙症等也会导致或加重牙周组织的破坏。③全身促进因素：包括遗传因素，激素水平改变，吸烟，精神压力等。

148. D【解析】由于下颌前牙的舌面与涎腺导管开口对应，有分泌出的唾液或龈沟液最终的矿物盐逐渐沉积而形成牙石，因此沉积牙石多。

149. A【解析】1996 年召开的世界牙周病研讨会上，专家们一致认为其中 11 种微生物与牙周病密切有关，为重要的牙周致病菌。其中证据充分的致病菌有：伴放线聚集杆菌、牙龈卟啉单胞菌、福赛坦氏菌。中等证据的致病菌：直肠弯曲杆菌、缠结优杆菌、具核梭杆菌、中间普氏菌、变黑普氏菌、微小微单胞菌、中间链球菌、齿垢密螺旋体。

150. B【解析】牙龈炎的致病菌包括：黏性放线菌、内氏放线菌、微小消化链球菌、黄褐二氧化碳噬纤维菌、牙龈二氧化碳噬纤维菌，中间普氏菌等，最主要的就是黏性放线菌、内氏放线菌、微小消化链球菌。

151. C【解析】在 X 线片上主要显示牙齿近、远中的骨质情况，而颊舌侧牙槽骨因与牙齿重叠而显示不清晰。在标准根尖片上，当牙槽嵴顶到釉牙骨质界的距离超过 2mm 时，则可认为有牙槽骨吸收。

152. C【解析】牙龈炎主要累及游离牙龈和龈乳头等可以看得到的地方，主要表现为牙龈出血，牙龈有轻微的疼痛，口腔有异味，但是炎症如果没有得到及时控制的话就会继续发展，使更多牙周组织丧失，牙槽骨吸收，最后形成牙周袋，牙齿松动，最后形成了牙周炎。

153. E【解析】参见 A1 型题第 27 题解析。

154. C【解析】牙周组织损伤破坏主要有两种方式：①原发性：正常的牙周组织 + 不正常的𬌗力因素，牙周组织损伤，如早接触或𬌗干扰。②继发性：牙周组织本身支持力不足 + 正常的咬合力，牙周组织进一步损伤。𬌗力方向可大致分为 3 种：a. 垂直向力：与牙长轴方向一致，具有最大耐受性；b. 侧向力：与牙长轴大于 45°；c. 扭转力：对牙周组织损伤最大。

155. C【解析】牙垢一般指牙菌斑，是牙面上软而黏的沉积物，呈白色或黄色，肉眼可见，附着在牙面、牙龈和修复体上，由食物碎屑、脱落上皮细胞、白细胞、微生物、唾液蛋白质和脂类混合而成。牙垢不如菌斑附着牢固，能被刷牙、漱口及冲洗液去掉，但彻底清除仍需洁治。牙垢主要对牙和牙龈构成危害，也就是口腔最常见的两种疾病：龋病和牙周病。

156. D【解析】牙龈是指覆盖于牙槽突表面和牙颈部周围的口腔咀嚼黏膜，由上皮及其下方的结缔组织构成无黏膜下层，包括游离龈、附着龈和牙龈乳头三部分组成。

157. D【解析】游离龈与牙面之间形成的空隙，称为龈沟。

158. D【解析】慢性龈炎病理变化：龈沟壁处有炎症细胞浸润，沟内上皮下方可见中性粒细胞，再下方为大量的淋巴细胞，炎症区内胶原纤维大多变性或丧失。①炎性水肿型：纤维结缔组织水肿明显，其间有大量淋巴细胞、中性粒细胞浸润，还可见少量浆细胞，毛细血管增生、扩张、充血。类似炎性肉芽组织。②纤维增生型：上皮下纤维组织增生成束，束间可见淋巴细胞及浆细胞浸润，毛细血管增生不明显，其炎症成分比水肿型少。类似瘢痕组织。

159. E【解析】牙龈的剥脱性病损主要表现为牙龈乳头、龈缘和附着龈的上皮剥脱并出现炎症，因此也有人称之为剥脱性龈炎。这种病损也可是糜烂型扁平苔癣或寻常型天疱疮或良性黏膜类天疱疮在牙龈上的一种表现，均可出现上皮浅层的剥脱、糜烂和炎症。

160. E【解析】当牙龈有炎性肿胀或增生时，形成假性牙周袋，但上皮附着（龈沟底）仍位于正常的釉质牙骨质界处，临床上不能探到釉质牙骨质界，也就是说无附着丧失，也无牙槽骨吸收，这是区别牙龈炎和牙周炎的重要指征。

161. E【解析】慢性牙周炎的诊断：①发病因素：口腔卫生状况不良。②牙龈炎症：牙龈色、形、质改变，探诊出血。③牙周袋形成，有附着丧失。④X 线检查见牙槽骨吸收。⑤晚期有牙齿松动和移位。

162. B【解析】牙周炎静止期时，牙槽骨吸收处于静止状态，一般观察不到破骨细胞。所以，选项 B 错误。

163. D【解析】牙周炎病变进一步发展，牙周附着丧失和牙槽骨吸收到一定程度，会出现牙齿松动和移位，咀嚼无力或疼痛。

164. D【解析】牙周炎静止期的病理变化：①牙周袋的袋壁组织在炎症修复期，可观察到在炎症中心区的边缘部位，有大量新生的成纤维细胞，并见增生、扩张、充血的毛细血管，其间少量淋巴细胞浸润，形成炎性肉芽组织。在修复后期，牙周袋上皮下方或炎性肉芽组织下方与牙槽骨之间，可见大量新生的纤维结缔组织，或见粗大的胶原纤维增生，其间炎症成分较少，仅在增生的血管周围有少量淋巴细胞浸润。②牙槽骨吸收处于静止状态，一般观察不到破骨细胞。常可见原有的骨吸收陷窝区又有类骨质形成。原被吸收破坏的牙槽嵴顶部可见类骨质或新骨形成。③牙根面的牙骨质也出现新生现象。常见增生的粗大胶原纤维束附着的根面牙骨质，被牵拉而增厚或呈棘状增生。被吸收的根面牙骨质，也见新生的牙骨质修复。④增宽的牙周膜间隙，由于新骨形成，又恢复原有形态。牙周膜的主纤维束的排列也随着骨的修复过程而重新调整。

165. B【解析】骨结合是种植体与骨组织结合的理想方式，种植体界面往往达不到 100% 的完全骨结合，也会与骨髓组织相接触，有时还会有部分与纤维结缔组织接触，骨、骨髓、纤维的相对比例决定种植体的寿命和功能状态。凡骨组织占 30%~75% 的界面都可认为形成了“骨结合”，但如种植体中大部分或全部被纤维组织包裹，则会导致种植体松动、脱落而失败。

166. A【解析】牙龈纤维可分为下列几组：①龈牙组：主要是牵引牙龈使其与牙紧密结合。②牙槽龈组：自牙槽嵴向冠方牙龈固有层展开，止于游离龈中。③环形组：位于牙颈部周围的游离龈中，环形排列。④牙骨膜组：自牙颈部的牙骨质，越过牙槽嵴，止于牙槽突骨密质的表面。⑤越隔组：横跨牙槽中隔，只存在于牙邻面，支持近远中牙龈，保持相邻两牙的位置。

167. A【解析】每个牙的颊、舌侧乳头在邻面接触区下方汇合处略凹，称龈谷。该处上皮无角化，对局部刺激物的抵抗力较低，牙周病易发生于此。

168. A【解析】参见 A1 型题第 14 题解析。

169. D【解析】牙周炎是可以做正畸治疗的，但如果牙周炎比较严重，应先进行抗炎治疗，否则会导致牙齿松动，即使做了正畸治疗，效果也不会很明显。另外，牙周炎发病期间进行牙齿矫正，还有可能加重牙周炎的病情，导致牙齿过早脱落。所以，选项 D 说法是错误的。

170. A【解析】通常将龈沟底与牙槽嵴顶之间的恒定距离称为生物学宽度，包括结合上皮和牙槽嵴顶上方的结缔组织，约 2mm。随着年龄的增大或在病变情况下，上皮附着向根方迁移，牙槽嵴顶亦随之下降，沟（袋）底与牙槽嵴顶间的生物学宽度保持不变。

171. D【解析】结合上皮的更新约为 5 天，比牙龈表面上皮的更新约快 1 倍。

172. C【解析】牙龈上皮为复层鳞状上皮，主要由角质形成细胞和非角质形成细胞组成。非角质形成细胞包括黑色素细胞、朗格汉斯细胞和梅克尔细胞。

173. D【解析】有关牙槽骨：牙槽骨的主要功能是支持牙齿，使之固定于牙槽窝内以行使功能（选项 A 错误）；牙槽骨的改建受局部和全身因素的影响（选项 B 错误）；牙槽嵴顶到釉牙骨质界的距离约为 2mm（选项 C 错误）；当牙槽骨因炎症或创伤等而出现吸收时，硬骨板模糊、中断或消失（选项 D 正确）；骨剥裸区延伸至边缘，即出现 V 形的骨质缺损，称为骨开裂（选项 E 错误）。

174. B【解析】根尖切除术是通过刮除根尖周病变组织并切除感染根尖，处理根尖残端，利用血块机化而使钙化物质沉积，以促进尖周病愈合的外科方法，不属于牙周手术。

175. B【解析】袋内壁刮治术是以最小的创伤、最大的组织保留，用手术刮除袋壁病变组织，其适应证为范围局限的骨上袋。4~5mm 深的牙周袋、涉及牙面少、不需骨修整成形者可采用本手术方法。

176. E【解析】骨量减少 30% 以上方可在 X 线片上显示出来，显示近远中骨质破坏，颊舌侧不清晰。正常嵴顶距釉牙骨质界 1~2mm，超过 2mm 可视为有骨吸收。

177. A【解析】牙龈病去除病因后疾病可逆，若不及时治疗，有可能发展为牙周炎，牙周病导致的牙槽骨吸收及牙龈萎缩是不可逆的。

178. D【解析】龈上洁治术是牙周病治疗的最基本措施，指用洁治器械去除龈上菌斑、龈上牙石和色渍并磨光牙面，防止或延迟龈上菌斑和龈上牙石再沉积。不属于自我控制菌斑的方法。

179. A【解析】牙周炎发病有一定的牙位特异性，上磨牙和下前牙以及邻接面由于菌斑牙石易堆积，故较易患病。

180. E【解析】根管治疗或再治疗失败，根管解剖变异等导致的根尖周病变无法治愈，需要辅以根管外科手术治疗。治疗前必须进行完善的根管治疗，前后牙均可采用，根尖切除后至少保留根长的 2/3，牙根舌侧面的炎症组织不易直视易遗漏，要注意彻底清除。

181. D【解析】牙周组织引导再生术的适应证：①牙周病的垂直型骨吸收，骨内袋尤其是二壁或三壁骨下袋。②Ⅱ度和Ⅲ度早期根分叉病变而牙龈高度足够者。③Ⅰ度、Ⅱ度牙龈退缩。

182. C【解析】牙周外科手术常用的是牙槽骨成形术，是用手术的方法修整病变区的牙槽骨，恢复牙槽骨的生理外形和功能。

183. E【解析】牙周病的影响因素包括口腔卫生不良、年龄、性别、地区、吸烟、全身性疾病、特定的微生物感染、不良习惯嚼槟榔习惯可加重牙周炎症以及某些基因背景等。“牙外伤史”不是牙周病的危险因素。

184. C【解析】同一患者的口腔内，各个牙的病情是不一样的，同一个牙的各个牙面的病损也不一致。牙石的分布也有其部位特征性并与牙槽骨吸收的严重性分布一致，下前牙以及上颌第一磨牙牙石最多。

185. A【解析】非附着性龈下菌斑生物膜为结构较松散的菌群，与牙周炎的发生发展关系密切。附着性龈下菌斑生物膜易导致根面龋。

186. C【解析】牙龈是口腔黏膜的一部分，由上皮和固有层组成，无黏膜下层。牙龈上皮的结构牙龈上皮暴露于口腔的部分，为复层扁平上皮，表面有角化或不全角化。上皮钉突多而长。上皮基底细胞生长活跃，偶见黑色素细胞，或含有黑色素颗粒，所以牙龈有时出现黑色斑块。正常呈粉红色，菲薄紧贴牙面。

187. E【解析】牙龈炎病变仅局限于牙龈组织，没有深层牙周组织破坏，其治疗首先龈上洁治可以彻底清除牙龈缘区的菌斑、牙石，清除局部刺激因素，消除炎症；还可配合局部用药，常用过氧化氢溶液冲洗龈沟，碘制剂沟内上药，必要时可用抗菌类漱口剂含漱，经过治疗牙龈组织可以完全恢复健康。其次自我菌斑控制是防治牙龈炎最有效的方法，日常坚持早晚刷牙、饭后漱口，合理使用牙签、牙线等，减少菌斑和牙石的形成。

188. C【解析】牙周溢脓首选的漱口水为稀释 2 倍的 3% 双氧水，或生理盐水漱口后涂敷 1% 碘甘油，也可用 1∶5000 高锰酸钾溶液或复方硼砂溶液漱口，还可选择性使用含漱药物，如口泰含漱液、氯己定含漱液等。

189. C【解析】牙周病是一种多因素疾病，致病因素如下：①牙周病是多因素引起的牙周组织慢性炎症病变，局部的、全身的、行为和社会心理的诸多因素都是牙周病的危险因子。②局部因素包括牙菌斑、牙石、咬合创伤、食物嵌塞以及一些解剖因素等。③牙周炎的发生发展存在明显的个体差异，影响个体对牙周炎敏感性的重要因素之一是基因，但不是单基因疾病，其发病可能是与其他诸多因素（如牙菌斑、吸烟、精神压力等）共同作用所致。④老年人牙周病的患病率和严重程度要高于年轻人，老年人牙周状况不良更多的是牙周病常年累积效应的结果，如能获得及时的治疗和长期的维护，老年人也可以拥有非常健康的牙周组织。此外，吸烟是牙周炎发生的一个重要危险因素，吸烟不仅提高了牙周炎的发病概率还会加重牙周炎病变的严重程度。吸烟对牙周健康的影响程度与吸烟的量呈正比，这在年轻人中尤为明显。同时，吸烟对牙周炎的治疗效果有负面影响，使牙周炎易复发。

190. E【解析】参见 A1 型题第 27 题解析。

191. C【解析】参见 A1 型题第 106 题解析可知，单纯的𬌗创伤不会导致炎症的发生和牙周袋的形成。

192. C【解析】四环素对青春期牙周炎效果好。青春期牙周炎常有伴放线聚集杆菌侵入牙周袋壁，刮治后口服四环素可有效抑制组织内细菌，取得较好的疗效。

193. E【解析】控释抗菌药物治疗牙周炎的优点有：有效时间长，局部浓度高，用药剂量小，疗效强。

194. E【解析】碘酚治疗适用于牙周袋溢脓者。碘酚含碘和酚，腐蚀性较强，有腐蚀坏死组织、消除溢脓、减少炎性渗出等作用。使用时应注意避免灼伤周围正常组织。现已少用。

195. C【解析】由于牙石表面粗糙，容易沉积菌斑，其主要危害来自其表面积聚的菌斑生物膜。

196. C【解析】失用性萎缩：当牙齿没有咬合功能，如颌骨发育不良、开殆、牙齿错位、单侧咀嚼、缺牙未及时修复等，可使牙槽骨和牙周膜缺乏必要的功能刺激，从而引起牙周组织萎缩。

197. D【解析】洗必泰的主要不良反应是使牙齿及舌背黏膜着色，牙面的着色可用洁治术清除。也有报道长期使用氯己定会使牙石增多。

198. E【解析】洗必泰可长期使用，不易产生耐药菌株。

199. E【解析】单纯性牙周炎全身用药不仅可以杀死牙周袋内的致病菌，还可通过血液到达牙周组织内和牙周袋外部区域，进一步抑制细菌的入侵，防止疾病复发。①硝基咪唑类：常用于治疗厌氧菌感染，包括甲硝唑、替硝唑、奥硝唑。其中甲硝唑因其廉价高效，较为常用。②四环素类：为广谱抗生素，可以抑制大多数牙周致病菌的生长，包括四环素、多西环素、米诺环素。③青霉素类：属于β-内酰胺类抗生素，最常用于牙周治疗的是阿莫西林，与甲硝唑联合使用可增强侵袭性牙周炎的疗效。④大环内酯类：牙周治疗中常用螺旋霉素、罗红霉素、阿奇霉素。

200. C【解析】早接触点的选磨原则：①若正中殆有早接触而非正中殆正常，应磨改牙尖对应的窝，即上前牙的舌面窝或磨牙的殆面窝。②若正中殆正常而非正中殆有早接触，应磨改与牙尖对应的斜面，即上前牙的舌面窝至切缘或牙尖间的斜面，上颌磨牙颊尖的舌侧面或下颌磨牙舌尖的颊侧面。③正中殆与非正中殆均有早接触，应磨改有早接触的牙尖或下前牙的切缘。

201. C【解析】牙周病的内分泌因素：妊娠妇女的菌斑指数与妊娠前相比无明显改变，但牙龈炎的发生率和严重性却有所增加，均表明性激素水平与牙周组织关系密切。另外，甲状腺素、甲状旁腺素、胰岛素、肾上腺皮质激素等分泌量异常都可能影响牙周组织正常代谢和功能，从而导致或加重牙周病。

202. E【解析】伴有糖尿病的牙周炎患者常反复出现牙周脓肿、牙齿松动等牙周病症状。糖尿病患者对感染的抵抗力低，牙周组织内的小血管壁和基底膜增厚，管腔闭塞，导致牙周组织供氧不足和代谢废物堆积，从而使糖尿病时的牙周病变加重，并且手术后愈合差。糖尿病患者的白细胞趋化功能常有缺陷。所以本题应选 E。

203. C【解析】龈上牙石的矿物质主要来自唾液，因此，易沉积在下颌前牙的舌面和上颌磨牙的颊面，也可沉积在无咀嚼功能的牙面上，如错位牙、无对颌牙和失用牙的牙面上。

204. C【解析】在各型牙周病的病损区，常可分离出一种或几种优势菌，它们具有显着的毒力或致病性，能通过多种机制干扰宿主防御能力，具有引发牙周破坏的潜能，称为牙周致病菌。

205. C【解析】龈下刮治（根平平整）进行刮治时，匙形器工作端（尖）分 3 部分（即上、中、下），操作时，只有下 1/3 部分与根面紧贴。匙形器进入牙周袋时工作端与根面平行（交角为 0°），达袋底后，刮治器刃面与根面交角约呈 45°，钩住牙石后转成约 80° 交角再做提拉动作，如此反复操作直至根面平整光滑，然后转成 0°角，退出牙周袋。

206. A【解析】早接触或𬌗干扰的选磨方法：①选择大小、形状合适的磨改工具如砂石轮、砂石尖等，在有水冷却的条件下进行，砂石轮的转速不宜过高，应间断磨改，避免产热刺激牙髓。②一般应先磨改正中𬌗位的早接触点，且对功能性牙尖的磨改一定要慎重，因为功能性牙尖是保持垂直距离和维持正常咬合功能的关键，对于维持垂直距离的咬合支持点应给予保留，这样才能保持正中𬌗时稳定的咬合关系。③一次不应磨牙太多，边调磨边检查，以防止出现新的早接触点或不平衡。④对松动牙的磨改，应用手指将松牙固定，以减少磨改时的不适与创伤。若根尖有性炎症使牙松动、伸长，应待炎症消退后再磨，才能准确。⑤若选磨的牙位多，应分次完成，以免患者肌疲劳，影响做正确的咬合运动及妨碍对早接触或𬌗干扰点的准确定位，并尽量避免导致牙齿敏感。⑥在选磨工作中，应注意减少或避免牙齿出现扁平的外形，尽量恢复牙齿的球面外形。⑦磨改结束后，必须用橡皮轮将牙面抛光，以免因牙面的粗糙而使患者有不适感。光滑的牙面也可避免牙菌斑的积聚。⑧对于因选磨暴露牙本质出现过敏症状的，应进行脱敏治疗。所以根据第⑤点可知，选项 A 的叙述是错误的。

207. E【解析】牙周炎不同于牙龈炎的重要标志是结合上皮附着位于釉牙骨质界的根方，因为牙龈炎没有附着丧失，而牙周炎有附着丧失。

208. A【解析】牙周袋退行性变的严重性与袋的深度不一定一致。内壁溃疡可发生在浅袋，偶尔也可观察到深袋的内壁上皮相对完整，只有轻微的变性。

209. B【解析】洁治术是所有牙周治疗的第一步。通过洁治术，绝大多数的慢性龈缘炎可以治愈。牙周炎是在洁治术的基础上再做龈下刮治术及其他治疗。因此，洁治术是各型牙周病最基本的治疗方法。

210. C【解析】菌斑的去除和控制是防治牙周病的必要措施，也是牙周基础治疗的重点。

211. B【解析】龈上菌斑是引起慢性龈炎的始动因子。此外，软垢、牙石、不良修复体及食物嵌塞也可促使菌斑积聚，促使龈炎的发生和发展。

212. E【解析】慢性龈炎治疗原则：①去除病因：通过洁治术彻底清除菌斑、牙石，消除造成菌斑滞留和局部刺激牙龈的因素。对于牙龈炎症较重的患者可配合局部药物治疗，常用的局部药物有 1% 过氧化氢、0. 12%~0. 20% 氯已定溶液以及碘制剂。对于不伴有全身疾病的慢性龈炎患者，不应全身使用抗菌药物。②手术治疗：对于少数牙龈纤维增生明显，炎症消退后牙龈形态仍不能恢复正常的患者可施行牙龈成形术，以恢复牙龈的生理外形。③防止复发：慢性龈炎治疗并不难，疗效也较理想，重要的是要防止疾病的复发。积极开展椅旁口腔卫生宣教工作，指导并教会患者控制菌斑的方法，持之以恒地保持良好的口腔卫生状况，并定期（每 6~12 个月 1 次）进行复查和维护。

213. B【解析】刷牙是自我清除菌斑的主要手段，一般主张每天早晚各刷一次，也可午饭后增加一次。刷牙的方法很多，对于牙周病患者，以龈沟刷牙法（又称水平颤动法）较为适宜。

214. D【解析】根分叉病变的发病因素：菌斑微生物（主要病因）、牙根的解剖形态、咬合创伤（促进因素）、牙颈部的釉质突起和副根管。“牙龈炎症”不是根分叉病变的发病因素。

215. A【解析】内分泌功能紊乱对牙周病发生和发展的影响至为重要。牙龈细胞中含特异性的雌激素和睾丸素受体，牙龈是一些性激素的靶器官。妇女在生理和非生理（如激素替代疗法和使用激素类避孕药）情况下，激素水平的变化会导致牙周组织的明显改变，尤其在原已有菌斑诱导性牙龈炎症存在的时候更是如此。血浆雌激素和黄体酮水平增高有利于菌斑内的中间普氏菌繁殖。青少年时激素水平的变化也会影响牙龈的炎症程度，如青春期龈炎。

216. D【解析】龈上洁治术：按洁治术的操作要点进行洁治。特别强调，洁治时一定要有稳固的支点（选项 A 正确）；洁治器械刃放于牙石底部，刀刃与牙面成 80°角（选项 B 正确）；调整好体位。术者一般位于患者的右前方，有时也在右后方、正后方或左后方。根据所洁治牙的区段、牙面的不同，可移动至最适宜的位置（选项 C 正确）；利用手指、腕和前臂肌肉的运动，用拉推力做垂直、水平或斜向刮治，尽量整块刮除牙石（选项 E 正确）。龈上洁治术不需要探查牙面的位置，所以选项 D 错误。

217. C【解析】若一般地了解患者有无菌斑，只要将每牙的唇、颊侧和舌侧牙面记录有或无，并计算出有菌斑的牙面占总牙面数的百分比，一般以有菌斑的牙面不超过总牙面数的 20% 为口腔卫生较好的指标。若菌斑作为临床研究的观察指标，则应按菌斑指数分级记录。

218. A【解析】牙槽骨吸收是牙周炎的另一个主要病理变化，牙槽骨吸收破坏方式可表现为如下几种形式：①水平型吸收：是最常见的吸收方式。牙槽间隔，唇颊侧或舌侧的嵴顶边缘呈水平吸收，而使牙槽嵴高度降低，通常形成骨上袋。②垂直型吸收：也称角形吸收，指牙槽骨发生垂直方向或斜行的吸收，与牙根面之间形成一定角度的骨缺损，牙槽嵴的高度降低不多（除非伴有水平吸收），而牙根周围的骨吸收较多。多形成骨下袋。骨下袋根据骨质破坏后剩余的骨壁数目，可分为一壁骨袋、二壁骨袋、三壁骨袋、四壁骨袋和混合骨袋。③凹坑状吸收：指牙槽间隔的骨嵴顶吸收，其中央与龈谷相应的部分破坏迅速，而颊舌侧骨质仍保留，形成弹坑状或火山口状缺损。④其他形式的骨变化：由于各部分牙槽骨吸收不均匀，使原来整齐而呈薄刃状的骨缘成为参差不齐。

219. D【解析】急性坏死性龈炎坏死区的涂片和革兰染色可见大量螺旋体和梭形杆菌，

有助于诊断。慢性期细菌涂片无太大诊断价值。伴放线放线杆菌见于局限性侵袭性牙周炎，中间普氏菌见于妊娠期龈炎，牙龈卟啉单胞菌见于慢性牙周炎。

220. E【解析】癫痫患者长期服用苯妥英钠，使原来已有炎症的牙龈组织发生纤维性增生。钙通道阻滞剂如硝苯地平（心痛定）、维拉帕米等和免疫抑制剂环孢素也可引起药物性牙龈增生。硝苯地平为钙通道阻滞药，对高血压、冠心病患者具有扩张周围血管和冠状动脉的作用。环孢素为免疫抑制剂，常用于器官移植或某些自身免疫性疾病患者。如果钙通道阻滞剂和免疫抑制剂两药联合应用，会增加牙龈增生的发生率和严重程度。但药物引起牙龈增生的真正机制目前尚不十分清楚。

221. C【解析】牙龈乳头受到机械或化学的刺激，是引起急性龈乳头炎的直接原因。①食物嵌塞造成牙龈乳头的压迫及食物发酵产物的刺激可引起龈乳头的急性炎症。②不适当的使用牙签或其他器具剔牙，过硬、过锐的食物的刺伤，邻面龋尖锐边缘的刺激也可引起急性龈乳头炎。③充填体的悬突、不良修复体的边缘、义齿的卡环尖以及不良的松牙固定等均可刺激龈乳头，造成龈乳头的急性炎症。

222. D【解析】慢性牙周炎患者可能出现的伴发病变包括：根分叉病变、牙周脓肿、牙龈退缩、牙根敏感、根面龋、食物嵌塞、逆行性牙髓炎、继发性咬合创伤、口臭。

223. C【解析】广泛型侵袭性牙周炎病变进展迅速，牙周破坏速度比慢性牙周炎快 3~4 倍，牙槽骨迅速破坏，患者 20 岁左右即开始拔牙或患牙自行脱落。具有广泛的邻面附着丧失，除第一磨牙和切牙以外，至少还累积 3 颗以上的恒牙，也就是说，侵袭全口大多数牙。

224. B【解析】引导组织再生术（GTR）是在翻瓣术和清创的基础上，用一种生物膜性材料覆盖根方的牙槽骨缺损嵴顶与冠方暴露的根面，以机械性阻止牙龈结缔组织、上皮与根面接触并形成一个牙周组织修复空间，保证根方残余的牙周膜细胞先附着在根面上、从而形成新的牙骨质并有牙周膜纤维埋入，达到理想的牙周组织修复性再生和新附着。

225. D【解析】第一阶段的牙周治疗即病因治疗，包括龈上洁治、龈下刮治、牙周袋药物治疗。

226. E【解析】急性坏死性龈炎起病急，病程较短，常为数天至 1~2 周，因此选项 E 的论述有误。

227. C【解析】根分叉病变是牙周炎发展的一个阶段，是指牙周炎的病变波及多根牙的根分叉区，在该处出现牙周袋、附着丧失和牙槽骨破坏。菌斑微生物仍是其主要病因。只是由于根分叉区一旦暴露，该处的菌斑控制和牙石的清除十分困难。使病变加速或加重发展，且不易控制。

228. B【解析】菌斑有效控制时，菌斑记录的百分率应小于 20%。

229. A【解析】应用指数记分法可以较准确而客观地判断牙龈炎症的程度，临床上可作为观察疗效和科学研究的指标。这些指数包括牙龈指数（GI）、出血指数（BI）、龈沟出血指数（SBI）和探诊出血（BOP）。

230. D【解析】牙周病先天性危险因素之一即遗传因素，是牙周炎家族聚集性，尤其是重度牙周炎家族史、易感基因携带者，不可改变。

231. C【解析】牙周病后天获得性危险因素-全身因素包括：①糖尿病：血糖控制不佳者其牙周组织感染不容易控制、组织愈合差及再感染的风险高。②骨质疏松症：骨质疏松症虽不能引发牙周炎，但是骨质密度的降低增加了牙槽骨丧失和牙周病的风险。③艾滋病：人类免疫缺陷病毒感染者口腔损害较常见，艾滋病患者在经过清创治疗和牙科治疗后会出现明显的伤口延期愈合。

232. B【解析】临床上有𬌗创伤的牙大多出现松动（多根牙可能不明显），这是由于患牙受到过大𬌗力特别是侧向力的作用，使近牙颈部的受压侧硬骨板消失、牙周膜间隙增宽，进一步发生垂直型骨吸收而出现牙松动，严重时可出现个别牙或一组牙的倾斜或移位。

233. D【解析】修复体邻面接触点恢复不良与创伤无关。

234. A【解析】糖尿病患者的牙周治疗应根据血糖控制情况及其健康状况实施。血糖控制理想的患者即空腹血糖 4. 4~6. 1mmol/L，糖化血红蛋白（HbA1c）<6. 5%时，牙周治疗操作同全身健康者。

235. D【解析】牙周组织包括牙龈、牙周韧带（牙周膜）和牙槽骨、牙骨质。牙骨质虽然属于牙体组织，但它与牙龈、牙周韧带和牙槽骨共同构成一个功能系统，将牙齿牢固地附着于牙槽骨，承受咬合功能，并构成口腔黏膜与牙齿硬组织之间良好的封闭状态，习惯上将这四种组织合称为牙周支持组织或附着装置。牙本质是牙体组织。

236. B【解析】吸烟不仅提高了牙周炎发病率，还会加重牙周炎病变的严重程度。吸烟的危险程度与吸烟的量呈正比，这在年轻人中尤为明显。吸烟对牙周炎的治疗效果（包括非手术治疗、手术治疗和牙周组织再生治疗的效果）产生负面影响，并且易使牙周炎复发。

237. D【解析】牙石是菌斑矿化的产物。沉积在牙冠上见到的是龈上牙石，在龈缘以下的牙面上，肉眼不能见到的是龈下牙石。牙石中 70%~90%为无机盐，其余为有机物和水。无机物的主要成分为钙、磷及少量镁、钠、碳酸盐和微量元素。

238. B【解析】逆行性牙髓炎是由于细菌经由深牙周袋经根尖孔感染牙髓引起，往往伴有严重的牙周病。

239. E【解析】牙周病治疗的总体目标：①控制菌斑和消除炎症。②恢复牙周组织的功能：a. 恢复或提高自然牙的咀嚼功能；b. 恢复缺牙；c. 调整咬合关系；d. 纠正不良咬合习惯。③恢复牙周组织的生理形态：a. 牙龈和骨组织：通过一系列治疗加以纠正牙周病损、不正常的牙龈外形，恢复牙龈及骨的生理性外形，有利于维持牙周组织的健康和满足美观要求；b. 牙齿及邻接关系：牙齿正常邻接关系可消除食物嵌塞并有利于菌斑控制。④维持长期疗效、防止复发。

240. C【解析】嗜甜食与龋病的发生有一定关系。而其他四个选项为与牙周病发病相关的局部因素。

241. B【解析】牙周夹板是一种治疗、固定松动牙的矫治器，不是牙周基础治疗方法。

242. B【解析】参见 A1 型题第 205 题解析。

243. D【解析】牙周炎的四大主要症状：牙周袋形成、牙周附着丧失、牙槽骨吸收、牙松动移位。

244. C【解析】假性牙周袋与真性牙周袋的区别是牙周袋底的位置。上皮附着水平仍位于正常的釉牙骨质界处，没有发生结缔组织附着的降低，为龈袋或假性牙周袋；真性牙周袋，袋底位于釉牙本质界的根方、牙槽骨嵴的冠方。

245. C【解析】慢性龈炎无附着丧失，也无牙槽骨吸收。

246. E【解析】牙周炎是以厌氧菌为主的感染性疾病，普遍认为不同类型的牙周炎，其菌斑微生物的组成不同。

247. E【解析】牙周手术的目的：①清除牙周袋壁的病变组织，暴露病变的根面和牙槽骨，便于在直视下彻底地清除根面的菌斑、牙石和病变组织。②使牙周袋变浅或恢复正常，使患者和医师易于保持牙面清洁，减少炎症的复发。③矫正因牙周病变所造成的软、硬组织缺陷和不良外形，建立生理性的牙龈外形，便于患者自身控制菌斑，维护口腔卫生。④促使牙周组织修复和再生，建立新的牙周附着关系。⑤恢复美观和功能需要以及利于牙齿或牙列的修复，如覆盖裸露的根面、增宽附着龈、改变系带附着的位置、延长临床牙冠、种植牙等。

248. C【解析】牙周手术的禁忌证：①局部炎症和病因未消除。②患者不能配合因为良好的菌斑控制是牙周手术治疗成功的决定性因素之一，如果患者不重视或由于残障等，在基础治疗阶段未能充分掌握和实施菌斑控制，则不应进行手术治疗。有学者报告，菌斑控制不佳者，手术对其牙周情况有害而无利。③患有全身疾病且未得到控制（如糖尿病未控制，或因全身病情不能经受外科手术者，例如：血液病、半年内曾发生心血管意外等）。此外，吸烟量多者术后愈合及疗效均差。

249. D【解析】牙周附着水平能较客观地反映出牙周组织的破坏程度，即附着丧失的程度。

250. C【解析】“不良的正畸治疗”属于牙周病的局部促进因素，即在有始动因子菌斑存在下，出现这些局部因素，会促进疾病的发展。其余选项均是牙周病的全身易感因素。

251. C【解析】牙槽骨吸收使牙周支持组织减少，因此是牙周炎患牙松动的主要原因。

252. D【解析】牙槽骨吸收使牙周支持组织减少，是牙周病时患牙松动的主要原因，牙周韧带炎症、𬌗创伤、根纵裂也是患牙松动的原因，但夜磨牙不是患牙松动的原因。

253. B【解析】“牙周袋过深，超过膜龈联合”是牙龈切除术的非适应证，显然选项 B 是错误的。

254. E【解析】翻瓣术是用手术方法翻起牙龈黏骨膜瓣，切除牙周袋内壁，在直视下刮净龈下牙石和肉芽组织，修整牙槽骨，将牙龈复位、缝合，达到消除牙周袋或使牙周袋变浅、促进新附着形成的目的。

255. C【解析】牙周手术时，颊舌侧龈瓣高度不一致时，应采用的缝合方法是悬吊缝合。牙间间断缝合是在牙齿邻间隙处，将颊、舌侧龈乳头瓣直接拉拢缝合，适用于唇、舌两侧龈瓣的张力相当、高度一致时；可采用直接环行间断缝合，也可采用“8”字形间断缝合。

256. C【解析】翻瓣术后的愈合方式：①长上皮结合：翻瓣术后复位的袋内壁与原来暴露于牙周袋内的牙根表面间被一层长薄上皮所隔开，该上皮只与牙根面紧贴，而非有机结合。由于根面有上皮覆盖，使新附着不能形成。在菌斑控制良好的情况下，长结合上皮处牙龈可长期保持健康。②新附着：指原来已暴露在牙周袋中的病变牙根的表面有新的牙骨质形成，其中有新的牙周膜纤维长入，这些纤维束的另一端埋入新形成的牙槽骨内。新形成的结合上皮位于治疗前牙周袋的冠方，为牙周组织较理想的修复。

257. C【解析】早期慢性牙周炎患者牙龈的炎症，临床主要表现为牙龈出血，肿胀。

258. C【解析】有利于新附着和组织愈合的措施：①彻底切除袋内壁上皮。②术中少暴露骨面或缩短暴露时间，术后龈瓣严密覆盖骨面以减少骨吸收。③根面平整彻底，尽量保留近牙槽嵴处根面上健康的残余纤维。④保护血凝块，术后防止感染，保持良好的口腔卫生习惯。

259. D【解析】引导性组织再生术（GTR）技术的要点是：膜应放在缺损区骨面上并超出缺损区2~3mm，以保证膜完全覆盖骨缺损；膜下的缺损部位一定要有血块或植入自体骨以保持间隙；术后要严密缝合切口，可将骨膜切开保证切口无张力，以免黏膜退缩暴露膜和其下的组织。

260. D【解析】仔细探查牙面的位置不是龈上洁治术的要求。

261. B【解析】附着性龈下菌斑与龈下牙石的形成、根面龋、根面吸收及牙周炎有关。

262. C【解析】慢性龈缘炎又称边缘性龈炎或单纯性龈炎。病损主要位于游离龈和龈乳头，在牙龈病中最常见。

263. A【解析】由于牙龈萎缩，龈外展隙增大，进食时食物碎块由于咬合力及唇、颊、舌的运动而被压入牙间隙内，即水平型食物嵌塞。其余选项为垂直型食物嵌塞的原因。

264. E【解析】截根术后应适当调低牙尖以减轻咬合力，嘱患者尽量不用患牙咀嚼，必要时可用树脂夹板固定患牙3~4周以利牙周组织愈合。

265. C【解析】分根术的适应证：①下颌磨牙根分叉区Ⅲ度或Ⅳ度病变，局部的深牙周袋不能消除者。②患牙两个根周围有充分的支持骨，牙无明显松动者。

266. C【解析】急性坏死性龈炎的治疗主要是需要控制厌氧菌。①去除局部坏死组织急性期应首先轻轻去除牙龈乳头及龈缘的坏死组织，并初步去除大块的龈上牙石。②局部使用氧化剂1%~3%过氧化氢溶液局部擦拭、冲洗和反复含漱，有助于去除残余的坏死组织。当过氧化氢遇到组织和坏死物中的过氧化氢酶时，能释放出大量的新生态氧，能杀灭或抑制厌氧菌。必要时，在清洁后的局部可涂布或贴敷抗厌氧菌的制剂。③全身药物治疗：全身给予维生素C、蛋白质等支持疗法。重症患者可口服甲硝唑或替硝唑等抗厌氧菌药物2~3天，有助于疾病的控制。④及时进行口腔卫生指导立即更换牙刷，保持口腔清洁，指导患者建立良好的口腔卫生习惯，以防复发。⑤对全身性因素进行矫正和治疗。⑥急性期过后的治疗急性期过后，对原已存在的慢性牙龈炎或牙周炎应及时治疗，通过洁治和刮治术去除菌斑、牙石等一切局部刺激因素，对外形异常的牙龈组织，可通过牙龈成形术等进行矫正，以利于局部菌斑控制和防止复发。

267. D【解析】现代观点主张将修复体边缘尽量放在牙龈缘的冠方，必须放在龈下时也不应超过龈沟深度的1/2，冠缘距龈沟底至少1mm，且必须与牙面高度密合。

268. E【解析】慢性牙周炎患者晚期常可出现其他伴发症状。①由于牙齿松动、移位和牙龈退缩，造成食物嵌塞。②由于牙周支持组织减少，造成继发性咬合创伤。③牙龈退缩使牙根暴露，对温度敏感，并容易发生根面龋，在前牙还会影响美观。④深牙周袋内脓液引流不畅时，或身体抵抗力降低时，可发生急性牙周脓肿。⑤深牙周袋接近牙根尖时，可引起逆行性牙髓炎。⑥牙周袋溢脓和牙间隙内食物嵌塞，可引起口臭。

269. C【解析】参见A1型题第43题解析。

270. E【解析】龈下刮治术指用器械刮除位于牙周袋内牙根面上的菌斑和牙石，而且，在做龈下刮治时需同时刮除牙根表面感染的病变牙骨质及嵌入其内的牙石，使刮治后的牙根面平整光滑（此即根面平整术），以利于牙周新附着的形成。

271. D【解析】牙周炎是多因素疾病，它的预防需考虑菌斑，咬合创伤、宿主反应、环境因素、遗传基因等综合因素。虽然，并非所有牙龈炎都会发展成为牙周炎，但目前并没有可靠的指标和诊断方法将那些能发展成牙周炎的牙龈炎加以预先识别。因此，消除菌斑、牙石以及其他局部刺激因素，消除牙龈的炎症，仍然是预防牙周炎最根本且行之有效的手段。

272. A【解析】牙龈纤维瘤病可在幼儿时就发病，最早可发生在乳牙萌出之后，一般开始于恒牙萌出之后。

273. E【解析】牙周维护治疗是预防牙周病复发、维持牙周治疗长期有效的唯一有效手段。

274. B【解析】激素水平、系统疾病、营养和吸烟均可改变宿主对菌斑的反应，而单纯性牙龈肥大不能改变宿主对菌斑的反应。

275. E【解析】中间普氏菌是妊娠期龈炎的优势菌。

276. D【解析】药物性牙龈增生是指长期服用某类药物而引起牙龈的纤维性增生和体积增大。①长期服用抗癫痫药物苯妥英钠（大仑丁）、钙通道阻滞药、免疫抑制剂等是本病发生的主要原因。癫痫患者长期服用苯妥英钠，使原来已有炎症的牙龈组织发生纤维性增生。研究表明，苯妥英钠可刺激成纤维细胞的有丝分裂，使蛋白合成增强，同时细胞分级的胶原溶解酶丧失活性，致使胶原的合成大于降解，结缔组织增生肿大。钙通道阻滞药如硝苯地平

（心痛定）、维拉帕米等和免疫抑制剂环孢素也可引起药物性牙龈增生。硝苯地平为钙通道阻滞药，对高血压、冠心病患者具有扩张周围血管和冠状动脉的作用。环孢素为免疫抑制剂，常用于器官移植或某些自身免疫性疾病患者。如果钙通道阻滞药和免疫抑制剂两药联合应用，会增加牙龈增生的发生率和严重程度。但药物引起牙龈增生的真正机制目前尚不十分清楚。②菌斑引起的牙龈炎症可能促进药物性牙龈增生的发生。长期服用苯妥英钠，可使原来已有炎症的牙龈发生纤维性增生。局部刺激因素虽不是药物性牙龈增生的原发因素，但菌斑、牙石、食物嵌塞等引起的牙龈炎症能加速和加重药物性牙龈增生的发展。有学者认为炎症介质可能激活牙龈成纤维细胞对血液中上述药物的反应性增生。

277. C【解析】药物性牙龈增生根据患者的服药史，结合牙龈实质性增生的特点，可以确诊。X 线片对鉴别牙龈增生性疾病无重要作用。

278. A【解析】针对牙龈炎患者，应通过洁治术彻底清除菌斑和牙石，其他如有食物嵌塞、不良修复体等刺激因素也应彻底纠正，以及个人认真的菌斑控制。

279. E【解析】只有在前牙因美观需要或龋坏已达龈下，或牙冠较短需增加固位等情况下，才考虑将冠缘放到龈下，但应遵循“不侵犯生物学宽度”的原则。

280. B【解析】妊娠期龈炎的病因是激素水平的变化改变了牙周组织对菌斑的反应性。

281. C【解析】牙周炎和牙龈炎最根本的区别是有无牙槽骨吸收。牙龈炎病损只累及游离龈和龈乳头，但由于牙龈的炎症水肿，探诊深度也可 >3mm，但无附着丧失。而牙周炎的病损累及深层牙周组织，发生附着丧失，并发生牙槽骨吸收。

282. D【解析】观察早期骨嵴顶吸收情况，应拍摄殆翼片。这种 X 线片的特点是在胶片中央设计了垂直的翼片，这样使得放射线与牙齿和牙槽嵴顶垂直关系得以保证，因此能清晰显示牙槽嵴顶和上下牙的牙冠，但因为前庭沟限制，对于根尖显示不佳。常用于检查邻面龋、髓石、牙髓腔的大小、邻面龋与髓室是否穿通和穿通程度、充填体边缘密合情况以及牙槽嵴顶有无骨质破坏。

283. E【解析】慢性龈炎的炎症一般局限于游离龈和龈乳头，严重时也可波及附着龈。由于炎症导致组织水肿或增生时可形成“假性牙周袋”，探诊深度可达 3mm 以上。

284. C【解析】正畸治疗必须在牙周炎症被控制稳定后才能进行，如果牙周炎症未治愈就开始正畸，会加重牙周组织的破坏使牙周病情恶化。有些牙周手术可在正畸开始之前进行，会利于正畸治疗，但有些手术（如膜龈手术）可在正畸治疗后进行，以便根据情况衡量手术的必要性和手术方法的选择。

285. C【解析】急性坏死性溃疡性龈炎的治疗：①去除坏死组织：急性期首先轻轻去除牙龈乳头及龈缘的坏死组织，初步去除大块龈上牙石。②局部使用氧化剂：1%~3% 过氧化氢溶液局部擦拭、冲洗和反复含漱。③全身治疗：给大量维生素 C、蛋白质，重者可口服甲硝唑或替硝唑等抗厌氧菌药物。④急性期后的治疗：彻底进行牙周治疗，对外形异常的牙龈组织可进行牙龈成形术。⑤口腔卫生指导：更换牙刷，保持口腔清洁，养成良好的口腔卫生习惯，防止复发。⑥对全身因素进行矫正和治疗。

286. D【解析】急性坏死性溃疡性龈炎的发病因素有微生物作用、身心因素（与本病关系密切）、吸烟（多数患者有吸烟史）、营养不良或消耗性疾病，与殆创伤关系不大。

287. C【解析】牙冠延长术后修复体的制作一般在术后 4~6 周，此时组织愈合、龈缘位置基本稳定。涉及美容的修复应至少在术后 2 个月开始。如果过早修复，往往会干扰组织的正常愈合，并在组织充分愈合后导致修复体边缘的暴露。

288. C【解析】在修复治疗之前首先要消除致病因子，清除菌斑、牙石，必要时行牙周手术治疗，使牙周炎症得到控制，牙周支持组织的破坏得以停止，口腔卫生情况良好，牙周病情稳定，才能开始对缺失牙进行修复。牙周炎的综合治疗计划应是有序地进行。对患者进行缺失牙的修复治疗，是牙周治疗程序中的第三阶段治疗。

289. E【解析】牙周炎患者合并牙龈退缩如果想做正畸治疗一定要系统的进行过牙周治疗以后，病变处于静止期的时候可以做正畸治疗。

290. D【解析】五个选项均为临床研究结论，但论证强度最大的为选项 D。

291. A【解析】急性坏死性龈炎的临床特征是以牙龈头及龈缘的坏死为特点，病损区龈乳头变平，龈缘虫蚀状坏死。临床症状为发病急，牙龈疼痛，自发出血，特殊腐臭（因坏死组织存在和继发的细菌感染导致），病程短，起病急。

292. B【解析】上颌前部殆片可显示上颌前部的全貌，包括前牙及牙槽突、切牙孔、鼻腔底、腭中缝、上颌窦、鼻泪管等。用于观察上颌前部炎症、外伤、肿瘤等病变引起的骨质改变及乳、恒牙情况。

293. C【解析】参见 A1 型题第 55 题解析。

294. C【解析】严重心脏病、安装心脏起搏器或患有传染病者禁止使用超声洁治。

295. A【解析】牙周病的预防非常重要，应从以下几个方面着手：①增强个人牙周病预防的意识，日常自我菌斑控制是预防牙周病发生和控制其发展的最有效方法。刷牙、使用牙线、间隙刷等机械方法去除菌斑，使牙周支持组织免遭破坏。②提高机体的防御能力，适当进行体育锻炼，提高机体抵抗力。劳逸结合，保持良好的心情。注意饮食均衡，粗纤维食物有利于牙面的清洁。③消除促进疾病发展的局部因素，如改善食物嵌塞，纠正磨牙症、张口呼吸等不良习惯，矫正错合畸形等。④定期口腔检查和进行专业牙周维护。

296. A【解析】如果将修复体放到龈缘以下过多，可能也现两种不良反应：①组织为避让冠缘的激惹而发生牙槽嵴顶吸收和牙龈退缩。②牙龈发生炎症和肿胀。因此，当必须将冠缘放在龈下时，不应超过龈沟深度的 1/2（健康的龈沟一般为 2mm），冠缘距龈沟底至少 1mm，不得延伸至沟底，且必须与牙面高度密合。

297. D【解析】种植体周健康部位的菌斑内主要含革兰阳性需氧或兼性厌氧球菌及非能动菌。当软、硬组织存在炎症病损时，种植体周的菌斑主要由革兰阴性厌氧菌、产黑色素厌氧菌及螺旋体等组成。

298. D【解析】种植体-周围软组织界面的结缔组织附着区位于屏障上皮与骨嵴顶之间，高1.5~2.0mm，结缔组织附着于种植体。这两部分结构也构成了与天然牙类似的种植体周的生物学宽度，即在沟底至骨嵴顶之间有一定的距离，在人类的一项组织学研究结果证实，这个距离为4.0~4.5mm，也有人将其称为生物学屏障。

299. A【解析】探诊深度加深往往是种植体周围炎导致骨吸收的最早的临床表现，无探诊出血可视为种植体周状况稳定的指标。因此，探诊出血和探诊深度仍是目前诊断种植体周围组织健康状况的较敏感指标。

300. C【解析】在颊、舌面靠近牙颈部处的突起一般比釉质牙骨质界突出约0.5mm为宜。在前牙使用贴面时也不可在牙颈部做得太厚，以免造成牙龈炎症。后牙邻面的接触区应位于中央沟的颊侧，接触区的颊舌径不宜过大，使食物得以外溢而不致嵌塞。有牙龈退缩者，制作的修复体应留出足够的空隙，以利于牙间隙刷等洁牙工具进入。

301. E【解析】牙周探诊的主要内容：探诊深度、附着水平、探诊后出血、龈下牙石、根分叉病变的探查。

302. B【解析】菌斑微生物作为始动因子的证据：①实验性龈炎的发生与菌斑堆积情况相关。②动物实验研究证明细菌能引起牙周破坏。③抗菌治疗对牙周病有效。④牙周洁治对牙周病有效。⑤流行病学调查表明牙周病的发生发展与菌斑的堆积呈正相关。⑥牙周病患者血清中牙周可疑致病菌的特异性抗体滴度增加。

303. D【解析】𬌗创伤的临床指征：临床上有𬌗创伤的牙大多出现松动，松动程度往往与骨吸收程度、探诊深度不成比例，牙松动度重于骨吸收程度和牙周袋深度，特别表现在单根牙，严重时可出现个别牙或一组牙的倾斜或移位。X线片可显示近牙颈部的牙周膜间隙增宽、硬骨板消失，牙槽骨可出现垂直型吸收，而受牵拉侧可显示硬骨板增厚。

304. B【解析】X线检查对牙周炎的诊断和疗效的评价有重要意义。但应该结合临床检查，综合分析判断，不能单凭X线片作出诊断或治疗计划。

305. E【解析】糖尿病伴发牙周病的病理机制可能是白细胞趋化和吞噬功能缺陷、组织内血管基底膜的改变、胶原合成减少、骨基质形成减少，以及免疫调节能力下降，使患者的抗感染能力下降、伤口愈合障碍。近年来发现，糖化末端产物（AGEs）与其细胞受体（RAGE）作用的加强是糖尿病患者牙周病加重的机制。

306. D【解析】参见A1型题第147题解析。牙周病的局部促进因素不包括酸、碱等化学刺激。

307. C【解析】遗传性牙龈纤维瘤病是一种比较罕见的以全口牙龈广泛性、渐进性增生为特征的良性病变。一般发生于萌牙以后，但在幼儿时就可发病，可波及全口牙龈。多见于儿童，但也见于成人。

308. D【解析】急性坏死性龈炎诊断时主要根据临床特征，也可通过坏死物涂片、革兰染色辅助诊断，坏死区涂片瑞氏染色可见大量的梭形杆菌和螺旋体。

309. C【解析】结合上皮向上是龈沟，向下是牙周膜，是有菌和无菌环境的交界，所以被称为最重要的上皮屏障。

310. C【解析】牙周纤维对侧向力的支持非常薄弱，但扭力可以使所有的牙周纤维受到侧向力，所以扭力对牙周组织的破坏最大。

311. E【解析】种植体周围组织防御能力较弱，炎症进展比牙周炎要快。

312. B【解析】龈切除手术后，塞治剂拆除时间一般为5~7天。

313. D【解析】成年人牙周炎与慢性龈炎临床表现相似区分难度大，在临床上主要是考虑牙槽骨吸收来鉴别。

314. D【解析】截根术适应证：①多根牙的某一个或两个根（上颌磨牙）的牙周组织严重破坏，且有Ⅲ度或Ⅳ度根分叉病变，而其余牙根病情较轻，牙齿松动不明显者。②磨牙的一根发生纵折或横折，而其他根完好者。③磨牙的一个根有严重的根尖周病变，根管不通或器械折断不能取出，影响根尖病变的治愈者。④牙周-牙髓联合病变，有一根明显受累，患牙可以进行彻底的根管治疗。

315. E【解析】垂直骨吸收形成的骨下袋为引导性牙周组织再生术（GTR）的适应证，其中三壁骨袋和窄而深的二壁骨袋，牙周膜细胞来源丰富、且易于提供牙周膜细胞的生长空间。因此效果最好，是较好的适应证。对于二壁骨袋要求的是窄而深的，因此选择三壁骨下袋。

316. B【解析】一般12小时的菌斑便可被菌斑显示剂着色。早期菌斑增长较快，成熟时则较慢。

二、A2型题

1. D【解析】牙周袋的形成始于牙龈结缔组织中的炎症，炎症进展引起牙周膜胶原纤维破坏，结合上皮根方增殖、牙槽骨吸收，沟底移向根方形成牙周袋。

2. D【解析】最可能的诊断是牙周－牙髓联合病变。主诉症状说明有牙髓症状，而X线片示：右下第一磨牙根分叉处可见一骨密度降低区，未见龋及根尖病变，说明有根分叉病变，因而为牙周—牙髓联合病变，单纯诊断根分叉病变不准确。

3. E【解析】根面附着的龈下牙石、牙龈组织炎症水肿、探诊的力量、探诊的角度和方向、牙周探针的类型、探测的位置等都是影响牙周探诊准确性的因素，但“探诊头的直径”不是。

4. D【解析】根据临床表现，此疾病的鉴别诊断中，口腔卫生情况相对其他病史意义不大。

5. C【解析】患者全口牙龈双侧呈实质性牙龈增生，覆盖牙冠的1/2~3/4，最可能诊断是牙龈纤维瘤病，本病在牙龈成形术后易复发，复发率与口腔卫生的好坏有关。

6. B【解析】该患者为糖尿病相关性牙周炎，治疗原则：先治疗全身疾病，控制血糖后，进行牙周治疗。急性牙周脓肿需切开引流者，首先应用抗生素控制感染，再应急治疗。

待血糖稳定、病情控制后，再行复杂的牙周治疗。

7. A【解析】牙周脓肿与牙槽脓肿二者的感染来源和炎症扩散途径不同，因此临床上表现有所区别，见表5－1。

表5－1　牙周脓肿与牙槽脓肿的比较

项目	牙周脓肿	牙槽脓肿
感染来源	牙周袋	牙髓病或根尖周病变
牙周袋	有	一般无
牙体情况	一般无龋	有龋齿或非龋疾病
牙髓活力	有	无
脓肿部位	局限于牙周袋壁，较近龈缘	范围较弥散，中心位于龈颊沟附近
疼痛程度	相对较轻	较重
牙松动度	松动明显，消肿后仍松动	松动较轻，但也可十分松动。治愈后牙齿可恢复稳固
叩痛	相对较轻	很重
X线相	牙槽骨嵴有破坏，可有骨下袋	根尖周围可有骨质破坏，也可无
病程	相对较短，一般3~4天可自溃	相对较长。脓液从根尖周围向黏膜排出需5~6天

8. E【解析】患者表现为牙周脓肿，且已有1周时间，但病变局限，此时的脓肿应已有较多脓液，处理原则应是引流，"脓肿切开引流"是符合治疗原则的方法，由于病变局限，不需用全身药物治疗，因此可排除选项D。由于是牙周脓肿，选项A显然错误，其他选项方法不适宜在急性期进行，可排除。

9. B【解析】急性牙龈脓肿，仅局限于龈乳头及龈缘，无牙周炎的病史，无牙周袋，X线片无牙槽骨吸收。而牙周脓肿是指牙周支持组织的局限性化脓性炎症，有较深的牙周袋，X线片可显示牙槽骨吸收。该患者牙髓电活力测试正常，可排除急性根尖周脓肿。且牙周袋深7mm，探诊溢脓。因此最可能的诊断是急性牙周脓肿。

10. A【解析】牙周脓肿为牙周炎发展到中晚期出现的伴发症状，表现为在患牙唇颊舌腭侧牙龈形成半球状肿胀突起，脓肿早期疼痛剧烈，后期有波动感，可发生于单个牙。故患者最可能的诊断是急性牙周脓肿。

11. B【解析】根分叉区的治疗效果受根分叉区的解剖有很大的关系，如分叉过小以及其他的解剖因素，使得刮治及根平器械无法进入的话，那么根分叉区牙石及菌斑的清除就很有限，造成治疗效果不佳。而患者未用牙线不是影响根分叉病变治疗愈后的原因。根柱较短，根分叉开口离釉牙本质界近者，一旦发生牙周炎，较易发生根分叉病变。颈部釉突较长时可伸入根分叉区，该处无牙周膜附着，仅有结合上皮，有牙龈炎症时易形成牙周袋。

12. B【解析】广泛型侵袭性牙周炎有严重而快速的附着丧失和牙槽骨破坏，是造成患者牙齿松动的最主要原因。

13. A【解析】患者因癫痫史长期服用的苯妥英钠为抗癫痫类药物，此类药物与药物性牙龈增生有关。

14. A【解析】侵袭性牙周炎的治疗特别强调早期、彻底消除感染。通过洁治、刮治等牙周基础治疗大多数患者可有较好的疗效。

15. D【解析】牙外伤导致下前牙松动，应首先固定松动的下前牙，使牙周膜恢复稳定，定期观察，有牙髓炎症或坏死迹象时行牙髓治疗。

16. A【解析】下颌磨牙的Ⅱ度根分叉病变可用植骨术或骨替代品植入术、引导性组织再生术或两者联合治疗，目的是获得牙周新附着。难以获得新附着的深Ⅱ度根分叉病变可采用根向复位瓣的方法，目的是消除牙周袋、充分暴露根分叉区，以期建立便于自我菌斑控制的较好的解剖结构。Ⅲ度根分叉病变可用截根术、半牙切除术或分根术治疗，也可拔除患牙。

17. E【解析】右上6慢性牙周炎伴发根分叉病变，袋底不超过膜龈联合，附着龈宽度足够，采用袋壁切除术消除牙周袋，并暴露根分叉区，利于该区域的菌斑控制；没有牙周破坏严重的牙根或发生根折的牙根，无须截根术，引导性组织再生术对Ⅱ度根分叉病变疗效较佳。

18. D【解析】依据题干信息，患者的临床表现符合慢性龈炎的表现。X线片示未见牙槽嵴顶吸收，无牙周附着丧失，可排除牙周炎的诊断，即排除选项B和选项E；患者的临床表现中没有牙龈的肥大增生和坏死，可排除选项A和选项C。

19. C【解析】患者有长期服用苯妥英钠药物史，且牙龈增生明显，未探及釉牙骨质界，可诊断为药物性牙龈肥大（即药物性牙龈增生）。苯妥英钠引起的牙龈增生，其病理特点为上皮棘层显著增厚，钉突伸长达到结缔组织深部。结缔组织中有致密的胶原纤维束、大量成纤维细胞和新生血管，间有多量无定形的基质，炎细胞很少，局限于龈沟附近。

20. B【解析】戴义齿后黏膜有局部溃疡，意味着义齿基托有明确压痛点，触有小骨突更证实了这一诊断。作相应组织面缓冲即可解除疼痛。

21. E【解析】截根术一般用于Ⅲ度、Ⅳ度根分叉病变的治疗。

22. C【解析】广泛型侵袭性牙周炎治疗后较易复发，因此应加强定期的复查和必要的后续治疗。复查的间隔期开始应为每1~2个月1次，半年后若病情稳定，可逐渐延长。

23. D【解析】广泛型侵袭性牙周炎通常发生于30岁以下者，但也可见于年龄更大者。

24. B【解析】根据症状和检查所见，全口牙均有少量牙石，并非是导致右下后牙症状的主要因素，而右下后牙有明显的局部促进因素，即充填体悬突，这是由于治疗时形成的局部因素，导致菌斑滞留，而牙菌斑是疾病的始动因素。

25. E【解析】对于牙体预备后的牙齿，最好都是能有临时冠。修复过程中，要制作塑料全冠做保护性修复，避免等待戴牙期间口内组织发生改变，也有利于牙面的清洁。塑料全冠有两种作用：①保护预备后的牙体，防止其变形或者损伤，死髓牙特别容易缺损破坏，这是主要作用。②美观作用，这是次要因素。

26. A【解析】主诉疾病应是患者“右上后持续胀痛，不能咬物”已不是由龋齿引起的症状了，加之$\underline{5^{MO}4^{DO}|}$均有邻面龋和嵌塞食物，龈乳头探痛出血，叩诊（+）的检查所见，提示主诉疾病应诊断为牙龈乳头炎。龋仅中深，冷测同对照牙不支持牙髓炎的诊断。也没有诊断其他疾病的临床依据。

27. A【解析】深覆殆的程度取决于下颌前牙切缘咬在上颌前牙舌面的部位，咬在切1/3以内者，称为正常覆殆；咬在中 1/3 以内者，称为Ⅰ度深覆殆；咬在颈 1/3 者，称为Ⅱ度深覆殆；超过颈 1/3 者，称为Ⅲ度深覆殆。

28. B【解析】非功能状态下固位力可，则不可能是基托不密合，边缘封闭不好。基托边缘缓冲不够，功能状态下会由于黏膜的运动脱位。

29. B【解析】有人工心脏瓣膜者应预防性使用抗生素以预防感染性心内膜炎，在接受牙周检查或治疗的当天应服用抗生素，对牙周手术患者，抗生素的应用应延长至拆线后。

30. A【解析】青春期龈炎应与侵袭性牙周炎相鉴别。青春期龈炎与侵袭性牙周炎的鉴别要点是无附着丧失，无牙槽骨吸收。

31. D【解析】牙周脓肿和牙槽脓肿的鉴别一般从以下方面：感染来源、病史、牙体情况、牙髓活力、牙周袋、脓肿部位脓肿范围、疼痛程度、牙松动度、叩痛、X 线表现、病程。“是否有龈下牙石”不是鉴别要点。

32. D【解析】根据该患者的根分叉病变表现，符合 Glickman 根分叉病变分度法中的Ⅳ度病变，即颊舌侧贯通，且分叉部位暴露，无牙龈覆盖。

33. E【解析】根据临床表现，该牙患有Ⅱ度根分叉病变，经过牙周基础治疗后仍有深袋和病变，对这种病变的最佳手术治疗方案是再生治疗。

34. B【解析】根据症状和检查所见，全口牙均有少量牙石，并非是导致右下后牙症状的主要因素，而右下后牙有明显的局部促进因素，即充填体悬突，这是由于治疗时形成的局部因素，导致菌斑滞留，而牙菌斑是疾病的始动因素，因此主要促进因素是医源性因素。

35. B【解析】局限型侵袭性牙周炎的主要致病菌有伴放线放线杆菌，为兼性厌氧菌，甲硝唑对其无抑制和杀菌作用，大量研究表明，四环素族药物对其有效，米诺环素是四环素族药物中疗效较好的药物。

36. A【解析】侵袭性牙周炎的诊断主要依靠临床表现和 X 线片上牙槽骨吸收情况，家族史和咬合情况对诊断有帮助，但不如 X 线片表现重要，细菌学检查和白细胞趋化功能检查对诊断有一定的参考意义，但不是临床常规使用的辅助检查手段，因此最重要的还是拍摄 X 线片。

37. A【解析】张口呼吸型增生性龈：多见于有鼻咽部疾患而习惯于张口呼吸者。患者口唇长期启开，口轮匝肌松弛。冷空气常直接刺激前牙区的牙龈，使黏膜表面干燥，唾液变稠，食物残屑易附于牙面和牙龈上，使牙龈发生炎症和增生。

38. D【解析】根据患者的临床表现，比较符合白血病的牙龈表现，若要诊断白血病，必须进行血常规检查或骨髓穿刺检查。

39. B【解析】该题考点是导致局部牙龈病变的局部病因因素。从病情看，主要是36、37之间的局限性牙周病变，该处有明显的局部因素即36近中倾斜、36、37间邻面接触关系不佳，因而该处易于发生菌斑滞留，并且发生食物嵌塞的可能性非常大，是牙龈反复肿痛最可能的原因。

40. B【解析】依据题干信息可判断，该患者所患的疾病为慢性龈炎，对这样的患者进行口腔卫生指导和龈上洁治术，疾病就可治愈，不需要根面平整和手术治疗，也不需要全身药物治疗，单纯药物治疗而不清除局部刺激因素不能治愈牙龈炎。

41. E【解析】对于育龄期妇女有牙龈炎及牙龈瘤临床表现的，应常规询问妊娠史，考虑为妊娠期龈炎和/或妊娠期龈瘤。

42. D【解析】妊娠期龈瘤（也称孕瘤）发生于单个牙的牙间乳头，前牙尤其是下前牙唇侧乳头较多见，据报道在妊娠妇女中发生率为1.8%~5.0%，多发生于个别牙列不齐的牙间乳头区。通常开始于妊娠第3个月，迅速增大，色鲜红光亮或呈暗紫色，表面光滑，质地松软，极易出血。瘤体常呈扁圆形向近远中扩延，有的呈小的分叶状，有蒂或无蒂。一般直径不超过2cm，但严重的病例可因瘤体较大而妨碍进食或被咬破而出血感染。患者常因出血和妨碍进食而就诊。分娩后，妊娠期龈瘤能逐渐自行缩小，但必须去除局部刺激物才能完全消失，有的患者还需手术切除。

43. E【解析】全冠粘固后发生龈缘炎的原因有：修复体轴壁凸度不良，冠边缘过长、边缘抛光不良、悬突，试冠、戴冠时对牙龈损伤等，与咬合早接触无关。

44. C【解析】慢性龈炎表现为刷牙或咬硬物时牙龈出血，牙龈色鲜红或暗红，龈缘和龈乳头水肿、松软，探诊易出血，无牙槽骨吸收，无牙松动，患者症状与慢性龈缘炎相符；患者无牙槽骨吸收及牙松动，非慢性牙周炎；妊娠期龈炎和妊娠相关，患者咬硬物出血一年；药物性牙龈增生有特殊药物史，牙龈小球状、分叶状或桑葚状增生，颜色淡粉色；白血病牙龈出血不止，龈肿大呈外形不规则的结节状，颜色暗红或苍白，伴有全身症状。

三、A3/A4型题

1~2 C、E【解析】首先患者年龄22岁，处于30岁以下，有非常明显的牙齿松动、牙槽骨吸收。另外，患者口腔卫生情况一般，没有特别多的细菌和牙菌斑及牙结石，但是口腔里面有多颗牙齿有明显的牙周炎症，基本上可以诊断是侵袭性牙周炎。侵袭性牙周炎有主要致病菌是伴放线放线杆菌，阳性率达90%~100%。

3~5 B、A、D【解析】依据题干所给的信息，该患者有自发性的胀痛、牙龈红肿、探诊出血，符合牙间乳头炎症状。右上第3磨牙伸长是引起食物嵌塞的因素，食物嵌塞造成牙龈乳头的压迫及食物发酵产物的刺激可引起龈乳头的急性炎症。龈乳头炎的治疗原则包括：去除局部刺激因素、消除急性炎症、局部使用抗菌消炎药物、彻底去除病因。

6~7 C、D【解析】对于牙龈炎患者，每6~12个月做一次洁治，可有效地维护牙周健康。牙周炎时造成牙齿松动的主要原因是因为牙槽骨吸收。

8. E【解析】牙龈脓肿仅局限于龈乳头及龈缘，呈局限性肿胀。无牙周炎的病史，无牙周袋和附着丧失，X线片无牙槽骨吸收。一般有异物刺入牙龈等明显的刺激因素，在除去异物和菌斑牙石，排脓引流后不需其它处理。“牙齿松动”不是牙龈脓肿的诊断依据。

9. E【解析】牙周脓肿则是牙周支持组织内的局限性化脓性炎症，有较深的牙周袋和附着丧失，X线片显示有牙槽骨吸收。在慢性牙周脓肿，还可见到根侧或根尖周围弥散的骨质破坏。由上一题解析可知，“脓肿局限于龈乳头内”是牙龈脓肿的诊断依据，不是牙周脓肿的诊断依据。

10. B【解析】患牙深牙周袋，牙周脓肿，且牙髓温度刺激剧烈疼痛，说明有牙周－牙髓联合病变。

11. C【解析】题于示检查牙冠完整，未提及龋病、牙隐裂及外伤等情况，检查见畸形舌侧沟深达龈下，且有牙周袋存在，推断导致牙髓感染最主要原因是深牙周袋导致牙髓逆行性感染。畸形中央尖多发下颌第二前磨牙。

12. D【解析】对于牙髓炎患者紧急处理应及时开髓引流，降低髓腔压力，缓解疼痛，择期完成根管治疗。对于牙周脓肿应及时冲洗牙周袋，去除局部大块牙石，局部上药。待炎症控制，行牙周基础治疗。未触及波动感，不符合脓肿切开引流指征。牙髓炎急性期应及时开髓，建立引流通道，由于急性期渗出多，即刻根管治疗可能加重疼痛。

13~15 D、C、B【解析】患者多年来全口牙反复肿胀，曾作过多次治疗，结合检查结果提示患者牙周炎症较重，易发生牙周脓肿，牙周治疗效果不佳。且该患者“全身乏力，饮食量比一般人大，尿量也多”提示患者可能患有糖尿病。因此病史采集应询问是否有糖尿病并针对糖尿病进行血糖检查。糖尿病与牙周炎存在双向影响的关系，治疗应采取双管齐下的措施，控制血糖的同时进行牙周治疗。

16. C【解析】依据题干信息所述，患者有引起急性牙周炎的病因存在，自觉牙齿有松动、伸长。17颊侧牙龈充血水肿，有叩痛，X线照片可见根分叉区暗影。这些都是急性牙周脓肿的诊断要点。

17. E【解析】急性牙周脓肿的病因：①深牙周袋内壁的化脓性感染向深部结缔组织扩展，引起该处的化脓性炎症，即形成袋壁软组织内的脓肿。②迂回曲折的、涉及多个牙面的深牙周袋，脓性渗出物不能顺利引流，特别是累及根分叉时。③洁治或刮治时，动作粗暴，将牙石碎片推入牙周袋深部组织，或损伤牙龈组织而引发局部化脓性炎症。④深牙周袋的龈下刮治不彻底，袋口虽然紧缩，但袋底处的炎症仍然存在，并得不到引流。⑤有牙周炎的患牙，在遭受创伤或牙髓治疗时根管及髓室底侧穿、牙根纵裂等，有时也可引起牙周脓肿。⑥机体抵抗力下降或有严重全身疾患，如糖尿病等，易发生牙周脓肿。

18. A【解析】急性牙周脓肿的治疗主要是镇痛，防止感染扩散以及使脓液引流。在脓肿尚未形成前，可清除大块牙石，冲洗牙周袋并将碘合剂放入袋内，必要时全身给予抗生素或支持疗法。急性牙周脓肿应在血糖稳定、病情控制后，再行复杂的牙周治疗。此患者并无牙髓炎症状，此时不宜采取牙髓牙周联合治疗。

19~22 D、E、C、E【解析】青少年患者的牙石等刺激物不多，炎症不明显，但发现少数牙松动、移位或邻面深牙周袋，应引起高度警觉局限型侵袭性牙周炎（LAgP）的可能性。患者全口根尖片可见牙槽骨成典型的弧形吸收，可明确 LAgP 的诊断。LAgP 的治疗特别强调早期、彻底消除感染。通过洁治、刮治等牙周基础治疗大多数患者可有较好的疗效。但因伴放线聚集杆菌（Aa）可入侵牙周组织而不易清除，不少学者主张全身服用抗生素作为洁治、刮治治疗的辅助疗法。近年来的研究和临床实践证明，甲硝唑和阿莫西林配伍使用可有效抑制 Aa 和厌氧致病菌，对于一些单纯刮治术效果不佳的病例可起到很好的效果。6⌊ 近中牙槽嵴角形吸收为根长的 1/2，其牙周手术治疗最期望获得的愈合是达到理想的牙周组织再生。

23~25 A、A、E【解析】因患者妊娠 3 个月，因此牙龈急性炎症时首先应急治疗控制炎症和疼痛并于妊娠 4~6 个月时完成治疗较为安全，对于患牙的处理也是这种原则；该患者牙龈出血，由于处于妊娠期，应予以口腔卫生指导。

26~27 C、B【解析】青春期龈炎患者主诉症状常为刷牙或咬硬物时出血、口臭等。本病为青春期发病，好发于前牙唇侧的龈乳头和龈缘；唇侧牙龈肿胀较明显，龈乳头常呈球状突起，牙龈颜色暗红或鲜红，质地松软，探诊易出血。龈沟可加深形成龈袋，但附着水平无变化，也无牙槽骨吸收。牙龈肥大发炎的程度超过局部刺激的程度，易于复发。题干所述表现符合青春期龈炎的表现。为防止复发，应对患者强调口腔卫生，教会患者正确的刷牙方法，养成良好的口腔卫生习惯。

28~31 A、D、B、B【解析】根据题干所述的主要临床表现，龈缘附近牙面有明显的牙石堆积等菌斑滞留因素即可诊断该患者为边缘性龈炎。龈缘附近牙面上堆积的牙菌斑是单纯性龈炎的始动因子，其他如不良修复体、牙错位拥挤、口呼吸等因素均可促进菌斑的积聚，引发或加重牙龈的炎症。应选择龈上洁治术彻底清除菌斑、牙石，消除造成菌斑滞留和局部刺激牙龈的因素，帮助掌握正确的刷牙方法，保持口腔清洁，以维持疗效。

32. A【解析】患者前牙唇侧牙间乳头呈球状突起，牙龈鲜红，光亮，质松软。符合青春期龈炎的临床表现。

33. C【解析】若诊断为青春期龈炎，此患者应与选项中的慢性龈炎、侵袭性牙周炎、妊娠期龈炎、药物性牙龈增生做鉴别诊断，牙龈纤维瘤病一般炎症表现不明显。

34. A【解析】青春期儿童体内性激素水平的变化是青春期龈炎发生的全身原因。牙龈是性激素的靶向组织，由于内分泌的改变，牙龈组织对菌斑等局部刺激物的反应性增强，产生较明显的炎症反应，或使原有的慢性龈炎加重。

35. B【解析】青春期龈炎与增生性龈炎鉴别，最重要的一项是年龄。青春期龈炎患者处于青春期，而增生性龈炎多发生于青少年。

36. E【解析】牙周组织再生过程中再生细胞数量和生物学功能的不足是造成组织再生困难的主要原因。牙周治疗后牙周膜内形成新附着，其主要细胞是牙周韧带干细胞。利用组织工程的方法，将牙周膜干细胞作为牙周组织再生的种子细胞，在体外培养扩增后移植至缺损区，可有效增进牙周附着结构的再生并缩短愈合周期。对牙周膜干细胞的研究已成为目前牙组织工程领域中的重点课题。

37. A【解析】Ⅰ型胶原纤维是构成牙周膜固有胶原纤维的主要成分。牙移动过程中，它对于牙周膜与牙槽骨的改建有重要作用。

38. E【解析】牙骨质覆盖于牙根表面，硬度与骨相似。其中含 45%~50% 的无机盐，50%~55% 的有机物和水。牙骨质既属牙体组织，又属牙周组织，它参与稳固牙于牙槽窝内，承受和传递咬合力，参与牙周病变的发生和修复，它的新生也来源于牙周膜。

39. E【解析】参见上一题解析。

40. D【解析】牙周病，根据随着年龄的增加而增高，主要是因为随着年龄的增加口腔卫生状况可能越来越差，口腔卫生的保护意识也就越来越差。35 岁以后患病率明显增高，50~60 岁时达高峰，此后患病率有所下降，可能是由于一部分牙周破坏的牙已被拔除，而失牙是未经治疗的牙周炎的最终结果。

41. A【解析】多数成人罹患的牙周炎为轻至中度，重症者可能只占人群的 5%~20% 。

42. D【解析】该患者左上 7 牙槽脓肿反复发作且长期从牙周排脓而未得到彻底治疗者，终使牙周病变成立（有深牙周袋、牙槽骨吸收、牙可松动也可不松动）此为真正的牙髓-牙周联合病变，也有人称此为逆行性牙周炎

43. E【解析】未经治疗的牙周袋内根面均有牙石沉积，其上覆有龈下菌斑，由于细菌产酸以及蛋白溶解酶使胶原纤维破坏，导致牙骨质脱矿软化，易发生根面龋，牙骨质脱矿，钙、磷含量降低。

44. B【解析】若左上 7 腭侧牙周袋的袋底位于近中根面，则该型牙周袋称为复杂袋。复杂袋是一种螺旋形袋，起源于一个牙面，但扭曲回旋于一个以上的牙面或根分叉区。

45. B【解析】慢性牙龈炎的主要治疗方式为通过洁治术彻底清除菌斑和牙石，患者若有食物嵌塞、不良修复体等刺激因素也应同时彻底纠正。

46. C【解析】如果患者戴有心脏起搏器，应注意的是询问起搏器类型，禁用超声洁牙机。

47. B【解析】若该患者 5 年后复诊，检查发现多数牙存在 4~6mm 牙周袋，表明已发展

为牙周炎，治疗方法应选龈上洁治术和龈下刮治术。通过龈上洁治术消除菌斑和牙石的刺激，牙龈炎症会明显减轻。通过龈下刮治术刮除牙根表面感染的病变牙骨质，平整根面，以利于牙周新附着的形成。

48~50 D、C、A【解析】根据患者的临床表现，包括起病急、牙龈疼痛、自发性出血、有腐败性口臭以及龈乳头和龈缘的坏死等特征，可诊断急性坏死性溃疡性龈炎。病变区的细菌学涂片检查可见大量梭形杆菌和螺旋体与坏死组织及其他细菌混杂，这有助于本病的诊断。该病治疗应局部使用氧化剂，1%~3%过氧化氢溶液局部擦拭、冲洗和反复含漱。口服大量维生素C、蛋白质，重者可口服甲硝唑或替硝唑等抗厌氧菌药物。

51. D【解析】患者有癫痫病史，长期服用抗癫痫药苯妥英钠（大仑丁）可导致牙龈纤维性增生和体积增大，即药物性牙龈增生。苯妥英钠所致的牙龈增生一般开始于服药后的1~6个月。

52. B【解析】药物性牙龈增生时，增生的牙龈组织一般呈淡粉红色，质地坚韧，略有弹性，不易出血。所以，选项B是错误的，其余选项均为本病的临床表现。

53. E【解析】药物性牙龈增生的治疗方法包括立即停止使用引起牙龈增生的药物、去除局部刺激因素、手术治疗、局部药物治疗和口腔卫生指导。

54~56 A、A、B【解析】患者早期表现牙龈出血3年多，近期牙齿松动，提示牙周附着丧失和有牙槽骨吸收。有牙石堆积，牙龈肿胀明显，但无明显溢脓，多个深牙周袋等表现，可诊断为慢性牙周炎，重度。治疗首先应确定全口和每颗患牙的严重程度、是否为活动期，通过全面细致的检查确定易感因素，以利于制订治疗计划和判断预后。首先应清除局部致病因素（控制菌斑和彻底清除牙石等病原刺激物），牙周袋及根面局部药物治疗。经上述治疗后6~8周，若仍有5mm以上的牙周袋，且探诊有出血，或有难清除的牙石，则可行手术治疗，以去除炎症并改正牙周软硬组织外形。

57. C【解析】为进一步确诊，还需进行的检查是热测试，对多根患牙的牙冠不同部位进行温度测试，其反应可不同。

58. D【解析】根据以下4条，患牙最有可能的诊断为逆行性牙髓炎：①患牙有长期牙周炎病史。②近期出现牙髓炎症状。③患牙未查出引发牙髓病变的牙体硬组织疾病。④患牙有严重的牙周炎表现。

59. A【解析】对主诉牙牙冠的不同部位进行温度测验，其反应为激发痛，刺激去除后持续一段时间。

60. E【解析】慢性牙周炎确诊之前不需要做体温检查。

61. A【解析】若患牙有根分叉病变Ⅱ度为引导性组织再生术（GTR）的适应证，但需有足够的牙龈高度完全覆盖术区。

62. C【解析】若患者伴有糖尿病、消化道疾病、贫血等慢性牙周炎，应治疗并控制全身疾病，以利于牙周组织愈合。

63. C【解析】患者突然发病，右上6颊侧牙龈局限性隆起，伴有波动感提示有化脓，有深牙周袋无龋损。症状符合急性牙周脓肿的临床表现。

64. B【解析】牙周脓肿与牙槽脓肿的主要区别是感染来自牙周袋，而牙槽脓肿感染来源于牙髓病或根尖周病变。

65. E【解析】牙龈脓肿的部位局限于龈乳头及龈缘，所以选项E不是牙周脓肿的临床特点，其余选项均是。

66. B【解析】牙齿松动度的检查，应用镊子夹住前牙切端或用闭合的镊尖抵住后牙𬌗面窝沟，轻轻向颊（唇）舌（腭）向或近远中向摇动，判断牙齿的松动度。

67. E【解析】附着丧失为釉牙骨质界主袋底的深度，若有牙龈退缩应为退缩高度（3mm）加上牙周袋深度（7mm），故本题中的附着丧失量为10mm。

68. D【解析】根据食物嵌塞方式主要分为两类：垂直性和水平性食物嵌塞。垂直性食物嵌塞主要原因：①两邻牙失去正常接触关系，出现缝隙。②来自对𬌗的楔力或异常𬌗力。③邻面和𬌗面的磨损使食物外溢道消失。水平性食物嵌塞主要由于牙周炎引起的牙槽骨吸收、龈乳头退缩、支持组织高度降低。

69. B【解析】骨吸收程度一般按吸收区占牙根长度的比例来描述，通常分为三度。①Ⅰ度：牙槽骨吸收在牙根的颈1/3以内。②Ⅱ度：牙槽骨吸收超过根长1/3，但在根长2/3以内，或吸收达根长的1/2。③Ⅲ度：牙槽骨吸收占根长2/3以上。该患者右上6牙片显示牙槽骨吸收达根长的1/2，骨吸收为Ⅱ度。

70~71 D、E【解析】参见A3/A4型题第26~27题解析可知，依据题干信息，该患者为青春期龈炎。菌斑是青春期龈炎的主要病因。这个年龄段的人群，由于牙的萌出和替换、错𬌗畸形、口呼吸、正畸治疗等，致使牙齿不易清洁，口腔卫生差，易造成菌斑滞留，引起牙龈炎，而牙石一般较少。

72~75 B、C、B、A【解析】慢性龈缘炎的治疗，应首先去除病因，洁治术是采用的主要治疗方法。但如果患者戴有心脏起搏器，应禁用超声洁牙机。5年后患者复诊，清除龈上的牙石后，发现大多数牙有5~6mm的牙周袋，此时应选择龈下刮治术。选择细而长的工作头，便于深入牙周袋内，减少对软组织的损伤。因患者有较深的骨内袋，对骨内袋病损，最佳的手术治疗方案为引导性组织再生术，其他的方法都不是最佳方法。

76~78 B、C、E【解析】对该患者的初步诊断是侵袭性牙周炎，为进一步确诊，最关键的检查是X线片。若诊断无误，X线检查可见患者上第1磨牙牙槽骨垂直吸收。治疗应根据X线片，决定第1磨牙的治疗方案。如患者第一磨牙病变严重，而第三磨牙尚未萌出，X线片显示牙根已形成1/3~2/3，可采用自体牙移植的方法，将患病的第一磨牙拔除，而将发育中的第三磨牙移植于第一磨牙的拔牙窝内。

79. D【解析】为明确诊断最需做的检查是拍摄X线片，这有助于发现早期病变。

80. A【解析】X线检查结果若牙槽骨无吸收，结合“全口牙龈缘尤其是上、下前牙唇侧龈缘和龈乳头暗红色，松软缺乏弹性，探诊牙龈出血，菌斑指数和牙龈指数平均为2.5，无牙周袋，无松动”临床表现，可初步诊断为慢性龈缘炎。

81. A【解析】慢性龈缘炎的治疗首先应去除病因，通过洁治术清除菌斑和牙石，纠正不良修复体等局部刺激因素，并定期（6~12个月）进行复查和洁治。这样才能巩固疗效，防止复发。

82. E【解析】保持良好的口腔卫生，掌握正确的刷牙方法，定期复查和预防性洁治，以巩固治疗，防治疾病的复发。

83. E【解析】进行牙冠延长术前需先拍摄X线片，确定根充质量、根尖区病变情况、断端位置、剩余牙槽骨的量、与邻牙关系和笑线位置等。患牙应有一定长度，在手术切除部分牙槽骨后仍能保证足够的牙周支持，有适宜的冠根比。如果患牙过短、过细或术后牙槽骨高度不足以支持牙齿行使功能，导致与邻牙不协调时则不宜进行牙冠延长术。

84. B【解析】牙冠延长术的手术方法根据术后龈缘位置确定内斜切口位置。若附着龈宽度不足，则需采用根向复位瓣术。

85. C【解析】牙冠延长术后，最好在术后1~2周时先戴临时冠，同时根据牙龈恢复情况进行适当调改。

86. D【解析】牙冠延长术后，永久修复体最好在术后6周开始。修复体龈缘的位置应根据患牙的形态、固位、美观要求和患者的年龄、牙位、牙周状况及口腔卫生状况等多种因素来决定。目前多数临床工作者还是倾向于把修复体边缘设计到龈沟内0.5mm处，但要注意修复体边缘的密合、抛光，防止形成悬突，而且冠边缘不要到达龈沟底。

87. E【解析】牙半切除术主要适用于下颌磨牙根分叉病变，其中一牙根周围牙槽骨吸收严重，另一牙根周围组织较健康，患牙尚不松动且能进行根管治疗者。该患者“下颌第1磨牙颊侧根分叉病变Ⅱ度”，不能采用牙半切术。

88. E【解析】理想的牙周植骨材料应具有良好的生物相容性、生物安全性、生物活性（骨诱导）及生物力学性能等特性。牙周植骨术具有骨诱导潜力的是同种异体的脱钙冻干骨。同种异体骨为替代自体骨移植的首选材料。经脱脂、脱水、脱钙、冻干等处理制备的脱钙骨基质，具有较低的免疫源性，又保留骨形态发生蛋白等一些骨生长因子而具有骨诱导活性，已广泛运用于骨科临床。

89. A【解析】对牙周新附着和牙槽骨再生的评价，主要通过以下4种方法：①组织学评价从愈合区获得组织块进行组织学分析。但此法需在愈合后再拔除牙齿并切除其周围的牙周组织，临床上不可能实施。②牙周探诊探查术前和术后的牙周袋深度、附着水平以及高度。③X线片需要标准投照技术才能进行术前和术后的比较，但仍有误差。④再次手术翻开观察能直观术后骨的恢复情况。但患者难以接受，也不宜作为常规。这些评价方法中，只有组织学评价能最准确的确定新附着的形成，但无法用于临床。再次手术翻开能提供牙槽骨再生的证据，但不能确定是新附着还是长结合上皮愈合。

90. A【解析】影响植骨术成功与否的关键因素是术后护理。保持瓣的稳定和预防感染尤为重要。酌情应用抗生素1周，消毒漱口液至少应用4周。

91. A【解析】患者有多年牙龈出血史，症状表现为牙龈红肿，有牙周袋形成，X线可见牙槽骨吸收，这都是慢性牙周炎的临床表现，轻度。

92. B【解析】牙周支持治疗的内容包括：对病情的评估、强化与患者的沟通和菌斑控制、实行必要的治疗（全口的洁治和口腔卫生指导是必不可少）、复查间隔期及治疗时间的确定、牙周病患者的依从性及长期疗效、牙周病患者种植术后的支持治疗。

93. C【解析】对个体牙周炎复发的危险因素评估主要包括：①探诊出血（BOP）的百分比：<10%和>25%分别为低、高复发危险度。②牙周探诊深度≥5mm的牙周袋数量：4个和8个分别代表低、高复发危险度。③除智齿外的牙丧失数：4个和8个分别代表低、高危险度。④病变最重的牙的牙槽骨丧失量与年龄之比（BL/Age）：0.5和1.0分别为低、高危险度。⑤全身易感因素：有则为高危险度。⑥环境因素：戒烟5年以上或不吸烟为低危险度，>20支/天为高危险度。选项C“松动牙的数目”不是牙周维护期对患者进行牙周风险评估的内容，其余选项均是。

94. B【解析】依据上题中6个因素的评估，对个体做总的评估：①低复发危险度：6个危险度因素的分值都在低度，或最多其中的一个因素在中度。②中复发危险度：6个危险因素中，至少有2个在中度，最多1个在高度。③高复发危险度：6个危险因素中至少有2个在高度。

95. C【解析】患者主诉牙床反复肿胀数月，现左上6颊侧牙龈肿胀，无冷热刺激痛、自发痛、夜间痛及放散痛。有瘘管，深牙周袋。患牙最可能的诊断是牙周-牙髓联合病变。X线检查可显示根尖周区、根分叉处和/或牙根是否有牙槽骨破坏的X线透影区，可以帮助明确诊断。

96. E【解析】保护牙周健康对修复体的要求包括：①颊、舌面应较平缓，避免过突。②恢复正常的接触区位置及形态——后牙邻面的接触区应位于中央沟的颊侧，以使腭侧有较大的外展隙。③接触区的颊舌径不宜过大。④接触区以下的牙面应平坦或微凹，以免挤压牙间乳头。

97. E【解析】若该牙的根分叉区已经暴露，此处的充填体或冠桥外形应适应牙体的自然外形，在牙冠的颊（舌）面近颈处形成与牙龈外形相应的凹陷，以利于清除菌斑。

98. A【解析】冠折缺损达龈下3mm，若直接冠修复会破坏牙周生物学宽度，所以不可直接行冠修复。

99. A【解析】正畸牵引治疗前应先进行全口洁治，因为正畸前行牙周洁治可以有效降低固定矫治过程中的牙龈炎发生率，维护牙周组织健康。

100. C【解析】该病例的临床表现符合慢性牙周炎。因有牙周袋和附着丧失，可排除选项A；没有牙龈坏死表现，可排除选项B；根据患者的年龄和病情程度为中度，可判断病情进展较慢，可排除选项 D；牙龈有红肿，并非为苍白色的肿大，也无其他白血病的表现，因此选项 E 也是错误的。

101. D【解析】每位牙周炎患者都应接受牙周基础治疗和牙周维护治疗，选项 A、B、C 都是牙周基础治疗的内容，选项 E 为牙周维护治疗，都是应进行的治疗；不伴有全身疾病的轻、中度慢性牙周炎患者没有必要使用全身药物，因此治疗的内容不包括选项 D。

102. E【解析】根据题干给出的表现，有较深的骨内袋，对骨内袋病损，最佳的手术治疗方案为引导性组织再生术，其他的方法都不是最佳方法。

103. B【解析】患者口腔检查见全口牙龈增生，覆盖牙面的 1/2 以上，质地中等，颜色是灰色，探诊易出血。有可能是妊娠期龈炎、药物性牙龈肿大或白血病。采集病史时，“肝炎活动期”不是重点询问的内容，其余选项均是。

104. A【解析】若患者未曾长期服用药物，应排除妊娠期龈炎和药物性牙龈肿大，最可能的诊断是急性白血病。

105. C【解析】在可疑白血病时，应及时检查血象及骨髓象以明确诊断，并与内科医师配合进行治疗，牙周的治疗以保守为主，切忌进行手术或活组织检查，以免发生出血不止或感染、坏死。

106. E【解析】种植体置入，患者必须满足以下几点：①牙周炎症彻底消除。②患者能够保持良好的口腔卫生。③拔牙后 3 个月左右牙槽骨修复重建完成，一般情况下种植时机为拔牙 3 个月以后。

107. E【解析】患者右下 6 种植的特点，选项 E“因患牙周炎，不管骨量如何，都不应该行种植修复”叙述是错误的。牙周炎患者中常伴有颊舌向（唇腭向）骨量不足和垂直向骨量不足，使种植治疗更加复杂，主要可通过骨增量手术［如引导骨再生手术（GBR）、上颌窦底提升术、下牙槽神经解剖移位术、骨劈开/牙槽嵴扩张术、垂直牵张成骨术、外置式植骨术等］进行种植前处理。如骨量缺损较大时，可通过植骨术、引导性骨再生术、自体块状骨移植术进行骨增量。

108. E【解析】种植治疗后对种植体评估主要通过临床视诊检查、种植体周的探诊检查、动度仪检查和共振频率分析及放射学检查。主要评估内容包括：种植体及天然牙周围的软硬组织健康状况、种植体稳定性、修复体完整性和稳定性、患者口腔卫生控制能力和菌斑控制状况及对种植体周和牙周组织的专业维护处理。定期复查对种植体维护非常重要。在种植体治疗完成后的第 1 年中，应每 2~3 个月复查 1 次，之后根据患者的自身情况调整复诊间隔，口腔卫生控制良好的患者复诊间隔可以延长，而口腔卫生差的患者复诊间隔要短。牙周炎患者最好每 3~6 个月复查 1 次，以利于医师在复查时及时发现及解决问题，并进行专业牙周维护和种植体周的清洁维护。

109. C【解析】牙周炎的 4 大基本症状为：牙龈炎症、牙周袋形成、牙槽骨吸收及牙齿松动，因此选项 A、B、D、E 均是牙周炎的基本症状，而不是其伴发症状。牙周炎的伴发症状有牙周脓肿、牙龈退缩及牙的病理性移位，因此本题中，急性牙周脓肿应是成人型牙周炎的晚期伴发症状。牙齿松动不是牙周炎的晚期表现，牙齿移位才是晚期表现。

110. A【解析】成人型牙周炎的治疗目标应是彻底清除菌斑、牙石等病因刺激物，消除牙龈炎症，使牙周袋变浅和改善牙周附着水平。并争取适当的牙周组织再生，而且要使这些疗效能长期稳定地保持。"拔除松动牙"是牙周病的治疗手段之一，但不是基本原则。

111. D【解析】大多数成人型牙周炎患者在经过恰当的治疗后，炎症消退，病情得到控制，但疗效的长期保持却有赖于患者坚持有效的菌斑控制，以及定期的复查、监测和必要的重复治疗。牙周维护在治疗后的头 3 年最重要，因此选项 D 正确。治疗刚结束应勤复查，复诊间隔应不超过 6 个月，并进行牙周洁治，因此选项 A、B 错误。维护期拍摄 X 线片可以评估牙齿、牙周组织的情况。及时发现并记录任何异常状况和病变，因此选项 C 错误。复查时仍重点评估患者口腔卫生及菌斑控制的水平，因此选项 E 错误。

112. A【解析】改良 Widman 翻瓣术的正确切口：①首先做内斜切口，内斜切口是牙周翻瓣术的关键切口。应根据手术的目的、牙龈厚度、龈瓣欲将复位的位置等情况，调整切口与牙龈缘的距离及切入角度。改良 Widman 翻瓣术，即在距龈缘 1~2mm 处进刀，刀片与牙面成 10°角，刀尖指向根方，刀片以提插方式逐个牙移动，每次插入均达牙槽嵴顶，此切口为切除炎症的袋内壁上皮。②其次做沟内切口，将刀片从袋底切入直达牙槽嵴顶，目的是将欲切除的袋壁组织与牙面分离。③最后做牙间水平切口，将刀片与牙面垂直，水平切断已被分离的袋壁组织。除颊、舌面外，重点深入邻间隙，从颊舌向将欲切除的牙间乳头断离牙面。

113. B【解析】妊娠期龈瘤（也称孕瘤）发生于单个牙的牙龈乳头，前牙尤其是下前牙唇侧龈乳头较多见，多发生于个别牙排列不齐的龈乳头。通常始发于妊娠第 3 个月，迅速增大，色泽鲜红光亮或暗紫，表面光滑，质地松软，极易出血。

114. C【解析】根据患者的临床表现不排除有可能妊娠，所以对于立即处理的方法中，牙周手术是不妥的。

115. C【解析】诊断妊娠期龈瘤应与化脓性肉芽肿相鉴别。化脓性肉芽肿的临床表现为个别牙龈乳头的无痛性肿胀、突起的瘤样物，有蒂或无蒂，牙龈颜色鲜红或暗红，质地松软极易出血。多数病变表面有溃疡和脓性渗出物，一般多可找到局部刺激因素。发生于非妊娠妇女。其治疗为消除局部刺激因素，并切除病损。

116. B【解析】依据题干信息，右下 7、8 间食物残渣较多，且龈乳头中度充血水肿，进食后痛，均符合急性龈乳头炎临床表现。该患者导致急性龈乳头炎的主要促进因素为食物嵌塞。

117. C【解析】参见 A3/A4 型题第 116 题解析。

118. A【解析】解除龈乳头炎的根本在于解决食物嵌塞问题，本题食物嵌塞原因是右下 8 颊向错位，伸长牙无对颌导致，应及时拔除，解除食物嵌塞。右下 7 无牙髓异常，不必做根管治疗。局部洁治仅能达到短期清除食物嵌塞的目的，而不能根本上解除食物嵌塞。

119. E【解析】患者因于半月前进行牙周洁治，正常情况下不会见到大量牙石。题目提示病情无牙髓炎性疼痛，局部胀痛及跳痛多因龈乳头炎导致，非牙髓炎或根尖周炎导致疼痛。“深及牙髓的龋洞与牙髓息肉”为典型溃疡性牙髓炎临床变现，多发于青少年患者；“相应面部的肿痛和患牙龈瘘”多为根尖周炎或冠周炎表现；深达根尖的牙周袋可导致牙周牙髓联合病变，会伴发患牙感染异常，题目未提及相关信息，故不考虑。充血水肿的牙间龈乳头与邻面龋可导致局部牙龈肿痛、跳痛及探针或牙签进入深龋洞内导致疼痛。

120. D【解析】根据局部牙龈胀痛、跳痛，食物嵌塞且有剔牙习惯，可能因机械刺激导致急性龈乳头炎。由于无牙髓炎性疼痛及根尖周病相关表现支持，确诊急性牙髓炎和急性根尖周炎的可能性较小。急性上颌窦炎可伴随“脓鼻涕”等类似上呼吸道感染症状，三叉神经痛有明显刀割、电击样神经性剧痛，且有扳机点存在，题干信息未涉及。

121. E【解析】急性龈乳头炎的治疗：去除局部刺激因素，如嵌塞的食物；消除急性炎症，去除邻面的菌斑、牙石，局部使用抗菌药物，如1%~3%的过氧化氢液冲洗，使用碘制剂等，以消除或缓解龈乳头的急性炎症；待龈乳头的急性炎症消退后，应彻底去除病因，如消除食物嵌塞的原因，治疗邻面龋和修改不良修复体等。因未确定是否牙髓疾患，且不确定牙齿是否不能保留，故根管治疗及相关拔牙治疗均不是对症处理。

122. D【解析】洁治后由于去除牙颈部牙石及龈下牙石后，牙根暴露，对于冷热刺激更易传导至牙髓，导致敏感。应行脱敏治疗。对于操作不当导致龈损害的，主要表现为牙龈疼痛。如洁治损伤牙体组织导致牙齿冷热敏感，应在操作中即可出现，并且损害较局限，不会导致全口牙齿冷热敏感。

123. E【解析】影响全口义齿固位的有关因素：①颌骨的解剖形态。②义齿承托区黏膜的性质。③唾液的质量。④义齿基托的边缘伸展。

124. A【解析】当口腔处于休息状态时，义齿固位尚好，但张口说话、打呵欠时义齿易脱位，这是由于基托边缘过长、过厚；唇、颊、舌系带区基托边缘缓冲不够，影响系带活动；人工牙排列的位置不当，排列在牙槽嵴顶的唇颊或舌侧，影响周围肌肉的活动；义齿磨光面外形不好等造成的。

125. B【解析】应磨改基托过长或过厚的边缘，缓冲系带部位的基托，形成基托磨光面应有的外形，或适当磨去部分人工牙的颊舌面，减小牙齿的宽度。

126. C【解析】牙周炎的一项重要指标是牙槽骨吸收及吸收程度，这是诊断的重要依据之一，能显示牙槽骨吸收的检查方法为X线片，因此选项C正确。该患者没有全身病史和其他全身症状，没有必要查血，可排除选项B；其他的检查项目选项A、D、E都不是临床诊断所必需的，因此均可排除。

127. B【解析】依据题干信息可知，临床表现中有牙周袋形成、附着丧失和牙齿松动，可排除牙龈炎的诊断，即排除选项A、C和D；患者的年龄较大，牙周炎的病情为中度，表明进展较慢，临床表现符合慢性牙周炎的表现，因此，可排除选项E，正确答案为选项B。

128. E【解析】慢性牙周炎的治疗首要的治疗是去除病因，第一步是通过洁治术清除龈上牙石、菌斑，之后才能进行刮治以清除龈下牙石，因此选项E正确、选项D错误；慢性牙周炎局部治疗即可获得疗效，不需要全身用药，因此选项A错误；在没有去除牙石前不用药，选项B错误；下前牙松动Ⅰ度，破坏程度尚未达到需拔除的程度，选项C错误。

129. E【解析】牙周炎主要进行检查的是牙周袋深度和了解牙槽骨吸收的程度。根据这些症状才能制定相应的诊疗计划。

130. B【解析】牙龈卟啉单胞菌是慢性牙周炎的主要致病菌，变形链球菌是龋病的主要致病菌。

131. C【解析】晚期感染症状加重，大量化脓，如果治疗不及时则会脓液积聚产生脓肿。

132. A【解析】治疗的基本原则首先要去除局部刺激因素，也就是去除病因。

133. D【解析】牙周治疗效果的取得，是医者和患者共同合作的结果，一般在治疗已得到效果之后，有些患者自身护理的概念开始淡薄，菌斑控制也放松了，大大增加了疾病复发的机会。如果术者和患者能继续保持联系，共同加强维护牙周组织的健康，就能获得长久的疗效。牙周治疗完成后，一般安排2~3个月后进行复查、复治。间隔期的长短取决于患者口腔卫生自身护理的能力、牙周病的严重程度以及复诊时的病情。牙周维护在治疗后的头3年特别重要。综上所述，选项D正确。

134. A【解析】改良Widman翻瓣术的正确切口有三步：内斜切口—沟内切口—水平切口，常不做纵切口。

135. E【解析】牙周破坏程度与年龄不相称，即年龄在35岁以下和有重度牙周破坏，常是侵袭性牙周炎诊断的重要指征。应重点检查切牙及第一磨牙邻面，并拍摄X线片，咬合翼片有助于发现早期病变。有条件时，做微生物学检查发现伴放线聚集杆菌，或检查中性粒细胞有趋化和吞噬功能的异常，有助于本病的诊断，但不是诊断所必需的。

136. B【解析】甲硝唑（灭滴灵）是目前治疗厌氧菌感染的首选药物，对牙周病有很好疗效。羟氨苄青霉素（阿莫西林）为半合成的广谱抗生素，与甲硝唑合用治疗局限型青少年牙周病和快速进展性牙周病疗效好，还可用于急性牙周脓肿切开引流后的辅助治疗。口服每次500毫克，每日3次，饭后服，7日为1个疗程。螺旋霉素为大环内酯类抗生素，进入血液循环后，主要分布在龈沟液、唾液、牙龈和颌骨中，能有效抑菌，对牙周急性病症、牙周溢脓、出血者疗效优佳。替硝唑：用于各种厌氧菌感染及口腔手术等的术前预防用药。

137. B【解析】在临床上看到，糖尿病主要是影响牙周炎的发病和进程，尤其是血糖控制不良的患者，其牙周组织的炎症较重，龈缘红肿呈肉芽状增生，易出血和易发生牙周脓肿，牙槽骨破坏迅速，导致深牙周袋和牙松动。在临床工作中对某些牙龈红肿严重而广泛、反复发生急性脓肿的牙周炎患者及对常规牙周治疗反应欠佳的患者，应考虑其是否有合并糖尿病的可能性，并进行必要的内科学检查。题干中的“半年来反复发作全口牙龈红肿出血、疼痛”等临床表现就是提示。

138. E【解析】患者牙周脓肿，又患有糖尿病，需要注意预防感染。①急性牙周脓肿的治疗原则是消炎镇痛、防止感染扩散以及使脓液引流。②在脓肿初期脓液尚未形成前，可清除大块牙石，冲洗牙周袋，将防腐抗菌药引入袋内，必要时全身给以抗生素或支持疗法。③当脓液形成且局限，出现波动时，可根据脓肿的部位及表面黏膜的厚薄，选择从牙周袋内或牙龈表面引流。前者可用尖探针从袋内壁刺入脓腔，后者可在表面麻醉下，用尖刀片切开脓肿达深部，以使脓液充分引流。切开后应彻底冲洗脓腔，然后敷防腐抗菌药物。过早的切开引流会造成创口流血过多和疼痛。切开引流后的数日随应嘱患者用盐水或氯己定等含漱。④对于患牙挺出而咬合接触疼痛者，可将明显的早接触点调磨，使患牙获得迅速恢复的机会。⑤慢性牙周脓肿可在洁治的基础上直接进行牙周手术。根据不同情况，作脓肿切除术，或翻瓣手术。有人报道在急性阶段脓液引流后的短期内，可尽早进行翻瓣术，因为急性炎症改变了组织的代谢，有利于骨的新生，此时进行手术有利于术后组织的修复和愈合，新附着的机会较高。

139. B【解析】通过询问病史给牙龈肥大的鉴别诊断提供重要信息，有牙龈肥大表现的疾病包括药物性牙龈增生、妊娠期龈炎、遗传性纤维瘤病、全身病在牙龈的表现如白血病等，因此相关的病史对鉴别很重要，吸烟是牙周疾病的危险因素，应注意询问，但在此对鉴别诊断的意义不大。

140. A【解析】符合妊娠期龈炎表现的是“牙龈色鲜红、肿大”，其余选项内容均不是。

141. B【解析】对妊娠期龈炎患者不应用全身抗生素治疗，其他备选答案的内容都符合妊娠期龈炎的治疗原则。

142. C【解析】此患者主要怀疑是药物性牙龈增生，需要考虑用药史。药物性牙龈增生病因主要是由于长期服用抗癫痫药苯妥英钠（大仑丁）引起，服药者有40%~50%发生牙龈增生。可能是大仑丁使牙龈成纤维细胞敏感性增殖变化所致。另外服用环孢菌素、硝苯地平（心痛定）也可引起药物性龈增生。局部口腔卫生、牙龈原有炎症及年龄与增生有关。

143. C【解析】患者的表现主要为牙龈肥大增生的表现及口腔卫生状况，无牙周检查中最重要的内容，如牙周袋及附着丧失情况，而这是对于区别牙龈病及牙周炎极为重要的指标，因此，为进一步确诊，首先需检查探诊附着丧失情况，该患者牙龈质地、颜色无异常，也无龈出血，因此血象不是首先要检查的项目。X线片及菌斑涂片检查均不如附着丧失项目重要。

144. B【解析】对该患者初步诊断为药物性牙龈增生，那么按照采集病史的思路需要提问用药史。能导致药物性牙龈增生的有抗癫痫药物、免疫抑制剂和钙通道阻滞药。

145. A【解析】药物性牙龈增生需要考虑用药史。局部口腔卫生、牙龈原有炎症及年龄与增生有关。

146. C【解析】患者表现是典型的急性坏死性龈炎表现，而且既往未出现全身明显异常现象，可排除白血病。对急性坏死性龈炎具辅助诊断意义的检查是革兰染色涂片。

147. C【解析】急性坏死性龈炎在取坏死物涂片后，镜下观察可见到导致坏死性龈炎的主要致病菌螺旋体和梭形杆菌大量增加。

148. E【解析】急性坏死性龈炎主要致病微生物是梭形杆菌和螺旋体，为厌氧微生物，甲硝唑是抗厌氧微生物的最佳药物。因此，在局部处理同时，若需全身用药，则最佳用药是甲硝唑。四环素及青霉素只能防止继发感染，不是最佳选择药物。

149. B【解析】该患者第三磨牙并没有特别明显的症状，而第二磨牙有牙龈症状。根据“第三磨牙伸长无对颌”，提示患者很可能是由于第二和第三磨牙边缘嵴不等高，引起食物嵌塞，再导致牙间乳头炎。

150. A【解析】患者“牙龈红肿，探诊出血”，这是急性龈乳头炎的表现，“第三磨牙伸长无对颌”表明由于咬合关系不良所引起的，因此选项A是最佳答案。

151. D【解析】对该患者诊断牙间乳头炎，且第三磨牙伸长无对颌，因此需要彻底清洁局部，冲洗上药，炎症消退后拔除第三磨牙。

152. C【解析】该患者为育龄期女性，生理周期、全身健康和用药情况对疾病的诊断是重要资讯，而家族史在某些有家族倾向和遗传背景疾病的诊断中极为重要。比较而言口腔黏膜疾病，特别是以往的黏膜溃疡病史对牙龈、牙周疾病的诊断意义较小。

153. D【解析】牙周病变的检查通常包括牙周组织检查、局部刺激物检查和治疗前必要的血象检查。若非全身病变通常并不需要进行白细胞趋化功能的检查。

154. A【解析】妊娠阶段牙龈组织在孕激素和细菌的共同作用下可能出现较为严重的牙龈炎症，甚至牙龈瘤（妊娠瘤），临床表现牙龈呈鲜红色，形成牙龈瘤时表面呈分叶状，并无疼痛。妊娠期龈炎并无慢性牙周炎或急性坏死溃疡性牙龈（周）炎的表现。

155. B【解析】根据牙周袋深度≥4mm，牙槽骨吸收程度为根长的1/3~1/2，可以判断为中度牙周炎。

156. B【解析】在牙周第一阶段治疗结束后4~6周，应复诊评估前一阶段疗效。

157. A【解析】治疗后6周复查时，X线片不会出现显著改变。

158. D【解析】维护治疗对每位患者都是必须的，不是只针对口腔卫生差的患者。

四、B型题

1. A【解析】参见A1型题第135题解析。

2. E【解析】参见A1型题第62题解析。

3. A【解析】牙槽嵴纤维起自结合上皮根方的牙骨质，斜行进入牙槽嵴，其功能是将牙向牙槽窝内牵引，并对抗侧方力。

4. E【解析】根间纤维仅存在于多根牙各根之间，作用为防止多根牙向冠方移动。

5. D【解析】根尖纤维细小，位于根尖区，从牙骨质呈放射状进入牙槽窝底部的骨内。

该组纤维可固定根尖，保护进出根尖孔的血管和神经。在根未完全形成的牙，无此纤维。

6. C【解析】斜纤维是牙周膜中数量最多、力量最大的一组纤维，起自牙骨质，斜行向冠方进入牙槽嵴。其功能是承受咀嚼力，并将该力转变为牵引力并均匀传递到牙槽骨上。

7. B【解析】横纤维在牙槽嵴纤维根方，它们呈水平方向走行，其一端埋入牙骨质，另一端埋入牙槽骨。

8~10 A、C、E【解析】刷牙虽然是维护口腔卫生的有效方法，但有报导单纯的刷牙平均只能清除菌斑的50%左右，特别是难以消除邻面菌斑。因此，除了刷牙外，还需要采用一些特殊的牙间清洁器，如牙线、牙签、牙间刷等帮助去除牙间隙的菌斑及软垢。牙间刷适用于龈乳头丧失的邻间区，以及暴露的根分叉区和排列不整齐的牙邻面。特别是对去除颈部和根面上附着的菌斑比牙线和牙签更有效，使用起来比牙线方便。牙线是最常推荐使用的清除邻面菌斑的方法，效果很好，适用于大多数人。但是对于有牙龈退缩且根面呈凹陷外形时，牙线则不能彻底清除邻面的菌斑。手的动作不灵活的患者宜选用电动牙刷，电动牙刷的优势在于既增强菌斑清除的效果，又促进患者积极性。

11. B【解析】参见 A1 型题第 8 题解析。

12. D【解析】参见 A1 型题第 105 题解析。

13. E【解析】牙龈退缩（GR）是指牙龈边缘向釉牙骨质界的根方退缩从而致使牙根暴露，对患者牙的美观和功能带来不同程度的影响，重者可引起牙齿敏感、根面磨损以及根面龋，并给菌斑控制带来困难。

14. C【解析】参见 A1 型题第 23 题解析。

15. E【解析】参见 A1 型题第 22 题解析。

16. D【解析】龈缘附近牙面上堆积的牙菌斑是慢性龈炎的始动因子。牙龈缘附近的菌斑是牙龈炎的始动因子，所以为龈上菌斑。

17. C【解析】牙面清洁后最先在牙面形成的是获得性膜。

18. A【解析】软垢的成分其实就是先有了唾液糖蛋白后形成获得性膜然后经过一段时间的形成了菌斑。所以最佳答案是“牙菌斑”。

19~21 B、C、C【解析】参见 A1 型题第 23、27 题解析。

22. A【解析】牙龈切除术是用手术方法切除肥大增生的牙龈组织，或后牙某些部位的中等深度的牙周袋，重建牙龈的生理外形及正常的龈沟。牙龈肥大增生仍未消退，为牙龈切除术的适应证。

23. C【解析】引导性组织再生术（GTR）是通过手术使原已暴露在牙周袋中的病变牙根面上形成新附着，即牙周组织的再生，形成新的牙骨质、牙槽骨和牙周膜。若能同时进行植骨术，其疗效更优于单独引导性组织再生或植骨术。

24. C【解析】三壁骨袋因牙周膜细胞来源丰富且易于提供牙周膜细胞生长的空间，故引导性组织再生术效果最好，窄而深的二壁骨袋也是引导性组织再生术较好的适应证。

25~26 C、E【解析】菌斑性牙龈炎的龈缘牙菌斑里牙龈卟啉单胞菌、中间普氏菌、梭形杆菌和螺旋体比例增高，但低于深牙周袋中的比例。慢性成人牙周炎的致病菌主要是牙龈卟啉单胞菌。唐氏综合征的病因是染色体第21对有三体。局限性青少年牙周炎的致病菌主要是伴放线放线杆菌。

27~29 B、E、D【解析】各种不当治疗的并发症：①充填物过高，咬合时出现早接触可引起牙周膜的损伤，导致牙周病变和咬合痛。②备洞时未去龋坏组织，致使充填后龋损继续发展，引起的龋坏称为继发龋。③以亚硝酸失活剂置于邻面洞时，由于封闭不严，药物渗漏可引起药物性牙周组织坏死。

30. C【解析】分根术仅适用于下颌磨牙，是将下颌磨牙连冠带根从正中沿颊舌方向截开，使其分离为近中、远中两半，形成两个独立的类似单根牙的牙体。这样能较彻底地清除根分叉区深在的病变组织，消除该处的牙周袋，也消除了原有的根分叉病变，有利于菌斑控制和自洁。被切割后暴露的牙本质和牙骨质部分，可用全冠修复体覆盖，以减少患龋的可能。①下颌磨牙根分叉区Ⅲ度或Ⅳ度病变，局部的深牙周袋不能消除者。②患牙两个根周围有充分的支持骨，牙无明显松动。

31. B【解析】翻瓣术是最常用、最基本的牙周手术，将袋内壁切除并翻开黏骨膜瓣，在直视下进行根面及软组织清创，然后将瓣复位缝合，以使牙周袋变浅或消除。在翻瓣术的同时还可进行牙槽骨成形或植骨，以恢复牙周组织的生理形态和功能。

32. B【解析】单个牙窄而深的局限性牙周袋常见于咬合创伤及牙髓牙周联合病变所引起，因此答案为B。慢性牙周炎很少形成窄而深的局限性牙周袋。侵袭性牙周炎常见深牙周袋，但并不是单个牙的窄的局限性牙周袋。

33. C【解析】侵袭性牙周炎的特点之一是早期牙龈炎症较轻，但牙周袋深。

34. A【解析】慢性牙周炎随着年龄的增长患病率和疾病的严重程度也增加，大多数患者以成年人为主，常累及多数牙。

35. E【解析】局限型侵袭性牙周炎的特征是“局限于第一恒磨牙或切牙的邻面有附着丧失，至少波及两个恒牙，其中一个为第一磨牙。其他患牙（非第一磨牙和切牙）不超过两个”。简言之，典型的患牙局限于第一恒磨牙和上下切牙，多为左右对称。但早期的患者不一定波及所有的切牙和第一磨牙。X线片所见第一磨牙的邻面有垂直型骨吸收，若近远中均有垂直型骨吸收则形成典型的“弧形吸收”，在切牙区多为水平型骨吸收。

36~38 A、B、C【解析】参见A1型题第218题解析。

39. C【解析】悬吊缝合是利用术区的牙齿来悬吊固定龈瓣。适用于颊、舌两侧龈瓣高度不一致时，使每侧龈瓣分别在所复位的水平紧密地贴合于牙与骨面，不易发生松脱或过大张力。包括：单个牙的双乳头悬吊缝合、单侧和双侧连续悬吊缝合。

40. E【解析】水平褥式缝合适用于两牙之间有较大缝隙或龈乳头较宽时，为使龈瓣能更好地贴合骨面，可做水平褥式缝合。此法可与连续悬吊缝合联合应用。

41. D【解析】锚式缝合是将最后一个磨牙远中的龈瓣或缺牙隙处的龈瓣以锚样的方式固定在邻近的牙上。适用于最后一个磨牙远中楔形瓣的缝合，或与缺牙间隙相邻处的龈瓣闭合。注意进针处应尽量靠近牙齿，以使龈瓣紧贴牙面，避免愈合后在牙齿邻面的牙龈形成“V”形缺口。

42. D【解析】慢性牙周炎一般在菌斑性龈炎的基础上发展而来，其发病因素基本与菌斑性龈炎相同，主要为口腔卫生不良，牙面有大量菌斑堆积以及龈下牙石。慢性牙周炎早期表现为牙龈红肿、出血或口腔异味，能探到釉牙骨质界，有牙周袋形成，即已有附着丧失。

43. E【解析】糖尿病患者易感染，因此伴有糖尿病的牙周炎患者易于发生牙周脓肿。

44. E【解析】易渗透进龈沟液，对抑制革兰阴性厌氧菌和螺旋体特别有效的是甲硝唑。

45. C【解析】四环素族药物为广谱抗生素。对 G^+ 菌、G^- 菌及螺旋体均有抑制其繁殖的作用，对多种牙周可疑致病菌都有抑制作用，尤其是对伴放线聚集杆菌（Aa）具有较强的抑制作用，对侵袭性牙周炎有较好的临床疗效。

46. B【解析】在机械性控制菌斑的基础上，配合化学制剂可有效地控制菌斑，达到预防和治疗牙周病的目的。化学制剂必须依靠一些载体，如含漱剂、牙膏、口香糖、牙周袋冲洗液、缓释装置等才能被传递到牙周局部，起到控制菌斑的作用。氯己定又称洗必泰，化学名称为双氯苯双胍己烷，系二价阳离子表面活性剂，常以葡萄糖酸洗必泰的形式使用。

五、X 型题

1. ABDE【解析】如果发生比如急性牙周脓肿时应进行应急的牙周治疗，此时不宜进行常规的洁治、刮治等常规治疗，做必要的内科检查及治疗，这是因为糖尿病患者如果只进行牙周治疗而不进行全身的治疗的话，牙周治疗效果欠佳，应该在全身血糖控制的基础上再进行牙周常规治疗。因此，选项 A 和选项 B 都不正确。选项 D 和选项 E 也不正确，牙周炎患者一般不进行常规查血糖，在临床上进行刮治等处理时可让患者进行血常规的检查，当患者主诉既往史有糖尿病史时才查血糖。对于经过积极治疗并已控制血糖的患者可行常规的牙周治疗，否则应先行内科治疗控制全身情况。

2. ABCE【解析】口腔流行病学是流行病学的一个分支，即用流行病学的原则、基本原理和方法，研究人群中口腔疾病发生、发展和分布的规律及其影响因素，同时研究口腔健康及其影响因素，为探讨口腔疾病的病因和流行因素、制订口腔保健计划、选择防治策略和评价服务效果打下良好基础。

3. ABCE【解析】了解患者的全身病史将有助于医生拟定治疗计划，帮助判断是否有必要在临床检查或治疗前进行会诊或预防性用药。全身病史的询问应包括系统病史、传染病史、药物过敏史和精神心理病史等几个方面。

4. BCDE【解析】参见 A1 型题第 58 题解析。

5. ABC【解析】参见 A1 型题第 60 题解析。

6. ABCD【解析】软垢为疏松地附着在牙面、修复体表面、牙石表面和龈缘处的软而黏的沉积物，由活或死的微生物团块、脱落的上皮细胞、白细胞、唾液中的黏液素、涎蛋白、脂类及食物碎屑等混合物不规则堆积而成。通常沉积在牙面的颈1/3区域，或在牙邻面及错位牙不易清洁的区域，不需涂布显示液，肉眼便直接可见。目前对菌斑和软垢已不严格区分，因为它们主要的致病成分都是细菌及其产物。

7. ABCD【解析】龈下刮治和根面平整的主要目的是彻底清除牙面上可引起牙龈炎症的刺激因素，如菌斑、牙石、内毒素等，破坏菌斑生物膜的结构，大大减少龈下微生物的数目，并改变龈下菌斑的构成，由以革兰阴性厌氧菌为主，转变为以革兰阳性和兼性厌氧菌为主，形成与健康牙龈相一致的菌斑成分。彻底的窝沟封闭之后，螺旋体、能动杆菌和二氧化碳嗜纤维杆菌、牙龈卟啉单胞菌、中间普氏菌等可疑牙周致病菌明显减少，球菌比例显著升高伴随微生物学的改变，临床上牙龈的炎症会减轻或消失。

8. ABCE【解析】急性牙周脓肿的治疗原则是镇痛、防止感染扩散以及使脓液引流。初期脓液尚未形成前可清除大块牙石，冲洗牙周袋，将抗菌药引入袋内，必要时全身给以抗生素或支持疗法。脓液形成后，及时切开引流。𬌗创伤是牙周炎的促进因素，调磨早接触点可以减轻患牙的负担，是牙周病治疗中非常重要的方法—建立𬌗平衡。但炎症的急性期不宜手术。

9. ABCD【解析】菌斑控制的方法很多，包括机械的、化学的方法，以机械清除菌斑的效果较好。常用的有刷牙（多用水平颤动法）、使用牙线和牙签、洁治术、刮治术、根面平整等。

10. ABCE【解析】作为牙周炎患者，牙周感染控制不佳或治疗后的维护不佳是种植治疗的危险因素。简要的说，要评估以下几个方面：①可能影响骨代谢或影响愈合能力的全身疾病：如未控制的糖尿病，骨质疏松症，获得性免疫缺陷综合征（AIDS），免疫抑制剂治疗，服用二磷酸盐，头颈部放、化疗等。②心理或精神因素。③不良习惯或行为因素：如吸烟、夜磨牙、嗜酒、吸毒等。④口腔内部因素：其他感染灶、颌骨囊肿、颌骨萎缩等。

11. ABD【解析】参见A1型题第129题解析。

12. ABCD【解析】牙周手术的时机：一般在牙周基础治疗后2~3个月。通过牙周检查及X线检查评估患者的牙周状况，判断是否需要手术及相关的手术方法。但牙周手术不是在消除病因阶段的治疗。

13. BCDE【解析】对每位需要正畸的牙周炎患者应先检查其口腔卫生状况、有无牙周袋及龈下牙石、牙周组织炎症状况、有无𬌗创伤、附着龈的发展和厚度等。上述原因必须纠正或解决后才能开始正畸治疗。

14. ABCE【解析】第四阶段牙周支持治疗也称维护期，其定期复查：每3~6个月临床复查1次，1年左右拍X线片，进行病情的监测和比较。所以，选项D错误。

15. ACE【解析】牙周病的局部促进因素包括：解剖因素、不良修复体、可摘局部义齿、正畸装置、根折和牙颈部吸收、牙石、局部损伤、系带附着、张口呼吸和开唇露齿等。

16. BD【解析】Mombelli 等提出了改良菌斑指数（mPLI）评价和记录种植体周的菌斑情况，具体指标如下：0 = 无菌斑；1 = 探针尖轻划种植体表面可见菌斑；3 = 大量软垢。种植体周围软组织如果存在炎症，探诊后会有出血。Mombelli 等提出了改良龈沟出血指数（mSBI），具体指标为：0 = 探诊后无出血；1 = 探诊后有分散的点状出血；2 = 探诊后出血在沟内呈线状；3 = 重度或自发出血。

17. ACE【解析】附着龈缺乏黏膜下层、中固有层，直接紧附于牙槽骨表面的骨膜上；牙龈上皮角化程度越高，点彩越明显。所以选项 B、D 均是错误的。

18. BCDE【解析】随着年龄的增长，牙龈上皮角化程度降低，牙龈结缔组织中的细胞数量减少，细胞间质增加。在牙周膜，增龄使弹性纤维增多，血管数量、细胞有丝分裂活性以及胶原纤维量和黏多糖减少，牙周膜宽度改变。

19. ABCD【解析】有下列情况的为重点人群，复查间隔缩短为 1~3 个月：①口腔卫生状况不良。②有较多、较快的牙石形成。③部分牙位仍存在较深的牙周袋。④部分牙的牙槽骨破坏超过根长的 1/2。⑤超过 20% 的牙周袋探诊出血。⑥牙周组织破坏迅速，牙周手术未能改善牙周组织状况。⑦咬合异常。⑧复杂病例伴有根分叉病变或冠根比例失常。⑨有复杂的修复体。⑩正在进行正畸治疗。⑪有龋尖发生。⑫吸烟。⑬有咀嚼槟榔的习惯。⑭有促进牙周组织破坏的全身疾病因素或基因背景。

20. ABDE【解析】大量证据表明：种植体周围的牙槽骨吸收与牙周病易感性呈正相关。针对牙周炎与非牙周炎患者种植修复效果的比较研究证实：牙周炎易感个体，种植失败的风险远高于牙周健康者。但是，对于牙周炎患者的牙齿缺失，还能选择种植治疗。研究表明，在植入种植体之前，消除牙周炎症和进行良好的感染控制是种植治疗成功的决定性因素。完成种植治疗后，无论患者对牙周炎是否易感，只要给其提供良好的维护治疗，种植治疗的长期成功率无显著差别。因此，牙周病患者的种植修复是可行的。所以，选项 C 是错误的。

21. AD【解析】一般而言，牙周炎时牙槽骨吸收程度，以邻间区重于颊侧和舌侧，上颌较下颌为重，但前牙区的牙槽骨破坏则是下前牙重于上前牙。慢性牙周炎的下颌骨吸收明显高于上颌骨，侵袭性牙周炎也是下颌骨吸收重于上颌，其中尤以下切牙和下第一磨牙为重。

22. ABC【解析】局部因素将会促进牙龈病的发展。包括牙石、修复牙龈缘（防止有悬突或龋洞）、牙齿解剖因素（如腭侧沟和釉珠）、咬合关系不佳和牙齿拥挤、固定和可摘义齿或正畸装置、唇过短，代偿性的唾液分泌减少等。

23. ACDE【解析】梭形杆菌和螺旋体广泛存在于龈炎和牙周炎的菌斑中，当某些原因降低了局部抵抗力时，致使梭形杆菌和螺旋体大量繁殖，并侵入牙龈组织，直接或间接地造成牙龈的炎症和坏死。近年来也有报告病变区中间普氏菌数量增多，提示本病与之有一定关系。

24. ABE【解析】1999 年 Socransky 等对龈下细菌进行鉴别，按照它们的聚集性特性以及与牙周状况的关系，分为 6 个主要微生物复合体，分别以红、橙、黄、绿、紫、蓝表示。

其中，红色复合体包括福赛拟杆菌、牙龈卟啉单胞菌、齿垢密螺旋体。橙色复合体包括具核梭杆菌的牙周亚种、中间普氏菌、变黑普氏菌、微小消化链球菌等与牙周病密切相关。生态菌斑学说认为，非特异性细菌数量增多引起炎症反应，从而改变了龈下微环境使其更适合特异性菌群的生长，引起进一步的炎症反应和组织微环境的变化，最终导致牙周组织的破坏性损伤。

25. BCDE【解析】牙周致病菌的定植、存活、繁殖可导致牙周病发病，但无相互协同作用，故选项 A 错误，其余四个选项均正确。

26. ABCE【解析】参见 A1 型题第 59 题解析。

27. ACDE【解析】龈下牙石较龈上牙石体积小而硬，一般与牙面的附着比龈上牙石更牢固。所以，选项 B 错误。

28. ABCD【解析】龈下牙石在龈缘以下的牙面上，肉眼不能直接看到，需要牙科检查使用专业的探针才能查到。但有时在 X 线片上也可以看到。所以，选项 E 错误。

29. ACDE【解析】牙周脓肿的病源在牙周组织，而选项 B“无牙髓活力”是牙髓炎或根尖炎晚期的表现。所以，选项 B 错误。

30. ABCE【解析】糖尿病、Down 综合征、Papillon-Lefever 综合征、艾滋病这些全身疾病均影响牙周病，只有胆囊炎除外。

31. ACDE【解析】上皮附着的封闭作用、结合上皮细胞的快速更新和修复能力，唾液的冲洗、凝集素和 IgA 的保护作用，龈沟液的冲洗、调理和 IgG 补体的免疫作用，以及中性粒细胞和单核/巨噬细胞的吞噬和杀菌作用等，构成了牙周组织的多重防御机制。此防御机制对于抵抗牙菌斑向龈沟延伸、保护牙周组织免受细菌入侵和破坏起了极其重要的作用。

32. ACD【解析】参见上一题解析。单核/巨噬细胞是宿主防御系统的重要组成部分，在动员宿主的防御机制抗细菌感染中发挥关键作用，维持着宿主-微生物之间的平衡。所以选项 B 正确；宿主的防御反应在牙周病的病理机制中起防御和损伤双重作用。所以选项 E 正确。

33. ACD【解析】牙槽骨吸收的方式和程度，可以通过 X 线片来观察，但 X 线片主要显示牙齿近远中的骨质情况，而颊舌侧骨板因牙与骨组织重叠而显示不清晰。牙周炎的骨吸收最初表现为牙槽嵴顶的硬骨板消失，或嵴顶模糊呈虫噬状。嵴顶的少量吸收使前牙的牙槽间隔由尖变平或凹陷，在后牙则使嵴顶由宽平变凹陷，以后牙槽骨降低。X 线片上牙槽嵴顶距釉牙骨质界的距离为 0.62~1.67mm，平均为 1.15mm。X 线片为二维影像，无法准确判断骨下袋是几壁骨袋。

34. BCD【解析】正常牙龈呈粉红色，患慢性龈炎时游离龈和龈乳头变为深红或暗红色（选项 A 错误），在较重的龈炎，炎性充血可波及附着龈。在有些患者，龈缘可呈鲜红色，且有肉芽状增生。正常龈缘菲薄而紧贴牙面，附着龈有点彩，点彩的多少或明显与否因人而异。患牙龈炎时，由于组织水肿，使龈缘变厚，不再紧贴牙面，龈乳头变为圆钝肥大（选项 E 错误）。

35. ABCE【解析】口腔卫生状况与牙周健康有着直接的关系，为了衡量人群的口腔卫生状况及口腔健康教育的效果而提出的指数为口腔卫生指数。为了简化检查程序，提出了简化口腔卫生指数，即只检查有代表性的 6 颗牙，16、26、11、31 的唇（颊）面及 36、46 的舌面。人群口腔卫生指数 ohi = di + ci。包括：软垢指数（di）、牙石指数（ci）、菌斑指数（pli）、牙龈指数（gi）、龈沟出血指数（sbi）、社区牙周治疗需要指数（cpitn）。

36. BDE【解析】牙龈的颜色除了局部炎症或全身因素引起的充血发红或苍白色外，还有其他一些原因可使牙龈有色泽的改变，如吸烟、重金属着色、牙龈黑色素沉着、白色病损。

37. BCDE【解析】牙周炎时牙槽骨吸收，X 线片表现为牙槽骨高度降低。

38. ABCD【解析】影响牙松动度的因素：牙根的数目、长度和粗壮程度以及炎症程度影响牙的松动度。一般情况下，牙槽骨吸收的程度相同时，多根牙的动度要小于单根牙，牙根长而粗壮的尖牙动度要小于其他切牙。若有急性炎症或咬合创伤存在，则牙的动度也会加重，所以检查牙的松动度应在炎症和殆创伤消除时进行，并应根据具体情况综合判断。

39. ABCD【解析】对于牙周病患者，刷牙、牙周探诊、洁治、刮治等操作都有可能引起菌血症。

40. ABDE【解析】种植体周围组织病变的病因包括菌斑微生物、生物力学负载过早或过重、牙周炎病史、种植义齿类型、种植体表面、手术技术和术后处理、骨的质和量、软组织附着类型、生物学宽度和种植体的深度以及龈瓣的设计、吸烟（是影响种植体周围骨丧失的一个重要因素）、酗酒（是危险因素）、患者的全身健康状况等。

41. ACE【解析】附着龈的上皮为角化的复层鳞状上皮；上皮角化程度越高，附着龈上的点彩越明显；附着龈的固有层紧附于牙槽骨表面的骨膜上；正常附着龈的宽度因人、因牙位而异；附着龈宽度对牙周健康、正畸治疗效果、种植手术及后期修复效果有重要作用。

42. ABCE【解析】机械清除天然牙及种植义齿各个部分如种植颈、种植基台、上部结构龈面等处的菌斑、牙石。必须用塑料器械或与种植体同样硬度的钛刮治器，使牙石碎裂，用橡皮杯和抛光膏抛光种植体表面以清除菌斑。由于钛种植体表面易磨损，传统的金属刮治器不能用于种植体，它们会损伤钛表面，形成粗糙面，促使菌斑沉积。如果负载过重，则应除去过重的咬合负荷。

43. ABC【解析】世界卫生组织在 1984 年提出的健康人的 10 项标准中，第 8 项内容是是牙齿清洁，无空洞，无痛感，齿龈颜色正无出血现象。“头发有光泽，无头屑”是第 9 项内容，“眼睛明亮，反应敏锐”是第 7 项内容。

44. BCE【解析】急性的根尖周炎会有明显的牙齿松动，牙齿咬合疼痛，这种情况的根尖周炎在进行根管治疗之后，牙齿松动是可以恢复的；不伴牙周炎的单纯咬合创伤一般经医生调整咬合后，消除咬合创伤，牙齿也可恢复稳固状态；牙周翻瓣术后由于手术的创伤及部分骨质的去除，以及组织水肿，牙齿有暂时性动度增加，一般在术后数周牙齿即能逐渐恢复稳固。

45. ABCE【解析】牙槽骨垂直吸收时，在X线片上显示的是与牙根面之间形成的有一定角度的骨缺损。此时牙周袋的袋底位于牙槽嵴顶的根方（即下方），所以此种牙周袋称为骨下袋。

46. ABE【解析】急性坏死性溃疡性龈炎常发生于青壮年，以男性吸烟者多见，选项A正确；本病起病急，病程较短，常为数天至1~2周，选项B正确；患处牙龈极易出血，患者常诉有明显疼痛感，或有牙齿撑开感或胀痛感，选项C错误；急性期如未能及时治疗且患者抵抗力低时，坏死还可波及与牙龈病损相对应的唇、颊侧黏膜，而成为坏死性龈口炎，选项D错误；患处牙龈极易出血。患者常诉晨起时枕头上有血迹，口中有血腥味，甚至有自发性出血，选项E正确。

47. ACDE【解析】掌跖角化-牙周破坏综合征的临床表现：皮损及牙周病变常在4岁前共同出现，有人报道可早在出生后11个月发生，选项A正确；患儿智力及身体发育正常，选项B错误；牙周病损在乳牙萌出不久即可发生，有深牙周袋，炎症严重，溢脓、口臭，牙槽骨迅速吸收，在5~6岁时乳牙即相继脱落，创口愈合正常，选项C正确；恒牙萌出后又按萌出的顺序相继发生牙周破坏，常在10多岁时即自行脱落或拔除，选项D正确；患者手掌和脚掌部位的皮肤过度角化、皲裂和脱屑，牙周组织严重破坏，选项E正确。

48. ACDE【解析】重度慢性牙周炎：牙龈炎较明显，可发生牙周脓肿。牙周袋 >6mm，附着丧失 >5mm，X线片显示牙槽骨吸收超过根长的1/2，有根分叉病变，多有牙齿松动。

49. BCDE【解析】侵袭性牙周炎按其患牙的分布可分为局限型和广泛型。具有一些共同的临床表现：①菌斑堆积量与牙周组织破坏的严重程度不相符。②伴放线聚集杆菌比例升高，在一些人群中牙龈卟啉单胞菌比例可能升高。③吞噬细胞异常。④巨噬细胞过度反应，包括PGE2和IL-1β水平升高。⑤附着丧失和牙槽骨吸收有自限性。好发牙位：典型的患牙局限于第一恒磨牙和上下切牙，多为左右对称。但早期的患者不一定波及所有的切牙和第一磨牙。

50. ACDE【解析】牙周组织与牙髓组织之间存在的交通途径：①根尖孔：是牙周组织和牙髓的重要通道，血管、神经和淋巴通过根尖孔相互通连，而感染和根管侧支的解剖分布和副根管的位置炎症也易交互扩散。②根管侧支：即牙根侧壁上的交通支，在近根尖1/3处最多，故深牙周袋达根尖1/3处时，牙髓受影响的机会就大大增加。另外，在多根牙的根分叉区也有约20%~60%的牙有侧支（或称副根管）。③牙本质小管：正常的牙根表面有牙骨质覆盖牙本质，但约有10%~18%的牙齿在牙颈部无牙骨质覆盖，牙本质直接暴露，在前牙更可高达25%。此外，牙颈部的牙骨质通常很薄，很容易被刮除或当有牙龈退缩时，薄层牙骨质被硬刷牙磨除，使下方的牙本质暴露，菌斑细菌的毒性产物、药物及染料等均可双向渗透而相互影响。解剖异常：如上颌前牙的腭侧畸形沟、牙骨质发育不良、牙根外吸收、根折裂等。

51. ABD【解析】与牙周病有关的系统性疾病包括糖尿病、血液疾病（如白血病、再生障碍性贫血及其他贫血疾病等）、其他疾病（如获得性免疫缺陷综合征，简称艾滋病、骨质疏松症、慢性肾病、结缔组织病）。

52. ABCDE【解析】影响牙周炎预后的因素有牙周炎的类型、牙周支持组织破坏的程度、局部因素的消除情况、牙松动情况、余留牙的数量、患者的依从性、环境因素、年龄和危险因素评估。

53. BCDE【解析】Ⅳ度根分叉病变首先需进行牙周基础治疗（洁、刮治，根面平整术等）。因根分叉病变相通，可行颊侧根向复瓣术和舌侧牙周袋切除术，来充分暴露病变区。对效果不佳和严重者，可行截根术、分根术或牙半切除术，保存患牙。此外，患牙还应调𬌗，以减轻其咬合负担。牙髓活力异常者应在术前先行牙髓治疗或根管治疗术。

54. ABDE【解析】牙周支持治疗包括病情评估、强化菌斑控制、根据病情和患者口腔卫生情况确定复查间隔期、有选择地进行预防性洁治。

55. BCDE【解析】参见 A1 型题第 19 题可知，选项 A 说法错误。其余选项说法均正确。

56. BCDE【解析】尽早拔除无保留价值的重度牙周炎患牙，意义在于：①消除微生物聚集部位。②有利于邻牙的彻底治疗。③避免牙槽骨的继续吸收，保留牙槽嵴的高度和宽度，以利义齿修复。④避免反复发作牙周脓肿。⑤避免因患牙松动而使患者只用另一侧咀嚼。

57. ABCDE【解析】选择牙周手术方法时的几个要点：牙周袋的软组织壁、牙根面、袋底下方的牙槽骨、及附着龈是牙周手术的几个重要区域，在决定采用何种手术方法时，应考虑到这几个区域中的一些情况和指标。主要包括：①牙周袋软组织壁的形态特点、厚度、解剖学特点以及是否存在炎症；牙周袋的深度、范围、与牙槽骨的关系即骨上袋还是骨下袋（骨内袋）。②根面牙石等刺激物的存在情况，有无根分叉病变，器械是否能进入病变区。③牙槽骨的形态、高度，有无凹坑状吸收、水平或垂直吸收、及有无其他畸形等。④有无适当宽度的附着龈，牙龈的厚度和形态如何，有无其他膜龈缺陷或美观问题。⑤还应注意患者对基础治疗后的反应，患者的合作程度，能否控制菌斑、保持良好的口腔卫生，患者是否吸烟，能否戒烟等。

58. ACE【解析】牙周手术尽量在术区根方的龈颊沟处做浸润麻醉，腭侧则行切牙孔或腭大孔阻滞麻醉，避免直接注入手术切除的部位，直接注射在龈乳头处，导致龈乳头肿胀，可能会影响手术切除的准确性；或因肾上腺素作用导致龈乳头局部缺血（选项 B 错误）；术中可用压迫止血、结扎止血、药物止血等多种止血方法（选项 D 错误）。

59. ABDE【解析】牙龈切除术后有血块覆盖创面，数小时内有大量中性多形核细胞移出覆盖创面，创面根方的口腔上皮细胞在 9~13 小时后开始由创缘向牙面爬行，1~2 天时上皮的分裂活动达到高峰，2~5 天时上皮以每天向牙面 0.5mm 的速度生长，5~14 天时薄层上皮完全覆盖创面，但上皮的角化和完全修复约需4周。血块下方的新结缔组织在术后24小时即开始生成，主要为含新生毛细血管的肉芽组织，第3~4天时增殖达高峰并向冠方生长，5~7天时形成新的游离龈，此后上皮开始向龈沟内生长，在术后4~5周时形成新的结合上皮，以半桥粒体和基底板的方式与牙面牢固地结合。约在牙龈切除术后2周时临床上牙龈外观正常，正常的龈沟建立，但组织学上的完全愈合则需6~7周，龈沟液的量在术后1周内增加，在约5周时恢复正常。如果手术时将原有的结合上皮完全切除，则愈合后附着水平略有丧失，牙槽嵴顶也有轻微的吸收。牙龈切除术后的愈合过程虽然一样，但愈合时间的长短受手术创面大小、局部刺激因素及感染等因素的影响。

60. ABCE【解析】翻瓣术的切口应根据手术目的、需暴露牙面和骨面的程度、瓣复位水平来设计，还要考虑到保证瓣的良好血液供应。

61. ABCD【解析】改良Widman翻瓣术适用于前牙和后牙的中等或深牙周袋，不需做骨成形者。特点是能彻底除去袋内壁上皮及炎症组织；翻瓣仅达牙槽嵴顶端处，不做骨修整，龈瓣复位时应尽量将邻间骨覆盖，不使骨质暴露。这些措施均是为了减少骨的吸收，增加新附着的机会；手术结束时，健康的牙龈结缔组织能与牙面紧密贴合，有利愈合，而且牙龈退缩较少，选项A正确；嵴顶原位复位瓣术适用于后牙消除中等深度及深牙周袋，以及需修整骨缺损者，也适用于因根分叉病变而需暴露根分叉者，但均必须有足够宽度的角化龈，才能避免手术切除袋壁牙龈时将角化龈全部切除，选项B正确；根向复位瓣术适用于牙周袋底超过膜龈联合界者，以及因根分叉病变需暴露根分叉而角化龈过窄者。其特点为内斜切口距龈缘不超过1mm，尽量保留牙龈组织；必须做纵切口，并超过膜龈联合达移行沟处，以便于将瓣向根方复位；龈瓣复位至刚刚覆盖牙槽嵴顶处；选用悬吊缝合，将瓣悬吊至期望的位置，并选用塞治剂协助固位，防止龈瓣向冠方移位，选项C正确、选项E错误。为了使附着龈增宽，可进行半厚瓣的根向复位，将骨膜和部分结缔组织留在骨面，将半厚瓣复位在牙槽嵴的根方。创口愈合过程中，上皮爬向冠方，覆盖裸露的结缔组织，可增宽附着龈，并能避免牙槽嵴的吸收，选项D正确。

62. ABCD【解析】健康牙龈的龈沟探诊深度不超过2~3mm，在健康状态下探针可进入结合上皮；有炎症时探针会超过结合上皮。进入炎症区达健康结缔组织冠方。经治疗后，结缔组织中炎症细胞浸润消失，胶原纤维新生，使结缔组织对探诊的抵抗力增强，探针不再穿透进入结缔组织中，而是中止在结合上皮内。术中切除部分袋壁或龈瓣根向复位，术后牙龈炎症消退后会出现一定程度牙龈退缩，均可导致探诊深度减低。

63. ABDE【解析】一般上颌牙齿均有一定程度的唇倾，所以上颌牙的唇颊侧骨板均比腭侧者薄，选项C错误，其余四项均正确。

64. ABDE【解析】引导性牙周组织再生术（GTR）是基于3个原理：①采用生物相容性的屏障膜覆盖在翻瓣术中暴露的牙根面和牙槽骨面之上，隔离牙龈瓣，以阻止龈瓣表面的上皮朝根向生长形成长结合上皮，防止牙龈结缔组织接触根面。②在生物膜与牙根面之间形成一楔状间隙，内含血凝块，并提供新附着的空间。③保护血凝块。通过上述条件引导位于健康根部的牙周膜内的牙周前体细胞向冠方迁移、增殖，分化出成牙骨质细胞、成纤维细胞和成骨细胞，形成牙周新附着。因此，选项 C 是错误的。

65. ABDE【解析】常用于植骨术的材料有 4 类：①自体骨：取自患者本身，具有骨生成能力，移植治疗牙周骨缺损可以获得新附着，但结果不易预测且增加供区手术创伤。所以选项 A 正确。②异体骨：来自同一物种的不同个体，骨源丰富，操作简单，但不能完全排除抗原性，其中冻干骨具有骨引导作用。所以选项 C 错误。脱钙冻干骨在脱钙处理后暴露于骨基质中的骨形成蛋白，具有骨诱导作用。临床再生效果也优于冻干骨。所以选项 B 正确。③异种骨：来自不同物种，对小牛骨进行特殊处理后，只留下骨的无机成分支架结构，为自然、多孔的无机基质，具有骨引导潜力。所以选项 D 正确。④非骨移植材料：如羟基磷灰石、β-磷酸三钙、硫酸钙等，具有良好的生物相容性和骨引导性，而不具有骨诱导性。所以选项 E 正确。

66. ABCE【解析】采用 X 线片评价骨的再生需要标准投照技术，才能进行术前术后的比较，但仍有误差，常常会低估术前骨吸收量和术后骨增量。数字减影分析可提高准确性，故选项 D 错误，其余 4 个选项均正确。

67. ACDE【解析】牙周维护治疗主要目的包括：①通过定期复查，对其进行诊断性监测，并及时采取必要的治疗，旨在预防和减少牙周再感染和牙周炎的复发。②预防或减少牙齿和种植体的缺失。③及时发现和处理口腔中其他疾病和不良状况。牙周支持治疗在积极的牙周常规治疗结束后应立即开始。并且只要有牙列或种植牙存在，应终生坚持并定期进行。

68. ABCDE【解析】强调牙周支持治疗（SPT）是基于以下原因：①牙菌斑是不断形成的，牙周炎患者单纯的自我口腔保健并不足以维持牙周健康。牙周炎患牙的某些部位的菌斑不易清除，如根分叉区、因牙间乳头退缩而暴露的较大牙间隙、暴露的根面等。而且相当一部分患者难以坚持每天用牙线/牙缝刷等工具仔细地清除菌斑，因此有必要定期由牙周专科医生帮助进行彻底的清洁。②在治疗阶段可能遗留少量的龈下菌斑，或入侵到牙周组织内的细菌可再次附着于牙面上，使龈下菌斑再度具有较强的致病力。③有些深牙周袋或根分叉区在经过治疗后，虽然龈上菌斑控制得较好，牙龈表面和袋口附近的牙龈无炎症的表现，但袋深处或根分叉病变深处仍存在慢性炎症，附着丧失仍在继续。④有些治疗的缺陷或遗漏部分在维护期内会逐渐暴露出来。因此，有必要在一定间隔期内进行复查和监控，并给予及时而必要的治疗。⑤虽然并非所有牙龈炎都会发展为牙周炎，但目前并没有可靠的指标和诊断方法将那些能发展成为牙周炎的牙龈炎加以预先识别。牙龈炎患者在治愈后也应每隔 6~12 个月进行洁治，以防复发或进一步发展成牙周炎。

69. ACDE【解析】参见 A1 型题第 56 题解析可知，修复治疗一般在基础治疗结束后 6~8 周开始，牙周手术后则应更长些。所以，选项 B 错误，其余选项内容是正确的。

70. ABCE【解析】正畸治疗中，牙周组织的损害发病因素：①菌斑滞留：是导致牙周组织炎症的直接原因。已有研究表明，正畸治疗中牙周组织的炎症、组织破坏程度与口腔卫生状况直接相关。②带环对牙龈的机械刺激。③放置带环后龈下菌斑的细菌种类发生改变：带环放置后，龈下菌斑中革兰阴性厌氧菌的种类和数量增多。④过多粘接剂对牙龈的机械刺激：无论是复合树脂粘接剂或水门汀类水门汀，均对牙龈有直接的刺激作用。⑤正畸治疗中不适当的牙齿移动：过度倾斜或压低牙齿均有可能使龈上菌斑移至龈下，导致牙周袋形成和牙槽骨吸收。有些患者由于后牙颊侧骨板较薄扩弓治疗时过度的颊向开展可能会造成牙齿颊侧骨板出现开窗或开裂致使牙根部分暴露于牙槽骨外，进而导致牙龈退缩。

71. ABCD【解析】正畸治疗适应证：①牙齿拥挤患者：表现为牙齿里出外进，不美观，不易清洁，易患龋齿，易形成牙结石，导致牙周疾病。②前牙反殆（又称地包天）。③牙间隙患者，表现为牙齿间的缝隙过多。④深覆盖（又称暴牙）。⑤双颌前突，或上下前牙前突，造成唇部前突，嘴唇用力才能闭上，开唇露齿的患者。⑥后牙反殆、锁殆：影响咀嚼功能，长期可能导致上下颌骨偏歪畸形。⑦深覆殆（前牙咬合过深）患者：表现为咬合时看不见下前牙；有些人同时伴骨骼畸形，表现为下面部短。这种畸形易咬伤上牙龈，还易导致前牙的牙周炎疾病及面部关节疾病。

72. ABCDE【解析】牙周炎作为局部感染疾病，影响全身疾病的可能机制：①感染直接扩散。②细菌进入血液循环扩散：拔除重度牙周炎或根尖周感染的牙齿后，一过性菌血症的发生率高达 82%~86%，牙周手术后为 88%。此外，口腔中的常规操作，如洁治、牙周袋探查、牙周膜内注射、放置橡皮障、磨光牙面等治疗，甚至刷牙、剔牙、咀嚼硬食等均可能会引起一过性菌血症。③牙周致病菌及其产物引起机体的炎症或免疫反应：有观点认为不一定是细菌本身到达远隔部位，可能是细菌及其产物（如内毒素等）激活了机体单核细胞/巨噬细胞，产生大量的致炎因子，从而引起炎症或免疫反应。

73. ABD【解析】目前尚无公认的种植前牙周感染控制的标准。最近研究发现，种植前余留牙牙周袋深度 PD≥5mm 的牙周袋会显著增加种植体周围炎的风险。一般认为，牙周炎患者在接受种植前需达到菌斑指数 <20%，且全口 BOP <25%，余留牙 PD≤3mm 或≤5mm。总之，在种植体置入前消除牙周炎症并建立高标准的菌斑控制，是成功的种植治疗最终决定性因素。

74. ACDE【解析】牙冠延长术的禁忌证：①牙根过短，冠根比例失调。②切除牙槽骨过多，导致与邻牙不协调者。③牙槽骨切除后，剩余骨高度不足以支持牙齿行使功能者。④全身情况不宜手术者。

75. ABCE【解析】与牙周病有关的系统性疾病，如血液病（急性白血病、血小板减少性紫癜等）、心血管疾病、糖尿病或其他内分泌疾病、神经系统疾病、免疫功能缺陷以及某些遗传性疾病或有遗传易感因素等；同时发生在口腔及牙周组织的疾病，如口腔黏膜白斑、扁平苔藓、天疱疮、类天疱疮等均可同时发生于口腔黏膜和牙龈，正畸治疗史等。此外，还应问家族史，询问父母、兄弟姐妹或其他直系亲属的牙周健康状况，尤其是一些与遗传可能相关的牙周病，如侵袭性牙周炎、牙龈纤维瘤病等。

76. ACDE【解析】种植体周围炎是由口腔微生物直接引起的种植体周围软、硬组织病变，是种植义齿最常见的并发症。由于种植体与周围骨组织形成直接的骨性结合，种植体周围炎进展较一般牙周炎迅速，一旦发生骨组织吸收，种植体较快松动、脱落而致种植失败，与选项中的“吸烟”“菌斑聚集”“咬合负载重”“全身系统性疾病”均有关，但与长期服用药物无关。

77. ABCD【解析】系统性疾病和状况如内分泌疾病和激素变化、血液疾病和免疫缺陷、精神压力和心理障碍、营养不良等会增加患牙周炎的风险，并影响牙周治疗的效果。但不会直接引起牙周病，所以选项 E 错误。

78. ABCE【解析】唐氏综合征又名先天愚型或染色体 21 –三体综合征，是一种由染色体异常所引起的先天性疾病。患者有发育迟缓和智力低下。约一半患者有先天性心脏病，约 15% 患儿于 1 岁前夭折，面部扁平，眶距增宽，鼻梁低宽，颈部短粗，常有上额发育不足，萌牙较迟，错𬌗畸形，牙间隙较大，系带附着位置过高等。几乎 100% 的患者有严重的牙周炎，牙周破坏的程度远超过菌斑、牙石等局部刺激的量。全口牙齿均有深牙周袋及炎症，以下颌前牙较重，有时可有牙龈萎缩，病情迅速加重，有时可伴有坏死性龈炎。

79. ABDE【解析】超声洁牙机的工作端要与牙石相接触，不能直接接触牙面，会在釉质表面造成划痕。超声波洁治时以握笔式将工作头的前端部分轻轻以与牙面平行或 $<15°$ 角接触牙石的下方来回移动，利用超声振动击碎并振落牙石是正确的。80° 角的是对手动龈下刮治器。

80. ABCD【解析】匙形器放入牙周袋时应使工作端平面与牙根面平行，到达袋底后，与根面间逐渐成 45° 角，以探查根面牙石，探到牙石根方后，与牙面形成 80° 角进行刮治，操作完成后仍回到与根面平行的位置，取出器械。

81. ABCE【解析】牙周病药物治疗的原则：①遵循循证医学的原则，合理使用药物。一般情况下，牙龈炎和轻、中度的牙周炎不应使用抗菌药物。药物治疗应主要用于重度牙周炎患者、对常规牙周治疗反应不佳的患者及侵袭性牙周炎患者，必要时可以选择联合用药。②用药前应清除菌斑、牙石，“搅乱”生物膜的结构。③有针对性地用药。应尽量做细菌学检查及药敏试验，有针对性地选择窄谱的抗菌药物。④尽量采用局部给药途径，以避免和减少耐药菌株和毒副作用的产生。对于那些用于全身严重感染的强效抗菌药物，尽量不用于治疗牙周炎，以保护这些药物的有效性。

82. ACDE【解析】在松牙固定前要先分析牙松动的原因，先消除原因，如果有牙周炎症，要先进行牙周基础治疗，消除炎症，并建立平衡。在此之后观察患牙情况，确定是否为松牙固定指征。松牙固定术的适应证：①外伤致牙松动，移位，经复位固定能保留者。②牙周炎常规治疗后炎症控制，但患牙仍松动，牙槽骨吸收不足根长 1/3 者。③牙周手术前、后，为防患牙松动、移位加重或出现错位愈合者。

六、案例分析题

1. B【解析】患者刷牙出血，牙龈红肿，增生，质地松软，牙周附着丧失，牙周袋形成，牙槽骨水平吸收等症状符合慢性牙周炎的临床表现。

2. C【解析】慢性牙周炎最好发的牙位首先是下颌切牙，就是下前牙。因为下颌切牙位于唾液腺的部位，容易导致牙结石的形成。

3. B【解析】慢性牙周炎多见于成年人，一般男性牙周健康状况不如女性。所以，选项B错误。

4. ACF【解析】依据题干信息所述，现病史和检查见右下6、7颊侧牙龈发红、水肿、光亮，有深牙周袋，有波动感，叩痛（++），松动Ⅰ度，牙石指数3。支持急性牙周脓肿的诊断。但牙体无明显龋病病损并不能完全排除牙髓病变及根尖周病变的可能。

5. ABC【解析】为鉴别牙周脓肿和根尖周脓肿，首先应通过牙髓活力测试检查有无牙髓活力，并通过X线片观察有无牙槽骨嵴破坏或根尖周骨质破坏。此外，因患牙有明显的叩痛和松动，如脓肿为牙周来源，应检查有无殆创伤。

6. B【解析】牙髓活力测试正常。全口其余牙探诊出血（BOP）（+），有不同程度附着丧失。疼痛的主要病因可能是急性牙周脓肿。

7. ADE【解析】急性期的牙周脓肿，以消炎镇痛，防止感染扩散，使脓肿引流通畅为主，可配合使用抗生素控制感染，可轻柔的去除大块的牙结石以利于脓肿的引流，行脓肿局部的切开引流。待症状稍为控制后行彻底龈上洁治和龈下刮治等。

8. C【解析】患者牙龈反复肿痛、牙周溢脓，牙齿松动、移位，很有可能是糖尿病患者伴发的口腔症状。

9. ABF【解析】为明确患者是否患有糖尿病，应做尿糖、血糖以及糖化血红蛋白试验检查。

10. D【解析】糖化血红蛋白（HbA1c）是衡量血糖总体控制水平的一项指标，糖尿病患者的糖化血红蛋白试验超过10%时，可考虑牙周洁治、刮治后全身使用抗生素预防感染。

11. ABDEF【解析】有自发出血症状需注意询问有无引起自发性出血的全身疾病和相关表现、有无引起凝血功能异常的服药史。左下6、7间常有食物嵌塞，注意排除邻面龋及其引发的牙髓炎等。

12. ACF【解析】根据题干信息可诊断为左下6、7间龈乳头炎。止血2日后复诊需去除导致龈乳头炎的充填体悬凸，并拍摄X线片进一步检查有无邻面龋坏及牙槽骨有无吸收等。“多牙位探及龈下牙石及4~5mm深牙周袋”表明有牙周炎存在，需进行全口牙周基础治疗。

13. ABE【解析】充填体悬凸和食物嵌塞易促进菌斑堆积于此，引发或加重局部牙周组织炎症，位于邻面接触区下方的龈谷上皮无角化、无钉突，对局部刺激物抵抗力低，牙周病易始发于此。

14. C【解析】患者右上 2 至左上 2 龈乳头坏死性溃疡，覆有灰白色假膜状坏死物，有腐败性口臭，是急性坏死性牙龈炎的典型表现。

15. ABCD【解析】急性坏死性牙龈炎好发于青壮年，以男性吸烟者多见。一般来说，当牙龈炎患者疲劳、抵抗力差、工作辛苦或熬夜时，就可能诱发急性坏死性牙龈炎。它的症状比普通牙龈炎严重很多，一般患者的牙龈会大面积糜烂坏死，出现严重的口腔异味、牙龈出血和疼痛。

16. BC【解析】参见 A1 型题第 55 题解析。

17. ACDEF【解析】根据题干信息怀疑为“急性牙周脓肿”，需要与牙槽脓肿和牙龈脓肿相鉴别，故需要进行 X 线检查、牙髓活力电测试、咬诊、牙体染色检查、咬合力检查。

18. AD【解析】X 线片示左下 6 根分叉区牙槽骨吸收，则可能为慢性牙周炎伴发的根分叉病变和急性牙周脓肿。

19. BF【解析】急性牙周脓肿急性期治疗原则是镇痛、防止感染扩散以及使脓液引流。有波动感证明已有脓液形成且局限，应行脓肿切开引流、局部冲洗上药，待急性炎症消退后进行刮治等基础治疗，复诊观察决定下一步治疗方案。

20. ABE【解析】参见案例分析题第 7 题解析。

21. AB【解析】右下 6 有牙髓炎症状和深牙周袋，考虑可能为牙周-牙骨联合病变。

22. ABCEF【解析】为明确诊断还需检查有无龋坏、楔状缺损、牙齲裂等牙体疾患，进行牙髓温度测试和电测试判断牙髓活力状态，拍摄 X 线片观察根尖周和牙周表现。

23. AD【解析】由牙髓病变引起牙周病变的患牙应尽早进行根管治疗，病程短者单纯根管治疗后，牙周病损即可完全愈合，若病程长久，则应在根管治疗开始后，同时或尽快行牙周治疗，所以选项 B 错误。就诊时有深牙周袋，牙髓活力较好时也可先行牙周治疗，牙髓活力降低者同时进行牙周和牙髓治疗。所以选项 A、D 均正确。逆行性牙髓炎的患牙能否保留主要取决于该牙牙周病变程度和牙周治疗效果。多根牙仅一个根病变较重者，也可在炎症控制后行截根术或分根术等，不应直接排除。故选项 C、E、F 均错误。

24. BCFG【解析】青年男性慢性牙龈肿大的可能原因有增生性龈炎、药物性牙龈增生等，此外还要怀疑有无侵袭性牙周炎。采集病史时注意针对这几个疾病的特点进行。

25. C【解析】患者的表现主要为牙龈肥大增生及口腔卫生状况，没有说明牙周检查中最重要的内容，即牙周袋及附着丧失情况，而这是区别牙龈病及牙周炎极为重要的指标。因此，为进一步确诊，首先需探诊附着丧失情况，该患者牙龈质地、颜色无异常，也无龈出血，因此血象不是首先要检查的项目，选项 A 错误。X 线片及菌斑涂片检查均不如探诊附着丧失项目重要，因此选项 C 正确。

26. B【解析】患者的牙龈肥大增生很可能是由于药物引起的，而引起药物性牙龈肥大的药物有苯妥英钠、环孢素、硝苯地平等，根据此患者一般状况，癫痫的可能性大，本病可能是由于患者长期服用苯妥英钠导致的。因此最可能的诊断是药物性牙龈增生。

27. AD【解析】治疗时应首先停止使用或更换引起牙龈增生的药物，然后再去除局部刺激因素。

28. ABD【解析】患者为中年男性，慢性病程，刷牙出血，口腔异味。双侧后牙及下前牙轻度松动，伴有咬合痛。初步诊断为慢性牙周炎。为明确诊断，应进行牙周组织检查和辅助检查，即探诊、X线片、咬合检查。

29. ABF【解析】全口口腔卫生差，软垢指数（DI）、牙石指数（CI）平均2.5，探诊牙周袋深度4~5mm，进一步支持慢性牙周炎的诊断，跟牙周病关系最密切的致病菌有很多，比如伴放线聚集杆菌、牙龈卟啉单胞菌、福赛拟杆菌、中间普氏菌等。

30. ABCFG【解析】慢性牙周炎的基础治疗目的在于运用牙周病常规的治疗方法消除致病因素，控制牙龈炎症。此阶段亦称病因治疗。包括以下几个方面：①教育并指导患者自我控制菌斑的方法，如建立正确的刷牙方法和习惯，使用牙线、牙签、间隙刷等辅助工具保持口腔卫生等。②施行洁治术、根面平整术以消除龈上和龈下的菌斑、牙石。③消除菌斑滞留因素及其他局部刺激因素。④拔除无保留价值的或预后极差的患牙，对不利于将来修复治疗的患牙也应在适当时机拔除。⑤在炎症控制后进行必要的咬合调整，建立平衡的咬合关系，必要时可做暂时性的松牙固定。⑥药物治疗：在经上述治疗特别是消除菌斑、牙石等局部刺激物后，如果病情仍不能控制或有明显的急性炎症以及对某些重症患者，可辅以药物治疗，还可服用补肾固齿的中成药或汤剂等。⑦发现和尽可能纠正全身性或环境因素，如吸烟、用药情况、全身病的控制等。在第一阶段治疗结束后的6~8周，应复诊再评估前一阶段疗效，再决定下一阶段治疗计划。

31. ABCDE【解析】“右下第一恒磨牙牙龈肿痛、咬物疼痛加重、松动3周”可能为牙周炎或根尖周炎，为明确诊断要进一步检查牙周情况，进行常规视诊、探诊、叩诊、松动度检查，牙髓活力测试，根尖X线检查、根分叉处探诊及咬诊。

32. DE【解析】口腔检查为慢性根尖周炎急性发作表现，影像学检查为近中根纵裂的典型表现。

33. ADE【解析】首诊治疗需针对症状做出应急处理，包括开髓进行根管治疗、调殆，全身症状重者可辅以抗生素和镇痛药。

34. ABCF【解析】近中根纵裂，牙周呈烧瓶样阴影，若要保留该患牙需在牙周基础治疗后行近中牙半切术，剩余远中根冠进行修复治疗。由双根牙变为单根牙，牙周支持力降低需在修复时注意降低局部咬合力。

35. BCDF【解析】基础治疗后牙周炎复发需重新转回基础治疗，局部根分叉病变需注意检查有无咬合创伤。

36. ABC【解析】Ⅱ度根分叉病变牙周手术术式可选择引导性组织再生术（GTR）、植骨术（GBR）和根向复位瓣术。截根术、分根术和半牙切除术常用于Ⅲ度或Ⅳ度根分叉病变。

37. ABDEF【解析】参见X型题第61题解析。

38. C【解析】深牙周袋袋底超过膜龈联合，而角化龈较窄时选用根向复位瓣，既消除了牙周袋，又使病变区（根分叉）充分暴露，易于自洁，又保留了角化龈。

39. ABC【解析】患者口腔卫生差，牙龈红肿，左下5松动Ⅱ度，怀疑为慢性牙周炎。对该患者进行探诊、附着丧失程度和X线片等辅助检查，可明确诊断。

40. E【解析】患者牙周基础治疗6周后复查时，多数牙牙颈部有菌斑，但无牙石，牙龈边缘仍有轻度充血、水肿，提示龈缘处大量菌斑伴牙龈炎症，提示患者自我控制菌斑效果不佳。题干信息没有提示釉突，创伤，所以选项A、B错误。需要在患者有效控制菌斑的前提下才行手术治疗，所以选项C错误。无牙石说明洁治彻底，所以选项D错误。

41. ABCEFG【解析】对大多数牙龈炎患者，每6~12个月一次的维护治疗即可达到良好的效果。而对大多数牙周炎患者，复诊间隔期则不宜超过6个月。牙周积极治疗后的第一年，为重点时期。对大多数患者而言，在维护治疗的初期，每3个月一次已经足够。该患者基础治疗除“超过40%的牙周袋探诊出血”之外，其余选项的情况出现后，均应将复查间隔期缩短为1~3个月。

42. D【解析】X线检查可进一步确定牙槽骨吸收情况。

43. A【解析】患者牙周袋普遍4~5mm（>3mm），并有炎症，多有牙龈出血；临床附着丧失；牙周袋探诊后有出血；晚期牙松动或移位。这些符合广泛性慢性牙周炎的临床表征。

44. ABCDE【解析】行正畸治疗前，应首先消除促进疾病发展的局部因素，比如：全口腔卫生维护、洁治、龈下刮治、纠正张口呼吸等不良习惯，不定期行牙周维护治疗等。

45. ACD【解析】在正畸治疗前应控制进展性牙周疾病，避免快速、不可逆的牙周组织破坏，如翻瓣刮治、牙龈移植等。牙周炎患者须通过彻底的牙周基础治疗控制自身炎症，在牙周炎得到控制或处于牙周炎静止期时进行正畸辅助治疗。其牙周状况应满足：探诊出血位点<15%，全口菌斑指数<25%，全口牙周探查无探诊深度达5mm的患牙，无Ⅱ度以上根分叉病变，且患者口腔卫生维护良好，才可进行正畸治疗。

46. ABDEFG【解析】正畸加力时间间隔短，牙周组织会因频繁的加力而出现损伤。所以，选项C是错误的，其余选项内容均为正畸过程中的注意事项内容。

47. DE【解析】X线检查可确定牙槽骨吸收情况，有可疑时，应变换投照角度再次拍摄，也可结合CBCT片进行诊断。

48. ACD【解析】种植体周围炎治疗方案CIST包括ABCD方案。A：去除病因，去除菌斑、牙石，传统的金属刮治器不能用于种植体，会损伤钛表面，必须使用塑料或与种植体相同硬度的钛刮治器；B：氯己定，应用于探诊出血阴性，探诊深度4~5mm时；C：抗生素，用于探诊出血阴性，探诊深度≥6mm，X线片示有骨吸收，有或无溢脓；D：手术治疗，初期治疗成功控制住炎症后，根据检查结果选择性使用。

49. ABCDF【解析】参见A1型题第106题解析。

口腔黏膜斑
纹类疾病 1

口腔黏膜溃
疡性疾病

第六章　口腔黏膜病

口腔黏膜斑
纹类疾病 2

一、A1 型题

1. 下列不具有传染性的疾病是
   A. 瘢痕性类天疱疮　　B. 梅毒
   C. 艾滋病　　D. 单纯疱疹
   E. 手足口病
2. 艾滋病的传播途径不包含以下哪种
   A. 性接触传染　　B. 血及血制品感染
   C. 胎儿和围生期感染　　D. 飞沫传播
   E. 垂直感染
3. 下列哪项不是艾滋病的口腔表征
   A. 口腔念珠菌病　　B. 口腔毛状白斑
   C. 口腔卡波西肉瘤　　D. 口腔非霍奇金淋巴瘤
   E. 口腔牙龈瘤
4. HIV 感染者最常见的口腔肿瘤是
   A. 鳞癌　　B. 乳头状瘤
   C. 卡波西肉瘤　　D. 非霍奇金淋巴瘤
   E. 黑色素瘤
5. HIV 儿童患者最常见的口腔表征为
   A. 卡波西肉瘤、腮腺肿大和单纯疱疹
   B. 卡波西肉瘤、唾液腺肿大和带状疱疹
   C. 腮腺肿大、单纯疱疹和口腔念珠菌病
   D. 组织胞浆菌病、毛状白斑和口腔念珠菌病
   E. 腮腺肿大、单纯疱疹和坏死性口炎
6. 对 HIV 感染确诊最及时的检测方法是
   A. HIV 抗体检测　　B. HIV 抗体和 Western blot 检测
   C. HIV 病毒核酸检测　　D. HIV 病毒载量检测
   E. 临床诊断

7. 口腔黏膜病是指
   A. 口腔黏膜上的疾病
   B. 口腔软组织的疾病
   C. 口腔黏膜和软组织的疾病
   D. 口腔黏膜和皮肤的疾病
   E. 口腔软组织和皮肤的疾病
8. 口腔黏膜上发生的慢性疾病是
   A. 扁平苔藓
   B. 创伤性溃疡
   C. 接触性口炎
   D. 药物过敏性口炎
   E. 球菌性口炎
9. 口腔黏膜病中发病率最高的疾病是
   A. 扁平苔藓
   B. 复发性口腔溃疡
   C. 白念珠菌病
   D. 疱疹性口炎
   E. 创伤性溃疡
10. 会出现皮损的口腔疾病是
   A. 扁平苔藓
   B. 复发性口腔溃疡
   C. 贝氏口疮
   D. 球菌性口炎
   E. 白斑
11. 可能发生癌变的口腔疾病是
   A. 创伤性溃疡
   B. 地图舌
   C. 慢性唇炎
   D. 接触性口炎
   E. 白斑
12. 治疗梅毒的首选药物
   A. 红霉素
   B. 氯霉素
   C. 金霉素
   D. 青霉素
   E. 链霉素
13. 下列对基底膜复合物的结构与功能的描述，哪一项是错误的
   A. 基底膜的超微结构是一种膜
   B. 基底膜是胶原纤维与致密板、透明板连接的纤维复合物
   C. 基底膜是上皮和结缔组织的界面结构
   D. 基底膜主要有支持、连接和固着作用
   E. 基底膜是半透膜，便于物质交换
14. 口腔黏膜防御屏障包括
   A. 唾液屏障
   B. 上皮屏障
   C. 免疫细胞屏障
   D. 免疫球蛋白屏障
   E. 以上都是

15. 黏膜上皮的完整性发生持续性缺损或破坏，称为

A. 萎缩　　B. 坏死
C. 溃疡　　D. 假膜
E. 丘疹

16. 糜烂是

A. 黏膜表面的线状裂口　　B. 黏膜上的实体性突起
C. 黏膜内贮存液体　　D. 黏膜上较局限的颜色异常
E. 黏膜上皮的表浅缺损

17. 瘢痕性类天疱疮属于

A. 变态反应性疾病　　B. 感染性疾病
C. 免疫缺陷病　　D. 自身免疫病
E. 性传播疾病

18. 口腔黏膜疱性损害大疱壁的厚薄取决于

A. 疱内液量多少　　B. 疱的部位在皮下还是皮内
C. 疱的数量　　D. 疱的大小
E. 疱基底炎性反应的严重程度

19. 萎缩是指

A. 黏膜上皮的完整性发生持续性缺损或破坏
B. 上皮变薄
C. 上皮的部分损伤
D. 黏膜上较局限的颜色异常
E. 黏膜表面的线状裂口

20. 复发性唇疱疹愈合后

A. 留瘢痕，无色素沉着　　B. 留瘢痕，有色素沉着
C. 不留瘢痕，无色素沉着　　D. 不留瘢痕，有色素沉着
E. 以上都不对

21. 复发性唇疱疹的治疗，最有效的是局部使用

A. 氢化可的松乳膏　　B. 新霉素乳胶
C. 0.01%硫酸镁湿敷　　D. 5%阿昔洛韦软膏
E. 杆菌肽软膏

22. 下述哪一项临床表现符合口腔黏膜带状疱疹

A. 散在分布的单个小溃疡
B. 各处成簇小水疱
C. 单侧性皮肤-黏膜疱疹，沿三叉神经分支排列，且疼痛明显

D. 广泛糜烂

E. 单个或几个大小不等的水疱

23. 口腔扁平苔藓的口腔表现不包括

A. 糜烂　　B. 水疱

C. 丘疹　　D. 斑块

E. 皲裂

24. 药疹最常见的口腔黏膜损害为

A. 粟粒状水疱　　B. 成簇小水疱

C. 单个或几个大小不等的水疱　　D. 虹膜状红斑

E. 散在分布的圆或椭圆形溃疡

25. 多形渗出性红斑在皮肤上的损害为

A. 下肢伸侧结节状多形性红斑

B. 口腔、生殖器发生固定性红斑

C. 颜面、手掌、足底呈对称性虹膜状红斑

D. 躯干、四肢、面部呈固定性红斑

E. 面部、胸部呈带状红斑

26. 复发性阿弗他溃疡在口腔黏膜的少发部位是

A. 唇　　B. 颊

C. 舌尖、舌缘、舌腹　　D. 牙龈、硬腭

E. 前庭沟

27. 口腔白色角化病与白斑的区别是

A. 前者病因多为机械性刺激因素，后者则为物理化学因素

B. 前者损害呈灰白色，后者呈白色

C. 前者损害大，后者小

D. 前者质软，后者质硬

E. 前者病理变化为单纯性的上皮增生，后者则为上皮异常增生

28. 对白斑的描述哪项是正确的是

A. 口腔黏膜上所发生的白色斑块都称为白斑

B. 白斑大小与癌变的可能性成正比

C. 皱纸状、疣状等表面形态象征癌前改变

D. 各型白斑发生溃疡是癌前损害已有进一步发展的标志

E. 白斑在临床上只表现为单纯的白色损害

29. 扁平苔藓的皮肤损害表面常有

A. 边缘扩展阳性　　B. 尼氏征阳性

C. 雷诺征阳性　　D. 针刺反应阳性
E. Wickham 纹

30. 下列哪组途径最易导致 HIV 的传播
A. 性传播、输血、器官移植和昆虫叮咬
B. 性传播、输血、器官移植和拥抱
C. 母婴传播、共用针具、器官移植和拥抱
D. 性接触、输血、一般生活接触和人工授精
E. 性传播、礼节性接吻、器官移植和人工授精

31. 卡波西肉瘤最好发于
A. 舌缘　　B. 硬腭及牙龈
C. 软腭　　D. 颊部
E. 口底

32. 目前预防艾滋病最重要的措施是
A. 提高公共意识，切断传播途径　　B. 应用高效价免疫球蛋白保护易感者
C. 及时隔离 HIV 感染者　　D. 易感者接种 HIV 疫苗
E. 充分理解和关心艾滋病患者，以免其隐瞒病痛

33. 检查天疱疮血清中存在天疱疮抗体精确率最高的方法为
A. 凝集反应　　B. 沉淀反应
C. 淋巴细胞转化试验　　D. 免疫荧光技术
E. 补体结合试验

34. 原发性疱疹性口炎常见于
A. 老年人　　B. 中年人
C. 青年人　　D. 妇女
E. 婴幼儿

35. 判断口腔单纯疱疹性口炎可以通过涂片查找
A. 芽胞　　B. 病毒
C. 包涵体　　D. 噬菌体
E. 菌丝

36. 口腔结核病损最常见的形式为
A. 结核初疮　　B. 结核性溃疡
C. 寻常狼疮　　D. 结核性骨髓炎
E. 结核性根尖炎

37. 最常见的口腔念珠菌病是
A. 急性红斑型念珠菌口炎　　B. 增殖型念珠菌口炎

C. 慢性红斑型念珠菌口炎　　D. 急性假膜型念珠菌口炎
E. 念珠菌性口角炎

38. 颞下部皮肤发生带状疱疹，说明损害累及三叉神经的
A. 第一支　　B. 第二支
C. 第三支　　D. 第一支及第二支
E. 第二支及第三支

39. 口腔结核损害的确诊，主要取决于
A. 结核菌素试验　　B. 胸部 X 线检查
C. 病原体的齐尼抗酸染色　　D. 浓缩集菌培养
E. 组织病理学检查

40. 球菌性口炎的致病菌不包括
A. 卡他球菌　　B. 肺炎双球菌
C. 溶血性链球菌　　D. 金黄色葡萄球菌
E. 变异链球菌

41. 天疱疮属于
A. 口腔黏膜大疱类疾病　　B. 口腔黏膜溃疡性疾病
C. 口腔黏膜感染性疾病　　D. 口腔黏膜斑纹类疾病
E. 变态反应性疾病

42. 缺铁性贫血的典型口腔表征为
A. 舌乳头萎缩呈镜面舌　　B. 口腔黏膜出现创伤性溃疡
C. 口腔黏膜出现淤点、淤斑或血肿　　D. 牙龈增生、肥大
E. 地图舌

43. 再生障碍性贫血的血象不表现为
A. 红细胞减少　　B. 白细胞减少
C. 血小板减少　　D. 缺铁性贫血
E. 血红蛋白减少

44. 牙龈出血的原因不包括
A. 牙周炎　　B. 特发性血小板减少性紫癜
C. 急性白血病　　D. 再生障碍性贫血
E. 普-文综合征

45. 可以导致牙龈出血的系统性疾病不包括
A. 维生素 C 缺乏　　B. 肝脏疾病
C. 血友病　　D. 特发性血小板减少性紫癜
E. 艾迪生病

46. 临床表现为牙龈出血并伴有骨骼病变的是
A. 烟酸缺乏症
B. 维生素 B_2 缺乏症
C. 维生素 C 缺乏症
D. 缺铁性贫血
E. 粒细胞缺乏症

47. 口周苍白圈现象见于
A. 猩红热
B. 白喉
C. 口腔念珠菌病
D. 神经血管性水肿
E. 肉芽肿性唇炎

48. 艾滋病的传播不包括
A. 性接触传播
B. 母婴垂直传播
C. 静脉吸毒传播
D. 输血传播
E. 口腔飞沫传播

49. 走马疳又称为
A. 坏死性龈口炎
B. 疱疹性口炎
C. 球菌性口炎
D. 念珠菌性口炎
E. 药物过敏性口炎

50. 手足口病的皮肤病损主要表现为
A. 靶形红斑
B. 结节性红斑
C. 出现红斑及大水疱
D. 紫红色扁平丘疹
E. 玫瑰红色斑丘疹，上有小水疱

51. 治疗带状疱疹的常用药物不包括
A. 阿昔洛韦
B. 干扰素
C. 转移因子
D. 青霉素
E. 泼尼松

52. 常见的口腔真菌感染性疾病是
A. 口干综合征
B. 扁平苔藓
C. 鹅口疮
D. 贝赫切特病
E. 口腔白斑

53. 创伤性溃疡在体检时应注意检查
A. 溃疡周围及对颌有无刺激物，刺激物是否与溃疡相吻合
B. 溃疡基底有无浸润
C. 溃疡形态特征
D. 患者全身状况
E. 口腔卫生情况

54. 临床怀疑口腔念珠菌感染时，首先选用的辅助诊断技术为

A. 涎液及血清念珠菌抗体测定　　B. 血清铁及维生素 B_{12}测定

C. 活体组织检查　　D. 涎液培养

E. 直接在病损区涂片镜检

55. 复发性唇疱疹的治疗，最有效的是局部使用

A. 氢化可的松软膏　　B. 新霉素乳胶

C. 0.01%硫酸锌湿敷　　D. 5%阿昔洛韦软膏

E. 杆菌肽软膏

56. 麻疹的病原体属于

A. 细菌　　B. 真菌

C. 病毒　　D. 支原体

E. 衣原体

57. 皮肤黏膜淋巴结综合征的临床表现不包括

A. 发热　　B. 淋巴结肿大

C. 杨梅舌　　D. 皮疹

E. 黏膜黑色素斑

58. 垂体性侏儒症的口腔表征是

A. 下颌骨巨大，上颌骨增大不明显，导致错殆畸形

B. 舌体增大呈巨舌，舌缘齿痕明显

C. 双唇肥厚，舌大，常伸出口外

D. 牙齿萌出迟缓，乳牙迟脱，造成牙列拥挤

E. 口腔黏膜苍白，并可见淤点、淤斑或血肿

59. 创伤性溃疡的病因是

A. 内分泌失调　　B. 舔唇不良习惯

C. 机体抵抗力下降　　D. 残根残冠刺激

E. 消化不良

60. 口腔念珠菌病口腔局部治疗宜选用哪种含漱剂

A. 弱碱性液体　　B. 中性液体

C. 含抗生素液体　　D. 含激素液体

E. 含镇痛药物的液体

61. 天疱疮的皮肤损害特点为

A. 边缘扩展阳性　　B. 尼氏征阳性

C. 雷诺征阳性　　D. 针刺反应阳性

E. Wickham 纹

62. 下列何种疾病与牙周病没有密切关系
A. 糖尿病
B. 白血病
C. 心血管疾病
D. 大叶性肺炎
E. 再生障碍性贫血

63. 更易患口腔念珠菌病的人群为
A. 嗜烟者
B. 嗜酒者
C. 更年期妇女
D. 患有胆道疾病者
E. 长期大量应用抗生素者

64. 下列哪项不是扁平苔藓的病理表现
A. 上皮不全角化
B. 基底层液化变形
C. 黏膜周有淋巴细胞带浸润
D. 胶样小体
E. 胶原纤维变形

65. 下列哪项不是口腔毛状白斑的临床表现
A. 多为双侧发生
B. 主要在舌缘、舌腹
C. 损害呈白色皱褶隆起
D. 可以擦掉
E. 多见于男性

66. 寻常型天疱疮最早出现病损的部位是
A. 皮肤
B. 口腔
C. 鼻腔
D. 外生殖器
E. 肛门

67. 治疗婴幼儿鹅口疮的常用药物为
A. 2%~4%碳酸氢钠溶液
B. 氯己定
C. 西地碘
D. 制霉菌素
E. 咪康唑

68. 对口腔扁平苔藓治疗应考虑以下因素，除了
A. 有无胶样小体表现
B. 病损的临床分型
C. 有无皮损
D. 有无临床症状
E. 有恶变可能

69. 遗传性血管神经性水肿是由（　　）补体缺陷引起的
A. C3 缺陷
B. C4 缺陷
C. C1INH
D. C1q 缺陷
E. C9 缺陷

70. 梅毒是
A. 代谢疾病
B. 内分泌疾病

C. 过敏性疾病
D. 免疫缺陷病
E. 传染性疾病

71. 梅毒的病原体是
A. 细菌
B. 病毒
C. 真菌
D. 螺旋体
E. 寄生虫

72. 梅毒的病原体易存活于
A. 有氧环境
B. 干燥环境
C. 体外环境
D. 厌氧环境
E. 有菌环境

73. 下列不是糜烂型口腔扁平苔藓发病部位的是
A. 颊
B. 唇
C. 前庭沟
D. 眼结膜
E. 磨牙后区

74. 临床表现为斑纹的疾病有
A. 球菌性口炎
B. 扁平苔藓
C. 血管神经性水肿
D. 药物过敏性口炎
E. 鹅口疮

75. 非糜烂型扁平苔藓的主要自觉症状有
A. 轻度刺激痛
B. 剧烈自发痛
C. 牵涉性痛
D. 持续性钝痛
E. 咬合痛

76. 梅毒的临床分型不包括
A. 晚期梅毒
B. 先天性梅毒
C. 梅毒下疳
D. 一期梅毒
E. 二期梅毒

77. 梅毒黏膜斑表现为
A. 灰白色光亮斑块
B. 白色角化斑块
C. 红色斑块
D. 棕色斑块
E. 黄色斑块

78. 二期梅毒的症状不包括
A. 玫瑰疹
B. 斑疹和丘疹
C. 组织穿孔
D. 鳞屑斑
E. 灰白色黏膜斑

79. 三期梅毒可出现的表现不包括
A. 黏膜白斑　B. 梅毒疹
C. 中枢神经系统损害　D. 瘢痕
E. 树胶肿

80. 梅毒树胶肿是
A. 结缔组织　B. 淋巴组织
C. 血管组织　D. 间叶组织
E. 肉芽组织

81. 血管神经性水肿严重的并发症是
A. 食管狭窄　B. 气胸
C. 休克　D. 喉头水肿、窒息
E. 肺部感染

82. 皮肤尼氏征反应阳性的是
A. 血管神经性水肿　B. 盘状红斑狼疮
C. 疱疹样口炎　D. 天疱疮
E. 类天疱疮

83. 诊断血管神经性水肿时，应注意与哪种疾病相鉴别
A. 慢性唇炎　B. 蜂窝织炎
C. 腺性唇炎　D. 盘状红斑狼疮
E. 唇疱疹

84. 非特异性唇炎的诱因是
A. 营养不良　B. 病毒感染
C. 风吹日晒　D. 真菌感染
E. 药物过敏

85. 慢性非特异性唇炎出现脓血性痂皮时，应首选的治疗措施是
A. 金霉素眼膏湿敷至痂皮脱落　B. 红霉素软膏涂布
C. 氟轻松软膏涂布　D. 金霉素软膏涂布
E. 曲安奈德混悬液局部注射

86. 慢性唇炎的病因是
A. 舔唇不良习惯　B. 病灶感染
C. 感冒　D. 消化不良
E. 寄生虫感染

87. 湿疹糜烂型唇炎的表现与单独发生在唇部黏膜斑纹病难以鉴别的是
A. 慢性盘状红斑狼疮　B. 多形性红斑

C. 念珠菌性唇炎　　D. 糜烂型扁平苔藓
E. 药物过敏性口炎

88. 皮肤表现为虹膜状红斑的是
A. 盘状红斑狼疮　　B. 口腔扁平苔藓
C. 多形渗出性红斑　　D. 天疱疮
E. 类天疱疮

89. 下列关于药物过敏性口炎的临床特征，描述正确的为
A. 皮肤大疱，口腔黏膜白色瘢痕
B. 皮肤紫色丘疹，口腔为白色条纹
C. 皮肤红斑、水疱，口腔大小不等水疱、糜烂
D. 皮肤水疱或斑丘疹，口腔为相互融合的透明小水疱
E. 皮肤结节性红斑，口腔为反复发作的溃疡

90. 天疱疮的细胞学检查方法为
A. 快速血浆反应（RPR）法　　B. Tzanck 细胞检查法
C. 类风湿因子法　　D. 结核菌素试验法
E. HIV 抗体检测法

91. 多形渗出性红斑典型皮损为
A. 面、四肢对称性靶形红斑　　B. 面部突出部蝶形红斑
C. 四肢紫色扁平丘疹　　D. 手掌、足底、臀部皮肤丘疹、斑疹和水疱
E. 下肢结节性红斑

92. 口腔黏膜出现的白色凝乳状斑片属于
A. 球菌性口炎　　B. 白念珠菌病
C. 口腔扁平苔藓　　D. 均质型白斑
E. 白色角化病

93. 可能与光照有关的疾病是
A. 多形性红斑　　B. 血管神经性水肿
C. 类天疱疮　　D. 湿疹糜烂型唇炎
E. 口角炎

94. 慢性唇炎的临床表现不包括
A. 放射状斑纹　　B. 皲裂
C. 脱屑　　D. 结痂
E. 唇肿胀

95. 天疱疮的激素治疗特点是
A. 停药后病情一般不复发　　B. 强调量大、快速，迅速控制炎症

C. 强调渐进、忌躁，由低量慢慢递加　D. 可以被中药取代，以减少激素的不良反应
E. 可动态地分为起始、控制、巩固、维持 4 个阶段

96. 天疱疮的治疗特点是
A. 必须用激素控制　B. 必须用抗生素控制
C. 不必用激素控制　D. 不必用抗生素控制
E. 以中医中药治疗为主

97. 目前治疗疱疹性口炎最有效的药物是
A. 米诺环素　B. 阿昔洛韦
C. 阿莫西林　D. 对乙酰氨基酚
E. 苯佐卡因

98. 口腔白斑分型不包括
A. 均质型　B. 溃疡型
C. 疣状型　D. 颗粒型
E. 增殖型

99. 原发性疱疹性口炎病因是感染了
A. Ⅰ型单纯疱疹病毒　B. 单纯疱疹Ⅱ型病毒
C. 人类获得性免疫缺陷Ⅰ型病毒　D. 人类获得性免疫缺陷Ⅱ型病毒
E. 以上都不对

100. 口角炎的治疗原则为
A. 局部激素治疗，全身抗生素治疗　B. 全身激素治疗，局部抗生素治疗
C. 局部激素治疗，口服维生素　D. 全身激素治疗，局部维生素外用
E. 根据不同的病因选择抗菌、抗真菌或补充营养的治疗

101. 以单侧发病多见的口角炎是
A. 营养不良性口角炎　B. 感染性口角炎
C. 接触性口角炎　D. 创伤性口角炎
E. 以上均不是

102. 下列因素可引起口角炎，除了
A. 营养不良　B. 细菌感染
C. 真菌感染　D. 口角潮湿
E. 寒冷刺激

103. 口角炎的临床表现不包括
A. 张口过度　B. 口角疼痛
C. 张口受限　D. 口角结痂
E. 口角皮肤皲裂

104. 以下各项，可作为 B 族维生素缺乏口角炎的诊断依据，除了
A. 菌状乳头肿大充血
B. 丝状乳头萎缩
C. 轮廓乳头肿大
D. 口角糜烂
E. 唇干燥、脱屑、微肿

105. 复发性疱疹性口炎的好发部位是
A. 颊黏膜
B. 舌缘、舌腹
C. 口唇部
D. 乳磨牙（成人是前磨牙）的上腭和龈缘处
E. 口腔黏膜任何部位

106. 上皮的棘层或基底层出现个别或成群的细胞角化称为
A. 过度角化
B. 过度正角化
C. 过度不全角化
D. 错角化
E. 棘层增生

107. 关于白斑的临床表现下列说法错误的是
A. 病损有对称性
B. 斑块白色或灰白色
C. 损害大小不一
D. 可发生在口腔黏膜任何部位
E. 损害大小与恶变之间无平行关系

108. B 族维生素缺乏除有口角炎外，还表现为
A. 鼻炎、唇炎
B. 鼻炎、咽炎
C. 鼻炎、舌炎
D. 舌炎、唇炎
E. 咽炎、唇炎

109. 地图舌的病因不包括
A. 病灶感染
B. 胃肠功能紊乱
C. 肠寄生虫
D. 口腔 pH 改变
E. 精神情绪因素

110. 下列哪项与地图舌无关
A. 游走性舌炎
B. 硬化性舌炎
C. 消化不良
D. 病灶感染
E. 剥脱性舌炎

111. 游走性舌炎的病损常为
A. 菱形
B. 盘形
C. 蝶形
D. 地图形
E. 长形

112. 下列各项为地图舌的临床表现，除了
A. 丝状乳头片状剥脱
B. 舌背形成红色光滑区

C. 红色区可糜烂　　D. 剥脱区微凹
E. 菌状乳头可见

113. 关于疣状白斑下列说法错误的是
A. 表面有毛刺状突起　　B. 基底有明显硬结
C. 常有粗糙感　　D. 可伴有溃疡形成
E. 白色斑块高出黏膜面

114. 疱疹是指
A. 直径在1~3mm的水疱　　B. 直径超过5mm的水疱
C. 内容物为浆液的大疱　　D. 位于基底层之下的疱
E. 上皮浅层破坏，未侵犯上皮全层

115. 复发性坏死性黏膜腺周围炎属于
A. 糜烂　　B. 浅溃疡
C. 深溃疡　　D. 脓疱
E. 角化不良

116. 口腔黏膜白斑病变的危险因素是
A. 发病年龄　　B. 男性
C. 病损位于舌黏膜　　D. 上皮异常增生
E. 伴有消化道溃疡

117. 下列哪项与面神经麻痹和肉芽肿性唇炎组成梅罗综合征
A. 沟纹舌　　B. 三叉神经痛
C. 地图舌　　D. 皮脂腺异位
E. 菱形舌

118. 沟纹舌患者应
A. 清除牙菌斑　　B. 清理沟内食物残屑
C. 去除残根残冠　　D. 切除沟纹
E. 服药治疗

119. 沟纹舌往往
A. 影响舌活动度　　B. 影响舌味觉
C. 有舌黏膜颜色改变　　D. 沟内积存细菌、食物
E. 有舌乳头改变

120. 关于白斑，以下错误的是
A. 是指在黏膜表面发生的白色斑块，不能擦掉
B. 白斑可表现不同程度的上皮异常增生
C. 上皮单纯性增生属于良性病变

D. 疣状白斑的上皮呈疣状增生

E. 在临床和病理上可诊断为其他疾病的病变也可称为白斑

121. 关于血管神经性水肿，叙述错误的是

A. 唇部好发　　B. 抗生素治疗有效

C. 症状轻者可不予药物治疗　　D. 全身症状不明显

E. 属于Ⅰ型变态反应

122. Ⅱ型单纯疱疹病毒与下列哪种疾病的发生有关

A. 带状疱疮　　B. 伪膜性口炎

C. 鼻咽癌　　D. 水痘

E. 宫颈癌

123. 白斑的好发部位是

A. 口底　　B. 舌腹舌侧缘

C. 口角联合区　　D. 软腭复合体

E. 以上都对

124. 以下哪组病理特征可用于鉴别扁平苔藓和慢性盘状红斑狼疮

A. 上皮表面过度角化，可发生糜烂或溃疡

B. 基底细胞发生液化变性，基底膜不清晰

C. 棘层萎缩变薄，上皮钉突伸长

D. 可见角质栓塞，血管周有淋巴细胞浸润

E. 上皮与固有层之间可形成裂隙和小水疱

125. 口腔黏膜上皮粒层明显，角质层有剥脱，并见角质栓塞，应考虑为

A. 口腔白斑　　B. 上皮异常增生

C. 口腔扁平苔藓　　D. 单纯过度角化

E. 慢性盘状红斑狼疮

126. 关于扁平苔藓，以下错误的是

A. 是一种皮肤黏膜病，90% 以上患者伴有口腔黏膜病变

B. 口腔黏膜单独发病者也较多见

C. 临床上主要表现为白色斑块

D. 上皮基底膜界线不清

E. 固有层内淋巴细胞浸润常不达黏膜下层

127. 慢性盘状红斑狼疮毛细血管的病理改变不包括

A. 毛细血管大量增生　　B. 毛细血管扩张，管腔不整

C. 血管内可见玻璃样血栓　　D. 血管周围有类纤维蛋白沉积，PAS 染色阳性

E. 管周有淋巴细胞浸润

128. 口腔扁平苔藓黏膜病变的白色条纹处上皮为
A. 上皮过度正角化
B. 上皮过度不全角化
C. 上皮良性错角化
D. 上皮恶性错角化
E. 上皮混合角化

129. 以下哪一种不属于癌前状态
A. 口腔扁平苔藓
B. 口腔黏膜下纤维性变
C. 白斑
D. 盘状红斑狼疮
E. 着色性干皮病

130. 角质栓塞常见于
A. 白斑
B. 慢性盘状红斑狼疮
C. 红斑
D. 扁平苔藓
E. 念珠菌病

131. 镜下出现胶原纤维黏液样水肿和纤维素样变的疾病是
A. 白斑
B. 扁平苔藓
C. 慢性盘状红斑狼疮
D. 念珠菌病
E. 天疱疮

132. 天疱疮的病理特点是出现
A. 上皮下疱
B. 基底细胞液化变性
C. 上皮角栓
D. 结缔组织炎症细胞浸润
E. 上皮内疱

133. 可能与光照有关的疾病是
A. 血管神经性水肿
B. 类天疱疮
C. 口角炎
D. 多形性红斑
E. 盘状红斑狼疮

134. 下列病毒中，能引起潜伏感染的是
A. 麻疹病毒
B. 狂犬病毒
C. 水痘-带状疱疹病毒
D. 脊髓灰质炎病毒
E. 甲型肝炎病毒

135. 慢性盘状红斑狼疮在皮肤的典型表现是
A. 多形性红斑
B. 蝶形红斑
C. 靶形红斑
D. 疱性红斑
E. 梭形红斑

136. 关于口腔毛状白斑，以下叙述错误的是
A. 本病属于与HIV感染密切相关的口腔病变
B. 本病通常发生于牙龈

C. 肉眼观察为白色毛绒状表现
D. 上皮过度不全角化可形成刺状突起
E. 靠近表层 1/3 的棘细胞层常可见肿大的气球样细胞

137. 毛状黏膜白斑发生在
A. 舌背　　B. 舌尖
C. 舌外侧缘　　D. 舌根
E. 口底

138. 多形性红斑的典型皮肤损害是
A. 蝶形红斑　　B. 靶形红斑
C. 针刺试验阳性　　D. Wickham 纹
E. 松弛性大疱

139. 手足口病常见于
A. 老年人　　B. 中年人
C. 青年人　　D. 妇女
E. 婴幼儿

140. 常见于婴幼儿的口腔念珠菌病是
A. 急性红斑型念珠菌性口炎　　B. 慢性增殖型念珠菌性口炎
C. 慢性红斑型念珠菌性口炎　　D. 急性假膜型念珠菌性口炎
E. 念珠菌性口角炎

141. 天疱疮的病因是
A. 细菌感染　　B. 病毒感染
C. 真菌感染　　D. 变态反应
E. 自身免疫反应

142. 盘状红斑狼疮在皮肤的好发部位是
A. 前胸　　B. 腰背
C. 四肢　　D. 躯干
E. 头部

143. 最不需要治疗的疾病是
A. 白斑　　B. 创伤性溃疡
C. 天疱疮　　D. 无症状沟纹舌
E. 单纯疱疹

144. 药物过敏性口炎属于
A. Ⅰ型变态反应　　B. Ⅱ型变态反应
C. Ⅲ型变态反应　　D. Ⅳ型变态反应
E. 自身免疫性疾病

145. 口腔黏膜疾病中，其重型可表现为中毒性表皮坏死松解综合征（莱氏综合征）的是
A. 口腔黏膜感染性疾病
B. 口腔黏膜溃疡类疾病
C. 口腔黏膜大疱类疾病
D. 口腔黏膜斑纹类疾病
E. 口腔黏膜超敏反应性疾病

146. 过敏性接触性口炎的组织病理学表现是
A. 棘层松解
B. 基底细胞层液化变性
C. 非特异性炎症反应
D. 上皮内疱形成
E. 上皮增生

147. 慢性盘状红斑狼疮在口腔黏膜的好发部位是
A. 颊部
B. 舌背
C. 下唇唇红
D. 口唇唇红
E. 上腭

148. 血管神经性水肿的临床表现不包括
A. 好发于头面部疏松结缔组织
B. 急性发作
C. 病情消失迅速
D. 反复发作
E. 在水肿基础上出现红斑糜烂损害

149. 多形性红斑的临床发病特点不包括
A. 急性发作
B. 自限性
C. 复发性
D. 周期性规律发生
E. 黏膜皮肤可同时发病

150. Riga-Fede 溃疡是指
A. 婴儿上腭双侧翼沟处黏膜因摩擦引起的溃疡
B. 不良修复体引起的舌系带及舌腹部溃疡
C. 新萌出的乳切牙引起的舌系带及舌腹部溃疡
D. 由残根、残冠的尖锐边缘所引起的溃疡
E. 患者自己反复咬伤黏膜引起的溃疡

151. 治疗慢性盘状红斑狼疮可选用
A. 氨基苯甲酸酊
B. 羟氯喹
C. 维甲酸
D. 氟康唑
E. 维生素 B_2

152. 直接免疫荧光检查对诊断天疱疮具有重要意义，沉积于上皮细胞间的抗体成分主要是
A. IgA
B. sIgA
C. IgM
D. IgG
E. IgE

153. 下列与慢性盘状红斑狼疮最为密切的是
A. 内分泌疾病　B. 消化道疾病
C. 心血管疾病　D. 冷热刺激
E. 日光照射

154. 良性黏膜类天疱疮与寻常型天疱疮的共同特征不包括
A. 为自身免疫性疾病　B. 以免疫抑制治疗为主
C. 可出现皮肤损害　D. 组织病理有助于疾病的诊断
E. 病理损害特点均为上皮下疱

155. 不可用糖皮质激素治疗的疾病是
A. 天疱疮　B. 类天疱疮
C. 单纯疱疹　D. 复发性口腔溃疡
E. 多形性红斑

156. 下列描述不符合多形性红斑的临床特征的是
A. 发病有季节性，春秋季多见
B. 发病过程缓慢，常迁延不愈，无自限性
C. 病损特征为红斑、水肿、大疱、糜烂等
D. 口腔、皮肤、眼、生殖器均可出现病损
E. 可伴有不同程度的全身反应

157. 化脓性肉芽肿的口腔表征是
A. 鼠噬状溃疡，底部有肉芽
B. 口腔黏膜脓肿或间隙感染
C. 龈颊沟处可出现持久的深在的线性溃疡，边缘增生隆起
D. 以瘤样增生病变为特点，病变表面光滑或呈分叶状
E. 唇和颊部弥漫性肿胀，下唇有时有中线裂隙形成

158. 在大疱性类天疱疮上皮-结缔组织分离中起重要作用的是
A. 嗜碱性粒细胞　B. 嗜酸性粒细胞
C. 中性粒细胞　D. 肥大细胞
E. 朗格汉斯细胞

159. 不累及附着龈的疾病是
A. 口腔扁平苔藓　B. 原发性口腔单纯疱疹
C. 瘢痕性类天疱疮　D. 浆细胞肉芽肿
E. 复发性阿弗他溃疡

160. 下列哪种疾病不侵犯骨组织
A. 恶性肉芽肿　B. 梅毒橡胶肿

C. 化脓性肉芽肿　　D. Letterer Siwe 病

E. 韦格纳肉芽肿

161. 克罗恩病的口腔表征为

A. 鼠噬状溃疡，底部有肉芽　　B. 口腔黏膜大面积出血

C. 龈颊沟处可见白色条纹和糜烂　　D. 反复发作的口腔溃疡

E. 颊黏膜白色条纹或斑块

162. 下列哪项不是浆细胞肉芽肿的诊断

A. 病理表现为浆细胞浸润的肉芽肿性病变

B. X 线检查无异常

C. 临床侵犯骨组织

D. 化学检查无异常

E. 临床表现牙龈增生肿大，呈红色，易出血

163. 韦格纳肉芽肿病好发部位是

A. 硬腭　　B. 颊黏膜

C. 唇部　　D. 软腭和咽部

E. 牙龈

164. 下列富含核黄素的食物是

A. 牛奶　　B. 菠菜

C. 肝　　D. 胡萝卜

E. 以上都是

165. 唇红损害容易出血的原因是

A. 语言饮食等功能性刺激　　B. 角化程度差

C. 易受阳光直接照射　　D. 皮肤无唾液湿润，表面干燥

E. 唇红部乳头层非常接近上皮表面，且乳头层丰富

166. 与扁平苔藓的发病无关的是

A. 精神因素　　B. 创伤因素

C. 免疫异常　　D. 某些药物

E. 遗传因素

167. 对扁平苔藓做出诊断时应考虑以下因素，除外

A. 眼角膜充血　　B. 组织病理检查结果

C. 病损有 Wickham 纹　　D. 免疫病理检查结果

E. 口腔病损有对称性

168. 下列疾病中属于自身免疫疾病的是

A. 药疹　　B. 多形性红斑

C. 慢性盘状红斑狼疮
D. 艾滋病
E. 单纯疱疹

169. 白斑的临床表现不包括
A. 病损不易擦掉
B. 斑块呈珠光白色
C. 不规则，边缘突起于黏膜表面
D. 损害大小不一
E. 多为单一部位

170. 地图舌的舌背黏膜呈现为
A. 方形白色斑块
B. 乳头消失而平伏的白色斑块
C. 红色乳头剥脱区
D. 丝状乳头增生呈毛状
E. 裂纹分布如叶状

171. 地图舌任何年龄均可发生，但多见于
A. 儿童
B. 青少年
C. 青年
D. 中年
E. 老年

172. 患者两侧口角皲裂，关于该病的可能原因不正确的是
A. 维生素 B_2缺乏
B. 疱疹病毒感染
C. 真菌感染
D. 过敏
E. 日光暴晒

173. 患者上、下唇红黄白色细鳞屑，可无痛性撕下，最可能的诊断为
A. 慢性非特异性唇炎
B. 肉芽肿性唇炎
C. 浆细胞性唇炎
D. 腺性唇炎
E. 以上都不是

174. 盘状红斑狼疮的病理变化不包括
A. 过度角化、不全角化、角质栓
B. 血管四周有炎细胞浸润
C. 免疫荧光检查可见基底膜区荧光带
D. 固有层有密集的淋巴细胞呈带状浸润
E. 上皮变薄，棘层萎缩较显著

175. 下列哪项不是扁平苔藓口腔表现
A. 糜烂
B. 水疱
C. 丘疹
D. 斑状
E. 皱襞

176. 下列哪项不是扁平苔藓的发病部位
A. 面颊
B. 牙龈部
C. 舌部
D. 眼角膜
E. 唇部

177. 下列哪项不是扁平苔藓的发病特点
A. 女性多发
B. 中年多发
C. 皮损有 Wickham 纹
D. 口腔病损不具有对称性
E. 口腔病损多部位发生

178. 关于韦格纳肉芽肿的病理表现，叙述错误的是
A. 病损由中性粒细胞、单核细胞、淋巴细胞及上皮样细胞组成
B. 固有层见密集的淋巴细胞呈带状浸润
C. 大片组织坏死
D. 血管呈现以坏死为主的炎症，血管壁类纤维蛋白性变、基层及弹性纤维破坏，管腔中血栓形成
E. 电镜下可见上皮基底膜处有上皮下沉积物存在

179. 关于韦格纳肉芽肿的临床表现，叙述错误的是
A. 典型的三联征：上呼吸道、肺和肾病变
B. 临床表现为鼻和鼻窦炎、肺病变和进行性肾衰竭
C. 颅脑 X 线检查可见骨组织破坏
D. 皮肤可有瘀点、红斑、坏死性结节、丘疹、浸润块及溃疡等
E. 口腔黏膜肿胀增生、表现分叶状或增厚肿大，增厚黏膜易被咬伤形成创伤性溃疡

180. 下列哪项不符合白色海绵状斑痣的特点
A. 家族遗传的疾病
B. 口干
C. 病损处呈皱褶状，海绵状
D. 口腔、眼结膜、外阴都可发生
E. 无痛

181. 下列哪项措施不宜用于白斑的治疗
A. 口服维 A 酸类药物
B. 硝酸银烧灼
C. 戒烟
D. 手术切除
E. 涂甘油

182. 下列措施治疗白斑无效的是
A. 激光照射
B. 冷冻
C. 手术切除
D. 戒烟酒
E. 雾化吸入

183. 以下属于口腔黏膜超敏反应性疾病的是
A. 沟纹舌
B. 血管神经性水肿
C. 地图舌
D. 口角炎
E. 腺性唇炎

184. 关于韦格纳肉芽肿，叙述正确的是
A. 女性患者多于男性患者

B. 糖皮质激素与环磷酰胺联合治疗有显著疗效
C. 治疗可分为 2 期即诱导缓解期、控制复发期
D. 口腔黏膜坏死性溃疡破坏牙槽骨、牙齿松动，拔牙创面可自行愈合
E. 按照 1990 年美国风湿病学会（ACR）分类标准，符合 3 条以上才可诊断为韦格纳肉芽肿

185. 关于白斑的致病因素，哪项说法不正确
A. 咀嚼槟榔
B. 菌斑刺激
C. 戒烟
D. 家族遗传
E. 免疫低下

186. 关于白斑发病因素，哪些是错误的
A. 吸烟者易患白斑
B. 高血压患者易患白斑
C. 梅毒者易患白斑
D. 男性白斑患者多见
E. 由于机械刺激因素引起的白色角化病损不属于白斑

187. 关于白斑的临床表现，下列哪些说法是错误的
A. 颗粒型白斑多发在口腔黏膜上
B. 白斑有时伴白念珠菌感染
C. 口底舌腹白斑为皱褶状
D. 疣状白斑不恶变
E. 颗粒型白斑有可能恶变

188. 下列各项可用于鉴别白色水肿与白斑，除外
A. 白色水肿质地柔软
B. 白色水肿边界清楚
C. 白色水肿表面光滑
D. 白色水肿无上皮角化
E. 白色水肿棘细胞肿胀

189. 白斑的诊断
A. 必须病理检查记录
B. 可根据血液化验
C. 可根据家族病史确认
D. 可根据临床检查得出
E. 必须直接免疫荧光检查

190. 关于慢性唇炎的临床表现，叙述错误的是
A. 可分为慢性脱屑性唇炎和慢性糜烂性唇炎
B. 慢性脱屑性唇炎表现为唇红部干燥、开裂，黄白色或褐色脱屑
C. 慢性脱屑性唇炎常累及上下唇红部，下唇为重
D. 慢性糜烂性唇炎表现为鳞屑下方鲜红的“无皮”样组织
E. 慢性糜烂性唇炎患者可有暂时愈合，但常复发

191. 光化性唇炎的治疗不包括
A. 局部治疗
B. 全身治疗
C. 物理疗法
D. 放射治疗
E. 手术治疗

192. 二期梅毒的典型临床表现是

A. 硬下疳
B. 梅毒黏膜斑
C. 口腔溃疡
D. 树胶肿
E. 结节性梅毒疹

193. 以下哪项不是糖皮质激素长期使用时易导致的并发症

A. 消化道溃疡
B. 糖尿病
C. 骨质疏松
D. 库欣综合征
E. 血小板减少症

194. 与艾滋病预防无关的是

A. 严格选择血制品和供血者
B. 避免接触污染 HSV 的物品
C. 加强对危险患者的监测
D. 严格检疫，防止传入
E. 避免性关系混乱

195. 关于缺铁性贫血，叙述错误的是

A. 病因主要是铁的摄入不足和吸收不全
B. 属于低血红蛋白小细胞贫血
C. 严重者可出现皮肤、黏膜损害
D. 好发于中老年女性
E. 口腔损害特点为白色斑纹

196. 以下哪项不是副肿瘤性天疱疮的诊断依据

A. 尼氏征阳性
B. 被确诊或并发有潜隐性肿瘤患者出现皮肤黏膜疱疹、糜烂和疼痛
C. 直接免疫荧光显示 IgG、补体在棘细胞间和基底膜区域沉积
D. 免疫沉淀法检测发现血清中的抗体能与角质细胞提取物中 250kD、230kD、210kD、190kD 大分子量蛋白抗原结合
E. 组织病理表现为棘层松解、角质细胞坏死、界面皮炎

197. 寻常型天疱疮患者出现口腔病损的比例可高达

A. 50%
B. 90%
C. 70%
D. 80%
E. 60%

198. 天疱疮疑似病例进行口腔组织活检时，活检部位应选择在

A. 病损边缘，上皮完整处
B. 溃疡中心
C. 上皮组织缺失处
D. 腮腺导管口
E. 糜烂中心

199. 口腔白斑病可发生的部分不包括

A. 舌腹黏膜　　B. 唇红

C. 唇黏膜　　D. 口底黏膜

E. 软、硬腭黏膜

200. 巨幼红细胞贫血的病因主要是

A. 铁剂缺乏　　B. 维生素 C 缺乏

C. B 族维生素和叶酸缺乏　　D. 白细胞降低

E. 血小板降低

201. 血小板减少性紫癜的最常见口腔表征是

A. 口腔溃疡　　B. 萎缩性舌炎

C. 白色假膜　　D. 瘀斑或血疱

E. 口腔黏膜干燥

202. 与口角炎发病无关的因素有

A. 变态反应　　B. 创伤因素

C. 遗传因素　　D. 感染因素

E. B 族维生素缺乏，致营养不良

203. 以下哪项不符合棘层松解导致的临床损害

A. 口腔内存在不易愈合的糜烂面　　B. 牙龈长期糜烂充血

C. 腭部长期起疱糜烂　　D. 松弛性大疱

E. 突发性口底水肿

204. 瘢痕性类天疱疮用直接免疫荧光法检查可见

A. 棘层细胞内有连续、细长的荧光带　　B. 棘层细胞间有荧光带

C. 结缔组织内有荧光带　　D. 基底膜区有一连续细长荧光带

E. 颗粒层有一连续的细长的荧光带

205. 下列关于类天疱疮样扁平苔藓（LPP）的叙述中，正确的是

A. LPP 是一种自身免疫性疾病　　B. LPP 是一种遗传性疾病

C. LPP 是一种先天性疾病　　D. LPP 是一种传染性疾病

E. LPP 是一种感染性疾病

206. 瘢痕类天疱疮最先出现在

A. 唇　　B. 口底

C. 舌背　　D. 牙龈

E. 颊部

207. 急性假膜性念珠菌口炎多发于

A. 新生婴儿　　B. 青少年

C. 老年人　　D. 更年期妇女
E. 40 岁左右的中年人

208. 与天疱疮相比较，下述哪项为瘢痕性类天疱疮的病理征象
A. 少量淋巴细胞浸润　　B. 少量浆细胞浸润
C. 少量嗜酸性粒细胞浸润　　D. 上皮基底层以上剥脱
E. 上皮下疱

209. 将口腔疱壁揭去时，连同邻近外观正常的黏膜被一并揭起，此时首先应考虑
A. 扁平苔藓　　B. 白斑恶变
C. 天疱疮　　D. 创伤性血疱
E. 疱疹样复发性阿弗他溃疡

210. 以下描述哪一项更符合天疱疮的临床表现
A. 黏膜表面出现不易愈合的糜烂　　B. 黏膜发红萎缩
C. 黏膜表面呈白色斑块状　　D. 黏膜下质地较硬的肿块
E. 黏膜表面出现白色网状条纹

211. 以下描述哪一项符合瘢痕性类天疱疮的免疫病理特点
A. 棘细胞松解现象　　B. 皮肤的松弛性水肿
C. 多见于老年女性　　D. DIF 检测可发现抗基底膜带的免疫球蛋白抗体
E. 慢性自身免疫大疱性皮肤黏膜病

212. 天疱疮发病机制与以下哪种因素关系密切
A. 日光照射　　B. 自身免疫紊乱
C. 吸烟　　D. 营养缺乏
E. 睡眠不足

213. 天疱疮的病理特点是出现
A. 上皮内疱　　B. 基底细胞排列异常
C. 上皮角质栓　　D. 上皮下疱
E. 上皮过角化

214. 易导致眼部病损遗留明显瘢痕的是
A. 寻常型天疱疮　　B. 增殖型天疱疮
C. 瘢痕性类天疱疮　　D. 大疱性类天疱疮
E. 类天疱疮样扁平苔藓

215. 先天性梅毒的标志性病损不包括
A. 间质性角膜炎　　B. 桑葚牙
C. 半月形切牙　　D. 神经性耳聋
E. 硬下疳

216. 复发性阿弗他溃疡的病因是
A. 营养障碍
B. 遗传因素
C. 细菌感染
D. 病毒感染
E. 尚不清楚

217. 引起口腔黏膜球菌性口炎的细菌是
A. 金黄色葡萄球菌
B. 变形链球菌
C. 放线菌
D. 牙龈类杆菌
E. 梭形杆菌

218. 黏膜病愈合后，可形成明显瘢痕组织的是
A. 腺周口疮与寻常型天疱疮
B. 腺周口疮与良性黏膜类天疱疮
C. 腺周口疮与结核性溃疡
D. 腺周口疮与带状疱疹
E. 腺周口疮与重型多形性红斑

219. 结节性红斑是贝赫切特病典型的皮肤损害，尤其多见于
A. 颧部
B. 上臂内侧
C. 下肢
D. 肌内注射部位
E. 静脉注射部位

220. 口腔黏膜发生的慢性疾病是
A. 创伤性溃疡
B. 扁平苔藓
C. 接触性口炎
D. 药物过敏性口炎
E. 球菌性口炎

221. 舔唇可能导致
A. 地图舌
B. 唇疱疹
C. 慢性唇炎
D. 药物过敏性口炎
E. 扁平苔藓

222. 结核性溃疡的临床表现是
A. 溃疡形态与创伤因子契合
B. 表面凹陷，覆盖黄色假膜，边缘整齐
C. 基底菜花状，浸润广且有硬结
D. 基底桑葚样肉芽肿，边缘鼠啮状，潜掘状
E. 溃疡表面覆盖棕黄色薄痂，溃疡底部触诊如硬币或软骨样

223. 重型复发性阿弗他溃疡 RAU 的损害特点是
A. 溃疡数量多，大而深
B. 溃疡为圆形或椭圆形散在分部
C. 单个溃疡，基底硬结
D. 单个溃疡，深而大
E. 除口腔溃疡外，常伴有生殖器损害

224. 治疗创伤性溃疡首先选用的是
A. 抗生素药膜局部贴敷
B. 去除局部刺激因素

C. 确炎舒松局部注射　D. 达克罗宁局部涂布
E. 中药粉外敷

225. 贝赫切特病除常见的口腔溃疡外，还可出现
A. 手背、手掌虹膜状红斑　B. 虹膜睫状体炎，结节性红斑
C. 干燥性角膜炎　D. 沟纹舌
E. 舌背乳头萎缩

226. 贝赫切特病出现针刺样反应的部位
A. 仅限于下肢　B. 仅发生在臀部肌内注射部位
C. 仅限于颜面部　D. 仅限于上臂内侧
E. 发生于患者接受注射部位

227. 下列哪个部位不发生贝赫切特病
A. 口腔　B. 眼
C. 皮肤　D. 指甲
E. 生殖器

228. 下列治疗接触性口角炎的措施中最重要的是
A. 寻找并及时停用可疑药物　B. 嘱患者多喝水或输液
C. 口服大量的维生素C及B族维生素　D. 保持口腔清洁，防止继发感染
E. 局部涂布溃疡膏

229. 可出现皮损的疾病为
A. 白斑　B. 复发性口腔溃疡
C. 贝氏口疮　D. 球菌性口炎
E. 扁平苔藓

230. 多形性渗出性红斑典型皮损为
A. 面、四肢对称性靶形红斑　B. 面部突出部蝶形红斑
C. 四肢紫色扁平丘疹　D. 手掌、足底、臀部、皮肤丘疹、斑疹和水疱
E. 下肢结节性红斑

231. 斯-约综合征的临床特征为
A. 口腔大面积充血水肿，渗出、糜烂，伴鼻腔、生殖器和眼病变
B. 双侧口角湿白、糜烂、皲裂，伴皮肤、生殖器和眼病变
C. 口腔、生殖器溃疡，针刺反应阳性，眼反复发生结膜炎，角膜炎等
D. 口腔反复溃疡伴结肠溃疡
E. 口腔黏膜，特别是下唇出现雀斑样色素沉着，伴胃肠道息肉

232. 诊断血管神经性水肿应与哪种疾病鉴别
A. 慢性唇炎　B. 肉芽肿性唇炎

C. 腺性唇炎　　D. 盘状红斑狼疮

E. 唇疱疹

233. 临床上常用的念珠菌实验室检测方法是

A. 涂片法、免疫法、基因诊断　　B. 培养法、活检法、基因诊断

C. 涂片法、培养法、免疫法　　D. 涂片法、培养法、活检法

E. 涂片法、培养法、基因诊断

234. 多形性渗出性口腔黏膜病变的特点为

A. 黏膜表面出现溃疡　　B. 黏膜出现红斑、水疱

C. 黏膜出现针头大小的透亮水疱　　D. 黏膜出现致密的白色假膜

E. 黏膜出现白色条纹

235. 下列疾病中能够使患者感觉口干的是

A. 原发性疱疹性龈口炎　　B. 白念珠菌病

C. 球菌性口炎　　D. 手-足-口病

E. 口炎型口疮

236. 关于艾滋病的诊断要素中，最有意义的是

A. 高危人群　　B. 临床表现

C. 抗 HIV 抗体　　D. $CD4^+/CD8^+$ T 淋巴细胞比值

E. 机会性感染

237. 多形性渗透性红斑包括

A. 大疱性表皮松解症　　B. 巨型麻疹

C. 斯-约综合征　　D. 普-杰综合征

E. 腐败性口炎

238. 血管神经性水肿又称

A. 固定药疹　　B. 巨型荨麻疹

C. 斯-约综合征　　D. 接触性口炎

E. 托牙性口炎

239. 对于无复发史而且又长期不愈的边缘呈潜掘状的浅表溃疡，应考虑是

A. 深部真菌感染　　B. 梅毒

C. 恶性肿瘤　　D. 口腔结核

E. 创伤性溃疡

240. 恶性黑色素瘤的诊断主要依据是

A. 临床表现　　B. 活组织检查

C. CT　　D. 血生化检查

E. X 线片

241. 梅毒下疳多发生在
A. 感染后第 1 周
B. 感染后第 3 或 4 周
C. 感染后第 7 或 8 周
D. 感染后 6 个月
E. 感染后 2 年

242. 多形性渗出红斑是哪种疾病的临床表现
A. 感染性疾病
B. 传染性疾病
C. 变态反应疾病
D. 遗传性疾病
E. 自身免疫性疾病

243. 多形性渗出性红斑与药物过敏性红斑最主要的区别是
A. 发病急缓不同
B. 治疗方法不同
C. 预后不同
D. 致病诱因不同
E. 组织病理表现不同

244. 下列哪行描述不符合多形性红斑的临床特征
A. 发病有季节性，春秋季多见
B. 发病过程缓慢，常千年不遇，无自限性
C. 病损特征为红斑、水肿、大疱、糜烂等
D. 口腔皮肤、眼、生殖器均可出现病损
E. 可伴有全身不同程度的反应

245. 固定性药疹的好发部位有
A. 颊部
B. 舌部
C. 牙龈
D. 口唇及口周皮肤
E. 上腭

246. 以下疾病可引起口腔黏膜色素沉着的是
A. 维生素 C 缺乏症
B. 缺铁性贫血
C. 血小板减少性紫癜
D. 原发性肾上腺皮质功能减退
E. 糖尿病

247. 下列属于由于色素沉着异常而引起的口腔黏膜疾病是
A. 口腔白斑
B. 口腔黑斑
C. 口腔红斑
D. 贝赫切特病
E. 盘状红斑狼疮

248. 普杰病属于
A. 内分泌疾病
B. 先天性疾病
C. 自身免疫性疾病
D. 常染色体显性遗传病
E. 常染色体隐性遗传病

249. 原发性慢性肾上腺皮质功能减退症最具特征性的临床表现是
A. 皮肤黏膜色素沉着
B. 全身乏力
C. 血压下降
D. 消瘦
E. 肾上腺危象

250. 由于体内铁质代谢障碍所致口腔黏膜及皮肤色素沉着异常的疾病为
A. 黏膜黑斑
B. 色素痣
C. 原发性慢性肾上腺皮质功能减退症
D. 黑棘皮病
E. 血红蛋白沉着症

251. 口腔结核病损最常见的形式为
A. 结核初疮
B. 结核性溃疡
C. 寻常狼疮
D. 结核性骨髓炎
E. 结核性根尖炎

252. 药物引起口腔黏膜产生变态反应的途径为
A. 口服
B. 含漱或湿敷
C. 涂擦
D. 注射
E. 以上都是

253. 血管神经水肿发病病因与以下哪项因素无关
A. 某些药物或食物
B. 外伤
C. 精神因素
D. 肠道寄生虫
E. 病毒感染

254. 血管神经水肿一般不发生在
A. 唇
B. 舌
C. 上腭
D. 眼睑
E. 咽喉部

255. 血管神经水肿严重的并发症为
A. 眼球穿孔
B. 气胸
C. 食管狭窄
D. 肺炎
E. 喉头水肿、窒息

256. 最易出现硬下疳的部位是
A. 龈
B. 舌
C. 腭
D. 下唇
E. 扁桃体

257. 下列哪组口腔病损与 HIV 感染关系最为密切
A. 口腔念珠菌病和口腔溃疡
B. 腮腺肿大和牙周病

C. 带状疱疹和牙周病
D. 灼口综合征和口干症
E. 卡波西肉瘤和毛状白斑

258. 尖锐湿疣的主要传播途径是
A. 输血
B. 性接触
C. 母婴垂直传播
D. 污染的物品
E. 呼吸道

259. 治疗淋病首选
A. 阿昔洛韦
B. 青霉素
C. 甲硝唑
D. 头孢曲松钠
E. 氟康唑

260. 不会发生癌变的口腔黏膜病是
A. 白斑
B. 口腔红斑
C. 扁平苔藓
D. 复发性阿弗他溃疡
E. 慢性盘状红斑狼疮

261. 最易发生口腔黏膜和皮肤过敏的是
A. 四环素
B. 增效联磺片
C. 氯喹
D. 阿司匹林
E. 0.05%洗必泰液

262. 药物过敏性口炎与下列因素有关，除了
A. 药物本身直接致病
B. 药物降解产物或代谢产物
C. 服用药物的数量
D. 患者的个人体质
E. 药物在体内的蓄积作用

263. 治疗药物过敏性口炎，选用激素的使用方法为
A. 泼尼松每日30mg，1~2周
B. 泼尼松每日60mg，3~4周
C. 泼尼松10mg，1~2个月
D. 泼尼松开始每日60mg逐渐减至10~15mg，疗程半年
E. 泼尼松每日30~40mg，3~4个月

二 A2型题

1. 患者，女性，49岁。右侧颊黏膜色素沉着呈蓝黑色，并伴有全身乏力、消瘦和血压下降，该病最可能是
A. 黏膜黑斑
B. 色素沉着息肉综合征

C. 黑棘皮病
D. 恶性黑色素瘤
E. 慢性肾上腺皮质功能减退症

2. 患者，男性，30 岁。舌背斑块状损害，白色发蓝，微凹，舌乳头消失而平伏，两侧基本保持对称，应考虑
A. 良性角化
B. 扁平苔藓
C. 正中菱形舌炎
D. 白斑
E. 萎缩性舌炎

3. 患儿，女，4 个月。5 周来口腔黏膜出现白色凝乳状的斑点及斑块，可擦掉，且啼哭，哺乳困难。应怀疑为
A. 鹅口疮
B. 复发性口腔溃疡
C. 疱疹性龈口炎
D. 球菌性口炎
E. 克罗恩病

4. 患儿，男，2 岁。口腔黏膜突发簇集的针头大小透明疱疹及溃疡，伴啼哭声，流涎，发热，拟诊断为
A. 口腔白念珠菌病
B. 疱疹性口炎
C. 急性溃疡坏死性龈炎
D. 复发性口疮
E. 单纯性疱疹

5. 患者，男性，71 岁。左侧面部皮肤及腰腹部出现不规则或椭圆形红斑，在红斑上出现密集性水疱，部分形成血疱，具有疼痛烧灼感，拟诊断为
A. 多形渗出性红斑
B. 唇疱疹
C. 带状疱疹
D. 鹅口疮
E. 盘状红斑狼疮

6. 患者，女性，22 岁。因“唇部反复肿痛数年”来诊。患者经常使用口红，每次涂抹后，唇部出现不适。口腔检查：上、下唇干燥，皲裂，可见少量黄色渗出，结痂。考虑诊断为
A. 慢性唇炎
B. 过敏性接触性唇炎
C. 唇疱疹
D. 固定性药疹
E. 盘状红斑狼疮

7. 患者，男性，35 岁。舌部破溃疼痛 1 周。10 天前曾患“感冒、发热”并伴有口腔多处糜烂。口腔检查：舌背中央可见直径 2cm 的糜烂面，充血、水肿明显，表面有黄褐色假膜，较易拭去，遗留渗血糜烂面，疼痛明显，有非特异性口臭。拟诊为
A. 球菌性口炎
B. 急性假膜型念珠菌口炎
C. 复发性疱疹性口炎
D. 复发性重型阿弗他溃疡
E. 口腔扁平苔癣

8. 患者，男性，31岁。口内多处溃疡，疼痛不能进食，双颊及舌背黏膜，可见小米粒的溃疡10余个，散在分布，周围黏膜广泛充血红肿。以往曾有多次轻型口疮发作病史。该患者应诊断为

A. 疱疹性咽峡炎　　B. 疱疹性龈口炎

C. 疱疹样口疮　　D. 带状疱疹

E. 贝赫切特病

9. 患者，男性，25岁。舌出现白色病损3年，半年前开始加重。检查舌背左右侧，各可见两块1.0~1.2cm的白色斑块，边缘不整，下唇内侧黏膜有条形白纹。临床诊断为

A. 球菌性口炎　　B. 扁平苔藓

C. 癌性溃疡　　D. 单纯疱疹

E. 白念珠菌病

10. 患者，女性，29岁。感冒后，下唇及牙龈、颊黏膜出现成簇的针头大小的小水疱，破溃后结痂，局部灼痒疼痛。该患者可能患的疾病为

A. 口角炎　　B. 固定性药疹

C. 复发性口疮　　D. 手足口病

E. 疱疹性口炎

11. 患儿，男，6个月。舌系带溃烂半个月，查乳下前牙萌出，舌系带两侧可见1.0cm×0.8cm大小的溃疡，溃疡增殖，边缘高起外翻，有灰白色假膜，触较硬。此患儿可能诊断为

A. 李-弗病　　B. 贝氏口疮

C. 腺周口疮　　D. 压疮性溃疡

E. 鹅口疮

12. 患者，女性，30岁。口腔反复溃疡6年，加重1年。6年来，口腔溃疡反复发作，近一年来发作频次明显增加，并且与月经周期有关。否认其他系统性疾病史。检查：体温37.5℃，舌前部散在多个小溃疡，直径1~2mm，溃疡边缘整齐，圆形，呈“满天星”状，周围充血明显，下颌下淋巴结肿大。该患者最可能的诊断是

A. 原发性疱疹性龈口炎　　B. 复发性疱疹性口炎

C. 疱疹型复发性阿弗他溃疡　　D. 重型复发性阿弗他溃疡

E. 轻型复发性阿弗他溃疡

13. 患者，男性，23岁。确诊患有非霍奇金淋巴瘤，以后口腔黏膜出现大面积糜烂，揭皮试验阳性、探针试验阳性、尼氏征阳性、病理检查显示棘层松解，免疫检测发现血清中的抗体能与角质细胞提取物中的230kD、190kD大分子量蛋白抗原结合。患者诊断应首先考虑

A. 非霍奇金淋巴瘤并发天疱疮

B. 非霍奇金淋巴瘤并发副肿瘤性天疱疮

C. 非霍奇金淋巴瘤并发类天疱疮样扁平苔藓

D. 非霍奇金淋巴瘤并发类天疱疮

E. 非霍奇金淋巴瘤并发大疱性类天疱疮

14. 患者，女性，47 岁。半年来口腔内发生大小不等的水疱，水疱易破且疼痛明显，同时伴有腋窝和腹股沟处的大疱和疱破后遗留的糜烂面和痂壳。查体发现尼氏征阳性、揭皮试验阳性。口腔黏膜活检结果显示棘细胞层松解伴上皮内疱形成。诊断应首先考虑

A. 多形性红斑　　B. 斯-约综合征

C. 寻常型天疱疮　　D. 黏膜类天疱疮

E. 疱型扁平苔藓

15. 患者，男性，70 岁。右下第一磨牙为残根，边缘锐利。5 天前觉右舌缘疼痛，口服抗生素无效。检查：右舌缘见一溃疡，形状与残根相契合，下列说法不正确的是

A. 该病诊断是创伤性溃疡　　B. 首要治疗措施是拔除残根

C. 若溃疡不愈，有癌变可能　　D. 该病无传染性

E. 该病有自愈性，可不做处理

16. 患者，女性，73 岁。口角糜烂疼痛不适数周，检查见全口牙齿缺失多且余留牙磨耗严重，口角区皮肤皱褶多，潮湿、发白、皲裂、糜烂，结薄痂。渗出物涂片见较多菌丝。该患者诊断为

A. 白斑　　B. 念珠菌性口角炎

C. 唇疱疹　　D. 盘状红斑狼疮

E. 慢性唇炎

17. 患者，男性，29 岁。下唇黏膜有灰白色、光亮而微隆的圆形斑片，边界清楚，直径约为 0.6cm，周围有红晕。2 个月前右侧腹股沟处曾有拇指大小的肉红色硬性病损，无痛，未治自愈。该病最可能的诊断为

A. 艾滋病　　B. 梅毒

C. 白斑　　D. 盘状红斑狼疮

E. 白念珠菌病

18. 患者，女性，38 岁。口腔黏膜充血、发红，舌部可见溃疡，并覆有黄白色假膜，假膜擦去后为出血性创面。尿频、尿痛已 4 天，口服氧氟沙星有好转。两周前有口交史。该病最可能是

A. 接触性口炎　　B. 创伤性溃疡

C. 莱特尔综合征　　D. 扁平苔藓

E. 淋病

19. 患者，女性，25岁。舌背有两个小而柔软的淡红色顶端稍尖的丘疹。会阴部有乳头状赘生物，醋酸白试验阳性。该病最可能的诊断为

A. 白色海绵状痣　　B. 尖锐湿疣
C. 艾滋病　　D. 舌癌
E. 乳头状增生

20. 患者，女性，43岁。1周前唇周出现红斑，感觉灼痒，1天后出现成簇针尖大小水疱，1天后疱破糜烂后结痂，患病前有感冒史，拟诊为

A. 口角炎　　B. 盘状狼疮
C. 唇疱疹　　D. 扁平苔藓
E. 鹅口疮

21. 患儿，女，4岁。牙龈黏膜发红、起疱伴发热、流涎3天。检查：牙龈、腭黏膜见粟粒大小的密集成片的小溃疡，部分融合，黏膜广泛充血水肿，最可能的诊断是

A. 疱疹性咽峡炎　　B. 疱疹性口炎
C. 手足口病　　D. 传染性单核细胞增多症
E. 鹅口疮

22. 患者，男性，54岁。舌缘黏膜红白间杂性病变，边缘不规则，表面有小结节。镜下见上皮全厚的分层结构消失，细胞大小不等，形态不一，核质比例增加，核分裂较多，上皮-固有层界面尚清楚。病理诊断应为

A. 白斑　　B. 红白斑
C. 原位癌　　D. 红斑
E. 鳞状细胞癌

23. 患者，女性，50岁。双颊黏膜白色病变3年。活检标本见上皮萎缩，表面不全角化，上皮钉突呈不规则延长、基底细胞层液化变性，固有层淋巴细胞带状浸润。病理诊断为

A. 念珠菌病　　B. 扁平苔藓
C. 寻常型天疱疮　　D. 慢性盘状红斑狼疮
E. 良性黏膜类天疱疮

24. 患者，女性，57岁。下唇红深红色斑块，表面糜烂、充血、结痂。周围有白色放射状条纹，镜下见上皮变薄。表层过度角化，上皮钉突增生、伸长，基底细胞液化变性，固有层及黏膜下层有淋巴细胞浸润，毛细血管扩展。该患者病理诊断为

A. 白斑　　B. 红斑
C. 天疱疮　　D. 扁平苔藓
E. 慢性盘状红斑狼疮

25. 患者，女性，41岁。下唇反复糜烂、出血、结痂半年。活检标本见上皮表面过度正角化，粒层明显，角化层有剥脱，有时可见角质栓塞，上皮钉突增生、伸长，基底细胞发

生液化变性，上皮与固有层之间可形成裂隙和小水疱，基底膜不清晰，上皮下结缔组织内有淋巴细胞，浆细胞浸润，血管周围有 PAS 阳性类纤维蛋白沉积，管周有淋巴细胞浸润。该患者病理诊断应为

A. 肉芽肿性唇炎　　B. 糜烂型扁平苔藓
C. 慢性盘状红斑狼疮　　D. 非特异性肉芽肿
E. 慢性唇炎

26. 患者，男性，53 岁。因中耳炎服用头孢氨苄胶囊，每次服用后下唇黏膜溃疡，手背皮肤圆形红斑，该患者临床诊断最可能的是

A. 唇疱疹　　B. 固定性药疹
C. 天疱疮　　D. 复发性口疮
E. 慢性盘状红斑狼疮

27. 患者，男性，23 岁。发现腭部黏膜红色无痛性病损 2 周，口腔检查：硬腭黏膜病损呈剥脱性红斑状，直径 0.5cm，患者一年前患“涡旋状龟头炎”。此患者最可能的诊断是

A. 贝赫切特病　　B. 多形性红斑
C. 莱特尔综合征　　D. 克罗恩病
E. 梅毒

28. 患者，女性，30 岁。2 天前于外院行右下第二磨牙治疗后出现右侧口角区灼热不适感。一天前出现右侧口角区成簇的小水疱。该患者最可能的诊断

A. 创伤性口角炎　　B. 接触性口角炎
C. 感染性口角炎　　D. 营养不良性口角炎
E. 变态反应

29. 患者，女性，50 岁。一天前突发左侧舌根部不适，进食刺激痛。口腔检查：左侧舌根部叶状乳头红肿，触诊质软，乳头间皱褶明显。患者有咽炎病史。初步诊断为

A. 丝状乳头炎　　B. 叶状乳头炎
C. 轮廓乳头炎　　D. 菌状乳头炎
E. 肿瘤

30. 患者，男性，55 岁，右颊黏膜出现一白色斑块，均质状，不能被擦去，触诊无明显疼痛，涂片镜检三次未找到芽孢或菌丝，右下尖牙至第一磨牙为不良修复体，无吸烟、酗酒史，治疗措施不妥的是

A. 硝酸银局部处理白色斑块，以促进斑块消退
B. 定期随诊，如出现恶变指征，可考虑早期手术切除
C. 去除不良修复体
D. 0.2% 维甲酸局部涂擦
E. 口服维生素 A

31. 患者，女性，40岁。反复发作口腔溃疡20余年，多见于唇、颊、舌等部位，每次几个不等。溃疡较大呈弹坑状，有瘢痕形成，疼痛明显。最确切诊断为

A. 轻型阿弗他溃疡
B. 口炎型口疮
C. 腺周口疮
D. 过敏性唇炎
E. 唇疱疹

32. 患者，男性，80岁，全口无牙，戴全口义齿近15年，因黏膜不适就诊。查见黏膜呈红亮色，水肿，有黄白色假膜，直接镜检见菌丝和芽孢。该患者治疗中不妥的用药为

A. 制霉菌素
B. 酮康唑
C. 碳酸氢钠漱口液
D. 青霉素
E. 克霉唑

三 A3/A4型题

（1~3题共用题干）

患者，男性，45岁。因“下唇糜烂6个月”来诊。口腔检查：下唇唇红部有1.0cm×0.5cm红色区域，中央微凹陷，边缘隆起，周围有放射性白色短条纹；口腔内未见病损。

1. 该患者可能的诊断为

A. 扁平苔藓
B. 白斑
C. 白色角化病
D. 盘状红斑狼疮
E. 慢性唇炎

2. 如果患者同时有皮损，皮损的常见部位是

A. 前胸
B. 四肢
C. 头面部
D. 躯干
E. 腰背

3. 关于该疾病的病理变化，叙述错误的是

A. 角化层有角质栓
B. 炎细胞呈带状浸润
C. 棘层萎缩
D. 基底膜区荧光带
E. 胶原纤维变性、分解断裂

（4~5题共用题干）

患者，女性，65岁。主诉戴义齿后反复出现口底部疼痛1个月。检查：舌系带附着处有一线状溃疡，约2.0cm×0.2cm大小，周边有组织增生，戴上义齿后，舌侧基托边缘压迫溃疡处。

4. 该患者最可能的诊断是

A. 重型口疮
B. 结核性溃疡

C. 癌性溃疡
D. 创伤性溃疡
E. Bedna 溃疡

5. 该疾病最有效的处理方法是
A. 修整义齿
B. 重做义齿
C. 切除溃疡
D. 微波治疗
E. 激光治疗

（6~8 题共用题干）

患儿，女，1 岁半。双颊、唇、舌黏膜突发成簇、针头大小透明小水疱及溃疡，伴啼哭、流涎、发热。

6. 该患者拟诊为
A. 鹅口疮
B. 原发性疱疹性口炎
C. 疱疹样口疮
D. 复发性口疮
E. 疱疹性咽峡炎

7. 治疗该病以下哪项措施不妥
A. 隔离并注意口腔卫生
B. 全身应用广谱抗生素治疗
C. 口服阿昔洛韦
D. 大剂量激素冲击疗法
E. 局部应用中成药，如西瓜霜等

8. 该病病因是
A. 白念珠菌感染
B. 病毒感染
C. 细菌感染
D. 遗传
E. 营养不良

（9~11 题共用题干）

患儿，女，3 岁。5 天前高热，3 天前退热，但继发口腔溃疡 3 天，啼哭，流涎，拒食。体检发现患儿全口牙龈红肿，上腭黏膜可见丛集成簇的针头大小透明水疱，部分已破溃为浅表溃疡，周围黏膜充血水肿广泛。

9. 本病例最可能的诊断为
A. 鹅口疮
B. 手足口病
C. 疱疹样口疮
D. 疱疹性龈口炎
E. 急性坏死性龈口炎

10. 本病例感染的病原体可能为
A. 金黄色葡萄球菌
B. 柯萨奇病毒 A16
C. 白念珠菌
D. 肺炎链球菌
E. 单纯疱疹 Ⅰ 型病毒

11. 本病例的治疗措施中哪项不适宜

A. 注意休息加强营养
B. 局部应用类固醇激素雾化吸入
C. 全身应用抗病毒药物
D. 补充大量维生素
E. 中医中药治疗

（12～14题共用题干）

患者，男性，56岁。口腔内起白斑，检查：口腔内左侧黏膜及上腭灰白色光滑而微隆起的斑块，双侧前臂散在性玫瑰样红色斑疹。低热，头痛。患者自述阴茎部曾有过溃疡，已痊愈。

12. 该病初步印象是

A. 盘状红斑狼疮
B. 多形性红斑
C. 扁平苔藓
D. 口腔白斑
E. 梅毒

13. 进一步确诊需检测的项目是

A. 快速血浆反应素（RPR）
B. Tzanck细胞检查
C. 类风湿因子
D. 结核菌素试验
E. HIV抗体检测

14. 首选的治疗药物是

A. 制霉菌素
B. 卡那霉素
C. 链霉素
D. 青霉素
E. 红霉素

（15～17题共用题干）

患者，男性，29岁。因咽痛服增效联磺片舌背起疱，破碎后疼痛难忍、进食受限来诊，以往曾有类似病史，并且口服增效联磺片后发生舌背黏膜表面可见0.8cm×1.2cm界限清楚的糜烂面，表面渗出较多。

15. 本病例最可能的诊断为

A. 急性疱疹性龈口炎
B. 黏膜血疱
C. 药物过敏性口炎
D. 贝赫切特病
E. 接触性口炎

16. 在采集病史时应特别询问

A. 既往个人健康状况
B. 吸烟史
C. 家庭发病情况
D. 既往用药史
E. 局部有无创伤史

17. 下列实验室检查对确诊最有帮助的是
A. 血常规
B. 血沉
C. 出血凝时间
D. 嗜酸性粒细胞直接计数
E. 血清钙

（18~20 题共用题干）

患儿，女，4 个月。舌下肿物就诊。口腔检查：$\overline{\mathrm{I}|\mathrm{I}}$ 萌出，不松，全口牙龈正常。舌系带处有 1cm × 1cm 大小溃疡面。表面覆盖灰白假膜，棉签拭去假膜，创面不出血。舌苔薄白。

18. 该患儿临床拟诊断
A. 白斑
B. 创伤性溃疡
C. 巨口疮
D. 单纯疱疹
E. 鹅口疮

19. 该病病因是
A. $\overline{\mathrm{I}|\mathrm{I}}$ 早萌
B. 真菌感染
C. 病毒感染
D. 消化不良
E. 病因不明

20. 治疗方法是
A. 口服病毒灵
B. 磨改 $\overline{\mathrm{I}|\mathrm{I}}$ 切缘，暂停吮乳，改用汤匙
C. 苏打水局部涂擦
D. 维生素甲酸软膏局涂
E. 自限性疾病，不用治疗

（21~22 题共用题干）

患者，女性，63 岁。因右颊部血疱 4 天就诊。检查：右颊咬合线区黏膜见一血疱，直径 1cm。

21. 该患者可能的诊断有
A. 血小板减少性紫癜
B. 创伤性血疱
C. 血友病
D. 再生障碍性贫血
E. 以上都是

22. 所必需的辅助检查是
A. RPP
B. TPHA
C. 血常规
D. 结核菌素试验
E. 活组织检查

（23～25题共用题干）

患者，女性，62岁。舌痛1年就诊。检查：舌质红，舌背光滑，舌乳头萎缩。血常规检查：红细胞计数、血红蛋白以及血细胞比容均低于正常值，MCV及MCHC均高于正常值。

23. 该患者最可能的诊断是

A. 地图舌

B. 萎缩性舌炎

C. 叶状乳头炎

D. 念珠菌性口炎

E. 灼口综合征

24. 该患者可能患的系统疾病是

A. 白血病

B. 缺铁性贫血

C. 巨幼细胞贫血

D. 再生障碍性贫血

E. 粒细胞缺乏症

25. 治疗应该补充

A. 维生素 B_{12} 及叶酸

B. 硫酸亚铁

C. 维生素C

D. 锌

E. 维生素A

（26～27题共用题干）

患者，男性，70岁。佩戴全口义齿2个月，右侧龈颊沟疼痛2周。检查：右下后牙龈颊沟见一长条形溃疡，周围红肿明显，扪诊溃疡底部柔软无结节。

26. 此患者最有可能的诊断是

A. 复发性口腔溃疡

B. 口腔单纯疱疹

C. 口腔鳞癌

D. 创伤性溃疡

E. 口腔念珠菌病

27. 应采取的首要处理措施是

A. 外科手术

B. 抗真菌治疗

C. 调改义齿

D. 活体组织检查

E. 抗病毒治疗

（28～29题共用题干）

患者，男性，40岁。反复发作口腔溃疡20余年，多见于唇、颊、舌等部位，每次10余个不等。近3年来发作频繁，几乎无间歇期，溃疡较大，愈合时间长，舌部有瘢痕形成。此次悬雍垂出现一大溃疡已4周，因疼痛影响进食来就诊。眼、外阴、生殖器无病损。

28. 该病例属哪一种类型

A. 轻型口疮

B. 口炎型口疮

C. 腺周口疮
D. 贝赫切特病
E. 膜性口炎

29. 该类型溃疡的损害特点为
A. 溃疡深大，呈弹坑状，边缘高起，表面有灰白色假膜
B. 溃疡深大，表面有灰白色坏死膜，基底黏膜充血
C. 溃疡深大，基底周围有浸润，呈菜花状
D. 溃疡深大，基底有颗粒状小结节，呈鼠咬状
E. 溃疡深大，形态不规则，与局部刺激物吻合

（30~33 题共用题干）

患者，男性，73 岁。因“口干半年，上腭部疼痛 1 周”来诊。患者全口无牙，佩戴全口义齿 3 年。口腔检查：腭黏膜红肿。

30. 该患者最可能的诊断是
A. 疱疹性咽峡炎
B. 多形性红斑
C. 口腔念珠菌病
D. 复发性口疮
E. 天疱疮

31. 为明确诊断，需要做的检查是
A. 义齿组织面直接涂片真菌检查
B. 上腭红肿组织表面涂片检查
C. 舌背黏膜涂片检查
D. 切取红肿组织进行病理检查
E. 血清念珠菌培养

32. 适用于本病的药物是
A. 制霉菌素
B. 四环素
C. 红霉素
D. 氯霉素
E. 两性霉素 B

33. 确诊本病应该首先排除的疾病是
A. 贝赫切特综合征
B. 天疱疮
C. 带状疱疹
D. 红斑狼疮
E. 球菌性口炎

（34~35 题共用题干）

患者，女性，37 岁。因“口腔溃烂疼痛，皮肤瘙痒不适 3 天”来诊。患者 5 天前因牙痛口服抗生素、镇痛药。口腔检查：双颊、舌背及舌腹大面积糜烂，渗出较多，上覆灰黄色假膜，手背可见多个红斑。患者曾于用药后出现类似情况。

34. 结合患者病史及病损特点，考虑的诊断是

A. 天疱疮　　B. 药物过敏性口炎

C. 疱疹性口炎　　D. 盘状红斑狼疮

E. 口腔扁平苔藓

35. 关于该病例的治疗，叙述错误的是

A. 立即停用可疑药物，避免再次接触　　B. 口腔局部使用糖皮质激素制剂

C. 口服抗组胺药　　D. 多饮水

E. 口服抗生素

（36~38 题共用题干）

患者，女性，38 岁。因“唇部溃烂 5 天”来诊。患者近 4 年来无明显诱因反复出现唇部糜烂，春秋季好发，一般 2~3 周可愈合。口腔检查：唇部略肿胀，上覆厚黑血痂，唇红与皮肤交界清晰。手掌、手背多个红斑，有的红斑似靶形。

36. 结合患者病史及损害特点，考虑的诊断是

A. 慢性盘状红斑狼疮　　B. 唇疱疹

C. 多形性红斑　　D. 固定性药疹

E. 天疱疮

37. 该病的特点不包括

A. 自限性　　B. 复发性

C. 皮肤靶形红斑　　D. 口腔大面积充血糜烂

E. 皮肤大疱

38. 下列治疗措施错误的是

A. 口服糖皮质激素　　B. 全身给予抗生素以防止继发感染

C. 局部使用糖皮质激素制剂　　D. 积极寻找诱发因素，避免再次接触

E. 全身给予支持治疗

（39~40 题共用题干）

患者，女性，30 岁。因“口腔糜烂 5 天”来诊。口腔检查：口腔大面积糜烂。四肢多个靶形红斑，鼻腔黏膜、尿道、肛门糜烂。患者曾无明显诱因出现相似情况，14~21 天可愈合。

39. 结合患者病史及损害特点，考虑的诊断是

A. 类天疱疮

B. 重症多形性红斑（Steven-Johonson 综合征）

C. 毒性表皮坏死松解综合征（Lyell 综合征）

D. 贝赫切特综合征

E. 天疱疮

40. 关于该病的临床特点，叙述错误的是
A. 皮肤出现松弛大疱
B. 可反复发作
C. 皮肤靶形红斑
D. 多腔孔受累
E. 口腔黏膜大面积糜烂

（41~43 题共用题干）

患者，女性，35 岁。因“口腔溃疡反复发作 8 年，颊部溃疡 3 周”来诊。口腔检查：左颊部可见蚕豆大小溃疡，边缘整齐。

41. 该患者最可能的诊断是
A. 口腔黏膜梅毒斑
B. 口腔黏膜结核
C. 重型阿弗他溃疡
D. 创伤性溃疡
E. 口腔癌

42. 确诊本病应该首先排除的疾病是
A. 贝赫切特综合征
B. 天疱疮
C. 带状疱疹
D. 红斑狼疮
E. 扁平苔藓

43. 贝赫切特综合征最常见的口腔以外的表现是
A. 眼虹膜睫状体炎
B. 外阴部溃疡史
C. 重型阿弗他溃疡
D. 关节炎
E. 轻型阿弗他溃疡

（44~46 题共用题干）

患者，男性，61 岁。因“口腔反复出现水疱、溃烂 4 个月，皮肤反复出现水疱半个月”来诊。口腔检查：软腭、舌腹较大面积糜烂，边界清晰，表面假膜光滑，尼科利斯基（Nikolsky）征（+），探诊试验（+）。胸部、背部皮肤见 2 个透明薄壁水疱及多处糜烂结痂面。

44. 结合患者病史及损害特点，首先考虑的诊断是
A. 寻常型天疱疮
B. 多形性红斑
C. 大疱性类天疱疮
D. 大疱性表皮松解症
E. 良性黏膜类天疱疮

45. 为明确诊断，应首先进行的实验室检查是
A. 真菌检查
B. 活体组织检查
C. 血生化
D. 醋酸白试验
E. 尿常规

46. 治疗该类疾病的首选药物是
A. 青霉素类
B. 抗真菌药
C. 抗病毒药
D. 免疫增强剂
E. 免疫抑制剂

（47~49 题共用题干）

患者，男性，70 岁。因“口腔黏膜反复出现水疱 2 年”来诊。口腔检查：软腭见 3 个厚壁水疱及多处圆形糜烂面，边界清晰，尼科利斯基（Nikolsky）征（-）。腋窝、腹股沟见多个厚壁水疱，周围皮肤无明显异常，Nikolsky 征（-）。

47. 结合患者病史及损害特点，考虑诊断为
A. 类天疱疮
B. 大疱性表皮松解症
C. 多形性红斑
D. 天疱疮
E. 疱疹性口炎

48. 该类疾病的组织病理学特点是
A. 棘层松解
B. 上皮内疱
C. 上皮下疱
D. 基底细胞液化变性
E. 固有层淋巴细胞带状浸润

49. 关于该病的治疗和预后，叙述正确的是
A. 早期大剂量使用糖皮质激素
B. 长期小剂量使用糖皮质激素
C. 该病预后较差，可能危及生命
D. 除病情严重者外，应尽量减少或避免全身大量使用糖皮质激素
E. 早期使用抗生素有效

（50~51 题共用题干）

患者，男性，43 岁。因“自觉左颊黏膜粗糙感 1 个月，进食伴刺激痛”来诊。口腔检查：双颊黏膜有环状白纹伴充血。

50. 本病应诊断为
A. 白斑
B. 扁平苔藓
C. 白色角化病
D. 盘状红斑狼疮
E. 白色水肿

51. 与该病的发病因素无关的是
A. 精神因素
B. 内分泌因素
C. 吸烟
D. 免疫因素
E. 遗传因素

（52~53 题共用题干）

患者，男性，50 岁。因“口腔黏膜溃疡、口干、烧灼样疼痛、味觉减退，吞咽困难”来诊。患者有咀嚼槟榔史。口腔检查：双颊、软腭及咽腭弓等多处黏膜有白色病损，散在小溃疡面；颊部、翼颌韧带等处可触及瘢痕样纤维索样物，伴张口受限。

52. 根据患者临床表现，可诊断为

A. 口腔白斑　　B. 口腔扁平苔藓

C. 口腔角化病　　D. 口腔黏膜下纤维化

E. 良性黏膜类天疱疮

53. 该病的治疗方案不包括

A. 糖皮质激素局部封闭　　B. 黏膜下注射干扰素

C. 手术治疗　　D. 中药治疗

E. 激光治疗

（54~55 题共用题干）

患者，女性，33 岁。因“上唇反复肿胀”来诊。口腔检查：上唇无疼痛、无瘙痒，有垫褥感，压之无压凹性水肿；上唇唇红肿，出现左右对称的瓦楞状纵行裂沟，有渗出，唇红区呈紫红色。

54. 根据患者临床表现，诊断为

A. 浆细胞性唇炎　　B. 肉芽肿性唇炎

C. 良性淋巴组织增生性唇炎　　D. 腺性唇炎

E. 光化性唇炎

55. 该病的治疗方法不包括

A. 糖皮质激素局部封闭　　B. 抗组胺药

C. 中医中药治疗　　D. 激光

E. 手术切除

（56~57 题共用题干）

患者，男性，30 岁。因“体检发现舌乳头萎缩”来诊。口腔检查：舌乳头萎缩区域位于舌背轮廓乳头前方，舌背正中后 1/3 处，呈前后为长轴的菱形，边界清楚，表面光滑，扪之柔软，无自觉症状，无功能障碍，局部刺激后疼痛不适。

56. 该病的诊断为

A. 舌乳头炎　　B. 萎缩性舌炎

C. 正中菱形舌炎　　D. 游走性舌炎

E. 舌癌

57. 下列治疗措施错误的是
A. 避免频繁过度伸舌自检
B. 不需要治疗
C. 耐心解释，消除恐惧感
D. 结节型如基底变硬，应行活检或手术治疗
E. 可疑白念珠菌感染和糖尿病者做相应检查和对因治疗

（58~60 题共用题干）

患者，男性，48 岁。因“下唇溃疡 1 个月”来诊。患者自行使用红霉素软膏无明显效果，曾有不洁性接触史。口腔检查：下唇右侧可见一直径约 1cm 的溃疡，表面覆盖褐色血痂，周缘稍隆起，扪诊基底无浸润感，口腔其他部位黏膜未见明显异常。

58. 结合患者病史及病损特点，考虑诊断为
A. 一期梅毒
B. 二期梅毒
C. 三期梅毒
D. 创伤性溃疡
E. 结核性溃疡

59. 为了明确诊断，应首先考虑进行的实验室检查为
A. 组织病理检查
B. 血生化检查
C. 梅毒血清学检查
D. 血常规检查
E. 细菌培养

60. 该溃疡的临床症状多为
A. 烧灼样痛
B. 电击样痛
C. 撕裂样痛
D. 无痛
E. 麻木感

（61~62 题共用题干）

患者，男性，41 岁。因“发现口腔增生物 3 个月”来诊。口腔检查：舌系带、口底黏膜可见 3 个大小不等的乳头状增生物，粉红色，质软。

61. 在收集患者病史时，还应询问
A. 有无不洁性接触史
B. 发病前用药史
C. 牙周情况
D. 有无淋巴结肿大
E. 糖尿病史

62. 该病的实验室检查方法包括
A. 揭皮试验
B. 醋酸白试验
C. 甲苯胺蓝染色试验
D. 针刺试验
E. 探诊

（63～65 题共用题干）

患者，女性，49 岁。因“口腔白膜 5 月余”来诊。患者于 5 个月前因支气管炎曾大量使用抗生素，随后口腔出现白膜，近期出现腹泻、低热、消瘦，体重减轻 10kg。口腔检查：上、下唇内侧，舌背，上腭咽部，双颊黏膜见广泛的白色假膜，可拭去。

63. 结合患者病史、全身情况及口腔损害特点，考虑的诊断是
A. 营养不良
B. 真菌性口炎
C. 获得性免疫缺陷综合征
D. 体内恶性肿瘤
E. 真菌性口炎；获得性免疫缺陷综合征

64. 为明确诊断，首选的实验室检查是
A. 血生化检查
B. 人类免疫缺陷病毒（HIV）检测
C. 活体组织检查
D. 梅毒血清学检测
E. 醋酸白试验

65. 患者口腔损害的治疗不宜使用的药物是
A. 碳酸氢钠溶液
B. 制霉菌素糊剂
C. 维生素类
D. 免疫增强剂
E. 抗生素类

（66～68 题共用题干）

患者，女性，21 岁。口腔多处溃疡 5 年，复发 2 周，疼痛影响进食。口腔检查：双颊、舌及口底黏膜可见粟米样溃疡十余个，散在分布，周围黏膜充血明显，患者以往多次类似发作史。

66. 该疾病可以诊断为
A. 疱疹性咽峡炎
B. 疱疹性龈口炎
C. 贝赫切特病
D. 带状疱疹
E. 疱疹样口疮

67. 以下哪些可能是该病的病因
A. 遗传因素
B. 免疫因素
C. 环境因素
D. 感染因素
E. 以上病因均有可能

68. 对于该疾病的诊断，一般不需要
A. 检查临床体征
B. 询问病史
C. 询问复发规律
D. 询问相关系统疾病
E. 活检

（69~71题共用题干）

患者，女性，27岁。唇红脱屑2个月，下唇较重，轻时为细鳞屑，重时鳞屑密集。

69. 有唇红脱屑的表现应考虑哪些诊断
    A. 慢性脱屑性唇炎、慢性光化性唇炎
    B. 干燥综合征、慢性脱屑性唇炎
    C. 干燥综合征、糖尿病
    D. 念珠菌性唇炎、慢性光化性唇炎
    E. 以上均有可能

70. 该患者最可能的诊断是
    A. 脱屑性唇炎
    B. 慢性光化性唇炎
    C. 干燥综合征
    D. 念珠菌性唇炎
    E. 以上都不是

71. 如果患者同时伴有口炎及口角炎，则可能是什么感染
    A. 球菌感染
    B. 疱疹病毒感染
    C. 念珠菌感染
    D. 梅毒螺旋体感染
    E. 以上都不是

（72~74题共用题干）

患者，女性，50岁。口腔糜烂伴疼痛2年，伴有眼睛瘙痒、视力下降。查体发现：全口牙龈充血，部分区域呈剥脱状，其边缘可见残余泡壁，尼氏征（-）。双眼眼膜充血，眼睑与球结膜间相互粘连。

72. 该患者最可能的诊断是
    A. 瘢痕性类天疱疮
    B. 口腔念珠菌病
    C. 斯-约综合征
    D. 疱疹性口炎
    E. 增殖性天疱疮

73. 全身治疗药物可选
    A. 抗生素
    B. 胸腺肽
    C. 糖皮质激素或免疫抑制剂
    D. 维生素
    E. 制霉菌素

74. 如果患者患有严重胃溃疡，在消化科医师的配合治疗下，糖皮质激素宜采用以下哪种给药方式
    A. 雾化吸入
    B. 早上口服
    C. 局部封闭
    D. 静脉推注
    E. 晚上口服

（75~77 题共用题干）

患者，男性，29 岁。口腔黏膜反复溃疡 13 年，发作 1 周就诊。检查所见：右侧舌缘圆形溃疡直径 5mm，下唇内侧黏膜圆形溃疡直径 3mm，溃疡周围有充血红晕，表面有黄色假膜。

75. 该患者的诊断可能是

A. 疱疹性溃疡
B. 轻型口疮
C. 创伤性溃疡
D. 巨型口疮
E. 结核溃疡

76. 估计患者本次发病的病程可能是

A. 7~10 天
B. 10~20 天
C. 20~30 天
D. 30~60 天
E. 180 天左右

77. 局部治疗原则应是

A. 营造酸性环境
B. 营造碱性环境
C. 戒烟
D. 消炎、镇痛、促愈合
E. 调磨锐利牙尖

（78~79 题共用题干）

患者，女性，31 岁。因口腔黏膜疼痛 3 个月就诊。检查：两颊黏膜、舌腹黏膜广泛乳头状增生，表面糜烂渗血。头颈部皮肤有类似损害。右颊黏膜活组织检查提示：可见上皮内疱。

78. 最可能的诊断是

A. 乳头状瘤
B. 黑棘皮病
C. 梅毒
D. 白色海绵状斑痣
E. 增殖性天疱疮

79. 治疗措施是

A. 手术
B. 激光
C. 维生素 A 丸
D. 口服皮质类固醇激素
E. 肌注青霉素

（80~81 题共用题干）

患者，男性，35 岁。因发热及口腔黏膜糜烂前来就诊。患者自诉有不洁性交史。查体：T 37.8℃，全身淋巴结肿大，咽部黏膜糜烂，唇黏膜可见多个 0.5cm 左右灰白色斑块。梅毒血清试验强阳性。

80. 以下说法错误的是

A. 可分为后天梅毒和胎传梅毒

B. 后天梅毒主要通过性接触传染
C. 一期梅毒的主要症状为硬下疳
D. 三期梅毒的口腔黏膜损害主要是三期梅毒舌炎和树胶肿
E. 哈钦森才是二期梅毒的标志性损害

81. 关于梅毒病原体的描述错误的是
A. 煮沸可在短期内将其杀灭
B. 易存活于潮湿的环境
C. 耐寒力强
D. 一般消毒剂难于将其杀灭
E. 最适温度37℃

（82~84题共用题干）

患者，女性，38岁。长期精神抑郁，吃辛辣食物口腔敏感2年，现来就诊。检查：口腔中左右对称的白色病变，发生于口腔黏膜的多个位置，病损为白色网状花纹，给予刺激食物局部敏感，灼痛。

82. 询问病史及临床检查时应注意以下几点，除了
A. 皮肤有无损害
B. 指（趾）甲有无病损
C. 唇红部有无病损
D. 有无肺结核史
E. 发病前有无精神因素

83. 对该患者的诊断最可能是
A. 增殖型念珠菌病
B. 假膜型念珠菌病
C. 皮脂腺异位
D. 扁平苔藓
E. 白斑

84. 最恰当的治疗方案为
A. 手术切除
B. 长期抗真菌治疗，定期复查
C. 不需治疗及随访
D. 全身长期大剂量激素治疗
E. 消除可能的诱因，局部激素治疗，定期复查

（85~86题共用题干）

患者，女性，43岁。右侧腮腺区反复肿胀两年，口腔时有咸味。

85. 如诊断为慢性阻塞腮腺炎，则右侧腮腺导管口会出现
A. 雪花样唾液
B. 棕色唾液
C. 清亮唾液
D. 导管口红肿
E. 无唾液

86. 慢性阻塞腮腺炎的造影表现为
 A. 造影剂外溢
 B. 呈腊肠样改变
 C. 有占位性病变
 D. 抱球状
 E. 主导管移位

四 B型题

（1~4 题共用备选答案）
 A. Ⅰ型疱疹病毒
 B. Ⅱ型疱疹病毒
 C. 柯萨奇病毒 A4
 D. 柯萨奇病毒 A16
 E. 水痘-带状疱疹病毒
1. 引起手足口病的病毒是
2. 引起疱疹性咽峡炎的病毒是
3. 引起单纯疱疹性口炎的病毒是
4. 引起带状疱疹的病毒是

（5~7 题共用备选答案）
 A. 棘层松解-上皮内疱
 B. 不典型增生
 C. DIF 显示病损皮肤或黏膜基底膜区域出现均匀 IgA 线状沉积
 D. 基底细胞层液化变性，固有层有淋巴细胞浸润带
 E. 上皮下疱
5. 天疱疮的组织病理特征是
6. 线状 IgA 大疱性皮肤病的病理特征是
7. 瘢痕性类天疱疮病理特征是

（8~10 题共用备选答案）
 A. 先天梅毒
 B. 一期梅毒
 C. 二期梅毒
 D. 三期梅毒
 E. 后天梅毒
8. 梅毒树胶肿发生在
9. 蔷薇疹发生在
10. 桑葚牙发生在

（11～13题共用备选答案）

A. 维生素A缺乏症
B. 维生素B_2缺乏症
C. 维生素C缺乏症
D. 维生素PP缺乏症
E. 烟酸缺乏症

11. 口角炎、唇炎、角膜炎、外阴湿痒是哪种疾病的表现
12. 牙龈炎、牙龈出血、毛细血管脆性试验阳性是哪种疾病的表现
13. 严重舌炎，丝状乳头和菌状乳头萎缩，舌面发红、光秃、呈牛肉色是哪种疾病的表现

（14～16题共用备选答案）

A. 口腔黏膜苍白色，以唇、舌、龈明显
B. 舌背黏膜广泛发红，呈鲜牛肉色
C. 口腔黏膜苍白，并可出现瘀点、瘀斑或血肿
D. 牙龈明显增生肥大、水肿
E. 牙龈炎，牙龈自发性出血

14. 再生障碍性贫血的口腔表现为
15. 巨幼细胞贫血的口腔表现为
16. 缺铁性贫血的口腔表现为

（17～18题共用备选答案）

A. 巨幼细胞贫血
B. 粒细胞缺乏症
C. 血小板减少性紫癜
D. 维生素B_2缺乏症
E. 维生素C缺乏症

17. 萎缩性舌炎是哪种疾病的表现
18. 口角炎是哪种疾病的表现

（19～23题共用备选答案）

A. 扁平丘疹
B. 淋巴细胞浸润带
C. 白色条纹
D. 指甲
E. 免疫异常

19. 扁平苔藓发病因素之一的是
20. 扁平苔藓发病部位之一的是
21. 扁平苔藓在口腔黏膜的主要病损是
22. 扁平苔藓病在显微镜下所见的是
23. 扁平苔藓皮肤病损的主要表现是

（24～25 题共用备选答案）

A. 口角区的皮肤与黏膜皲裂、湿白、糜烂
B. 口腔黏膜有白色假膜，HIV 抗体阳性
C. 口角充血伴颗粒状或结节状增生
D. 舌缘白色皱纸样隆起，HIV 抗体阳性
E. 舌背黏膜呈鲜红色，并有舌乳头萎缩

24. 艾滋病相关性口腔念珠菌病典型的临床特征是
25. 念珠菌性口角炎最典型的临床特征是

（26～27 题共用备选答案）

A. 淋病奈瑟菌
B. 单纯疱疹病毒
C. 人乳头瘤病毒
D. 带状疱疹病毒
E. 白念珠菌

26. 引起疱疹性口炎的病原微生物是
27. 引起鹅口疮的病原微生物是

（28～29 题共用备选答案）

A. 疱
B. 糜烂
C. 溃疡
D. 丘疹
E. 假膜

28. 黏膜上皮有浅层破坏的是
29. 黏膜内有液体贮存的是

（30～32 题共用备选答案）

A. 树胶肿
B. 硬下疳
C. 黏膜斑
D. 舌白斑
E. 斑疹性梅毒疹

30. 一期梅毒的典型损害是
31. 二期梅毒最常见的口腔损害是
32. 三期梅毒的标志性损害是

（33～36 题共用备选答案）

A. 暗视野显微镜检
B. 醋酸白试验
C. 血清特异性抗体检查
D. HIV 检查
E. 细菌培养或直接涂片检查

33. 硬下疳诊断常采用
34. 淋病诊断常采用
35. 尖锐湿疣诊断常采用
36. 艾滋病诊断常采用

（37~39题共用备选答案）

A. 上皮增生
B. 固有层内有血管扩张，胶原纤维变性
C. 棘层松解
D. 角化层内有微脓肿
E. 上皮增生或萎缩，基底细胞液化变性，固有层淋巴细胞浸润

37. 白斑
38. 扁平苔藓
39. 红斑狼疮

（40~41题共用备选答案）

A. 下疳
B. 腺周口疮
C. 鳞癌
D. 坏死性龈炎
E. 结核性溃疡

40. 患者口内有一个溃疡，边缘呈鼠啮状，溃疡成为桑葚状，基底柔软，无硬结的是
41. 患者舌缘见一溃疡呈菜花状，边缘外翻，基底浸润，呈硬结，淋巴结转移的是

（42~44题共用备选答案）

A. 非角化黏膜
B. 角化黏膜
C. 牙龈
D. 口唇及口周皮肤
E. 口角区、口唇内侧黏膜

42. 固定性药疹的好发部位是
43. 轻型口疮的好发部位是
44. 腺周口疮的好发部位是

（45~47题共用备选答案）

A. 内分泌失调
B. 舔唇不良习惯
C. 机体抵抗力下降
D. 残根残冠刺激
E. 消化不良

45. 慢性唇炎病因是
46. 创伤性溃疡的病因是
47. 球菌性口炎常出现于

（48~50 题共用备选答案）

A. 脑回舌
B. 叶脉舌
C. 地图舌
D. 正中菱形舌
E. 梅-罗综合征

48. 临床上常见舌背有一纵沟，与纵沟裂呈垂直的横形裂纹，状如叶脉，称为
49. 临床上常见舌部沟纹状如脑回，称为
50. 肉芽肿性唇炎、复发性面周围神经麻痹和沟纹舌的三联征合称为

五 X 型题

1. 下列哪些疾病有斑纹损害
A. 口腔白斑
B. 扁平苔藓
C. 贝赫切特病
D. 盘状红斑狼疮
E. 复发性口腔溃疡

2. 引起手足口病的病原微生物是
A. 乳头状瘤病毒
B. 单纯疱疹病毒
C. 科萨奇病毒
D. 埃可病毒
E. 肠道病毒 71 型

3. 与念珠菌感染有关的疾病是
A. 均质型白斑
B. 颗粒白斑
C. 义齿性口炎
D. 口角炎
E. 扁平苔藓

4. 超敏反应不引起
A. 组织细胞损伤
B. 内分泌紊乱
C. 失眠
D. 多汗
E. 贫血

5. 下列不属于完全抗原的是
A. 皮毛
B. 合成药物
C. 寄生虫
D. 低分子化学合成药
E. 鱼虾

6. 接触性过敏性口炎临床治疗原则包括
A. 首先除去过敏因素
B. 口腔局部以对症治疗为主
C. 改换义齿材料或牙体充填材料
D. 停用可能的过敏药物或化妆品
E. 选择广谱抗生素全身控制感染

7. 引起药物过敏性口炎的药物是
A. 中草药类
B. 抗生素类

C. 维生素类　　D. 安眠镇静药

E. 抗病毒药

8. 容易并发口腔念珠菌病的疾病是

A. 糖尿病　　B. 高血压

C. 获得性免疫缺陷综合征　　D. 冠心病

E. 口干综合征

9. 诊断口腔念珠菌病常用的实验室检查包括

A. 唾液真菌培养　　B. 病理切片检查

C. 涂片染色检查　　D. 血液真菌培养

E. 血清免疫荧光检测

10. 下列哪些属于癌前病变

A. 口腔扁平苔藓　　B. 口腔黏膜下纤维变性

C. 白斑　　D. 溃疡

E. 盘状红斑狼疮

11. 白色角化病的发病因素

A. 肺结核抵抗力下降

B. 物理与化学刺激

C. 残根、残冠、不良修复体的机械刺激

D. 尖锐的釉质边缘

E. 维生素 A 缺乏

12. 扁平苔藓发病可能与哪些因素关联

A. 细菌感染　　B. 神经精神障碍

C. 病毒感染　　D. 饮食

E. 遗传

13. 患者，女性，31 岁。因“口腔水疱、糜烂近 1 周”来诊。患者 1 周前咽喉疼痛、牙龈肿痛，自行服药后，口腔出现多个水疱，疱易破溃形成大面积糜烂。患者考虑诊断为

A. 多形性红斑　　B. 药敏性口炎

C. 复发性阿弗他溃疡　　D. 疱疹性龈口炎

E. 类天疱疮

14. 患者，男性，44 岁。因“进食刺激性食物后口腔黏膜疼痛近半年”来诊。口腔检查：左颊后份及前庭沟黏膜见局限性白色网纹，轻度充血，未见糜烂，与黏膜病损对应的牙颊侧牙颈部见银汞合金充填物。患者可能的诊断是

A. 口腔扁平苔藓　　B. 慢性盘状红斑狼疮

C. 苔藓样反应　　D. 过敏性接触性口炎

E. 口腔白念珠菌病

15. 白斑的发病因素中全身因素有

A. 白念珠菌　　B. 遗传

C. 缺铁的贫血　　D. 维生素 B_2 和叶酸缺乏

E. 梅毒

16. 当白斑出现哪些表现时，应及早手术切除

A. 皱襞　　B. 溃疡基底变硬

C. 表面增厚明显　　D. 充血水肿

E. 萎缩

17. 扁平苔藓皮肤损害的特点为

A. 扁平有光泽的浅紫色多角形丘疹　　B. 丘疹如绿豆大小

C. 边缘境界清楚　　D. 质地坚硬干燥

E. 融合状如苔藓

18. 盘状红斑狼疮可能的致病因素是

A. 高血压　　B. 糖尿病

C. 胃溃疡　　D. 遗传

E. 病毒

19. 患者，女性，41 岁。因“口腔溃烂疼痛 2 周”来诊。口腔检查：双唇广泛糜烂，较厚血痂，双颊及舌腹黏膜大面积糜烂，上覆黄白色假膜。外阴黏膜糜烂渗出，下肢皮肤多个红斑。患者的诊断不考虑

A. 贝赫切特综合征　　B. 真菌性口炎

C. 盘状红斑狼疮　　D. 疱疹性口炎

E. 多形性红斑

20. 盘状红斑狼疮实验室检查可见

A. 血沉增快　　B. IgG 增高

C. 免疫球蛋白增高　　D. 类风湿因子阳性

E. 抗核抗体阳性

21. 压疮性溃疡的临床表现有

A. 溃疡形态与创伤因子契合　　B. 溃疡深大，周围黏膜发白

C. 溃疡呈菜花样　　D. 溃疡边缘呈鼠啮状

E. 溃疡基底部触诊如软骨样

22. 患者，男性，46 岁。因“口腔大面积糜烂 6 个月”来诊。口腔检查：口腔大面积糜烂，双侧翼颌韧带、软腭见鲜红色创面，尼科利斯基（Nikolsky）征（+），探诊试验（+），考虑可能的诊断是

A. 寻常型天疱疮　　B. 多形性红斑

C. 类天疱疮
D. 副肿瘤性天疱疮
E. 大疱性疾病

23. 患者，男性，45 岁。因“牙龈糜烂 2 年，用药一直未愈合”来诊。口腔检查：全口牙龈红肿伴轻度糜烂，左下前庭沟黏膜糜烂，尼科利斯基（Nikolsky）征（-），探诊试验（+），考虑可能的诊断是
A. 寻常型天疱疮
B. 良性黏膜类天疱疮
C. 大疱性疾病
D. 多形性红斑
E. 疱疹性口炎

24. 下列关于色素痣的说法，正确的是
A. 为内源性色素沉着
B. 属发育畸形
C. 好发于口腔黏膜
D. 交界痣可发生恶变
E. 一般需手术切除

25. 以下属于内源性色素沉着异常引起的疾病是
A. 黏膜黑斑
B. 普杰病
C. Albright 综合征
D. 艾迪生病
E. 白癜风

26. 以下符合恶性黑色素瘤的临床表现的是
A. 好发于 40 岁左右
B. 早期多表现为色素痣
C. 不发生淋巴结转移
D. 血行转移率高
E. 男女无显著差别

27. 诊断大疱性类天疱疮需鉴别的疾病有
A. 寻常型天疱疮
B. 良性黏膜类天疱疮
C. 大疱性表皮松解症
D. 大疱性多形性红斑
E. 贝赫切特综合征

28. 韦格纳肉芽肿的鉴别诊断包括
A. 复发性坏死性黏膜腺周围炎
B. 口腔结核性溃疡
C. 结节病
D. 嗜酸性肉芽肿
E. 恶性肉芽肿

29. 腺性唇炎的临床表型包括
A. 单纯型腺性唇炎
B. 浅表化脓性腺性唇炎
C. 深部化脓性腺性唇炎
D. 脱屑性腺性唇炎
E. 糜烂性腺性唇炎

30. 梅-罗综合征的三联征包括
A. 发作性面自主神经功能障碍的症状
B. 复发性口面部肿胀

C. 复发性周围性面瘫　　D. 裂舌
E. 口腔黏膜感觉异常

31. 关于游走性舌炎，叙述正确的是
A. 是一种浅表性感染性的舌部炎症　　B. 其病损的形态和位置多变
C. 儿童多发，尤以6月龄至3岁多见　　D. 预后良好，无明显不适，一般不需要治疗
E. 病损好发于舌背，可越过人字沟

32. 关于梅毒，叙述正确的有
A. 梅毒的致病菌是密螺旋体
B. 人类是梅毒致病菌的唯一自然宿主
C. 梅毒传播途径包括性接触传播、母婴传播及非性接触传播
D. 治疗梅毒首选药为红霉素
E. 哈钦森三联征包括哈钦森牙、间质性角膜炎和神经性耳聋

33. 需与淋菌性口炎鉴别的疾病有
A. 球菌性口炎　　B. 假膜型真菌性口炎
C. 急性坏死性龈口炎　　D. 白喉
E. 超敏反应性口炎

34. 关于尖锐湿疣的临床特点，叙述正确的是
A. 潜伏期长短不一，平均3个月　　B. 该病好发于生殖器、尿道、肛周
C. 该病多为单发病损　　D. 病损呈乳头状瘤样赘生物，质地柔软
E. 该病经治疗后不易复发

35. 获得性免疫缺陷综合征（艾滋病）的口腔表征包括
A. 牙龈线性红斑　　B. 细菌性口炎
C. 毛状白斑　　D. 口腔溃疡
E. 单纯疱疹

36. 缺铁性贫血可能引起的口腔症状或体征有
A. 舌灼痛　　B. 口腔黏膜色泽苍白
C. 萎缩性舌炎　　D. 口角炎
E. 味觉失灵

37. 白血病患者在急性期不宜进行的口腔操作有
A. 刷牙　　B. 洁治、刮治
C. 浅龋治疗　　D. 牙周冲洗
E. 拔牙

38. 患者，男性，43岁。因“进食刺激性食物后口腔黏膜疼痛5个月”来诊。口腔检查：左颊后份及前庭沟黏膜见局限性白色网纹，轻度充血，未见糜烂，与黏膜病损对应的牙

颊侧牙颈部见银汞合金充填物。可能的诊断是

A. 口腔扁平苔藓　　B. 慢性盘状红斑狼疮

C. 苔藓样反应　　D. 过敏性接触性口炎

E. 口腔白念珠菌病

39. 口腔红斑病的临床表型包括

A. 均质型红斑　　B. 间杂型红斑

C. 颗粒型红斑　　D. 溃疡型红斑

E. 疣状红斑

40. 口腔白斑的鉴别诊断包括

A. 白色角化症　　B. 白色水肿

C. 白色海绵状斑痣　　D. 口腔溃疡

E. 口腔扁平苔藓

41. 口腔白斑患者中，易发生癌变的是

A. 病程较短者

B. 白斑病损面积大于 $200mm^2$ 的患者

C. 伴有上皮异常增生者，程度越重越易恶变

D. 疣状、颗粒型、溃疡或糜烂型及伴有念珠菌感染、人乳头瘤病毒（HPV）感染者

E. 白斑位于舌缘、舌腹、口底及口角者

42. 口角炎常见的临床表现包括

A. 口角糜烂　　B. 口角皲裂

C. 口角湿白　　D. 黏膜丘疹

E. 皮肤、黏膜充血

43. 白斑在镜下典型的表现包括

A. 棘层松懈　　B. 上皮钉突伸长

C. 棘层肥厚　　D. 粒层明显

E. 上皮过角化或不全角化

44. 口腔扁平苔藓的临床表现包括

A. 中年女性患者较多　　B. 损害多为单侧性

C. 皮肤、指甲、生殖器黏膜均有发生　　D. 磨牙区、颊区、颊黏膜多见白色网状条纹

E. 白色网状条纹稠密区域较多发生糜烂

45. 白斑的防治措施包括

A. 去除刺激因素　　B. 维A酸软膏

C. 激素治疗　　D. 内服维生素A、维生素D

E. 定期严密检查

46. 下列哪一项检查对天疱疮的诊断没有参考性
A. 结核菌素试验
B. 揭疱壁试验
C. CT 检查
D. 尼氏征检查
E. 细胞学检查
47. 下列哪项不是白色水肿的特点
A. 白色水肿质地柔软
B. 白色水肿无皱褶
C. 白色水肿表面光滑
D. 白色水肿无上皮角化层
E. 白色水肿棘层细胞肿胀
48. 三期梅毒的临床表现包括
A. 硬下疳
B. 树胶肿
C. 黏膜斑
D. 结节性梅毒疹
E. 舌白斑
49. 先天梅毒的临床表现包括
A. 硬下疳
B. 桑葚牙
C. 哈钦森牙
D. 神经性耳聋
E. 间质性角膜炎
50. 下列关于淋病的叙述，正确的是
A. 发病率居性病首位
B. 人是淋球菌的唯一自然宿主
C. 男性淋病主要表现为尿道炎
D. 主要通过性交传染
E. 诊断主要依赖活体组织检查
51. 下列符合淋菌性口炎的临床表现的是
A. 主要见于有口交史的患者
B. 口腔黏膜充血发红
C. 可有糜烂或浅表溃疡
D. 被覆黄白色假膜
E. 假膜易擦去，呈现出血性创面
52. 艾滋病的传染途径包括
A. 血液传播
B. 飞沫传播
C. 性接触传播
D. 母婴传播
E. 呼吸道传播
53. 交界痣出现下列哪些临床改变时应考虑恶变可能
A. 痣体明显变大
B. 色素加深
C. 局部痒、疼痛、破溃、出血
D. 稍高出于黏膜表面
E. 周围出现卫星小斑点、结节或放射性黑线
54. 口腔黏膜功能包括
A. 屏障保护功能
B. 吸收功能

C. 温度调节功能
D. 感觉功能
E. 分泌功能

55. 下列哪种舌乳头炎以充血、红肿、疼痛为主
A. 丝状乳头炎
B. 菌状乳头炎
C. 轮廓乳头炎
D. 叶状乳头炎
E. 牙龈乳头炎

56. 正中菱形舌炎的病因有
A. 发育畸形
B. 白念珠菌感染
C. 糖尿病等疾病的继发感染
D. 营养不良
E. 病毒感染

57. 接触性口角炎的治疗包括
A. 去除过敏原
B. 全身反应明显者可用氯苯那敏片或针剂
C. 皮质类固醇药膏局部外涂
D. 避免日照
E. 进食蔬菜水果

六 案例分析题

（1~3 题共用题干）

患儿，女，两岁半。因“口腔内多个溃疡”来诊。患儿初入幼儿园 3 周，父母发现其口腔内多个溃疡，手指、足趾等多部位散在小水疱。

1. 该患儿最可能的诊断是
A. 疱疹性咽峡炎
B. 疱疹性口炎
C. 口腔炎性口疮
D. 手足口病
E. 鹅口疮
F. 过敏性口炎

2. 最可能的致病病原体是
A. 乳头状瘤病毒
B. 单纯疱疹病毒
C. 科萨奇病毒
D. 埃可病毒
E. 肠道病毒 71 型
F. 带状疱疹病毒

3. 本病的发病特点是
A. 多为散发
B. 多为集体暴发
C. 冬季易流行
D. 患儿需要适当隔离
E. 夏秋季多见
F. 主要发生于软腭及咽周
G. 全身症状轻

（4～7 题共用题干）

患者，男性，72 岁。因“右侧面部出现成簇水疱，右侧口腔溃烂 3 天”来诊。口腔检查：右侧面部出现成簇水疱，口腔内右侧舌腹、颊黏膜有大面积溃疡，左侧皮肤、黏膜未见异常。

4. 该患者诊断为

A. 原发性疱疹性口炎　　B. 疱疹性咽峡炎
C. 带状疱疹　　D. 麻疹
E. 球菌性口炎　　F. 天疱疮
G. 类天疱疮

5. 本病的致病微生物是

A. 人类免疫缺陷病毒　　B. 水痘-带状疱疹病毒
C. 人类疱疹病毒 4 型（EB 病毒）　　D. 柯萨奇病毒
E. 单纯疱疹病毒　　F. 金黄色葡萄球菌

6. 可能出现的后遗症是

A. 口腔黏膜留有瘢痕　　B. 持续疼痛
C. 皮肤色素沉着　　D. 局部淋巴结肿大
E. 出现乏力　　F. 持续低热

7. 治疗该病的常规用药有

A. 抗病毒药　　B. 免疫抑制剂
C. 镇痛药　　D. 抗菌药
E. 神经营养药　　F. 抗霉菌药
G. 抑菌剂

（8～10 题共用题干）

患者，女性，15 岁。因“口腔溃疡 1 周”来诊。患者 1 周前感冒发热，牙龈肿痛，家长给予口服药物“对乙酰氨基酚”，发热症状缓解，口腔出现溃疡，疼痛影响进食。口腔检查：全口牙龈红肿，有渗出物，双侧上后牙牙龈见局限性片状不规则糜烂，表面黄白色假膜；双侧舌腹见大面积糜烂面，边界清晰，表面淡黄色假膜。

8. 结合患者病史和病损特点，考虑的诊断是

A. 疱疹性口炎　　B. 药物过敏性口炎
C. 寻常型天疱疮　　D. 复发性口腔溃疡
E. 手足口病　　F. 口腔扁平苔藓

9. 治疗措施主要有

A. 口服抗病毒药　　B. 口服抗真菌药
C. 口服抗组胺药　　D. 全身支持治疗

E. 口服青霉素类药　　F. 口服免疫抑制药

10. 如果该患者再次出现感冒发热，正确的处理方法是

A. 自行选择抗感冒药　　B. 到专科医院就诊，告知医师曾出现药物过敏史

C. 输液治疗　　D. 中药治疗

E. 多喝水　　F. 口服抗病毒药

（11～13题共用题干）

患者，女性，28岁。因“口腔溃疡反复发作4年，颊部溃疡近1个月”来诊。口腔检查：左颊部可见蚕豆大小溃疡，边缘整齐。

11. 该患者最可能的诊断是

A. 口腔黏膜梅毒斑　　B. 口腔黏膜结核

C. 重型阿弗他溃疡　　D. 创伤性溃疡

E. 口腔癌

12. 确诊本病应该首先排除的疾病是

A. 贝赫切特综合征　　B. 天疱疮

C. 带状疱疹　　D. 红斑狼疮

E. 扁平苔藓

13. 贝赫切特综合征最常见的口腔外表现是

A. 眼虹膜睫状体炎　　B. 外阴部溃疡史

C. 重型阿弗他溃疡　　D. 关节炎

E. 轻型阿弗他溃疡

（14～16题共用题干）

患者，女性，40岁。因“口腔反复出现水疱、溃烂1年，不自愈”来诊。口腔检查：双侧舌腹见较大面积糜烂面，探诊试验（+），下唇内侧黏膜见1个完整水疱，尼科利斯基（Nikolsky）征（+）。

14. 结合患者病史及损害特点，考虑诊断为

A. 多形性红斑　　B. 黏液腺囊肿

C. 寻常型天疱疮　　D. 良性黏膜类天疱疮

E. 大疱性类天疱疮　　F. 疱疹性口炎

15. 该类疾病的组织病理学特点是

A. 上皮下疱　　B. 棘层松解，上皮内疱

C. 上皮层坏死崩解，钉突消失　　D. 上皮角化不全，固有层淋巴细胞带状浸润

E. 上皮下疱，基底无明显炎细胞浸润　　F. 上皮过度角化

16. 治疗该类疾病的首选药物是

A. 抗生素
B. 昆明山海棠
C. 干扰素
D. 糖皮质激素
E. 维生素
F. 转移因子

（17～19 题共用题干）

患者，男性，48 岁。因“舌部黏膜烧灼样疼痛 3 个月”来诊。患者 3 个月前自觉舌根部烧灼样疼痛，伴口干，呈晨轻晚重节律性改变，空闲静息时加重，工作、注意力分散时无疼痛加重。口腔检查：舌活动自如，舌体柔软，触诊反应正常，舌黏膜正常。

17. 该患者最可能的诊断为
A. 萎缩性舌炎
B. 灼口综合征
C. 舌乳头炎
D. 沟纹舌
E. 游走性舌炎
F. 舌淀粉样变

18. 该病的病因包括
A. 全身刺激因素
B. 更年期综合征
C. 维生素和矿物质缺乏
D. 精神因素
E. 神经系统病变
F. 糖尿病
G. 医源性因素

19. 该病的治疗包括
A. 消除局部刺激因素
B. 纠正患者伸舌自检的不良习惯
C. 伴有精神症状者可服用抗焦虑药
D. 心理治疗
E. 口干唾液黏稠者可用溴己新，每片 8 mg，每次 1～2 片，每天 3 次
F. 放射治疗

（20～22 题共用题干）

患者，女性，70 岁。因“口腔不明原因灼痛半年”来诊。口腔检查：双侧口角皲裂，舌背光滑无苔，口腔黏膜苍白。

20. 该患者的首选检查有
A. 尿液检查
B. 血常规
C. 活体组织检查
D. 血糖
E. 变应原检测
F. 细菌培养

21. 与该病没有关系的疾病是
A. 胃、肠道疾病
B. 严重肝、肾疾病
C. 甲状腺功能不足
D. 血液病

E. 脑血管疾病　　F. 糖尿病

22. 治疗该类疾病不宜使用的药物是

A. B族维生素　　B. 硫酸亚铁

C. 维生素C　　D. 碳酸氢钠溶液

E. 糖皮质激素类　　F. 叶酸

（23~26题共用题干）

患者，男性，65岁。因“舌左侧缘溃疡1个月”来诊。口腔检查：左下6残冠，舌左侧缘可见蚕豆大小溃疡，周围黏膜白色，边缘整齐，质软。

23. 所患疾病可能的病因是

A. 药物过敏　　B. 局部创伤

C. 病毒感染　　D. 真菌感染

E. 支原体感染　　F. 细菌感染

24. 应与本病鉴别的疾病是

A. 癌性溃疡　　B. 结核性溃疡

C. 带状疱疹　　D. 红斑狼疮

E. 扁平苔藓　　F. 腺周口疮

25. 本病的诊断是

A. 硬下疳　　B. 天疱疮

C. 创伤性溃疡　　D. 结核性溃疡

E. 扁平苔藓　　F. 过敏性口炎

26. 本病应该采取的治疗措施是

A. 局部药物治疗　　B. 激光治疗

C. 拔除左下6残冠　　D. 放射治疗

E. 手术切除　　F. 全身药物治疗

（27~29题共用题干）

患者，女性，37岁。因“右侧舌缘不适、刺痛1月余”来诊。口腔检查：右侧舌缘前中1/3交界处可见一天鹅绒样鲜红色病损区，大小约为0.8cm×0.6cm，光滑质软，周围颜色正常。

27. 根据患者病史和临床表现，初步诊断为

A. 复发性口腔溃疡　　B. 扁平苔藓

C. 口腔黏膜白斑　　D. 口腔红斑

E. 多形渗出性红斑　　F. 盘状红斑狼疮

G. 游走性舌炎

28. 该病的最佳的治疗方案为

A. 冷冻手术　　B. 激光手术
C. 药物治疗　　D. 手术切除
E. 局部封闭　　F. 高压氧治疗
G. 中药保守治疗

29. 该病的鉴别诊断包括

A. 贝赫切特综合征　　B. 扁平苔藓
C. 口腔白斑　　D. 多形渗出性红斑
E. 盘状红斑狼疮　　F. 舌炎

（30~32 题共用题干）

患者，男性，24 岁。因“口底溃疡 1 月余”来诊。患者自行喷涂西瓜霜、口服青霉素等，溃疡一直未愈。口腔检查：口底左侧黏膜可见一约 2.0cm×1.5cm 浅糜烂面，外形不规则，充血不明显，周围组织略隆起；腭垂 1.0cm×1.0cm 云雾状灰白色斑片，不能拭去。

30. 结合患者病史及病损特点，考虑诊断为

A. 口腔扁平苔藓　　B. 口腔白色角化症
C. 真菌性口炎　　D. 梅毒
E. 尖锐湿疣　　F. 创伤性溃疡

31. 应行的检查有

A. 人乳头状瘤病毒（HPV）检测　　B. 梅毒血清学
C. 人类免疫缺陷病毒（HIV）检测　　D. 单纯疱疹病毒（HSV）检测
E. 血糖　　F. 血常规
G. 活体组织检查

32. 患者腭垂的白色病损为

A. 下疳　　B. 黏膜炎
C. 黏膜斑　　D. 真菌感染性病损
E. 口腔白斑　　F. 口腔白角化症

（33~35 题共用题干）

患者，男性，32 岁。因“唇部反复起疱 3 个月，慢性腹泻 1 个月，持续发热”来诊。患者自用抗生素、维生素类药无明显效果，曾有同性性接触史。口腔检查：唇部及唇周皮肤见成簇小疱及痂壳，双侧舌缘见白色垂直状皱褶斑片，不可拭去。

33. 为明确诊断，首选的实验室检查是

A. 血生化检查　　B. 活体组织检查

C. 梅毒血清学检测
D. 醋酸白试验
E. 血常规
F. 人类免疫缺陷病毒（HIV）检测

34. 唇部损害可能是
A. 口腔溃疡
B. 过敏性口炎
C. 唇疱疹
D. 慢性唇炎
E. 天疱疮
F. 梅毒

35. 国际公认的获得性免疫缺陷综合征的治疗药物或方法是
A. 鸡尾酒疗法
B. 干扰素
C. 蛋白酶抑制剂
D. 基因治疗
E. 免疫增强剂
F. 免疫抑制剂

参考答案与解析

一、A1 型题

1. A【解析】瘢痕性类天疱疮是非感染性疾病，无传染源存在，不具有传染性。

2. D【解析】艾滋病（AIDS）主要通过性接触、血液及母婴垂直传播，具有传播速度快、波及范围广及死亡率高等特点。

3. E【解析】与 HIV 感染有关的口腔病变-白念珠菌病口腔念珠菌病、毛状黏膜白斑、卡波西肉瘤、牙龈线性红斑、HIV 相关性牙周炎、急性坏死性溃疡性牙龈炎、坏死性牙周炎、非霍奇金淋巴瘤等，口腔牙龈瘤不是艾滋病的口腔表征。

4. C【解析】卡波西肉瘤是 HIV 感染中最常见的口腔恶性肿瘤，是艾滋病的临床诊断指征之一，它在非洲和欧洲人群中有更高的患病率。

5. C【解析】HIV 儿童患者最常见的口腔表征为腮腺肿大、单纯疱疹和口腔念珠菌病。

6. C【解析】HIV 抗体检测是确定有无 HIV 病毒感染的最及时、最简便的方法。

7. C【解析】口腔黏膜是指口腔内的湿润衬里，口腔黏膜病是指发生在口腔黏膜与软组织上的类型各异、种类众多疾病的总称。

8. A【解析】口腔扁平苔藓（OLP）是一种常见于口腔黏膜的、原因不明的、非感染性的慢性炎性疾病。

9. B【解析】复发性阿弗他溃疡（RAU）是口腔黏膜病中最常见的溃疡类疾病，居口腔黏膜病的首位。本病具有复发性、自限性，复发且有一定的规律性。

10. A【解析】可同时发生在皮肤或单独发生在口腔黏膜上的皮肤黏膜疾病，在口腔黏膜与皮肤的病损表现有明显不同，这类疾病最多，如扁平苔藓、盘状红斑狼疮、天疱疮和感染性疾病。

11. E【解析】口腔白斑病（OLK）是发生在口腔黏膜上以白色为主的损害，不能擦去，也不能以临床和组织病理学的方法诊断为其他可定义的损害，属于癌前病变或潜在恶性疾病范畴。

12. D【解析】治疗梅毒首选青霉素，如一、二期梅毒可用青霉素 240 万 U 两侧臀部肌内注射，每侧 120 万 U，每周 1 次，共享 3 周。

13. A【解析】基底膜在超微结构中不是一种膜，而是结缔组织的胶原纤维与致密层、透明层连接的纤维复合物，称为基底膜复合体（物）。

14. E【解析】口腔黏膜防御屏障包括唾液屏障、上皮屏障、免疫细胞屏障及免疫球蛋白屏障。

15. C【解析】溃疡是黏膜上皮的完整性发生持续性缺损或破坏。因其表层坏死脱落而形成凹陷。

16. E【解析】糜烂是黏膜的一种表浅缺损，为上皮的部分损伤，不损及基底细胞层。

17. D【解析】天疱疮属于口腔黏膜大疱类疾病，是一种严重的、慢性皮肤黏膜的自身免疫性疾病，出现不易愈合的大疱性损害，其病因不明。

18. B【解析】口腔黏膜疱性损害直径大于 1cm，称为大疱。大疱壁的厚薄取决于部位是上皮还是上皮内。病损可直接发生或由数个邻接的小疱融合而成。

19. B【解析】萎缩是组织细胞的体积变小，但数量不减少。上皮变薄，表面呈红色，病损部位略呈凹陷。如舌乳头的萎缩，可使舌面光滑而发红。

20. D【解析】复发性唇疱疹的临床表现特征之一是愈合后不留瘢痕，可有色素沉着。

21. D【解析】复发性唇疱疹的治疗，最有效的是局部使用核苷类抗病毒药物。如阿昔洛韦（无环鸟苷）口服，成人每日 5 次，每次 200mg，5 天一个疗程。

22. C【解析】口腔黏膜带状疱疹的口腔黏膜损害易发生于三叉神经分布区，水疱时间短暂，多表现为边缘不整、浅在的溃疡面，表面有黄色假膜覆盖，仅限于单侧，出现剧烈的牙痛。

23. E【解析】口腔扁平苔藓口腔黏膜的病损表现为小丘疹连成的线状白色或灰白色条纹（或花纹），类似皮肤损害的威肯姆线。白色花纹呈网状、树枝状、环状或半环状，黏膜可发生红斑、充血、糜烂、溃疡、萎缩和水疱等。

24. C【解析】药物过敏性口炎的病损有时表现为固定型药疹，即在同一部位反复以同一形式发生病损，口唇及口周皮肤是固定型药疹的好发部位。皮肤出现水肿性红斑，有灼热感，或红斑中心有单个或几个大小不等的水疱。

25. C【解析】多形渗出性红斑皮肤病损常对称分布，好发于手背、手掌、足背及四肢伸侧，有时躯干亦可发生。常见病损为红斑，典型的为虹膜状红斑，即直径为 0.5cm 左右的圆形红斑，中心有粟粒大小的水疱，又称靶形红斑。

26. D【解析】复发性阿弗他溃疡好发于角化程度较差的区域，如唇、颊黏膜。

27. E【解析】白色角化症：由于长期受明显的机械或化学因素刺激而引起的白色角化斑块，除去上述刺激因素后病损逐渐变薄，最后完全消退，组织病理变化为上皮过度角化。非均质型白斑病可有上皮异常增生、原位癌或鳞状细胞癌等三种组织病理表现。

28. D【解析】口腔白斑病分为斑块状、皱纹纸状、颗粒状、疣状和溃疡状。溃疡状白斑是在以上各型损害的基础上发生溃疡，患者感觉疼痛。发生溃疡实质是白斑已有进一步发展的标志。

29. E【解析】扁平苔藓是许多苔藓类皮肤病中的一种，损害特点为扁平面有光泽的浅紫红色多角形丘疹，丘疹如绿豆大小，边缘境界清楚，质地坚硬干燥，融合后状如苔藓。损害区粗糙，丘疹间可见皮肤皱褶，由于瘙痒故多有搔痕。以液状石蜡涂在丘疹表面，在放大镜下观察可看到有细白纹，称 Wickham 纹。

30. A【解析】艾滋病（AIDS）主要通过性接触及血液传播，“性传播、输血、器官移植和昆虫叮咬”最易导致 HIV 的传播。

31. B【解析】卡波西肉瘤在口腔中好发于腭部和牙龈，其发展阶段分为斑块期和结节期。

32. A【解析】目前，尚无有效的 HIV 疫苗可以预防 HIV 感染或延缓艾滋病进展。提高公共意识，切断艾滋病的传播途径，是预防和控制艾滋病的重要方式。

33. D【解析】免疫荧光技术是检查天疱疮血清中存在天疱疮抗体精确率最高的方法，可显示棘细胞层间的抗细胞粘接物质的抗体。

34. E【解析】原发性疱疹性口炎属于一种急性感染性炎症，多发于 6 岁前的儿童，特别是在出生后 6 个月至 3 岁的婴幼儿更为多见，因为多数婴儿出生后即有对抗单纯疱疹病毒的抗体，这是一种来自母体的被动免疫，4~6 个月时即行消失，2 岁前不会出现明显的抗体效价。

35. C【解析】口腔单纯疱疹性口炎的病理：细胞内有包涵体；多核巨细胞（桑葚样细胞）形成；上皮细胞内水肿，呈气球样变性。

36. B【解析】口腔软组织的结核病损包括口腔黏膜结核初疮、口腔黏膜结核性溃疡及口腔寻常狼疮。病损最常见的形式为结核性溃疡。

37. D【解析】婴幼儿口腔黏膜因白念珠菌感染所患的念珠菌性口炎主要是急性假膜型念珠菌口炎，最为常见。

38. B【解析】带状疱疹的颜面及口腔损害沿三叉神经三支的分布范围：第一支累及额部皮肤及眼角膜，可致失明；第二支累及上唇、腭、颞下部、颧部及眶下皮肤；第三支累及舌、下唇、颊及颏皮肤。

39. E【解析】口腔结核损害的确诊，主要取决于组织病理学检查。可见典型的结核结节，即中央为干酪样坏死，其周围绕上皮样细胞，最外层为淋巴细胞浸润。

40. E【解析】球菌性口炎主要致病菌有金黄色葡萄球菌、草绿色链球菌、溶血性链球菌、肺炎双球菌等。口腔黏膜感染常是几种球菌同时致病，引起口腔黏膜的急性损害。

41. A【解析】参见 A1 型题第 17 题解析。

42. A【解析】缺铁性贫血的口腔表现包括患者主诉的口腔黏膜灼痛，口腔检查发现黏膜苍白，舌背丝状乳头和菌状乳头萎缩，光滑，如反光的镜面。舌背的这种萎缩性表现可以局限在个别部位成斑片状，也可以累及整个舌背。同时，常伴发口角炎及白念珠菌感染，也可发生伤口愈合延迟等现象。少数病例可以出现黏膜白斑及黏膜表浅糜烂等损害。

43. D【解析】再生障碍性贫血血象表现为全血细胞减少，即血液中的白细胞，血小板和红细胞均有下降，患者由于白细胞的下降，出现了抵抗力下降的情况，容易使得患者出现感染的情况发生，另外患者在血小板下降时会出现有皮下出血，或者是内脏出血的可能，而血红蛋白出现下降，往往会使得患者出现有中重度贫血。

44. E【解析】牙龈出血的原因可分为局部因素和全身因素（或疾病）。①局部因素：a. 菌斑、牙石的局部刺激；b. 其他局部刺激因素（非菌斑牙石）及不良习惯；c. 局部组织过敏；d. 牙龈外伤及牙周手术。②全身因素：a. 内分泌的改变；b. 全身性疾病；c. 其他一些作用于全身的外界因素。选项 E“普-文综合征”又称缺铁性吞咽困难，以缺铁性贫血、吞咽困难和舌炎为主要表现，口腔黏膜多为苍白表现而非出血。

45. E【解析】艾迪生病患者的口腔黏膜可出现蓝黑色或暗棕色斑块或斑点，也可出现于牙龈，但不会导致牙龈出血。

46. C【解析】临床表现为牙龈出血并伴有骨骼病变的是维生素 C 缺乏症。出血症状表现为常见长骨骨膜下、皮肤及黏膜出血，齿龈肿胀、出血，继发感染局部可坏死，也可有鼻衄、眼眶骨膜下出血可引起眼球突出，可见消化道出血、血尿、关节腔内出血、甚至颅内出血。骨骼症状表现为长骨骨膜下出血或骨干骺端脱位可引起患肢疼痛，尤其当抱起患儿或换尿布时大声哭叫，因肢痛可致假性瘫痪，患肢呈固定位置，呈“蛙腿”状。患肢沿长骨干肿胀、压痛明显，微热而不发红。

47. A【解析】口周苍白圈是指面颊潮红不见皮疹，唯口唇周围苍白形成环口苍白圈，是猩红热的症象。猩红热患者面部充血潮红，可有少量点疹，口鼻周围相形之下显得苍白，称“口周苍白圈”。

48. E【解析】艾滋病（AIDS）患者、HIV 携带者是 AIDS 的传染源，特别是后者因病情隐匿，具有更大的传播危险性。HIV 可存在于患者的血液、精液、子宫和阴道分泌物、唾液、泪液、乳汁、尿液、脑脊液及羊水中。但日常生活的一般接触如握手、共同进餐、在同一房间生活、办公、接触电话、便具，被蚊虫叮咬不造成传播，但在口腔黏膜有炎症、出血、破溃状态下的接吻具有危险性。其传播途径主要是性接触传播，其次是血液传播和母婴传播。

49. A【解析】急性坏死性龈口炎又称为走马疳。本病可发生于营养不良或免疫力明显低下的儿童和成年人。

50. E【解析】手足口病的皮肤病损开始时为玫红色斑丘疹，1 天后形成半透明的小水疱，如不破溃感染，常在 2~4 天吸收干燥，呈深褐色薄痂，脱落后无瘢痕。

51. D【解析】青霉素是治疗梅毒的常用药物，不是治疗带状疱疹的常用药物。带状疱疹的常用治疗药物有：抗病毒药（阿昔洛韦）、免疫调节药（转移因子、干扰素）、镇痛药（水杨酸类）、神经营养药（维生素 B_2、B_{12}）、糖皮质激素（泼尼松）等。

52. C【解析】常见的口腔真菌感染性疾病是急性假膜型念珠菌口炎，损害的临床表现为凝乳状的假膜，又称"鹅口疮"或"雪口"。

53. A【解析】乳牙残冠、残根以及慢性根尖周炎而根尖外露等刺激，持续损伤相对应的黏膜，可形成局部溃疡。在体检时应注意检查溃疡周围及对颌有无刺激物，刺激物是否与溃疡相吻合。

54. E【解析】口腔念珠菌感染，涂片法检查特异而且容易操作，为临床首选的监测方法，一般在病损区取标本，所以选项 E 正确。涎液中的念珠菌没有病损区多，所以选项 A、D 都错误。血清铁及维生素 A，测定可以检验全身疾病，不是首选，所以选项 B 错误。活体组织检查有创伤，不是首选，所以选项 C 错误。

55. D【解析】局部使用 5% 阿昔韦洛软膏外搽，对复发性唇疱疹最有效。

56. C【解析】导致麻疹的病原微生物是麻疹病毒，麻疹病毒属于麻疹病毒属的副粘液病毒科，麻疹病毒是一种 RNA 病毒。

57. E【解析】皮肤黏膜淋巴结综合征临床以不明原因发热、多形性红斑、球结膜充血、草莓舌和颈淋巴结肿大、手足硬肿为特征。

58. D【解析】垂体性侏儒症以全身骨骼系统发育障碍、身材矮小为特征，可伴有牙齿发育延缓，出现替牙延迟及相应少数恒牙埋伏阻生。

59. D【解析】创伤性溃疡常见的创伤因素包括残根、残冠、牙齿的锐利边缘、错位牙、不良修复体，或咬腮、咬颊、咬唇等自伤性不良习惯。溃疡的形状与刺激因子完全契合。

60. A【解析】2%~4% 碳酸氢钠（小苏打）溶液是治疗口腔念珠菌病的常用药物。用于哺乳前后洗涤口腔，使口腔成为碱性环境，可阻止白念珠菌的生长和繁殖。

61. B【解析】在口腔内，用舌舐及黏膜，可使外观正常的黏膜表层脱落或撕去，这些现象称尼氏征阳性。尼氏征阳性常出现于急性期的寻常型和落叶型天疱疮，是比较有诊断价值的检查方法。但需注意的是，在急性期的类天疱疮和大疱型多形性红斑，有时可出现此征。

62. D【解析】与牙周病有关的系统性疾病，如血液病（急性白血病、血小板减少性紫癜等）、心血管疾病、糖尿病或其他内分泌疾病、神经系统疾病、免疫功能缺陷以及某些遗传性疾病或有遗传易感因素等；同时发生在口腔及牙周组织的疾病，如口腔黏膜白斑、扁平苔藓、天疱疮、类天疱疮等均可同时发生于口腔黏膜和牙龈，正畸治疗史等。此外，还应问家族史，询问父母、兄弟姐妹或其他直系亲属的牙周健康状况，尤其是一些与遗传可能相关的牙周病，如侵袭性牙周炎、牙龈纤维瘤病等。

63. E【解析】口腔念珠菌病与宿主有关，易感人群为婴幼儿、衰弱者、长期使用激素者和抗生素者、HIV感染者、免疫缺陷者、戴义齿者等。由此可见，相对于嗜烟者、嗜酒者、更年期妇女和患有胆道疾病者来说，长期大量应用抗生素者更易患口腔念珠菌病，所以选项E正确。

64. E【解析】口腔扁平苔藓（OLP）的典型病理表现为上皮过度不全角化、基底层液化变性以及固有层有密集的淋巴细胞呈带状浸润。棘层、基底层或固有层内可见嗜酸性红染的胶样小体，炎症越明显，越易见到。

65. D【解析】口腔毛状白斑病损为白色斑块，或为白色不规则的皱褶状，形成似毛绒地毯样表现。病损大小不一，不易擦掉，可出现溃疡。好发于舌外侧缘，多为双侧。其次见于颊、口底、软腭、牙龈和扁桃体。

66. B【解析】口腔是寻常型天疱疮早期出现病损的部位。先从口腔开始发生大疱，破后成疼痛性糜烂面。以后在头、面躯干、四肢发生松弛性大疱。尼氏症阳性，破溃后形成糜烂面、渗出、流血，自觉疼痛。

67. A【解析】由于白念珠菌不适合在碱性环境中生长繁殖，用1%~2%碳酸氢钠溶液轻轻擦洗患儿口腔可起到抑制白念珠菌生长繁殖的作用。该溶液为治疗婴幼儿鹅口疮的常用药物，用于哺乳前后擦洗口腔，以消除能分解产酸的残留凝乳或糖类，使口腔成为碱性环境，阻止白念珠菌的生长和繁殖。

68. A【解析】对口腔扁平苔藓治疗方案的选择要考虑病损临床分型、严重程度、病损部位、有无临床症状和恶变倾向等，胶样小体为扁平苔藓常见组织病理学改变，与治疗方案选择无关。

69. C【解析】血管神经性水肿为一种过敏性疾病，其发病机制属I型变态反应。与血清中C1酯酶抑制物（C1INH）降低有关。

70. E【解析】梅毒是由梅毒螺旋体引起的一种慢性性传播疾病，主要经性接触传播，也可经胎盘传给胎儿。

71. D【解析】参见上一题解析。

72. D【解析】梅毒螺旋体又称苍白密螺旋体苍白亚种，繁殖缓慢，需30~33小时才能分裂一次，属厌氧微生物，离开人体不易生存。

73. D【解析】糜烂型口腔扁平苔藓糜烂的症状往往会在充血的基础上产生糜烂，糜烂的周围还会出现白色花纹或者是丘疹，此时疼痛的症状明显加重，容易发生在患者的颊、唇以及前庭沟等部位，有可能累及到了磨牙后区或者是舌腹等部位。

74. B【解析】参见A1型题第23题解析。

75. A【解析】非糜烂型扁平苔藓白色线纹间及病损周围黏膜正常，无充血、糜烂。多无症状，或偶有刺激痛。

76. C【解析】梅毒的临床分型包括先天性梅毒、后天性梅毒、潜伏梅毒、一期梅毒、二期梅毒和三期梅毒。根据病程长短又分为早期梅毒（<2年）和晚期梅毒（>2年）。

77. A【解析】梅毒的黏膜斑多发生于口腔黏膜，如颊、舌及牙龈处，亦可出现在女性阴道黏膜。损害初为淡红色，而后表面糜烂，呈乳白色，周围绕以红晕，稍浸润，直径1~2cm，圆形或卵圆形，境界清楚，表面分泌物中含有大量螺旋体。

78. C【解析】二期梅毒常表现为皮肤、黏膜、骨骼及其他组织器官的多发性损害（如斑疹性梅毒疹）。常先有类上呼吸道感染症状，继而出现皮肤、黏膜损害。选项C“组织穿孔”是三期梅毒的症状表现。

79. A【解析】三期梅毒累及范围广，病情较严重。主要特点为：树胶样肿常发生在小腿部，为深溃疡形成，萎缩样瘢痕等。损害发生时间晚，病程长；症状复杂；组织破坏性大。皮肤损害主要为结节性梅毒疹和树胶肿，口腔黏膜损害主要是树胶肿、舌炎和舌白斑，黏膜白斑为二期梅毒最常见的口腔损害。

80. E【解析】梅毒性树胶肿是晚期梅毒的最特征性表现，一般是肉芽组织。初为皮下深在性硬结，渐增大并与皮肤粘连，呈暗红色浸润性斑块，中心软化破溃，发生单发或多发性穿孔，从孔中排出树胶样脓汁，故名树胶肿。

81. D【解析】血管神经性水肿如肿胀发生在会厌处则影响呼吸而引起窒息，如不立即施行气管切开，可致死亡。

82. D【解析】参见A1型题第61题解析。

83. B【解析】血管神经性水肿应注意与颌面部蜂窝织炎相鉴别。颌面部蜂窝织炎的病因多为牙源性细菌感染，可找出病源牙。肿胀发生缓慢，病区红肿，触痛明显，肿胀不经治疗不会自行消退，全身反应较明显，血常规往往可显示白细胞计数增加，根据上述特点可与血管神经性水肿鉴别。

84. C【解析】慢性唇炎又称慢性非特异性唇炎，病因不明，可能与温度、化学、机械性因素的长期持续性刺激有关，如气候干燥、风吹、身处高原寒冷地区，喜欢舔唇或咬唇等不良习惯等。

85. A【解析】慢性非特异性唇炎出现脓血性痂皮时，应首选的治疗措施是可涂抹抗生素软膏，如金霉素眼膏局部涂抹湿敷至痂皮脱落。

86. A【解析】参见A1型题第84题解析。

87. A【解析】慢性盘状红斑狼疮发生在唇部时特点为圆形红斑糜烂，病损可融合形成较大创面，易发生溢血溢脓形成血痂，继发感染成脓痂，当其单独发生在唇部时与糜烂性唇炎很难鉴别，故选项A正确；多形性红斑也可见糜烂、血痂，但还可见假膜，疼痛明显，较易鉴别，排除选项B；念珠菌性唇炎可见脱屑，排除选项C；糜烂型扁平苔藓可见糜烂周围白色花纹或丘疹，排除选项D；药物过敏性口炎多累及上腭，排除选项E。

88. C【解析】参见A1型题第25题解析。

89. C【解析】药物过敏性口炎表现为口腔黏膜明显充血发红、水肿，有时出现红斑、水疱，但疱很快破溃形成糜烂或溃疡，有时在舌背及软腭可见疱破溃后残留的泡壁。

90. B【解析】天疱疮的细胞学检查方法为 Tzanck 细胞检查法：检查有无天疱疮细胞或棘层松解变性的棘细胞。

91. A【解析】参见 A1 型题第 25 题解析。

92. B【解析】白念珠菌病的病变黏膜充血，出现散在微凸质软的白色小点，随后白色融合，形成白斑片，继而形成更大的白色凝乳状斑块，不易被擦去，则遗留潮红无上皮的出血面。

93. D【解析】湿疹糜烂型唇炎内因可能与精神、病灶有关，多数可能与各种长期的慢性持续性刺激有关，例如可因久处于空气干燥环境、高温作业或户外工作的风吹日晒所致，故有光化性唇炎之称。

94. A【解析】“皲裂”是湿疹性唇炎的临床表现；“脱屑”“结痂”是脱屑性唇炎的临床表现；“唇肿胀”是干裂性唇炎的临床表现；“放射状斑纹”不是慢性唇炎的临床表现。

95. E【解析】糖皮质激素为治疗天疱疮的首选药物，根据用药的过程，可动态地分为起始、控制、减量、维持 4 个阶段（选项 E 正确）；治疗主要是激素和免疫调节剂来治疗，逐渐减量一般要 2 年左右可以治愈，但是不能保证不复发（选项 A 错误）；在起始及控制阶段强调“量大、从速”（选项 B 错误）；在减量与控制阶段则侧重“渐进、忌躁”（选项 C 错误）。中医辨证施治对治疗天疱疮有一定疗效，尤其对减少糖皮质激素的副作用有益（选项 D 错误）；

96. A【解析】天疱疮是一组由表皮细胞松解引起的自身免疫性慢性大疱性皮肤病，治疗主要在于控制新水疱的发生，防止继发感染，应合理使用糖皮质激素和其他免疫抑制剂。

97. B【解析】目前认为核苷类药物是抗单纯疱疹病毒最有效的药物。主要有阿昔洛韦、伐昔洛韦、泛昔洛韦和更昔洛韦。

98. E【解析】口腔白斑指口腔黏膜上的白色斑块或斑片，不能以临床和组织病理学的方法诊断为其他任何疾病者，可分为均质型和非均质型两大类，前者包括斑块状、皱纹纸状，后者包括颗粒状、疣状及溃疡状等，白斑分型无增生型。

99. A【解析】原发性疱疹性口炎为最常见的 I 型单纯疱疹病毒引起的口腔病损，可能表现为一种较严重的龈口炎，即急性疱疹性口炎。

100. E【解析】口角炎可以治愈，由于其病因较多且临床表现相似，故首先要分清类型，明确诊断，以免误诊而加重病情。根据不同患者的实际情况，给予营养补充剂，口服维生素类药物及抗炎抗真菌治疗等。切忌用舌头舔患处或用手撕痂皮，以防感染。根据不同病因，给予营养补充，平衡膳食，合理调整饮食结构，口服维生类药物及抗炎抗真菌治疗。

101. D【解析】创伤性口角炎临床不多见，常为单侧口角区损害，为长短不一的新鲜创口，裂口常有渗血、血痂。陈旧创口则有痂皮、水肿、糜烂。

102. E【解析】口角炎可由种病因引起，大致可分为感染因素、创伤因素、接触因素和营养不良因素等。“寒冷刺激”不是口角炎的病因。

103. A【解析】口角炎最初为唇干燥，口角处红斑、水肿、渗液、结痂。转入慢性时局部黏膜皮肤湿润、皲裂、粗糙脱屑伴有以口角向外的放射性皱纹。若由营养不良、贫血、核黄素缺乏引起，可伴有口腔、舌及阴部黏膜损害，如光面舌、阴囊皮肤发红及相应的全身症状。多两侧对称，亦可单侧发病。自觉有烧灼感。营养不良的儿童，口角及其周围可出现脓疱，多与化脓球菌感染有关。

104. C【解析】B 族维生素缺乏口角炎表现为上下唇联合处水平状浅表皲裂，由黏膜连至皮肤，口角区皮肤因沿口角溢出和唾液浸渍而发白，有时伴糜烂。可伴发唇炎和内外眦、鼻翼、鼻唇沟等处的脂溢性皮炎等。根据口角区非特异性炎症的临床表现，结合其他症状，如舌部、唇部损害和全身症状可以做出诊断。但确诊需要进行维生素水平的实验室检查。舌炎表现为舌体呈鲜红色，菌状乳头红肿，病程长者表现为萎缩性舌炎。

105. C【解析】复发性疱疹性口炎以成人多见，原发性损害愈合后，30%~50% 可发生复发性损害。一般复发感染的部位在唇部，尤以唇红黏膜与皮肤交界处易发生，又称复发性唇疱疹。如发生在口角，称疱疹性口角炎。

106. D【解析】上皮的棘层或基底层出现个别或成群的细胞角化称为错角化，也称为角化不良。

107. A【解析】口腔白斑病分为均质型和非均质型两大类：均质型有斑块状、皱纸状两种表现：非均质型有颗粒状、疣状和溃疡状三种表现。病损均无对称性。

108. D【解析】参见 A1 型题第 104 题解析。

109~110 D、B【解析】游走性舌炎又称地图舌，病因不明，可能与遗传、免疫、营养缺乏、肠寄生虫病、内分泌失调、精神心理因素、乳牙萌出的局部刺激及精神因素有关，也可能是脓疱型银屑病、脂溢性皮炎、贫血等全身病的局部表现。

111. D【解析】游走性舌炎病损多见于舌背，偶见舌侧缘、舌腹、口底及其他口腔黏膜，其特征为舌背丝状乳头萎缩消失，形成不规则红色剥脱区，红斑区周边常有白或淡黄色弧形曲线，似地图标示的蜿蜒围界。

112. C【解析】参见上一题解析可知，“红色区可糜烂”不是地图舌的临床表现。

113. B【解析】疣状白斑除位于牙龈或上腭外，基底无明显硬节。

114. A【解析】疱疹是指疱疹病毒科病毒所致疾病，是直径在 1 ~ 3mm、聚集成簇的水疱。

115. C【解析】重型阿弗他溃疡又称复发性坏死性黏膜腺周围炎、腺周口疮。发作时溃疡大而深，似“弹坑”。直径可达 10 ~ 30mm，深及黏膜下层直至肌层，周边红肿隆起，扪之基底较硬，但边缘整齐清晰。

116. D【解析】参见 A1 型题第 27 题解析。WHO 建议在口腔白斑病的病理诊断报告中，必须注明是否伴有上皮异常增生，因此，建议病理学术语可采用两种方式描述，即符合口腔白斑病的临床诊断；伴有或不伴有轻、中、重度异常增生。

117. A【解析】梅罗综合征（又称唇舌水肿及面瘫综合征）除周围性面神经麻痹及口唇肿胀外，常可见舌面肿起或有较深纵向裂沟的舌体。这种舌面裂沟为本综合征的特征性表现。

118. B【解析】沟纹舌无症状者一般不需治疗，但应向患者解释该病为良性，消除患者恐惧心理。保持口腔卫生，清除滞留于沟内的食物残渣，可用清水或含漱液漱口，避免继发感染。

119. D【解析】沟纹舌患者口腔有积存细菌、食物。

120. E【解析】参见 A1 型题第 11 题解析可知，选项 E 说法错误。

121. B【解析】血管神经性水肿的治疗应尽量寻找过敏原，并加以隔离，可解除症状，防止复发。对于轻症者，可不给予药物治疗：重症者可于皮下注射 0.1% 肾上腺素 0.25~0.50ml，但应注意，对有心血管系统疾病的患者慎用。但抗生素治疗无效。

122. E【解析】根据生物学特征将单纯疱疹病毒分为Ⅰ型单纯疱疹病毒和Ⅱ型单纯疱疹病毒。前者主要导致口腔黏膜、咽、口周皮肤、面部、腰以上的皮肤黏膜及脑的感染；后者主要引起腰以下的皮肤黏膜及生殖器黏膜的感染。虽然引起口腔损害的主要为Ⅰ型单纯疱疹病毒，但也有约 10% 的口腔损害中可分离出Ⅱ型单纯疱疹病毒，并且 15%~37% 的原发生殖器疱疹是由Ⅰ型单纯疱疹病毒引起。Ⅱ型单纯疱疹病毒与宫颈癌关系密切。

123. E【解析】白斑病可发生于口腔黏膜的任何部位，其中以颊黏膜里最多，其次为唇部、腭部、牙龈及舌部等。

124. D【解析】慢性盘状红斑狼疮和扁平苔藓在病理上均可表现为上皮过度角化，上皮棘层变薄，有时可见上皮钉突伸长，基底细胞液化、变性，上皮与固有层之间可形成裂隙和小水疱，基底膜不清晰，并可继发糜烂和溃疡。但具有诊断意义的是慢性盘状红斑狼疮有时可见角质栓塞，毛细血管扩张，血管周围有淋巴细胞浸润；而扁平苔藓无角质栓塞，黏膜固有层有密集的淋巴细胞浸润带，其浸润范围一般不达到黏膜下层。

125. E【解析】参见上一题解析。

126. C【解析】口腔扁平苔藓病损为小丘疹连成的线状白色、灰白色花纹，类似皮肤损害的威肯姆线，属角化异常病损。白色花纹可组成网状、树枝状、环状或半环状等多种形状，也可以表现为白色斑块状。所以选项 C 错误。

127. A【解析】慢性盘状红斑狼疮以皮肤和口腔黏膜病变为主，多无全身损害。先发生于皮肤、黏膜的外露部分。镜下所见：上皮表面有过度角化，多为过度正角化。粒层明显，角化层可有剥脱，有时可见角质栓塞；棘层萎缩变薄，有时可见上皮钉突增生、伸长；基底细胞发生液化变性，上皮与固有层之间可形成裂隙和小水疱，基底膜不清晰；上皮下结缔组织内有淋巴细胞浸润，毛细血管扩张，管壁不整，血管内可见玻璃样血栓，血管周围有 PAS

阳性类纤维蛋白沉积，管周有淋巴细胞浸润；胶原纤维发生类纤维蛋白变性，纤维水肿、断裂；基底膜可增厚。上述病理变化不一定同时存在。

128. B【解析】口腔扁平苔藓的病理主要表现为在黏膜白色条纹处，上皮为不全角化，在黏膜红色部位，上皮表层无角化，结缔组织内血管扩张充血，棘层多表现增生，少有表现萎缩，上皮钉突不规则延长，基底细胞液化、变性，排列紊乱，基底膜界限不清，固有层淋巴细胞密集浸润带，范围一般不达到黏膜下层。

129. C【解析】白斑为常见癌前病损。WHO 将癌前病损定义为：一种已有形态学上改变的组织，它较其外观相应正常的组织具有更大的发癌可能。口腔颌面部最常见的癌前病损有白斑和红斑。癌前状态定义是：一种显著增加发癌危险的一般状态。口腔颌面部常见的癌前状态有口腔扁平苔藓、口腔黏膜下纤维性变、盘状红斑狼疮、上皮过角化、先天性角化不良以及梅毒、着色性干皮病等。

130~131 B、C【解析】参见 A1 型题第 127 题解析。

132. E【解析】天疱疮在临床检查时可见尼氏征阳性，镜下可见棘细胞松解，上皮内疱形成，脱落细胞检查可见天疱疮细胞。

133. E【解析】紫外线能诱发盘状红斑狼疮。选项 A 是与鱼虾等过敏原有关的疾病，选项 B 是自身免疫类疾病，选项 C 与感染、创伤、接触变应原、营养不良有关，选项 D 与过敏体质有关。

134. C【解析】单纯疱疹病毒、水痘-带状疱疹病毒、EB 病毒、巨细胞病毒等人类疱疹病毒都可引起潜伏感染。潜伏感染即为机体感染后寄生于某个部位，待机体免疫力减弱时引起发病，待机体抵抗力增强，又恢复潜伏的状态。

135. B【解析】慢性盘状红斑狼疮皮肤损害的典型病损常发生在鼻梁和鼻侧以及双侧颧部皮肤所构成的、状似蝴蝶形的区域，故称为“蝴蝶斑”。

136. B【解析】口腔毛状白斑主要见于 HIV 感染者，少数见于骨髓或器官移植后患者，其发生与 EB 病毒感染有关，多见于男性，双侧舌缘呈白或灰白色斑块，垂直皱褶外观，如过度增生则成毛茸状，不能被擦去。组织学表现为上皮增生、过度角化或不全角化、细胞空泡样变、上皮下缺乏淋巴细胞浸润。

137. C【解析】毛状黏膜白斑被认为是患者全身免疫严重抑制的征象之一，主要见于 HIV 感染者，双侧舌缘呈白色或灰白斑块，有的可蔓延至舌背和舌腹，在舌缘呈垂直皱褶外观，如过度增生则成毛茸状，不能被擦去。

138. B【解析】参见 A1 型题第 25 题解析。

139. E【解析】手足口病主要发生于 3 岁以下的幼儿，可发生于四季，但夏、秋季最易流行。潜伏期为 3~4 天，多数无前驱症状突然发病。

140. D【解析】急性假膜型念珠菌口炎（雪口病）可发生于任何年龄，多见于长期使用激素者、HIV 感染者、免疫缺陷者、婴幼儿及衰弱者。但以新生婴儿最多见。

141. E【解析】天疱疮的病因不明，但多认为与自身免疫有关。

142. E【解析】盘状红斑狼疮好发头面部等暴露部位，初始为皮疹，呈持久性圆形或不规则的红色斑，稍隆起，边界清楚，表面有毛细血管扩张和灰褐色附着性鳞屑覆盖。

143. D【解析】无症状沟纹舌不需治疗。单纯疱疹需要抗病毒治疗，天疱疮需要使用激素治疗，创伤性溃疡需要去除局部的刺激因素，口腔白斑病可以使用维生素 A 进行治疗。

144. A【解析】药物过敏性口炎（药物性口炎）属于 I 型变态反应，也可能是混合型。致敏药物多由磺胺类、解热镇痛剂（水杨酸类、氨基比林等）、抗生素、巴比妥类等引起。患者用药后有一定潜伏期，潜伏期可长可短，可在 24 小时内发病，甚至几分钟发病。

145. E【解析】重型药物超敏反应又称莱氏综合征（Lyell syndrome），可发生全身广泛性大疱，波及全身体窍、黏膜和内脏，称为中毒性表皮坏死松解症，以红斑性水疱、大疱、糜烂为常见皮肤黏膜损害。

146. C【解析】过敏性接触性口炎的组织病理变化表现为急性炎症：上皮细胞内及细胞间水肿，或有水疱形成；结缔组织水肿，有炎症细胞浸润；早期嗜酸粒细胞增多，以后中性粒细胞增多，血管扩张明显。

147. C【解析】下唇唇红黏膜是盘状红斑狼疮（DLE）的好发部位。

148. E【解析】血管神经性水肿可见于任何年龄，但以青年居多。发病前可出现周身不适、寒战或发热等前驱症状。急性起病，在数分钟或数十分钟内达到高峰，持续数天或数十天。不经治疗也可完全自行缓解，但发生在重要部位时可导致严重后果。多表现为反复发作，有的病例可长期不复发，间歇期内可无任何症状和体征。

149. D【解析】多形性红斑任何年龄均可发病，但以青壮年多见。起病急骤，常在春、秋季节发病和复发，病程一般为 2～4 周，有自限性。轻型一般无全身症状。口腔黏膜病损可伴随皮肤同时发生，也可单独发生。口腔病损分布广泛，可发生于唇、颊、舌、腭等部位。

150. C【解析】Riga-Fede 溃疡是专指婴儿舌系带由于创伤而产生的溃疡。多见于舌系带过短的婴儿，初萌出的下切牙边缘较锐，在吮奶时因舌系带短，舌不能充分抬起和伸出，故乳牙切缘与舌腹部和舌系带摩擦形成溃疡，溃疡边缘清晰，表面不平，有灰白色假膜覆盖，时间久者则边缘隆起，有炎症性增生。

151. B【解析】羟氯喹是治疗慢性盘状红斑狼疮的一线药物。推荐治疗剂量为 1 次 100～200mg，每日 2 次。

152. D【解析】天疱疮患者能产生抗复层鳞状上皮细胞的特异性抗体，目前认为检查该抗体是诊断天疱疮的最可靠方法。沉积于上皮细胞间的抗体成分主要是 IgG。

153. E【解析】日光照射与慢性盘状红斑狼疮最为密切，因为紫外线能诱发皮损或使原有皮损加剧，少数病例可诱发或加重系统性病变。

154. E【解析】各型天疱疮的组织病理学改变，都是以上皮内棘细胞层松解和上皮内疱

（成裂隙）为特征。寻常型与增生型的水疱形成于上皮基底层以上，落叶型与红斑型的水疱形成于上皮颗粒层中。良性黏膜类天疱疮病理损害为上皮下疱。所以选项 E 符合题意。

155. C【解析】病毒感染性疾病一般不用糖皮质激素治疗。

156. B【解析】多形性红斑为突然发生的急性炎症，发病与季节有关，春秋季常见，有些患者能询问出发病前可疑用药史，或进食某些食物，接触某些环境因素而诱发疾病。病损表现为多种形式，如红斑、丘疹、水疱、糜烂等，特别是虹膜状红斑有诊断意义，本病病程短，发病有自限性和复发性，严重者可累及身体多腔孔黏膜。

157. D【解析】化脓性肉芽肿的组织病理学表现为小叶状毛细血管瘤，小叶间由结缔组织分隔开。瘤体周围正常表皮组织向内生长，形成一似领圈状收缩带。皮损表面的表皮变薄，有些部位则可破溃。常有大量继发性葡萄球菌定植。

158. B【解析】嗜酸粒细胞在大疱性类天疱疮上皮-结缔组织分离中起重要作用，由于嗜酸粒细胞在病损的早期已出现，故有观点认为，嗜酸粒细胞在基底膜区的损伤、局部水疱的形成及在上皮-结缔组织界面的分离中发挥了重要作用。

159. E【解析】复发性阿弗他溃疡好发于唇、颊、舌缘等，在黏膜的任何部位均能出现，但在角化完全的附着龈和硬腭则少见。

160. C【解析】肉芽肿型牙龈瘤又被命名为化脓性肉芽肿。在组织学上主要由肉芽组织所构成，有较多的炎症细胞及毛细血管增生、充血，纤维组织较少。因此，不侵犯骨组织。

161. D【解析】反复口腔溃疡须警惕“克罗恩病”。

162. C【解析】参见 A1 型题第 160 题解析可知，选项 C 错误。

163. D【解析】韦格纳肉芽肿病口腔黏膜出现坏死性肉芽肿性溃疡，好发于软腭及咽部，牙龈和其他部位也可发生。

164. E【解析】维生素 B_2（核黄素）缺乏，可造成体内生物氧化过程不正常或脂肪、蛋白代谢障碍，短期缺乏可引起口角炎、口腔溃疡。长期缺乏，有可能发生以口角炎、眼部球结膜炎、阴囊对称性红斑为特征的综合征。牛奶、菠菜、肝、胡萝卜中均富含核黄素。

165. E【解析】唇红损害容易出血的原因是唇红黏膜乳头层接近上皮表浅部分，且乳头层丰富，基底层炎症水肿常发生水疱，导致糜烂、结痂。

166. D【解析】口腔扁平苔藓（OLP）的病因和发病机制目前尚不明确，临床和基础研究结果显示，可能与免疫因素、精神因素、内分泌因素、遗传因素和其他如某些感染因素有关。

167. A【解析】口腔扁平苔藓的诊断一般根据病史及典型的口腔黏膜白色损害，典型的皮肤或指（趾）甲损害可作为诊断依据之一。建议结合组织活检，必要时辅以免疫病理等实验室检查进行确诊。对口腔扁平苔藓做出诊断时不需考虑眼角膜充血。

168. C【解析】盘状红斑狼疮（DLE）病因尚未明确，多认为是一种自身免疫性疾病，其发病可能与免疫学改变、紫外线、创伤、感染、药物等多因素相关。

169. B【解析】斑块呈珠光白色是白色海绵状斑痣的临床表现，其余选项均为口腔白斑病的临床表现。

170. C【解析】地图舌病损部位由周边区和中央区组成。中央区表现为丝状乳头萎缩微凹，黏膜充血发红、表面光滑的剥脱样红斑。周边区表现为丝状乳头增殖而形成的白色或黄白色的弧形边界。

171. A【解析】地图舌又称地图样舌，任何年龄都可发病，但多见于幼儿期和少儿期，随年龄增长有可能自行消失。

172. E【解析】皲裂是黏膜表面的线状裂口，由于炎性浸润使组织失去弹性变脆而成。维生素 B_2 缺乏、疱疹病毒感染、真菌感染、过敏均可造成两侧口角皲裂，但日光暴晒不会。

173. A【解析】慢性非特异性唇炎下唇唇红部好发，以干燥脱屑、发痒灼痛、渗出结痂为主要临床表现。唇红部淡黄色干痂，伴灰白色鳞屑，周围轻度充血。

174. D【解析】盘状红斑狼疮的病理变化：上皮过度角化或不全角化，角化层可有剥脱，粒层明显。皮肤病损有时可见角质栓（选项 A 正确）；上皮棘层萎缩变薄，有时也可见上皮钉突增生、伸长（选项 E 正确）；固有层毛细血管扩张，血管内可见玻璃样血栓；血管周围有密集淋巴细胞（T 细胞为主）及少量浆细胞浸润（选项 B 正确、选项 D 错误）；直接免疫荧光检查，在上皮基底膜区有一连续的、粗细不均匀的翠绿色荧光带，呈颗粒状、块状，称为“狼疮带”（选项 C 正确）。

175. E【解析】口腔扁平苔藓根据病损基部黏膜状况分型：①糜烂型：除白色病损外，线纹间及病损周围黏膜发生充血、糜烂、溃疡。糜烂周围常有白色花纹或丘疹，疼痛明显。②非糜烂型：白色线纹间及病损周围黏膜正常，无充血、糜烂，病损可表现为白色条纹、斑片、水疱等。所以，“皱襞”不是扁平苔藓的临床表现。

176. D【解析】了解扁平苔藓常见的发病部位对于及早发现、及早治疗有很大的帮助。扁平苔藓常见的发病位：①面颊：是扁平苔藓患者常见的发病部位，患病概率为 80% 左右，并且常常是对称分布的。②舌部：也是扁平苔藓常见的发病部位，患病的部位多发生在舌前的 2/3 区域，包括舌尖、舌缘和舌腹部。③唇部：发生的概率仅次于面颊和舌部，一般下唇受损的情况多于上唇。④牙龈部位：出现口腔扁平苔藓的概率比较小。附着牙龈部位可见到灰白色的斑纹，黏膜表面出现红斑水肿，甚至上皮剥脱发生糜烂，患者自觉灼热敏感，临床上要注意与剥脱性龈炎鉴别。

177. D【解析】口腔黏膜病损扁平苔藓可发生在口腔黏膜任何部位，以颊部最多见，其次为舌、龈、唇、腭、口底等处，大多左右或上下对称。

178. B【解析】韦格纳肉芽肿的病理表现：以血管壁的炎症为特征，表现为坏死性肉芽肿。病损由中性粒细胞、单核细胞、淋巴细胞及上皮样细胞组成；血管呈现以坏死为主的炎症，血管壁类纤维蛋白性变，基层及弹力纤维破坏，管腔中血栓形成，大片组织坏死。直接免疫荧光检查可见补体和免疫球蛋白 IgG 散在沉积，电镜下可见上皮基底膜处有上皮下沉积物存在。

179. E【解析】韦格纳肉芽肿的临床表现：典型的韦格纳肉芽肿病有三联征：上呼吸道、肺和肾病变。无肾受累者被称为局限性韦格纳肉芽肿病（选项A正确）；临床常表现为鼻和鼻旁窦炎、肺病变和进行性肾衰竭。还可累及关节、眼、耳、皮肤等（选项B正确）；头部X线检查可见骨组织破坏（选项C正确）；皮肤可有瘀点、红斑、坏死性结节、丘疹、浸润块及溃疡等（选项D正确）；选项E不是韦格纳肉芽肿的临床表现。

180. B【解析】白色海绵状斑痣称白皱褶病、软性白斑、家族性白色皱襞黏膜增生等。是一种原因不明的遗传性或家族性疾患。临床表现：①婴幼儿期即可发病，青春期发展迅速，成年后趋于静止状态。②好发于颊黏膜、口底、舌腹黏膜，也见于鼻腔、阴道、肛门等处。③病损可为灰白色皱褶或沟纹。④灰白色/珠光色，水波样，表面散在滤泡，似海绵，柔软有弹性。⑤较小皱襞可揭去，无痛，不出血，其下黏膜正常。

181. B【解析】口腔白斑病目前尚无根治的方法，治疗原则是：卫生宣教（是口腔黏膜白斑早期预防的重点）、消除局部刺激因素（如戒烟、禁酒，少吃烫、辣食物）、检测和预防癌变。口服维生素A和维生素A酸（维甲酸），防止上皮过角化，保持上皮组织的正常功能；对溃疡型、疣状、颗粒型白斑应尽量手术切除全部病变活检

182. E【解析】雾化吸入主要针对呼吸道疾病的治疗，对白斑的治疗无效。

183. B【解析】口腔黏膜超敏反应性疾病包括药物过敏性口炎、接触性口炎、血管神经性水肿、多形性红斑，因此选项B正确。沟纹舌、地图舌、口角炎、腺性唇炎属于唇舌疾病。

184. B【解析】韦格纳肉芽肿病（WG）男性略多于女性，发病年龄在5~91岁，40~50岁是本病的高发年龄。WG早期诊断和及时治疗至关重要。未经治疗的WG病死率可高达90%以上，经激素和免疫抑制药治疗后，WG的预后明显改善。治疗可分为3期即诱导缓解、维持缓解以及控制复发。口腔黏膜坏死性溃疡破坏牙槽骨、牙齿松动，拔牙创面不愈合。目前WG的诊断标准采用1990年美国风湿病学会（ACR）分类标准，符合以下2条或2条以上时可诊断为WG，诊断的敏感性和特异性分别为88.2%和92.0%。

185. B【解析】口腔白斑病的病因包括局部因素和全身因素。局部因素有吸烟、牙源性刺激、白念珠菌感染及其他理化刺激等。全身因素还包括遗传因素、免疫因素、局部的微循环障碍及其他因素等。

186. B【解析】吸烟既可引起白色角化病，又可引起白斑。戒烟2~4周有明显好转者则为白色角化病；戒烟后仍无变化的则为白斑。尚无证据表明高血压患者易患白斑。

187. D【解析】增生型疣状白斑是疣状白斑的一个亚型，多发生于老年女性，呈多病灶，易复发，且持续进展，癌变风险高。

188. D【解析】白斑与白色水肿的鉴别：白色水肿多见于前磨牙和磨牙的咬合线部位，表现为透明的灰白色光滑“面纱样”膜，可以部分刮去，但晚期则表面粗糙有皱纹，病理

变化为上皮增厚，上皮细胞内水肿，胞核固缩或消失，出现空泡性变。

189. A【解析】口腔白斑病的诊断需根据临床和病理表现做出综合性判断才能完成。

190. D【解析】慢性脱屑性唇炎下唇较常见，上唇也可受累，可波及整个唇部。损害表面干燥结痂，形成鳞屑，撕剥脱后露出红而发亮的基底面，之后又重新形成新的鳞屑，反复剥脱。慢性糜烂性唇炎损害范围较小，下唇多见，唇部轻度肿胀，糜烂可发生在唇红、唇吻部，周围无白色条纹，瘙痒和疼痛均不明显，有炎性渗出物形成脓性或脓血性痂皮。伴有下颌下淋巴结肿大。

191. D【解析】光化性唇炎的治疗：①避免日光直接照射，停用可疑的唇膏及某些致敏性药物与食物。②患部涂擦防光剂，如5%奎宁霜涂擦、5%二氧化钛软膏或1/1000雷弗奴尔湿敷。③轻型者不必剥除痂皮及鳞屑，可外涂蜂蜜、甘油、凡士林等。也可涂擦皮质类固醇激素软膏。④全身治疗可口服硫酸羟氯喹，每日0.1~0.2g，每日2次。⑤手术治疗对怀疑癌变或已经癌变患者应及时手术切除。

192. B【解析】参见A1型题第78题解析。一期梅毒典型表现为硬下疳和淋巴结肿大；二期梅毒口腔主要表现为梅毒黏膜和梅毒黏膜斑；三期梅毒主要表现为结节性梅毒疹和树胶肿。

193. E【解析】血小板减少症不是糖皮质激素长期使用时导致的并发症，其余选项均是。

194. B【解析】HSV单纯疱疹病毒，和AIDS无关。

195. E【解析】贫血引起的口腔损害很常见。不同类型的贫血引起的口腔表征各具特点，需注意鉴别。缺铁性贫血的口腔表现包括患者主诉的口腔黏膜灼痛；口腔检查发现黏膜苍白，舌背丝状乳头和菌状乳头萎缩，光滑，如反光的镜面。舌背的这种萎缩性表现可以局限在个别部位成斑片状，也可以累及整个舌背。同时，常伴发口角炎及白念珠菌感染，也可发生伤口愈合延迟等现象。少数病例可以出现黏膜白斑及黏膜表浅糜烂等损害。

196. A【解析】副肿瘤性天疱疮的诊断标准：①被确诊或并发有潜隐性恶性肿瘤患者出现皮肤黏膜疱疹、糜烂和疼痛。②组织病理表现为棘层松解、角质细胞坏死、界面皮炎。③直接免疫荧光（DIF）显示IgG、补体在棘细胞间和基底膜区域沉积。④间接免疫荧光查见血清中存在针对皮肤黏膜复层鳞状上皮和移行上皮的循环抗体。⑤免疫沉淀法检测发现血清中的抗体能和角质细胞提取物中250kD、230kD、210kD、190kD大分子量蛋白抗原结合。

197. B【解析】寻常型天疱疮的症状，最常见的就是黏膜起疱，口腔较早出现病损，患者出现口腔病损的比例可高达90%。

198. A【解析】天疱疮疑似病例进行口腔组织活检时，活检部位应选择在病损边缘，上皮完整处。在切取完整的病损处，可见上皮内疱形成。取活检时手术刀要锋锐，以避免在切取组织时上皮与其下方组织分离，没有上皮及其下方组织连接，诊断也是困难的。

199. D【解析】口腔白斑病可发生在口腔的任何部位。好发部位包括牙龈、颊部黏膜咬合线区域和舌部，唇、前庭沟、腭、牙龈也有发生。口腔白斑病不发生于口底黏膜。

200. C【解析】巨幼红细胞贫血的病因为叶酸、维生素 B_{12}缺乏或吸收障碍等。

201. D【解析】白血病或血小板减少性紫癜患者，口腔黏膜可见出血点、瘀斑及牙龈出血。

202. C【解析】口角炎的发病因素大致包括创伤、感染、变态反应和维生素 B_2缺乏。

203. E【解析】棘层松解常见于天疱疮，口腔是早期寻常型天疱疮出现病损的部位。在起疱前常先有口干、咽干或吞咽时感到刺痛，有 1～2 个或广泛发生的大小不等的水疱，引起上皮内疱，疱壁薄而透明，易破而出现不规则糜烂面，不易愈合。不引起突发性口底水肿。

204. D【解析】直接免疫荧光检查在新鲜的黏膜标本上，基底膜区显示有免疫球蛋白的结合，呈均匀的连续细带，主要是 IgG 及 C3，偶有 IgA、IgM。

205. A【解析】类天疱疮样扁平苔藓（LPP）是指虽在临床表现、组织病理、免疫荧光等检查均可有典型的扁平苔藓和大疱性类天疱疮的特征，但它却有独特的分子结构，是一种独立的自身免疫性大疱性皮肤黏膜病。

206. D【解析】瘢痕性类天疱疮又称良性黏膜类天疱疮，是类天疱疮中较常见的一型。其以水疱为主要表现，好发于口腔、结合膜等体窍黏膜，故称黏膜类天疱疮。瘢痕性类天疱疮以牙龈最为多见，典型表现为剥脱性龈炎样损害。

207. A【解析】急性假膜型念珠菌口炎一般指鹅口疮，是儿童口腔的一种常见疾病。在口腔黏膜表面形成白色斑膜，多见于婴幼儿。

208. E【解析】瘢痕性类天疱疮上皮完整，上皮与结缔组织之间有水疱或裂隙，故为上皮下疱，无棘层松解。

209. C【解析】口腔是寻常型天疱疮早期出现病损的部位。若将疱壁撕去或提起时，常连同邻近外观正常的黏膜一并无痛性撕去一大片，并遗留下一鲜红的创面，这种现象被称为揭皮试验阳性。

210. A【解析】天疱疮口腔糜烂面长期存在而不易愈合，继发感染时糜烂加重，并引起疼痛。

211. D【解析】参见 A1 型题第 204 题解析。

212. B【解析】参见 A1 型题第 17 题解析。

213. A【解析】参见 A1 型题第 154 题解析。

214. C【解析】瘢痕性类天疱疮易导致眼部病损遗留明显瘢痕，但严重的眼部损害可影响视力，甚至造成失明。

215. E【解析】先天性梅毒：①早期先天性梅毒：患儿可出现口周及肛周特异性放射性皲裂及瘢痕，患儿营养状况不佳，呈脱水、老人貌，可出现褐色皮肤斑疹、斑丘疹或扁平湿疣，患儿常有鼻炎、鞍状鼻，可伴全身骨损害。②晚期先天性梅毒：患儿有上腭和鼻中隔穿孔，上中切牙切缘呈半月形凹陷（即 Hutchinson 门牙），下颌第一磨牙呈桑葚状，称桑葚牙，皮肤出现树胶肿，可伴神经性耳聋、角膜炎及骨损害。

216. E【解析】复发性阿弗他溃疡病因复杂，存在明显的个体差异。研究报道的发病因素甚多，但尚无统一的确切说法，目前较为公认的与免疫、遗传、环境三大因素有关。

217. A【解析】球菌性口炎主要致病菌有金黄色葡萄球菌、草绿色链球菌、溶血性链球菌、肺炎双球菌等。口腔黏膜感染常是几种球菌同时致病，引起口腔黏膜的急性损害。

218. B【解析】腺周口疮与良性黏膜类天疱疮黏膜病愈合后，可形成明显的瘢痕组织。

219. C【解析】贝赫切特综合征最常见而典型的皮肤损害是结节性红斑，多发生在四肢，尤以下肢多见。

220. B【解析】参见 A1 型题第 8 题解析。

221. C【解析】舔唇是可能导致慢性唇炎的病因之一。

222. D【解析】结核性溃疡（继发性损害）的病变可发生在口腔任何部位，但常见于舌部，多有全身的结核病灶（如肺结核）。其口腔溃疡特征为：边界清楚或呈线性；表面浅表，微凹而平坦；基底有少许脓性渗出物；除去渗出物后，可见暗红色的桑葚样肉芽肿；溃疡基底质地可能与周围正常黏膜组织近似；溃疡边缘微隆，呈鼠啮状，并向中央卷曲，形成潜掘状边缘；溃疡边缘处可见黄褐色粟粒状小结节，破溃后成为暗红色的桑葚样肉芽肿，溃疡也随之扩大；溃疡外形不规则。

223. D【解析】参见 A1 型题第 115 题解析。

224. B【解析】治疗创伤性溃疡首先应尽快去除刺激因素：拔除残根残冠，磨改过锐牙尖和边缘嵴，修改不良修复体等：纠正咬唇、咬颊等不良习惯，改变婴儿喂食方式及吮吸奶瓶的方式；手术矫正舌系带过短。

225. B【解析】贝赫切特病的眼部常见症状可分为眼球前段病变和后段病变。前段病变主要是虹膜睫状体炎、前房积脓、结膜炎和角膜炎。皮肤的主要表现有反复发作的结节性红斑、面部毛囊炎、痤疮样皮疹、皮下血栓性静脉炎和皮肤针刺反应。其中，结节性红斑是最常见最典型的表现。

226. E【解析】贝赫切特病针刺反应试验：用 20 号无菌针头在前臂屈面中部垂直刺入约 0.5cm 沿纵向稍作捻转后退出，24~48 小时后局部出现直径 >2mm 的毛囊炎样小红点或脓疱疹样改变为阳性。

227. D【解析】贝赫切特病，即白塞病（BD），又称口-眼-生殖器三联征。同时或先后发生的口腔黏膜溃疡以及眼、生殖器、皮肤病损是该病的主要临床特征。依照病损出现的概率多少，可分为常见症状和少见症状两大类。前者包括口腔、生殖器、皮肤、眼等症状，后者包括关节、心血管、神经、消化、呼吸、泌尿等系统病变。

228. A【解析】接触性口角炎的治疗应首要去除过敏原，停止服用可疑药物及食物，其次应合理使用抗过敏药物。

229. E【解析】出现皮损的疾病是扁平苔藓，典型的皮损为紫红色多角形扁平丘疹，其发生于黏膜并在表面形成成熟的角质层。好发于中年人四肢，可累及口腔及外生殖器，病程数月到数年，一般有自限性。

230. A【解析】多形性渗出性红斑皮疹多形，有典型的靶形损害，好发于面部和四肢末端，对称分布，有黏膜损害。

231. A【解析】斯-约综合征是以黏膜损害为主要表现的重型多形性红斑。前驱症状包括发热、咳嗽、不适、咽痛、全身关节痛、肌肉痛及腹泻等。口腔损害的临床表现为广泛出现的水疱，破裂后遗留极端疼痛的糜烂、溃疡，表面覆盖灰白色血性假膜。糜烂可以扩展到咽、喉、食管及呼吸系统。唇部出现特征性的血痂。眼部损害包括结膜炎，角膜溃疡，前葡萄膜炎，甚至全眼球炎，可导致球睑粘连，角膜混浊甚至失明。生殖器损害包括龟头炎或外阴阴道炎，可导致阴道闭锁或瘢痕形成。皮肤损害变异较大，可似轻型多形性红斑的红色斑丘疹，更普遍的损害是疱、糜烂、溃疡。

232. B【解析】血管神经性水肿应与颌面部蜂窝织炎、口底的血管神经性水肿、心源性水肿和肾源性水肿、肉芽肿性唇炎相鉴别。肉芽肿性唇炎好发于下唇，慢性起病，病史迁延，就诊时症状多持续数月甚至数年。损害从一侧始发，逐渐向另一侧发展，不能自行消退。触诊质地坚韧，有时可能触及结节样感，皮温无改变。

233. D【解析】念珠菌实验室检测方法包括涂片法、分离培养、组织病理学检查、免疫学和基因诊断等。一般来说，临床上常用的方法是前3种。

234. B【解析】多形渗出性红斑口腔病变特点是口腔黏膜为大面积充血、红斑、糜烂，唇红糜烂伴血痂。皮肤损害多为红斑，虹膜状红斑、且多见于手掌与足底。

235. B【解析】口腔念珠菌病的临床症状从总体上讲为口干、发黏、口腔黏膜烧灼感、疼痛、味觉减退等；原发性疱疹性龈口炎多发于婴儿，可造成婴儿流涎，不致口干；球菌性口炎患者有唾液增多，疼痛明显和炎性口臭；手-足-口病的患儿有流涎、拒食，烦躁等症状；口炎性口疮属于复发性阿弗他溃疡的一种，其疼痛剧烈，流涎严重。

236. C【解析】HIV抗体检测是艾滋病最常用的方法。受检血液HIV抗体初筛试验阳性，确证试验阳性。

237. C【解析】重型多形性渗透性红斑如身体各腔孔均受累，则称为多腔孔糜烂性外胚叶病，亦即斯-约综合征。

238. B【解析】血管神经性水肿又称巨型荨麻疹，其特点是突然发作的局限性水肿，消退较迅速。

239. D【解析】对于无复发史而且又长期不愈的边缘呈潜掘状的浅表溃疡，应考虑是口腔结核。参见A1型题第222题解析。

240. A【解析】典型的临床表现和查体体征是黑色素瘤诊断的常用方法，病理学检查是黑色素瘤确定诊断甚至分期的最终标准。

241. B【解析】一期梅毒主要表现为硬下疳和淋巴结肿大，一般无全身症状。一般于感染后 3 周左右在受侵部位发生。

242. C【解析】多形性红斑是黏膜皮肤的一种急性渗出性炎症性疾病。发病急，具有自限性和复发性。渗出性多形性红斑属变态反应性疾病，一般认为发病和过敏体质有关，也可能和病毒感染、体内慢性病灶和结缔组织疾病、甚至恶性肿瘤等因素有关。但临床上有些病例并不一定能找出明确的发病诱因或过敏原。

243. C【解析】多形性渗出性红斑与药物过敏性红斑最主要的区别是预后不同。多形性渗出性红斑若治疗处理得当，一般预后良好，但痊愈后可复发。药物过敏性红斑只要去除过敏原，停药后慢慢就能减轻甚至消失。

244. B【解析】参见 A1 型题第 242 题解析可知，选项 B“发病过程缓慢，无自限性”是错误的。

245. D【解析】参见 A1 型题第 24 题解析。

246. D【解析】原发性肾上腺皮质功能减退时糖皮质激素分泌减少，对黑色素细胞刺激素（MSH）和促肾上腺皮质激素（ACTH）分泌的反馈抑制减弱，患者出现皮肤和黏膜色素沉着，多呈弥漫性，以暴露部、经常摩擦部位明显。

247. B【解析】口腔黏膜色素沉着是指口腔内唇、颊、舌、腭、牙龈黏膜出现点状、线状、片状的黑色、棕色改变。一般无自觉症状，往往在无意中发现。常见疾病有黏膜黑斑、色素痣、恶性黑色素瘤、色素沉着息肉综合征、黑棘皮病、原发性慢性肾上腺皮质功能减退症、多发性骨性纤维发育异常、血色素沉着症、肝胆疾病等。

248. D【解析】色素沉着息肉综合征又名普杰病，常染色体显性遗传病，特征是口腔黏膜及口周皮肤的色素黑斑，胃肠道多发性息肉，具有家族遗传性。

249. A【解析】皮肤黏膜色素沉着是原发性肾上腺皮质减退症（又称艾迪生病）最具特征性的临床表现。色素为棕褐色，有光泽不高出皮面，色素沉着分布是全身性的，但以暴露部位及易摩擦的部位更明显如脸部、手部、掌纹、乳晕、甲床、足背、瘢痕和束腰带的部位；在色素沉着的皮肤常常间有白斑点。齿龈、舌表面和颊黏膜也常常有明显的色素沉着。

250. E【解析】血红蛋白沉着症是由于体内铁质代谢障碍所致口腔黏膜及皮肤色素沉着异常的疾病。

251. B【解析】口腔结核是由结核分枝杆菌侵犯黏膜引起的慢性感染。由于结核分枝杆菌的数量、毒力及机体抵抗力的差异，可呈现不同的临床表现。结核性溃疡是病损最常见的形式。

252. E【解析】药物过敏性口炎是药物通过口服、注射或局部涂擦、含漱等不同途径进入机体内，使过敏体质者发生变态反应而引起的黏膜及皮肤的炎症反应性疾病，严重者可累及机体其他系统。

253. E【解析】血管神经性水肿为一种局部急性反应型的黏膜皮肤水肿，其过敏原可能为食物、药物、感染因子、情绪激动、寒冷刺激等多种因素，也有些与家族性的遗传有关，但在临床上部分患者可能不易找到确切的过敏原。

254. C【解析】血管神经性水肿为突然急速发病，病变好发部位为头面部疏松结缔组织处，如唇、舌、颊、眼睑、咽喉等，上唇较下唇好发，下眼睑较上眼睑好发，外阴部、胃肠道黏膜也可被侵犯，有时也发生于手、足部的背和侧面。

255. E【解析】血管神经性消肿严重的并发症是喉头水肿、窒息，对伴有喉头水肿、呼吸困难的病例应密切观察病情的发展，如发生窒息应立即施行气管切开术以抢救生命。

256. D【解析】口腔表现以下唇最多见，且较其他处大，硬下疳也可发生在龈、舌、腭及扁桃体。

257. E【解析】卡波西肉瘤和毛状白斑与 HIV 感染关系最为密切。毛状白斑可试用抗真菌与抗病毒治疗，但卡波西肉瘤尚无有效治疗方法，可采用化疗、放疗及生物诱导疗法，也可用激光治疗或手术切除。

258. B【解析】尖锐湿疣又称生殖器疣，是由人乳头瘤病毒（HPV）所致的皮肤黏膜良性赘生物。主要通过性接触传染，少数通过间接接触传染。

259. D【解析】淋病的治疗应做到早期诊断，及时治疗。用药要规则，药物剂量要足够，同时在治疗时还要注意有无其他性病及支原体、衣原体感染等。由于耐药菌株的产生，青霉素已不再作为首选药物，可选用头孢曲松 250mg/d，1 次肌内注射。

260. D【解析】复发性阿弗他溃疡（RAU）具有复发性、自限性，复发且有一定的规律性，不会发生癌变。

261. B【解析】磺胺类、抗生素类、安眠镇静类、解热镇痛类药物容易引起口腔黏膜和皮肤过敏。

262. A【解析】药物过敏性口炎的病因：由于过敏体质者使用药物引起变态反应而发病，不是药物本身直接致病。

263. A【解析】药物过敏性口炎应视病情轻重给予肾上腺皮质激素治疗。轻者可给予泼尼松（强的松）每日 30mg，分 3 次口服，1~2 周，控制病情后逐渐减量。重症者可给氢化可的松 100~200mg、维生素 C 1~2g 加入 5%~10% 葡萄糖 1000~2000ml 中静脉滴注，每日 1 次用药，3~5 日病情改善后停用滴注，以适量泼尼松口服代替。

二、A2 型题

1. E【解析】原发性慢性肾上腺皮质功能减退症患者口腔黏膜可出现蓝黑色或暗棕色斑块或斑点，也可出现于牙龈。临床表现主要为衰弱无力、皮肤黏膜色素沉着、体重减轻、低血压、食欲减退、恶心、呕吐、水电解质代谢紊乱及神经系统损害等症状。

2. B【解析】患者舌背斑块状损害，白色发蓝，微凹，乳头消失而平伏，两侧基本保持对称，均符合口腔扁平苔藓的表现。本病易与白斑混淆。舌腹及颌舌沟处病损常为网状、线条状的斑纹，可同时有充血、糜烂。

3. A【解析】口腔黏膜出现白色凝乳状的斑点及斑块是鹅口疮临床表现的特点。

4. B【解析】原发性疱疹性口炎潜伏期为4~7天，以后出现发热、头痛、疲乏不适、全身肌痛、咽喉肿痛、颌下淋巴结肿大、患儿流涎、拒食、烦躁不安。经1~2天后，口腔黏膜可出现广泛充血水肿，附着龈和边缘龈红肿明显，易出血。在口腔黏膜的任何部位均可能出现成簇的小水疱，疱小而透明，薄而易破，破后形成糜烂，并相互融合，外形不规则，面积较大，继发感染，可有假膜覆盖。唇及口周皮肤也有类似的病损。

5. C【解析】带状疱疹的诊断要点：①病变皮肤出现簇集成群水疱，沿一侧周围神经呈带状分布。②有明显的神经痛，伴局部淋巴结肿大。老年患者则疼痛剧烈，且常于损害消退后遗留长时间的神经痛。③皮损沿一侧神经分布，排列成带状，各簇水疱群之间皮肤正常。皮损一般不超过正中线。该患者症状表现符合带状疱疮。

6. B【解析】患者有“唇部反复肿痛”史。因唇部经常使用口红出现不适。临床表现为唇黏膜干燥，皲裂，可见少量黄色渗出，结痂。这是过敏性接触性唇炎的典型表现。

7. A【解析】病损有灰黄色假膜覆盖，假膜致密光滑，擦去可见溢血的糜烂面，病损周围炎症反应明显，伴有炎性口臭，淋巴结肿大压痛，白细胞数增高，体温升高。可诊断为球菌性口炎。

8. C【解析】疱疹样口疮又称口炎型口疮。此型除溃疡小、数目多（可达20~30个）外，余与轻型口疮表现相似。溃疡散在，分布广泛，黏膜充血明显，有剧烈疼痛及伴有头痛、发热、局部淋巴结肿大等症状。该患者符合疱疹样口疮的表现。

9. B【解析】选项B“扁平苔藓”为正确答案。扁平苔藓皮肤损害呈对称性，发生于四肢伸侧或躯干，为紫色多角形扁平丘疹，患者自觉瘙痒。口腔黏膜损害为呈不规则形状的白色条纹或斑块，唇红部病损不会超出唇红缘。在舌部多见于舌前2/3，常表现为萎缩型或斑块型损害、舌乳头萎缩、上皮变薄，病损亦可呈灰白透蓝的斑点或斑块，常与舌背白斑难以鉴别。

10. E【解析】根据临床表现不难作出诊断疱疹性口炎的诊断，口唇周围皮肤出现成簇的小水疱及口腔黏膜常见散在的有簇集迹象的溃疡，疱液中分离病毒诊断最为准确。

11. A【解析】本例为婴儿舌系带由于创伤而产生的溃疡，诊断为李-弗病（Riga-Fede溃疡）。过短的舌系带和过锐的新萌中切牙长期摩擦，引起舌系带处充血、肿胀、溃疡。长期不治疗则转变为肉芽肿性溃疡，扪诊有坚韧感，影响舌活动。

12. C【解析】该患者表现符合疱疹样复发性阿弗他溃疡（又称阿弗他口炎）的临床表现。本病溃疡小而多，散在分布，直径小于2mm，可达数十个之多，似“满天星”。邻近溃疡可融合，但界限清楚。黏膜充血发红，疼痛较轻型重。唾液分泌增加，可伴头痛、低热、全身不适、局部淋巴结肿大等症状。发作规律同轻型阿弗他溃疡，不留瘢痕。

13. B【解析】非肿瘤性天疱疮是一种与肿瘤相关的致死性自身免疫性大疱性疾病，临床表现为严重的黏膜损害和多形性皮肤损害，口腔黏膜表现类似于天疱疮样改变，如大面积糜烂、揭皮试验阳性、尼氏征阳性等。组织病理表现为棘层松解、角质细胞坏死、界面皮炎。免疫沉淀法检测发现血清中抗体能和角质细胞提取物中的 250kD、230kD、210kD、190kD 大分子量蛋白抗原结合。

14. C【解析】该患者检查可见长期不能愈合的表浅糜烂面和疱破坏后的残壁，尼氏征阳性、揭皮试验阳性。口腔黏膜活检结果显示棘细胞层松解伴上皮内疱形成。诊断应首先考虑寻常型天疱疮。

15. E【解析】该病诊断是创伤性溃疡，首要治疗措施是尽快去除刺激因素，拔除残根。若有长期不愈的深大溃疡，应做活检，以排除癌变。创伤性溃疡无传染性，去除刺激因素后，溃疡很快明显好转或愈合，无复发。

16. B【解析】念珠菌性口角炎的口角区的皮肤与黏膜发生皲裂，特征是“湿、白、糜烂”。该患者检查表现符合念珠菌性口角炎的特征。

17. B【解析】患者下唇黏膜有灰白色、光亮而微隆、边界清楚的圆形斑片，周围有红晕。结合患者 2 个月前右侧腹股沟处曾有拇指大小的肉红色无痛硬性病损，未治自愈。可初步怀疑该病为梅毒。确诊依据是在患者可疑部位取样在显微镜下看见活的梅毒螺旋体，是诊断梅毒的金标准。

18. E【解析】淋菌性口炎主要发生在有口交史的患者。表现为口腔黏膜充血、发红，可有糜烂或浅表溃疡，覆有黄白色假膜，假膜易于擦去，呈现出血性创面。

19. B【解析】患者舌背有两个小而柔软的淡红色顶端稍尖的丘疹，会阴部有乳头状赘生物，醋酸白试验阳性。可判断最可能的诊断为尖锐湿疣。

20. C【解析】患者 1 周前唇周出现灼痒的红斑，一天后出现成簇针尖大小水疱，一天后疱破糜烂后结痂，患病前有感冒史，最可能的诊断为口唇疱疹。口唇疱疹即使在没有治疗的情况下也可自行愈合，但在当瘙痒、疼痛比较严重以及出现其他部位疱疹时应及时就诊。通过询问病史、症状、体格检查等一般可作出诊断。

21. B【解析】参见 A2 型题第 10 题解析。

22. C【解析】口腔红斑病的临床表现——颗粒型红斑：病损内有红色或白色颗粒样微小结节，似桑葚状或颗粒肉芽状，稍高于黏膜表面。有时其外周亦可见散在的点状或斑块状白色角化区（有学者认为，此型即颗粒型白斑），此型往往是原位癌或早期鳞癌。组织学为典型上皮异常增生表现，病理诊断为原位癌。

23. B【解析】“上皮萎缩，表面不全角化，上皮钉突呈不规则延长、基底细胞层液化变性，固有层淋巴细胞带状浸润”是口腔扁平苔藓的典型病理表现。

24. E【解析】下唇唇红黏膜是盘状红斑狼疮的好发部位，初起为暗红色丘疹或斑疹，随后形成红斑样病损，片状糜烂，中心凹下呈盘状，周边有红晕，在红晕外围呈放射状排列的白色短条纹。病变区亦可超出唇红缘累及皮肤，唇红与皮肤界限消失，此为盘状红斑狼疮的特征表现，可用于鉴别唇红部的扁平苔藓和唇炎。“上皮表面过度正角化，粒层明显，可见角质栓塞，上皮钉突增生、伸长，基底细胞发生液化变性，基底膜不清晰，管周淋巴细胞浸润，PAS 阳性类纤维蛋白沉积”为慢性盘状红斑狼疮的典型病理表现。

25. C【解析】参见上一题解析。

26. B【解析】患者因中耳炎服用头孢氨苄胶囊，每次服用后在同一部位反复以同一形式发生病损即固定型药疹。表现为皮肤出现水肿性红斑，有灼热感，或红斑中心有水疱。经停用过敏药物及治疗处理后，病损于 10 天左右可消退。

27. C【解析】莱特尔综合征属于非器官特异性的自身免疫性疾病，典型症状为关节炎、尿道炎和结膜炎，口腔常表现为无痛性溃疡，在硬腭呈浅表溃疡、剥脱性红斑状，颊舌等黏膜呈广泛性口腔炎表现，龟头炎为初始症状，表现为位于龟头、冠状沟、包皮的浅表性溃疡，呈漩涡状排列，是莱特尔综合征的诊断依据之一。

28. C【解析】患者磨牙治疗后出现右侧口角区灼热不适感，出现右侧口角区成簇的小水泡。最可能的诊断感染性口角炎。根据口角区炎症的临床表现和细菌培养、念珠菌直接镜检等微生物学检查结果可以明确诊断。

29. B【解析】叶状乳头位于舌缘后部，靠近咽部，为 5~8 条上下并列皱襞，富于淋巴结组织。炎症时乳头红肿，乳头间皱更显凹陷，患者常有明显的刺激痛或不适感。该患者初步诊断为叶状乳头炎。

30. A【解析】根据患者临床表现可以诊断患者的疾病为白斑均质型，则在治疗的时候不能使用刺激性药物来刺激已经病变的口腔黏膜。其他措施均为白斑的治疗措施。

31. C【解析】溃疡呈弹坑状疼痛明显，有瘢痕形成，诊断为腺周口疮。轻型阿弗他溃疡的直径不超过 5mm，其病损较表浅。口炎型口疮又称为疱疹性阿弗他溃疡，溃疡类似“满天星”样分布。过敏性唇炎表现为水肿明显，且有胀痛或者痒感，唇疱疹一般不形成溃疡，疱破溃后形成糜烂。

32. D【解析】戴全口义齿患者的黏膜充血发红，并有黄白色假膜，涂片镜检见菌丝阳性，可诊断为义齿性口炎。应采取抗真菌治疗措施。青霉素是抗细菌药物，制霉菌素、酮康唑、克霉唑都是抗真菌药物，可以作为义齿性口炎的治疗药物。2%~4% 碳酸氢钠（小苏打）溶液漱口，可以起到抑制念珠菌生长繁殖的作用。

三、A3/A4 型题

1~3 D、C、B【解析】患者的口腔表现具有慢性盘状红斑狼疮的特点，而该病的破损好发部位是头面部。该病的病理变化参见 A1 型题第 174 题解析。

4~5 D、A【解析】患者有明显的戴义齿刺激史，创伤性溃疡部位和形态与机械性刺激因子相符合，该患者最可能的诊断是创伤性溃疡。最有效的处理方法是去除局部刺激因素，修整义齿，去除刺激因素后，溃疡很快明显好转或愈合。

6~8 B、D、B【解析】疱疹性口炎婴幼儿发病较多，表现为发热、头痛、下颌下和颈深上淋巴结肿大、触痛。患儿流涎、拒食、烦躁不安。口腔黏膜呈现成簇小水疱，似针头大小，疱壁薄、透明，该患儿拟诊为原发性疱疹性口炎。该病是由疱疹性病毒引起的疾病，婴幼儿发病较多，发病前常有疱疹病损患者接触史。治疗一般以局部治疗为主，如有继发感染可以配合全身应用抗生素。对于儿童不提倡全身激素治疗。

9~11 D、E、B【解析】患儿全口牙龈红肿，上腭黏膜可见丛集成簇的针头大小透明水疱，部分已破溃为浅表溃疡，周围黏膜充血水肿广泛。表现为一种较严重的广泛性龈炎和口腔黏膜多处溃疡损害，即急性疱疹性龈口炎。本病病毒分为Ⅰ型单纯疱疹病毒和Ⅱ型单纯疱疹病毒。该患儿主要为口腔黏膜溃疡，应为Ⅰ型单纯疱疹病毒感染（Ⅱ型单纯疱疹病毒主要引起腰以下的皮肤黏膜及生殖器黏膜的感染）。本病治疗措施主要为全身抗病毒治疗、局部治疗（抗病毒软膏、抗生素软膏、抗病毒漱口水、抗生素漱口水等均可使用）、支持和对症治疗（注意休息加强营养、补充大量维生素）、抗感染以及中医中药治疗。应注意，全身或局部均禁用肾上腺皮质类药物。

12~14 E、A、D【解析】患者阴茎部曾有过溃疡后痊愈，口腔内左侧黏膜及上腭白色光滑而微隆起的斑块，双侧前臂散在性玫瑰样红色斑疹，有低热、头痛，是梅毒的临床表现。进一步确诊需检测的项目是快速血浆反应素（RPR），青霉素是首选的治疗药物，也可用普鲁卡因青霉素 G，如青霉素过敏，可改用红霉素或阿奇霉素口服。

15~17 C、D、D【解析】患者有服用增效联磺片舌背起疱史，现口服增效联磺片后发生舌背黏膜糜烂，据此诊断本病为药物过敏性口炎，血象检查中的嗜酸性粒细胞直接计数有助于诊断。在采集病史时应特别询问患者的既往用药史，引起过敏的药物一般以抗原性较强的化学药物所产生的反应最多。

18~20 B、A、B【解析】患儿牙萌出，全口牙龈正常。舌系带处有溃疡面。表面覆盖灰白假膜，棉签拭去假膜，创面不出血。舌苔薄白。初步诊断为创伤性溃疡。因 $\overline{\text{I}|\text{I}}$ 早萌，过短的舌系带和过锐的新萌中切牙长期摩擦，引起舌系带处充血、肿胀、溃疡。治疗时可尽快去除局部刺激因素，磨改 $\overline{\text{I}|\text{I}}$ 切缘，暂停吮乳，改用汤匙。

21~22 E、C【解析】大多造血系统疾病均可出现口腔黏膜瘀点、瘀斑、血肿或血疱，例如血小板减少性紫癜、血友病、再生障碍性贫血等，还有烫伤、咬伤引起的创伤性血疱也具有类似的临床表现。血常规检查是进行鉴别诊断最必需的辅助检查。

23~25 B、C、A【解析】根据临床表现、血常规检查结果，该患者系巨幼细胞贫血引起的萎缩性舌炎（又称牛肉舌、光滑舌或镜面舌），表现为舌黏膜表面的丝状乳头、菌状乳头相继萎缩消失，舌上皮全层以至舌肌都可能萎缩变薄，全舌色泽红绛如生牛肉，或光滑如镜面。巨幼细胞贫血系缺乏维生素 B_{12}、叶酸所致，故治疗应补充这两种维生素。

26~27 D、C【解析】参见 A3/A4 型题第 4~5 题解析。

28~29 C、A【解析】患者口腔溃疡发作频繁，持续时间 4 周，疼痛明显，有瘢痕形成，诊断为腺周口疮。轻型口疮、口炎型口疮的溃疡小，持续时间短，无瘢痕形成，所以选项 A、选项 B 可排除。无生殖器病损，所以选项 D 可排除。唇疱疹表现为成簇小水疱，糜烂，所以选项 E 排除。腺周口疮溃疡的损害特点为溃疡大而深，似“弹坑”，可深达黏膜下层腺体及腺周组织，直径可大于 1cm，周围组织红肿微隆起，基底微硬，表面有灰黄色假膜或灰白色坏死组织溃疡期持续时间较长，且有瘢痕产生，病程可达 1~2 个月或更长。

30~33 C、A、A、E【解析】患者全口无牙，佩戴全口义齿 3 年，腭黏膜红肿。最可能的诊断是慢性红斑型（萎缩型）念珠菌病：又称义齿性口炎。口腔念珠菌病除了根据病史和临床特征进行诊断外，实验室检查也有重要意义，该患者为明确诊断，需要做义齿组织面直接涂片真菌检查。方法：取口腔黏膜区假膜、脱落上皮等标本，并于载玻片上，滴入 10% KOH，微加热以溶解角质。光镜观察可见折旋光性强的芽生孢子和假菌丝。本病局部药物治疗可选用制霉菌素，局部用 5 万~10 万 U/ml 的水混悬液涂布，每 2~3 小时 1 次，涂布后可咽下，7~10 天为 1 个疗程。口腔念珠菌病应与另一种以假膜病损为特征的球菌性口炎（膜性口炎）鉴别。后者黏膜充血水肿明显，有成片的灰黄色假膜，表面光滑致密，且易被拭去，遗留糜烂面，而且有渗血，多为继发性损害，区域淋巴结肿大，可伴有全身反应。

34~35 B、E【解析】患者口服抗生素及镇痛药后出现口腔溃疡疼痛，皮肤瘙痒，并曾于用药后出现类似情况。结合病史及病损特点，考虑诊断应是药物过敏性口炎。药物过敏性口炎的治疗措施包括：截断致敏原、给予抗组胺药、10% 葡萄糖酸钙加维生素 C、肾上腺皮质激素治疗或口腔局部治疗。也可应用抗生素为了预防继发感染，必要时谨慎选用一种抗生素，但必须注意所选药物与致敏药物在结构上应不相似，以免引起交叉过敏反应。

36~38 C、E、B【解析】患者近 4 年来无明显诱因反复出现唇部糜烂，春秋季好发，一般 2~3 周可愈合。口腔检查：唇部略肿胀，上覆厚黑血痂，唇红与皮肤交界清晰。手掌、手背多个靶形红斑。结合病史及损害特点，均符合多形性红斑的临床表现。多形性红斑发病急，有自限性和复发性，黏膜和皮肤可以同时发病或仅侵犯皮肤，皮肤表现为多种类形的皮疹，口腔黏膜大面积充血水肿和糜烂，皮肤出现靶形红斑等。本病药物治疗应考虑患者身体正处于发敏阶段，过敏性往往增高，因此用药应慎重，凡不急需之药可暂时不用，以防接触新的过敏原而加重过敏反应。因此，“全身给予抗生素以防止继发感染”是错误的治疗措施。

39~40 B、A【解析】参见 36~38 题解析，若患者皮肤病损除红斑外还出现大疱、丘疹、结节等，疱破后皮损形成大片糜烂面，疼痛明显。黏膜病损除口腔表现与轻型者相同外，眼睛、鼻腔、阴道、尿道及直肠等部位黏膜均可受累，发生糜烂及炎症。14~21 天可愈合提示本病自限性。结合病史及损害特点，应考虑的诊断为重症多形性红斑（Steven-Johonson 综合征）。“皮肤出现松弛大疱”不是重症多形性红斑的临床特点，天疱疮有此特点。

41~43 C、A、B【解析】患者有口腔溃疡反复发作史，左颊部可见大而深如蚕豆大小的溃疡，边缘整齐。最可能的诊断是重型阿弗他溃疡。确诊本病应该首先排除贝赫切特综合征，因贝赫切特综合征反复发作的口腔黏膜溃疡，与本病类似。贝赫切特综合征最常见的口腔以外的表现是外阴部溃疡史，主要为外生殖器溃疡，常反复发作，但间歇期较长。

44~46 A、B、E【解析】口腔是寻常型天疱疮早期出现病损的部位。在起疱前，常先有口干、咽干或在吞咽时感到刺痛，有 1~2 个或广泛发生的大小不等的水疱，疱壁薄而透明，水疱易破、出现不规则的糜烂面；破后留有残留的疱壁，并向四周退缩。口腔糜烂面不易愈合，继发感染时糜烂加重伴有疼痛。为明确诊断，应进行活体组织检查，在切取完整的病损处，可见上皮内疱形成。治疗首选免疫抑制剂，如硫唑嘌呤、甲氨蝶呤等，和糖皮质激素联合治疗，疗效较好且有助于减量。

47~49 A、C、D【解析】依据题干信息所述，结合患者病史及损害特点，考虑诊断为类天疱疮。类天疱疮的口腔损害以牙龈最多见，是最早出现体征的部位，其次为硬腭和颊部。最典型的表现是剥脱性龈炎。损害的早期在龈缘及近附着龈有弥散性红斑，其上常见直径为 2~6mm 的疱，疱液清亮或为斑疱，疱膜较厚，破后可见白色或灰白色疱膜，膜去除后为一光滑的红色溃疡面，尼氏征阴性。该病的组织病理学特点是上皮完整，上皮与结缔组织之间有水疱或裂隙，即上皮下疱。类天疱疮的治疗宜局部用药，以糖皮质激素制剂的溶液滴眼以防止纤维性粘连。口腔因剧痛而妨碍进食时，应用镇痛、消炎为主的含漱剂。也可在病变区进行糖皮质激素注射，一般每周 1 次为宜，因为该病迁延，若反复、长期注射，易引起组织萎缩。病情严重者，考虑全身用糖皮质激素，但效果常不明显。

50~51 B、C【解析】患者双颊黏膜有环状白纹伴充血，应初步诊断为口腔扁平苔藓，活检可帮助诊断。其发病因素包括免疫因素、精神因素、内分泌因素、遗传因素及某些感染因素。此病与吸烟无关。

52~53 D、E【解析】患者临床表现为口干、灼痛、进食刺激性食物疼痛、进行性张口受限、吞咽困难等症状。可诊断为口腔黏膜下纤维化（OSF）。“咀嚼槟榔”是 OSF 主要的致病因素。OSF 的防治内容包括卫生宣教、去除致病因素、糖皮质激素联合丹参局部注射、中药治疗、透明质酸酶、高压氧治疗、手术治疗及口服维生素 A、B 族维生素、维生素 C、维生素 E、铁剂、锌剂、叶酸等。但并不包括“激光治疗”。

54~55 B、D【解析】该患者符合以下特征：①发病隐匿，进程缓慢，无唇部创伤感染史。②口唇弥漫性反复肿胀，唇红常伴有纵形沟裂左右对称呈瓦楞状。③扪诊唇部肥厚结实而有弹性，状似“褥垫”，无疼痛。根据题干所示临床表现，符合肉芽肿性唇炎的诊断依据。肉芽肿性唇炎的治疗以皮质激素类药物为主，辅助抗炎、抗过敏类药物，恢复唇部外形。“激光治疗”不是治疗本病的方法。

56~57 C、B【解析】患者舌乳头萎缩，区域位于舌背轮廓乳头前方，舌背正中后 1/3 处，呈前后为长轴的菱形，边界清楚，表面光滑，扪之柔软，无自觉症状，无功能障碍，局部刺激后疼痛不适。符合正中菱形舌炎（光滑型）的临床表现。治疗时，对无症状者可不治疗，但应嘱患者勿过度伸舌自检，消除恐惧心理，保持口腔清洁。如有念珠菌感染，可给局部抗真菌药物。对质地变硬的结节型病损，应尽早活检，排除恶变可能。

58~60 A、C、D【解析】患者下唇右侧可见一直径约1cm的溃疡，表面覆盖褐色血痂，周缘稍隆起，扪诊基底无浸润感，结合病史“使用红霉素软膏无明显效果，并曾有不洁性接触史”及病损特点，不难诊断为一期梅毒，梅毒血清学检查可明确诊断。一期梅毒多为圆形或椭圆形的单个无痛性溃疡，边界清，周围微隆起。

61~62 A、B【解析】患者口腔舌系带、口底黏膜可见3个大小不等的乳头状增生物，粉红色，质软。初步怀疑为口腔尖锐湿疣，因本病多由口交感染引起，因此在收集患者病史时，还应询问有无不洁性接触史。实验室检查方法主要是醋酸白试验，如果结果是阳性，可以考虑尖锐湿疣的可能。

63~65 E、B、E【解析】患者近期出现腹泻、低热、消瘦、体重减轻10kg，考虑为艾滋病患者，服用抗生素后口腔内出现可拭去的白色假膜，多为免疫缺陷导致的真菌感染，为明确诊断首选的实验室检查为人类免疫缺陷病毒（HIV）检测。口腔内真菌感染的治疗方案包括局部药物治疗（碳酸氢钠、氯己定、西地碘、制霉菌素等）、全身抗真菌药物治疗（氟康唑、伊曲康唑等）、支持治疗（胸腺肽、转移因子）和手术治疗（伴上皮异常增生者），长期使用抗生素可导致体内菌群紊乱，反而增加真菌感染机会，故患者治疗不宜使用抗生素。

66~68 E、E、E【解析】患者双颊、舌及口底黏膜可见粟米样溃疡十余个，散在分布，周围黏膜充血明显，结合患者口腔溃疡史，可以诊断为疱疹样口疮。“疱疹性咽峡炎”是由柯萨奇病毒A4引起的口腔疱疹损害，病损分布只限于口腔后面，如软腭、腭垂、扁桃体处，为丛集成簇的小水疱，不久破溃成溃疡，很少发生在口腔前部，病程大约7天。所以选项A排除；“疱疹性龈口炎”在成人多为复发性感染，全身反应轻，损害以多个成簇的针尖大小的透亮水疱，周围有轻度红斑，水疱破裂形成糜烂溃疡。总在原先发作过的位置或邻近处，以口角、唇缘及皮肤多见。一般有机体抵抗力下降的诱因或情绪等因素，所以选项B排除；“贝赫切特病”的临床特征为同时或先后发生的口腔黏膜溃疡以及眼、生殖器、皮肤病损及多系统多脏器病损，反复发作，所以选项C排除；“带状疱疹”是水痘带状疱疹病毒引起的颜面皮肤和口腔黏膜的病损，水疱较大，疱疹聚集成簇，沿三叉神经的分支排列成带状，但不超过中线。疼痛剧烈，愈后不再复发。所以选项D排除。疱疹样口疮的病因与免疫、遗传、环境、感染等4大因素相关。一般通过问诊、检查结果和“溃疡小而多，散在分布，似满天星”的病史特点可做诊断，不需活检。但对大而深且长期不愈的溃疡，应警惕癌肿，需做活检明确诊断。

69~71 E、A、C【解析】如果只有“唇红脱屑”的表现，可以考虑慢性脱屑性唇炎、慢性光化性唇炎、干燥综合征、糖尿病、念珠菌性唇炎等疾病。参见A1型题190题解析可知，该患者“下唇较重，轻时为细鳞屑，重时鳞屑密集”的表现更有可能是脱屑性唇炎。脱屑性唇炎同时伴有口炎及口角炎，可能为念珠菌感染。

72~74 A、C、C【解析】患者“口腔糜烂伴疼痛2年”提示病程缓慢，“伴有眼睛瘙痒、视力下降”提示眼部损害可影响视力。全口牙龈充血，部分区域呈剥脱状，其边缘可见残余泡壁，尼氏征（-）。双眼眼膜充血，眼睑与球结膜间相互粘连。均符合瘢痕性类天疱疮的临床表现。该病全身治疗药物可选糖皮质激素或免疫抑制剂，该制剂的溶液滴眼以防止纤维性粘连。如果患者患有严重胃溃疡，糖皮质激素应采用局部封闭的方式给药。

75~77 B、A、D【解析】轻型口疮好发于唇、颊、舌、口底等非角化黏膜区。病损开始为小充血点，局部有烧灼感，随后病变扩大，形成表浅溃疡。典型溃疡为圆形或椭圆形，直径 2~5mm，稍凹下，表面覆盖一层淡黄色假膜，周围黏膜充血呈红晕状，疼痛明显。溃疡一般持续 7~10 天可不治自愈，称自限性，愈合后不留瘢痕，但间隔一段时间又复发，称复发性，两次发作期间称间歇期，间歇期之长短，各人不一，在不断复发过程中，间歇期逐渐缩短，甚至无间歇期，溃疡此起彼伏，连续不断。轻型口疮的治疗以局部消炎、缓解口腔疼痛、促进溃疡愈合为原则。一般以局部用药为主，适当调节生活习惯。长期或反复发作的口腔溃疡，需要同时进行局部治疗和全身治疗。

78~79 E、D【解析】增殖性天疱疮的典型表现是口腔黏膜和皮肤水疱，水疱破裂后，疱基底部发生乳头状增殖，其上覆以黄色厚痂及渗出物。病理为棘层松解、上皮内疱。乳头状瘤广泛发生者少见。黑棘皮病亦可表现为黏膜乳头瘤样增生，呈天鹅绒样，但表面很少发生糜烂渗出。增殖性天疱疮的首选药物是皮质类固醇激素。

80. E【解析】梅毒由苍白密螺旋体感染引起的全身慢性传染病，和麻风、结核并列称为世界三大慢性传染病。分为后天和先天梅毒，哈钦森前牙和桑葚后牙是先天性梅毒的特征性表现。

81. D【解析】梅毒螺旋体对外界的抵抗力很弱，对化学药品也很敏感，在体外不易生存，煮沸、干燥、肥皂水和一般的消毒剂（如升汞、石碳酸、来苏水、乙醇、1∶1000 的高锰酸钾液等）很容易将它杀死，阳光照射和干燥环境都能很快使它死亡。梅毒螺旋体在人体外生存一般不超过 1~2 个小时。在缺氧的环境下它能生存数天，在潮湿的衣服上也能存活数小时，在血库中一般能存活 24 小时。梅毒螺旋体不耐高温，40~60℃时 2~3 分钟就能死亡，100℃时则即刻死亡。可以针对其弱点将梅毒螺旋体消灭。如将衣物放于阳光下暴晒，放在干燥的环境中储存；将用具煮沸消毒或用化学用品消毒，都能杀灭梅毒螺旋体，阻止它的传播。

82. D【解析】根据本病患者口腔中左右对称的白色病变，发生于口腔黏膜的多个位置，病损为白色网状花纹，给予刺激食物局部敏感，灼痛，因此本病可能为扁平苔藓。本病可能会出现皮肤，唇红部，指（趾）甲损害。引起此病的原因其中之一为心理因素，并不是结核杆菌。

83. D【解析】根据本病患者口腔中左右对称的白色病变，发生于口腔黏膜的多个位置，病损为白色网状花纹，给予刺激食物后局部敏感、灼痛，因此本病最可能为扁平苔藓。念珠菌病不会出现白色角化网纹。皮脂腺异位多发生于颊黏膜，且无症状。白斑一般不会左右对称发病，并且多表现为白色斑块，不表现为白色条纹。扁平苔藓的发病因素与精神心理状态有很大关系。

84. E【解析】扁平苔藓的治疗可通过心理治疗，去除局部刺激因素，局部或全身使用免疫抑制剂，如肾上腺皮质激素等。扁平苔藓一般不需手术切除，如果发生癌变，则可使用手术切除治疗。扁平苔藓不是由真菌引起，因此不需长期抗真菌治疗，但是迁延不愈的话，可考虑真菌感染。扁平苔藓是一种癌前状态，应予以治疗及随访，但不需要全身长期大剂量激素。

85. A【解析】慢性阻塞性腮腺炎的表现，其主要表现是导管口轻微红肿，挤压腮腺可从导管口流出浑浊的“雪花样”或黏稠的蛋清样唾液，有时可见黏液栓子。

86. B【解析】慢性阻塞性腮腺炎腮腺造影显示主导管、叶间、小叶间导管部分狭窄、部分扩张，呈腊肠样改变。部分伴有“点状扩张”，但均为先有主导管扩张，延及叶间、小叶间导管后，才出现“点状扩张”。

四、B 型题

1. D【解析】手足口病是感染柯萨奇病毒 A16 所引起的皮肤黏膜病，但口腔损害比皮肤重。

2. C【解析】疱疹性咽峡炎是柯萨奇病毒 A4 所引起口腔疱疹损害，临床表现与急性疱疹性龈口炎相似。

3. A【解析】单纯疱疹性口炎是最常见的Ⅰ型单纯疱疹病毒引起的口腔病损。

4. E【解析】带状疱疹是由水痘-带状疱疹病毒所引起的，以沿着单侧周围神经分布的簇集性小水疱为特征，常伴有明显的神经痛的皮肤黏膜疾病。

5. A【解析】参见 A1 型题第 154 题解析。

6. C【解析】线状 IgA 大疱性皮肤病的病理特征是 DIF 发现病损周围皮肤或黏膜基底膜区域出现均匀 IgA 线状沉积。部分患者同时伴有 IgG、C3 的沉积。

7. E【解析】参见 A1 型题第 208 题解析。

8. D【解析】树胶肿是三期梅毒的标志，也是破坏性最强的一种皮损。好发于小腿，少数发生于骨骼、口腔、上呼吸道黏膜及内脏。

9. C【解析】二期梅毒的皮肤损害可分为斑疹、丘疹及脓疱疹，后者已少见。斑疹最常见，又称玫瑰疹（蔷薇疹），最多见，约占二期梅毒 70%~80%，早发型者类似伤寒病的玫瑰疹，为淡红色，大小不等，直径为 0.5~1.0cm 大小的圆形或椭圆形红斑，境界较清晰，压之褪色，各个独立，不相融合，对称发生，多先发于躯干，渐次延及四肢，可在数日内满布全身（一般发生于颈、面较少）。

10. A【解析】桑葚牙发生在先天梅毒。桑葚状磨牙牙冠表面粗糙，牙尖皱缩，颌面呈多颗粒状结节和坑窝凹陷，形似桑葚。

11. B【解析】维生素 B_2 缺乏症又被叫做核黄素缺乏症，缺乏时可出现机体代谢紊乱，表现为口角炎、溃疡、唇炎、舌炎、角膜炎、视物不清、白内障、脂溢性皮炎、阴囊炎等病症，在临床上主要表现为口角糜烂或裂沟，口唇发红干燥或糜烂，有舌体肿大、舌面光滑或有裂纹并呈鲜红色等病理改变，还会出现一些眼部损害以及外阴湿痒等症状。

12. C【解析】轻度疲劳是维生素 C 缺乏的早期症状，进而出现全身乏力、倦怠、皮肤出现瘀点或瘀斑、齿龈疼痛或发炎等。维生素 C 缺乏的特异性体征是毛囊过角化并带有出血性晕轮。维生素 C 长期严重缺乏能导致坏血病，典型病理改变是以胶原结构受损，合并毛细血管广泛出血为特征。主要表现为牙龈出血、牙龈炎，严重时牙齿松动与脱落。毛细血管脆性试验阳性几乎常见，而且常见贫血。出血、凝血及凝血酶原时间均正常。

13. E【解析】烟酸缺乏症时，口角炎表现以角湿白和糜烂为主，也可见口角和口唇干燥皲裂、脱屑。舌炎早期可见舌尖和舌边充血发红，重者舌缘皲裂，甚至糜烂或有浅溃疡。后期舌乳头萎缩、干燥、光滑、发红，似牛肉样外观。

14~16 C、B、A【解析】“口腔黏膜苍白色，以唇、舌、龈明显”符合缺铁性贫血的口腔表现；“舌背黏膜广泛发红，呈鲜牛肉色”符合巨幼细胞贫血的口腔表现；“口腔黏膜苍白，并可出现瘀点、瘀斑或血肿”符合再生障碍性贫血的口腔表现。“牙龈明显增生、肥大、水肿”和“牙龈炎，牙龈自发性出血”不是贫血的口腔表征。

17. A【解析】巨幼细胞性贫血主要因叶酸、维生素 B_{12} 缺乏引起，以萎缩性舌炎为最常见的口腔表现，表现为舌乳头萎缩、舌面光滑质红，俗称牛肉舌。因内因子缺乏所致的维生素 B_{12} 吸收障碍而引起的萎缩性舌炎又称为莫列-亨特舌炎。

18. D【解析】维生素 B_2 缺乏常因由食物摄入的量不足，或因消化功能不良，机体吸收少所致。烟酸、泛酸、吡多醇和维生素 B_2 等缺乏时，也可发生口角炎。

19~23 E、D、C、B、A【解析】免疫因素是口腔扁平苔藓（OLP）的发病因素之一；口腔黏膜病损 OLP 可发生在口腔黏膜任何部位，以颊部最多见，指甲是发病部位之一；OLP 的病损表现为小丘疹连成的线状白色或灰白色条纹（或花纹），类似皮肤损害的威肯姆线；OLP 的典型病理表现为上皮过度不全角化、基底层液化变性以及固有层有密集的淋巴细胞呈带状浸润；OLP 皮肤病损的主要表现是微高出表面的扁平多角形丘疹，呈粟粒至绿豆大，边界清楚，多为紫红色。

24. B【解析】艾滋病相关性口腔念珠菌病典型的临床特征常表现为假膜型、红斑型口腔念珠菌病和口角炎，以假膜型最常见，病情反复或严重。HIV 抗体阳性。

25. A【解析】念珠菌性口角炎的特征是常为两侧罹患，口角区的皮肤与黏膜发生皲裂，邻近的皮肤与黏膜充血，皲裂处常有糜烂和渗出物，或结有薄痂，张口时疼痛或溢血，口角区皮肤发生塌陷呈沟槽状，导致唾液由口角溢入沟内，故常呈潮湿状态，有利于真菌生长繁殖。

26. B【解析】疱疹性口炎的病原体为单纯疱疹病毒（HSV）。口腔周围与颜面部皮肤等部位的疱疹主要由单纯疱疹病毒Ⅰ型感染所致。单纯疱疹病毒属 DNA 病毒，可通过接触或呼吸道传染。

27. E【解析】鹅口疮是由白念珠菌感染引起。

28. B【解析】参见 A1 型题第 16 题解析。糜烂大小形状不定，边界不清，表面光滑。

29. A【解析】黏膜内储存液体而形成疱，呈圆形突起，直径小于 1cm，表面为半球形。

30. B【解析】参见 A1 型题第 241 题解析。

31. E【解析】参见 A1 型题第 78 题解析。

32. A【解析】参见 A1 型题第 79 题解析。

33. A【解析】从硬下疳或受累淋巴结吸取组织涂片，暗视野显微镜下观察可见大量梅毒螺旋体。

34. E【解析】细菌培养是目前确诊淋病的唯一推荐方法。可出现典型菌落，氧化酶试验阳性。

35. B【解析】醋酸白试验阳性可临床诊断尖锐湿疣。

36. D【解析】HIV 检查常用于艾滋病的诊断。采用酶联免疫吸附法、明胶颗粒凝集试验、免疫荧光检测法、免疫印迹检测法、放射免疫沉淀法等，其中前三项常用于筛选试验，后二者用于确证试验。

37. A【解析】口腔白斑病可分为均质型与非均质型，前者无上皮异常增生，后者可有上皮异常增生的病理表现。

38. E【解析】参见 A1 型题第 64 题解析。

39. B【解析】参见 A1 型题第 174 题解析。

40. E【解析】参见 A1 型题第 222 题解析。

41. C【解析】唇、舌部鳞癌早期表现为黏膜白斑，表面粗糙；以后发展为乳头状或溃疡型，或二者混合出现，其中溃疡型鳞癌呈菜花状，边缘外翻，常向区域淋巴结转移。

42. D【解析】参见 A1 型题第 24 题解析。

43. A【解析】轻型口疮好发于口腔黏膜角化差的部位，溃疡呈圆形或椭圆形，大小、数目不等，散在分布，边缘整齐，周围有红晕，感疼痛。有自限性及复发史。愈后不留瘢痕。

44. E【解析】腺周口疮（又称重型阿弗他溃疡、复发性坏死性黏膜腺周围炎）初始好发于口角，其后有向口腔后部移行趋势，如咽旁、软腭、腭垂等。重型的发作规律基本同轻型，但发作期可长达月余甚至数月，也有自限性。

45. B【解析】慢性唇炎的病因多数是温度、化学、机械性等刺激因素，有冷风、干燥、舔唇不良习惯等。

46. D【解析】创伤性溃疡的病因是创伤因素，有机械性刺激、化学性灼伤、热冷刺激伤，残根残冠刺激就是机械性刺激因素中的非自伤性刺激。

47. C【解析】球菌性口炎多发生于体弱和抵抗力低下的患者。

48. B【解析】叶脉舌中舌面沟纹形状为中央一个深的纵沟裂，还有与纵沟裂垂直的横形沟裂纹，裂纹较浅，状如叶脉，故称叶脉舌。

49. A【解析】舌背上一条或长或短的中心深沟和多条不规则副沟的排列形状似脑回，称为脑回舌。

50. E【解析】梅-罗综合征因最早由瑞士 Melkerson 和德国 Rosenthal 报告而得名。以复发性口面部肿胀（肉芽肿性炎症）、复发性面瘫，沟纹舌三联征为临床特征。

五、X 型题

1. ABD【解析】口腔黏膜斑纹类疾病包括口腔白色角化病、口腔白斑病、口腔红斑病、口腔扁平苔藓、盘状红斑狼疮、口腔黏膜下纤维化、韦格纳肉芽肿病等。

2. CDE【解析】手足口病（HFMD）又名发疹性水疱性口腔炎。最常见的病原微生物为柯萨奇 A16 型病毒与肠道病毒 71 型，还有埃可病毒。我国主要为前者，日本则由肠道病毒引发，且逐年增多。此外尚有 A4、A5、A7、A9、A10 型及 B3、B5 型等。

3. BCD【解析】口腔念珠菌病在口腔主要表现为念珠菌口炎，也可仅表现为念珠菌唇炎与口角炎。与念珠菌感染有关的疾病有颗粒白斑、义齿性口炎和口角炎。

4. BCDE【解析】超敏反尖主要引起组织细胞损伤、血管损伤，不会导致内分泌紊乱、失眠、多汗和贫血。

5. BD【解析】完全抗原多为大分子物质，如微生物、寄生虫、花粉、皮毛、鱼虾、异体组织细胞、异体血清蛋白等，具有免疫原和反应原的特征，进入机体即可引起超敏反应。有些物质分子量较小，不能引起免疫应答反应，但进入机体与人体组织蛋白结合后就成了大分子物质，也就具备了抗原性，可以诱发超敏反应，这种小分子物质称为半抗原，大多是合成药物。

6. ABCD【解析】接触性过敏性口炎的治疗，为了预防继发感染，必要时谨慎选用一种抗生素，但必须注意所选药物与致敏药物在结构上应不相似，以免引起交叉过敏反应。因此，选项 E 错误，其余选项均为正确的治疗措施。

7. ABDE【解析】引起药物过敏性口炎的常见药物有解热镇痛药、安眠镇静药、磺胺类药，抗生素类药。

8. ACE【解析】目前认为，宿主因素在念珠菌病发病中起着重要作用，以往也曾称念珠菌病是“有病者病”。如艾滋病患者多伴有念珠菌感染。大手术后、放疗后、口干综合征患者更易患念珠菌病。血液及唾液中葡萄糖浓度升高可促进念珠菌生长，孕妇口腔及阴道上皮有过量的糖原，糖尿病患者血和组织中葡萄糖含量增高，都易导致念珠菌感染。

9. ABC【解析】明确诊断口腔念珠菌病，除依靠病史和临床表现外，还需要实验室检查证实损害组织中存在病原菌。念珠菌实验室检测方法包括涂片法、分离培养、组织病理学检查、免疫学和基因诊断等。一般来说，临床上常用的方法是前 3 种。

10. ABCE【解析】从正常组织到发生癌变的中间阶段称为癌前病变。常见的癌前病变有：黏膜白斑、宫颈糜烂、乳腺纤维囊性病、慢性萎缩性胃炎、胃肠多发性息肉、慢性溃疡、卵巢囊肿、慢性乙肝、肝硬化、色痣等。溃疡不属于癌前病变。口腔内常见癌前病损包括口腔扁平苔藓、口腔白斑、口腔红斑、盘状红斑狼疮、口腔黏膜下纤维性变。

11. BCD【解析】口腔白色角化病又称良性过角化病、前白斑等，为长期机械性或化学性刺激所造成的口腔黏膜局部白色角化斑块或斑片，属良性病损。口腔内残根、残冠、不良修复体或吸烟等为常见的局部刺激因素。

12. ABCDE【解析】参见 A1 型题第 166 题解析。

13. BD【解析】患者起初有“咽喉疼痛，牙龈肿痛”，怀疑为疱疹性龈口炎，服药后出现水疱、疱破形成大面积糜烂，考虑为药物引起的药敏性口炎。

14. AC【解析】患者可能的诊断为口腔扁平苔藓和苔藓样反应。口腔扁平苔藓（选项A）的典型表现为颊黏膜的白色网纹状病变，多为左右对称，病损区黏膜可正常，或充血、糜烂、溃疡、水疱等。苔藓样反应（选项 C）常见于服用某些药物后，或进行口腔治疗后与充填材料、修复体材料相接触，口腔黏膜出现放射状白色条纹或白色斑块，类似扁平苔藓样病损。慢性盘状红斑狼疮（选项 B）黏膜病损边界较清晰，中央凹下，边缘稍隆起，病损周围有放射状细短白纹。口腔白念珠菌病（选项 E）和过敏性接触性口炎（选项 D）无白色网纹状改变。

15. AB【解析】口腔白斑病的病因：①烟草等石化刺激因素、乙醇、食用过烫或酸辣食物、嚼槟榔等，属于局部刺激因素。②念珠菌感染。③人乳头瘤病毒感染。④全身因素：包括微量元素（锰、锶、钙等）、易感的遗传因素、微循环改变、脂溶性维生素缺乏（维生素A、维生素 E 等）。

16. BCDE【解析】白斑是癌前病变，应定期随访，出现以下情况时，应及早手术切除。①经久不愈，治疗后不消退者。②白斑区发生皲裂、溃疡。③白斑表面增厚显著，或基底变硬时。④活检证实有重度上皮异常增生改变。

17. ACD【解析】参见 A1 型题第 29 题解析。

18. BCD【解析】参见 A1 型题第 168 题解析。

19. ABCD【解析】根据题干信息所述，该患者口腔检查结果符合多形性红斑的临床表现。

20. ACDE【解析】盘状红斑狼疮的实验室常规检查：有 55% 的患者出现红细胞沉降率加快、血清 γ-球蛋白升高等。有时 Coomb's 试验可为阳性，血清中可检出冷球蛋白和冷凝集素。20%~35% 的患者出现抗核抗体，其中均质型抗核抗体出现的频率是斑点型的 2 倍。类风湿因子阳性，CD4/CD8 比率增高。

21. AB【解析】压疮性溃疡由持久的非自伤性机械刺激造成，多见于老年人。残根残冠或不良修复体长期损伤黏膜，溃疡深及黏膜下层，边缘轻度隆起，色泽灰白，疼痛不明显。

22. ADE【解析】寻常型天疱疮皮损多首先发生于口腔黏膜部位，然后延及躯干和四肢皮肤，表现为水疱或糜烂。尼氏征阳性。皮肤直接免疫病理示表皮棘细胞间 Ig 和/或 C3 网状沉积，可与其他自身免疫性大疱病鉴别。副肿瘤性天疱疮于黏膜的表现类似于天疱疮样改变。

23. BC【解析】良性黏膜类天疱疮又称为瘢痕性类天疱疮，属于大疱性疾病，口腔内损害以牙龈最多见，典型表现呈剥脱性龈炎，尼氏征阴性，损害愈合后出现瘢痕。

24. ABD【解析】色素痣又称痣细胞痣，是最常见的一种良性肿瘤，为内源性色素沉着，属发育畸形。可发生于身体的任何部位，好发于面颈部皮肤，偶见于口腔黏膜、眼睑结膜等处，从小到大，表现为不同形状，可出现丘疹、斑片、结节、带蒂损害，表现凹凸、粗糙等。根据临床表现，可分为交界痣、皮内痣和混合痣。其中，交界痣有恶变的可能。色素痣一般对人体无害，不需处理，影响面容或疑有恶变时，应行手术切除。

25. ABCD【解析】黏膜黑斑、普杰病、Albright 综合征及艾迪生病都属于内源性色素沉着异常引起的疾病。白癜风是黑素细胞破坏导致皮肤出现白斑的疾病。

26. ABDE【解析】黑色素瘤进一步发展可出现卫星灶、溃疡、反复不愈、区域淋巴结转移和血行转移。因此，选项 C 说法错误。

27. ACD【解析】大疱性类天疱疮需要和以下疾病进行鉴别：①寻常型天疱疮：其特点为在外观正常的皮肤和黏膜上发生松弛性大疱，尼氏征阳性，病情比较严重。组织病理为表皮内水疱，直接免疫荧光几乎所有患者表皮细胞间有 IgG 和 C3 沉淀，天疱疮抗体阳性。②大疱性多形性红斑发病突然，常伴有高热等全身症状，且黏膜损害严重而常见。除大疱外常有猫眼样红斑等损害，病程短，黏膜常受侵犯。直接免疫荧光检查，基底膜带不显示免疫荧光。③疱疹样皮炎：多见于中年人，皮损主要为成群的丘疹及水疱，水疱较小，多呈环状排列。主要发生于四肢伸侧、肩胛、臀部等处，不侵犯黏膜。早期损害的组织病变显示乳头顶端水肿，有以中性粒细胞为主的小脓肿。直接免疫荧光检查，真皮乳头有 IgA 及 C3 呈颗粒状沉淀。④线状 IgA 大疱性皮肤病：临床表现和组织病理表现类似疱疹样皮炎或大疱性类天疱疮，但直接免疫荧光检查发现沿基底膜带有均质型线状 IgA 沉淀，少数患者有 IgA 循环抗基底膜抗体。⑤获得性大疱性表皮松解症：本病多见于老年人，水疱好发在肢端，如手足、肘膝伸侧等易受损伤的部位，病理改变亦为表皮下疱，但真皮内为中性粒细胞浸润，而无嗜酸性粒细胞浸润，用 1mol/L NaCl 裂解皮肤作间接免疫荧光检查，本病荧光在分离皮肤的真皮侧，而大疱性类天疱疮的荧光在分离皮肤的表皮侧。

28. ABCE【解析】韦格纳肉芽肿病（WG）主要与以下几种疾病鉴别：复发性坏死性黏膜腺周围炎、口腔结核性溃疡、结节病、恶性肉芽肿等。

29. ABC【解析】腺性唇炎一般分为两型：单纯型腺性唇炎（是腺性唇炎中最常见的一种型）和化脓性腺性唇炎（分为浅表和深在两种）。

30. BCD【解析】梅-罗综合征指复发性口面部肿胀、复发性面瘫以及裂舌为临床特征。

肉芽肿性唇炎是梅-罗综合征的临床表现之一。

31. BCD【解析】游走性舌炎一般指地图舌，是一种浅表性非感染性的舌部炎症（选项A错误）；病损形态和位置迁移不定，常昼夜改变形态和位置，形似地图（选项B正确）；儿童多见，尤以6月龄至3岁多见，也可发生于中青年，成人中女性多于男性（选项C正确）；该病预后良好，且无明显不适感，故一般无须治疗（选项D正确）；病变好发于舌尖、舌中央和舌缘（选项E错误）。

32. BCE【解析】梅毒螺旋体又称苍白密螺旋体，是梅毒的病原体（选项A错误）；人是梅毒的唯一传染源（选项B正确）；后天性梅毒约95%以上通过性接触传染，先天性梅毒通过胎盘传染。少数患者可因接触带梅毒螺旋体的内衣、被褥、毛巾、剃刀、医疗器械以及哺乳、输血而间接被感染（选项C正确）；治疗梅毒的首选药是青霉素（选项D错误）；哈钦森发现先天性梅毒的四大特征是半月形牙、蕾状牙、耳聋和间质性角膜炎（选项E正确）。

33. ABE【解析】淋球菌性口炎是由奈瑟菌属的淋病双球菌感染所致的口腔黏膜炎症。主要表现为龈、颊、舌、口底黏膜的充血、红斑、浅表溃疡及脓性假膜。球菌性口炎、假膜型真菌性口炎和超敏反应性口炎均需与淋菌性口炎相鉴别。

34. ABD【解析】尖锐湿疣的潜伏期为1~8个月，平均3个月（选项A正确）；好发部位在外生殖器及肛门周围的皮肤黏膜湿润区，男性多见于龟头、冠状沟、包皮系带、尿道口及阴茎体；同性恋者好发于肛门及直肠。女性多见于大小阴唇、阴道口、阴道、尿道、宫颈、会阴、阴阜、腹股沟等（选项B正确）；尖锐湿疣初起时，为单个或多个散在的淡红色的丘疹，顶端稍尖，质地柔软，逐渐增大、增多，表面凹凸不平，呈乳头状、菜花状、鸡冠状等（选项C错误、选项D正确）；目前还没有根除HPV感染的方法，治疗主要以去除外生性疣为主，治疗后有可能会复发（选项E错误）。

35. ACDE【解析】艾滋病的口腔表征有以下几种：①口腔念珠菌病：是艾滋病最常见的口腔表征，分为红斑型白念珠菌病和假膜型白念珠菌病。顽固，可累及整个口腔，甚至胃肠道。②毛状白斑：主要在舌缘、舌腹，多为双侧性，舌黏膜因上皮增厚而凸起一片白色斑块，表面的毛状凸起擦不掉，无自觉症状。③与艾滋病相关的牙周病：常见的有，a. 牙龈线形红斑：常表现为牙龈缘呈明显的火红色线状充血，界限清楚，可有自发性牙龈出血或刷牙后出血。口腔局部治疗无效。b. 急性坏死性牙龈炎、牙周炎、坏死性口炎，短期内（4周内）出现牙龈溃疡、坏死，牙槽骨破坏，伴明显疼痛。④卡波西氏肉瘤：是艾滋病患者最常见的肿瘤。常见于头颈部和四肢皮肤，偶见于内脏。患者中有半数出现口腔病损，表现为无痛性、紫红色或紫褐色的、大小形状不一、扁平或隆起的病损。牙龈和硬软腭为好发部位。⑤口腔疱疹：以单纯疱疹多见，常伴有生殖器皮肤疱疹。⑥龈炎和龈口炎：牙龈肿胀出血疼痛，易伴发坏死性龈炎或龈口炎。⑦颏麻木综合征：表现为突发性单侧或双侧颏神经分布区的麻木，无原因的全口牙痛及颏部感觉异常。

36. ABCD【解析】缺铁性贫血可能引起的口腔症状或体征有舌灼痛、口腔黏膜色泽苍白、萎缩性舌炎、口角炎。味觉失灵不是缺铁性贫血可能引起的口腔症状。

37. BE【解析】急性期白血病患者不宜进行洁治、刮治、拔牙等口腔操作，以免引起出血不止和严重感染，甚至危及生命。

38. AC【解析】参见 X 型题第 14 题解析。

39. ABC【解析】口腔红斑病又称增殖性红斑、红色增殖性病变等，恶变风险是所有口腔癌前病变中最高的。临床上分为 3 种类型。均质性红斑、间杂型红斑和颗粒型红斑。

40. ABCE【解析】口腔白斑的鉴别诊断包括：①白色角化症：两者都是白色的斑块，但是角化症去除刺激因素后，可完全消退。②白色海绵状斑痣：两种疾病共同表现为白色斑块，但是白色海绵状斑痣表现为灰白色的水波样皱褶或沟纹，有特殊的珠光色，表面呈小的滤泡状，形似海绵，具有正常口腔黏膜的柔软与弹性，无发硬粗糙。皱褶有时可以揭去，揭去时无痛、不出血，下面为类似正常上皮的光滑面。病理也可帮助鉴别。③白色水肿：表现为透明的灰白色光滑的“面纱样”膜，可以部分刮去，晚期则表面粗糙有皱纹。白色水肿多见于前磨牙及磨牙的咬合线部位。组织病理变化为上皮增厚，上皮细胞内水肿，胞核固缩或消失，出现空泡性变。④黏膜下纤维化：两者皆可表现为淡白色斑纹，但是黏膜下纤维化早期为小水疱与溃疡，后期可出现舌运动及张口受限、吞咽困难等自觉症状。病理检查也可帮助鉴别。⑤梅毒黏膜斑：两种疾病都可在颊部黏膜出现斑块。但是二期梅毒患者初期为圆形或椭圆形红斑，随后表面糜烂，假膜形成不易揭去，乳白色或黄白色，直径 0.5~1.0cm，稍高出黏膜表面，中间凹陷，表面柔软，基部较硬。实验室检查，血浆反应素环状卡片快速试验（RPP）及梅毒螺旋体血凝素试验（TPHA）可帮助鉴别。此外，还应与迷脂症、扁平苔藓等鉴别。

41. BCDE【解析】口腔白斑病属于癌前病变，据 WHO 发表的资料，口腔白斑病患者 3%~5% 发生癌变。病理检查有无异常增生及异常增生程度是目前预测白斑癌变风险的重要指标。下列情况需严密随访。①年龄：年龄 60 岁以上者。②性别：女性，特别是不吸烟的年轻女性。③吸烟：不吸烟患者。④部位：白斑位于舌缘、舌腹、口底以及口角部位等危险区。⑤类型：疣状、颗粒型、溃疡或糜烂型及伴有念珠菌感染、人乳头瘤病毒（HPV）感染者。⑥病理：具有上皮异常增生者，程度越重者越易恶变。⑦时间：病程较长者。⑧面积：白斑病损面积大于 $200mm^2$ 者。

42. ABC【解析】口角炎常见的临床表现主要为对称性的口角区皮肤的潮红、脱屑、形成糜烂面，发生皲裂，皲裂呈水平状，可见浅表的裂隙。局部皮肤因被口角溢出的唾液浸湿而呈苍白色，其周围为范围不等的轻度皮炎。皮肤皲裂长约数毫米，并与黏膜皲裂相连，但黏膜损害不如皮肤明显。皲裂的渗出液可结成淡黄色痂，化脓性感染后为黄褐色痂，张口可导致痂裂出血、疼痛，影响患者说话与进食、口唇活动，又延缓损害的愈合时间。

43. BCDE【解析】均质型白斑病主要表现为过度正角化和棘层增生，无上皮异常增生。因此，选项 A 错误。

44. ACDE【解析】参见 A1 型题第 177 题解析。

45. ABDE【解析】参见 A1 型题第 181 题解析。

46. AC【解析】天疱疮的诊断方法包括检查可见尼氏征阳性或揭皮试验阳性、细胞学检查、活体组织检查以及免疫学检查。结核菌素试验和 CT 检查对天疱疮的诊断没有参考性。

47. BD【解析】白色水肿多见于双颊黏膜咬合线附近，为灰白色或乳白色半透明面纱样斑片，局部扪之柔软，无压痛。有时出现皱褶，检查时拉展口腔黏膜，斑片可暂时性消失。组织病理检查，可见上皮增厚，上皮细胞有显著细胞水肿，基底层无明显改变。

48. BDE【解析】参见 A1 型题第 79 题解析。树胶肿、结节性梅毒疹、舌白斑都是三期梅毒的临床表现。硬下疳是一期梅毒的临床表现，黏膜斑是二期梅毒的临床表现。

49. BCDE【解析】参见上一题解析可知，选项 A“硬下疳”不是先天梅毒的临床表现，其余选项均是。

50. ABCD【解析】淋病的诊断依据病史、临床表现和实验室检查来进行。所以，选项 E 错误。

51. ABCDE【解析】淋菌性口炎主要发生在有口交史的患者。表现为口腔黏膜充血、发红，可有糜烂或浅表溃疡，覆有黄白色假膜，假膜易于擦去，呈现出血性创面。

52. ACD【解析】参见 A1 型题第 48 题解析。

53. ABCE【解析】交界痣是全部的痣里边最容易病变的一种，交界痣发生恶变时，其症状包括：局部微痒或疼痛，体积迅速增大；表面出现感染、破溃、出血；痣周围皮肤出现卫星小点、放射黑线、黑色素环；痣所在部位的引流区淋巴结肿大等。

54. ABCDE【解析】口腔黏膜在结构或功能上具有皮肤的某些特点，主要具有屏障和感觉的功能。

55. BCD【解析】舌乳头炎包括丝状乳头炎、菌状乳头炎、轮廓乳头炎、叶状乳头炎四种。除丝状乳头炎以萎缩性损害为主外，其他乳头炎均以充血、红肿、疼痛为主。

56. ABC【解析】正中菱形舌炎指发生在舌背人字沟前方类似菱形的炎性病变。其病因可能为舌背遗留的先天性发育异常，现认为可能与念珠菌感染、内分泌失调有关。也有报道大量应用抗生素或激素可引起本病的发生。

57. ABC【解析】接触性口角炎的治疗首先去除过敏原，停止服用可疑药物以及食物，合理使用抗过敏药物，如扑尔敏、息斯敏等，也可口服某些具有祛风清热功效的中草药。口角炎渗出减少后，可用氟轻松或地塞米松软膏进行局部涂抹。

六、案例分析题

1~3 D、CDE、BDEF【解析】患儿口腔内多个溃疡，手指、足趾等多部位散在小水疱。

最可能的诊断是手足口病。夏秋季多见于托幼单位群体发病，患者多为3岁以下幼儿，主要发生于软腭及咽周，患儿需要适当隔离。根据病毒感染的全身症状和典型的疱疹分布部位（手、足、口），即可诊断。其余参见X型题第2题解析。

4~7 C、B、BC、ACE【解析】患者表现为发生在身体单侧的成簇水疱，疼痛明显。初步诊断为带状疱疹。是由水痘-带状疱疹病毒所引起的，以沿着单侧周围神经分布的簇集性小水疱为特征，该病可能出现的后遗症是持续疼痛和皮肤色素沉着。治疗常规用药包括抗病毒药、镇痛药和神经营养药。

8~10 AB、AC、B【解析】患者因感冒发热、牙龈肿痛，服药后发热症状缓解，但口腔出现溃疡伴有疼痛。口腔双侧上后牙牙龈见局限性片状不规则糜烂，表面黄白色假膜；双侧舌腹见大面积糜烂面，边界清晰，表面淡黄色假膜。结合服药史和症状表现，该患者符合疱疹性口炎和药物过敏性口炎的病损特点。首要的治疗应立刻停用药物，口服抗病毒药，给予抗组胺药，以抑制药理活性介质的释放，降低机体对组胺的反应，减少各种过敏症状。若患者再次出现感冒发热，建议立即去医院就诊，并告知医生患者的药物过敏史。

11~13 C、A、B【解析】参见A1型题第115题解析可知，该患者最可能的诊断是重型阿弗他溃疡。本病确诊应首先与贝赫切特综合征相鉴别，二者均以反复发作的口腔溃疡为基本特征，其病损形态相似，但贝赫切特综合征累及多系统、多脏器，最常见的口腔外表现主要是外生殖器溃疡，常反复发作，但间歇期较长。溃疡多见于大小阴唇、阴茎、龟头、阴囊，形态与口腔溃疡相似，直径较大，可达0.5cm左右。溃疡数目虽少，但因该处易受感染和摩擦，常愈合较慢，疼痛剧烈。溃疡有自愈倾向，可留有瘢痕。

14~16 C、B、D【解析】参见A1型题第61题解析，结合题干所述患者病史及口腔检查所示的损害特点可知，最可能的诊断是寻常型天疱疮，该病的组织病理学特点参见A1型题第154题解析。该病的治疗首选药物是糖皮质激素，对于病情较轻者，糖皮质激素的用量相对减少。对于严重天疱疮患者，可以选用冲击疗法，以加快显效时间，降低副作用。

17~19 B、BCDEFG、ABCDE【解析】灼口综合征是指发生在口腔黏膜，以烧灼样疼痛感觉为主要表现的一组症状。临床上有3个典型特点：①最常见的表现：持续症状在醒来后整个一天的时间。②晨起时没有或有少许的烧灼感，症状在白天随时间推移加重，晚上症状最重。③最不常见的表现：间歇性的症状，存在无症状日。依据题干信息所述，该患者最可能诊断为灼口综合征。该病病因复杂，目前认为可能的诱发因素有局部、系统、精神和神经等多方面因素，传统的观点认为精神因素占突出位置。局部因素包括残根残冠、真菌感染等；全身因素包括更年期综合征、糖尿病、医源性菌群失调、维生素缺乏等。该病目前仍缺乏特异的特效方法。治疗主张全身和局部、中医和西医、生理和心理相结合。

20~22 BD、E、E【解析】根据病史和口腔检查表现可推断为萎缩性舌炎、口角炎，可能由于真菌感染、维生素缺乏、贫血、甲状腺功能异常、糖尿病等全身因素引发。首先检查血常规、血糖等，以期明确病因，再对因治疗，如补充维生素、纠正贫血、抗真菌、调解全身系统性疾病等。

23~26 B、ABF、C、AC【解析】患者左下6残冠，舌左侧缘可见蚕豆大小溃疡，周围黏膜白色，边缘整齐，质软。可初步诊断为创伤性溃疡，病因是残冠长期刺激损伤黏膜造成溃疡。治疗首选尽快去除局部刺激因素，拔除左下6残冠并给予局部药物治疗，如敷涂皮质散、养阴生肌散、冰硼散等消炎防腐药物；氯己定、依沙吖啶（雷佛奴尔）、复方硼酸液等含漱，以防止继发感染。创伤性溃疡应与一些特异性深溃疡鉴别：①腺周口疮：溃疡深大，常伴发其他部位小溃疡，有反复发作史，无创伤史和自伤性不良习惯，口内无机械性刺激因素存在，愈合后留有瘢痕。②结核性溃疡：溃疡深凹，呈潜掘性，边缘呈鼠咬状，基底面有粟粒状小结节，有红色肉芽组织。伴低热、盗汗、淋巴结肿大，OT试验阳性，无理化刺激因素存在。③癌性溃疡：常为鳞状细胞癌，溃疡深大，底部有菜花状细小颗粒突起，边缘隆起翻卷，似堤围绕在病损周围，扪诊基底较硬有浸润块，疼痛不明显。

27~29 D、D、BC【解析】根据患者病史和“右侧舌缘前中1/3交界处有天鹅绒样鲜红色病损区，大小约为0.8cm×0.6cm，光滑质软，周围颜色正常”等临床表现，初步诊断为口腔红斑。去除可能的致病因素并观察1~2周，如果病损无明显改善则进行活检术以明确诊断。一旦确诊后，应立即做根治术。手术切除较冷冻治疗更为可靠。但口腔红斑应与以下疾病相鉴别：①糜烂型扁平苔藓：中年女性多见，病损多左右对称。在充血糜烂区周围有白色条纹组成的病损，稍高于黏膜表面，边界不清。充血糜烂病损经常发生变化。红斑病损相对稳定，不易愈合。病理检查可做鉴别。②白斑：稍高出黏膜表面的白色斑块。颗粒状病损往往需与红斑相鉴别。红斑为鲜红色的病损上出现白色斑点。病理检查可做鉴别。

30~32 D、B、C【解析】患者有口底溃疡史，药物喷涂后溃疡未愈。口底左侧黏膜可见浅糜烂面，外形不规则，充血不明显，周围组织略隆起；腭垂1.0cm×1.0cm云雾状灰白色斑片，不能拭去。结合患者病史及病损特点，可初步诊断为梅毒。主要应行梅毒螺旋体检查（如暗视野显微镜检查、涂片银染色或姬姆萨染色）、梅毒血清试验和脑脊液检查。患者“腭垂云雾状灰白色斑片，不能拭去”应为黏膜斑，做血浆反应素环状快速试验（RPP）及梅毒螺旋体凝素试验（TPHA）可确诊。

33~35 F、C、A【解析】患者有唇部反复起疱、慢性腹泻和持续发热病史，并有同性性接触史，结合口腔检查：唇部及唇周皮肤见成簇小疱（疱疹病毒感染），双侧舌缘见白色垂直状皱褶斑片（毛状白斑），可初步诊断为AIDS的继发病变，应进行HIV检测以明确诊断。本病目前尚无特效疗法，常用治疗方法有：①抗HIV治疗：由于HIV基因突变频繁，其逆转录酶、蛋白酶容易变异，临床上常联合应用多种药物高效抗逆转录病毒治疗（HAART，又称鸡尾酒疗法）。②免疫调节治疗：IFN-γ和IL-2等。③支持和对症治疗：输血、静脉高营养及多种维生素等。④心理治疗。⑤针对口腔疾病的对症治疗。

第七章　儿童口腔医学

一 A1 型题

1. 以下哪项不是乳牙龋齿的特点
   A. 静止龋、环状龋为主　B. 龋蚀多发广泛
   C. 自觉症状不明显容易忽视　D. 发病时间早，7~8 岁达高峰
   E. 龋齿进展快
2. 乳牙修复治疗下列哪一项描述是错误的
   A. 广泛龋也可以树脂修复　B. 必须去尽软化腐质
   C. 必须采用双层垫底　D. 玻璃离子是较为理想的充填材料
   E. 前牙后牙均可以采用复合树脂充填
3. 乳牙列中龋好发牙位
   A. 下颌乳磨牙　B. 上颌乳磨牙
   C. 乳尖牙　D. 乳中切牙
   E. 乳侧切牙
4. 为更准确地反映某地区的学龄前儿童龋病的流行严重程度，可采用以下哪个指标
   A. DMFT　B. DMFS
   C. dmft　D. dmfs
   E. dmf
5. 下列有关早萌牙的叙述，不正确的是
   A. 马牙是早萌牙　B. 诞生牙是早萌芽
   C. 新生牙是早萌牙　D. 早萌牙常伴有釉质发育不全
   E. 早萌牙多见乳下中切牙
6. 乳牙外伤的最大影响是
   A. 影响美观　B. 影响咀嚼
   C. 影响发音　D. 影响继承恒牙
   E. 影响颌的发育
7. 乳牙外伤最常见的类型是
   A. 冠折　B. 根折

C. 脱位
D. 冠根折
E. 震荡

8. 全脱出牙齿最好的保存方法是
A. 含在家长口腔里
B. 含在孩子口腔里
C. 放在自来水中
D. 放在冷藏牛奶中
E. 放在果汁中

9. 乳牙早失的原因不包括
A. 恒牙替换乳牙
B. 先天性牙齿缺失
C. 牙齿因外伤脱落
D. 恒牙异位萌出，乳牙根过早吸收脱落
E. 因严重龋病、牙髓病及根尖周病而被拔除

10. 乳牙早失保持间隙应考虑的有关因素不包括
A. 儿童性别
B. 恒牙胚发育情况
C. 儿童的年龄和牙龄
D. 骨量与牙量的关系
E. 牙齿萌出的先后顺序

11. 间隙保持器的设计应具备的条件，不正确的是
A. 必须保持缺牙间隙的近远中长度
B. 不妨碍牙齿萌出及牙槽骨高度的增长
C. 影响颌骨及牙弓长度的增加
D. 不损伤牙体组织及口腔软组织
E. 多数乳牙缺失时，不仅保持缺牙间隙，而且能够恢复咀嚼功能

12. 在乳牙牙髓切断术中，用于牙髓断面的药物不包括
A. 甲醛甲酚
B. 戊二醛
C. 氢氧化钙
D. 无机三氧化物聚合物
E. 金属砷

13. 乳牙龋齿治疗原则如下，不包括
A. 降低咬合高度
B. 去除病变组织
C. 恢复牙体外形
D. 提高咀嚼功能
E. 利于恒牙列的形成

14. 乳牙患龋高峰年龄段为
A. 2~3 岁
B. 3~4 岁
C. 5~8 岁
D. 8~10 岁
E. 10~12 岁

15. 有关乳牙龋坏的危害性，哪一项是错误的
A. 影响患儿咀嚼功能
B. 影响相邻的恒牙
C. 影响继承恒牙的恒牙胚
D. 容易造成相对部位的黏膜溃疡
E. 造成恒牙正中咬合关系的异常，形成牙列畸形

16. 乳牙易患龋的因素中错误的是

A. 面与面接触，𬌗面点隙沟裂易致食物滞留

B. 不易形成修复性牙本质，龋蚀进展快

C. 睡眠时间长，自洁作用差

D. 牙釉质、牙本质钙化度低

E. 儿童以软食和黏食为主

17. 据近几年临床资料显示，患龋率最高的乳牙是

A. 上颌乳磨牙 B. 上颌乳尖牙

C. 上颌乳切牙 D. 下颌乳磨牙

E. 下颌乳尖牙

18. 不易患龋的乳牙是

A. 上颌乳磨牙 B. 下颌乳磨牙

C. 上颌乳前牙 D. 下颌乳前牙

E. 上颌乳尖牙

19. 乳牙龋病充填治疗中不能用的垫底材料是

A. 聚羧酸锌黏固粉 B. 磷酸锌水门汀

C. 玻璃离子水门汀 D. 丁香油黏固粉

E. 硬性氢氧化钙

20. 判断磨牙邻面早期龋的最佳影像学检查是

A. 根尖 X 线检查 B. 𬌗翼 X 线检查

C. 锥形束计算机体层摄影（CBCT） D. 平行投照根尖 X 线检查

E. 上颌后部 X 线检查

21. 牙萌出特点中错误的是

A. 左右对称同期萌出 B. 下颌比上颌同名牙萌出早

C. 女性萌出早于男性 D. 最早萌出的乳牙是上颌乳中切牙

E. 最早萌出的恒牙是下颌第一磨牙

22. 关于牙齿萌出，叙述正确的是

A. 灵长间隙的存在利于第 1 恒磨牙在侧方牙群替换期建立正常的咬合关系

B. 恒尖牙完全萌出时（11~14 岁），上、下颌恒尖牙间距明显增加

C. 上颌牙萌出略早于下颌牙

D. 口呼吸、吮指、吐舌等不良习惯会导致错，但并不改变牙弓形态

E. 第 1 恒磨牙萌出力较大，如果乳牙早失未做间隙保持器或乳磨牙邻面龋不进行修复治疗，会造成牙弓长度缩小

23. 乳牙釉质出现发育停止线的阶段是
A. 胚芽期　B. 新生儿期
C. 婴儿期　D. 幼儿期
E. 胎儿期

24. 如发生营养紊乱或疾病，可导致乳牙萌出迟缓和恒牙的釉质发育不良，此阶段是指
A. 胚芽期　B. 新生儿期
C. 婴儿期　D. 幼儿期
E. 胎儿期

25. 奶瓶龋最常见于
A. 上颌乳切牙　B. 下颌乳切牙
C. 上颌乳磨牙　D. 下颌乳磨牙
E. 全部乳牙

26. 由两个正常的牙胚融合而成的异常牙是
A. 融合牙　B. 双生牙
C. 结合牙　D. 额外牙
E. 牙中牙

27. 可导致乳牙早失的情况不包括
A. 第 1 恒磨牙异位萌出　B. 恒尖牙异位萌出
C. 儿童掌跖角化-牙周病综合征　D. 乳牙外伤
E. 多生牙

28. 乳牙融合牙最常见于
A. 下颌乳切牙　B. 上颌侧切牙
C. 额外牙　D. 上颌第 3 磨牙
E. 下颌前磨牙

29. 乳牙患龋特点
A. 患龋率高，但范围不大　B. 患龋率高，范围广泛
C. 发病早，症状明显　D. 发展速度慢，急性龋多见
E. 龋齿多发，修复性牙本质形成不活跃

30. 对于特别不配合的儿童，乳牙龋坏治疗可酌情采用药物治疗，但不包括
A. 2% 氟化钠　B. 8% 氟化亚锡
C. 氟化氨银　D. 酸性氟磷酸盐
E. 10% 氟化钼酸铵

31. 哪类人群不会患龋病
A. 出生 1 月的婴儿　B. 出生 8 个月的婴儿

C. 6 岁左右的儿童　　D. 16 岁左右的青少年
E. 30 岁左右的中年男性

32. 乳牙患龋的年龄最早为
A. 6 个月　　B. 2 岁 6 个月
C. 2 岁　　D. 1 岁
E. 3 岁

33. 乳牙龋的常见类型
A. 猖獗龋、干性龋、环状龋　　B. 慢性龋、静止性龋、奶瓶龋
C. 猖獗龋、环状龋、奶瓶龋　　D. 奶瓶龋、干性龋、环状龋
E. 湿性龋、环状龋、慢性龋

34. 年轻恒牙龋损最好发于牙齿的
A. 邻面　　B. 咬合面
C. 颊面　　D. 舌面
E. 以上都不是

35. 为保证断根愈合，根中 1/3 折断的根折牙需固定的时长为
A. 1 周左右　　B. 2~3 周
C. 4~6 周　　D. 2~3 个月
E. 6 个月以上

36. 乳牙外伤的好发年龄是
A. 出生至 8 个月　　B. 1~2 岁
C. 3~4 岁　　D. 5~6 岁
E. 7~9 岁

37. 儿童牙龈炎的病因主要是
A. 食物嵌塞　　B. 牙石
C. 牙菌斑　　D. 儿童牙齿间的生理间隙
E. 口腔不良习惯

38. 最易发生“雪口”的是
A. 2~3 岁的幼儿　　B. 6 个月以内的婴儿
C. 青春期的儿童　　D. 学龄前儿童
E. 替牙期的儿童

39. 乳牙拔出后，处理方法错误的是
A. 去除残留的残片　　B. 检查牙根有无折断
C. 去除肉芽组织　　D. 搔刮牙槽窝
E. 复位牙槽窝

40. 可以暂不拔除的多生牙是
A. 引起正常切牙牙根吸收严重的多生牙
B. 影响周围邻牙正常萌出和排列的多生牙
C. 造成牙列拥挤，影响面容美观的多生牙
D. 因正畸需要或妨碍正畸移动牙齿的多生牙
E. 造成正常邻牙出现间隙的多生牙

41. 有关乳牙滞留的描述正确的是
A. 继承恒牙已萌出，按时脱落的乳牙
B. 乳牙牙根大部分吸收，未能脱落的乳牙
C. 乳牙牙根少量吸收，未能脱落的乳牙
D. 恒牙未萌出，保留在恒牙列的乳牙
E. 继承恒牙缺失，未能脱落的乳牙

42. 8 岁左右，随着颌骨生长后牙间隙增大，以下哪种牙齿的邻面龋开始增多
A. 乳切牙　　B. 乳侧切牙
C. 乳尖牙　　D. 乳磨牙
E. 第一恒磨牙

43. 关于乳牙早失的影响，下列说法错误的是
A. 将导致邻牙向缺牙间隙移位　　B. 造成咬合紊乱
C. 产生错殆畸形　　D. 牙齿位置的改变
E. 对继承恒牙萌出无影响

二 A2 型题

1. 患儿，女，7 岁。咬合面龋未及时治疗，发现牙龈肿胀，经 X 线片的检查内容不包括
A. 釉牙骨质界的位置　　B. 有无髓底穿孔表现
C. 根尖周病变的范围　　D. 其下发恒牙胚情况
E. 牙根吸收情况

2. 患儿，男，7 岁。下恒切牙、上恒中切牙萌出，无拥挤，其中左上中切牙为舌侧错位，反殆，覆殆中度，余乳牙健康，颌骨关系协调。解决个别牙反殆的方法是
A. 咬撬法　　B. 调磨法
C. 使用上颌斜面导板　　D. 使用下颌联冠式斜面导板
E. 使用上颌活动矫治器

3. 患儿，女，4 岁。因“乳切牙反殆”来诊。采用垫式活动矫治器利用舌簧推切牙解除反殆关系，患者切牙所受力是

A. 间歇力　　B. 颌间力
C. 持续力　　D. 矫形力
E. 肌收缩力

4. 患儿，男，13 岁。1 年前因右侧下后牙有冷热不适曾于外院治疗，近 1 个月来右下后牙区时有咬合不适，1 日前出现咬合痛及自发痛。口内检查：右下第一磨牙远中𬌗面大面积充填物边缘探及腐质，远中部分缺损有大量食物嵌塞，龈乳头略红肿。右下第二前磨牙𬌗面有畸形中央尖折断后的痕迹。第二恒磨牙部分萌出远中有盲袋，牙龈轻度红肿。仅凭这些资料可能引发症状的疾病是

A. 第二恒磨牙冠周炎　　B. 第一磨牙继发龋
C. 牙龈炎　　D. 第一磨牙牙髓炎、第二前磨牙牙髓炎
E. 第一磨牙根尖周炎、第二前磨牙根尖周炎

5. 患儿，男，3 个月。体温 39.1℃，哭闹不止，左眶下、眼睑红肿，左上牙龈、硬腭黏膜红肿，最有可能的诊断是

A. 新生儿颌骨骨髓炎　　B. 眶下间隙感染
C. 上颌骨囊肿继发感染　　D. 面部痈
E. 边缘性颌骨骨髓炎

6. 患儿，9 岁。冠折 1/3，露出鲜红牙髓，叩痛（+），不松动，牙龈无明显异常。X 线片示：未见根折，根尖喇叭口状，治疗宜选择

A. 间接盖髓术　　B. 直接盖髓术
C. 活髓切断术　　D. 根管治疗
E. 干髓术

7. 患儿，7 岁。喜食奶糖，半年前发现右下倒数第二颗后牙咬合面发黑，近 1 个月来不敢用右侧咀嚼，食物进入牙洞后疼痛。检查：见右下Ⅴ近中邻𬌗面中等深度龋洞，探诊敏感，冷热诊测试正常，叩诊正常。医生推荐使用嵌体修复，对比充填治疗，关于嵌体优缺点介绍错误的是

A. 嵌体修复很好恢复患牙的解剖形态
B. 嵌体修复可恢复牙间接触
C. 嵌体修复继发龋少
D. 嵌体修复磨除牙体组织较少
E. 嵌体修复常使用金属嵌体和树脂嵌体

8. 患儿，9 岁。因牙齿疼痛影响进食就诊，确诊为右下第一磨牙根尖周炎，首次治疗后 1 周复诊，由于家长工作忙，未及时复诊，3 周后复诊检查根管内无渗出，开始进入下一阶段治疗。预约下一次复诊时间最多不超过

A. 1 周　　B. 2 周

C. 4 周　　D. 3 个月

E. 6 个月

9. 患儿，5 岁。右下第二乳磨牙咬合面深龋洞，腐质去净后洞底在牙本质浅层，治疗方法是

A. 银汞合金充填　　B. 玻璃离子水门汀充填

C. 复合树脂充填　　D. 金属成品冠

E. 树脂嵌体

10. 患儿，2 岁半。下前牙唇颊面龋洞，腐质黄软，唇面牙颈部白垩色脱矿斑。患儿夜里吃 2 次母乳，不刷牙。诊断是

A. 多发龋　　B. 猛性龋

C. 奶瓶龋　　D. 忽视性龋

E. 急性龋

11. 患儿，8 岁。右下第一恒磨牙深龋，去除大块腐质，近髓处留少许软化牙本质，上方用 $Ca(OH)_2$ 盖髓后充填。下次复诊进行二次去腐质的时间是

A. 1~2 周　　B. 3~4 周

C. 6~8 周　　D. 10~12 周

E. 15 周

12. 患儿，10 岁。右下后牙进食疼，冷热敏感。检查发现右下第一前磨牙远中龋。探腐质软，疼痛敏感，无叩痛，无松动。拟采取的治疗措施

A. 局麻下开髓做牙髓治疗　　B. 局麻下开髓做活髓切断术

C. 去净腐质，做间接盖髓术　　D. 去净腐质，做直接盖髓术

E. 去大部分腐质，安抚治疗

13. 患儿，2 岁。上前牙唇面广泛性龋坏，牛奶喂养，未刷过牙，诊断为

A. 静止龋　　B. 湿性龋

C. 慢性龋　　D. 奶瓶龋

E. 猖獗性龋

14. 患儿，9 岁，右下后牙肿痛。检查：右下第二乳磨牙冠大部分破坏，龋洞较深，叩诊（+），松动Ⅱ度。颊侧牙龈处有 0.5mm×0.5mm 脓肿。X 线片示：牙根吸收 1/3，根分歧有低密度影。右下第二前磨牙牙根形成 2/3。如果治疗后，右下第二乳磨牙仍然松动且 X 线发现，右下第二前磨牙牙胚牙囊骨壁有破坏，应作的处理是

A. 开放，定期换药　　B. 完善根管治疗

C. 拔除，做功能矫治器　　D. 拔除，不需要做保持器

E. 拔除，做保持器

15. 患儿，男，9 岁。上前牙外伤 8 小时后就诊。检查：右上 1 已萌，松动Ⅰ度，叩（+），纵向冠根折断，露髓，舌侧呈游离状。如果 X 线检查发现左上 1 嵌入，未见骨折线，处

理方案为

A. 即刻复位
B. 拔除患牙
C. 定期观察
D. 正畸牵引复位
E. 不予处理

16. 患儿，女，9 岁。因玩耍摔倒致前牙外伤 1 周后就诊。就诊时未诉明显不适。检查：右上中切牙冠折 2/3，近中达龈下 1mm，露髓处探疼，叩诊（+），松动Ⅰ度。X 线片示未见根折，根发育接近完成。此牙处理方法是

A. FC 活髓切断术
B. 氢氧化钙活髓切断术
C. 根管治疗
D. 根尖诱导成形术
E. 塑化治疗

17. 患儿，女，12 岁。左下第一磨牙𬌗面龋洞，深达牙本质深层，探诊敏感，温度测试同对照牙，冷水入洞后一过性敏感。对于该牙治疗合理的是

A. 根管治疗
B. 安抚治疗
C. 间接盖髓术
D. 垫底充填治疗
E. 根尖诱导成形术

三 A3/A4 型题

（1~3 题共用题干）

1960 年，Nolla 将 X 线片上的恒牙钙化过程分成了 10 个阶段，称为 Nolla 分期，现在已成为临床评估牙齿发育程度的常用参考指标。

1. 成釉器下方球形未分化的间充质细胞团称为

A. 牙囊
B. 牙乳头
C. 牙骨质
D. 牙周膜
E. 牙槽骨

2. 牙齿大部分在龈黏膜下，或已经穿破牙龈暴露在口腔内，即牙齿开始萌出的阶段为

A. 第 6 阶段：牙冠形成
B. 第 7 阶段：牙根形成 1/3
C. 第 8 阶段：牙根形成 2/3
D. 第 9 阶段：牙根接近形成，根尖孔较大
E. 第 10 阶段：牙根形成，根尖孔缩小

3. Nolla 第 6 阶段——牙冠形成的表现不包括

A. 该牙的釉质钙化已经完成
B. 该牙进入牙根发育期
C. 该牙开始向𬌗面移动
D. 该牙牙本质基质完全形成
E. 该牙发育至釉牙本质界

（4~5 题共用题干）

患儿，女，7 岁。右上第一恒磨牙近中面及咬合面龋。X 线片：右上第一恒磨牙牙根形成 2/3，根周骨硬板尚清晰，咬合面龋洞洞底接近髓角。去腐过程中可见大量软化牙本质及腐质，去腐后可见穿髓点，针尖大小，呈灰色，探诊无反应。

4. 患牙的治疗应采用

A. 直接盖髓术
B. 根尖诱导成形术
C. 活髓切断术
D. 牙髓再生术
E. 根管治疗术

5. 治疗中应首选的药物是

A. 甲醛甲酚
B. 戊二醛
C. 氢氧化钙
D. 无机三氧化物聚合物
E. 碘仿

（6~7 题共用题干）

患儿，女，4 岁。因龋病就诊牙齿无自发痛，家长诉患儿不能吃过硬的食物，进食较慢，时间长。检查：乳牙列口腔卫生差，有大量软垢，每颗牙齿多个牙面患龋，处于活动期。

6. 对该患儿应首先采取的治疗措施是

A. 全口氟化物涂布
B. 进行窝沟封闭术
C. 对监护人进行口腔卫生宣教
D. 治疗后牙龋齿
E. 分析病因并去除主要致龋因素

7. 若无急性症状，应最先治疗的牙齿是

A. 乳中切牙和第一乳磨牙
B. 乳中切牙和第二乳磨牙
C. 乳尖牙和第一乳磨牙
D. 乳尖牙和第二乳磨牙
E. 第一和第二乳磨牙

（8~9 题共用题干）

患儿，男，6 岁。因“进食时右下后牙痛 3 天”来诊。口腔检查：右下第 2 乳磨牙近中面深大龋洞，不松动，牙龈无红肿，叩痛（±）。

8. 最有助于诊断的问诊是

A. 有无自发痛
B. 是否曾有牙龈肿痛
C. 是否曾于外院治疗
D. 有无食物嵌塞痛
E. 有无发热

9. 最有助于诊断的检查是

A. 牙髓活力冷、热测试
B. 牙髓活力电测试

C. 根尖 X 线检查　　D. 殆翼 X 线检查
E. 咬诊

（10～11 题共用题干）

患儿，男，9 岁。因“跌倒致上前牙松动 3 小时”来诊。

10. 该患儿的问诊内容不包括
A. 有无头晕、恶心　　B. 有无身体其他部位损伤
C. 是否曾于外院治疗　　D. 有无牙痛史
E. 有无出血

11. 应进行的影像学检查是
A. 全口曲面体层 X 线检查　　B. 根尖 X 线检查
C. 殆翼 X 线检查　　D. 锥形束计算机体层摄影（CBCT）
E. 上颌前部 X 线检查

（12～13 题共用题干）

患儿，男，出生 1 个月。因“下颌萌出 1 颗牙”来诊。

12. 该患儿最准确的诊断是
A. 诞生牙　　B. 新生牙
C. 乳牙结构异常　　D. 乳牙异位萌出
E. 畸形牙

13. 临床表现不可能是
A. 多生牙　　B. 正常牙
C. 牙根尚未发育　　D. 极度松动
E. 上皮珠

（14～15 题共用题干）

患儿，男，1 岁 2 个月。因“乳牙迟萌”来诊。患者未见第 1 颗乳牙萌出，已排除“无牙畸形”。

14. 该患者最可能的诊断是
A. 乳牙萌出过迟　　B. 先天性个别牙缺失
C. 仍属牙齿的正常萌出范围　　D. 乳牙阻生
E. 牙胚移动不足

15. 发育异常的病因不可能是
A. 佝偻病　　B. 甲状腺功能减低

C. 营养缺乏
D. 全身性骨硬化症
E. 种族特异性萌出

（16~18 题共用题干）

患儿，女，2 岁。因“多个牙齿龋损，伴右下后牙肿痛”来诊。口腔检查：乳牙右下 4 残冠，大量腐质，松动Ⅱ度，牙龈充血脓肿。X 线片：乳牙右下 4 深龋及髓，根分叉区骨质密度下降；乳牙右上 1 和左上 1 深龋露髓；乳牙右上 2、左上 2、右上 5、右上 4、左上 5、左上 4、左下 4 深大龋洞；左下 5、右下 5 窝沟探诊质软，有着色。患儿不配合治疗。

16. 患者乳牙右下 4 的诊断是
A. 深龋
B. 牙髓炎
C. 慢性根尖周炎
D. 慢性根尖周炎急性发作
E. 残冠

17. 对该患者最有效的行为管理方法是
A. 笑气-氧气吸入镇静
B. 口服药物镇静
C. 全身麻醉下牙齿治疗
D. 告知-演示-操作（TSD）技术
E. 语音语调控制

18. 在问诊过程中不需要了解的信息是
A. 患儿的口腔清洁习惯
B. 患儿的进食习惯
C. 患儿在幼儿园和小朋友相处情况
D. 患儿饮用饮料的情况
E. 患儿监护人的口腔卫生习惯

（19~21 题共用题干）

患儿，男，3 岁。因“上前牙牙面变黑”来诊。有长期用奶瓶喂养史。口腔检查：全口乳牙列，上颌两侧乳中切牙和乳侧切牙唇面及近远中邻面龋损，龋损波及牙本质，探诊质软，部分区域呈黑色，冷、热刺激反应正常，牙龈未见异常，松动度正常，余牙未见明显异常。

19. 该患者最可能的诊断是
A. 奶瓶龋
B. 色素沉着
C. 牙髓炎
D. 根尖周炎
E. 静止龋

20. 此类疾病若早期发现，龋损程度为唇面广泛浅龋，应进行的治疗为
A. 观察，暂不处理
B. 再矿化治疗
C. 金属冠修复
D. 瓷贴面修复
E. 树脂修复

21. 此类疾病主要发生的牙位是

A. 上颌乳前牙
B. 下颌乳前牙
C. 上颌乳磨牙
D. 下颌乳磨牙
E. 全口乳牙

（22~24题共用题干）

患儿，女，4岁。因“右下后牙食物嵌塞”来诊。口腔检查：下颌右侧第1乳磨牙远中邻面中度龋损，探诊未见异常，叩痛（-），冷、热刺激反应正常。第2乳磨牙近中邻面大面积深度龋损，去除软龋未见露髓点，叩痛（-）。余牙未见明显异常。

22. 该患儿的诊断是

A. 乳牙右下4中龋，乳牙右下5深龋
B. 乳牙右下5慢性牙髓炎
C. 乳牙右下4食物嵌塞
D. 乳牙左下4中龋，乳牙左下5深龋
E. 乳牙左下5慢性牙髓炎

23. 治疗方案是

A. 乳牙右下5活髓切断术
B. 乳牙右下4、5充填术
C. 乳牙右下4、5直接盖髓术
D. 乳牙左下4、5充填术
E. 乳牙左下5根管治疗

24. 如在乳牙右下4治疗过程中意外牙髓暴露，露髓点针尖大小，应采取的措施是

A. 间接盖髓术
B. 根管治疗
C. 直接盖髓术
D. 根尖诱导术
E. 血管再生术

（25~27题共用题干）

患儿，男，5岁半。因“右下后牙肿痛3天”来诊。口腔检查：右下5乳牙冠大部分破坏，龋洞较深，叩痛（+），松动Ⅱ度；颊侧牙龈处有0.5mm×0.5mm脓肿。X线片：根吸收达根长1/3，根分歧有低密度阴影。右下6根形成（Nolla分期8期），上方骨板消失。

25. 本病例右下5乳牙的诊断是

A. 慢性根尖周炎急性发作
B. 根尖周脓肿
C. 根吸收
D. 深龋
E. 慢性牙髓炎急性发作

26. 右下5乳牙的治疗方法是

A. 直接拔除术
B. 根管治疗术
C. 活髓切断术
D. 去龋充填术
E. 开髓引流后，根管治疗术

27. 如果治疗右下 5 乳牙后仍然松动，症状不缓解，应做的处理是

A. 开放，定期换药
B. 完善根管治疗
C. 拔除做功能保持器
D. 拔除做远中导板保持器
E. 拔除，待第 1 恒磨牙萌出后矫治

（28~30 题共用题干）

患儿，男，9 岁。因“左下后牙有洞，疼痛 3 天，加重 12 小时，不能入眠”来诊。

28. 该患儿最可能的诊断是

A. 深龋嵌塞食物
B. 急性牙髓炎
C. 慢性牙髓炎急性发作
D. 急性根尖周炎
E. 慢性根尖周炎急性发作

29. 乳牙急性牙髓炎的重要症状是

A. 自觉症状不明显
B. 肿胀
C. 疼痛
D. 松动
E. X 线片显示根尖周正常

30. 若患牙为左下乳 4，且已有明显松动，治疗不缓解，拔除后所选的保持器为

A. 功能性活动保持器
B. 远中导板保持器
C. 间隙扩展器
D. 丝圈保持器
E. 舌弓保持器

（31~33 题共用题干）

患儿，男，13 岁。因“碰伤左上中切牙 3 天，自觉有伸长感”来诊。口腔检查：患牙轻度松动，牙髓活力测试同正常牙，轻叩痛，无咬合创伤。

31. 该牙诊断为

A. 牙震荡
B. 牙周炎
C. 牙髓坏死
D. 牙轻度脱位
E. 根折

32. 该疾病的初期表现不包括

A. 牙髓充血
B. 牙髓出血
C. 牙髓活力电测试无反应
D. 牙根吸收
E. 牙髓冷、热测试无反应

33. 该疾病的治疗原则是

A. 消除咬合创伤，观察 1 个月左右
B. 不予特殊处理，嘱患牙避免咬硬物，观察期应在 6 个月以上

C. 松牙固定，必要时用钢丝结扎固定
D. 患牙复位，结扎固定
E. 牙髓治疗，防止牙髓坏死后导致牙根吸收

（34~37 题共用题干）

患儿，男，9 岁。因“上前牙外伤折断 2 小时”来诊。口腔检查：右上 1 冠斜折，切角缺损，牙髓暴露，触痛明显，不松动。

34. 对确定该患者治疗方案有帮助的检查是
A. 牙髓活力电测试　　B. 根尖 X 线检查
C. 全口牙曲面断层 X 线检查　　D. 咬合关系检查
E. 光透照检查

35. 检查中最有可能发现的情况是
A. 牙髓坏死，探触牙髓无反应，牙髓活力电测试正常
B. 咬合关系紊乱
C. X 线片示根尖孔呈喇叭口状
D. 牙周袋很深，唇侧牙龈瘘管
E. 光透照检查，疼痛明显

36. 首选的治疗是
A. 根管治疗 + 桩冠修复　　B. 牙髓摘除术
C. 根尖诱导成形术　　D. 冠髓切断术
E. 戊二醛断髓术

37. 家长要求修复缺损的牙，治疗方法应选择
A. 局部麻醉备牙、全冠修复　　B. 桩冠修复
C. 嵌体修复　　D. 光敏树脂修复
E. 解释病情，待患儿成年后再做修复

（38~40 题共用题干）

患儿，男，2 岁半。因“口腔疼痛、糜烂”来诊。患者数天前出现低热，口腔和咽喉部疼痛，流涎、拒食。口腔检查：唇、颊、舌、腭口腔黏膜及全口牙龈充血红肿，散在糜烂和溃疡。患儿手掌、手指、足趾背面及指甲周围见红色丘疹，部分丘疹上有半透明小水疱，部分水疱已经破溃结痂。

38. 该患儿最可能的诊断是
A. 手足口病　　B. 阿弗他溃疡
C. 疱疹性口炎　　D. 儿童舌腹创伤性溃疡（Riga-Fede 病）

E. 鹅口疮

39. 最可能的致病微生物是

A. 柯萨奇 A4 型病毒
B. 肠道病毒 71 型
C. 单纯疱疹病毒
D. 金黄色葡萄球菌
E. 白念珠菌

40. 下列治疗措施错误的是

A. 尽快局部或全身使用糖皮质激素类药，以免病情扩散
B. 局部涂布或撒敷消炎防腐镇痛剂
C. 皮肤损害的治疗以保持洁净、防止感染、促使干燥结痂为主
D. 体温升高者给退热剂，必要时可考虑补液
E. 保证患儿充分休息，并给予大量 B 族维生素和维生素 C

（41~43 题共用题干）

患儿，女，12 岁。因“刷牙出血，口腔有异味 2 个月”来诊。口腔检查：年轻恒牙列，下前牙轻度拥挤，舌面见轻度牙石；上前牙唇侧牙龈肿胀，颜色暗红或鲜红，松软发亮，探诊出血；舌侧和后牙区牙龈炎症较轻。X 线片：全口牙齿附着水平无变化，无牙槽骨吸收。

41. 该患者最可能的诊断是

A. 青春期龈炎
B. 萌出性龈炎
C. 侵袭性龈炎
D. 增生性龈炎
E. 急性龈乳头炎

42. 造成该病最主要的病因为

A. 牙列拥挤
B. 牙菌斑
C. 食物嵌塞
D. 内分泌水平改变
E. 创伤

43. 治疗该疾病的关键是

A. 牙龈切除术
B. 内分泌治疗
C. 去除局部刺激因素、改善口腔卫生状况
D. 服用抗生素
E. 局部使用消炎防腐药

（44~46 题共用题干）

患儿，女，10 岁。因“替牙不整齐”来诊。口腔检查：磨牙远中关系，上前牙前突有间隙殆，前牙深覆盖殆，下颌明显后缩，面部下 1/3 短。

44. 该患儿的最佳治疗方案是

A. 观察至恒牙列拔牙矫治
B. 不拔牙矫治，功能性矫治器前导下颌
C. 头帽式肌激动器
D. 固定矫治器
E. 头帽、口外唇弓

45. 不合适的矫治器是

A. 肌激动器（activator）
B. 功能调节器（FR）。
C. 双垫矫治器（twin block）
D. 双曲唇弓矫治器
E. Herbst 咬合前导矫治器

46. 导致患者症状的病因不包括

A. 遗传
B. 伸舌吞咽
C. 吮下唇
D. 鼻炎
E. 下颌骨过短，发育不足

（47~49 题共用题干）

患儿，男，4 岁。因“下颌前突”来诊。患儿混合喂养，否认家族遗传史。口腔检查：乳牙，乳磨牙近中关系，乳前牙反𬌗，反覆𬌗中度，下颌前突，位置前移，下前牙无散在间隙。

47. 应选用的矫治方法是

A. 调磨法
B. 上颌垫附双曲舌簧
C. 下颌联冠式斜面导板
D. 头帽颏兜抑制下颌骨
E. 前牵引上颌

48. 患儿替牙期出现上颌第 1 恒磨牙舌侧萌出，后牙反𬌗，治疗方案是

A. 尽早矫治反侧第 1 恒磨牙
B. 调𬌗
C. 观察至恒牙列，暂不处理
D. 改正单侧咀嚼习惯
E. 治疗后牙区龋齿

49. 关于开𬌗，叙述错误的是

A. 常见于吮拇指、咬物习惯，以及乳磨牙与牙槽骨粘连
B. 不良习惯所致的开𬌗可用舌刺、舌屏、腭网、指套等装置
C. 乳牙列期和混合牙列初期开多为牙性开𬌗
D. 去除不良习惯后成年患者可自行纠正
E. 遗传、先天因素、佝偻病等可致骨性开𬌗

（50~52 题共用题干）

患儿，男，8 岁。因“上颌后部牙龈肿”来诊。口腔检查：乳牙右上 4 远中邻洞，叩诊不

适，松动Ⅱ度，牙龈红肿。X 线片：乳牙右上 4 根分叉及根尖暗影，牙根吸收超过根长 1/3。

50. 该患儿最可能的诊断是
   A. 龋　　　B. 牙髓炎
   C. 根尖周炎　　　D. 牙龈炎
   E. 牙周炎

51. 该患牙的最佳治疗方案是
   A. 直接充填　　　B. 间接盖髓后充填
   C. 直接盖髓后充填　　　D. 根管治疗
   E. 拔除

52. 关于拔除该患牙的方法及注意事项，叙述正确的是
   A. 颊腭向摆动　　　B. 可以稍加旋转
   C. 腭向脱位拔出　　　D. 拔除后，咬棉花球 15 分钟后吐掉
   E. 当天即可刷牙漱口

（53～55 题共用题干）

患儿，男，9 岁。因“食物嵌塞不适”来诊。口腔检查：乳牙右下 4 远中邻洞，叩诊不适，探诊未见异常，牙龈正常。X 线片：乳牙右下 4 根分叉及根尖暗影，恒牙胚冠方牙囊影增大，萌出方向正常。

53. 该患者最可能的诊断为
   A. 牙髓炎　　　B. 根尖周炎
   C. 根尖周炎及含牙囊肿　　　D. 龋
   E. 牙龈炎

54. 最佳治疗方案是
   A. 直接充填　　　B. 活髓切断术
   C. 根管治疗　　　D. 拔除患牙
   E. 拔除患牙后及时治疗下方恒牙

55. 患牙下方恒牙的处理方案首选
   A. 不做处理　　　B. 开窗后，排出囊液，待其自然萌出
   C. 直接拔除　　　D. 应用抗生素后观察
   E. 应用抗生素后拔除

（56～58 题共用题干）

患儿，女，6 岁。左下后牙肿痛 2 天。检查：下颌 E| 牙冠大部分破坏，深龋洞，叩诊阳性，松动Ⅱ度。颊侧牙龈有 0.5cm×1.0cm 脓肿，舌侧牙龈红肿，有波动感，探有脓溢出。

X 线示根吸收 1/3，根分歧及近中根有大量透射区。下颌 6| 近中牙尖萌出。

56. 下颌 E| 的诊断是

A. 深龋　　B. 急性牙髓炎

C. 牙周脓肿　　D. 慢性根尖周炎急性发作

E. 慢性牙髓炎

57. 下颌 E| 的最佳治疗是

A. 拔除　　B. 局部麻醉

C. 开髓封失活剂　　D. 髓腔开放

E. 拔髓、开放，脓肿切开

58. 如果治疗后松动不缓解应做的处理是

A. 拔除　　B. 碘仿药物根管治疗

C. 开放反复换药　　D. 换药待第一恒磨牙萌出后拔除

E. 拔除后制作远中导板保持器

（59~61 题共用题干）

患儿，5 岁，某市轮滑队队员。在一次表演中，不慎摔伤上颌门牙求治。检查：左上乳中切牙齐龈折断，右上乳中切牙牙冠变短，但无明显折裂纹，牙冠偏向唇侧。X 线检查右上乳中切牙牙根与恒牙胚影像重叠。

59. 对于左上乳中切牙处理正确的是

A. 根管治疗 + 高嵌体修复　　B. 根管治疗 + 桩核冠修复

C. 拔除 + 充填式间隙保持器　　D. 拔除 + 功能式间隙保持器

E. 根管治疗 + 冠延长术 + 全冠修复

60. 对于右上乳中切牙处理正确的是

A. 拉出复位固定　　B. 观察自行萌出

C. 直接盖髓 + 充填治疗　　D. 拔除 + 充填式间隙保持器

E. 拔除 + 功能式间隙保持器

61. 如果右上乳中切牙仅冠折，穿髓孔针尖大小，未见明显移位，X 线显示正常，处理妥当的是

A. 拉出复位固定　　B. 观察自行萌出

C. 直接盖髓 + 充填治疗　　D. 拔除 + 充填式间隙保持器

E. 拔除 + 功能式间隙保持器

（62~64 题共用题干）

患儿，7 岁。近 1 周来，右下后牙食物嵌塞。检查：右下第一乳磨牙远中邻面深龋洞。

探敏感，叩（-），无松动，龈正常。右下第二乳磨牙大面积龋坏，探及髓腔，探痛（-），叩（+）。颊侧瘘管溢脓，Ⅰ度松动，左下第一、二乳磨牙残冠，Ⅰ度松动，叩（+），龈红肿。双侧六龄牙萌出2/3。X线片示：右下第一乳磨牙远中邻面深龋，近髓，根分歧处骨密度较正常偏低，未见根吸收及根尖周病变，恒牙胚硬骨板连续。右下第二乳磨牙龋坏达髓腔，根尖周及根分歧处有弥散影，恒牙胚硬骨板消失。左下第一、二乳磨牙龋坏达髓腔，根尖周大面积阴影，牙根部分吸收，恒牙胚硬骨板消失。

62. 下列诊断中不可能的是

A. 右下第一乳磨牙深龋　　B. 右下第二乳磨牙慢性根尖炎

C. 左下第一、二乳磨牙慢性根尖炎　　D. 右下第一乳磨牙慢性牙髓炎

E. 右下第二乳磨牙牙周脓肿

63. 如果左下第一、二乳磨牙，右下第二乳磨牙拔除后怎样管理间隙，下列哪种处理较好

A. 功能保持器

B. 下颌舌弓保持器

C. 暂时不做保持器，观察恒牙萌出情况

D. 全冠丝圈保持器

E. 双侧六龄牙丝圈保持器

64. 乳牙深龋与牙髓炎鉴别中以下哪项最有诊断意义

A. 冷热测试　　B. 叩诊

C. X线片　　D. 电活力测试

E. 诊断性去腐

（65~66题共用题干）

患儿，5岁。右下后牙食物嵌塞痛1周。检查：右下Ⅳ远中边缘嵴完整发黑，未探及龋洞，叩诊（-），不松动，牙龈正常。ⅤO龋洞，探不敏，叩诊（-），不松动，牙龈正常。余牙未见异常。

65. 为明确诊断还应进行的检查是

A. 咬诊　　B. 碘染色法

C. 电活力测验　　D. 冷测

E. X线检查

66. 龋腐质去净后洞底达牙本质深层，下一步治疗首选

A. 光敏复合树脂充填　　B. 氧化锌丁香油糊剂充填

C. 磷酸锌水门汀垫底　　D. 氢氧化钙制剂间接盖髓

E. 玻璃离子水门汀充填

（67～70 题共用题干）

患儿，8 岁。因右上前牙肿包 3 天就诊。患儿近半年来右侧经常冷热刺激痛，吃饭痛，偶有自发痛，不用右侧吃饭。1 周前右上前牙疼痛加重，3 天前牙床肿痛。检查：右上 2 舌隆突处有内陷窝，腐质较软，探窄深。叩诊（+），松动Ⅰ度。牙龈充血，根尖区牙龈有一小脓包，刺破有脓液溢出。X 线显示 2 根周膜不连续，根尖区边缘弥散低密度影，根尖孔大喇叭口。右上 6 咬合面龋洞深，探诊无反应，不松动，叩痛（-）。右下Ⅴ MOD 大面积龋坏，髓腔暴露，叩诊（+），松动Ⅰ度。牙颈部有瘘管，牙龈充血。X 线显示右下Ⅴ根分歧及近中根处有低密度影，根周骨硬板消失。右下Ⅴ牙根形成 1/3，牙囊不连续，上方骨板破坏。

67. 右上 2 感染来源是
    A. 龋病致牙髓感染
    B. 牙周感染
    C. 咬合创伤
    D. 隐裂
    E. 畸形舌窝感染

68. 右上 2 的治疗方法是
    A. 瘘管搔刮术
    B. 冠髓切断术
    C. 根尖诱导成形术
    D. 根管治疗
    E. 塑化治疗

69. 右下Ⅴ进行诊断的重要依据是
    A. 疼痛史
    B. 髓腔暴露
    C. 牙龈瘘管
    D. X 线表现
    E. 叩诊松动度

70. 右下Ⅴ的治疗措施是
    A. 口服消炎药，观察至替换
    B. 氢氧化钙根管治疗
    C. 氧化锌丁香油糊剂根管充填
    D. 拔除，观察恒牙萌出
    E. 拔除，间隙保持

（71～73 题共用题干）

患儿，6 岁。右下后牙吃饭时疼痛 1 周。检查：右下ⅤMO 龋洞较深，腐质黄褐色，不松动，叩痛（-）。右下 6 萌出 2/3，近中窝沟微卡探针，略粗糙。右上Ⅳ咬合面龋洞浅。左下ⅤOM、左下ⅣOD 牙色充填体，边缘不密合。

71. 右下ⅤMO 腐质去尽后达牙本质深层，备洞后应进行的治疗步骤是
    A. 光敏复合体充填
    B. 银汞合金充填
    C. 间接盖髓，复合体充填
    D. 玻璃离子粘固粉充填后预成冠修复
    E. 复合树脂嵌体修复

72. 第一恒磨牙应做的治疗是

A. 观察
B. 涂布氟化钠
C. 窝沟封闭
D. 预防性树脂充填
E. 备洞，银汞合金充填

73. 如果右下ⅤMO 腐质没有去尽时牙髓暴露，应进行的治疗步骤是

A. 直接盖髓
B. 冠髓切断术
C. 根管治疗
D. 根尖诱导成形术
E. 根管塑化治疗

（74~76 题共用题干）

患儿，7 岁。食冷饮时左后牙感到酸痛 2 周，无自发痛史。检查：左下第一磨牙颊面深龋，龋蚀范围稍广，腐质软而湿润，易挖除，但很敏感。测牙髓活力同正常牙，叩痛（-）。

74. 根据上述临床表现和检查结果，拟诊断为

A. 慢性根尖周炎
B. 急性牙髓炎
C. 急性龋
D. 慢性龋
E. 慢性闭锁性牙髓炎

75. 治疗方案应考虑为

A. 间接盖髓术
B. 活髓切断术
C. 干髓术
D. 根管治疗术
E. 活髓摘除术

76. 首次就诊时，需要对该患牙做的处理为

A. 双层垫底即刻充填
B. 置放失活剂
C. 氧化锌丁香油糊剂暂封
D. 活髓切断
E. 局麻下活髓摘除

（77~80 题共用题干）

患儿，男，7 岁。乳牙 dmft 多于 10，两上颌第一恒磨牙萌出 1/3，左下第一恒磨牙窝沟龋。

77. 年轻恒牙龋病治疗中不正确的是

A. 应以保存活髓为主
B. 去腐时应避免不必要的露髓
C. 六龄齿深窝沟应早期防治
D. 六龄齿涂氨硝酸银可以防龋
E. 恒牙深龋可用氢氧化钙再矿化治疗

78. 左下第一恒磨牙近中窝沟牙本质深层龋洞，去腐净，治疗方法为

A. 银汞充填
B. 垫底后光敏树脂充填

C. 光敏树脂充填　　D. 间接盖髓

E. 窝沟封闭

79. 假如左下第一恒磨牙隐匿性龋去腐露髓，治疗方法首选

A. 二次去腐　　B. 间接盖髓

C. 直接盖髓　　D. 活髓切断

E. 根尖诱导成型术

80. 假如此牙去腐未净及近髓，采取二次去腐。选用的盖髓药物是

A. 聚羧酸水门汀　　B. 氢氧化钙制剂

C. 磷酸锌水门汀　　D. 氧化锌香油黏固粉

E. 玻璃离子水门汀

（81~82 题共用题干）

患儿，男，8 岁。因右下后牙冷热食刺激痛 3 日就诊。检查：右下第一恒磨牙面龋洞，深达牙本质中层，腐质黄软，无叩痛，温度测同对照牙，牙龈无异常。

81. 此牙的诊断为

A. 浅龋　　B. 中龋

C. 继发龋　　D. 可复性牙髓炎

E. 慢性牙髓炎急性发作

82. 此牙的治疗原则是

A. 第一恒磨牙不一定保留　　B. 腐质一定要去净，露髓后摘除牙髓

C. 可以不必恢复咬高度　　D. 尽量保护活髓，使牙齿继续发育

E. 以上都不是

（83~85 题共用题干）

患儿，女，13 岁。体检见其上下前牙呈扇形移位，松动Ⅰ~Ⅱ度。X 线片示：第一磨牙牙槽骨弧形吸收至根中 1/2，上下前牙牙槽骨水平吸收至根 1/3~1/2。

83. 此病最可能诊断为

A. 慢性牙周炎　　B. 局限型侵袭性牙周炎

C. 广泛型侵袭性牙周炎　　D. 与糖尿病有关的牙周炎

E. 青春期龈炎

84. 此病的主要致病菌为

A. 具核梭杆菌　　B. 链球菌

C. 伴放线放线杆菌　　D. 螺旋体

E. 乳杆菌

85. 此病的治疗方案中，并不需要

A. 早期治疗
B. 调整机体防御功能
C. 同时进行正畸治疗
D. 同时使用阿莫西林和四环素作为辅助治疗
E. 定期复查和必要的后续治疗

（86~88 题共用题干）

患者，女性，50 岁。牙齿缺失数年。全口义齿修复后，出现咬颊、咬舌的现象，前来就诊，检查见颊侧黏膜白色病变且溃烂。

86. 造成患者咬颊、咬舌的原因是

A. 垂直距离过大
B. 垂直距离过小
C. 咬合不平衡
D. 前伸𬌗不平衡
E. 后牙缺失时间过长

87. 针对此患者症状应

A. 重新制作
B. 适当的降低咬合
C. 停戴一段时间
D. 加厚颊舌侧基托
E. 调整下颌后牙颊尖舌侧斜面

88. 假设患者是由于后牙排列覆盖过小造成的咬颊应

A. 观察
B. 重新制作
C. 磨改上颌后牙颊尖舌侧斜面
D. 磨改上颌后牙舌尖舌侧斜面
E. 磨改下后牙舌尖颊侧斜面

（89~91 题共用题干）

患者，男性，28 岁。一天前出现疲乏不适，感觉上唇近口角区有痒痛不适，局部烧灼感，不久在这一区域出现成簇的数个小水疱，周围皮肤发红。今晨疱破后糜烂结浅黄色痂，口腔内未见病损。

89. 最可能的诊断为

A. 天疱疮
B. 原发性疱疹性口炎
C. 疱疮样口疮
D. 复发性疱疹性口炎
E. 手-足-口病

90. 该病的病因是

A. 柯萨奇 A4 型病毒
B. HSVⅡ感染
C. 真菌感染
D. 柯萨奇 A16 型病毒
E. HSVⅠ感染

91. 本病的组织病理特点是

A. 病毒包涵体
B. 上皮下疱形成
C. 干酪样物质
D. 有致密淋巴细胞浸润带
E. 天疱疮细胞

四 B 型题

（1~2 题共用备选答案）

A. 乳牙滞留
B. 诞生牙
C. 新生牙
D. 乳牙早失
E. 恒牙早萌

1. 婴儿出生时就有的牙齿是
2. 下颌乳中切牙替换时，若恒中切牙于舌侧萌出，常出现

五 X 型题

1. 关于白血病患者的口腔问题，叙述正确的是
   A. 白血病侵犯牙龈可涉及龈乳头、边缘龈和附着龈
   B. 白血病患者常表现牙龈肿胀、出血
   C. 牙龈肿胀严重者可覆盖整个牙面
   D. 白血病患者不能进行龈上洁治
   E. 白血病患者不能进行手术治疗
2. 糖尿病患者易患的口腔疾病有
   A. 牙龈炎
   B. 口腔白念珠菌病
   C. 扁平苔藓
   D. 口干症
   E. 流涎
3. 关于朗格汉斯组织细胞增生症，叙述错误的有
   A. 病变只侵犯骨骼系统
   B. 影像学可见溶骨性骨质破坏
   C. 病变可以是单灶，也可以是多灶
   D. 有些患者的病变有自限性
   E. 需多学科综合治疗，但一般不建议手术治疗
4. 关于不同年龄阶段儿童检查与治疗计划，叙述错误的是
   A. 青少年时期由于激素水平的变化，应注意牙周疾病的防治
   B. 如发现婴幼儿有不良吮咬习惯，应及时予以纠正，以免导致错䶩畸形的发生
   C. 对乳牙列有患龋风险的乳磨牙，可以做窝沟封闭
   D. 对混合牙列阶段儿童，第 1 恒磨牙是防龋重点
   E. 儿童第 1 次口腔检查应在 3 岁之前

5. 第1恒磨牙萌出后，有助于建立安氏Ⅰ类关系的情况包括
   A. 乳磨牙末端平面为近中台阶型
   B. 乳磨牙末端平面为远中台阶型
   C. 灵长间隙和发育间隙
   D. 乳磨牙末端平面为垂直型
   E. 剩余间隙
6. 全身麻醉下口腔治疗的适应证是
   A. 患儿有智力或全身疾病等方面的问题，无法配合常规治疗
   B. 非常不合作、恐惧、焦虑、抵抗或不能交流的儿童或青少年，多牙需要治疗，并且在短期内其行为不能改善者
   C. 患儿有多牙需要治疗，患儿和/或监护人可多次就诊者
   D. 因急性感染、解剖变异或过敏等，患儿进行充填治疗或外科手术时局部麻醉无效
   E. 为避免束缚下牙齿治疗可能会对患儿心理造成的伤害，使用全身麻醉可以保护其心理免受伤害并避免医疗危险
7. 常用于乳牙活髓切断的药物是
   A. 氢氧化钙
   B. 戊二醛
   C. 甲醛甲酚
   D. 多聚甲醛
   E. 乙醇
8. 引起侵袭性牙周炎的特定微生物有
   A. 伴放线菌聚集杆菌
   B. 牙龈卟啉单胞菌
   C. 福赛斯坦纳菌
   D. 变异链球菌
   E. 齿垢密螺旋体
9. 后牙反𬌗的原因包括
   A. 乳磨牙早失或滞留
   B. 后牙区拥挤
   C. 双侧咀嚼
   D. 唇腭裂
   E. 前牙反𬌗
10. 乳牙列中的生理间隙是
   A. 灵长间隙
   B. 发育间隙
   C. 剩余间隙
   D. 颌间间隙
   E. 替牙间隙
11. 双牙畸形包括
   A. 融合牙
   B. 弯曲牙
   C. 结合牙
   D. 牙中牙
   E. 双生牙
12. 药物性行为管理方法包括
   A. 口服药物镇静
   B. 静脉给药镇静

C. 笑气-氧气吸入镇静　　D. 催眠

E. 局部麻醉

13. 关于重型早期婴幼儿龋（SECC），叙述正确的是

A. 3 岁以下的儿童发生乳牙光滑面的龋损

B. 3~5 岁的儿童发生 1 个以上的上颌乳前牙的光滑面龋损

C. 3 岁的儿童龋失补牙数 >4

D. 4 岁的儿童龋失补牙数 >6

E. 5 岁的儿童龋失补牙数 >6

14. 年轻恒牙龋修复治疗的特点有

A. 制备洞形时宜用金刚钻针减速切削

B. 对中龋以上的窝洞充填时宜用磷酸锌水门汀直接垫底

C. 年轻恒牙深龋去腐时应尽量去净，若穿髓可行牙髓治疗

D. 年轻恒牙沟裂龋治疗时可选用预防性树脂充填术

E. 对中龋以上的窝洞制备时应在局部麻醉下进行

15. 乳牙根尖周病治疗成功的标准包括

A. 无异常松动　　B. 无龈瘘

C. 牙齿无变色　　D. 无肿胀

E. X 线片示根尖周无病变

16. 再植牙的愈合方式包括

A. 牙周膜愈合　　B. 表面吸收愈合

C. 牙齿固连　　D. 炎性吸收

E. 结缔组织性愈合

17. 乳牙严重外伤对继承恒牙胚的影响包括

A. 萌出异常　　B. 牙冠形成异常

C. 牙根形成异常　　D. 恒牙先天缺失

E. 恒牙胚停止发育

18. 创伤性溃疡包括

A. 儿童舌腹创伤性溃疡（Riga-Fede 病）

B. 阿弗他溃疡

C. 局部麻醉后黏膜咬伤形成的溃疡

D. 儿童上腭黏膜损伤溃疡（Bednar 溃疡）

E. 乳牙残冠、残根致根尖外露，相对应的黏膜上形成的溃疡

19. Ⅲ类牵引的作用机制有

A. 前移上磨牙　　B. 伸长上磨牙

C. 平面顺时针旋转
D. 远中移动下牙
E. 伸长下前牙

20. 口呼吸的不良习惯可造成
A. 腭盖高拱
B. 牙弓狭窄
C. 开唇露齿
D. 远中错𬌗
E. 下颌后缩畸形

21. 年轻恒牙拔除的适应证有
A. 根尖周病变严重、骨质破坏范围大，无法治愈者
B. 外伤牙无法保留者
C. 患牙龋损致牙冠严重缺损，无法以充填或冠修复等方法修复者
D. 因正畸需要拔除者
E. 因根尖周病变牙根停止发育者

22. 舌系带手术时正确的做法是
A. 用手牵拉舌向上
B. 用缝线穿过舌尖牵拉舌向上
C. 用系带拉钩将舌腹向上抬起
D. 舌系带应保持紧张
E. 舌系带应适当松弛

六 案例分析题

（1~3 题共用题干）

患儿，女，4 岁。因“右上后牙痛 7 天”来诊。

1. 问诊内容应包括
A. 有无冷、热刺激痛
B. 有无自发痛
C. 疼痛是否发散到左侧
D. 有无牙龈肿痛
E. 有无头痛
F. 有无夜间痛

2. 临床检查内容应包括
A. 视诊右上后牙有无龋洞
B. 探诊有无露髓孔
C. 有无叩痛
D. 牙龈有无红肿瘘管
E. 探查龈袋深度
F. 牙有无松动

3. 右上后牙为牙龈肿痛。口腔检查：右上第 1 乳磨牙远中面深龋洞，叩痛（++），松动 I 度，牙龈明显红肿。应进行的检查有
A. 龋活跃性检测
B. 牙齿 X 线检查
C. 牙髓活力冷、热测试
D. 牙髓活力电测试
E. 细菌培养
F. 模型测量

（4~6 题共用题干）

患儿，男，7 岁。因“下前牙长出‘双排牙’”来诊。口腔检查：前排牙松动Ⅰ度，后排牙位于牙列舌侧。

4. 该患者最可能的诊断是

A. 多生牙
B. 牙齿数目异常
C. 乳牙滞留
D. 乳牙排列不齐
E. 牙齿形态异常
F. 牙齿结构异常

5. 引起下前牙区“双排牙”的常见原因是

A. 恒牙向前庭方向运动不充分
B. 乳牙牙根与牙槽骨发生骨性粘连
C. 乳牙根吸收过程中，新的牙骨质和牙槽骨沉积
D. 恒牙早萌
E. 恒牙异位萌出
F. 乳牙固连

6. 治疗措施是

A. 摄 X 线片，观察；若需要，则拔除前排牙
B. 拔除前排牙
C. 正畸治疗
D. 不予治疗
E. 任前排牙自行脱落
F. 牙髓治疗

（7~10 题共用题干）

患儿，男，10 岁。因“前牙发黄”来诊。口腔检查：全口牙面有不规则白垩斑，探诊光滑，牙面无缺损，右上 1、左上 1 牙唇面有黄斑，叩痛（-），冷、热刺激无异常。

7. 该患者最可能的诊断是

A. 浅龋
B. 遗传性釉质发育不全
C. 氟牙症
D. 遗传性乳光牙本质
E. 四环素牙
F. 外源性釉质发育异常

8. 问诊内容应包括

A. 服药史
B. 高氟区生活史
C. 外伤史
D. 过敏史
E. 饮食嗜好
F. 遗传史

9. 引起患牙病损的主要原因是
A. 婴儿高热性疾病
B. 母亲妊娠期疾病
C. 发育期缺乏微量元素
D. 服用四环素类药
E. 人体氟摄入量过多
F. 局部感染

10. 首选处理是
A. 外脱色
B. 贴面修复
C. 再矿化治疗
D. 内脱色
E. 牙髓治疗
F. 冠修复

（11~15 题共用题干）

患儿，女，12 岁。因“右下后牙区肿痛 3 天，伴同侧面部肿胀”来诊。口腔检查：右侧下颌第 1 前磨牙牙槽黏膜红肿，隆起有波动感，牙体未发现龋，亦未探及牙周袋，𬌗面中央可见直径约 2mm 的圆形黑环，中央有一黑色小点，叩痛（+++）。

11. 该病诊断为
A. 急性牙髓炎
B. 根尖周脓肿
C. 骨膜下脓肿
D. 黏膜下脓肿
E. 根尖周肉芽肿
F. 深龋

12. 该疾病最可能的病因是
A. 血源性感染
B. 化学刺激
C. 畸形中央尖导致的感染
D. 隐裂牙导致的感染
E. 口腔肿瘤
F. 外伤导致的感染

13. 需进一步进行的检查是
A. 咬合诊
B. 牙 X 线投照
C. X 线检查
D. 牙胶片示踪法
E. 染色检查
F. 不需要检查

14. 进一步检查的目的是判断
A. 有无牙裂
B. 邻牙是否龋损
C. 牙髓有无活力
D. 根尖是否发育完成
E. 根尖是否有炎症
F. 检查根尖是否有肿瘤

15. 首次就诊的处理是
A. 开髓减压
B. 拔髓引流
C. 拔髓引流，脓肿切开
D. 脓肿切开
E. 单纯给予抗生素
F. 解热镇痛

（16~18 题共用题干）

患儿，男，5 岁。因“左下后牙咀嚼时食物嵌塞、疼痛 2 周”来诊。口腔检查：乳牙左下 5 𬌗面龋，近中面透黑，探诊未见明显异常，叩痛（-），牙龈正常。

16. 为明确诊断，应行的检查有

A. X 线检查　　B. 全景片
C. 牙髓活力测试　　D. 咬诊
E. 染色检查　　F. 备洞试验

17. 乳牙左下 5 可能的诊断为

A. 可复性牙髓炎　　B. 急性牙髓炎
C. 慢性牙髓炎　　D. 牙髓坏死
E. 深龋　　F. 浅龋

18. 操作中的注意事项有

A. 操作应在局部麻醉无痛条件下进行　　B. 可保留少量近髓软龋
C. 应去除近中面的无基釉　　D. 修复时应注意恢复邻面接触点
E. 应选用不锈钢牙冠（SSC）修复　　F. 修复治疗时应注意恢复患牙的咬合高度

（19~21 题共用题干）

患儿，男，8 岁。因“上前牙自发痛，冷、热刺激疼痛加重”来诊。口腔检查：深龋，探痛（+），叩痛（+），未见穿髓孔，冷、热刺激敏感，不松动，牙龈未见异常。

19. 该牙的诊断是

A. 可复性牙髓炎　　B. 急性牙髓炎
C. 慢性闭锁性牙髓炎　　D. 深龋
E. 中龋　　F. 牙髓坏死

20. 患牙 X 线片：根尖孔粗大。则患牙最佳的治疗方法是

A. 安抚　　B. 根管充填
C. 活髓切断术　　D. 根尖诱导成形术
E. 直接盖髓术　　F. 间接盖髓术

21. 操作中的注意事项有

A. 术前应拍摄 X 线片　　B. 无痛状态下尽可能去除腐质
C. 保护髓角，避免穿髓　　D. 操作中可用高压气枪强力吹干
E. 尽量减少对牙髓的刺激　　F. 应严密充填龋洞，避免继发感染

（22~24 题共用题干）

患儿，男，7 岁。因“跌倒致左上中切牙牙槽窝空虚，牙龈撕裂，口唇擦伤”来诊。患

者伤口有泥渣附着。

22. 患者的紧急处理方法是
    A. 在附近找寻有无脱落的牙齿
    B. 及时就医，必要时注射破伤风抗毒素
    C. 若未找到离体牙，拍摄 X 线检查有无牙齿挫入
    D. 若在现场找到离体牙可用自来水冲洗后直接将牙齿放入牙槽窝
    E. 若不能将牙齿放入牙槽窝，应用洁净的餐巾纸包裹牙齿，紧急就医

23. 现场找到脱出的离体牙。外伤脱落牙齿保存方法有
    A. 干燥保存
    B. 冷牛奶中
    C. 自来水中
    D. Hanks 平衡盐溶液中
    E. 含在口中
    F. 手持离体牙冠部
    G. 0.9% 氯化钠溶液中

24. 20 分钟后，患儿到医院就诊，完成再植术。牙齿再植术后，为减少发生替代性吸收，固定的时间和方式是
    A. 10 天以内，弹性固定
    B. 2 个月以上，硬性固定
    C. 2~4 周，硬性固定
    D. 4~6 周，弹性固定
    E. 6~8 周，硬性固定
    F. 2 个月以上，弹性固定
    G. 2~4 周，弹性固定
    H. 4~6 周，硬性固定

（25~27 题共用题干）

患儿，女，12 岁。因“双侧后牙松动 6 个月”来诊。口腔检查：全口牙菌斑、牙石量少，牙龈炎症轻微，探及双侧第 1 恒磨牙深牙周袋，探诊出血（+）。

25. 为明确诊断，该患者应行的检查项目有
    A. X 线检查
    B. 全景片
    C. 牙髓活力电测试
    D. 咬诊
    E. 染色检查
    F. 备洞试验

26. 该疾病典型损害的 X 线片表现为
    A. 第 1 恒磨牙的邻面有垂直型骨吸收
    B. 第 1 恒磨牙的邻面有水平型骨吸收
    C. 上颌前牙区的垂直型骨吸收
    D. 切牙区多为水平型骨吸收
    E. 第 1 恒磨牙牙槽骨的弧形吸收
    F. 上颌前牙区的水平型骨吸收

27. 治疗的注意事项有
    A. 早期、彻底消除感染
    B. 可早期固定松牙
    C. 彻底的牙周基础治疗
    D. 强调维护期的菌斑控制
    E. 应用全身抗生素
    F. 可在深牙周袋内放置缓释的抗菌制剂

（28~30题共用题干）

患儿，女，3岁。因“舌头伸出口外时形态异常”来诊。口腔检查：舌前伸时舌尖呈“W”形，舌上抬困难。

28. 该患者的诊断是
    A. 舌系带过短　　B. 舌形态异常
    C. 舌发育异常　　D. 异形舌
    E. 正常现象　　F. 舌运动异常
    G. 舌系带附着靠前

29. 根据患儿情况，决定采取舌系带修整术。术中易损伤的结构有
    A. 舌动脉　　B. 舌静脉
    C. 舌神经　　D. 舌下神经
    E. 两侧颌下腺导管　　F. 舌乳头

30. 舌系带修整术常用的手术方式是
    A. 系带切除术
    B. 系带切断术＋“Y”字成形术
    C. 横形切开系带，对位缝合
    D. 切开系带，游离创口两侧，拉拢间断缝合关闭菱形创面
    E. 舌腹向上抬起，沿口底切开系带，缝合
    F. 系带切除术＋“Y”字成形术

（31~33题共用题干）

患儿，男，3岁。因“乳牙未萌出”来诊。口腔检查：全口无牙，上、下颌牙槽嵴低平，毛发稀疏，皮肤干燥无汗。

31. 患者首先考虑的诊断是
    A. 佝偻病　　B. 外胚叶发育不全综合征
    C. 低磷酸酯酶症　　D. 唐氏综合征
    E. Axenfeld-Rieger综合征

32. 最有助于诊断的检查是
    A. 血常规　　B. 血生化
    C. 曲面体层X线检查　　D. 颅脑正位X线检查
    E. 病理检查

33. 如患儿配合，则治疗计划为
    A. 全身补钙　　B. 义齿修复
    C. 手术切开助萌　　D. 造血干细胞移植
    E. 输血

（34~36 题共用题干）

患儿，女，9 岁。1 小时前外伤，无晕厥史。临床检查见上唇皮肤及黏膜均有部分擦伤、略肿胀。口内见右下中切牙冠 1/2 缺失，近中舌侧缺损至龈下约 2mm，可探及露髓点，松动Ⅰ度，叩（+）。左下中切牙冠完整，松动Ⅰ度，叩（+）。右上中切牙缺失（患儿家长置于矿泉水中，牙体完整，根部粘有部分泥沙）。左上中切牙松（-），叩（+），音调高，龈缘少量渗血。右上侧切牙仅少量釉质缺损牙本质未暴露，松（-），叩轻度不适。X 线检查见，下中切牙根发育完成，上中切牙及侧切牙牙根发育未完成，左上中切牙根周膜影像不清。

34. 相关诊断有哪些

A. 右下中切牙复杂冠根折
B. 左下中切牙牙震荡
C. 右上中切牙脱位
D. 左上中切牙嵌入
E. 右上侧切牙釉质缺损
F. 上唇擦伤

35. 脱位牙的保存哪些是正确的

A. 置于矿泉水中
B. 置于生理盐水
C. 置于牛奶中
D. 置于家长口中
E. 干燥保存
F. 置于血液中

36. 对于右上中切牙的描述哪些是正确的

A. 清洁患牙，并将根部附着的泥沙刮去
B. 清洁后的牙齿在抗生素液内浸泡 1 小时
C. 将患牙尽可能快地去髓后，充入氢氧化钙制剂，然后植入牙槽窝
D. 患牙植入时一定要尽量用力完全复位
E. 再植后的固定时间一般在 7~10 天
F. 复查时如患牙仍有松动延长固定时间 2~3 周

（37~39 题共用题干）

患儿，男，13 岁。1 年前因右侧下后牙有冷热不适曾于外院治疗，近 1 个月来右下后牙区时有咬合不适，1 天前出现咬合痛及自发痛。口内检查：右下第一磨牙远中𬌗面大面积充填物边缘探及腐质，远中部分缺损有大量食物嵌塞，龈乳头略红肿。右下第二前磨牙𬌗面有畸形中央尖折断后的痕迹。第二恒磨牙部分萌出远中有盲袋，牙龈轻度红肿。

37. 一般为明确诊断还应进行哪些检查

A. 叩诊
B. 颊舌侧牙龈状况检查
C. X 线检查
D. 咬诊
E. 活力测试
F. 染色法

38. X 线检查要观察的主要内容有哪些

A. 第一磨牙充填物与髓腔关系
B. 第一磨牙根尖区是否有阴影

C. 第二磨牙根尖区是否有阴影
D. 第二前磨牙根尖区是否有阴影
E. 第二前磨牙根尖发育程度
F. 第二磨牙根尖发育程度

39. 如果X线检查发现第二前磨牙根尖有阴影，且根尖孔未闭合应做哪些处理
A. 开髓
B. 调𬌗
C. 拔髓
D. 冲洗并清理髓腔
E. 疏通根管
F. ZOE暂封

(40~42题共用题干)

患儿，男，4岁。因“全口乳牙松动，上、下颌乳前牙脱落”来诊。口腔检查：全口牙龈红肿，部分牙龈萎缩，有深牙周袋。

40. 为明确诊断，患者应进一步进行的检查有
A. 皮肤查体
B. 眼睛查体
C. 颅脑X线检查
D. 曲面体层X线检查
E. 血常规
F. 血生化

41. 进一步查体：双侧手掌皮肤红斑、轻度角化，双侧脚掌皮肤角化。实验室检查：血常规正常，血清碱性磷酸酶（ALP）水平正常，组织蛋白酶C活性降低。X线片：牙槽突重度破坏。可能的诊断为
A. 硬皮病
B. 组织细胞增多症X
C. 低磷酸酯酶症
D. 粒细胞减少症
E. 掌跖角化-牙周破坏综合征
F. 青少年牙周炎

42. 口腔治疗措施包括
A. 牙周洁治
B. 牙周刮治
C. 牙周手术
D. 松动牙固定
E. 拔除患牙
F. 口服抗生素

(43~45题共用题干)

患儿，男，8岁。因“要求矫治反𬌗”来诊。患者无全身性疾病治疗史，上幼儿园时曾有牙痛史但未做治疗，有长期吮咬上唇习惯，有奶瓶喂养史。口腔检查：替牙列，上下第1磨牙萌出，上下前牙已替换，前牙反𬌗，凹面型，下颌第2乳磨牙残根。

43. 与反𬌗形成相关的因素有
A. 遗传
B. 下颌第2乳磨牙患牙体牙髓疾病未得到应有治疗
C. 吮咬上唇习惯
D. 下颌骨外伤史

E. 在奶瓶喂养时期，奶嘴孔过小，致幼儿下颌过分前伸吮吸

F. 吮咬颊肌习惯

44. 关于纠正吮咬上唇习惯，叙述正确的是

A. 有利于上牙弓前段的发育及整个上颌骨的整体向前生长

B. 有利于口周肌功能的平衡，利于下颌骨正常生长发育

C. 由于该患者存在遗传倾向，因而纠正吮咬上唇习惯对于促进上、下颌骨正常生长发育无意义

D. 说服教育是纠正吮咬上唇习惯的方法之一

E. 通过心理施压手段，强迫患者戒除吮咬上唇习惯，是不可取的

F. 可以采用唇挡丝纠正吮咬上唇习惯

G. 可以采用唇挡纠正吮咬上唇习惯

45. 采用矫治器促进患者上颌骨向前生长，同时抑制下颌骨的生长。可选用的矫治器有

A. 改良颏兜前牵引矫治器

B. 面罩前牵引矫治器

C. 单纯颏兜矫治器

D. FR－Ⅲ功能矫治器

E. 上颌垫式矫治器

F. 肌激动器

（46~48 题共用题干）

患儿，男，5 岁。因“要求矫治前牙反殆”来诊。口腔检查：直面型，乳前牙反殆，乳牙列完整。

46. 与前牙反殆有关的因素有

A. 父母可能前牙反殆

B. 乳尖干扰

C. 下颌第 2 乳磨牙龋损

D. 吮上唇

E. 幼时不良人工喂养姿势

F. 幼时母乳喂养

47. 关于骨性乳牙反殆，叙述正确的是

A. 父亲或母亲往往存在前牙反殆，同时伴有凹面型

B. 下颌闭合道圆滑，且往往存在下前牙代偿性舌倾现象

C. 乳前牙反殆覆盖往往较大

D. 可以伴发下颌高角现象

E. 进入替期后反殆可能自行解除

F. 第 2 乳磨牙的终末平面为近中阶梯关系

48. 患者凹面型不明显，息止颌位时，乳前牙呈切对切趋势，上、下乳前牙无代偿性唇倾或舌倾，下颌可退到切对切位置。针对该患者反殆的矫治方法有

A. 调殆，消除可能存在的干扰

B. 纠正吮咬上唇等不良习惯

C. 治疗下颌第 2 乳磨牙龋损
D. 采用上颌垫活动矫治器矫治
E. 采用下颌垫式联冠斜面导板矫治
F. 采用改良颏兜前牵引矫治
G. 采用颏兜矫治
H. 采用前方牵引器矫治

（49~51 题共用题干）

患儿，女，6 岁。因“下唇长包”来诊。患者有咬下唇习惯。口腔检查：下唇见半透明小泡，直径约 5mm，质地柔软、有弹性。

49. 该患者最可能的诊断为
A. 擦伤
B. 黏液腺囊肿
C. 咬伤
D. 皮脂腺囊肿
E. 烫伤
F. 自伤性溃疡
G. 肉芽囊肿
H. 复发性阿弗他溃疡

50. 可采用的治疗方法是
A. 手术切除
B. 液氮冷冻治疗
C. 激光治疗
D. 2% 碘酊烧灼腐蚀治疗
E. 3% 碘酊烧灼腐蚀治疗
F. 局部注射乙醇
G. 激素治疗
H. 局部理疗

51. 患儿家长决定采用手术切除治疗。关于手术方法，叙述正确的是
A. 操作应在局部麻醉无痛条件下进行
B. 唇红上的囊肿，采用纵行梭形切口
C. 唇缘上的囊肿，采用纵行梭形切口
D. 前庭黏膜的囊肿，采用横行梭形切口
E. 反复损伤的囊肿，与周围组织粘连，可以适当扩大切除范围
F. 囊肿摘除后，应多层严密缝合，加压包扎，防止出血
G. 可用电刀深部烧灼，充分止血

（52~55 题共用题干）

患儿，男，10 岁。因右下后牙冷、甜刺激酸痛 1 周就诊。检查：右下第一前磨牙及第一磨牙萌出，右下第二乳磨牙无龋齿及松动，右下第一磨牙殆面变色，叩痛（-），牙龈正常。

52. 为明确诊断应检查的项目有
A. X 线牙片
B. 冷热活力测试
C. 电活力测试
D. 咬诊
E. 染色试验
F. 殆翼片
G. 备洞实验

53. 热测表现为一过性疼痛，右下第一磨牙牙髓可能出现的状况有
A. 牙髓坏死
B. 牙髓变性
C. 牙髓充血
D. 可逆性牙髓炎
E. 急性化脓性牙髓炎
F. 慢性牙髓炎

54. 右下第一磨牙可选择的治疗方法为
A. 二次去腐法
B. 间接盖髓术
C. 活髓切断术
D. 根管治疗术
E. 牙髓摘除术
F. 根尖诱导成形术

55. 操作中应注意
A. 操作应在麻醉无痛的状态下进行
B. 对即将露髓处保留少量软化牙本质
C. 避免用高压气枪强力吹干窝洞
D. 操作中注意冷却
E. 暂时性修复避免微渗漏
F. 最好在有橡皮障隔湿条件下进行

（56~60 题共用题干）

患儿，男，13 岁。1 年前因右侧下后牙有冷热不适曾于外院治疗，近 1 个月来右下后牙区时有咬合不适，1 日前出现咬合痛及自发痛。口内检查：右下第一磨牙远中𬌗面大面积充填物边缘探及腐质，远中部分缺损有大量食物嵌塞，龈乳头略红肿。右下第二前磨牙𬌗面有畸形中央尖折断后的痕迹。第二恒磨牙部分萌出远中有盲袋，牙龈轻度红肿。

56. 可能引发症状的疾病是哪些
A. 第二恒磨牙冠周炎
B. 第一磨牙继发龋
C. 牙龈炎
D. 第一磨牙牙髓炎
E. 第一磨牙根尖周炎
F. 第二前磨牙牙髓炎
G. 第二前磨牙根尖周炎

57. 如 X 线检查发现第一磨牙已经做过完善的根管治疗，且根尖区无炎症迹象，此时针对临床症状要做哪些处理
A. 第二磨牙冠周冲洗
B. 第一磨牙重行根管治疗
C. 第一磨牙远中间隙清理、冲洗、消炎
D. 第一磨牙调𬌗
E. 第二前磨牙调𬌗
F. 第二前磨牙开髓

58. 如果 X 线检查发现第二前磨牙根尖有阴影，且根尖孔未闭合应做哪些处理
A. 开髓
B. 调𬌗
C. 拔髓
D. 冲洗并清理髓腔
E. 疏通根管
F. ZOE 封木榴油球

59. X 线检查要观察的主要内容有哪些

A. 第一磨牙充填物与髓腔关系　　B. 第一磨牙根尖区是否有阴影

C. 第二磨牙根尖区是否有阴影　　D. 第二前磨牙根尖区是否有阴影

E. 第二前磨牙根尖发育程度　　F. 第二磨牙根尖发育程度

60. 一般为明确诊断还应进行哪些检查

A. 叩诊　　B. 颊舌侧牙龈状况检查

C. X 线检查　　D. 咬诊

E. 活力测试　　F. 染色法

G. 麻醉法　　H. 牙胶示踪法

参考答案与解析

一、A1 型题

1. A【解析】乳牙在临床上可表现为急性龋与慢性龋，湿性龋与干性龋。乳牙以急性龋和湿性龋多见。

2. C【解析】乳牙的修复治疗是否采用双层垫底需要看具体情况，龋坏的程度。而不是说必须要双层垫底。

3. A【解析】乳牙患龋以下颌乳磨牙最多，上颌乳磨牙和上颌乳前牙为次，下颌乳前牙最少。乳牙龋病好发牙面为乳切牙的近中和唇面，乳尖牙的唇面和远中面，第一乳磨牙的咬合面和远中面，第二乳磨牙的咬合面和近中面。乳牙患龋成对称性，左右同名牙可同时患龋。

4. D【解析】DMF 即龋齿数、因龋失牙数、因龋补牙数的总和，是反映龋均的指数。分为 DMFT 和 DMFS 指数。DMFT 指数反映患者口腔中罹患龋病的牙数，“T”为 tooth 的缩写。一组人的 DMFT 指数就是受检人群中平均每个个体罹患龋齿的牙数。DMFS 指数可以更为准确的反应龋病流行的严重程度，“S”代表受龋病累及的牙面数。DMFS 指数较 DMFT 指数更具敏感性，特别适用于在较短的时间内观察龋病的预防效果。乳牙可采用 dmf 指数，其意义与 DMF 指数相同。

5. A【解析】马牙是乳牙的牙胚发育的过程中，上皮细胞的剩余，聚集在牙龈上形成白色状的颗粒，是一种生理现象。

6. D【解析】乳牙外伤的主要危害：①对继承恒牙胚的影响程度：乳牙挫入对儿童危害最大。②乳牙挫入和伴发的牙槽骨骨折，可直接伤继承恒牙胚。③婴幼儿期严重牙齿脱出会使牙齿极度松动或全脱出，处理不当可能造成误吞或误吸。④牙体组织折断和牙周组织损伤可继发牙髓、牙周组织感染，可能危害恒牙胚正常发育。

7. C【解析】乳牙外伤主要表现为嵌入、脱出、唇舌向移位及不完全脱出等。乳牙外伤最常见的类型是脱位。

8. D【解析】全脱出牙齿如果不能放回牙槽窝的，可以把它放在盛有矿泉水、牛奶的杯子里，切忌干藏，并尽快到专业的口腔医院或口腔科就诊。如果在半小时内进行再植，90%以上的再植牙可以避免牙根吸收。脱落后到再植的时间越长，发生再植的失败概率越高。

9. A【解析】恒牙替换乳牙导致乳牙脱落为正常牙齿替换，不属于乳牙早失的原因，其余选项均属于乳牙早失的原因。

10. A【解析】乳牙早失后，牙齿间隙缩窄最快发生在拔牙后 6 个月内，如果继承恒牙近期内不能萌出，间隙就会缩小，需要及时制作间隙保持器。继承恒牙萌出的时间对于是否制作间隙保持器非常重要。应考虑的有关因素包括：恒牙胚发育情况、牙齿萌出的先后顺序、乳牙早失的部位、牙量和骨量的关系、牙齿丢失后所经过的时间长度、儿童的年龄和牙龄和年轻恒牙早失的间隙处理。

11. C【解析】间隙保持器的设计应具备的条件：①保持间隙近远中距离，防止对颌牙伸长，继承恒牙顺利萌出。②不妨碍牙齿萌出及牙槽骨高度的增长。③不妨碍颌骨及牙弓的正常生长发育。④恢复咀嚼及发音功能。⑤维持正常的下颌运动和咬合关系。⑥不引起邻牙龋坏或牙周黏膜组织疾病。⑦制作简单，容易调整、修理，不易变形。⑧取得患儿及家长的理解和配合。

12. E【解析】乳牙活髓切断术中，用于牙髓断面的药物有氢氧化钙、甲醛甲酚、戊二醛和无机三氧化物聚合物。目前，甲醛甲酚活髓切断术临床应用中有其局限性，已逐渐被其他生物兼容性更好的药物所取代，如氢氧化钙制剂、硫酸亚铁溶液、无机三氧化物凝聚体（MTA）等。

13. A【解析】乳牙龋齿不产生早接触，𬌗干扰，不需要“降低咬合高度”。“去除病变组织”可防止龋坏继续。“恢复牙体外形”不但是功能的要求，也是美观的要求。“提高咀嚼功能”有利于促进儿童颌骨的发育。“利于恒牙列的形成”是治疗的重要目的，龋坏会导致恒牙的异常。

14. C【解析】乳牙一经萌出，不久就可患龋，1 岁左右起呈直线上升，7 岁时达高峰。

15. E【解析】乳牙龋的危害-局部影响：①对咀嚼功能的影响：乳牙因龋病造成牙体缺损，最终致残冠、残根、失牙。尤其在波及大部分乳磨牙时，使咀嚼功能明显降低或丧失。②对恒牙的影响：乳牙的龋坏，牙冠的破坏，导致口腔卫生变差，使继承恒牙易患龋，尤其对相邻的恒牙影响较大。乳牙龋继发根尖周炎可致继承恒牙釉质发育不全（特纳牙）。乳牙根尖周炎致牙根吸收异常，残根滞留等，使继承恒牙萌出过早或过迟，影响恒牙萌出顺序和位置。乳牙因龋致牙体缺损或早失，乳牙列变短，常使恒牙萌出时因间隙不足而发生位置异常，导致恒牙咬合关系异常。③对口腔黏膜软组织的影响：残冠或残根可刺激局部唇颊黏膜及妨碍舌的运动，慢性根尖周炎时，根尖有时可穿透根尖部牙龈黏膜外露于口腔，使局部软组织发生创伤性溃疡。

16. B【解析】乳牙较恒牙易患龋，这与乳牙的解剖形态、组织结构、矿化程度及其所处环境等因素有关。乳牙易患龋的因素包括：①乳牙解剖形态的特点：乳牙牙颈部明显缩窄，牙冠近颈部1/3处隆起，邻牙之间为面的接触，面的点隙裂沟以及牙列中的生理间隙等均易致食物滞留，且易成为不洁区。②乳牙组织结构的特点：乳牙的釉质、牙本质薄，矿化度低，抗酸力弱。③食物：儿童的饮食多为软质食物，黏稠性强，含糖量高，易发酵产酸。④口腔自洁和清洁作用差：因儿童睡眠时间长，口腔处于静止状态，唾液分泌减少，故自洁作用差，有利于细菌增殖，增加患龋机会。又因年龄幼小，不能很好地刷牙，食物、软垢易滞留在牙面上，成为龋病发生的重要因素之一。

17~18 D、D【解析】参见A1型题第3题解析。

19. B【解析】磷酸锌水门汀在凝固的时候会释放游离酸，刺激牙髓，恒牙、乳牙的牙髓均刺激，对于活髓牙均不能用。

20. B【解析】邻面早期龋是容易忽略部位，多表面粗糙或X线显示釉质表面下脱钙透影表现。用牙科探针感觉粗糙感，再辅助䝟翼X线检查，可确定早期龋的存在。

21. D【解析】牙齿萌出共有5个特点，选项中给出三点即：左右对称同期萌出、下颌牙比上颌同名牙萌出早、女性萌出早于男性。后两个选项其中一个是正确的，选项D“最早萌出的乳牙是上颌中切牙”显然与选项B、E相矛盾，因此选项D是错误的。最早萌出的乳牙是下颌乳中切牙。

22. E【解析】有灵长间隙的乳牙列，第一恒磨牙萌出时推下颌乳磨牙向前，利用灵长间隙向前移动，下颌较上颌移动大，使末端平面成为近中台阶型，第一恒磨牙可转为中性䝟关系，但并非在侧方牙群替换期，侧方牙群指恒尖牙和第一、第二前磨牙，其替换期是从9岁半至12岁（选项A错误），恒尖牙完全萌出时（11~14岁），上颌恒尖牙间距稍有增加，而下颌则无明显变化（选项B错误）。牙齿萌出顺序中下颌牙略早于上颌牙（选项C错误）。口呼吸、吮指、吐舌等不良习惯会导致错䝟畸形，也会改变牙弓形态（选项D错误）。第一恒磨牙萌出力较大，如果乳牙早失未做间隙保持器或乳磨牙邻面龋不进行修复治疗，会造成牙弓长度缩小（选项E正确）。

23. B【解析】新生儿期是胎儿在母体内寄生的结束。胎儿离开母体后，在乳牙冠部同一时期发育的釉质上，出现较明显的横线，称发育停止线，又称新生线。

24. C【解析】婴儿期是出生后的第1年，生长速度快，必须供给适量的营养要素。由母体得来的被动免疫逐渐消失，后天获得性免疫尚未完全建立。营养紊乱或疾病均可导致乳牙的萌出迟缓，恒牙的釉质发育不良。所以，婴儿期的保健对牙齿的发育十分重要。

25. A【解析】长期采取奶瓶喂养的婴儿，可见上颌乳切牙平滑面的广泛性龋损，这种典型的乳牙龋病称奶瓶龋。临床上，主要发生于上颌乳切牙的唇面，且较快发展成广泛性龋。

26. A【解析】融合牙是由 2 个正常牙胚的釉质或牙本质融合在一起而成。除牙发育受压力因素影响外，还有遗传倾向。

27. E【解析】可导致乳牙早失的原因如下：①严重龋病、牙髓病及根尖周病导致牙齿过早脱落或被移除。②恒牙异位萌出，乳牙根过早吸收脱落。③牙齿因外伤脱落。④先天性牙齿缺失。

28. A【解析】乳牙、恒牙均可以出现融合。乳牙多见于下颌乳中切牙和乳侧切牙，或乳侧切牙和乳尖牙融合。恒牙多见于额外牙和正常牙融合。

29. B【解析】与恒牙龋蚀相比，乳牙龋蚀的临床表现有其特异性。①患龋率高、发病早：乳牙的患龋率高，乳牙萌出不久即可患龋，7 岁左右达高峰。②龋齿多发、龋蚀范围广：在同一个口腔内的多数乳牙常同时患龋，也常在 1 个牙的多个牙面同时患龋。恒牙龋蚀主要发生于殆面和邻接面，乳牙龋蚀除发生于殆面、邻面外，还常发生于唇面、舌面等光滑面和牙颈部。③龋蚀发展速度快：牙体因龋蚀能很快崩坏，在短期间易转变为牙髓炎、根尖周炎和残冠、残根等。④自觉症状不明显：乳牙龋蚀发展快，但自觉症状不如恒牙明显，故临床上常见因家长忽视，在发展成牙髓病或根尖周病时才去就诊。⑤修复性牙本质的形成活跃：龋蚀促使乳牙修复性牙本质的形成活跃，此防御功能有利于龋病的防治。修复性牙本质能防御细菌感染牙髓，保护牙髓，避免露髓。

30. C【解析】药物治疗主要适用于龋损面广泛的不易制备洞形的浅龋或剥脱状的环状龋。常见于乳前牙邻面和唇面，有时也可见于乳磨牙的合面和颊面。若有条件时应该尽量做修复治疗，因为药物治疗并不能恢复牙体外形，仅起抑制龋齿进展的作用。乳牙龋坏药物治疗的常用药物有 2% 氟化钠、8% 氟化亚锡、酸性氟磷酸盐、硝酸银、38% 氟化氨银和 10% 氟化钼酸铵等溶液。除硝酸银、氟化氨银外均无腐蚀性，可用于不合作的患儿。

31. A【解析】出生 1 月的婴儿没有牙齿，不存在患龋。

32. A【解析】乳牙一经萌出，不久就可患龋，但临床发现常需要一段时间。出生后 6 个月儿童，上颌乳中切牙已患龋。

33. C【解析】奶瓶龋、猖獗龋、环状龋为乳牙龋的常见类型。①奶瓶龋：因长期使用奶瓶而发生的早期广泛性龋蚀，主要发生于上颌切牙的平滑面和第一乳磨牙的殆面，致牙质明显地缺损，而在下颌切牙却无龋蚀。由于乳牙刚萌出不久，牙表面结构不成熟，更易受酸的作用而脱钙。而奶瓶内的牛奶和含糖、含酸的各类饮料经人造奶头长时间地粘附于牙面，影响牙质。又因用奶瓶者，哺乳时的吸吮运动不如母乳喂养者活跃，且有的喜玩似地长时间放在口中，唾液分泌减少，口腔自洁作用差，这些都是与奶瓶龋发生的有关因素。②环状龋：乳牙还常见沿牙颈部、环绕牙冠的龋蚀，形如环状、轮状，称之为环状龋。③猖獗龋：又称猛性龋，是指短期内发生在多数牙位，多数牙面的急性进展型重度龋病。

34. B【解析】年轻恒牙的尖窝比较明显，又好吃软而甜的食物，刷牙又比较不认真。

所以在咬合面容易滞留食物残渣，造成龋坏。

35. D【解析】患牙如有错位应在局麻下先行复位，再固定患牙。根中1/3折断的牙需固定2~3个月，坚固固定1~2周后应改为弹性固定，保持牙一定的生理动度。固定后应注意检查咬合，消除咬合创伤。

36. B【解析】乳牙外伤的发生高峰期为1~2岁，近年也有学者报道，2~4岁儿童乳牙外伤有增加趋势。

37. C【解析】单纯性龈炎是一种在儿童和青少年中患病率较高的牙龈病。病因主要是龈缘附近牙面上堆积的牙菌斑。

38. B【解析】新生儿和6个月以内的婴儿最易患急性假膜型念珠菌口炎，又称“鹅口疮”或“雪口”。

39. D【解析】乳牙拔除后一般不搔刮，若有牙的残片和肉芽组织，则应去除。乳牙过深的根尖小残片，为免伤及恒牙牙胚时，可不强求挖去，随其日后排出。对拔下的乳牙应仔细检查，观察牙根有无折断，与牙根生理性吸收区别。复位牙槽窝，在拔牙创面横置消毒纱布。

40. A【解析】已萌出的多生牙应及时拔除。对埋伏的多生牙，如果不产生任何病理变化，可以不处理。若需要拔除的，手术必须仔细小心。必要时，需等切牙牙根发育完成后再拔除额外牙。当多生牙近似正常牙，或牙根有足够长度时若因多生牙的存在造成正常切牙的牙根吸收或弯曲畸形，可拔除正常切牙而保留多生牙来代替正常切牙。

41. D【解析】乳牙滞留是指继承恒牙已萌出，未能按时脱落的乳牙，或恒牙未萌出，保留在恒牙列中的乳牙。

42. D【解析】8岁左右，乳磨牙的邻面龋开始增多，与颌骨生长后牙间隙增大有关。

43. E【解析】牙齿在牙弓中保持正确的位置是多方面力量相互作用的结果。一旦失去平衡，就会造成牙齿位置的改变。乳牙早失后缺牙间隙变小或消失，并导致继承恒牙萌出错位或阻生。乳牙过早丧失，将导致邻牙向缺牙间隙移位，对颌牙会上长或下垂，造成咬合紊乱，产生错殆畸形。

二、A2型题

1. A【解析】乳牙X线片中应注意观察的内容：①龋病的深度及与髓腔的关系。②髓腔内有无钙变，有无牙体内吸收。③根尖周围组织病变状况和程度，如根尖周和根分歧部位有无骨质疏松、破坏髓室底吸收、穿孔等现象。④乳牙牙根是否出现生理性病理性吸收。⑤恒牙牙胚发育情况及其牙囊骨壁有无受损等。

2. E【解析】上切殆向错位导致的个别恒牙反殆、反覆殆浅或上恒切牙正萌长者可用咬撬法。反覆殆中度者可用上切牙斜面导板或用上颌殆垫式活动矫治器。该患儿颌骨关系协调，不需要使用上颌斜面导板，应采用上颌活动矫治器治疗个别牙反殆。

3. A【解析】乳前牙反殆采用殆垫附双曲舌簧的活动式矫治器推上前牙向唇侧，切牙所受的是间歇性轻微的矫治力。

4. E【解析】根据题干信息，患牙由冷热不适发展为咬合不适，近日出现咬合痛及自发痛症状，引发疾病可能为慢性根尖周炎急性发作。第二前磨牙畸形中央尖折断，可能出现根尖周炎，而第一磨牙远中殆面大面积充填物边缘探及腐质，也可能出现根尖周炎。

5. A【解析】该患儿高热，全身情况较差，左眶下、眼睑红肿，左上牙龈、硬腭黏膜红肿，这些症状特征与新生儿颌骨骨髓炎的特点相符合，而其他备选答案的临床表现不能与信息中的特点完全吻合。

6. C【解析】根尖未发育完全的年轻恒牙，无论是龋源性、外伤性或机械性髓，均可行牙髓切断术以保存活髓，直到牙根发育完成。在牙根发育完成后，进行牙髓摘除术及根管治疗。如果牙髓切断术失败，可进行根尖诱导成形术或根尖外科手术。

7. D【解析】乳牙嵌体修复有金属嵌体和树脂嵌体，其优点是能很好恢复患牙的解剖形态，恢复牙间接触，修复体继发龋少。缺点是磨除牙体组织过多。

8. E【解析】临床无症状，根管内无渗出后，根管内导入可以诱导根尖发育成形的药物，首选氢氧化钙制剂。暂时充填窝洞，随访观察；每 3～6 个月复查一次，复查时注意有无临床症状，常规拍摄 X 线片观察根尖周、根尖形成情况，药物吸收情况。定期换药，直至根尖形成或根端闭合。

9. C【解析】患儿右下第二乳磨牙为乳磨牙的中龋，银汞合金可以充填，但是由于汞污染，颜色不美观，现在很少使用，因此选复合树脂充填。玻璃离子水门汀可以充填前牙。由于只局限在咬合面，所以不选选项 D 和选项 E。

10. B【解析】由于不好发龋齿的下前牙也受累及，符合猛性龋的定义。奶瓶龋好发上颌前牙。急性龋、多发龋的特点都不确切，所以诊断为猛性龋。

11. D【解析】年轻恒牙深龋如果估计去净腐质会露髓的情况下，可以保留少量软化牙本质，氢氧化钙护髓，促使修复性牙本质形成。10～12 周后再复诊进行二次去腐治疗。

12. E【解析】依据题干信息所述，该患儿为深龋，因此没有必要做牙髓的各种处理，当深龋的患者出现备洞过程敏感时应做安抚治疗，使牙髓充血的状态恢复正常，消除临床症状，由于患者敏感所以没办法去净腐质做间接盖髓，当安抚后无临床症状后再去净腐质做间接盖髓，或双层垫底永久充填。

13. D【解析】患儿患病的诱因是由于喝牛奶不刷牙引起，而奶瓶龋多发于幼儿，有明确的奶瓶的诱因，呈环型大面积的全口龋坏，多发生于上前牙。

14. D【解析】因为颊侧牙龈处有脓肿，X 线片示：根分歧有低密度影，这些病史加上检查可以诊断为根尖周脓肿。如果治疗后，牙囊骨壁有破坏，说明乳牙根尖炎症可能影响到恒牙胚，应当拔除乳牙来保护发育中的恒牙胚。患儿已经 9 岁，第一磨牙已经萌出且基本建立咬合关系，第二乳磨牙的拔除对其向近中移动的幅度已经很小，且右下第二前磨牙牙根形成 2/3，即将萌出，所以没必要做保持器。

15. C【解析】嵌入的年轻恒牙可能自行萌出，所以不必即刻复位，避免二次感染。

16. D【解析】牙根未发育完成的年轻恒牙如果牙髓已经感染，不能行保髓治疗，而应该拔除牙髓，行根尖诱导。不能行永久充填，否则牙根容易吸收。

17. D【解析】检查内容提示，牙髓活力正常，由于龋损达牙本质深层，治疗应以垫底充填为主。

三、A3/A4 型题

1. B【解析】成釉器下方的球形细胞凝聚区称为牙乳头，将来形成牙本质和牙髓。

2. C【解析】恒牙钙化过程研究者通过拍摄 X 线片观察牙齿钙化的全过程，用牙齿钙化的程度，来描述牙齿的发育。Nolla 把 X 线片上的恒牙钙化过程分成 10 个阶段：①牙囊存在。②牙冠开始钙化。③牙冠形成 1/3。④牙冠形成 2/3。⑤牙冠接近形成。⑥牙冠形成。⑦牙根形成 1/3。⑧牙根形成 2/3。⑨牙根接近形成，根尖孔较大。⑩牙根形成，根尖孔缩小。其中，有几个阶段特别重要：第 2 阶段牙冠开始钙化，如果 X 线片上有牙囊存在，可看到钙化的牙尖，则可判断牙胚的存在；第 6 阶段牙冠完成，此期釉质钙化完成，进入牙根发育期，牙齿开始向殆面移动；第 8 阶段牙根形成 2/3，牙齿的大部分已在牙龈黏膜下，或者已穿破牙龈暴露在口腔内，即牙齿开始临床萌出；第 10 阶段根尖发育完成，表明牙齿发育近成熟，萌出潜力减低。

3. E【解析】参见上一题解析。

4~5 B、C【解析】该患儿的第一恒磨牙的感染已经影响到根尖组织，且牙根未发育完成，穿髓点针尖大小，呈灰色，探诊无反应，证明冠髓已坏死，所以应选择根尖诱导成形术来促进牙根的发育。氢氧化钙制剂是对年轻恒牙行根尖诱导成形术时的首选药物，可诱导根尖形成。填入时必须逐层填入，填满根管，使其接触根尖部组织。

6~7 E、D【解析】患儿每颗牙齿多个牙面患龋，处于活动期。对该患儿的治疗应首先通过与其父母的交流，详细了解患儿的发育过程及现状、饮食和口腔卫生习惯及其父母的患龋状况，综合分析，找出患儿发生龋病的主要因素并予以纠正。若无急性症状，应最先治疗的牙齿是乳尖牙和第二乳磨牙，第二乳磨牙面较第一乳磨牙更易患龋，主要是因为第二乳磨牙面窝沟较深且常不完全融合。

8~9 A、C【解析】根据题干信息可知，主诉牙为右下第 2 乳磨牙，存在深龋，叩痛（±），首先要鉴别是否发生牙髓根尖病变，应重点询问有无自发痛病史，X 线检查对乳牙牙髓病和根尖周病的诊断和疗效判断有重要意义。虽然牙髓活力测试可对牙髓状况作出初步检查，但乳牙不宜进行温度测试或电测试，这是由于乳牙牙髓活力测试结果可信度低。一方面，乳牙解剖及组织学特点影响牙髓活力测试结果，另一方面，儿童感知力和语言表达能力有限，会影响测试结果可信度。

10~11 D、B【解析】发生外伤后首先要询问有无头晕、恶心、出血，其他身体部位的损伤等，应首先处置全身性损伤，暂缓牙科诊治。口腔情况采集时，需问清：①外伤什么时候发生。②在哪儿发生。③如何发生的。④是否经过初步处理。⑤是否有过牙外伤史。根尖片是最常用的牙外伤检查手段，若有复杂性牙齿及支持组织损伤可采用曲面断层片、CBCT等辅助诊断。

12~13 B、E【解析】出生后4周萌出的牙为新生牙。早萌的乳牙牙冠形态基本正常，牙根尚未发育或根发育很少，松动或极度松动。婴儿马牙是婴儿时期特有的一种生理表现，医学上叫作上皮珠。上皮珠是由上皮细胞堆积而成的，是正常的生理现象，不是病，不影响婴儿吃奶和乳牙的发育，它在出生后的数月内会逐渐脱落，无须特殊治疗。

14~15 A、E【解析】患儿未见第1颗乳牙萌出，已排除“无牙畸形”，牙萌出期显著晚于正常萌出期，最可能的就是乳牙萌出过迟。乳牙萌出过迟要由局部和全身因素所决定。局部因素主要包括龋病、外伤和口腔不良习惯；全身因素主要包括营养障碍、内分泌功能异常、骨功能异常和遗传性疾病。

16~18 D、C、C【解析】患儿乳牙右下4残冠，大量腐质，松动Ⅱ度，牙龈充血脓肿。深龋及髓，根分叉区骨质密度下降。X线片提示根尖或根分歧区域骨质破坏，可诊断右下4为龋病所致慢性根尖周炎急性发作。问诊时需要了解清楚患儿的口腔清洁习惯、进食习惯、是否经常饮用饮料以及患儿监护人的口腔卫生习惯。因患儿2岁，不配合治疗，应在全身麻醉下进行牙齿治疗。

19~21 A、B、A【解析】患儿有长期用奶瓶喂养史，口腔检查可见广泛性龋损，可诊断为奶瓶龋。奶瓶龋好发于上颌乳切牙，若早期发现，龋损程度为唇面广泛浅龋，应进行再矿化治疗，通过涂布有利于矿物质沉淀的矿化液或用矿化液含漱，使已脱矿的釉质重新矿化，从而治愈龋病。

22~24 A、B、C【解析】根据题干信息不难诊断，该患儿乳牙右下4中龋，乳牙右下5深龋。对患牙应采用充填术治疗。用手术方法去除龋坏组织，制备一定的洞形，再选用适宜的充填材料修复缺损，恢复牙的形态和功能。如在乳牙右下4治疗过程中意外牙髓暴露，露髓点针尖大小，露髓孔小于1mm时可采用直接盖髓术。

25~27 B、E、D【解析】乳牙根尖周脓肿，患牙松动并有叩痛。根尖部或根分歧处牙龈红肿，X线检查可见根尖部和根分歧部牙槽骨破坏的投射影像。X线片排除根吸收，因此右下5乳牙为根尖周脓肿。叩痛、松动及颊侧牙龈脓肿排除慢性牙髓炎急性发作。慢性根尖炎急性发作，可出现较剧烈的自发痛、咀嚼痛和咬合痛。但患儿只肿痛，遂排除急性发作。右下5乳牙应开髓引流，做根管治疗。如果治疗右下5乳牙后仍然松动，症状不缓解，应拔除患牙，做远中导板保持器。因为根尖周炎的乳牙，根尖及根分叉区骨质破坏范围广，尤其是骨质破坏、炎症已涉及继承恒牙牙胚，或后者的牙根已大部分形成，或位置已接近乳牙根分叉处，乳牙明显松动，该乳牙应该拔除。远中导板保持器，适于第二乳磨牙早失、第一恒磨牙尚未萌出或萌出中。

28~30 B、C、D【解析】患儿牙痛发病急，疼痛剧烈，最可能的诊断是急性牙髓炎，且大多为慢性炎症的急性发作。疼痛是乳牙急性牙髓炎的重要症状。若患牙为左下乳4，且已有明显松动，治疗不缓解，拔除后所选的保持器为丝圈保持器。丝圈式间隙保持器适应证：①单侧第一乳磨牙早失。②第一恒磨牙萌出后，第二乳磨牙单侧早失。③双侧乳磨牙早失，用其他间隙保持器困难者。

31~33 A、D、B【解析】牙震荡是单纯牙支持组织损伤而没有异常的牙松动和移位，患者自觉牙酸痛，咬合不适。该牙可诊断为牙震荡。牙震荡的初期表现包括牙髓充血、牙髓出血，做牙髓活力电测试无反应，牙髓冷、热测试无反应。一般来说，牙震荡在没有咬合创伤时，可不做特殊处理，定期观察，嘱患者该牙避免咬硬物2周左右。同时，注意维护口腔健康，避免牙龈炎症。定期复查，观察期应在6个月以上。当存在明显咬合创伤（特别是正中𬌗咬合创伤）时，应注意消除创伤。

34~37 B、C、D、D【解析】患儿上前牙外伤折断，右上1冠斜折，切角缺损，牙髓暴露，触痛明显，不松动。怀疑为复杂冠折，做根尖X线检查看牙根是否发育完成，有无尖周稀疏区，可协助诊断。X线片上显示的患牙牙根短、根管粗、根尖孔敞开或呈喇叭口状。对该患牙首选冠髓切断术，因牙根没有发育完成，可采用冠髓切断术控制炎症，促进牙根的发育。如对缺损牙进行暂时修复，可选用光敏树脂修复，此方法可用于临床上大部分的牙体缺损修复。

38~40 A、B、A【解析】手足口病主要发生于3岁以下的幼儿，多见于手指、足趾背面及指甲周围，也可见于手掌、足底、会阴及臀部。开始时为玫红色斑丘疹，1天后形成半透明的小水疱，如不破溃感染，常在2~4天吸收干燥，呈深褐色薄痂，脱落后无瘢痕。口内颊黏膜、软腭、舌缘及唇内侧也有散在的红斑及小疱疹，多与皮疹同时出现，或稍迟1、2天出现。口内疱疹极易破溃成糜烂面，上覆灰黄色假膜，周围黏膜充血红肿。患儿常有流涎、拒食、烦躁等症状。手足口病最常见的病原微生物为柯萨奇A16型病毒与肠道病毒71型。本病如无并发症，预后一般良好，多在一周内痊愈。主要为对症治疗。由于手足口病患儿年龄较小，对药物反应性高，在治疗手足口病中合理应用抗菌药物和糖皮质激素类药物、避免滥用是目前临床需要重视和解决的问题。

41~43 A、B、C【解析】依据题干信息所述，患儿处于青春期，且牙龈的炎症反应较重，主要累及前牙唇侧牙龈，不难诊断患儿为青春期龈炎。菌斑是青春期龈炎的主要病因。这个年龄段的人群，由于牙的萌出和替换、错𬌗畸形、口呼吸、正畸治疗等，致使牙齿不易清洁，口腔卫生差，易造成菌斑滞留，引起牙龈炎，而牙石一般较少。青春期龈炎的治疗关键是去除局部刺激，进行口腔卫生宣传，教会患者正确的刷牙方法，养成良好的口腔卫生习惯，以防复发。

44~46 B、D、B【解析】患儿上前牙前突有间隙，前牙深覆盖，下颌明显后缩，面部下 1/3 短。病因可能为遗传因素，鼻咽部疾病造成口呼吸、吮拇指、咬下唇等不良口腔习惯等，伸舌吞咽易形成前牙或后牙开殆，而非深殆覆盖。可以无须拔牙进行矫治。临床上常用功能性矫治器来调整上下颌骨的矢状向关系，降低后期矫正难度。主要适用于口面肌功能异常所引起的功能性错殆畸形，也能矫治部分早期骨性错殆。有学者认为，年龄小的患者更易于接受和适应功能性矫治器，若乳磨牙稳固，矫治器固位好，年龄小的患者反而更适合矫正。最佳矫治期应在青春生长逆发期前 1~2 年。双曲唇弓矫治器主要用于内收前牙，关闭前牙散在间隙。该患儿下颌发育不足，需前导下颌，不适合用双曲唇弓矫治器。

47~49 B、A、D【解析】患儿因不良喂养姿势造成下颌前突，乳前牙反殆，选用上颌殆垫活动矫治器附双曲舌簧推上颌及上前牙向唇侧；替牙期出现上颌第一恒磨牙舌侧萌出反殆需尽早矫治反殆的第一磨牙，避免影响其他牙齿替换排列。牙性开殆多为早期开殆，且多为口腔不良习惯引起，混合牙列期可用活动矫治器加舌屏、腭刺等改正不良习惯，后牙萌出过多可在对颌加殆垫以压低后牙；年幼儿童一般在破除不良习惯后，上下切牙可以自行生长建立覆殆；如年龄较大，切牙多不能自行调整，需使用固定矫治器进行锥牵引。

50~52 C、E、A【解析】右上乳牙远中邻面洞，叩诊不适，松动Ⅱ度，牙龈红肿，X 线片示：根分叉及根尖暗影，牙根吸收超过根长 1/3，不难诊断出为右上乳牙慢性根尖周炎。因牙根吸收较多不通进行根管治疗，为避免影响继生恒牙胚发育应排除右上乳牙为多根牙，拔除时自颊腭向摆动，不可用旋转力，从阻力较小的颊侧脱位，排除后咬棉球 30 分钟后中，吐掉，2 小时内禁食，24 小时内不宜刷牙漱口，以防血凝块脱落。

53~55 C、E、B【解析】右下乳牙因龋病引起根尖周炎，X 线片示：乳牙右下 4 根分叉及根尖暗影为根尖周炎表现，恒牙胚冠方牙囊增大，应为液体积聚形成了右下第一前磨牙的含牙囊肿，而恒牙萌出方向正常，治疗上应尽早拔除右下乳牙 4，恒牙囊肿开窗，排出囊液后待其自然萌出。

56~58 D、E、E【解析】该患儿主诉、临床表现及 X 线表现都证实慢性根尖周炎急性发作。急性期应该拔髓根管开放，脓肿切开。第一恒磨牙萌出不完全可以制作远中导板保持器。

59. D【解析】乳牙接近替换期，牙齿齐龈折断，无保留价值可拔除。可行功能式间隙保持器恢复咀嚼功能及美观。冠延长术不适用于乳牙。

60. E【解析】牙冠偏向唇侧，根尖倾向恒牙胚，应立即拔除乳牙，避免可能对恒牙胚造成损伤。

61. C【解析】对于牙外伤导致乳牙露髓，露髓孔小于 1mm 的，可行直接盖髓术充填治疗，观察牙髓情况，待替换。如观察期间牙髓坏死应及时根管治疗，去除坏死牙髓，避免感染波及健康恒牙胚。

62. E【解析】依据题干信息所述，患儿的症状并未涉及牙周方面，因此对该患儿的诊断不可能是右下第二乳磨牙牙周脓肿。

63. A【解析】乳牙的治疗原则是保牙，恒牙治疗原则是保髓，这就决定了乳牙的治疗相对没那么保守，也没必要采取安抚治疗。功能性保持器适应证：乳磨牙缺失两个以上，或者两侧乳磨牙缺失，或者伴有前牙缺失。功能性保持器既能保持缺牙的近远中长度，还能保持垂直高度和恢复咀嚼功能。

64. E【解析】无论温度测试或者电测试，乳牙或者年轻恒牙很难得到确切反应。在其他方法不能判定牙髓状态时才考虑使用诊断性去腐法。

65~66 E、D【解析】对于右下Ⅳ远中边缘嵴完整发黑，未探及龋洞，怀疑为龋坏，因此首要的检查是X线，看是否存在邻面的龋损。而选项C“电活力测试”和选项D“冷测”均是对牙髓状态的检查。龋腐质去净后洞底达牙本质深层，下一步治疗首选氢氧化钙制剂间接盖髓。

67. E【解析】除龋齿外，发育异常如畸形舌窝产生龋齿导致牙髓感染、根尖周感染多见。

68. C【解析】由于牙根未发育完全应该尽量保护牙乳头和上皮根鞘活性，因此只能采取根尖诱导成形术消除炎症封闭根尖孔。该患儿牙髓已经坏死，因此不是选项B的适应证。牙根发育完全后的成人恒牙才选择根管治疗和塑化治疗。“瘘管搔刮术”只是辅助治疗。

69. D【解析】乳牙根尖周病主要依据X线表现。

70. E【解析】X线表现继承恒牙牙囊已经破坏，因此应该拔除，不应再做根管治疗。由于距离恒牙萌出还有一段时间，因此应进行间隙保持。

71. C【解析】患儿所患深龋，应该先间接盖髓后充填。选项D和选项E只在破坏较大时应用，本题不适合。

72. C【解析】该患儿乳牙龋齿较多，第一恒磨牙窝沟深，应进行窝沟封闭防龋。有局限浅龋时才选择预防性树脂充填，中龋范围大时备洞，银汞合金充填。对该患儿仅观察和涂氟化钠是不合适的。

73. C【解析】如果右下ⅤMO腐质没有去尽时牙髓暴露，应进行根管治疗。

74. C【解析】患儿7岁，下颌第一磨牙刚萌出1年，为年轻恒牙。该年轻恒牙深龋范围广，腐质软而湿润，易挖除，且洞底敏感等临床表现均提示患牙拟诊断为急性龋而非慢性龋；牙髓活力同正常牙和叩痛（-）则除外了牙髓炎和根尖周炎的可能性。

75. A【解析】诊断为急性龋的患牙，治疗方案必然应考虑为间接盖髓术，而非其他牙髓治疗术。

76. C【解析】首次就诊时，需要对患牙做的处理为氧化锌丁香油糊剂暂封，以观察间接盖髓术的效果。2周后无症状，再换永久充填。另外，因年轻恒牙深急性龋，软腐质可能需分次去除，不适合选择双层垫底即刻充填。其他选项均为牙髓病的治疗方法，不适用该患儿。

77. D【解析】硝酸银应用于龋损区，除生成蛋白银沉淀外，在使用还原剂（如碘制剂）后生成黑色的还原银或灰白色的碘化银可渗入釉质和牙本质中，有凝固有机质、杀灭细菌、堵塞釉质孔隙和牙本质小管的作用，从而封闭病变区，终止龋病过程。硝酸银对软组织有强的腐蚀性，并使牙变黑，一般只用于乳牙和后牙，不可用于牙颈部龋，也非预防龋病的方法。

78. B【解析】左下第一恒磨牙近中窝沟牙本质深层龋洞，去腐净，应选择垫底后光敏树脂充填治疗。

79. D【解析】对于深龋去龋过程中的露髓，一般考虑牙髓或多或少存在感染，一般不主张采用直接盖髓，而是活髓切断术。

80. B【解析】年轻恒牙深龋的治疗：年轻恒牙牙根未发育完成，应该尽量保持牙髓活性以利于牙齿的进一步发育。年轻恒牙深龋治疗时，如果估计去净腐质可能露髓时，可以采用保留部分软化牙本质避免露髓，采取氢氧化钙间接盖髓，妥善垫底后充填。氢氧化钙制剂pH在11以上，有一定杀菌作用，可以抑制龋蚀进展，促进脱矿牙本质再矿化，刺激修复性牙本质形成。10~12周后再次治疗，去除软化牙本质，确定未露髓，再做间接盖髓，垫底，充填，此法也称二次去腐法或间接牙髓治疗法。

81. B【解析】当龋病进展到牙本质时，由于牙本质中所含无机物较釉质少，而有机物较多，在结构上又有很多小管，有利于细菌入侵，因此龋进展很快，容易形成龋洞。中龋时，病变的前沿位于牙本质浅中层。牙本质因脱矿和有机质溶解而软化，随色素侵入而变色，同时出现主观症状。中龋时患者对冷热酸甜食物敏感，冷刺激尤为明显，但刺激去除后症状立即消失。龋洞中除有软化的牙本质外，还有食物残渣、细菌等。颈部牙本质龋的症状较明显。中龋时牙髓组织受到激惹，可发生保护性反应，形成修复性牙本质，它能在一定程度上阻止病变发展。中龋有其典型的临床特性，因此诊断并不困难。

82. D【解析】深龋的治疗原则最重要的一点就是要保护牙髓，而且该患儿是一个8岁的小男孩，后牙还没有完全的发育好，所以更需要有牙髓促进牙齿的发育。

83. B【解析】根据患者的年龄，发病牙仅局限于第一磨牙和上、下切牙，X线片示第一磨牙牙槽骨弧形吸收，符合局限型侵袭性牙周炎的特征。

84. C【解析】伴放线放线杆菌（Aa）是局限型侵袭性牙周炎的主要致病菌。

85. C【解析】对于预期可以保留但又有牙体移位的患牙，实施正畸治疗也必须在炎症控制后进行。

86. E【解析】咬颊、咬舌由于后牙缺失时间过久，两颊部向内凹陷，或舌体变大而造成咬颊或咬舌现象。

87. D【解析】经过戴用一段时间后，常可自行改善。必要时可加厚颊舌侧基托，将颊部组织推向外侧。

88. C【解析】如果由于后牙排列覆盖过小，出现咬颊或咬舌时，可磨改上颌后牙颊尖舌侧斜面和下后牙颊尖的颊侧斜面，加大覆盖，解决咬颊现象。咬舌，可磨改上颌后牙舌尖舌侧斜面和下后牙舌尖颊侧斜面。

89. D【解析】复发性疱疹性口炎即唇疱疹，致病菌是Ⅰ型单纯疱疹病毒。治疗可以是抗病毒、提高免疫力、氦氖激光、中医中药等。局部用消炎防腐镇痛药。

90. E【解析】参见上一题解析。

91. A【解析】组织病理变化为：由于上皮细胞发生气球样变和网状液化而在上皮内形成疱。气球状细胞的胞核内有嗜伊红病毒小体，也叫病毒包涵体。

四、B 型题

1. B【解析】婴儿出生时就有的牙齿是诞生牙。

2. A【解析】参见 A1 型题第 41 题解析。

五、X 型题

1. ABCE【解析】患有白血病患者需要内科医生诊断适宜后才可进行洗牙，因此选项 D 说法不准确。

2. ABCD【解析】糖尿病患者发生牙周炎的风险比非糖尿病患者增高 2~3 倍。糖尿病患者易患五大口腔疾病：口腔真菌感染、颌面部软组织感染、龋病、牙周炎、糜烂性扁平苔藓。口腔内感染如果不治疗，会加重糖尿病；反过来，要治疗口腔疾病，必须在控制血糖的基础上，才能取得好的效果。

3. AE【解析】朗格汉斯组织细胞增生症可发生在任何年龄、任何器官，牙槽骨或颌骨经常被累及。目前的治疗方法有免疫治疗、化学药物治疗、手术及放射治疗。

4. BE【解析】一般情况下，吮指/咬物习惯通常会在 4 ~6 岁逐渐减少和消失。在此之后吮指习惯仍继续存在，就可能会导致开䢁畸形，需要及时纠正（选项 B 错误）。婴幼儿萌出第一颗乳牙后即可行第一次口腔检查，建立儿童口腔健康档案，最晚不应超过 1 岁（选项 E 错误）。

5. ACDE【解析】由于乳磨牙的末端平面以垂直型为多（60%~70%），所以第一恒磨牙建䢁初期是针对尖的远中咬合关系。这种关系可以在下列 3 种情况自行调整成中性䢁关系：①乳牙列的末端平面呈近中阶梯型，第一恒磨牙萌出后即直接达到中性䢁关系。②末端平面为垂直型，有灵长间隙的乳牙列，第一恒磨牙萌出时推下颌乳磨牙向前，利用灵长间隙向前移动，下颌较上颌近中移位大，使末端平面为近中阶梯型，然后第一恒磨牙可以转为中性䢁关系。③在无生理间隙的闭锁型乳牙列，上下第一恒磨牙呈尖对尖的䢁关系，一直维持到第二乳磨牙脱落，第一恒磨牙利用剩余间隙向前移动而达到中性䢁关系。

6. ABDE【解析】“患儿有多牙需要治疗，患儿和/或监护人无多次就诊条件”是全身麻醉下口腔治疗的适应证。因此，选项 C 错误。

7. ABC【解析】参见 A1 型题第 12 题解析。

8. ABCE【解析】选项 D“变异链球菌”是龋病的主要致病菌。其余选项均为引起侵袭性牙周炎的特定微生物。

9. ABD【解析】后牙反𬌗的原因包括：①牙性因素：由于替牙期障碍所致的上颌牙齿的腭向萌出或/和下颌牙齿的颊向萌出引起的后牙反𬌗。②功能性因素：如偏侧咀嚼、不良习惯（如长期一侧托腮的习惯及长期吮指习惯）。③骨性因素：由于上下颌骨间宽度发育的不协调，上颌发育过窄，下颌过宽造成。例如唇腭裂患者，上颌及上牙弓宽度发育不足，常有双侧后牙反𬌗。而长期口呼吸患者，两腮压力增大，上牙弓逐渐变窄，可引起双侧多数后牙反𬌗。

10. AB【解析】发育间隙是指 3~4 岁乳牙列中出现的生理间隙。灵长间隙是指上颌乳侧切牙与乳尖牙，下颌乳尖牙和第一乳磨牙之间的间隙。生理间隙是灵长间隙和发育间隙的通称。

11. ACE【解析】双牙畸形是指牙齿在发育时期，由于机械压力因素的影响，使两个正在发育的牙胚融合或结合为一体的牙齿发育形态异常。根据形态和来源可分为融合牙、结合牙和双生牙。

12. ABC【解析】药物性行为管理方法包括口服药物镇静、静脉给药镇静和笑气-氧气吸入镇静。

13. ACE【解析】重度低龄儿童龋（S-ECC）指小于 6 岁的儿童所患的严重龋齿，应满足以下条件：3 周岁或者更小年龄的儿童出现光滑面龋即为重度低龄儿童龋；或患儿口内龋失补牙面（dmfs）≥4（3 岁），dmfs≥5（4 岁），dmfs≥6（5 岁）。

14. ADE【解析】年轻恒牙龋齿的修复治疗特点有：①牙体硬组织硬度比成熟恒牙差，弹性、抗压力等较低，备洞是应减速切削，减少釉质裂纹。②髓腔大，髓角高，龋齿多为急性，备洞时应避免意外露髓（去腐多采用慢速球钻和挖匙）。③牙本质小管粗大，髓腔近牙齿表面，牙髓易受外来刺激，操作中要注意保护牙髓，无痛操作。波及牙本质中层以下深度时应间接盖髓，同时选择合适的垫底材料。④但年轻恒牙萌出不全，远中尚有龈瓣覆盖部分牙冠时发生龋齿；如果龋患波及龈瓣下，需推开或去除龈瓣，去腐备洞，进行充填；如果龋患边缘与龈瓣边缘平齐，可以去腐备洞后进行玻璃离子暂时充填，待完全萌出后，进一步永久充填修复。⑤年轻恒牙自洁作用差，进行龋齿充填时，还应注意与龋患相邻窝沟点隙的防龋处理，如常用的预防性树脂充填术。⑥年轻恒牙修复能力强，其深龋治疗必要时可以考虑二次去腐修复。⑦年轻恒牙存在垂直向和水平向的移动，所以其修复治疗以恢复解剖形态为主，不强调恢复邻面接触点。

15. ABDE【解析】乳牙根尖周病成功的标准：①临床无异常松动、龈瘘或肿胀，原有的龈瘘已愈合。②X 线片显示根尖周无病变或原病变已消失，继承恒牙胚发育未受损。

16. ABCD【解析】再植牙的愈合方式包括牙周膜愈合（是最理想的愈合方式）、表面吸收愈合（是一种常见的较为成功的愈合方式）、牙固连和炎性吸收。

17. ABCE【解析】乳牙外伤后须考虑对继承恒牙胚的影响及其影响程度。创伤对正在发育中的恒牙牙齿的影响在临床和动物实验中已得到证实，主要表现有以下几点：①恒牙牙胚的萌出异常：牙胚的位置异常、萌出的位置异常、迟萌。②牙冠部形成异常：釉质发育不全、白垩色斑或黄褐色斑、牙冠形态异常。③牙根部形成异常：牙根弯曲、短根、双重牙根、牙根部分发育或全部停止。④严重创伤：甚至可使恒牙胚坏死，牙胚停止发育，牙埋伏、倒生、牙瘤样形态等。

18. ACDE【解析】创伤性溃疡是由物理性、机械性或化学性刺激引起的病因明确的黏膜病损，婴幼儿创伤性溃疡多由于局部机械刺激与不良习惯所致。包括 Riga-Fede 病（专指发生于儿童舌腹的创伤性溃疡）、Bednar 溃疡、局部麻醉后黏膜咬伤形成的溃疡以及乳牙残冠、残根致根尖外露，相对应的黏膜上形成的溃疡。

19. ABDE【解析】Ⅲ类牵引是正畸中的常规牵引：上牙列挂后牙，下牙列挂前牙。作用：解决下巴过长，磨牙或尖牙近中关系。以抑制下颌发育，促进上颌发育，在隐适美设计上同样可以加入“咬合跳跃”来实现反㬲的纠正。

20. ABCE【解析】口呼吸是形成咬合异常的病因之一，常见于有鼻咽部疾病的患者，导致腭盖高拱，牙弓狭窄，上前牙唇向倾斜，上颌前突，下颌后缩，使患儿颜面表现为开唇露齿。

21. ABCD【解析】年轻恒牙拔除的适应证：①患牙因龋蚀等致牙冠严重缺损，或呈残冠、残根状，牙髓感染，丧失咀嚼功能，但无法以充填或冠修复等方法修复者。②根尖周病变严重、骨质破坏范围大，无法以根管治疗治愈者。③外伤牙无法保留者。④牙列为恒牙萌出所留的间隙不足，有时必须对恒牙减数拔除。

22. BCD【解析】舌系带手术可以在局麻下进行，以缝线通过舌中央距离舌尖 1.5cm 处作牵引作用，向上牵拉舌尖，使舌系带保持紧张状态，用刀片或剪刀从舌系带中央垂直切开。切开线从前向后与口底平行，长度 2~3cm，或切开至舌尖在开口时能够接触到上前牙的舌面为止，然后纵行缝合伤口。

六、案例分析题

1. ABDF【解析】牙痛是口腔内科患者就诊最常见的原因，问诊时应围绕牙痛部位、有无自发痛、有无冷、热刺激痛、牙龈有无肿痛程度、夜间有无疼痛，以及疼痛有程度、疼痛时间等内容进行。

2. ACDF【解析】对该患牙的临床检查要点包括：①视诊：右上后牙有无龋洞，同侧上、下颌牙齿是否有牙体疾病。②探诊：牙体疾病探诊、牙周袋探诊。③叩诊：垂直及侧方叩诊，是否有叩痛。④咬诊：正中及侧方咬合检查。⑤松动度检查。⑥扪诊：可疑患牙、根尖部、颌面肿胀部位的质地和范围，颌下淋巴结扪诊。⑦温度测试：冷和/或热测验。⑧牙髓电活力测验有无异常等。

3. B【解析】如果右上后牙为牙龈肿痛，右上第 1 乳磨牙远中面深龋洞，叩痛（++），松动 I 度，牙龈明显红肿。应进行 X 线检查，了解患牙根尖周骨质以及继承恒牙胚发育状况。

4~6 C、A、A【解析】参见 A1 型题第 41 题解析可知，患儿下前牙长出“双排牙”，前排牙松动 I 度，后排牙位于牙列舌侧，为乳牙滞留。“双排牙”现象是由于恒牙向前庭方向运动不充分，乳牙仍滞留在原位，恒牙在其舌侧萌出。治疗原则：当恒牙异位萌出，乳牙尚未脱落，应及时拔除该滞留的乳牙。X 线片显示无继承恒牙胚，则不予处理。

7~10 C、B、E、A【解析】患儿全口牙面有不规则白垩斑，探诊光滑，牙面无缺损，右上 1、左上 1 牙唇面有黄斑，叩痛（-），冷、热刺激无异常。均符合氟牙症的临床表现，中度表现。对该患儿问诊应重点询问其是否有高氟区生活史，因为氟牙症常发生在高氟区出生和成长的人群，人体氟摄入量过多是引起患牙病损的主要原因。治疗首选外脱色，用过氧化脲化合物进行脱色，有很好的治疗效果。

11~15 D、C、C、D、C【解析】依据题干信息，患牙叩痛（+++），根尖区黏膜的肿胀局限，隆起伴有波动感，牙体无龋，未探及牙周袋。有典型的急性化脓性根尖周炎的表现，依其脓液相对集聚区域可诊断为黏膜下脓肿。X 线牙片显示结果具有诊断意义，可判断患牙根尖是否发育完成。急性期应掌握时机，适时开髓引流，以缓解患者症状，减轻患者痛苦。黏膜下脓肿期应在局麻下拔髓引流，切开脓肿排脓。急性症状消除后，可选行根管治疗术或根尖诱导成形术。

16~18 AC、AE、ACEF【解析】患儿乳牙左下 5 面龋，近中面透黑，提示深龋。叩痛（-），反应同正常对照牙。深龋也是能引起牙髓病变的，因此还有可能为可复性牙髓炎。为明确诊断，应做 X 线片和牙髓活力测试检查。操作时为避免疼痛引起患儿心理恐惧和不配合，应在局麻无痛条件下去腐，近中面形成的无基釉应去除，乳牙治疗强调保牙、不保髓，若出现露髓直接进行牙髓治疗。乳牙列在生长发育过程中会出现生理间隙，修复时不必勉强恢复接触点，在数个牙冠崩坏时，应注意恢复咬合高度。牙冠缺损面积过大的乳牙修复应选用金属预成冠。

19. B【解析】患儿上前牙自发痛，冷、热刺激疼痛加重，温度测验敏感，这些症状提示存在牙髓炎症，初步诊断为急性牙髓炎。深龋无自发痛及冷热刺激痛，排除选项 A；牙髓坏死、牙髓变性时温度测无反应，且无自发痛及冷热刺激痛，排除选项 C；急性根尖周炎温度测无反应，排除选项 E。

20. D【解析】患儿上前牙为年轻恒牙，根尖孔粗大，应作根尖诱导成形术，即年轻恒牙出现牙髓感染时，用根管内治疗的方法诱导牙根继续发育，根尖孔缩小或封闭，之后再做根管治疗。

21. AB【解析】根尖诱导成形术治疗前预拍摄 X 线片，了解根尖周病变和牙根发育情况，帮助确定牙根工作长度。深龋引起急性牙髓炎应在局麻无痛状态下尽可能去净腐质，避免根管再感染影响治疗效果。在根管预防时应特别注意避免损伤根尖部生活牙髓和牙乳头，消除根管内感染物质，消除根尖周围炎症。

22~24 ABCD、BDEG、A【解析】目前，对离体牙保存最理想的保存介质是Hanks平衡盐溶液（HBSS）和Via Span，但通常难以在事故地点获得。也可以用生理盐水和牛奶（最好是40℃左右）及唾液来替代。不能用餐巾纸包裹牙齿。Andreasen研究发现离体牙保存在自来水中超过20分钟，会导致再植牙牙根吸收。Kinirons研究指出，干燥保存时间超过5分钟，发生根吸收的危险性就大大增加了，如果干燥保存时间超过60分钟，牙周膜细胞几乎不可能存活。正确的再植术术式是影响再植术成功的重要因素，再植术中固定的方式和时间也可影响愈合方式。固定方式应为弹性固定，固定时间：国际牙齿外伤学会建议<10天。Andreasen研究指出，固定超过6周将显着降低牙周膜愈合的发生率。

25~27 ABC、ADE、ACDEF【解析】根据患牙的表现，可初步诊断为侵袭性牙周炎。为明确诊断，需进行X线片、全景片和牙髓活力电测试的检查。侵袭性牙周炎具有以下特征：①常出现快速牙周附着丧失和牙槽骨吸收是此病的主要特点。早期即出现牙齿松动、移位，多见于上前牙呈扇形排列，出现牙间隙，探诊牙周袋窄而深。②X线片所见第一磨牙的近远中均有垂直型骨吸收，形成典型的“弧形吸收”，切牙区多为水平吸收。③具有家族聚集性。④本病可在11~13岁开始发病，病变进展迅速。⑤好发牙位：局限型侵袭性牙周炎，局限于第一磨牙和切牙。广泛型侵袭性牙周炎侵袭全口大多数牙。⑥早期口腔清洁，菌斑及牙石量较少，牙龈炎症较轻，但牙周袋较深，菌斑堆积量与牙周组织破坏的严重程度不相符。治疗方法：①早期治疗，彻底清除感染。牙周基础治疗必不可少，包括口腔卫生指导、全口洁治、刮治和根面平整术等，必要时还需要进行翻瓣以清除入侵到组织内的微生物。②应全身服用抗生素，常用药物有四环素类、甲硝唑和阿莫西林等配伍使用。③调整机体的防御功能，增加抵抗力。④综合治疗：在控制感染和炎症的基础上，对于其他不利的因素应进行相应的综合治疗，如戒烟、治疗糖尿病等。⑤因侵袭性牙周炎容易复发，应定期复查，维护、防止复发。

28~30 AG、BE、C【解析】患儿“舌前伸时舌尖呈W形，舌上抬困难”，初步判断为舌系带过短，附着靠前。可根据患儿情况，采取舌系带修整术。手术方法：局部麻醉下，用系带拉钩将舌腹向上抬起，或用缝线穿过舌尖牵拉舌向上，使舌系带保持紧张，用小剪刀或手术刀横行剪（切）开系带，剪开长度可达2cm，使舌尖在开口时能接触到上前牙舌面。然后间断纵向缝合横行切开出现的菱形创口。术中易损伤舌静脉和口底两侧的颌下腺导管，应多加注意。术后5~7天拆线。

31~33 B、C、B【解析】低磷酸酯酶症（HPP）主要口腔表征为乳牙早失，下颌前牙好发，其次为上前牙，磨牙较少累及。X线片显示牙槽骨水平性破坏，主要在前牙区。牙本质钙化不良和髓腔扩大，牙根牙骨质形成不全或发育不良。主要依据血生化检查诊断，血清碱性磷酸酶（ALP）活性明显减低是HPP最重要的诊断依据。如患儿配合，治疗可采用手术切开助萌。

34. ABCDF【解析】右下中切牙牙冠 1/2 缺失，近中舌侧缺损至龈下约 2mm，可探及露髓点，显示牙折累及釉质、牙本质和牙骨质，并暴露牙髓，属复杂冠根折。左下中切牙冠完整，松动Ⅰ度，叩（+），为牙震荡。右上中切牙缺失（患儿家长置于矿泉水中，牙体完整），为牙脱位。左上中切牙松（-），叩（+），音调高，X 线检查见左上中切牙根周膜影像不清，为牙嵌入。上唇皮肤及黏膜均有部分擦伤、略肿胀，为上唇擦伤。牙齿挫入后因为牙周间隙消失，声音的传导介质密度升高，所以声音应该是高金属音调，而不是低沉的音调。右上侧切牙仅少量釉质缺损，牙本质未暴露，松（-），叩诊轻度不适，为牙震荡伴釉质缺损。

35. BCDF【解析】生理盐水、牛奶、口腔、血液这四种液体是常用的脱位牙的储存液，这些液体的共同特点是它们与牙髓和牙周组织相对渗透平衡。

36. E【解析】选项是关于脱位年轻恒牙再植的措施。清洁牙面，切勿刮牙根表面，以免损伤根面的牙周组织。脱位牙浸泡于抗生素液内，也会损伤根面正常的生活组织，因此不采用。再植时用最小的力将患牙放回开槽骨，防止对牙髓和牙周膜造成进一步损伤。年轻恒牙再植后，一般情况下，弹性固定 7~10 天，牙周韧带纤维就可以愈合。

37. ABCE【解析】叩诊、颊舌侧牙龈状况检查、X 线检查、活力测试这四种方法是对可疑患有根尖周病的牙齿进行临床检查的常用方法。叩诊主要检查牙根尖部的炎症。X 线检查有助于了解龋坏的部位及范围、根尖发育程度、根尖周病及根管治疗情况。活力测试可用于判断牙髓的状态。颊舌侧牙龈状况检查有助于确定可疑牙的位置。

38. ABDE【解析】X 线检查在牙髓病和根尖周病的诊断中具有十分重要的意义。有助于了解可疑患牙牙根发育的程度、充填物与髓腔关系以及龋坏的部位及范围，有助于诊断根尖周病以及判断其严重程度。

39. ABCDEF【解析】X 线表明第二前磨牙牙根未发育完成而发生根尖周病变。应该在消除感染或治愈根尖周病的基础上，行根尖诱导成形术。调殆有利于防止殆创伤，利于根尖周病的愈合。开髓、拔髓、疏通根管、冲洗并清理髓腔、ZOE 暂封等则是根管消毒有关的处理。

40. ACDEF【解析】为进一步明确诊断，需做血常规、血生化、皮肤查体、颅脑 X 线片、曲面体层 X 线检查。

41. E【解析】掌跖角化-牙周破坏综合征的特点是手掌和脚掌部位的皮肤过度角化、皲裂和脱屑，牙周组织严重破坏。皮损及牙周病变常在 4 岁前共同出现，有人报道可早在出生后 11 个月发生。牙周病损在乳牙萌出不久即可发生，有深牙周袋，炎症严重，溢脓、口臭，牙槽骨迅速吸收，一般在 5~6 岁时乳牙即相继脱落，创口愈合正常。待恒牙萌出后又按萌出的顺序相继发生牙周破坏，常在 10 多岁时即自行脱落或拔除。该患儿临床表现和进一步查体表现均符合掌跖角化-牙周破坏综合征的特点。

42. E【解析】本病对常规的牙周治疗效果不佳，患牙的病情继续加重，往往导致全口拔牙。有学者报告对幼儿可将其全部已患病的乳牙拔除，当恒切牙和第一恒磨牙萌出时，再口服10~14天抗生素，可防止恒牙发生牙周破坏。若患儿就诊时已有恒牙萌出或受累，则将严重患牙拔除（也有学者主张将已萌出的恒牙全部拔除），重复多疗程的口服抗生素，同时进行彻底的局部牙周治疗，每2周复查和洁治1次，保持良好的口腔卫生。在此情况下，有些患儿新萌出的恒牙可免于罹病。

43. ABCE【解析】反𬌗俗称地包天，发生原因比较多：①遗传因素：如果父母中有人是反𬌗，宝宝有1/3遗传的可能性。②不良喂养习惯。③后天不良口腔习惯（如有经常吮手指习惯，或者咬嘴唇、咬异物、吐舌、口呼吸等不良习惯）。④多数乳磨牙早失，被迫用前牙咀嚼，下颌逐渐向前移位。⑤乳磨牙邻面龋使牙冠近远中径减小，促使牙齿发生移位。⑥乳尖牙磨耗不足，为避免咬合早接触，下颌反射性跳跃的向前移位。

44. ABDEFG【解析】纠正吮咬上唇习惯可解除上前牙区唇肌过大的张力，利于上𬌗前段和整个上颌骨向前生长，利于口周肌肉功能平衡，利于下颌易正常生长发育。儿童期应通过讲清道理，调动儿童自身积极性，自行改正口腔不良习惯，决不能采用责备和打骂的方法，因为这样做会增加患儿的不安全感和孤独感，不仅达不到效果，反而对患儿心理健康不利。若改正不良习惯十分困难，可做唇挡丝或唇挡破除不良习惯。

45. ABDF【解析】肌激动器（选项F）可用于治疗青春发育高峰期的安氏Ⅱ类、安氏Ⅲ类及开𬌗畸形。前方牵引矫治器：适用于生长发育期的患者，年龄最好在8~11岁。用于矫治骨性上颌后缩，刺激上颌骨生长。头帽颏兜牵引矫治器（选项A、B）适用于生长发育期的骨性或功能性“地包天”患者，是抑制下颌生长的一种常用手段。由头帽、颏兜和弹力带组成。Frankel-Ⅲ（FR-Ⅲ）功能矫治器（选项D）主要适用于口面肌功能异常引起的功能性“地包天”以及早期骨性“地包天”，最适宜年龄女孩为7~9岁，男孩为10~12岁。

46. ABCDE【解析】参见案例分析题第43题解析。

47. ABCDF【解析】骨性乳牙反𬌗多有较大的遗传因素影响，常表现为第2乳磨牙近中关系，为前反𬌗、下𬌗前伸，下前牙常用代偿性舌倾、凹面型等，垂直关系可表现为高角型、低角型或适中型，需早期进行矫治干预，进入替牙期不会自行解除。

48. ABCDE【解析】凹面型不明显，息止颌位时呈切对切关系，下颌可后退到切对切位置，这表明该患者为功能性反𬌗，多是由于咬合干扰和早接触诱发，口腔不良习惯、不正确哺乳、扁桃腺肥大等也可引起下颌前伸、前牙反𬌗。治疗上可针对不同的诱发因素进行，如调磨乳尖牙、消除咬合干扰、纠正口腔不良习惯、治疗或修复乳磨牙牙体病损，简单的活动矫治器如上颌𬌗垫、下颌联冠或斜面导板、FD-Ⅲ等均可收到良好的效果。改良颏兜和前牵引器多用于骨性反𬌗的矫治，促进颌骨发育。

49. B【解析】黏液腺囊肿发生于口腔黏膜下，体积小（常为黄豆大小），边缘清晰，呈透明小泡状，无痛。多有损伤史（咬伤最常见）。破溃后流出黏稠蛋清样透明液体，肿物暂时消失，但破溃处很快愈合，肿物重新出现。

50. ABCD【解析】治疗可采用药物烧灼腐蚀或手术切除。手术切除是最常用的方法，药物烧灼腐蚀可采用2%碘酊或三氯醋酸向囊肿反复注入、吸出。也可采用液氮冷冻或激光治疗。

51. ABCDE【解析】黏液囊肿手术切除方法：局麻下采用梭形切口，在黏膜下钝、锐性分离囊壁，将囊肿、覆盖黏膜及囊肿相连的周围腺体一并切除。囊肿位于唇红和唇吻缘上者，可采用纵行梭形切口；位于前庭黏膜者，可采用横梭形切口。反复损伤的黏液腺囊肿可形成瘢痕并与周围组织粘连，不易分离，此时可适当扩大切除范围。直接缝合创面，5~7 日拆线。

52. AB【解析】根据题干提供的信息，怀疑右下第一磨牙龋坏，为进一步确诊可拍摄 X 线检查，另外患儿冷、甜刺激痛 1 周可通过冷热活力测试来检查牙髓的活力。备洞试验是最有效的检查牙髓活力的方法，但因其要破坏牙体组织，通常在其他方法均不能做出判断时使用。咬诊及染色试验均为怀疑牙隐裂时的检查方法。

53. CD【解析】热测一过性的酸痛，是可逆性牙髓炎的表现。牙髓坏死及牙髓变性时热测无反应。急性化脓性牙髓炎热测会有快速、剧烈、持续的疼痛。慢性牙髓炎热测表现为迟缓且不严重的疼痛。

54. AB【解析】根据 X 线片及热测的反应可诊断为深龋且已近髓，患儿 10 岁，右下第一磨牙的牙根可能尚未发育完全，应尽可能保留全部生活牙髓。故可选择间接盖髓术。又因年轻恒牙的修复能力强，其深龋治疗必要时可以考虑二次去腐修复。

55. ABCDEF【解析】深龋的治疗操作应在无痛、去除感染组织、保护牙髓、减少对牙髓的刺激下进行。因为年轻恒牙的修复能力强，其深龋治疗必要时可以考虑二次去腐修复。具体步骤为：①除去腐质：在喷水高速涡轮手机的辅助下去净洞壁腐质和大部分洞底腐质，操作中注意冷却降温，尽量减少对牙髓的刺激。首次去除腐质时，如果估计去腐质会露髓的情况下，可以考虑保留少量软化牙本质，近髓处的软化牙本质不去除。②冲洗窝洞：用接近体温的生理盐水缓慢地冲洗窝洞。③隔湿，消毒：最好在有橡皮障隔湿条件下进行，用 75%乙醇棉球拭擦窝洞，消毒棉球擦干，避免用高压气枪强力吹干窝洞。④置盖髓剂：在近髓处或露髓创面上敷适量盖髓剂。⑤暂封窝洞：用氧化锌丁香油糊膏暂封窝洞，适当压力压贴密封。暂时性修复避免微渗漏。⑥充填：术后 2 周，如果无任何症状，且牙髓活力正常者，则除去大部分暂封剂，垫底后作永久性充填。

56. EG【解析】患儿“右下第一磨牙远中殆面大面积充填物边缘探及腐质，远中部分缺损有大量食物嵌塞，龈乳头略红肿”提示第一磨牙根尖周炎症。“右下第二前磨牙殆面有畸形中央尖折断后的痕迹”提示畸形中央尖折断后继发根尖周炎。

57. EF【解析】X 线检查第一磨牙已做过完善根管治疗且根尖区无炎症迹象，可排除第一磨牙根尖周炎，确诊主诉牙的主诉诊断为右下第二前磨牙根尖周炎，针对其所引发的临床症状应进行开髓、拔髓引流、调殆解除咬合创伤，待急性症状缓解后，再进一步进行根管治疗或根尖诱导成形术。

58. ABCDEF【解析】X 线表明第二前磨牙牙根未发育完成而发生根尖周病变。应该在消除感染或者治愈根尖周病的基础上，行根尖诱导成形术。调殆有利于防止殆创伤，利于根尖周病的愈合。开髓、拔髓、疏通根管、冲洗并清理髓腔、ZOE 封木榴油球等则是根管消毒有关的处理。

59. ABDE【解析】根尖周病 X 线检查十分必要，能确定病变的性质、程度及范围，有助于治疗方案的制定。患儿第一磨牙根尖周炎，X 线检查应重点观察第一磨牙充填物与髓腔关系以及根尖区是否有阴影。第二前磨牙根尖周炎，X 线检查应重点观察根尖发育程度以及根尖区是否有阴影。

60. ABCE【解析】参见案例分析题第 37 题解析。